U0206705

公共卫生与健康传播译丛

Public Health Communication:
Critical Tools and
Strategies

公共健康传播：
关键工具与策略

［美］克劳迪娅·帕凡达（Claudia Parvanta）
［美］大卫·尼尔森（David E. Nelson）
［美］理查德·哈纳（Richard N. Harner） 编著
陈韵博 译

中国社会科学出版社

图字：01-2019-4747 号

图书在版编目（CIP）数据

公共健康传播：关键工具与策略/（美）克劳迪娅·帕凡达,（美）大卫·尼尔森,（美）理查德·哈纳编著；陈韵博译.—北京：中国社会科学出版社,2024.1

（公共卫生与健康传播译丛）

书名原文：Public Health Communication：Critical Tools and Strategies

ISBN 978-7-5227-3312-8

Ⅰ.①公…　Ⅱ.①克…②大…③理…④陈…　Ⅲ.①公共卫生—传播—研究

Ⅳ.①R126.4

中国国家版本馆 CIP 数据核字（2024）第 067402 号

ORIGINAL ENGLISH LANGUAGE EDITION PUBLISHED BY Jones & Bartlett Learning，LLC 5 Wall Street

Burlington，MA 01803 USA

Public Health Communication：Critical Tools and Strategies，Claudia Parvanta，David E. Nelson，Richard N. Harner © 2018 JONES & BARTLETT LEARNING，LLC.

ALL RIGHTS RESERVED

出 版 人	赵剑英	
责任编辑	杨　康	
责任校对	李　莉	
责任印制	戴　宽	

出　　版	中国社会科学出版社
社　　址	北京鼓楼西大街甲 158 号
邮　　编	100720
网　　址	http://www.csspw.cn
发 行 部	010-84083685
门 市 部	010-84029450
经　　销	新华书店及其他书店

印刷装订	北京君升印刷有限公司
版　　次	2024 年 1 月第 1 版
印　　次	2024 年 1 月第 1 次印刷

开　　本	787×1092　1/16
印　　张	49.25
字　　数	835 千字
定　　价	189.00 元

公共卫生与健康传播译丛
编 委 会

总　序

　　健康，系人类永恒的话题，也是社会持续、稳定发展的前提条件。世界卫生组织将健康定义为"身体、心理和社会幸福感全面良好的状态，而不是简单的没有生病或者身强体壮"。在医学界，传统的"生物医学模式"正逐渐转变为"生物—心理—社会医学模式"。伴随着人类生存质量的日益提升与医疗保健观念的变化，公共卫生、自身健康成为日常议题，人们不仅关心病症，还渴望探索疾病背后的心理、文化和社会动因。遵循这一思路，传播学者致力于探索将传播学理论，有效整合于医疗教育及实践的途径。其中，"健康传播"的科普教育扮演着重要角色。

　　健康传播（Health Communication）主要指健康信息的传播和分享的行为与过程，作为有目的性的干预活动，其意义在于让大众建立起以事实和概念为依据的理性医学观念和疾病预防手段，参与健康传播活动的主体会通过拥护、采纳或维持某种健康行为或政策实践，以达到最终改善个体、社区和公共卫生的目的。健康传播作为相对独立的研究领域，20 世纪 70 年代初始于美国，基于跨学科视域的多元路径，受到不同学科和理论方法的影响，吸引了诸如心理学、医学、社会学和传播学领域的从业者与学者参与其中。总体而言，健康传播研究不仅涵盖医疗保健、健康教育、公共政策和健康管理等范畴，也涉及人文关怀、社会支持、叙事医学和社会营销等"非典型性"健康议题。历经五十多年的发展，随着专业协会、研究机构、学术期刊、医院组织、课程项目的日渐丰富，健康传播已经成为传播学研究版图中的重要分支。

　　在我国，对健康传播的研究与实践最初萌生于健康教育界，主要参与者为临床医生和卫生专家，现代健康宣教在公共政策、医疗环境、健康观念、社会交往、传播渠道等多维生态因素的综合影响下逐渐成熟。学者们从自身旨趣出发，侧重关注健康传播的某些特定方面，如风险沟通、人际交往、患者赋权、文化研究和传播技术。

文化与心理因素如何影响健康态度和行为？互动媒介如何令受众重塑健康信息？医患之间应该如何建立良好的协作沟通？公共卫生离我们有多远？传播理论为何对健康研究和健康教育如此重要？不断发展的媒体格局为风险沟通带来了何种机遇和挑战？媒介叙事怎样才能兼顾科学性、专业性和艺术性？如何培养熟练驾驭传播技能的跨学科复合型人才？对上述问题的思考，促使我们在知识普及、学理研究、实践应用、高水平人才培养机制等方面对"健康传播"这一重要传播学领域展开系统研究，关注健康的本质及其与传播的关系，加快形成利于健康的生活方式、生态环境和社会制度，实现健康和经济社会的良性协调发展。

习近平总书记于2016年8月在全国卫生与健康大会上明确指出"要把人民健康放在优先发展的战略地位，为人民群众提供全生命周期的卫生与健康服务"。这些服务包含了宣教、预防、保健、康复、护理多个层面。同年10月，中共中央、国务院发布了《"健康中国2030"规划纲要》，纲要从"普及健康生活、优化健康服务、完善健康保障、建设健康环境、发展健康产业、健全支撑与保障"六大方面全面梳理了"健康中国"作为国家战略重要组成部分的主旨内涵。

无论是健康教育还是促进工作，都离不开健康信息的传播与行为科学的引导，尤其在媒介化社会的当下，健康信息的精准有效传播至关重要，因此需要对信息设计、媒介叙事及传播效果进行及时、深入的思考和研究。"健康中国"作为国家的重大发展战略，具体落实在传播学教研领域，则要对健康理念和公众政策制定做好传播服务。暨南大学新闻与传播学院于2019年成立了"健康传播与行为科学研究中心"，致力拓展学科视野，丰富学科内涵，积极回应"健康中国"战略背景下国家对健康传播研究和相关人才的社会需求，以"根植大传播，放眼大健康"的思路，促进医疗系统行政部门、医疗机构和社会组织的协同合作，完善健康传播理念，提升传播能力，达至服务社会、全民健康的美好愿景。

"他山之石，可以攻玉。"三年前我们与中国社会科学出版社携手，共同推动"公共卫生与健康传播译丛"的译介出版。译丛选编相对科学，兼顾知识普及、理论研究、传播策略与效果评估等多个维度，为读者打开了健康传播研究与实践的一扇"窗口"。译丛涵括六册选题，分别是：

《健康传播：当前议题与未来展望》（第6版）（Communicating about Health：

Current Issues and Perspectives）（6th edition）从文化、社会、组织等角度展开，通过患者、医护人员、公共卫生决策者的视角探讨健康传播，读者将从中了解文化、媒介、个体身份、技术、社会网络及其他因素对健康和康复的影响。

《健康行为：理论、研究与实践》（第 5 版）（Health Behavior：Theory, Research，and Practice）（5th edition）反映了公共卫生领域的最新变化，重点关注健康行为研究，包括健康与社区、文化及传播的关系，并结合经典和时新的理论及案例做出翔实解析。作为健康行为研究的黄金指南，提出了公共卫生和健康行为研究的核心原则。

《公共健康传播：关键工具与策略》（Public Health Communication：Critical Tools and Strategies）涉及公共卫生政策、健康促进、健康教育、社会营销及社区健康教育等，阐述公共卫生语境下的核心概念、传播策略、新媒体技术及效果研究等诸多话题。

《健康传播：从理论到实践》（第 2 版）（Health Communication：From Theory to Practice）（2nd edition）全面介绍了健康传播领域的理论与各种专题，涉及健康传播项目开发、实施与评估的操作指南。强调以人为本的理念和健康传播干预方法，以及健康与各种社会因素的互动关系，具体阐述在健康传播语境下行为、社交及组织传播的重要性。

《媒介演变环境下的风险与健康传播》（Risk and Health Communication in an Evolving Media Environment）以论文集的形式呈现了风险与健康传播领域中顶尖学者的最新讨论。话题包括卫生保健、职业安全、气候变化传播、突发天气报道、恐怖袭击、风险沟通、公共政策等，驾驭媒体特征，形成独到的见地。

《健康传播中的文化反思：作为跨文化接触的社会互动》（Rethinking Culture in Health Communication：Social Interactions as Intercultural Encounters）从文化视角对健康传播进行跨学科探讨，特别关注健康背景下的社会互动，阐述卫生保健过程中患者、专家与决策者的文化结构。探讨文化影响医疗保健的方式，引入新的方法来理解社会关系和健康政策，将其作为一个涉及文化价值观、期望、动机和行为模式的动态过程。

纵观国际健康传播领域积累的理论体系和经验方法，我们希冀这套译丛，能够为有志耕耘于健康传播领域的专家、学者及从业者带来启示，共同探求当前中国"健康传播"的研究方向、理论建构、方法路径与应用实践，不断完善符合中国国情的"健康传播"学科体系，争取政府、临床、社会和媒体协同创新，提升中国健康传播研究的国际影响力、参与度和话语权。

暨南大学新闻与传播学院院长、

博士研究生导师

2022 年 10 月

目　　录

第一章

公共健康传播导言*

学习目标

通过学习本章，读者将能够：

1. 了解公共健康传播的定义和基础原理；

2. 描述"健康公民 2020"的健康传播目标；

3. 解释传播学是如何融入公共健康的生态模型并支持其他公共健康目标的；

4. 描述健康传播的新发展；

5. 识别由学术和公共卫生业务联合委员会界定的健康传播所需的能力；

6. 识别在健康传播领域内充当研究孵化器的政府机构；

7. 描述由国家公共健康信息联盟明确的健康传播专业人员的工作。

导　　言

公共健康传播（public health communication）是一个融合学术与实践的跨学科领域，它用我们所了解的一切传播学（communication）知识来提升个人和群体的健康水平。一位公共健康传播从业者或是在健康教育和推广、危机传播或者媒介关系上有所专长；或是专注于研究传播学、行为学、社会科学或数字技术；或是遵循一条包含教学、写作、艺术学、娱乐业、修辞学的路径；又或

---

* 克劳迪娅·帕万塔（Claudia Parvanta）博士。

是你知道的某位沉迷于大数字或大数据分析的"呆子"。如此这般的专业人才当有新闻学、大众传播学、健康教育学、基础科学、医疗保健、广告学或市场营销学的学科背景。公共健康传播的专业知识如此富有多样性，使得该学科成为最为丰富、最具创新性的研究和实践领域之一。好比"抚养一个孩子需举全村之力"一样，与公众有效地交流健康问题需要跨学科团队的努力。

基础知识

传播学

经过几个世纪的研究发展，传播学本身已成为一个极其复杂的领域。作为专业学术机构的美国国家传播学会（National Communication Association，NCA）认为传播学是一门聚焦于"人们如何利用信息在不同的情境之内和情境之间进行意义的生产，并从人文、社科、美学的探究角度出发研究关于传播的所有形式、模型、媒介及传播结果"① 的学科。在学者们多年来提出的一众模型中，从 20 世纪六七十年代新兴的心理学与信息科学理论中派生出的传播的交易模型（transactional model of communication）经受住了时间的洗礼。正如迪恩·C.巴恩隆德（Dean C. Barnlund）在其模型的初始阐述中所强调的，传播"不是对某事物的反应，也不是与其的互动，而是人在交易中创造和赋予意义以实现他的目的"[1]。简而言之，意义是在编码和解码过程中产生的。传播者进行编码（如将思想注入话语和动作），接着借助渠道（例如演说、电子邮件、短信）给其他传播者（们）传输信息，然后接收方对信息进行解码（理解、赋予含义）。信息也许会被某种因素（如物理、生理或心理原因）干扰，以至信息无法像发出者所期望的那样被完全接收或理解。

在编码和解码之后，传播交易以信息接收者（对信息）达成理解结束。不过最终，如果我们要了解信息是否已经如预期般被理解了，还要看信息接收者的回应是否符合预期。如果回应符合我们的预期，即可视为成功的交流。不幸的是，著名的芬兰传播学者奥斯莫·A. 维奥（Osmo A. Wiio）认为："除非偶

---

① https：//www.natcom.org/discipline.

然，传播一般都会失败。"① 故而绝大多数关于健康传播的科学旨在降低这种失败率。

近年来，数字技术使得曾经清晰明确的人际传播与大众传播之间的分界线永久地消失了。我们可以并常把每个受众视为唯一，然后与他们同时进行对话。（见方框 1-1）

方框 1-1　唯一受众 多人对话

唯一受众

"唯一受众"（Audience of one）既不是同名的摇滚团体，也不是宗教理想，而是数据和社交媒体推动的现象，即受众能够理解一个人并与其交流，就好像这个人是唯一重要的人一样。该想法源于这样一种比喻：就像沉浸在剧场里，感觉表演者仿佛唯独对你言语歌唱一样。［听听罗贝塔·弗莱克（Roberta Flack）的经典歌谣，"轻歌销魂"（*Killing Me Sofily with His Song*）。］有了丰富的背景数据和对语境的把握，传播者就可以适时调整信息和媒体，使每个接收者感受到自己收到的是度身定制的个人信息。

多人对话

大部分人从小认为对话是发生在你与某人或少数人之间的。对话使我们能够坦诚地表达所思所想。在市场营销领域，口碑是产品最有力的背书，因为人们更愿意去倾听亲朋好友的意见，而不是广告主的自我标榜。而如今我们可以在充斥着推特（Twitter）、博客和即时社交媒体的世界里，与更多人分享曾经仅与朋友分享的想法。公司能够利用呼叫中心、众包的推特分析与反馈以及其他非人际方式来管理社交媒介的交互需求。

我们所寻求的回应受限于我们的社会文化背景、媒介的选择和我们想达成的目的。在健康传播中，通常我们会争取促进行为的改变或促进行为前因的改变，例如认知或态度的改变。

---

① 维奥定律就是传播领域的墨菲定律，例如："如果一条信息可以用多种方式理解，他人会以损害最大化的那一种来理解它。"更多内容参见：http：//www. cs. tut. fi/~jkorpela/wiio. html#who。

公共健康

"健康"一词的定义繁多，但都涵盖着个人身心健康的概念，从生命的孕育及诞生直到被认为适时死亡，贯穿整个生命历程。给予每个人机会去拥有健康生活的条件是公共健康所关心和争取的。美国卫生与公众服务部（Health and Human Services，HHS，以下简称美国卫生部）认为，每个人都应该能够"获得高质、长久的生命而免遭可预防的疾病、残疾、损伤及过早死亡"。"健康公民2020"（Healthy People 2020，HP 2020）项目正是美国政府评估、计划、推进公共健康活动的核心战略体现；它从诸如生活期望的提升和慢性病患病率下降等大趋势来测量人口健康的发展。"健康公民2020"包含26项主要健康指标（leading health indicators），这些指标涉及可能对公共健康构成切实威胁的26个方面，包括资源获取的不平等、社会因素和物质环境的差异以及其他公共健康领域的具体目标。方框1-2探讨了健康传播与信息技术的发展目标。

方框1-2 "健康公民2020"目标：国家健康传播与健康信息技术的重点

"健康公民"是一个参与式的、由联邦政府主导以制定国家健康目标的项目，反映了现有证据与利益相关者对公共健康最重要的议题的看法。尽管该项目由联邦机构管理，但其目标的制定是社会各界的组织和个人协作商议的结果。下一个十年的所有目标都以上一个十年结束时收集到的数据为支撑。美国卫生部长期追踪这些数据以确定进展情况，并与利益相关者协作，在不同层面（地方、州和全国）上采取多样的集体行动，从而提升公众的健康质量。启动于2010年的"健康公民2020"目标规划，建立在用于洞悉与解决疾病、残疾、过早死亡的主要原因的健康决定因素的框架之上。

和此前的"健康公民2010"一样，"健康公民2020"也确定了传播与健康信息技术的目标。在"健康公民2010"规划中，美国卫生部认为健康传播是一个明确的跨学科领域，在互联网接入和健康网站品质两方面提出了目标。在"健康公民2010"规划中提出健康传播的目标，确立了传播学作为知识框架和科学尝试的重要性，及其包含的从公共健康政策制定上促进健康发展的一套流程与干预方式的地位。"健康公民2020"规划的主题领域有所拓展，涵盖了更多有关健康传播与健康信息技术的目标。新增的健康信息技术目标证明数字健康的重要性与日俱增，它不仅有助于实现临床诊断与管理的目的，也有助于消费者与患者的参与和医患沟通。

"健康公民 2020"规划中对健康传播与健康信息技术的目标的强调源于一系列会议、在线讨论以及公众的评论。这些目标明确了十年内可以进行测量的传播与信息技术活动以及可获得的数据来源。在理想状态下，一个目标的数据源应当保持从一个十年到下个十年的一致性，以确保能进行更长久的趋势分析。但实际上，可能必须根据资金可用性、数据收集的新优先级以及数据收集频率的变化使用不同的数据源。"健康公民 2020"规划所涵盖的目标范围包括健康素养、病患沟通、消费者与患者对数字健康资源的使用、健康信息技术的接入与扩散以及社会化营销在公共健康传播中的应用。可参阅 www. healthypeople. gov 获取完整版目标、最新数据、相关文献与干预措施。

随着越来越多的人利用数字技术来搜索健康信息、追踪管理健康行为和指标，并以更具互动性的方式参与健康服务，健康传播与健康信息技术对于达成国家健康目标的重要性也与日俱增。"健康公民"的 2030 年目标也将逐步形成，并将反映环境的变化以及传播和信息技术对健康成果的贡献。

我们进度如何？

"健康公民"计划框架囊括的每个健康传播与健康信息技术的目标，都含有其基线数据、十年内一种或多种数据更新和十年结束时的预期目标。我们在此列出了目标之中的三个，包括他们的基线数据、更新数据和预期数据。最新数据可参阅 www. healthypeople. gov.

■ 健康素养目标：认为自己在如何处理疾病或健康状况等方面能够获得简单易懂的关怀与指引的人群比例得到提升。

- 2011 年基线值：64.1%
- 2020 年预期：70.5%

■ 电子个人健康管理设备使用的目标：提升使用互联网跟踪个人健康信息的人群比例，例如得到的护理、化验结果或者医疗预约信息。

- 2007 年基线值：14.3%
- 2014 年更新：28.1%
- 2020 年预期：15.7%（预期目标已被超过；需修改）

■ 危机和紧急风险类信息得到最佳展现的目标：在探讨已知的人类健康威胁的报刊和电视新闻中，提升此类信息的比例。

- 2010—2011 年基线值：83.5%的消息占比
- 2020 年预期：88.9%

文字来源：辛西娅·鲍尔（Cynthia Bauer），疾控中心。

生态模型

"健康公民 2020"的内在框架即公共健康的生态模型（ecological model，图 1-1）。据乔纳森·E. 菲尔丁（Jonathan E. Fielding）、斯蒂文·托伊奇（Steven Teutsch）、莱斯特·布瑞斯罗夫（Lester Breslow）的研究，生态模型强调了社会环境和物理环境的重要性，这些环境大大影响了疾病和损伤的模式以及我们在整个生命周期中对它们的反应，这一模型也为医学模型中难以识别及纠正的健康决定因素提供了更宽泛的概念。健康的社区应有能力让每个人都保持健康，应该可以妥善解决上述模型中提及的每个层面的问题。[2]

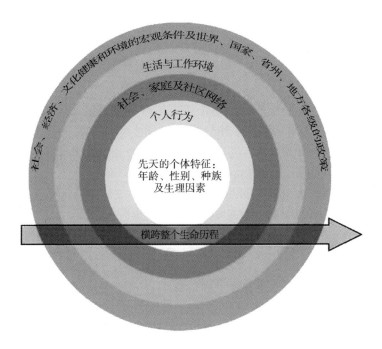

图 1-1　生态模型

改编自：美国卫生部，"健康公民 2020"咨询委员会。

健康的决定因素

如"健康公民 2020"目标所倡议的，许多公共健康项目致力于创建健康社区。居住于高风险环境的人们往往被视为承受了不公平的负担，例如污染严重、绿地缺乏、健康食品渠道少、交通拥堵、犯罪较多等。需要投入大量的人力和物力资源以获取洁净的空气、水和食品；控制传染病；确保环境和工地的安全；为大家提供负担得起的卫生保健服务。美国居民寿命的增长基本都可归功于公共健康领域在这些方面所取得的进步。许多公共健康方面的成果改变了我们的客观世界（例如环境铅含量降低、饮用水氟化），如今很多成果依赖社会和个人采取的所提倡的行为。公共健康领域长期存在的一些差距源自基于社会边界（通常是依照地理的划分）的长期资源分配不平等，其余的差距则是因为较少采取健康的行为。

苏珊·T. 斯图尔特（Susan T. Stewart）和大卫·M. 卡特勒（David M. Cutler）在其 2014 年的研究报告中归纳了 1960—2010 年美国政府所追踪的六种影响预期寿命（life expectancy，LE）和质量调整预期寿命（quality-adjusted life expectancy，QALE）的行为。[3] 此期间预期寿命整体增长 6.9 年。如图 1-2 所示，作者认为，近年来吸烟与机动车致死人数的降低让人们的预期寿命增加了将近 2 年。与此同时，肥胖症与意外服药过量人数的增长又抵消了部分已取得的成效。

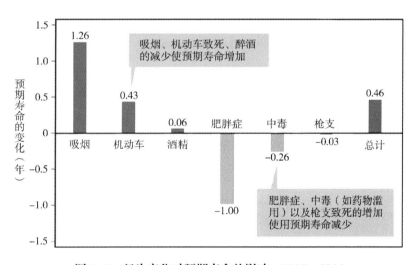

图 1-2　行为变化对预期寿命的影响，1960—2010

资料来源：National Bureau of Economic Research，*Bulletin on Aging and Health*，No. 1，2015，http：//www. nber. org/aginghealth/2015no1/w20631. html. 已获得授权。

如果我们的生活方式更健康，民众的寿命甚至可以再延长几年。比如行为风险因素监测系统（Behavioral Risk Factor Surveillance System，BRFSS）2013 年的数据显示，只有 13% 的样本人群水果摄入量达标，而蔬菜摄入量达标的只有 9%。[4] 尽管几十年来，美国政府一直宣传每天至少要摄入五种水果和蔬菜，可果蔬的摄入率仍然少得可怜。出于多种原因，要让大多数人采取一种他们难以遵循的新行为需要很多时间，不是仅一个友好的提醒就能实现的。

人口健康模型中健康传播的作用

人口健康涉及许多个体健康行为。传播是影响这些行为的关键的公共工具。罗伯特·C. 霍尼克（Robert C. Hornik，以下简称霍尼克）2014 年在国家科学院"传播促进公共健康"研讨会上发表的主题演讲中强调了这一点。

如霍尼克所言：健康传播不应当关注群体效果（如预期寿命增长）或行为类别（如限制环境毒素、减少接触烟草烟雾、增加安全性行为），而更应当关注个体行为。[5]

他所列举的利用传播来促进健康行为的例子包括：提醒人们监测家中氡气来降低环境毒性，说服政策制定者禁止公共场合吸烟来减少群体对烟草烟雾的接触，劝说人们使用避孕套来降低性传播疾病概率。

需要注意的是，霍尼克将政策和倡议作为改变行为的健康传播的形式——此处的行为指立法者和政治家的行为。这使得健康传播符合上述的公共健康的生态模型，有利于社会变革和系统性或"上游的"干预。上游干预（upstream intervention）针对问题的根源，可以最早地或在最大范围内解决问题。下游干预（downstream intervention）则在后期从更小的范围切入，改善个体的（健康）状况。

仅靠健康传播无法改变导致健康状况不佳的系统性决定因素（例如石油泄漏、糟糕的社会环境、有限的医疗资源或者贫穷）。但即使健康传播不是万能的，其责任也远不止我们所以为的那样。如果那些需要重要的信息来保护自身健康的人还没有开始找寻或获得相关信息、不理解这些信息或者尚未将信息转化为行动，那么我们可以利用健康传播来影响这些人的行为。如果制定国家、州、当地法律规定以及确定公共服务的政策制定者还没有接收关键的信息并有所作为，我们可以借助政策传播和倡议来促进公共政策的改变。公共健康传播的生态模型要求对影响特定健康状况的所有因素进行探索，尤其要努力改变上游的顶层因素，同时帮助底层的个体改善他们的健康状况。这便是从业者们拥护的职业道德守则，即使他们进行顶层游说的能力也许会受到政治力量与法规的限制。

健康传播的历史与未来

基本原理

科学的公共健康传播活动在过去几十年里没有明显改变。其围绕着健康相关的数据循环往复。

■ 收集和分析流行病学方面的数据（来自国家健康和营养检测调查、癌症与法定传染病登记系统、地方统计数据等）以发现健康问题（如儿童肥胖症、烟草导致的死亡）。

■ 确认健康问题的原因及其行为/环境前因。进行本地调查、州级调查（如行为风险因素监测系统①），或全国范围的调查［如全国健康信息趋势调查（Health Information National Trends Survey，HINTS②）］。采用定性研究方法，在更大的样本人群中检验一个现有的科学理论或新的强有力的科学理论。

■ 制定传播策略以调整行为、行为前因或改善环境状况的政策。（方框1-3）

■ 判断哪种传播策略能有效改变行为、前因或法规/方案以改善环境条件。（方框1-4）

■ 如有需要，重复此过程直到目标达成。

■ 制订维护方案。

---

① http：//www.cdc.gov/brfss/.
② http：//hints.cancer.gov/.

方框 1-3 行为的决定因素

> 据霍尼克研究所述，"开展一项新的人口健康方案应当从调查目标行为的假定性决定因素着手……如果你试着对一个特定群体的行为施加影响，那么就需要聚焦于对他们产生影响的因素，而非影响你的因素"。他指出，如果没有可购买的新鲜产品，那么告知人们食用更新鲜的产品并不会帮助他们改变行为。此状况下，与生产者和消费者进行沟通以改善供给与激发需求也许是更好的解决方法。

Institute of Medicine，"*Communicating to advance the public's health：Workshop summary*"，March 17，2015，pp. 3-4，http：//iom. nationalacademies. org/Reports/2015/Communicate-to-Advance-Publics-Health. aspx.

方框 1-4 健康行为的改变需要广泛和持久的传播

> 即便旨在改善人口健康的传播活动包含对目标受众有价值的信息，传播往往也会因为缺乏一个有效的策略而失败……要显著地改变公共健康行为，不是仅仅开展一次传播活动那么简单，而是要长期开展多方参与的"尽一切可能、不择手段的"宣传活动。

Institute of Medicine，"*Communicating to advance the public's health：Workshop summary*"，March 17，2015，p. 4，http：//iom. nationalacademies. org/Reports/2015/Communicate-to-Advance-Publics-Health. aspx.

如何判断健康传播干预的有效性？

过去：层次结构和漏斗结构

健康传播领域一直采纳威廉·J. 麦圭尔（William J. McGuire）所称的效果层次模型（hierarchy of effects，HOE）来测量健康传播干预的影响效果。很难讲清是谁发明了这种方法，因为它是分阶段发展起来的。20 世纪初期的广告学开始使用所谓的"注意—兴趣—决定—行为"模型［由费城的 E. 圣埃尔莫·刘易斯（E. St. Elmo Lewis）提出］。在 1961 年，罗伯特·J. 拉维奇（Robert J. Lavidge，市场营销员）和盖瑞·A. 斯坦纳（Gary A. Steiner，心理学家）通过识别潜在顾客所采取的六个步骤扩展了这个模型，包括从认知[1]层面

---

① 你如何思考。

的意识和知识到情感①层面的喜欢和偏爱再到"决定—行动"意动层面的信服及购买。他们还推荐了适合每一步骤的潜在广告手段（如利用空中广告和广告歌来提升受众的认知，利用身份地位诉求和迷人的吸引力来引导偏好，利用销售点的细节来刺激购买欲望等）与市场研究工具。[6]

1984 年，麦圭尔进一步拓展了该模型并将其应用在公共健康活动中，沿用了从信源传输到信宿的经典传播流程。效果层次模型中的较低层级的效果包含曝光、注意、兴趣和理解，高层级的效果则囊括了技巧的习得、态度的转变、信息短期（瞬时）记忆、信息长期记忆、制定决策、单次行为表现、行为巩固（或强化）以及该行为在复杂的生活变化中的不断维持。[7]

对于这些效果层级是如何形成的、达到这些效果存在哪些困难，这些问题并未得到明确的答案。而实际上，许多传播计划只足以实现效果层次模型较低层级的效果。很多时候，信息的曝光不够充分，难以产生更高层级的效果；而那些更让人期待的效果并没有出现。事后对这些失败的传播活动的分析证明，效果层次模型相当可靠。需要注意的是，效果层次模型比起一些如今流行于健康传播领域的研究个体转变的理论，要出现得更早。

营销专家以漏斗的形式模拟了群体发生变化的过程。在漏斗上部较宽一端的群体开始注意到特定的产品或品牌，随着漏斗逐渐变窄，少部分人"漏进"下一层，考虑购买其产品，然后更少部分人真正购买了产品，而极少部分人会保持对品牌的忠诚度，或进一步去向他人推荐该品牌。从个体视角来看，潜在消费者会考虑许多品牌，然后慢慢缩小选择的范围直到完成购买。在唤起认知阶段，营销计划依赖吸引大量的受众来让此过程有利可图，这也可以解释为什么最知名的商业品牌都会在大众媒介中投入重金打广告。

当下：消费者旅程与触点

公共健康传播从业者已使用了商业广告中绝大多数可用的新技术、媒介和方法。他们可能稍显滞后的地方在于"消费者"的可视化，以及通过多方面的努力来让消费者经历一趟时空旅程以最终采取改善健康的行为。

大卫·考特（David Court）和《麦肯锡季刊》[8]的其他作者在 2009 年创造出了术语消费者旅程（Customer Journey）来描述从营销"漏斗"到一系列重复的

---

① 你如何感受。

轨迹的转换，消费者考量、评价、推荐或者购买一个具体产品时，他们就进入了这样一个循环往复的轨迹（图1-3）。此处罗列的步骤顺序自有深意。大卫·埃德尔曼（David Edelman）[①] 认为："互联网颠覆了消费者与品牌的联结方式……他们通过新媒体渠道与大量品牌产生联结——这些新媒体远非制造商和零售商能够控制，甚至超出了他们的知识范畴……消费者往往接触到越来越多的品牌，然后慢慢把范围缩小。购买之后，消费者也许会继续积极参与、公开宣传或者抨击这些产品……在品牌的发展中合作，并且挑战和塑造他们的价值。"[9] 换句话说，即使"漏斗"可以提供一些思路，它反映的仍旧是一个从认知到购买或者忠诚度的单向的过程。相反，消费者旅程包含诸如在购买产品前就已成为品牌拥护者的消费者，以及许多与品牌紧密结合并宣传它的群体，当然也有那些购买产品或服务后公开贬低、抨击该品牌的人。

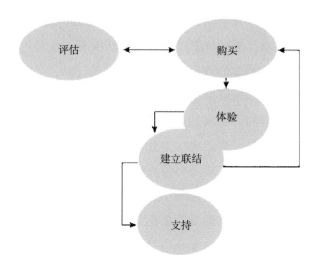

图1-3　消费者旅程图

资料来源：D. C. Edelman，"Branding in the digital age：You're spending your money in all the wrong places"，*Harvard Business Review*，2015.

消费者旅程的标准结构包含参与、信息、引导和支持（方框1-5）。最好的

———————————

　　① https：//hbr.org/2010/12/branding-in-the-digital-age-youre-spending-your-money-in-all-the-wrong-places.

理解这个过程的方法就是"消费者旅程图"。而今许多组织机构利用形式丰富的媒体和推广方式实现具体形式的沟通。我们将在后面讨论形成性研究（formative research）的部分再次探讨消费者旅程图。

方框 1-5　简化版消费者旅程与触点

M. 恩格尔伯格（M. Engelberg）ResearchWorks 公司

在创造世界一流的客户体验上，各路方家众说纷纭，但也有许多未能阐释清楚的地方。先从正确理解消费者旅程开始。我们设计了如下三步流程作为客户至上框架的一部分。

1. 理解消费者旅程。在消费者面临挑战、与你的产品和公司产生联系、互动时对他们进行观察，倾听他们的需求，加深对消费者的理解，例如他们面临的问题、其工作流程所需与受到的限制、令他们激动与沮丧的关键、他们真正想要的体验以及是什么让他们失去兴趣。

2. 绘制消费者旅程图。列出你和你的消费者之间的所有互动点或者"触点"。按照"使用前、使用中、使用后"三个阶段来为这些触点进行可视化的排序。用不同颜色标记出关键触点来凸显哪些是需针对性解决的热点、哪些是可体现你巨大价值的机会以及哪些是能让你从一众竞争者中脱颖而出的关键点。

3. 改善消费者旅程。在每一个关键的触点上为你想让客户思考、感受和做（亦即体验）的事情设定目标。举例来说，你会希望消费者在选择产品时，认为你的产品是最易使用的，且他们对自己的判断是自信的，你也希望他们能主动联系你的销售代表。可以利用这些目标来驱动你在每个触点上对消费者旅程所进行的优化。

一旦你正确地开始了消费者旅程，你可以接着考虑如何将其带入人们的生活。因而不仅是你的产品让你更加突出，你所提供的整体消费者体验更让你与众不同。

由 ResearchWorks 公司的 M. 恩格尔伯格提供。

作为一种职业的公共健康传播

近年来，大量的新战略、新媒体和新工具使得健康传播更加丰富多样。此外，还出现了众多获取培训的方式以及应用这些技能的场所。在私营部门中，

"医疗传播"机构和许多媒介一起进行用户研究并制订品牌化和消费者体验战略。拥有药品营销或者医疗背景，同时又整合了健康传播或者公共关系技能的从业者将在此类公司中占据一席之地。许多相同的公司以及其他类型的公司倾向于雇用主修过高级学位课程的毕业生从事与政府相关的计划与活动，因此在政府部门发现如此大范围的传播岗位就不足为奇了。这些需要公共健康传播能力的职位也越来越多。

公共健康传播中的准入能力

公共健康中的传播职能源自美国疾病控制与预防中心（Centers for Disease Control and Prevention，CDC，以下简称疾控中心）所构建的"基础公共健康服务"（图1-4）。健康传播为一些服务提供支持，对解决"知晓、教育和赋予人们了解健康问题的权利"等需求尤为重要。

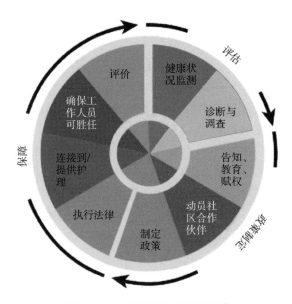

图1-4 十项基本公共健康服务

资料来源：Centers for Disease Control and Prevention，"The Public Health System and the 10 Essential Public Health Services"，http://www.cdc.gov/nphpsp/essentialservices.html.

当制订聘用传播学专家的指导方针时，公共部门机构很可能参考学术和公共卫生业务联合委员会（Council on Linkages Between Academia and Public Health

Practice）于 2014 年 6 月通过的文件《公共健康从业者的核心能力：传播技巧》。表 1-1 罗列了这些能力中的准入水平能力（层次 1）。

表 1-1　联合理事会 2014 年通过的传播中的核心能力

传播技能		
层次 1	层次 2	层次 3
鉴别被服务人群的文化水平（如获取、理解和利用健康及其他信息的能力；社交媒介素养）	评估被服务人群的文化水平（如获取、理解和利用健康及其他信息的能力；社交媒介素养）	确保被服务人群的文化水平（如获取、理解和利用健康及其他信息的能力；社交媒介素养）可在组织机构的政策、计划与服务中得到体现
以书面和口头形式进行语言和文化表达的能力（如使用适龄材料、图文结合）	以书面和口头形式进行语言和文化表达的能力（如使用适龄材料、图文结合）	以书面和口头形式进行语言和文化表达的能力（如使用适龄材料、图文结合）
征求来自个体与组织（如商会、宗教组织、学校、社会服务组织、医院、政府、社区组织、各种被服务群体）的意见以提升社区健康水平	征求来自个体与组织（如商会、宗教组织、学校、社会服务组织、医院、政府、社区组织、各种被服务群体）的意见以提升社区健康水平	确保组织机构为提升社区健康水平而征求个体和组织（如商会、宗教组织、学校、社会服务组织、医院、政府、社区组织、各种被服务群体）的意见
提出传播公共健康数据和信息的方法（如社交媒体、报纸、简讯、杂志期刊、市政厅会议、图书馆、社区集会）	选取传播公共健康数据和信息的方法（如社交媒体、报纸、简讯、杂志期刊、市政厅会议、图书馆、社区集会）	评估传播公共健康数据和信息的方法（如社交媒体、报纸、简讯、杂志期刊、市政厅会议、图书馆、社区集会）
借助丰富多样的方法（如报告、发布会、电子邮件、信件）向专业人员传递数据和信息	借助丰富多样的方法（如报告、发布会、电子邮件、信件）向专业人员传递数据和信息	借助丰富多样的方法（如报告、发布会、电子邮件、信件）向专业人员传递数据和信息
传播信息以影响行为、提高健康水平（如利用社交营销方法、结合诸如健康信念模型或阶段变化模型这样的行为理论）	传播信息以影响行为、提高健康水平（如利用社交营销方法、结合诸如健康信念模型或阶段变化模型这样的行为理论）	评估以影响行为、提高健康水平为目的的信息传播策略（如利用社交营销方法、结合诸如健康信念模型或阶段变化模型这样的行为理论）
促进个体、群体、组织间的传播	促进个体、群体、组织间的传播	促进个体、群体、组织间的传播

15

传播技能		
层次 1	层次 2	层次 3
描述政府的公共健康部门、医疗部门及其他合作者在提升社区健康水平中的职能	宣传政府的公共健康部门、医疗部门及其他合作者在提升社区健康水平中的职能	宣传政府的公共健康部门、医疗部门及其他合作者在提升社区健康水平中的职能

The Council on Linkages Between Academia and Public Health Practice，"Core Competencies for Public Health Professionals"，http：//www. phf. org/corecompetencies.

为培养以健康传播为职业的毕业生，大多数公共健康领域的硕士、博士学位会使用公共卫生学校协会（Association of Schools of Public Health，ASPH）在2012年制定的能力（competency）模型。这些能力具体如表 1-2 所示。

表 1-2　公共健康硕士、博士课程毕业生应具备的倡导和传播能力

核心能力领域		公共健康博士能力要求		公共健康硕士能力要求
全部		（包含于 A2）	F1	描述如何使用公共健康信息的基础设施来收集、处理、保存和传播数据
		（包含于 B8）	F5	在公共健康环境中使用信息技术和资源时遵循法律与伦理准则
			F7	在专业的公共健康活动中与不同的受众沟通时展示有效的书面与口头沟通技巧
倡导	A1	介绍关于健康问题、法律和政策的现状		（多多少少可归于 F7）
	A2	在科学的依据、利益相关者的信息及舆论数据的基础上影响健康政策和计划的决策制定	F10	借助信息学和传播学方法来倡导社区公共健康项目与政策
	A3	利用共识构建、谈判、避免冲突以及解决问题的技巧		（多多少少可归于 F7）
	A4	分析关于人口健康的立法/司法意见、规章制度和政策的影响作用	F8	利用信息技术来获取、评估、解读公共健康数据

16

续表

核心能力领域		公共健康博士能力要求		公共健康硕士能力要求
	A5	为了影响政策举措制定目标、时间线、资金资助的可替代方案以及战略		（一般来说包含于F6）
	A6	制订行动计划，为项目和政策提供公共和政治支持		（一般来说包含于F10）
	A7	制定循证战略来改变健康法律与政策	F9	将信息学方法和资源作为战略工具来提升公共健康水平
传播	B1	探讨健康传播和营销的相互关系		（包含于F4）
	B2	向业内、业外人士及政策受众解释传播项目提案和评估		（包含于F6）
	B3	运用循证传播项目模型来传播其研究和评估结果	F4	将以理论和战略为基础的传播原则应用在不同的环境和受众中
	B4	为制定传播战略目标、战术目标和确定侧重点提供指导和组织		
	B5	创建信息化的、有说服力的传播模型	F6	在公共健康项目的设计、执行和评估过程中与传播学和信息学的专家通力合作
	B6	将健康素养概念整合进所有的传播活动和营销活动中	F2	描述社会、组织以及个人因素是如何与公共健康传播相互影响的
	B7	为营销和传播活动制订形成性效果评估计划		（包含于F6）
	B8	为传播项目及其评估制订宣传计划		
	B9	为改进传播过程提建议	F3	探讨社会、组织和个人因素对终端用户使用信息技术的影响

健康传播的资格证明

虽然健康传播领域有大量的研究生学位课程，但是针对从业者并没有特定的认证机构。无论是学术课程还是个人，都不会基于他们在健康传播方面的学术训练而获得资格认证。对那些符合学术预备资格且通过能力测试的个人，健康教育认证国际委员会（National Commission for Health Education Credentialing，NCHEC）授予健康教育专家认证（Certified Health Education Specialist，CHES）来予以资格证明。如果想保持认证资格，还需要接受继续教育［由公共卫生教育协会（Society for Public Health Education，SOPHE）和其他机构提供］。高级健康教育专家认证（M/CHES）既要求学习高级课程，也要有职业经验。健康教育和健康传播在许多领域都有交叠，而当选择健康传播课程时，获取健康教育专家硕士学位认证值得考虑。

对于执业的专业人士，国家公共卫生信息联盟（National Public Health Information Coalition，NPHIC）基于大量的成果和资格审查组合制定了一个资格认证流程。对通过了资格考试的公共健康传播者，联盟授予其"公共健康传播从业者认证资格"证明。该组织在构建其资格审查体系之前进行了大量的职业分析。方框1-6提供了更多关于国家公共卫生信息联盟及其资格审查程序的信息。

方框1-6　国家公共卫生信息联盟

克里斯廷·A. 史密斯（Kristine A. Smith），文学硕士，公共健康传播注册从业者国家公共卫生信息联盟资格审查项目经理

职业分析：专业的健康传播从业者

国家公共卫生信息联盟是疾控中心的附属机构，其成员是来自不同公共健康传播专业领域的专家，包括公共信息和公共事务、危机传播、健康促进与营销、社区关系、社交媒体以及传播研究与评估等。

作为公共健康传播从业者认证资格审查项目的一部分，职业分析由国家公共卫生信息联盟制定，描述了有效塑造、传播或理解公共健康讯息的影响所必备的五个核心技能和七个相关技能。

公共健康传播注册从业者（Certified Communicator in Public Health，CCPH）的核心能力如下：

1. 利用资源、技巧和技术（信息、信使和途径）来与一众利益相关者和群体进行沟通的能力。此能力评估本质上是考查在明确区分利益相关者、合作伙伴和受众的情况下能够在多大程度上与内外部公众进行健康信息的传播。

2. 将人际交往技巧应用于与公共健康领域的同事、伙伴和公众的沟通中的能力。该能力要求蕴含着这样一种观点，即小范围的传播往往是恰当且高效的公共健康传播渠道，而成功的传播需要说服技巧。

3. 利用媒体、社区资源和社会化营销技术来影响个体和社区的能力。该能力支持多渠道、多媒介的公共健康传播方式，强调同时使用传统媒体、新媒体、社区关系，采纳社会化营销的"5Ps"（产品、价格、渠道、促销、大众）原则，从而让受众接收、理解健康信息并采取行动。

4. 向公共健康领导层提出传播建议。如果在决策制定方面为健康传播从业者留有"一席之地"，健康传播从业者将在推动公共健康政策方面扮演重要角色。虽然许多健康传播从业者也许没有这个机会，但如果能够提出对健康信息、活动或者政治举措的整体效率至关重要的策略和方法，也是相当重要的。

5. 娴熟的书面沟通能力。无论受众的水平如何，选择正确的词语、运用意赅的话语，使用正确的标点、语法、恰当的行文风格，都是必不可少的能力。该能力的缺失会让你的消息迅速地被混淆或者词不达意。

除拥有这些核心能力之外，想要获得公共健康传播从业者认证资格的候选人还必须在两个技能领域有所擅长，且拥有其他方面的实践知识。这7个技能包括媒介关系、社交媒体、健康营销、跨文化传播、危机传播、传播研究与评估以及一些其他的综合技能，包括疾控中心相关举措的一些知识，例如"健康公民"目标、"成功之战"（Winnable Battles）、公共健康法律及伦理问题，等等。

感谢美国国家公共卫生信息联盟的资格审查项目经理克里斯廷·A. 史密斯

作为健康传播孵化器的组织

以下段落大量引用公共健康和健康传播界通用语的首字母缩略词。是时候来辨认并使用它们了。在国家层面，美国卫生部长期以来一直致力于研究和传播健康传播领域的循证实践，主要通过其疾病预防和健康促进委员办公室（Office of Disease Prevention and Health Promotion，ODPHP）[①] 和它主要面向公众的机构：美国国立卫生研究院（National Institutes of Health，NIH）下属的美

[①]　http：//www. health. gov/communication/.

国国家癌症研究所（National Cancer Institute，NCI）[①]、美国疾控中心以及美国医疗保健研究与质量局（Agency for Health Research Quality，AHRQ）[②]。除了疾病预防和健康促进办公室以及疾控中心之外，国家卫生信息技术（Health Information Technology，HIT）[③] 协调办公室（Office of the National Coordinator，ONC）领导工作组负责为健康传播和健康信息技术制定长期和短期目标。像美国食品药品管理局（Food and Drug Administration，FDA）[④]、隶属于美国国立卫生研究院的国家环境健康研究所（National Institute for Environmental Health）[⑤]、药物滥用和精神健康服务管理局（Substance Abuse and Mental Health Services Administration，SAMHSA）[⑥] 等属于美国卫生部的机构，以及美国农业部（U. S. Department of Agriculture，USDA）[⑦]，它们也为健康传播的基础作出了许多贡献，并持续资助该领域的研究和以消费者为中心的项目。

美国国家科学院医学研究所（National Academy of Sciences Institute of Medicine，NAS/IOM）近日被重组为国家科学院、工程院和医学院。[⑧] 美国国家医学院的前身是医学研究所（Institute of Medicine，IOM），作为一家依赖捐助者支持的非政府实体，它支持了大量的研讨和相关活动，以编制有助于定义或影响健康传播、健康素养及相关领域的共识性报告。

在健康医疗传播的舞台上，欧洲卫生传播协会（European Association for Communication in Healthcare，EACH）[⑨] 和美国卫生传播协会（American Academy for Communication in Healthcare，AACH）[⑩] 在过去几年里一直在为医患沟通制订研究和培训议程。新成立的健康传播学会（Society for Health Communication）[⑪] 将会很快把隶属于美国公共卫生协会（American Public Health Asso-

---

① http：//cancercontrol. cancer. gov/brp/hcirb/index. html.

② http：//www. ahrq. gov/cpi/centers/ockt/index. html.

③ http：//www. healthit. gov/newsroom/about-onc.

④ http：//www. fda. gov/aboutfda/centersoffices/officeofmedicalproductsandtobacco/cdrh/ucm115786. htm.

⑤ http：//www. niehs. nih. gov/health/index. cfm.

⑥ http：//www. samhsa. gov/health-information-technology/samhsas-efforts.

⑦ http：//www. usda. gov/wps/portal/usda/usdahome.

⑧ http：//nam. edu/.

⑨ http：//www. each. eu/tag/health-communication/.

⑩ http：//www. aachonline. org/dnn/default. aspx.

⑪ http：//www. aachonline. org/dnn/default. aspx.

ciation，APHA）的健康传播分会（公共健康教育和促进①）、美国国家传播学会、国际传播学会（International Communication Association，ICA）②、公共卫生教育协会以及任何希望加入其中的成员整合进一个虚拟社区，以便共享资源、推动领域发展并制定能力要求标准。

结论：健康传播的视野

与健康传播从业者的期待相悖，大多数人并不会总是思考健康问题，更不用说思考"健康行为"。因此，健康传播的挑战之一是如何让听众注意到我们正在对他们说话。如今的媒体渠道和信息如此之多，健康传播从业者需要使用准确的工具以使自己的信息脱颖而出，准确传达给受众。这种方法对于个体和制定政策的决策者来说也同样适用。

除了受众的漠不关心之外，健康传播从业者还需要应付受众对他们提供的信息的抗拒。有时需要由加利福尼亚主题公园暴发的一场麻疹来提醒美国人未接种疫苗的儿童没有"群体免疫力"，会感染传染病。事实上，曾一度从地球上消失的脊髓灰质炎（即小儿麻痹症），在尼日利亚、巴基斯坦、阿富汗等国家，因为政治上的动荡阻绝了大量民众的免疫接种，再度卷土重来。我们所面临的挑战是如何维护公众对循证信息的信任并驱散荒诞的说法或阴谋论。在实际存在或潜在的危机或紧急状况下，与公众进行高效的沟通需要特定的技巧和能力。

最后，需要熟练的技巧来和想要借助信息来处理个人健康问题的个体进行高效沟通。信息的提供者可以通过同理心及其他人际沟通技巧来增强其说服性信息和其他相关信息的影响力。帮助患者理解决策工具或者使用指南同样需要熟悉健康素养及其相关领域内最成功的实践案例。

我们认为，以下五个核心的健康传播领域，必须由这方面的专业工作人员来参与。

■ 沟通以告知公众并使其建立对证据的信任；

---

① http：//www. apha. org/apha-communities/member-sections/public-health-education-and-health-promotion.

② http：//www. icahdq. org/.

■ 沟通以激励个体改变行为；

■ 与决策者进行沟通从而影响政策；

■ 在紧急情况下宣传预防措施和风险；

■ 与医疗环境中的个体进行沟通；

其他与健康传播相关的关键主题包括评估、癌症传播以及国际性的案例。

总　结

本章问题

1. 运用传播的交易模型，描述传播者之间信息交换的过程。

2. 传播学的目标是什么？哪些因素会影响我们所寻求的响应？

3. 新技术的发展如何影响"健康公民 2010"和"健康公民 2020"在健康传播和健康信息技术领域内的目标和侧重点？

4. 在制定了经过考量和选择的干预措施后，如果健康传播从业者不考虑生态模型，会产生什么影响？

5. 将健康传播、政策以及宣传活动的重点聚焦在个体行为上会如何影响人口健康水平？

6. 鉴于健康传播是一个跨学科领域，专业的健康传播人员拥有技能和资格认证有多重要？

参考文献

1. Barnlund, D. C., "A Transactional Model of Communication" in J. Akin, A. Goldberg, G. Myers, J. Stewart, eds., *Language Behavior：A Book of Readings in Communication*. The Hague, Mouton, 1970, p. 49. http：//www. degruyter. com/downloadpdf/books/9783110878752/9783110878752. fm/9783110878752. fm. xml#page=45.

2. Fielding, J. E., S. Teutsch, L. Breslow, "A Framework for Public Health in the United States", *Public Health Rev*, Vol. 32, 2010, pp. 174–189.

3. Stewart, S. T., D. M. Cutler, "The Contribution of Behavior Change and Public Health to Improved U. S. Population Health", *NBER*, Working Paper No. 20631,

2014.

4. L. V. Moore F. E. Thompson，"Adults Meeting Fruit and Vegetable Intake Recommendations—United States，2013"，*MMWR*，Vol. 64，No. 26，2015，pp. 709-713.

5. Institute of Medicine，"Communicating to Advance the Public's Health：Workshop Summary"，March 17，2015，http：//iom. nationalacademies. org/Reports/2015/Communicate-to-Advance-Publics-Health. aspx.

6. Lavidge，R. L.，G. A. Steiner，"A Model for Predictive Measurements of Advertising Effectiveness"，*J Marketing*，Vol. 25，1961，pp. 59-62.

7. McGuire，W. J.，"Public Communication as a Strategy for Inducing Health Promoting Behavioural Change"，*Prev Med*，Vol. 13，1984，pp. 299-319.

8. Court，D.，D. Elzinga，S. Mulder，O. J. Vetvik，"The Consumer Decision Journey"，*McKinsey Qtly*，June 2009，http：//www. mckinsey. com/insights/marketing_ sales/the_ consumer_ decision_ journey.

9. Edelman，D. C.，"Branding in the Digital Age：You're Spending Your Money in All the Wrong Places"，*Harvard Bus Rev*，December 1，2010，https：//hbr. org/2010/12/branding-in-the-digital-age-youre-spending-your-money-in-all-the-wrong-places.

第二章

人口健康：基础[*]

学习目标

通过本章学习，读者将能够：

1. 描述美国的主要致死因素在过去一个世纪里发生了怎样的变化，以及讨论在疾病的预防和控制方面的相应改变；

2. 描述居民的健康状况及其决定因素以及慢性病指标对社区和居民的健康水平意味着什么；

3. 理解县级健康水平如何进行排名；

4. 识别关于人口健康状况和决定因素的信息来源；

5. 描述关于慢性病的宣传沟通中存在哪些挑战；

6. 了解关于疫苗和新兴传染病的宣传沟通中存在哪些困难，并提出建议。

导　　言

本章为健康传播从业者介绍了人口健康学领域的基础知识。在探讨当下慢性疾病和传染病的信息传播中存在的主要问题时，要考虑到历史、社会和文化的演变，以及微生物的进化过程。

---

[*] 帕特里克·L. 雷明顿（Patrick L. Remington）医学博士，公共卫生硕士。

主要致死因素的演变

随着近一个世纪以来公共健康和医疗保健体系的发展，美国人的主要致死因素（leading causes of death）发生了巨大的变化，人均预期寿命增长了30岁。白人男性预期寿命从1900年的47岁增长到2000年时的75岁。黑人女性的预期寿命从1900年的34岁到2000年的75岁；出生于2000年的白人女性预期寿命达到80岁。[1-3]

当然，时至今日，种族及其他因素依然会造成寿命的差异，本章也用大量篇幅讨论了这一问题。即便如此，我们的预期寿命都要比曾祖辈能预计的长得多。人口学专业的学生都知道，预期寿命主要是依据幼儿出生第一年的存活率计算的。1900年，在美国的一些城市，高达30%的婴儿无法活到1周岁。而在今天的美国，每1000个新生儿中不满周岁死亡的不足6个。[4]大部分科学家将这一成果归功于公共健康水平的提升，特别是对一些传染病的控制。[5]本章的附录中讨论了当前一些全球性传染病信息传播中依然存在的挑战。

是什么造成了婴儿和成人的死亡率出现如此大幅度的变化？通过了解致病和致死因素在20世纪的演变进程，我们对这一问题的了解将逐渐加深。对于不同时间影响公共健康的因素，我们将其划分为四个不同的历史阶段：环境致病时代、医疗保健发展时代、生活方式和健康风险行为时代、社会决定因素时代。

环境致病时代（约1900年）

20世纪初，美国居民不健康的生活环境是引发疾病和死亡的主要因素。1900年，主要致死疾病包括肺炎、流感、肺结核、腹泻、肠炎和肠道溃疡等，致死人数约占总死亡人数的三分之一。[6]卫生条件差（导致伤寒病等）、食物供应不卫生（出现糙皮症和甲状腺肿等）、产前和婴儿护理不足、工作场地不安全和高危职业等因素导致了这些健康问题的出现。[7]

为了应对这些问题，改善美国公共健康状况，联邦政府、州政府和地方公共卫生部门联合制定了相关法律和规章制度，包括职业安全卫生法、餐饮与食品管理办法、加氟水等各类饮用水法律以及机动车安全法规等。[7,8]政府的一系列政策使传染病数量大幅减少，孕产妇和儿童死亡率也降低了。在美国人口预期寿命开始延长的同时，慢性疾病逐渐成为导致死亡和残疾的主要因素。

医疗保健发展时代（约 1950 年）

20 世纪中叶，心脏病和癌症成为美国人的主要死因。相应地，政府干预的重点从公共健康方面的措施转向增加医疗保健服务，包括提供临床预防服务（clinical preventive services），例如检测和治疗高血压、提供儿童疾病的疫苗以及改善孕产妇的状况，包括产前护理。

尽管干预重点转向预防服务，但医疗保健体系的关注点依然集中在疾病治疗上。埃文斯（Evans）认为："到 20 世纪中叶，医疗机构不管在制度层面还是知识层面都占据了主导地位，他们定义了什么是健康，以及如何追求健康。"[9] 到 20 世纪 70 年代初期，美国已经构建起覆盖面广且昂贵的医疗保险体系，能够覆盖到大多数（尽管不是全部）的成人与儿童。

生活方式和健康风险行为时代（1970 年前后）

20 世纪中叶，心脏病、癌症、脑卒中以及肺病成为主要致死原因，公共卫生研究者们开始将关注点转向对疾病成因的研究。诸如 Framingham 心脏研究、七国研究、英国医生研究等大规模的研究确认了慢性病的主要致病因素。随后，研究者们开始向大众普及吸烟、不当减肥、缺乏运动和高血压对引发这些主要致死疾病的重要影响。

1974 年，加拿大政府发布了"拉隆德报告"（the Lalonde Report），该报告被认为是第一份质疑医疗保健与公众健康有直接联系的现代性政府报告。[10] 它提出一个崭新的框架，建议从四个更广义的维度来思考健康问题：人类生物学、环境、生活方式和医疗保健体系。此外，该报告还强调了个体通过改变自身行为以提升自身健康状况的重要作用。[11]

1993 年，詹姆斯·迈克尔·麦金尼斯（James Michael McGinnis）和威廉·赫尔伯特·福奇（William Helbert Foege）发表了一篇至今还受到广泛认可的文章，名为《真正的致死因素》，他们注意到大部分致死原因是可预防的。[12] 随后，疾控中心的阿里·H. 莫克达（Ali H. Mokdad）与同事们研究发现，1990—2000 年，约有半数死亡是由一小部分可预防的因素造成的（图 2-1）。[13]

最常被提及的可预防死因依次是烟草、不良饮食、缺乏运动以及酗酒。这些研究以及不断上涨的医疗成本和人口老龄化问题，都表明美国迫切需要确立一套以预防为目标方向的医疗保健和公共健康体系。

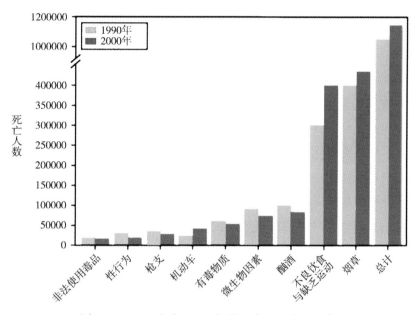

图 2-1　1990 年和 2000 年美国真正的致死因素

数据来源：A. H. Mokdad，J. S. Marks，D. F. Stroup，J. L. Gerberding，"Actual Causes of Death in the United States，2000"，*JAMA*，2004，Vol. 291，No. 10，pp. 1238-1245.

当时的专家们普遍认为，生活方式是对健康影响最大也最为明显的因素。[9-15]与饮食、运动和药物滥用相关的行为，通常被认为是最易受个体控制的因素。健康信念模型［Health Belief Model，HBM，由美国公共服务中心行为科学部门的欧文·罗森斯托克（Irwin Rosenstock）和同事在 20 世纪 50 年代共同提出］和其他基于心理学的模型构建了公共健康教育的基础，重点关注脆弱性感知、有效行动方案、行为控制感等内容。1960 年，欧文·罗森斯托克曾简要提出，人们将健康行为作为主要的健康决定因素，这种认知可能过度夸大了它的影响。[16]但他依然支持健康信念模型，随后在 1975—1983 年于密歇根大学创办了第一个健康行为和健康教育学院并担任院长。

随着人们意识到个体行为能够促进健康，定期收集此类数据就成为一项重要的监测和研究成果。例如，1984 年，疾控中心基于电话调查，在全州范围内推行了第一个健康行为监测系统。[17]该系统被称为行为风险因素监测系统（Behavioral Risk Factor Surveillance System，BRFSS），[①] 用于监测人群中的健康风险行为，并收集关于健康风险行为、健康预防措施以及与慢性病和损伤相关的医疗保健服务等信息。行为风险因素监测系统每年会完成 40 多万份成人访谈（2014 年超过了 506000 份），是全世界最大的健康调查电话系统。

社会决定因素时代（2000 年前后）

21 世纪初，公共健康研究向"上游"聚焦，除疾病风险外，环境和社会因素也被纳入影响公共健康因素的研究范围。无论是公众还是决策者们都已经认识到，自然环境、医疗保健和个体健康行为都会对健康产生广泛的影响。如果你吸烟或者居住在一个空气高度污染的地区，无论贫富，你都会受到这些不健康的污染物的影响。不过公共健康领域的研究者发现，在资源的获取、支付能力和健康之间存在一种更加微妙的联系。

迈克尔·马尔莫爵士（Sir Michael Marmot）早期进行过一些研究，即所谓的白厅实验（图 2-2），表明英国社会所定义的不同"阶层"与健康之间存在联系。在全球有关健康的社会经济影响因素研究中，白厅实验是持续时间最长的流行病学研究之一，一直持续至今。[②] 如方框 2-1 所示，描述了他早期研究中的一个重要发现。

美国政府在"健康公民 2010"中首次提出了政府的官方目标，即削减种族、民族、性别因素所造成的健康差异。疾控中心主任戴维·萨彻（David Satcher）博士以数据为武器与当时盛行的政治风向抗争，推动了美国朝该方向的发展（方框 2-2）。据一项研究预测，在同时期内，消除教育不平等所能挽救的人口数量是提升医疗水平的 8 倍。[18]另一项研究发现，受教育时长每增加一年，死亡率就会降低 1%—3%。[19]图 2-3 展示了受教育程度与男女死亡率之间的显著关系。

近 15 年间，收入、教育、职业、社会凝聚力等社会决定因素对健康所产生的影响，得到了众多公共健康、医疗保健领域专家的广泛认可。我们已经进入一个依据核心健康指标数据来制定政策的时代。

---

① http：//www.cdc.gov/brfss/.

② https：//www.ucl.ac.uk/whitehallII.

方框 2-1　马尔莫关于社会阶层与健康的研究

迈克尔·马尔莫爵士是目前最著名的社会流行病学家之一，他在对英国市民的研究中清晰阐明了社会阶层对健康的影响。

图 2-2 中的四个工作类型从侧面反映了英国不同公务员的受教育程度和收入水平。如图 2-2 所示，每种职业（社会阶层）的死亡率都在上升。结合目前已知的可修正的风险变量因素（即统计学意义上的控制变量），能够解释一部分风险提高的原因，但不能解释全部。例如，假设所有英国人口都能够享受医疗保健体系，那么这些风险因素就没有办法解释为何有如此惊人的死亡人数。

这个例子强调将个人的职业类型作为社会阶层与社会经济地位的标志。类似这样的关联也体现在收入、受教育程度以及其他健康社会决定因素的组成部分上。

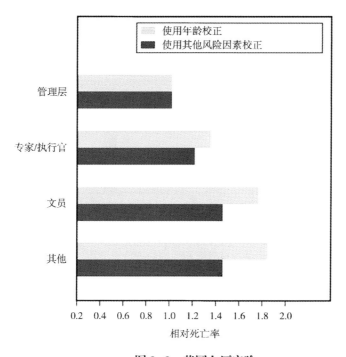

图 2-2　英国白厅实验

数据来源：G. Sreenivasan, "Justice, Inequality, and Health" in Edward N. Zalta, ed., *The Stanford Encyclopedia of Philosophy（Fall 2014 Edition）*. 参见：http://plato. stanford. edu/archives/fall2014/entries/justice-inequality-health/. Assessed July 12, 2015.

方框 2-2　戴维·萨彻与健康决定因素的测定方法

戴维·萨彻[1]是美国疾控中心前主任，在 1988—2002 年担任美国医务总监。他认为：

长期以来，缩小健康差距已成为美国首要的公共健康问题，尤其是在种族/民族、性别方面的不平等……有赖于世界卫生组织的引导，近年来公共健康的发展使人们意识到健康不平等的问题，认识到健康差距是系统性的、可避免的，且不公正的，[2]并促使人们对如何正确缩小差距的问题进行思考。[3]2008 年，世界卫生组织健康问题社会决定因素委员会得出结论，认为人们出生、生活和工作的社会环境是决定个体健康状况最重要的因素。[4]尽管个人选择也很重要，但社会环境因素首先决定了人们获取健康服务的机会，并影响人们的生活方式。世界卫生组织将社会决定因素定义为："……人们出生、成长、生活、工作、直到老去的环境，以及应对疾病的社会系统。这些社会环境反过来又被经济、社会制度和政治等更广泛的力量所影响。"[5]

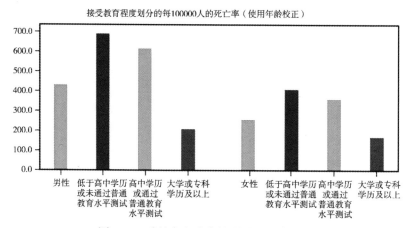

图 2-3　受教育程度和性别的死亡率分析

数据来源：National Vital Statistics Reports, Vol. 60, No. 3, Table 1-8, December 29, 2011.

参考文献

1. Satcher, D., "Include a Social Determinants of Health Approach to Reduce Health Inequities", *Public Health Rep*, Vol. 125, No. 4（Suppl.）, 2010, pp. 6-7.

2. Braveman, P, S. Gruskin, "Defining Equity in Health", *J Epidemiol Community*

Health，*Vol.* 57，2003，*pp.* 254-258.

3. *World Health Organization*，2008，Closing the Gap in a Generation：Health Equity Through Action on the Social Determinants of Health. Report from the Commission on Social Determinants of Health，*Geneva*：*WHO*，*http*：//*www. who. int/ social_ determinants/thecommission/finalreport/en*.

4. *World Health Organization*，2009，World Health Assembly Closes with Resolutions on Public Health，*http*：//*www. who. int/mediacentre/news/releases/ 2009/world_ health_ assembly_ 20090522/en/index. html*.

5. *World Health Organization*，Social Determinants of Health：Key Concepts，*http*：//*www. who. int/social _ determinants/thecommission/finalreport/key _ concepts/en*.

主要的健康指标方法

"健康公民 2020"

"健康公民 2020"[①] 提出了一个 10 年的综合性国家目标规划，以提升全体美国公民的健康水平。该规划拥有涵盖 42 个不同公共健康主题的 1200 多个项目，用以追踪掌握全国公民的健康状况，为公共卫生专家提供制定目标和跟踪进展状况的依据。当然，数量如此之大、覆盖范围如此之广的健康计划，也为健康传播从业者带来了巨大的挑战。

主要的健康指标涉及 12 个主题领域的 26 个最为显著的健康问题。"健康公民 2020"联邦政府工作组主导了主要健康指标的筛选过程，并汇总于表 2-1。

美国联邦健康促进与疾病预防办公室对每一项主要健康指标变化进行监测，最新一次的监测结果如下。

· 四项主要健康指标（15.4%）达到或超过目标（水平）。

· 十项主要健康指标（38.5%）有所提升。

· 八项主要健康指标（30.8%）或完全没有变化。

· 三项主要健康指标（11.5%）变得更加严重。

---

① http：//www. healthypeople. gov.

· 一项主要健康指标（3.8%）仅达基线值。

表 2-1　美国 2020 主要健康指标

类别	示例	基线值（年）	当前值（年）	目标
享有医疗服务	65 岁以下的成年人拥有医疗保险（%）	83.2%（2008）	83.1%（2012）	100%
临床预防服务	19—35 个月的儿童接种建议剂量的百日咳疫苗、脊髓灰质炎疫苗、麻疹、腮腺炎和风疹疫苗、流感嗜血杆菌疫苗、乙肝疫苗、水痘疫苗、肺炎链球菌结合疫苗（%）	44%（2008）	68.5%（2001）	80%
环境质量	处于二手烟环境的 3—11 岁的儿童（%）	52.2%（2005—2008）	41.3%（2009—2011）	47.0%
暴力伤害	伤害致死率（每 10 万人的年龄标化率）	59.7%（2007）	57.1%（2010）	53.7%
胎儿、婴儿与儿童健康	婴儿在满 12 个月之前死亡（每千名活产婴儿的死亡率）	6.7%（2006）	6.1%（2010）	6.0%
心理健康	自杀（每 10 万人的年龄标化率）	11.3%（2007）	12.1%（2010）	10.2%
营养、身体机能与肥胖	20 岁以上的肥胖成年人口（以 2 年为周期，年龄标化率）	33.9%（2005—2008）	35.3%（2009—2012）	30.5%
口腔健康	过去一年中曾看过牙医的人（以 2 年为周期，年龄标化率）	44.5%（2007）	41.8%（2011）	49.0%
生殖与性健康	13 岁以上感染艾滋病病毒者对血清状况的认知（%）	80.9%（2006）	84.2%（2010）	90.0%
社会决定因素	学生开始九年级教育的四年后获得高中文凭（%）	74.9%（2007—2008）	78.2%（2009—2010）	82.4%
药物滥用	18 岁以上的成年人在过去 30 天内有酗酒行为（%）	27.1%（2008）	27.1（2008）	24.4%
烟草	18 岁以上人口的抽烟情况（年龄标化率）	20.6%（2008）	18.2%（2012）	12.0%

U. S. Dept. of Health and Human Services，"Healthy People 2020 Leading Health Indicators：Progress Update"，March 2014，http：//www. healthypeople. gov/sites/default/files/LHI-progressreport-execsum_ 0. pdf.

健康差距

在过去 30 年，美国政府一直强调健康差距问题在实现国家健康目标中的重要程度。"健康公民 2000"的目标是缩小美国公民之间的健康差距；到"健康公民 2010"时的目标则是消除健康差距；"健康公民 2020"则倡导"实现所有人的健康公平、消除健康差距，提升健康水平"。经过持续监测，"健康公民 2020"公布了患病率、死亡率、慢性病以及其他相关人口因素的数据结果，数据显示这些问题自诞生起，就与不公平的健康权利和（或）患病率密切相关。例如，"健康公民 2020"中的数据显示：

- 约三分之一的美国人认为自己属于某个种族或少数民族。
- 约有 12% 的美国残疾人不住在疗养院或其他入住式护理机构。
- 约有 23% 的人口居住在农村地区。
- 18—44 岁的美国人中，约有 4% 的人认为自己是女同性恋、男同性恋、双性恋或变性人。

除以上信息外，美国疾控中心发布的"2013 年美国健康差距与不平等报告"等报告还披露了更多更加详细的健康不平等信息。①

尽管可以获得大量有关公民健康差距的信息，但这些信息通常隐匿在公共卫生专家们才会阅读的各种报告中。因而，健康传播从业者的主要任务之一就是将这些数据转化为信息传递给公众。

健康排名

由于公众对各种数据（例如运动队排名）的关注，政府产生了新的想法，即对各州县的健康状况进行综合打分和排名。政府部门能够利用数字清晰地传达信息，例如"本州在国家健康排名中垫底"或者"本州最有利于下一代健康成长"。1988 年，疾控中心的《发病与死亡率周报》（*Morbidity and Mortality Weekly Report*，*MMWR*）对各州的心脏病死亡率进行排名。[20]根据这一报告，美联社发布了标题为"在中西部和东北部城市里，艰难生存的心脏"的报道，[21]

---

① http：//www.cdc.gov/minorityhealth/CHDIReport.html.

引起媒体的持续关注，同时也引发了对疾控中心的强烈抗议，死亡率最高的州的卫生部官员以及州立法者坚决要求疾控中心在《发病与死亡率周报》中取消排名公示。[20]

自 1990 年至今，美国健康排名①公布了 50 个州的健康情况，包括健康状况的测量方法、健康的决定因素、规划与政策。近 20 年间，这份年度报告引起了媒体和政策制定者的高度关注。威斯康星大学人口健康研究所依照这一方法，对其所属州内 72 个县的健康状况进行了测量和排名，并针对该项目开发出一个逻辑模型（图 2-4）。该模型认为，健康状况排名会提升媒体关注度、当地社区领导人参与度并促进政策与规划的循证制定和发展，最终改善社会健康状况。

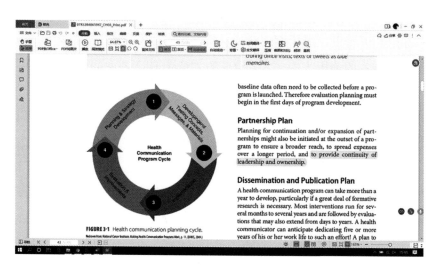

图 2-4　县级健康排名的逻辑模型

通过分析 2004—2008 年的媒体报道，可以发现与排名有关的报道从 2006 年的 23 篇增加至 2008 年的 47 篇。[22]部分新闻报道利用图像来强调健康决定因素（例如人们在小路上跑步、骑自行车，或在学校的运动器材区进行锻炼）。

自 2010 年起，威斯康星大学人口健康研究所和罗伯特·伍德·约翰逊基金会（Robert Wood Johnson Foundation）每年都会联合发布县级健康排名，② 这

---

① http：//www.americashealthrankings.org/about/annual.
② http：//www.countyhealthrankings.org.

已成为全美 3000 余县的"人口健康大检查"。[20] 按照从最健康到最不健康的顺序，各州对每个县的人口健康状况进行排名，并使用模型运算总结人口健康情况及其影响因素。排名的计算模型中，每一部分的数据都来源于国家级数据资源，包括国家卫生统计中心、行为风险因素监测系统、美国社区调查等。

县级健康排名能在大范围内引发社会对健康状况影响因素的探讨，主要原因在于：首先，这一模型简单明了，便于媒体和大众理解。使用这种简洁的方式对健康状况和健康因子进行测量，能够把复杂的数据转换成决策者和大众便于使用的形式。它强调不能"只见树木不见森林"，即不能过度强调对个体健康状况的测量。此外，该模型表明健康是由多种因素决定的，包括个体健康行为、医疗保障体系、教育系统的质量以及外在环境的影响等。这种对健康的广泛定义也促使相关部门制定相应的政策和规划，改善公众的健康状况。

收集有关人口健康传播的数据

信息来源

信息来源与前面提到的人口健康模型的数据来源大多一致，包括健康状况、健康决定因素以及循证政策和规划。

健康状况数据

健康状况信息（例如死亡和疾病）有多种来源，包括重要统计数据、医疗体系以及以人群为基础的调查。社会健康状况的基本信息部分来源于出生和死亡证明，这些证明由医生或法医填写之后上交到县级、州级的卫生部门，最终到达疾控中心的国家卫生统计中心，供全美公共健康从业者和研究人员使用。疾控中心对数据进行清洗后，人们可以访问 CDC Wonder 在线数据库①和国家重要数据统计网站②发布的统计报告获取相关信息。

疾病的发病率和患病率数据同样可以从多个渠道获得。自 1974 年起，美国国家癌症研究所的监测、流行病学调查及最终结果项目（Surveillance, Epidemiology and End Results, SEER）开始对外提供以美国居民为样本的癌症患病

---

① http://wonder.cdc.gov.
② http://www.cdc.gov/nchs/nvss.htm.

率数据。近年来，大多数州卫生部门也都提供这一数据。此外，医院和其他卫生服务机构的数据管理系统也提供他们的疾病治愈率等信息，同时还会将出生状况（如出生体重、早产率等）等数据传送至州卫生部门。

　　健康相关生命质量（health-related quality of life，HRQOL）评估的部分信息是以州为单位进行收集，并归入行为风险因素监测系统上报至疾控中心。其他地方性的举措主要侧重于健康相关生命质量评估中的特殊疾病，这也得益于专业人员的推动作用，特别是对特殊医疗保健疗法的治疗结果感兴趣的医疗服务机构和研究人员。尽管这些生命质量评估体系往往采纳了非常详尽的病情自我评估报告，但大多数都相对独立。

　　表 2-2 是一个健康质量数据示例，显示出总体人口及各年龄层人口的主要死亡原因，强调了意外受伤致死占据较高比重。对全年龄段而言，心脏病、癌症、脑卒中和肺病作为四大慢性疾病导致了 60% 的死亡。癌症是 45—65 岁人群的最主要致死因素，阿尔茨海默症（the Alzheimer's disease）是 65 岁以上人群的主要致死因素之一。尽管意外伤害在总体原因中排名第四，但它却是 45 岁以下人群最主要的致死因素。部分疾病的患病率在上涨，但心脏病的患病率则在下降。种族、性别、地理位置的改变也会影响患病率。

表 2-2　2013 年美国不同年龄层的主要致死原因

排名	不同年龄层（岁）										
	<1	1—4	5—9	10—14	15—24	25—34	35—44	45—54	55—64	65+	总体
1	先天异常 4758	意外伤害 1316	意外伤害 746	意外伤害 775	意外伤害 11619	意外伤害 16209	意外伤害 15354	恶性肿瘤 46185	恶性肿瘤 113324	心脏疾病 488156	心脏疾病 611105
2	早产 4202	先天异常 476	恶性肿瘤 447	恶性肿瘤 448	自杀 4878	自杀 6348	恶性肿瘤 11349	心脏疾病 35167	心脏疾病 72568	恶性肿瘤 407558	恶性肿瘤 584881
3	孕产妇软骨寡聚基质蛋白 1595	凶杀案 337	先天异常 179	自杀 386	凶杀案 4329	凶杀案 4236	心脏疾病 10341	意外伤害 20357	意外伤害 17057	慢性下呼吸系统疾病 127194	慢性下呼吸系统疾病 149205

排名	不同年龄层（岁）										
	<1	1—4	5—9	10—14	15—24	25—34	35—44	45—54	55—64	65+	总体
4	婴儿猝死综合征 1563	恶性肿瘤 328	凶杀案 125	先天异常 161	恶性肿瘤 1496	恶性肿瘤 3673	自杀 6551	肝脏疾病 8785	慢性下呼吸系统疾病 15942	脑血管 109602	意外伤害 130557
5	意外伤害 1156	心脏疾病 169	慢性下呼吸系统疾病 75	凶杀案 152	心脏疾病 941	心脏疾病 3258	凶杀案 2581	自杀 8621	糖尿病 13061	阿尔茨海默氏病 83786	脑血管 128978
6	胎盘与胎膜 953	流感和肺炎 102	心脏疾病 73	心脏疾病 100	先天异常 362	糖尿病 684	肝脏疾病 2491	糖尿病 5899	肝脏疾病 11951	糖尿病 53751	阿尔茨海默氏病 84767
7	细菌性败血症 578	慢性下呼吸系统疾病 64	流感和肺炎 67	慢性下呼吸系统疾病 80	流感和肺炎 197	肝脏疾病 676	糖尿病 1592	脑血管 5425	脑血管 11364	流感和肺炎 48031	糖尿病 75578
8	呼吸窘迫 522	败血症 53	脑血管 41	流感和肺炎 61	糖尿病 193	艾滋病病毒 631	脑血管 1687	慢性下呼吸系统疾病 4619	自杀 7135	意外伤害 45942	流感和肺炎 56979
9	循环系统疾病 458	良性肿瘤 47	败血症 35	脑血管 48	并发性妊娠 178	脑血管 508	艾滋病病毒 1246	败血症 2445	败血症 5345	肾炎 39080	肾炎 47112
10	新生儿出血 389	围产期 45	良性肿瘤 34	良性肿瘤 31	慢性下呼吸系统疾病 155	流感和肺炎 449	流感和肺炎 881	艾滋病病毒 2378	肾炎 4947	败血症 28815	自杀 41149

数据来源：美国疾控中心国家卫生统计中心国家生命统计系统。制图：国家伤害预防及控制系统和疾控中心基于报告系统（WISQARS）。

健康决定因素数据

健康行为 全国范围内的成年人群行为数据主要来源于疾控中心的国家健

康访谈调查（National Health Interview Survey，NHIS）、国家健康和营养检测调查（National Health and Nutrition Examination Survey，NHANES）；各州和地方性数据则主要来源于疾控中心的行为风险因素监测系统。如前所述，该监测系统每月都会在全美 50 个州以及哥伦比亚特区、波多黎各、维尔京群岛和关岛进行数据收集。这些电话调查的问卷包括常规性核心问题（每年提问）、周期性核心问题（隔年提问）、可选问题（针对特定主题标准化提问）、新兴核心问题（针对最新出现的问题进行提问）和附加状态问题（与个人状况相关的问题）。该系统的检测指标包括吸烟、饮酒、饮食、锻炼和其他与健康相关的行为，例如临床预防服务的应用。

医疗保健 理想的情况是可以在国家、州和地方各级获得有关医疗保健获取、利用率、质量和成本的综合数据，但目前这类数据并没有一个独立的数据库。国家及各州所能获得的数据是公共和私人医疗保险覆盖范围内的数据，例如由美国人口普查局和劳工部联合开展的当前人口调查（Current Population Survey）。医疗保健项目和机构的临床数据及行政管理数据库，收录了每个人从出生到死亡的医疗保险使用情况和成本数据。同时，大量行政部门和规章制度对数据的需求也推动着医疗保健服务机构的数据积累。

尽管如此，所有这些数据能在多大程度上被整合并用以评估医疗资源的使用、医疗质量和医疗成本，其效果在全美国范围内是大相径庭的，取决于是强制还是自发的举措。医疗保险、医疗补助和退伍军人管理服务等政府项目中的医疗保健数据的获取相对容易。近年来，经过以国家质量保证委员会（National Committee for Quality Assurance，NCQA）、HealthGrades 网站和 Leapfrog 集团为首的私营机构的努力，医疗保健质量方面的公开数据量不断增加。其他重要数据源还包括基于医疗保险数据的达特茅斯医疗卫生地图集项目（Dartmouth Atlas on Health Care）、联邦基金（the Commonwealth Fund）、凯撒家庭基金会（the Kaiser Family Foundation）以及由美国医疗保健研究与质量局整合的众多国家级和州级数据库。

社会和经济因素 社会和经济因素的数据来源多样，例如十年一度的美国人口普查，以及相对更普及的美国社区调查，后者为两万人以上的县提供人口普查估测服务。除此之外，还包括政府要求以州为单位收集的教育数据，这也是"不让一个孩子掉队"（No Child Left Behind）倡议中的一部分。地方和学校的毕业率、学生阅读表现等统计数据也可在相关网站上获取。美国劳工统计局提供全国失业数据，州政府则提供地方性和州级失业数据。暴力犯罪、财产犯罪的数据信息可以从联邦调查局和司法部获取，联邦调查局每年都会从犯罪报告、地方执法机构的逮捕记录中收集数据并进行汇编。皮尤研究所（Pew Reasearch Center）[①]通过开展民意调查，记录国家和更多区域所关注的社会话题，并分析其变化趋势。除此之外，罗伯特·伍德·约翰逊基金会[②]、兰德智库（Rand Corporation）[③]和"健康公民2020"计划等都是获取社会现象相关数据的重要来源。

自然环境 有关环境因素的数据来源广泛，其可用性和质量参差不齐，涵盖了国家、州、县、市、社区等不同的潜在分析单元。例如，美国环境保护署（Environmental Protection Agency，EPA）的安全饮用水信息系统提供了公共用水系统违规的相关数据，但这些数据的质量因州而异；同时也可以直接从市政水务部门发布的年度水质报告中获得信息。美国环境保护署收集的数据还包括空气质量和有毒物质排放数据，美国食品药品管理局和农业部则收集了全国范围的食品污染数据。许多大学的空间分析中心会为地区提供建成环境的测量分析数据（例如居住环境的"可出行性"，或某一行政区域内健康食物的普及程度等）。

人口健康综合报告

人口健康的信息来源于地方、各州以及国家等各层面，疾控中心的国家健康统计中心发布的《健康，美国》（*Health，United States*）年度报告[④]是最全面的信息来源之一。截至2015年，该系列报告已发布39期，对收集自联邦政府、各私营部门等多方来源的健康数据进行了综合性汇编。此外，该报告还有一个特别板块，即每年会重点关注一个与公共健康相关的专题内容，例如2015年的关注焦点是种族和民族的健康差异，该年报告总结出123个特征词来划定专题范围，包括出生率和生育健康、预期寿命和主要致死因素、健康风险行为、医疗保障使用率和保险覆盖范围以及健康支出等。报告重点涵盖内容

[①] http：//www.pewresearch.org.
[②] http：//www.rwjf.org.
[③] http：//www.rand.org.
[④] http：//www.cdc.gov/nchs/hus.htm.

如下：

- 2004—2014 年，15—19 岁青少年的生育率降至历史最低水平，平均每千名女性中仅 24.2 人生育。

- 2014 年，年满 18 岁及以上的自由公民中吸烟人数从 2000 年的 23.2% 降低至 17.0%。

- 2003—2013 年，心脏病年龄标化死亡率降低了 28%，由 10 万人中死亡 236.3 人降低至 169.8 人。

- 2003—2013 年，含类鸦片的毒品年龄标化死亡率由每 10 万人中死亡 2.9 人上升至 5.1 人。

循证政策与项目

疾控中心的前主任威廉·赫尔伯特·福奇引入"间接流行病学"（consequential epidemiology）[23]一词，认为要使流行病学研究更有效果，就需要对公众行为变化进行有效转化，而健康传播正是实现这一目的的重要战略。

当前已发表的关于各个项目有效性及政策有效性的研究报告数量，已经远远超出人们进行阅读、总结与融合的能力范围。为解决这一问题，研究者们进行了循证系统评价（systematic reviews）以整合从单一临床问题到公共卫生问题的所有主要研究信息。系统评价采用复杂而全面的方法，对所有相关研究进行识别、选择和批判性评价。为了避免存在偏见，评价内容按照标准协议来搜索文献、评估、整合研究数据。近二十年间，系统评价逐渐倾向于借助元分析来衡量个体研究发现的效果。系统评价回答了以下问题：

- 哪些干预发挥了作用，哪些没有？

- 干预会在哪些人群和环境中发挥作用？

- 干预的成本是什么？人们对自身投入有怎样的期待？

- 干预会带来其他的好处或者坏处吗？

- 哪些干预需要进一步研究来确认它们的作用？

由于网络在线资源的出现，现在查找有效项目和政策的信息比以往任何时候都更加容易。例如，Cochrane 协作网是医疗干预系统评价中最受认可的资源之一，从其网站（Cochrane. org）可以获得相关报告。在国家医学图书馆可以使用 PubMed 系统评价过滤器，能检索到系统评价的引文、元分析（meta-analysis)、临床实验评价、循证医学、认同发展会议（consensus development conferences）和行动指南。表2-3展示了部分其他关于循证政策和项目评价的资源。

表2-3 美国循证政策和项目的数据来源

《社区预防服务指南》	包含对社区项目与政策的综合性系统评价和建议
《临床预防服务指南》	包含美国预防服务特别工作组对临床预防服务优势评估的综合性系统评价和建议（例如筛选测试、咨商、化学预防剂）
《发病与死亡率周报》建议和报告	包含为预防与治疗提供政策和项目建议的深度文章
国家指南交流中心	循证临床实验指南的公开资源，包含多种信息来源，由美国医疗保健研究与质量局、美国卫生部以及美国健康保险计划共同倡议

资料来源：美国人口普查局国际人口部门 U. S. Census Bureau，International Population.

例如，社区预防服务特别工作组监制了《社区预防服务指南》。该指南提供了关于社区预防服务干预措施的循证评价和建议，希望看到更多被证明有效的干预措施得到实施，避免实施那些无效的干预措施，而对于那些尚无充分证据确认其可行性的干预，期待能看到更多相关的评测研究。[24]方框2-3通过例子说明威斯康星州如何使用此类信息。

方框2-3 什么对健康有用？

威斯康星大学的人口健康研究所创建了"什么对健康有用"数据库，它包含在县级健康排名和路线图中。[*]这一资源最先由威斯康星州开发，提出一系列可在社区中实施的政策与规划项目，并与排名模型中所有健康决定因素一一对应。每个干预因子都以证据为支撑，并依据质量、数量和相关研究成果进行评级。评级范围依次为"科学支持""部分证据支持""专家建议""证据不充分""混合证据""无效证据"。除了确认干预措施的有效性外，人口健康研究所还根据每个干预的特点（如目标受众、传播模式）和与健康差异相关的效果证明等，评估每种干预措施对民族/种族、社会经济、地理以及其他差异可能产生的影响；由此得出的评价范围为从"可能降低差距""可能对差距没有影响"到"可能会增加差距"。

[*] http：//www. countyhealthrankings. org/roadmaps/what-works-for-health.

传播挑战

向社区成员分享慢性疾病及其成因的相关信息往往会遇到一些阻碍。尽管有大量证据可以证实这些因素致病，但大众依然会将关注重点放在眼前的健康威胁上，而很少关注影响人口健康的因素。对慢性健康威胁警告的漠视反映出一个现实问题：关于健康问题的成因的信息往往复杂且难以理解。此外，关于健康问题的"原因"和"解决方法"，政治人物、新闻发言人等多种信息来源所提供的观点可能口径不一，这也会造成健康信息传播渠道的阻塞。

直面公众风险感知：感知与现实的冲突

科学家发现，当传递风险信息给公众或决策者时，实际的健康风险可能与人们的风险感知（risk perception，即人们对风险水平的认知）关系不大，甚至没有关系。比如，某些环境暴露（像化学毒素、杀虫剂、电磁场等）所导致的健康风险，在暴露水平很低时往往很难被检测到。但是公众或决策者可能会将无法检测到的风险误认为未披露的风险，从而夸大它们的作用。这种情况可能需要消耗大量成本进行干预，却对人口健康没有实际影响。相反，公众过于低估和忽视的风险和建议，恰恰对他们的健康有重要影响。两种极端情况都有可能出现，因为公众的反应总是伴随强烈的情感因素（尤其是恐惧和愤怒），且某些公众并不信任相关机构、组织和专家。

媒体在构建公众风险认知上具有重要作用。汉斯·罗斯林（Hans Rosling）特别指出在 2009 年猪流感期间，媒体关注度与实际疾病威胁之间的差异。2009 年，世界卫生组织证实了 13 天内有 25 个国家报告了猪流感病例，共有 31 人因此死亡。世界卫生组织的数据显示同期有 6 万人死于肺结核（tuberculosis，TB）。通过比较在谷歌新闻搜索发现的新闻报道的数量，罗斯林计算出新闻报道数量与死亡数量之比，每例猪流感死亡病例对应 8176 篇新闻报道，而每例死于肺结核的病例只对应 0.1 篇报道，他因而发出了"媒体炒作"猪流感和忽视肺结核的警告。[①]

---

① http：//www. gapminder. org/videos/swine-flu-alert-news-death-ratio-tuberculosis/.

在埃博拉病毒和肺癌致死中存在相同情况，2014 年全球共有8235人死于埃博拉病毒，[25]仅有一人死于美国，但媒体对这次疫情进行广泛报道。谷歌搜索"埃博拉病毒"，可以看到大约 600 多万篇新闻报道，大约每 540 篇报道对应一个死于埃博拉病毒的人。相较之下，2012 年全球死于肺癌的人数达到 160 万，[26]但谷歌搜索显示仅有47300篇相关报道，新闻与死亡的比率仅有 0.3（有关传染病的更多信息，请参阅本章附录）。

慢性病的污名："怪你自己吧"

关于致病因素信息的传播沟通具有挑战性和复杂性。人们对致病因素信息的接受程度可能会受个人经历的影响，例如自身曾患过癌症、心脏病或正在与之搏斗、抑或爱人过早离世等。相比之下，关于健康决定因素的报道却很难卖座。诸如"社会决定因素""风险因素""上游根源"等措辞对美国公众而言没什么太大意义，他们更加重视个人的独立和责任。

从"肥胖羞耻"（fat shaming）现象、性传染疾病和心理健康问题的污名，甚至是公众对《患者保护与平价医疗法案》（*Patient Protection and Affordable Care Act*，ACA）的反应等问题中都能够看出，与其说美国公民不信任这类信息，倒不如说他们更倾向于认为每个人都享有选择自身生活方式的权利。

斯蒂芬妮·A. 罗伯特（Stephanie A. Robert）和布里奇特·C. 布斯克（Bridget C. Booske）的一项研究对全国范围内大约 3000 名美国成年人进行了电话调查，以研究公众认为重要的健康决定因素。[27]受访者认为健康行为和获得医疗服务对健康有巨大影响，但其他的社会经济因素就没有如此大的作用了。也有部分受访者能够意识到社会经济因素对健康具有重要作用，但他们往往是年长者、女性、非白种人、政治自由者以及教育程度低、收入低、健康状况差的人。这一研究表明，需要开展更多公共教育活动，以提高公众对"健康决定因素"观点的接受度。仅靠在"公共"电视上播放精彩的节目，① 不太可能让公众广泛接受这一观点。

---

① http：//www.pbs.org/unnaturalcauses/about_ the_ series. htm.

结　论

公共卫生的进步使得主要健康问题发生了变化，也改变了我们对健康影响因素的作用的认知。健康传播者在制定传播策略时可以使用人口健康模型，把重点放在三个主要领域：健康状况和主要致死致病因素、多重健康决定因素（包括行为、医疗保健、社会和经济因素、自然环境）以及有效的规划和政策。大多数情况下，无论是在个人还是社区层面，有说服力的传播计划都会对健康行为的推动产生巨大影响，其中倡议活动对卫生政策的影响最大。需要对传染病等威胁保持警惕并制定风险传播策略，本章的附录部分将讨论这方面面临的一些挑战。

总　结

本章问题

1. 以行为风险因素监测系统为例，说明为什么建立一个全国性的健康行为监测系统很重要。

2. 根据县级健康排名模型，描述其中最重要的人口健康决定因素。

3. 在群体内部和群体之间进行健康决定因素排名的四个标准是什么？你所在的县与州内其他县相比健康状况如何？我们应当如何将排名中的发现传播给公众？

4. 列举几个健康因素的主要数据来源，包括健康行为、社会因素、经济健康决定因素的来源。

5. 公共卫生干预的循证策略是如何产生的？

6. 解释如何更新循证健康研究的数据，如《社区预防服务指南》或"什么对健康有用"数据库（县级健康排名和路线图）。

7. 美国"健康公民2030"的首要目标应该是什么？

8. 为什么对公众进行疫苗信息的传播沟通如此困难？

参考文献

1. Minino，A. M. ，B. L. Smith，*Deaths：Preliminary Data for 2000. National Vital Statistics Reports*，Hyattsville，MD：National Center for Health Statistics，Vol. 49，No. 12，2001.

2. Murphy，S. L. ，K. D. Kochanek，J. Q. Xu，et al. ，*Deaths：Final Data for 2012. National Vital Statistics Reports*，Hyattsville，MD：National Center for Health Statistics，Vol. 63，No. 9，2015.

3. Anderson，R. N. ，P. B. DeTurk，*United States Life Tables*，1999. *National Vital Statistics Reports*，Hyattsville，MD：National Center for Health Statistics，Vol. 50，No. 6，2002.

4. Centers for Disease Control and Prevention，"Achievements in Public Health，1900-1999：Healthier Mothers and Babies"，*MMWR*，Vol. 48，No. 38，1999，pp. 849-858.

5. Bunker，J. P. ，H. S. Frazier，F. Mosteller，"Improving Health：Measuring Effects of Medical Care"，*Milbank Qtly*，Vol. 72，1994，pp. 225-258.

6. Centers for Disease Control and Prevention，"Leading Causes of Death，1900-1998"，http：//www. cdc. gov/nchs/data/dvs/lead1900_ 98. pdf.

7. Centers for Disease Control and Prevention，"Ten Great Public Health Achievements—United States，1900-1999"，*MMWR*，Vol. 48，No. 12，1999，pp. 241-243，http：//www. cdc. gov/mmwr/preview/mmwrhtml/mm4850a1. htm.

8. Centers for Disease Control and Prevention，"Achievements in Public Health，1900-1999：Changes in the Public Health System"，*MMWR*，Vol. 48，No. 50，1999，pp. 1141 - 1147，http：//www. cdc. gov/mmwr/preview/mmwrhtml/mm4850a1. htm.

9. Evans，R. G. ，G. L. Stoddart，"Models for Population Health：Consuming Research，Producing Policy?"*Am J Public Health*，Vol. 93，No. 3，2003，pp. 371-379.

10. Lalonde，M. ，*A New Perspective on the Health of Canadians：A Working Document*，Ottawa，Canada：Government of Canada，1974.

11. Minkler, M., "Health Education, Health Promotion and the Open Society: An Historical Perspective", *Health Educ Q*, Vol. 16, No. 1, 1989, pp. 17-30.

12. McGinnis, J. M., W. H. Foege, "Actual Causes of Death in the United States", *JAMA*, Vol. 270, 1993, pp. 2207-2212.

13. Mokdad, A. H., J. S. Marks, D. F. Stroup, et al., "Actual Causes of Death in the United States, 2000", *JAMA*, Vol. 291, No. 10, 2004, pp. 1238-1245.

14. Evans, R. G., G. L. Stoddart, "Producing Health, Consuming Health Care", *Soc Sci Med*, Vol. 31, 1990, pp. 1347-1363.

15. Mokdad, A. H., B. A. Bowman, E. S. Ford, et al., "The Continuing Epidemics of Obesity and Diabetes in the US", *JAMA*, Vol. 286, 2001, pp. 1195-1200.

16. Rosenstock, I. M., "What Research in Motivation Suggests for Public Health", *Am J Public Health*, Vol. 50, No. 3, 1960, pp. 295-302.

17. Remington, P. L., M. Y. Smith, D. F. Williamson, et al., "Design, Characteristics, and Usefulness of State-Based Risk Factor Surveillance 1981-1986", *Public Health Rep*, Vol. 103, No. 4, 1988, pp. 366-375.

18. Woolf, S. H., R. E. Johnson, R. L. Philips Jr., et al., "Giving Everyone the Health of the Educated: An Examination of Whether Social Change Would Save More Lives than Medical Advances", *Am J Public Health*, Vol. 97, 2007, pp. 679-683.

19. Elo, I., S. Preson, "Educational Differences in Mortality", *Soc Sci Med*, Vol. 42, 1996, pp. 47-57.

20. Remington, P. L., B. B. Catlin, K. P. Gennuso, "The County Health Rankings: Rationale and Methods", *Population Health Metrics*, Vol. 13, No. 11, 2015, pp. 1-12.

21. Byrd, R., *Midwest, Northeast City Life Hard on Hearts*, Atlanta, GA: Associated Press, 1988.

22. Rohan, A. M., B. C. Booske, P. L. Remington, "Using the Wisconsin County Health Rankings to Catalyze Community Health Improvement", *J Public Health Man*, Vol. 15, No. 1, 2009, pp. 24-32.

23. Marks, J. S., "Epidemiology, Public Health, and Public Policy", *Prev Chronic Dis*, Vol. 6, No. 4, 2009, http://www.cdc.gov/pcd/issues/2009/oct/09_0110.htm.

24. Brownson, R. C., P. Allen, R. R. Jacob, et al. "Understanding Misimplementation in Public Health Practice", *Am J Prev Med*, Vol. 48, No. 5, 2015, pp. 543-551.

25. World Health Organization, *Ebola Situation Reports*, January 7, 2015, http://www.who.int/csr/disease/ebola/situation-reports/en/? m=20150107.

26. World Health Organization, International Agency for Research on Cancer, *GLOBOCAN 2012：Estimated Cancer Incidence*, *Mortality and Prevalence Worldwide in 2012*, http://globocan.iarc.fr/Pages/fact_sheets_cancer.aspx? cancer=lung.

27. Robert, S. A., B. C. Booske, "US Opinions on Health Determinants and Social Policy as Health Policy", *Am J Public Health*, Vol. 101, No. 9, 2011, pp. 1655-1663.

附录 传染病信息的传播沟通*

导言

虽然慢性疾病是美国人发病和死亡的最主要因素，但传染病也是一个值得关注的重要问题。尽管预防和控制措施已经取得极大进展，但流感和百日咳等常见病依然长期存在。此外，像严重急性呼吸综合征（severe acute respiratory syndrome, SARS）和耐甲氧西林金黄色葡萄球菌（methicillin-resistant Staphylococcus aureus, MRSA）等新出现和新确认的传染病也会周期性出现。随着医疗实践、环境、传染源、态度和信任度不断变化，我们对传染病的预防和治疗能力也在发生改变。

我们无法预测何时何地会出现新的传染病，也无从得知哪些变化会影响控制措施。随着商业活动、旅游、食品供应的全球化，传染源可以迅速扩散到不

---

* 埃米·杰索普（Amy Jessop），博士、公共卫生硕士。

同的人群中，并在短短几天之后对全球大部分地区造成威胁。公共卫生系统必须从历史中吸取教训，采用新的传播方式触达高风险人群。

疫苗与儿童疾病预防疫苗

疫苗接种是最具有影响力的公共卫生成果之一。[1]20 世纪初的婴儿死亡率超过 20%，存活下来的婴儿中又有 20%没有活过 5 岁，很大一部分死于麻疹、白喉、天花、百日咳等传染病。[2-5]20 世纪以来疫苗的进步、新疫苗的普及和公共卫生计划对疫苗的规划，根除了天花，消除了由野生型病毒引起的脊髓灰质炎，使儿童死于传染病成为小概率事件。[6]

疫苗发挥其强大的生物作用的同时，也在社会和文化方面引发了强烈的反应。免疫研究成果最初的关注热点就是围绕伦理问题和疫苗安全问题，并且一直持续至今。[7] 随后疫苗数量增多、免疫计划过于复杂、学校和工作场所的要求、成本增加等新的挑战不断出现。[8] 讽刺的是，在美国和其他发达国家，最有挑战性的问题恰恰是由疫苗免疫计划取得的巨大成功而导致的。近几代的父母没有见过或亲身经历过曾经普遍存在的儿童传染病，也没有来自直接经验的冲击，所以这些家长经常会质疑疫苗的益处是否大于他们所担忧的风险。而这些家长如果拒绝给孩子注射疫苗，个体和整个社区居民健康都将受到威胁。

关于疫苗可预防疾病的传播沟通

关于疫苗可预防疾病的传播沟通，可以提醒公众和公共卫生服务机构注意传染病的威胁和免疫不足的潜在成本，帮助家长或监护人规划疫苗接种决策，并通过制定政策和规划来推动所需要的免疫行为。

关于疫苗可预防疾病及接种情况的数据来源

几个世纪以来，社区一直在对致死原因进行统计、监测和报道。有关美国传染病状况的系统性数据收集可以追溯到 150 多年前。1878 年，国会授意美国海军陆战队医院收集接触性传染病状况信息，包括霍乱、黄热病、天花等，并发布了发病率报告。[9]传染病数据的收集和汇报逐渐发展为系统性监测体系，供卫生当局获知目前的状况，如患病人群、地区和时间等。不同地区、州和国家卫生局可能会强制要求医院或医疗卫生服务机构、实验室、学校等机构报告相关健康情况和症状。尽管每个州和地区可能都有一套自主汇报标准，他们依然会专门为疾控中心编写一份标准化情况报告（表 2A-1）。[10]国家电子疾病监测系统（National Electronic Disease Surveillance System，NEDSS）推动了卫生部门之间监测数据的传输。①

表 2A-1 2015 年法定传染病

炭疽	流感嗜血杆菌	新型甲型流感病毒	梅毒
虫媒病毒病	汉森病	百日咳	破伤风
巴贝斯虫病	汉坦病毒	瘟疫	中毒性休克综合征（非链球菌）
肉毒中毒	溶血性尿毒综合征	脊髓灰质炎	旋毛虫病
布鲁氏菌病	甲型肝炎	脊髓灰质炎病毒感染	肺结核
弯曲杆菌病	乙型肝炎	鹦鹉热	兔热病
软下疳	丙型肝炎	Q 热病	伤寒
沙眼衣原体	艾滋病病毒（human immunodeficiency virus，HIV）感染	动物狂犬病	耐万古霉素金黄色葡萄球菌
霍乱	流感相关的致儿童死亡疾病	人类狂犬病	水痘
球虫病	侵袭性肺炎球菌病	风疹	弧菌病
隐孢子虫病	军团菌病	沙门氏菌病	病毒性出血热
登革热病毒感染	李斯特菌病	严重急性呼吸综合征	克里米亚-刚果出血热
由喉	莱姆病	大肠杆菌（志贺毒素）	拉萨病毒
埃博拉病毒	疟疾	志贺菌病	卢霍病毒
埃里克体病和无形体病	麻疹	天花	马尔堡病毒
贾第虫病	流行性脑脊髓膜炎	班里热立克次体病	新大陆沙粒病毒
淋病	腮腺炎	中毒性休克综合征	黄热病

改编自：Centers for Disease Control and Prevention，"2015 National Notifiable Infectious Diseases"，http：//wwwn. cdc. gov/nndss/conditions/notifiable/2015/infectious-diseases/.

示例

《发病率与死亡率周报》 由美国疾控中心每周发行的《发病率与死亡率

---

① http：//wwwn. cdc. gov/nndss/nedss. html.

周报》汇编了来自国家电子疾病监测系统等监测机构的数据报告。这些准确及时的疾病报告有助于当局判断健康问题的严重程度（例如发病率和患病率等），识别具有传染风险的个体或人群，并提醒医疗服务者及时发布评估资讯和提供医疗护理服务。

国家免疫接种率调查　美国国家免疫接种率调查（National Immunization Survey，NIS)[①] 是由美国国家免疫和呼吸系统疾病中心（National Center for Immunization and Respiratory Diseases，NCIRD）和美国疾控中心共同进行的年度调查，自 1994 年起，对 35 个月至 19 岁的人口的疫苗接种率进行监测。美国国家免疫接种率调查以美国家庭为样本进行电话调查，并向医疗服务机构发送调查问卷，以测定无细胞百白破疫苗（diphtheria and tetanus toxoids and acellular pertussis vaccine，DTaP）、脊髓灰质炎疫苗（poliovirus vaccine，polio）、流脑疫苗（measles-containing vaccine，MCV）、b 型流感嗜血杆菌疫苗（Haemophilus influenzae type b vaccine，Hib）、乙型肝炎疫苗（hepatitis B vaccine，Hep B）、水痘带状疱疹疫苗（varicella zoster vaccine）、肺炎球菌结合疫苗（pneumococcal conjugate vaccine，PCV）、甲型肝炎疫苗（hepatitis A vaccine，Hep A）、流感疫苗（influenza vaccine，FLU）等疫苗的接种率。这些数据用于美国及其主要地缘政治区域的疫苗接种估计量的官方报告。其他的免疫调查还包括青少年免疫接种率调查、成人免疫接种率调查、2009 年 H1N1 流感调查和全国流感调查等。

宣传疫苗的益处与安全性

尽管如今疫苗的安全性已得到大量数据证实，但疫苗的负面新闻经常占据主导地位，且大多是诸如导致自闭症等风险的此类错误报道。[10,11]在 2008 年世界卫生组织的一份出版物中，研究人员指出在 Medline 数据库近五年的记录中，关键词"疫苗风险"的点击率是"疫苗益处"的 5 倍。[12]很多时候，关于疫苗防护的益处、疫苗的科学证据支持等公共卫生信息的传播总是在和关于怀疑它的信息传播进行竞争。解释疫苗的风险和益处需要有效的沟通技巧并熟悉当地文化。一些社区公共卫生机构开展了一些项目和活动，以此来向公众宣传接种疫苗的益处，并提供疫苗指导来帮助公众消除对疫苗的怀疑并战胜对它的

---

① http：//www.cdc.gov/nchs/nis.htm.

恐惧。

案例：疫苗安全基础

世界卫生组织的"疫苗安全基础"① 是一门在线课程，旨在帮助健康教育工作者和卫生保健工作者宣传疫苗的安全性和益处。这一课程模块包括：强调对疫苗信息进行批判性评价与评估的必要性；识别目标受众，包括他们对疫苗的认知以及对疫苗风险的感知；概述公众受疫苗接种计划的影响而产生的恐惧和担忧；设计简单清晰、量身定制的信息，向目标受众传播疫苗安全信息；确定最合适的沟通方式与渠道；与媒体开展合作。

关于疫苗的有效沟通：卫生官员的新传播资源

人们对疫苗安全性和益处的担忧，为官方的信息传播提出了迫切要求。2009 年，美国州与地区卫生官员协会（Association of State and Territorial Health Officials，ASTHO）为应对这一情况，对家长和监护人群体开展访谈，利用收集的数据提取有效信息和资料，清晰准确地宣传了疫苗的益处，以帮助人们作出正确决策。最终在此基础上出版了《关于疫苗的有效沟通：卫生官员的新传播资源》② 一书，内容包括为家长等利益相关者提供的关键信息，以及为帮助卫生官员开展疫苗活动而设计的传播工具。

新兴传染病

大约 50 年前，诺贝尔奖得主麦克法兰·伯内特爵士（Sir MacFarlane Burnett）写道："如果将 20 世纪中叶看作人类历史上最重要社会革命的结束，那么传染病的消除会是促进这一结束的一个重要社会生活因素。"[13]这一预测显然没能实现，熟悉的微生物威胁依然存在，而新的挑战又接连不断地出现了。"新兴传染病"（Emerging Infectious Disease，EID）一词通常指在近 20 年内发病率上升或在未来几年内有上升趋势的传染病。这类传染病包括：（1）新出现或新确认为传染病的疾病，如严重急性呼吸综合征；（2）扩散至新地区或新人群的已知传染病，如美国年轻人群中的丙型肝炎；（3）过去已知的、但对治疗方式和公共卫生手段有新抗药性的传染病，如耐多药结核病（multidrug-

---

① http：//vaccine-safety-training.org/.

② http：//www.astho.org/WorkArea/DownloadAsset.aspx? id=5464.

resistant tuberculosis，MDR-TB）和耐甲氧西林金黄色葡萄球菌。[14]

新兴传染病影响着全球所有地区，其造成的威胁引起了国际性关注。美国医学研究所开始对其进行监测，并在 1992 年发布了重要报告"新兴传染病：微生物对美国人健康的威胁"，并在后来 2003 年的报告"微生物的健康威胁"中确认了 13 种新兴传染病的影响因素（表 2A-2）。[15,16]这些因素通过单独作用或协同作用，促进这些传染性生物体及其生存环境的变化，也影响着人类与它们的联系、对它们的易感性及反应。

表 2A-2　新兴传染病发展的影响因素

序号	影响因素
1	微生物的适应性和变化
2	人类对传染病的易感性
3	人口统计学因素与行为
4	气候与天气
5	生态系统的变化
6	贫困与社会不均
7	经济发展和土地利用
8	国际旅游与贸易
9	战争和饥荒
10	政治意愿匮乏
11	公共卫生措施的崩坏
12	技术与工业
13	伤害意图

摘自：Institute of Medicine, *Microbial Threats to Health*：*Emergence*，*Detection and Response*，Washington，DC：The National Academies Press，2003.

新兴传染病的宣传

新兴传染病呈现出的真实的、可感知的威胁引起了人们的恐惧。这些恐惧感又可能导致人们对被感染者的排斥和歧视，特别是当这些感染与不光彩的行为相关，例如艾滋病病毒感染。[17,18]由于害怕受到歧视，被感染者会拒绝或延迟筛查和诊断，导致可预防的接触和健康状况恶化。因此，要想号召公众减少接触并促进疾病筛查和治疗，宣传活动必须能够增强信任感、消除恐惧，且能推动人们采取相应的行动。

新兴传染病的数据来源

前文提到的影响新兴传染病发展和分布的因素，使得相关数据的收集、验证和发布变得复杂。对他人眼光的恐惧或对健康行为的污名化可能会阻止人们寻求治疗。另外，经费和医疗资源的短缺也会限制对传染病的识别和报告。尽管阻碍重重，全美甚至全球范围内的新兴传染病辨别和控制系统仍在不断运行着。

疾控中心授权下属不同分支机构或在这些机构中运行数十个监测系统来抓取新的或有潜在威胁的新兴传染病数据，[①] 其中包括主要监测寄生虫病和疟疾的全国疟疾监测系统（National Malaria Surveillance System，NMSS），主要监测饮食疾病、水媒病、环境疾病等的霍乱及其他弧菌属疾病监测系统（Cholera and Other Vibrio Illness Surveillance System，COVIS）以及在美国传染病协会的合作协议下运作的新兴传染病网络（Emerging Infections Network，EIN）。监测工作最主要的沟通挑战是沟通监测工作的数量、范围和分布的高要求。

示例

20世纪40年代，人们发现了抑制微生物繁殖的因子，并将其加工成抗生素药物。以抗生素为保证、以疫苗的成功案例为依据，麦克法兰·伯内特爵士等人预测传染病将会彻底消失在我们的生活中。然而，微生物可能会潜藏内在抗体，对抗特定的抗菌剂，从而阻碍抗生素的治疗能力。这些药剂被投入使用后，人类和动物对它们的滥用和误用增强了抗生素的耐药性，也为医疗保健系统增加了不必要的负担和成本。[19]美国每年大约有200万人因为对一种或多种抗生素产生耐药性而感染上严重的传染病，并有23000人直接死于这些感染。[20]

国家肠道细菌抗生素耐药性控制系统[②]

美国国家抗生素耐药性监测系统（National Antimicrobial Resistance Monitoring System，NARMS）成立于1996年，由国家与地方公共卫生部门、疾控中心、食品药品管理局、农业部合作搭建。国家抗生素耐药性控制系统收集易遭受影响的特定人群感染、牲畜感染、零售肉类中的微生物的相关数据，并

① http：//www.cdc.gov/surveillancepractice/stlts.html.
② http：//www.cdc.gov/narms/reports/index.html.

提供与新兴细菌的抗药性、抗药性的扩散方式以及耐药性抗体与易感性传染的各类相关信息。

结论

公共卫生的发展使主要健康问题发生了变化，也使我们对各类健康影响因素的不同作用有了与以往不同的认知。健康传播从业者们可以在设计宣传策略时利用人口健康模型，聚焦三个重要的领域：健康状况及主要致死与致病因素；多重健康决定因素（包括行为、医疗保健、社会经济因素和自然环境）；有效的规划与政策。

参考文献

1. Centers for Disease Control and Prevention，"Ten Great Public Health Achievements—United States，2001 - 2010"，*MMWR*，Vol. 60，No. 19，2011，pp. 619-623.

2. Meckel，R. A.，"Levels and Trends of Death and Disease in Childhood，1620 to the Present" in J. Golden，R. A. Meckel，H. M. Prescott，eds.，*Children and Youth in Sickness and Health：A Handbook and Guide*，Westport，CT：Greenwood Press，2004，pp. 3-24.

3. Fenner，F.，D. A. Henderson，I. Arita，et al.，*Smallpox and Its Eradication*，Geneva，Switzerland：World Health Organization，1988.

4. U. S. Department of Health，Education，and Welfare，*Vital Statistics：Special Report*，*National Summaries：Reported Incidence of Selected Notifiable Diseases*，*United States*，*Each Division and State*，1920-1950，Washington，DC：U. S. Department of Health，Education，and Welfare，Public Health Service，National Office of Vital Statistics，1953，p. 37.

5. U. S. Department of Health，Education，and Welfare，*Vital Statistics Rates in the United States*，1940-1960，Washington，DC：U. S. Department of Health，Education，and Welfare，Public Health Service，National Center for Health Statistics，1968.

6. Malone，K. M.，A. R. Hinman，"Vaccination Mandates：The Public Health Imperative and Individual Rights" in *Law in Public Health Practice*，New York，NY：

Oxford University Press, 2003, pp. 262-284.

7. M. Kaufman, "The American Anti-Vaccinationists and Their Arguments", *Bull Hist Med*, Vol. 41, No. 5, 1967, pp. 463-478.

8. Kimmel, S. R., I. T. Burns, R. M. Wolfe, et al., "Addressing Immunization Barriers, Benefits, and Risks", *J. Fam. Pract.*, Vol. 56, No. 2 (Suppl. vaccines), 2007, pp. 61-69.

9. *Legislative hearing on H. R.* 1490, "*Veterans' Privacy Act*"; *H. R.* 1792, "*Infectious Disease Reporting Act*"; *H. R.* 1804, "*Foreign Travel Accountability Act*". June 19, 2013, Government Printing Office, http://www.gpo.gov/fdsys/pkg/CHRG-113hhrg82239/html/CHRG-113hhrg8223 9. htm.

10. MacIntyre, C. R., J. Leask, "Immunisation Myths and Realities: Responding to Arguments Against Immunisation", *J Paediatr Child Health*, Vol. 39, 2003, pp. 487-491.

11. Folb, P. I., E. Bernastowska, R. Chen, et al., "A Global Perspective on Vaccine Safety and Public Health: The Global Advisory Committee on Vaccine Safety". *Am J Public Health*, Vol. 94, 2004, pp. 1926-1931.

12. Andre, F. E., R. Booy, H. L. Bock, et al., "Vaccination Greatly Reduces Disease, Disability, Death and Inequity Worldwide", *Bull World Health Org*, Vol. 86, No. 2, 2008, pp. 140-146.

13. M. Burnet, *Natural History of Infectious Disease*, Cambridge, UK: Cambridge University Press, 1962.

14. Centers for Disease Control and Prevention, "National Center for Emerging and Zoonotic Infectious Diseases (NCEZID)", http://www. cdc. gov/ncezid/who-we-are/aboutour-name. html.

15. Institute of Medicine, *Emerging Infections: Microbial Threats to Health in the United States*, Washington, DC: National Academy Press, 1992.

16. Institute of Medicine, *Microbial Threats to Health: Emergence, Detection, and Response*, Washington, DC: National Academies Press, 2003.

17. Baral, S., D. Karki, J. Newell, "Causes of Stigma and Discrimination Associated with Tuberculosis in Nepal: A Qualitative Study", *BMC Public*

Health, Vol. 7, 2007, p. 211.

18. Herek, G. M., J. R. Gillis, J. Cogan, "Psychological Sequelae of Hate Crime Victimization Among Lesbian, Gay, and Bisexual Adults", *J Consult Clin Psychol*, Vol. 67, No. 6, 1999, pp. 945−951.

19. Roberts, R. R., B. Hota, I. Ahmad, et al, "Hospital and Societal Costs of Antimicrobial−Resistant Infections in A Chicago Teaching Hospital: Implications for Antibiotic Stewardship", *Clin Infect Dis*, Vol. 49, No. 8, 2009, pp. 1175 − 1184.

20. Centers for Disease Control and Prevention, "Antibiotic Resistance Threats in the United States", 2013. http://www.cdc.gov/drugresistance/pdf/ar − threats − 2013−508.pdf.

第三章

公共健康传播的规划框架[*]

📍 学习目标

通过学习本章，读者将能够：

1. 理解规划的重要性；

2. 描述传播规划的组成部分；

3. 从参与、告知或说服中选取合适的干预方式；

4. 根据最佳实践确定每个核心策略的关键要素；

5. 为健康传播干预创建一个逻辑模型；

6. 对干预进行 SWOTE（strengths, weaknesses, opportunities, threats, and ethical considerations）分析；

7. 把基本原理运用在全地形车使用安全的案例研究中。

导言：框架的重要性

我们在对公共健康进行干预设计时往往面临着种类繁多的新媒体选择。尽管时而流行推特，时而流行 Instagram（或者其他正在流行的任何事物），我们的基本心理（就像我们的 DNA）却并不会像新媒体发生那么快的变化。相比简单快捷的选择（如购买一瓶洗发水），我们在做出困难的决定（如购车、进行前列腺癌手术）前仍旧会花更多的时间来进行思考。选择越是困难，或者行为的

---

[*] 克劳迪娅·帕万塔。

改变越是复杂，我们越是需要更多的方式来说服大众相信该选择的价值。这些"方式"包括信息、渠道、资源（专家或朋友）、经济激励、执行的容易程度、规章法律，等等。在健康传播中，需要针对具体的受众和具体的行为确定哪几种"方式"的组合效果最优，否则活动多半会失败。

方框 3-1 里的案例发人深省，这是一个典型的计划外传播干预案例：2013 年安杰利娜·乔莉·皮特（Angelina Jolie Pitt）宣布她进行了预防性双侧乳腺切除手术（该决定是基于她患乳腺癌的遗传概率较高）。这一未经计划的传播干预又带给我们哪些启示呢？当她受到媒体空前的关注后，该话题引发了众人浓厚的兴趣，而社会和商业媒体的关注在一周后消退。[1,2]这是一个带有点自发性的个人决定，她的声明并非事先计划好的旨在为公众提供乳腺癌预防资源的传播战略。我们并不清楚到底有多少人受到她的决定的影响，但是她好比一颗启明星，照亮了未来十年女性的癌症预防之路。此外，该案例也是一个颇具戏剧性的教训：如果缺乏规划，数百万的广告和公关费用也会即刻流失殆尽——好比一次快速落幕的"大爆炸"。[3]

为了充分利用现有资源，使项目达成目标，很有必要进行传播规划。此外，良好的规划往往能为组织内部的干预措施获得足够的支持。它可以吸引合作伙伴们持续帮忙进行干预。最后，规划的目标（goals）和目的（objectives）是验证其成功与否（预期的改变是否发生）的标准，也决定了方案中的哪些措施可以继续。

方框 3-1　关于计划外干预的慎思

当备受赞誉的女演员（以及联合国大使）安杰利娜·乔莉·皮特透露自己已经完成了乳腺癌的预防性手术后，她登上了新闻头条，她的爆料也登上了《时代》杂志的封面故事（2013 年 5 月 27 日）。在她宣布这一消息之后的一段时间里，网上关于乳腺癌的信息搜索急剧增加。例如，"美国国家癌症研究所的预防性乳腺切除资料网页在 5 月 14 日页面访问量达到了 69255 人次，相较上周二增加了 795 倍。[1]同期，美国癌症综合信息库（Physician Data Query，PDQ）乳腺和卵巢基因概要网站的访问量也增长了近 5 倍。从 5 月 7 日到 14 日，四个资源库对新闻报道的引用实现从 0 到 49% 的爆发式增长"[2]。

仅仅一周之后，上述数字（例如网站访问量的增长率）就重新回到安杰利娜·乔莉·皮特发布消息前的水平。虽然线上的信息搜索只是公众意识的一个体现，但这种"骤升再锐减"的模式表明，即使是声名显赫的名流、骇人听闻的重量级话题以及蜂拥而至的媒体报道也无法让公众的热情再延长一点点时间。也许有超过百万人因为安杰利娜·乔莉·皮特的声明增加了对乳腺癌的了解和思索，但他们并未展现出相应的行为转变。如果有人认可安杰利娜·乔莉·皮特勇敢的举措，他们应该在此基础上进行更全面的持续的宣传活动。

参考文献

1. Juthe，R. H.，A. Zaharchuk，C. Wang.，"Celebrity disclosures and information seeking: the case of Angelina Jolie"，*Genetics Med*，Vol. 17，No. 7，2015，pp. 545-553.
2. Noar，S. M.，B. M. Althouse，J. W. Ayers，et al.，"Cancer information seeking in the digital age: effects of Angelina Jolie's prophylactic mastectomy announcement"，*Med Decis Making*，Vol. 35，No. 1，2015，pp. 16-21.

规划的方法

健康传播规划的复杂程度各有不同。正如公共健康基础部分所陈述的，"战略性的传播建立在一个简要的前提之上：在正确的时间、地点将正确的信息传播给目标受众"[4]。

赛斯·M. 诺尔（Seth M. Noar）的"受众、渠道、信息和评估"（audience，channel，message，and evaluation，ACME）框架简要描述了如何实现这点。[5] 疾控中心的 *CDCynergy* 工具包则提供了详尽的方法来对干预活动进行规划、管理和评估。除了精简版本和详细版本之外，还有其他有用的办法。[6] 方框 3-2 介绍了一些适于为全国性或全球性公共健康传播干预做规划的免费的好工具。

规划需要一种系统的方法，而同样重要的是争取让利益相关者（无论是社区成员还是患者）参与规划。例如社区预防营销（community-based prevention marketing，CBPM）这样的框架，甚至提倡由社区成员主导工作，来确定问题的优先级，并评估相关的干预措施。

方框 3-2　适于规划健康传播干预的免费工具

在用于综合全面的健康传播规划的免费工具里面，疾控中心的 *CDCynergy* 可以说是最棒的一个。从该机构线上网站可获取"社会化营销简略版"（由 Turning Point 社会化营销合作组织创建）。[1]

疾控中心的能源部合作伙伴，橡树岭科学与教育研究所（Oak Ridge Institute for Science and Education，ORISE）[2] 提供 *CDCynergy* 的原始在线版本、完整的社会化营销版本以及"紧急情况和风险沟通"版本。*CDCynergy* 已经被译成中、法、西、越等多国语言。稍作搜索，即可在线找到这些版本或它们的派生版本。

橡树岭科学与教育研究所研制的健康传播工作软件（Health CommWorks suite）[3]，目前还是测试版。这套软件囊括了信息、理论、依据以及社交媒体工具。尽管该软件自 Foursquare、Flickr 和推特出现后还未更新过，但其基础性概念依然不过时。

安大略公共卫生局也提供不错的线上方案规划工具。[4] 目前有英文和法文两个版本。

Fhi360 着眼全球，与美国国际开发署签约，提供教育发展学会优选工具箱的 PDF 文件。[5]

作为全球健康传播"领头羊"已近 50 年的约翰·霍普金斯传播项目中心（Center for Communication Programs，CCP）拥有丰富的资源。更多易用的工具和相关案例可参见该中心官网。[6]

参考文献

1. http：//www. cdc. gov/healthcommunication/cdcynergylite. html.

2. http：//www. orau. gov/cdcynergy.

3. https：//cdc. orau. gov/healthcommworks.

4. http：//www. publichealthontario. ca/en/ServicesAndTools/ohpp/Ps/default. aspx.

5. http：//archive. is/iT6qh.

6. http：//ccp. jhu. edu/resources/.

生态模型内的健康传播

我们已经知道，最有效的健康传播方式是在生态模型的多个层级同时进行，既要考虑个体行为、人际交往，也要考虑机构受众和整个社区的受众。如果我们选择的媒介与受众相匹配，或者提供的产品更有针对性，[7,8]传播的效果就会更好。方框 3-3 提供的范例，展示了如何针对疾控中心提出的加强社区体育锻炼的策略，在生态模型各个层级上进行传播。

表 3-1 是生态模型的另一个形式，展示了如何使用不同的传播工具在每个层级促进健康传播。

方框 3-3　加强社区体育锻炼的策略

该疾控中心资源为生态模型的每个层级都提供经过测试的干预措施	
个体行为	个性化的健康行为改变计划
社会、家庭及社区网络	社区环境中的社会支持干预
	提高以学校为基础的体育锻炼
	采取步行、自行车类交通方式上学
生活环境和工作环境	决策点提示，鼓励使用楼梯
	结合信息推广活动鼓励人们去往体育运动场所
宏观的社会、经济和环境政策	城市街道规模设计与土地利用政策
	城市社区规模设计与土地利用政策
	交通与旅行政策、实践

资料来源：Centers for Disease Control and Prevention，*Strategies to Prevent Obesity and Other Chronic Diseases：The CDC Guide to Strategies to Increase Physical Activity in the Community*，Atlanta：U. S. Department of Health and Human Services，2011.

表 3-1　生态模型的另一形式以及传播工具应用实例

生态模型层级	主要的干预方向	传播支持
州县市、全国、全球	政策、法律、条约、"（发起的）运动、活动"、紧急状况。例如：美国安全带法案；天花和脊髓灰质炎疫苗接种计划；关闭边境或检疫以控制流行病暴发	倡导制定新的政策/法律或维持现有政策/法律；国家和州层面的强化广告；激励方案；包装上的警示与标签；政府教育活动；社会动员（如全国免疫日）；多媒体应急信息活动为公众提供建议和对公众进行安抚
生活环境和工作环境	环境条件、工时、政策。例如：人员安全、休假政策；铺设人行道；除去汽油和油漆中的铅；健康食品选择权和健康关怀服务的获取	利用多媒体针对市民或工人进行倡议活动以改善条件与服务；州或当地开展教育活动；推出宣传健康食品选择权和保健服务的广告

续表

生态模型层级	主要的干预方向	传播支持
社会、社区和家庭	社会规范、消除社会不平等、提供健康社区和社会服务、群体行为的文化"规则"。例如：社区观察、日托、教会卫生部门，志愿者	基层活动、社交媒体、广播、电视、互联网、印刷品或立足当地（如教堂、酒吧）的社会化营销或促销活动；意见领袖和榜样、公益广告（public service announcements, PSAs）、健康展览会、小型媒体教材、通过群体过程加强社会规范
个体行为	通过社会化营销而习得或获取信念、态度、动机、自我效能、产品以及社会服务、行为转变的传播、付费广告或者心理咨询	社交媒体、多媒体辅助决策、教育资料、指南、促销广告、通过家庭、医疗机构和社区来巩固加强个体行为
个体生理状况	疾病防治、医务人员就诊、筛查测试	通过旨在改变行为的传播活动来建立或保持良好的健康习惯；筛查提醒；就诊期间医疗人员传播沟通；发送作为辅助备忘录的短信或推文

健康传播规划概览

健康传播的规划、执行和评估通常用圆圈表示，以强调项目进展的持续性。国家癌症研究所使用的格式如图 3-1 所示。[9] 复杂的规划过程可分为几个子规划，每个子规划都有一个具体的研究任务。

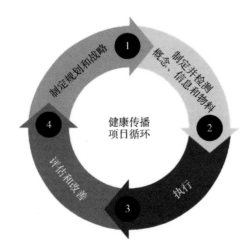

图 3-1　健康传播规划循环

改编自：National Cancer Institute, *Making Health Communication Programs Work*, Atlanta: U. S. Department of Health and Human Services, 2004, p. 11.

62

子规划

宏观规划

宏观规划包含对问题、生态环境、目标人群、核心干预策略以及合作关系组合的分析。该阶段的规划通常在有流行病学数据表明存在影响特定人群的健康问题之后进行。如果有证据表明特定的干预措施已在其他地方有效解决了这一健康问题，则可以进行可行性测试，以将该干预措施运用到新的人群。我们对于该问题以及可能的解决方法或目标受众了解得越少，就越要在进行下一步的规划之前进行更多的形成性研究。

健康传播战略性规划

确定了受众和行为转变目标后，此阶段的规划将重点放在针对这些目标来测试特定的概念、信息、材料和媒介上。诸如此类的"预测试"有时被称为"形成性研究"，有时被称为"过程性研究"，通常在完成执行规划之前进行。

执行规划

该阶段的战略性规划确定了规划执行的时间、地点、方式、预算、内容以及项目各部分的负责人。在项目启动不久后，通常会进行进程研究，以确保所有操作都能顺利进行，所有信息都能按计划发布，且公众对这些信息的解读正如规划中所预期的。如果尽早完成评估，即可尽早对其进行修正。

评估规划

评估规划明确了哪些层面的干预措施会被监测或被评估，以便确定干预措施对关键利益相关者的价值。鉴于大多数项目都想达成可测定的目标，项目启动前通常都需要对基线数据进行收集。因此，评估规划必须在项目制订初期就开始进行。

合作规划

在项目开始时就要开始规划延续和/或拓展相关的合作伙伴关系，以确保更大的影响范围，拉长分摊费用的时间，并保证领导权和所有权的持续性。

传播和出版规划

健康传播项目的开发耗时可能不止一年，尤其是需要进行大量的形成性研究时。大多数干预措施会持续数月至数年不等，而后又要进行追踪评估数月乃至数年。预计一位健康传播从业者将花费五年甚至更长时间来完成这一任务。

发布材料并出版相关成果可以为参与者带来动力，它代表了一个周期的结束，可以确保长时间内持续提供相关的信息。

项目实例

一些健康传播从业者慷慨分享了其规划和实施工作的完整案例研究。这些案例的重点将会在本章与其密切相关的地方呈现。

全章将回顾两个连续的案例：

- "昔日烟民的警示"（Tips from Former Smokers，Tips，以下简称"警示"）是疾控中心启动的首个政府掏钱的全国性烟草教育活动。这个非同寻常的项目在 2012 年 3 月启动，邀请了一些人来分享与吸烟相关的个人经历，包括吸烟对他们的健康、生活和躯体的损害。该活动鼓励吸烟者从知情来源中（例如 1-800-QUIT-NOW、政府网站和医疗机构）寻求有关如何戒烟的信息。非烟民则被告知吸入二手烟的危害，并且鼓励他们帮助自己爱的人戒烟。该活动通过大量丰富的渠道来传播信息，包括电视、广播、出版物以及数字场所，以尽可能地警示更多的人群。该活动的主要目标受众是成年吸烟者。这一案例由疾控中心的团队提供。

- "阿拉楚阿县净烟行动"的案例由前佛罗里达大学大众传播专业毕业生提供，他们联合佛罗里达州的健康部门制定了一个全面的规划来禁止电子烟。

其他案例将会在其他章节完整呈现并阐明具体的细节以及技巧。本章的附录提供了一个针对健康传播规划的例子。在这一案例研究中，玛丽亚·布兰恩（Maria Brann）利用 *CDCynergy* 流程逐步演示了她和她的同事如何制订规划，以在西弗吉尼亚州使用全地形车（all-terrain vehicle，ATV）促进青少年安全。该州因为使用全地形车而导致的死伤率在全美是最高的。

此处呈现的案例研究——全国性项目"昔日烟民的警示"、聚焦于提升全地形车使用安全性的州级项目以及县级的净烟行动，三者都有一个共同点——他们都使用了相同的健康传播规划框架。下文将讨论其基本步骤。

分步规划

制订宏观规划

制订宏观规划时，健康传播人员应当重点关注下列步骤：

（1）分析问题并判断应该在生态模型中的哪个层级发生改变。基于上述分析，确定需要改变的内容和发生改变的层级。

（2）检查、测试证据并且选择最有效的干预措施以实现上述改变。

（3）确定行为转变的焦点人群——"受众"。

（4）确定每个受众互动的主要形式：参与、告知或说服。

（5）选择该互动形式对应的执行进程：教育、赋权、营销或政治行动。

（6）招募、确认合作伙伴以完成这些任务。

（7）对干预措施进行建模并进行 SWOTE 分析：优势与劣势、机遇与挑战以及伦理考量（strengths，weaknesses，opportunities，threats，and ethical considerations）。

此环节我们暂不考虑具体的信息载体或者内容。这些问题会作为健康传播战略性规划的一部分，在后文中出现。

步骤一：分析问题及其在生态框架中的层级

诊断问题：格林模式。格林模式（the PRECEDE-PROCEDE model）由劳伦斯·W. 格林（Lawrence W. Green）、马修·M. 奎特（Matthew M. Kreuter）及其同事在 20 世纪 70 年代提出，[10] 已经指导了不计其数的公共健康干预活动，该模式从理想的健康状态和生活质量着手回溯，寻求何种环境、行为、个体动机、行政政策是达成健康的必备条件。图 3-2 展示了格林模式的原型。[11]

格林模式将项目进程分成需求评估与执行两个阶段。需求评估阶段检视教育/环境诊断和评估中的诱发因素、强化因素和促成因素；而执行阶段涉及教育和环境发展中的政策、法规和组织架构。一个人是否会采取某种行为的诱发因素包括现有信念、态度和价值观（例如文化或道德规范）。促成因素在很大程度上是结构性的，例如是否有相应的资源、时间或技能以采取某一行为。强化因素包括家庭、社区成员的赞同或反对。马克·埃德伯格（Mark Edberg）对格林模式进行过广泛的讨论。[12]

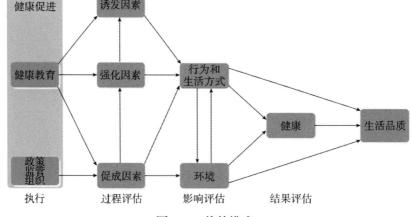

图 3-2　格林模式

改编自：National Cancer Institute，*Theory at a Glance*：*A Guide for Health Promotion Practice*（2nd Ed.），NIH Publication，2005.

我们在对问题进行综合的分析诊断时通常会发现，所提问题涉及的远不止一个群体、一个生态模式层级。在制订健康传播规划时，应该把这些都纳入考虑的范围，以成功解决问题。

例如，当家里人一起用餐时，食物的改变往往需要征得多数家庭成员的同意（诱发因素：关乎口味和营养、饮食文化和传统的信念）。食物的供应量可能受到一年中季节、市场位置和食物购买力（促成因素）的限制。此外，如果家里人对某些食品感到不满，那负责准备食物的人就不太可能再次购买（强化因素）。

再举一个例子，许多居住在市中心的人，由于对危险和犯罪行为的恐惧，不敢在周围散步或带孩子去外面玩闹。而那些鼓励、倡导体育锻炼的传播活动，即便愿景再美好，甚至免费提供运动鞋，也可能无法让人们克服这种恐惧。因此，现实中的一个"简单问题"往往暗含了一系列复杂的先决因素，这些先决因素使人倾向于产生一种信念，促使或阻碍我们的选择，强化现状或促进改变。我们必须从多个层级应对这些因素，以实现期望的行为改变。

人地框架　爱德华·W. 梅巴克（Edward W. Maibach），洛林·C. 阿布罗

姆斯（Lorien C. Abroms）和马克·莫罗西茨（Mark Marosits）开发了一个框架，根据其潜在的社会影响来绘制传播和营销的过程，他们将其称为"社会变革的人地模型"（People and Places Model of Social Change）（图3-3）。[13]人地框架（People and Places Framework，PPF）探讨的问题是"为了大家的健康，在人群与地域方面需要做些什么？"在个人、社交网络或社区/人口层面上影响人们的力量称为"人的影响领域"。与地方或更高行政级别（州、国家、世界）有着密切关系的力量被称为"地域的影响领域"。

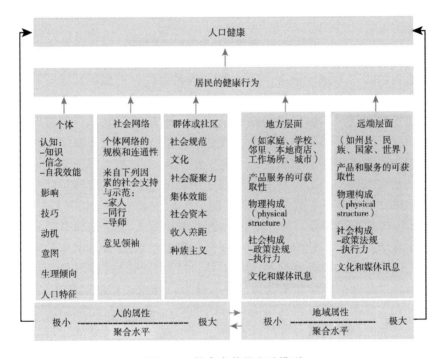

图3-3 社会变革的人地模型

改编自：E. W. Maibach，L. C. Abroms，M. Marosits，"Communication and Marketing as Tools to Cultivate the Public's Health: A Proposed 'People and Places' Framework"，*BMC Public Health*，Vol. 7，2007.

人地框架认为，组织营销、B2B以及政策（立法、公司）倡导主要影响地域因素。反之，社会化营销和健康传播在促进行为意愿转变时，则是以信息、动机和自我效能以及其他的心理过程为基础，能更有效地改变人的影响领域。

公共健康策划者可以利用这个技巧来制订一个能触达预期生态层级的全面干预战略。

方框 3-4 介绍了一个来自佛罗里达州阿拉楚阿县的社区卫生合作组织阿拉楚阿净烟会（Tobacco Free Alachua，TFA），并简单介绍了该县电子烟使用的问题。阿拉楚阿净烟会虽然受卫生部门的健康政策项目资助，但它是一个独立于当地卫生部门［阿拉楚阿县的佛罗里达州卫生部（FDOH-Alachua）］的实体组织。通过与当地卫生部门的员工通力合作，阿拉楚阿净烟会能够将政策和个体行为很好地结合在一起。

方框 3-4　阿拉楚阿净烟会问题概述

为了我们的"无烟"未来，阿拉楚阿净烟会致力于赢得社区支持，并倡导在阿拉楚阿县实行控烟政策。因此，阿拉楚阿净烟会联合当地社区成员投入烟草防控和降低二手烟危害的政策制定中。近年来，电子烟的控制迅速成为一大问题，像主流烟草产品那般引人注目；然而由于资金有限，阿拉楚阿净烟会无法利用资助资金来深入研究电子烟。面对尼古丁对社会（尤其是青少年）的潜在危害，全国范围内电子烟使用率的增长使得阿拉楚阿净烟会担忧无法完成它的任务——减少当地烟草的使用和危害。

对于阿拉楚阿净烟会，另一个让人越来越担忧的问题是如今的电子烟正利用以往烟草广告中常见的操控技巧来进行营销。在过去，烟草公司专门向一代又一代的年轻人销售香烟和无烟烟草，借助广告来标榜其反叛、自由和独立形象，以此吸引青少年消费。此外，糖果口味电子烟的销售也值得关注，因为年轻人比成人更愿意消费不同口味的烟草产品。阿拉楚阿净烟会对电子烟广告中呈现的信息及其目标感到担忧，因此对在线电子烟广告进行了一项研究。

该研究针对 14 家电子烟公司在油管（YouTube）频道上发布的 61 个在线视频广告进行了内容分析。为了确保有效性，研究使用 Krippendorf 的 α 系数进行编码员间的信度检验，得出可靠性系数 0.82 和 0.91。研究者发现传统香烟广告中常见的主题也出现在当今的电子香烟广告中。另一个电子香烟广告与传统广告相似的地方，是电子烟在线广告的中心主题仍旧针对青少年的心理需求。经研究最后发现，在所分析的广告中，超过半数将电子烟描述为比传统香烟更健康、更安全的替代品。

　　这些新发现与前文所提到的一些担忧都对阿拉楚阿净烟行动意义重大，值得时刻关注。因此，阿拉楚阿净烟会得以有机会开展一项有关电子烟的战略性公共健康传播规划。

N. Belva，R. Hojnacki，A. Justice，S. Rodriguez，S. Susock，Proposed Public Health Communications Campaign for Tobacco Free Alachua，2014. 该提案作为佛罗里达大学大众传播艺术硕士学位的部分要求呈现。

　　步骤二：循证选择主要干预措施

　　干预措施是项目任务中的"行为动词"。它可以是勤洗双手、注射疫苗、使用避孕套、步行上班或者多吃蔬菜，等等。相比推倒重来、制定新的干预措施，调整现有的循证干预（evidence-based intervention，EBI）是更好的选择，除非该干预方案从未经过实践的检验。这样做对项目计划的财务影响在于：如若不调整已有的循证干预，在申请项目拨款时，基本不可能获得资金支持。

　　雷明顿探讨了如何获取查询公共健康干预的证据基础，例如社区指南或 *Cochrane* 评价等[1]。把对这些项目的系统评价和临床研究成果结合起来，可以评估具体干预在具体人群中的效果。当然，有些干预方案也许没有足够的证据来支撑系统评价。但缺乏证据并不意味着干预没有奏效，而只是说明符合标准（如样本规模、外部效度的控制）的研究数量太少，无法纳入元分析。然而，即便缺乏系统评价，我们也要重视阅读高质量期刊中的基础文献，理解前人使用的干预方法和这些干预的结果。

　　除了利用研究资源外，健康传播的规划人员还需要与目标群体的代表们进行磋商。在民调前后与社区的领导者们进行交流，将科学决策和目标社区的意愿统一起来。在此阶段结束时，明确传播是不是主要的干预方式，或者是否需要调整它以支持其他的干预方式（比如新的产品或服务）。

　　在对大量证据基础进行了系统评价后，阿拉楚阿净烟会团队提出了如下干预方式（本文未提及这些证据基础）：

　　■ 使用健康信念模型，该模型已在多年的反烟草运动中得到广泛使用；

　　■ 揭露电子烟广告的真实意图和信息策略（与"真相"运动类似）；

---

[1]　http：//www. thecommunityguide. org，http：//www. cochrane. org.

■ 通过定期的教育以及与家长、教育者、立法者交流合作，推进阿拉楚阿净烟会的使命达成。

步骤三：确定相关受众

初级受众的行为通常受其他群体直接或间接影响，识别并确定这些次级和三级受众可提升项目效果。

健康传播规划中，初级受众（primary audience）或主要受众被定义为受健康问题影响最大且其行为需要被修正的群体（有时会称为"初级目标受众"）。举例来说，在发展中国家，要让妈妈们为幼儿准备营养成分更丰富的食品，直接告知她们（初级受众）营养有哪些益处是一个办法。

触达次级受众（secondary audience）或次要受众也许会对初级受众的行为带来巨大的影响。一些发展中国家的社区研究表明，年轻妈妈对家里所发生的事基本没有控制权。她们很可能住在婆家，婆婆通常是实际决策人。因此，相较于直接与妈妈沟通，劝说婆婆，让她们知道孙子能从营养改善中受益，兴许效果更好。

继续沿用上述例子，想要改变妈妈和婆婆的行为，需要联系并说服社区里的健康工作者和其他有影响力的人，让他们相信提升婴幼儿营养水平有好处。这些人代表了三级受众（tertiary audience），影响着初级、次级受众的行为。

有时"初级受众"这个术语的用法会有所不同——有时它指代的是从接触的顺序上来讲，您希望首先接触到的群体，而不是干预中的初级群体。在本例中，这些"首先接触"的受众可能是健康从业人员和社区领导者。事实上，如若有必要对健康从业者进行培训，使他们在幼儿的营养观念上与时俱进，使传播工作更有成效，那么健康从业人员的确会成为这一特定干预活动的初级受众。健康从业人员经历培训后，便可以将妈妈和婆婆分别作为初级受众和次级受众。

就我们研究的目的而言，初级受众通常被定义为那些行为需要被改变的群体。例如，在规划美国青少年禁烟运动时，可能会寻求年轻群体喜爱的音乐家和名人的帮助。项目一开始的重心会放在这些"明星们"——次级受众——身上，让他们加入项目中，但选择他们是因为有助于触及、影响初级受众——青少年。方框3-5是阿拉楚阿净烟会对其细分受众层级的初步描述。

方框 3-5　阿拉楚阿净烟运动的受众

个体受众

佛罗里达净烟运动旨在提升佛罗里达州民众对烟草危害的认知，而阿拉楚阿净烟运动则特别针对阿拉楚阿县的以下目标群体：

■ 11—17 岁的孩子；
■ 18—24 岁的成人；
■ 慢性病患者；
■ 孕妇；
■ 低收入家庭；
■ 父母；
■ 小型企业。

针对这些受众，提供"能引起强烈情绪反应的信息，例如个人证言或发自肺腑的负面内容"。*

次级公众

此外，阿拉楚阿净烟运动还涉及如下群体：
■ 公共政策的影响者和法律制定者
■ 教育人员和学校委员会
■ 烟草企业和电子烟企业

* Tobacco Free Florida, 2014, http://www.tobaccofreeflorida.com/.

N. Belva, R. Hojnacki, A. Justice, S. Rodriguez, S. Susock. Proposed public health communications campaign for tobacco free Alachua, 2014. 该提案作为佛罗里达大学大众传播艺术硕士学位的部分要求呈现。

步骤四：根据受众选择核心传播策略

健康传播从业者们必须明确他们传播策略的基础，是参与（engage）、告知（inform）还是说服（persuade）？

参与　参与是一种互动式沟通，期望各方能够及时交换意见。三位来自疾控中心的学者指出，社区参与在公共健康领域不是一个新概念。但当它转移到线上社交媒体平台时，需要进行沟通的社区则变得复杂多样。这些线上的社区不再像传统社区那样受空间、时间和地理位置的限制。反之，线上社区是围绕着一个既定议题而被人为组织起来的群体。因此，社交媒体具有"建设和维护社交网络、建立信任、动员社区等益处……"[14]

疾控中心的作者根据他们大量的经验和对文献的回顾，提出了社交媒体参与的七项原则，参见方框 3-6。关于纯策略在公共健康传播中的实际应用及其效果测量的研究较为稀缺。[15]对许多组织而言，管理线上互动需要多少人员配置，是否推广和支持用户生产内容，以及个体在网上多大程度上代表"他们自己"或代表其组织（例如发布之前是否需要审查）等，都对其构成了挑战。疾控中心针对这些问题及相关领域的政策可参见 http：//www.cdc.gov/social-media/tools/guidelines/pdf/social-media-policy.pdf。[16]

从伦理上讲，需要考虑公共健康传播从业人员是否仅仅是在线社区中的一个"朋友"。考虑一下这些从业人员的动机。除非我们是以个人身份参与其中，否则为什么我们要阅读帖子或用社交媒体来收集数据？为什么我们要在社区中建立信任赢得尊重？为什么我们对他人的言论给予鼓励、支持或者表达反对？为什么我们要关注自己的朋友列表和关注者的人数？如果我们生产内容，内容从何而来？最终，而且可能是若干年以后，我们要利用所收集的信息、形成的关系网、赢得的所有信任和尊重来生产和传播信息，通过提供提示性信息或说服人们改变行动来帮助我们所在的社区。上述问题便涉及将社交媒体作为传播的个人渠道和将社交媒体作为健康传播的工具的区别。如果健康传播从业者将社交媒体作为获取信息和实现转变的工具，那就需要具有高度的自我意识，以避免数据收集中的隐私问题和交流中的虚假陈述。（有趣的是，私营企业对于在其营销策略中使用社交媒体似乎并无顾虑）

方框 3-6　公共健康传播中社交媒体参与的原则

下文中呈现了公共健康传播中最大限度发挥社交媒体力量所能实现的目标。需要指出的是，它并非包含了所有的原则。

■ 倾听社交媒体上的对话。可以直接参与社交媒体对话，也可以使用媒体监测工具来确定优先的主题和信息需求。

■ 与有影响力的人进行对话。"有影响力的人包括组织和个人，他们具有良好的信誉、说服他人的能力以及推动对话的能力，能够吸引他人注意到话题或想法并表示支持。例如，在公共健康话题中选择一些与组织所侧重议题相符的博主，并对他们进行推广，这在推特的互动和参与中更为有效。"

■ 借助社交媒体渠道回应所收到的问题和评论。

■ 创造机会让用户与您的组织互动，并让您的用户彼此互动。这种互动可以是预先策划的社交媒体事件（例如推特聊天），也可以是简单地邀请用户对帖子或材料发表评论。

■ 欢迎并鼓励用户创造的内容。

■ 创造机会以便于整合线上线下的参与互动。这种互动可以是有趣的"见面会"，也可以是对灾难进行响应，而社交媒体团队作为志愿者参与其中。

■ 利用社交媒体促进社区参与。

每个策略都需要不同级别的人员配备、财务资源和基础架构。

改编自：A. B. Heldman，J. Schindelar，J. B. Weaver，"Social Media Engagement and Public Health Communication：Implications for Public Health Organizations BeingTruly 'Social'" *Public Health Reviews*，Vol. 35，No. 1，2013，pp. 6-8.

告知　正如其他地方讨论的那样，大多数人在作出明智的决定前，都需要将原始数据和科学发现转换为他们可以理解的语言。而数据和信息的区别在于数据是直截了当的事实，而信息则是对问题的回答。同样的事实可以用不同的方式来呈现，使之对提问的任何人来说都易于理解。

可以使用许多理论和技巧把数据转变为对不同用户有帮助的信息。举例来说，对于有阅读困难的决策者，我们可以借助算术函数、信息情景化来帮助他。使用那些可以提升消费者信息素养、计算能力和文化水平的工具，会让健康信息在传播中变得更容易理解且更有意义。面对上游的决策者，提出倡议和使用信息化的工具会让数字更有说服力。基础的公共健康服务①在进行"告知、教育和赋权"时则将这些工具全部利用了起来。近期关于个体如何在网上搜寻健康信息的研究为健康传播从业人员在线下展示信息提供了新的方式。

说服　健康传播从业者越有能力对自己的信息进行回应，他的说服能力就

---

① http：//www.cdc.gov/od/ocphp/nphpsp/EssentialPublicHealthServices.htm#es3.

越强。如本章后面所述，营销方法可以提高某些选择对潜在用户的吸引力。这些方法具备许多共同点，例如通过提供文化隐喻和文化背景使得信息更有意义且更易于理解。说服性传播的下一步是运用个体/群体决策理论，以改变用户行为。这些理论绝大多数来自社会心理学或健康心理学，且都被广泛应用于说服个体采取更健康的生活方式。它们在群体动力学中的应用相对较晚，但超过三十年的实践和检验足以证明其效果的显著。

关于先前提到的说服的伦理问题，我们将会在步骤七的延展部分进行探讨，对干预活动也会进行 SWOTE 分析。采用说服式方法所要进行的伦理考量囊括了科学、环境、社会以及公共健康从业者的标准。

步骤五：选择一个全面、综合的方法

根据迈克尔·L. 罗斯柴尔德（Michael L. Rothschild）的行为管理模型[17]以及经济学家们的普遍观点，当一个理性的个体要接受和采取一种新的行为时，他会权衡采取该行为的成本和收益，考虑采取该行为的动机和时机。图 3-4 呈现了行为转变的动机和效果最佳的促进转变策略。将成本/收益率的评估与个体采取特定的行为相联系，不失为一个选取全面、综合方式的考量途径。

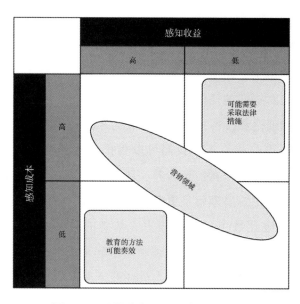

图 3-4　罗斯柴尔德的行为管理模型

教育方法 如果个体相信他们转变行为后收益大于损失（比如成本较低但收益却显而易见），仅提供相关信息和教育方法就足以促进其行为转变。教育方法在如下环境中最为奏效：

■ 信息的受者已经对预期行为表现出兴趣或明确履行承诺。

■ 受者需要解答事实性的问题：是什么？是谁？在哪儿？采取什么方式？

■ 信息简单、清晰、明了。

教育方法的一个例子是正在进行的"安然入睡"（Safe to Sleep）运动［1994 年以"重返梦乡"（Back to Sleep）为名由国家儿童健康和发展研究院发起］，这是一个全国性的长期开展的项目，通过简单的信息告诉新生儿父母让婴儿仰卧入睡可以降低婴儿猝死（sudden infant death syndrome，SIDS）概率。[1] 这些信息中并没有太多劝说成分，而父母们都采取了这个易于实现、低成本且高回报的行为。在方框 3-7 中，拉尼塔·查克拉巴蒂（Ranita Chakrabarti）分享了另一种教育干预方法——将相关的信息置于自动售货机的"购买提示"中，从而让医务工作者和学生们在饥饿时购买更健康的零食。

方框 3-7 更健康的选择："营养"的自动售卖机

拉尼塔·查克拉巴蒂

背景

托马斯·杰斐逊大学是一所领先的医学和健康科学教育机构，下属的托马斯·杰斐逊大学医院位于其费城校区。许多学生、院系教职工和医院雇员发现，在他们饥饿时，只能从自动售卖机上购买食物。在一项公共健康专业学生的课题中，研究者发起了"健康多一点倡议"（Choose Healthier Initiative，CHI），劝说人们减少在自动售卖机上购买不健康的食品和饮料。

---

① http：//www. nichd. nih. gov/sids/.

干预活动

通过与 Tri State 自动售货公司（贩卖机的运营公司）合作，我们在托马斯·杰斐逊大学及其附属医院周围试点投放了七个内置"健康多一点"程序的贩卖机，以便杰斐逊社区的成员（如医护人员、学生、研究员和其他雇员）能接触试点投放的机器。Tri State 公司提供了通过贩卖机所售商品的清单明细，这些清单上是我们根据包装尺寸（而非分量）而评估的商品所含的热量、脂肪和钠含量。

在注册营养师的帮助下，我们使用了一种色码标记方案，根据我们对某项食品富有的（或缺乏的）营养价值的估计来提供有关选择的建议。比较健康的零食（少糖、少盐和脂肪）以绿色标记，标明"优选"；而高热量、高糖、多盐但仍然提供身体所需营养的，标记为"限选"，颜色为黄色；最不健康的零食则标为"差选"，以红色标示。坚果类食物被归为另一类绿色食品，因为尽管它们提供了一些重要的营养，但它们的脂肪热量和盐分相对较高。饮品方面，健康的饮品同样以绿色标识，记为"多喝"，而健康成分少的饮品则为"少喝"，予以黄标；不健康的饮品为"尽量不喝"，并标记红色。

我们对色码标记系统进行了预测试，以确保贩卖机的使用者能理解其中的规则并顺利使用。我们在价格标签、按钮以及饮料罐上贴上色码标记。只有被标记过的商品才能出现在试点投放的售卖机中，而医院和大学的诸多建筑物上也贴上了宣传物（如贩卖机的传单、标语）。杰斐逊餐饮服务的网页上提供了与"健康多一点倡议"相关的详细信息，相关广告也遍布托马斯·杰斐逊大学/大学医院中心城区校区的液晶显示屏幕。对采购人员的培训则依照一本包含"健康多一点倡议"详细信息的小册子。到 2013 年 1 月，我们已经准备好进行试点的投放了。

成果

自动售货机销量

我们用销售数据作为衡量干预效果的具体依据，把 2012 年 11 月到 12 月的数据当作基线，2013 年 1 月到 2 月的数据则反映了干预效果。我们发现，托马斯·杰斐逊大学和托马斯·杰斐逊大学医院的贩卖机中不健康的零食（"差选"）销量有了明显下降，健康的"优选"和"限选"食品的销量则上涨。饮品方面，标记为"少喝""尽量不喝"的饮品销量分别下降了约 6% 和 1%。与此同时，更多人选择了应该"多喝"的饮品。

> 调查
>
> 为了评估色码系统与消费者选择饮料和零食之间的关联性，我们在干预活动一个月后进行了拦截式调查。除了人口统计学信息外，受访者还需要回答"你通常在贩卖机上购买何种食品""选择饮品和小吃时你使用过色码系统吗""促使你使用色码系统的原因/要素有哪些？"等问题。尽管本研究使用了便利抽样，但是我们的调查涵盖了所有医院的轮班时间表和试点售货机所在的区域，那些在干预活动期间从未使用过自动售货机的群体未纳入抽样样本。
>
> 我们的调研结果表明，购买小吃和饮品时，绝大多数消费者会使用色码系统来做决定，且大都认为色码系统有助于他们进行购买选择。调研结果进一步表明，大量用户对色码系统非常满意，好评颇多，这也从侧面反映了贩卖机里的色码系统能够方便又快捷地传达商品自身的健康信息。先前发表的奥克兰大学的相关研究表明，基于营养指导的工作场所健康倡议可行性和接受度都较高，而本研究也证实了这一点。[1] 色码标示能够在用户购买的瞬间影响其决策从而使其选择更健康的食物，这样的观点也得到了越来越多的证实。
>
> **参考文献**
>
> Gorton, D., J. Carter, B. Cvjetan, C. N. Mhurchu, "Healthier Vending Machines in Workplaces: Both Possible and Effective" *NZ Med J*, Vol. 123, No. 1311, 2010, pp. 43-52.

政策方式 相比教育方式所对应的感知受益高、感知成本低的行为，政策方式（制定法律、法规）作为一种强制个体进行改变的手段，更适合推广那些看上去似乎对个体受益不大且难以持续的高成本行为。大多数的公共卫生法，例如餐厅禁烟条例、出行时儿童应当使用安全座椅，都属于政策方式。为了制定新的法规条例，组织机构（如政府机构、相关公民团体）必须收集数据来证明已造成的危害，提出减轻问题的解决方案，并开始游说决策者（联邦、州或县）在公共政策论坛中讨论该问题。

社会化营销 在教育和强制的中间是一条灰色地带，是一场成本和收益的交锋与博弈，属于营销的范畴。社会化营销（social marketing）可以被定义为："对项目的设计、执行和控制，旨在提升一个或多个目标群体用户对社会观念、实践（或产品）的接受度。目标人群参与其中，他们自愿付出时间和精力寻求帮助，以满足他们对健康的需求。"[18]

商业营销世界里，人们是试图解决问题的"消费者"。他们的问题有时显而易见，但有时隐匿其中。这些潜在需求（latent need），是人们很难察觉到的。著名的案例包括如何让体味更芳香、口气更清新、牙齿更洁白闪亮。如若能研发一款产品来满足这些潜在需求，而该产品的价格合理、生产便捷，开发商就能从中获利。故而，我们便拥有了佳洁士美白牙贴、高露洁光学白牙膏、李施德林美白漱口水，以及众多其他产品、品牌，来帮助我们满足像"灿烂而洁白的微笑"这样的潜在需求。

社会化营销已然采用这种方法来解决公共健康问题。与商业营销不同，社会化营销通常不追求获得足够的利润，尽管近来社会化营销的成效让产品能够可持续（sustainability）盈利。与传统营销类似的是，社会化营销会利用诸多维度来"定位"一个产品，例如产品形象、价格、购买渠道以及促销方式。产品、价格、渠道和促销这四个要素构成了营销策略的基础。因此，社会化营销涉及的范围比健康传播本身要多得多。社会化营销也被用于无形"产品"——行为（例如健康行为）的营销，而产品的价格、渠道和形象都隐于无形中。

总之，根据所倡导的行为转变是否容易实现以及带来的好处是否明显，公共健康规划人员可以选择教育、市场营销或立法途径作为核心策略。

步骤六：选择合作伙伴

没有哪个组织能拥有充足的时间、精力和资源去全面深刻地影响、改变一个社区，更不用说一个州或者一个国家。因此，在过去 30 年甚至更久远的时间里，选择伙伴进行合作[18]一直是健康传播规划中的一个重要方面。"联盟（coalition）"一词通常是指为共同的事业或活动而一起工作的不同组织。这种联盟可以是正式的，也可以是非正式的，并且依照其团队使命和资源来制定运行的规则和管理办法。通过建立联盟来实现计划目标，具备巨大的优势。但在邀请组织机构加入联盟之前，牵头的组织必须承诺支持这种合作关系。健康传播干预项目的合作伙伴必须关注目标群体、与目标群体保持联系且在目标群体中建立起很高的可信度。好的合作伙伴当尽心尽力，对项目保持长时间的兴趣，并致力于实现目标。下面将阐述选择合作伙伴的两种有效途径。

受众导向方式　健康传播项目需要明确项目信息的接收者以及服务的对象，如孕妇、青少年或地理上与世隔绝的群体。通过受众导向的方法，牵头的机构要努力找出对目标受众作用大、影响强的群体。选择合作伙伴也可以从他们与目标受益人的关系出发（例如目标家庭的子女）。找到合作伙伴的下一步便是牵头机构或组织与合作伙伴一起制订行动计划。

目标导向、解决问题导向的方式 健康传播项目的制定是为完成特定的任务，例如向美国所有卫生所提供维生素补充剂或者促使市政当局起草自行车道法令。哪些团体可以帮助我们完成这项工作？选择合作伙伴的依据是他们能够提供什么，比如资源、影响力、权力、后勤保障及重要人脉。

方框 3-8 列出了发出项目合作邀请前需要考量的诸多因素。

再一次，SWO 分析（将在下文讨论）能够帮助我们评估个体和组织素质间的差距，并给予改进建议。尽量选择那些在知识、技能、资源和人脉关系方面与牵头机构优势互补的合作伙伴。他们可以是与你同一领域的，也可以是其他领域的，当然也可以来自私营部门。总而言之，我们尽力找寻的伙伴应具备以下特征：

- 有着共同的愿景；
- 社区工作经验丰富，技能娴熟；
- 与你自身互为补充，相得益彰。

方框 3-8 健康传播联盟的效益和障碍

结成联盟可能会创造诸多收益，达成合作关系会为你带来一定优势：

- 为全盘计划注入智慧、经验、角度、观点、资源或可信度，消除整体项目中存在的差距；
- 通过避免重复服务、整合资源以及集体性节约资源降低成本，从而节省资源；
- 提升你的项目在决策者、政策制定者、项目资助者和媒体中的知名度和可信度；
- 借助合作伙伴在社区中的关系网，通过集体倡导来动员社区成员去采取行动；
- 整合领导者、机构组织、把关人以及其他能对目标影响重大的人的力量，实现既定目标；
- 触达总体中特定的次级群体或更多的目标受众；
- 获得更广泛的社区支持，提升项目在社区推行时的可信度；

■ 明确当前服务中的主要缺口，以便联盟成员协同运作清除障碍；

■ 产生更大的影响。

结成联盟是不是实现目标的最好途径？你应当考虑到这些潜在的问题：

■ 联盟是一项耗时的工作，甚至会占用你其他项目的时间；

■ 必须先确定潜在的联盟成员，劝说他们加入、获得他们内部的同意，并尽可能进行培训，然后才能细致地规划你的项目；

■ 联盟成员也许会要求对你的项目理念进行较大的改动；

■ 联盟的存在也许会让你失去项目的所有权和控制权；

■ 联盟或个体成员也许会将项目成果归功于自己。

团队协作时你还需要处理一些出现的困难。潜在的风险如下：

■ 历史差异、意识形态差异。

■ 阻碍合作的制度性因素。

■ 资源的争夺。

■ 缺乏领导力和明晰的目标方向。

■ 由单个组织或个体主导、支配。

■ 重要团队缺乏参与。

■ 对合作伙伴的角色、义务或者所需的时间承诺有不切实际的期望。

■ 合作伙伴之间对价值观、愿景、目标或行动产生分歧。

■ 不情愿或无法对重要问题进行谈判或妥协。

Centers for Disease Control and Prevention, Division of Nutrition and Physical Activity, "Guide to Working with Coalitions", Unpublished, 1993.

　　最关键的是，联盟中的合作伙伴应当是"利益相关者"。项目成功与否会影响他们的"利害关系"（如他们的生活、健康、名誉或者资金）。利益相关者应当包含但不限于如下群体：

■ 需要转变行为的初级群体或"目标"受众的代表；

■ 次级受众，例如目标受众的把关人，他们控制着与这些目标受众的沟通渠道（例如宗教领袖、街区代表、组织首脑等）；

■ 三级受众（有影响力的人），他们能赢得目标受众的尊重和仰慕（例如当地新闻主持人，受人尊重的政治家、其他意见领袖、卫生部门等国家部门以及与主题相关的名流）。

步骤七：构建干预模型并进行 SWOTE 分析

准备逻辑模型　逻辑模型（logic model）方面的专家们［例如迈克尔·古德施塔特（Michael Goodstadt）[19]、丽莎·怀亚特·诺尔顿（Lisa Wyatt Knowlton）和辛西娅·C. 菲利普（Cynthia C. Phillips）[20]］针对这个程序管理工具撰写过大量相关文章。资助过众多公共卫生活动的凯洛格基金会（W. K. Kellogg Foundation）编制了一份逻辑模型建构指南，如图 3-5 所示，将逻辑模型定义为"组织机构如何开展工作的流程图——项目背后的理论和假设"。[21]此外，威斯康星大学的推广服务部也提供在线课程，以开发用于程序管理的逻辑模型。①

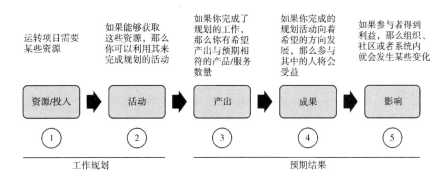

图 3-5　基本的逻辑模型

资料来源：W. K. Kellogg Foundation，"The Logic Model Development Guide"，Figure 2，p. 3，www. wkkf. org.

健康项目的逻辑模型通常包含以下要素：

■ 工作规划：投入与活动；

■ 结果：产出、成果和影响；

■ 有些逻辑模型将形势分析纳入在内，我们将在稍后的 SWOTE 分析中进行讨论。

---

① http://www. uwex. edu/ces/lmcourse/#.

逻辑模型通常用于规划项目评估。尽管在未进行形成性研究的情况下就全面开发模型是不明智的，但是可以在获得此类结果之前初步草拟一个模型。实际上这有助于确定还需要补充哪些研究。

虽然创建逻辑模型并没有一条明确的准则，但是我们建议从结果出发来规划任务，亦即从影响回溯到投入。该方法能避免我们"削足适履"。如果现有资源无法实现预期结果，我们就要寻找能给我们带来更多资源的合作伙伴，或者降低期望值，或者寻求其他项目计划。

我们还建议将创建逻辑模型作为一个小组练习，与合作伙伴一同进行。将创意写在卡片上，钉在基础标题下，随着想法的发展来移动卡片。一旦模型完成，将其打印出来。可以在一张很大的纸上打印模型，电脑和应用程序能解决制图和结构问题。你的同事、利益相关者以及合作伙伴将在整个项目和评估过程中使用这张项目"大图"。

在逻辑模型中，资源和投入（resources and inputs）分为有形的与无形的，前者包括资金、人力、设备、基础设施、数据等，后者则可以是经验、研究或者当地、州县、国家或全球的合作者的参与。联盟中的每一个合作伙伴都为项目添砖加瓦。

活动（activities）即项目实施的具体形式。一个健康传播项目通常涵盖如下活动：

■ 大众媒介上的活动，例如付费广告、公益广告、趣味教育（例如游戏、电视节目剧本、广播肥皂剧），博客、油管视频、脸书（Facebook）页面以及学生课堂上的资料。

■ 辅助病患决策的工具，例如计算机动画、决策软件、专业的纸笔翻页簿（pencil-and-paper flipbooks）、工具包和工作表。

■ 为医护人员、老师、教练或者神职人员开设的工作坊，培训他们如何高效地使用媒体。

■ 外展服务（在服务机构以外的场所提供的社区服务等）以及教育活动，例如健康展销会、主题演讲、交易博览会、商店或药店的促销活动。活动预算决定了能够采用的活动形式的数量，比如逻辑模型的内容可能会细化到一个项目需要举办 10 场教师培训活动，或者分发 10000 个辅助病患决策的工具。

产出（outputs）衡量的是活动的执行程度和原定任务量的达标程度。在进程评估开始前无法确定产出，不过我们可以提前设定目标。比如：

■ 需要将多少学生的练习册分发到多少站点。

■ 无线广播在何时、何地播出，播出多少次，触达受众有多少。

■ 你的网页预计会有多少浏览量、下载量或表格填写量。

■ 如果联盟制作了肥皂剧或黄金时段的电视剧剧本，这些内容将在何时何地播出，受众人数是多少。

■ 脸书上需要标记多少人为"朋友"，油管上需要多少视频下载量。

■ 有多少医疗机构、诊所或者医务人员愿意使用病患决策辅助工具，病患需求量是多少。

■ 中间人层面（使用健康传播等资料与他人打交道的人）：

· 举办了多少次工作坊；

· 有多少参与者完成了实验前测和后测；

· 培训后订购了多少材料；

· 收到了多少反馈卡片或者发布了多少网页的参与信息；

■ 外展服务：

· 策划了多少次公开会面、演讲活动或者健康展览会，何时何地举行。

· 多少商店、药房或者其他的商业机构会使用该项目的资料来举办活动。

· 参与多少次贸易或工业展览，何时何地参加。

成果（outcomes）通常分为短期、中期、长期三种。大众媒介可能会带来的短期成果（immediate outcomes）有：

■ 次日对信息的回忆度；

■ 对议题的认知；

■ 改变态度或动机去尝试做某事。

这些反应需要通过调查研究来测定。受众可以通过交互式媒体即刻响应网络上的邀请、进行购买、捐赠或者发布信息。

中期成果（intermediate outcomes）通常包含个体行为的转变、政策的制定或者组织对技术或策略的采纳。长期成果（long-term outcomes）则体现在健康行为、法律法规以及环境质量上永久性的提升与改善。

长期成果也许会被视作影响（impact），不过前者更多是涉及个体（如长期结果：个体戒烟、寿命增加），后者则涉及群体（影响：烟草致死率下降）。也就是说，影响更适合用在描述群体层级的健康或者社会经济上的提升，例如特定年龄死亡率、流行性疾病发生率以及特定病症的死亡率的降低，或者群体生活水平的提升。

SWOTE 分析 SWOT 分析（strengths，weaknesses，opportunities，and threats analysis）是用于评估计划项目的优势、劣势、机遇和挑战的经典商业工具。我们在 SWOT 分析中增加了一个"E"，表明伦理评价（ethical considerations）是健康传播项目分析中的一部分。优势和劣势指的是可控的条件，或者至少是组织执行项目的内在能力。机遇和挑战则是组织难以控制的，不管是计划之中还是计划之外，它们都相对独立地发生。伦理上的考量存在于众多层级。但最重要的是评估干预项目是否有意或无意地伤害了某人，限制了某人的权利，或承诺了其无法兑现的内容。

SWOTE 分析最好与合作伙伴或者利益相关者一同进行。他们多元的观点会拓宽对整体资源的评估视角，并提供一个全方位的机遇与挑战图景。和之前一样，分析时使用卡片，将它们贴在墙上，置于大标题下方，并在思考过程中将它们移动到相应的位置。

优势。有两种途径来评估优势：

■ 作为组织内部属性的优势，如个人能力、经验、物质资源、组织承诺、分配时间和预算。

■ 作为干预活动/传播战役属性的优势，如产品或服务的定位，其成本、吸引力或声誉等。如果产品或服务需求高（例如在大学校园中的"免费披萨"之夜），这便是项目优势。假使该想法不受欢迎或难以兜售（例如增加学费），便可能成为劣势。

劣势同样有两种途径来评估：

■ 组织内的欠缺，例如缺乏知识、技能、经验或物质资源。除了上述劣势，不怎么明显的劣势也会存在，如领导对干预缺乏承诺，在社区中不知名、声誉差，或在政府/其他官僚机构中缺乏信誉。当然，资金不足和时间紧迫也是项目的劣势。

■ 实际干预活动中的劣势。例如供应量有限（例如流感疫苗）、生产成本高、分销困难或对消费者缺乏基本的吸引力（例如粪便血液测试或用于结肠癌筛查的结肠镜检查）。

机遇。机遇是与计划干预的活动时间和地点共同发生作用的积极因素。合作伙伴和利益相关者可以对尚未发觉的机遇（以及挑战）提供关键的洞察机会。机遇包含以下内容：

■ 良好的政治氛围。（不过政治环境往往被归于挑战因素。例如，共和党总统执政期间，用以国际计划生育基金的资金通常会减少，而民主党执政时期会有所增加。）在州县、地方各级中，州长和国会领导人可以发挥重要作用，他们可能会支持或阻挠选区内的健康促进活动。

■ 资金。联邦激励资金常会用于资助一些健康促进项目。例如，美国国立卫生研究院的研究资金资助有周期性限制，同时也有时限。私人基金也会发出限时的建议征集书。作为机遇的资金是把双刃剑，因为单纯为了资金而聚集在一起的联盟通常难以维系。

■ 技术开发与创新。在健康传播领域，新技术、新应用的不断发展以及核心成本的降低，使大众媒介获得前所未有的助推力。

■ 季节性、娱乐性和风格等趋势。社会中总会有些助力（或阻碍）干预活动的趋势（例如食物、衣服和肤色的潮流趋势）。比如，提醒人们购买防晒霜或防止皮肤癌的干预措施在夏季最为有效，广告可以在旅游频道插播，针对那些前往某地享受明媚阳光的度假者。

■ 引发大量关注的重大事件。许多健康促进计划（以及商业广告主）努力把自己与奥运会联系在一起。尽管奥运会和其他大型体育赛事（例如面向全球的世界杯和面向美国的超级碗或世界职业棒球大赛）吸引了大量观众，但这些赛事的重点是让运动员和这项运动成为"唯一首要的传播目标"，而非你的传播目标。无论赛事中有多少时间未被填满，都会分配给主要的赛事赞助商。花这么多的钱在这么大的场所投放 15 秒的广告，效果并不显著。故而，可以转换一下视角，把重心放在本地，或许可以更好发挥作用，比如一位来自该社区、州县的奥林匹克运动员，就可以成为我们的代言人，并且在事件发生前后增强和扩展健康传播的效果。

■ 名人代言。当名人宣布他们或他们的亲人有健康问题时，尽管从事健康促进工作的专业人员肯定会表示同情，但其反应却有些职业化的病态。假使该名人众所周知，并且能被当作积极的榜样，从业者就会积极地邀请名人代言。著名的例子包括辛迪·克劳馥（Cindy Crawford，其弟死于白血病），妮可·基德曼（Nicole Kidman，其母死于乳腺癌）和帕特里克·德姆西（Patrick Dempsey，其母死于乳腺癌），以及安吉丽娜·朱莉·皮特。在疾病早期，"魔术师"埃尔文·约翰逊（Earvin Johnson）公布了自己被诊断艾滋病病毒检测呈阳性的消息，使全国人民的注意力转向了艾滋病病毒以及艾滋病（Acquired Immunodeficiency Syndrome，AIDS，亦称获得性免疫缺陷综合征）。如此多的名人似乎在媒体报道之外寻求人生价值，公共服务事业和机构如雨后春笋般涌现，使他们积极参与与其经历相关的机构或议题。因此，名人的个人悲剧也预示着能在某个健康议题获得与那个人互动的"机遇"。而许多名人也察觉到，投身工作能帮助他们积极地面对困境。

挑战。挑战是可能会延迟或阻碍目标实现的因素，它并不在计划之中。在某种程度上，前面所提到的所有因素，都可能反过来成为挑战。例如：

■ 政治格局动荡不安。国际工作经常受到政党冲突的影响，比如暴动、罢工和局部冲突。战争则最为可怕，不仅是对公共卫生从业人员，而且（显然）是对全球的挑战。

■ 环境灾难。强大的天气系统（例如飓风、洪水）、地震和农业条件（例如干旱）掣肘着国际健康传播工作。矿山（或石油/天然气钻探设备）的爆炸不仅将引发长达数月的地方关注或国家关注，也消耗着其他公共健康项目的资源。因此，在诸多层面上它们都危害巨大。

■ 与风险资金相关的活动、依赖于个体的活动。在美国，不少组织、学术机构，甚至小团体都遭遇过外部资金或其他资源缺失而引发的危机。同样，一个人的行为可能会威胁整个组织或机构的声誉。尽管名人认可与加入可能意味着活动会"广受欢迎"，但这往往也是场赌博。举一个臭名昭著的例子，环法自行车赛冠军兰斯·阿姆斯特朗（Lance Armstrong）在兴奋剂丑闻后丧失了作为运动员的声誉，导致他作为癌症筛查代言人的代言活动收效甚微。小报曝光会让名人参与健康促进运动变得并不可靠。如果名人与目标受众相契合且愿意合作相关的健康传播项目，那么他或她曾经的风险行为及其消极后果有可能会向受众传达正确的信息。例如，"魔术师"约翰逊承认感染艾滋病病毒是因为婚外未经保护的性接触。同样，那些长期"吸毒"的音乐家或演员也承认后悔年轻时吸毒，但他们的忏悔似乎不太能说服年轻人。

根据目前的形势分析有多少因素是可以被预测的。无论一开始做了什么分析都不要紧，记住、写下来，并随着项目的发展而重新评估。方框3-9展示了阿拉楚阿净烟会项目进行的SWOT分析。

方框 3-9 阿拉楚阿净烟行动的 SWOT 分析

据了解，我们吸食致命的烟草已经超过60年，电子烟（也称为电子香烟、蒸气烟或尼古丁雾化器）的出现，以及年轻人对它的追捧，引发了美国公共健康界的争论，并唤起了人们曾经对主流烟草才有的担忧。[1]最近关于电子烟安全性、辅助戒烟的产品功效及其对儿童和青少年构成的风险的热议，是2014年阿拉楚阿净烟会等组织所面临的重要议题。阿拉楚阿净烟会也关注着电子烟的广告，更确切一点，是广告中展示的信息及其目标人群。

此外，公共卫生组织和媒体发现：

■ 广告中，电子烟被描述为香烟的替代品，更为健康。

■ 电子烟的安全性和长期功效并无保障。

■ 电子烟利用了能吸引年轻市场的定制化消息和图像来打广告，该策略曾经被美国烟草业广泛使用。

对电子烟的担忧在于其未知的效果，且它的目标市场又是青少年，他们尤其容易对尼古丁产生依赖并最终转向传统烟草香烟。由于缺乏研究成果，我们可以从电子烟广告着手调查。

如果这些广告信息与曾经用于针对青少年市场的烟草广告的信息相似，那么了解其核心主题和呼吁就显得尤为重要，这能帮助我们未来发展反烟草运动，预防青少年吸烟从电子烟转向传统香烟。

SWOT 分析

阿拉楚阿净烟会的优势：

■ 阿拉楚阿净烟会得到了佛罗里达州净烟部门的行政支持，并且能获取更高级别组织的研究材料和营销材料。

■ 阿拉楚阿净烟会与社区紧密联系，其合作对象有阿拉楚阿县校委员会、佛罗里达大学、阿拉楚阿县政府/委员会、佛罗里达大学健康学院及其他公共健康和政策机构。

■ 阿拉楚阿县通过在公立学校、公园、工作场所、餐厅和当地企业中制定无烟政策来落实阿拉楚阿净烟会的活动任务。

■ 阿拉楚阿县在 2013 年通过了一项法令，该法令限制电子烟销售，并且规定民众不得在《佛罗里达室内空气法》中禁止吸传统烟的场所使用电子烟。

阿拉楚阿净烟会的劣势：

■ 佛罗里达净烟运动缺乏资金，致使阿拉楚阿净烟会无法在县级开展电子烟的相关研究。

■ 阿拉楚阿净烟会被禁止使用佛罗里达州卫生部的资金开展电子烟研究。

（编者注：出于伦理考量）

■ 阿拉楚阿净烟会只有四名全职员工。

■ 阿拉楚阿净烟会无法直接游说以寻求政策的转变。（编者注：出于伦理考量）

阿拉楚阿净烟会的机遇：

■ 强有力的社区合作伙伴可以代表阿拉楚阿净烟会游说政策改变。

■ 2006 年以来，人口最多的五个州（加利福尼亚州、佛罗里达州、伊利诺伊州、纽约州以及得克萨斯州）中，佛罗里达州的吸烟率变化是最大的；吸烟率的下降为阿拉楚阿净烟会呼吁修订吸烟政策提供了机会。

■ 佛罗里达州有超过一半的成年人从未吸烟;[2]因此，作为父母的他们更容易支持阿拉楚阿净烟会。

■ 随着教育程度提高，吸烟率急剧下降；因此，通过公民教育，吸烟率可能会下降。

阿拉楚阿净烟会面临的挑战：

■ 美国的电子烟消费量呈上升趋势,[3]尤其在年轻人中。

■ 与成年人相比，年轻人更愿意使用调味烟草产品,[4]且电子烟具有类似糖果的不同口味。

■ 尽管尚未被证明，但市场已然认为电子烟是比传统烟更安全、更健康的替代品。

■ 普通吸烟者通常尝试戒烟 8 次至 11 次后才能成功戒烟。[5]而电子烟为当前的吸烟者提供了戒烟的另一种替代方案。

■ 联邦政府对电子烟的销售并未采取任何立场，目前仅在州和市一级对这些产品进行监管。

■ 线上营销和兜售电子烟，让青少年更容易接受的同时规避了联邦贸易委员会制定的广告法规的约束。

参考文献

1. U. S. Department of Health and Human Services, 2014, The Health Consequences of Smoking—50 Years of Progress：A Report of the Surgeon General, Atlanta, GA：U. S. Department of Health and Human Services, Centers for Disease Control and Prevention, National Center for Chronic Disease Prevention and Health Promotion, Office on Smoking and Health, pp. 1-22.

2. Centers for Disease Control and Prevention, 2010, Behavioral Risk Factor Surveillance System Survey Data, Atlanta, GA：U. S. Department of Health and Human Services, Centers for Disease Control and Prevention.

3. Centers for Disease Control and Prevention, 2013, E‐cigarette use more than doubles among U. S. middle and high school students from 2011-2012.

4. U. S. Food and Drug Administration, 2011, FDA parental advisory on flavored tobacco products：what you need to know.

5. DiClemente, C. C., 2003, *Addiction and Change：How Addictions Develop and Addicted People Recover*, New York, NY：Guilford Press.

N. Belva, R. Hojnacki R, A. Justice, S. Rodriguez, S. Susock, Proposed Public Health Communications Campaign for Tobacco Free Alachua, 2014. 该提案作为佛罗里达大学大众传播艺术硕士学位的部分要求呈现。

伦理维度：公共健康中的伦理层面源于哲学和道德（文化）原则和价值观的冲突。以下四种观点最具代表性：

■ 功利主义。在美国，功利主义（utilitarianism）体现为"为大多数人带来最大利益"，它是公共健康和大部分公共政策的核心价值观和原则。功利主义需要预测结果，并提出"用结果来证明手段的合理性"的可能。高度功利主义的公共健康政策的典型体现即传染病暴发时的隔离和旅行限制。在这种情况下，少数人的权利受到限制，以保护多数人的健康。

- 义务论原则。许多公共健康领域基于义务论（建立在职责之上的）原则（deontological principles），如"恪守光荣的信念，后果自负的理念"。公共健康领域的许多人认为，不能通过不公正的手段来实现公正的结果（或目的）。公共健康项目中体现了义务论原则的一个典型例子，就是让参与者证明他们在经济或营养层面，是的确存在需求的，这彰显了资源是依照规则进行分配的，而非特权（或贿赂）。

- 黄金法则。这应该是大部分人最先接触的伦理原则。在犹太教和基督教的传统中，它最早出现在《圣经》的《利未记》中，原文大意为"爱邻如己"，黄金法则流传至今，被释义为"己所不欲，勿施于人"。每个宗教、社团都能达成共识——行善恶之事，先换位思考。大多数公共卫生组织，特别是由慈善组织运营的公共卫生组织，将关爱个人及其权利和情感置于组织核心价值观的首位。

- 其他权利和特权。我们铭记着《独立宣言》的以下说法——"我们认为下述真理是不言而喻的：人人生而平等，造物主赋予他们若干不可让与的权利，其中包括生存权、自由权和追求幸福的权利。"这是对生命、自由和追求幸福的功利主义的诠释。

在公共健康中，原则之间常常相互冲突。例如，那些建议将街头毒品合法化的人可能会争辩："在一个自由的国家，只要人们不伤害他人，允许他们伤害自己也无可厚非。"这个复杂的论点，可能引发人们去比较毒品犯罪对社会造成的损害和吸毒带来的个体伤害。但是与毒品有关的医疗保健问题又该如何解决呢？应该由社会来承担这些费用吗？旨在降低危害的策略，比如开展更换针头的项目以降低注射药物而带来的感染艾滋病病毒和肝炎的额外风险，属于道德范畴吗？

相较于这些伦理困境，和健康传播相关的伦理问题似乎简单得多。这些困境的内容及其应对方式将在受众研究和预测试部分进行讨论，比如"内容不应该污名化任何群体"（比如先天缺陷的儿童或艾滋病毒感染者），抑或"避免以消极方式呈现行为主体的个人信息"。解决这些问题并没有万全的准则，社区不同，文化不同，在制订解决方案时的价值观和原则也不同。此外，对于大众传播媒介中涉及烟草、私人枪支拥有权、使用避孕套预防性疾病和节育等方面的信息，美国不同政党的态度不同，有的政党会动用资金进行资助，有的则不然，甚至禁止传播这样的信息。而在纷繁复杂的国际环境中，价值观与道德准则的差异更大。

在某些情况下，选择告知还是说服的方法也会造成伦理困境。有人会觉得，"如果我确认这会对你造成伤害（或者这对你有帮助），我是不是应该尽我所能，以我的立场说服你？"而当你选择健康传播活动的目标人群和确定优先讨论的议题时，你的行为本身已将一部分群体和议题排除在外了。

基于努里特·格特曼（Nurit Guttman）和查尔斯·T. 萨尔蒙（Charles T. Salmon）开发的框架，[22]疾控中心给出了一份与健康传播项目中 SWOTE 分析高度相关的伦理问题注意事项，参见方框 3–10。

方框 3–10　健康传播中的伦理考量

生物伦理学[①]

生物伦理学（bioethics）是伦理学、哲学和社会评论的学科分支，讨论生命科学及其对社会的潜在影响。一套基于生物伦理学的原则或指南可以阐明和评估伦理、道德困境。具体准则涵盖的内容如下：

■ 避免援助行为对受众造成伤害的义务。

■ 尽最大努力改善目标群体健康水平的义务。

■ 尊重所有社区和个人遵循内心、自主思考、自我决策的自由。

■ 坚持公平、正义地分配资源，并为弱势群体或有特殊需要的人提供相应的服务。

■ 最大限度地利用健康促进活动造成的影响，尤其是在资源有限或由政府资助的情况下，要考虑公众的整体利益。

---

① Which Ethical Principles Underlie These Decisions?

项目设计和执行阶段的伦理考量

干预方案的各个方面都需要检查核对，以确定方案是否符合上述原则。以下问题有助于大家更好地将上述原则应用于干预活动的每个阶段、各个方面，更好地解决伦理问题。

目标设定阶段

■ 谁来决定干预目标？

■ 干预对象是谁，哪些人群被排除在外？

· 目标群体的选择依据是什么？

· 是将需求最大的群体定为目标对象，还是选择更有可能采纳建议的人群？

■ 目标的设定是否涵盖了目标人群的代表人物？

■ 如何获取目标群体的同意？是否优先考虑与主流人群密切相关的议题？

设计与执行

■ 合作

· 为了利用他人有限的资源促进自身参与、增强实力，与社区或其他志愿组织进行合作，是否真的可行？

· 是否让某些特定组织感到被迫参与合作？

■ 使用说服策略并设计讯息

· 使用了哪些有说服力的诉求策略？这些策略在多大程度上是可操纵的？

· 讯息是否具备说服力？

· 对文化主题或文化符号是否过度利用了？

· 这些决策依据的伦理原则是什么？

■ 关于责任归属的讯息

· 讯息的内容是否暗示患病人群需要自我反省，让他们觉得没有做好预防措施是自己的问题？这样的讯息会伤害目标受众，因为它显然是在责怪病患，让他们感到内疚，这些讯息内容没有考虑到受众所处的复杂环境会阻碍他们采纳推荐的行为。

- 讯息内容是否会让人觉得人们应当为他人的健康负责，帮助他人（例如配偶、朋友、雇员）预防高风险疾病？也就是说，一个人得为他人负责到什么地步？

■ 让人难堪或过度焦虑的讯息

- 劝导人们预防重大疾病、鉴别身体存在健康问题（如艾滋、中风、尘肺）的讯息是否会对患有该病、被病症折磨的人群进行负面的描述？
- 干预措施是否增加了目标群体的焦虑、恐惧或负罪感？

■ 可能使人产生被剥夺感的讯息

- 干预措施是否告诉人们避免做某些让他们感到愉悦的事情，但没有为他们提供负担得起的、有回报的替代选择？
- 是否要求人们规避一些对他们尤为重要的文化习俗？

■ 不能兑现承诺的讯息

- 是否为了敦促人们采取特定措施，许下了未必能实现的承诺？
- 干预措施是否有助于增加对医疗保健系统的需求，但没有考虑过医疗保健系统的承受能力和满足能力？

■ 将健康奉为圭臬、当作最高追求的讯息

- 讯息内容是否一再强调对健康的一味追求，并且暗示不追求健康的人是没有道德或有恶习的？
- 干预活动是否将"健康"建构成了一个万人追捧的超级概念和众人奋斗的终生目标？

■ 使人迷失重心的讯息

- 干预活动是否让人们聚焦于特定的健康话题，而忽略了其他同样重要的事项？
- 干预的措施是否让人们过于看重个体行为的重要性，从而忽略了社会因素对健康的影响？亦即人口健康问题是否总是先被归咎于下游而非上游？

■ 组织内的人员管控

- 为了提高干预项目的执行效率而管理员工，是否会导致对员工私生活的侵犯和管控？

评估阶段

■ 谁来确立干预项目的评估标准和是否成功？
■ 目标群体和干预项目的执行人员是否参与了评估过程？

改编自：CDCynergy，http：//www.cdc.gov/dhdsp/cdcynergy_ training/Content/phase2/phase2step5content. htm. CDCynergy 由疾控中心健康传播部门开发。

策略思考

逻辑模型和 SWOTE 分析完成后，我们如何使用这些工具？为了明确他们的作用，我们需要明白 SWOTE 影响逻辑模型进程的时间和方式。

对优势与劣势的管理

SWOTE 分析中的优势和劣势对项目投入的影响最大。

■ 项目的建立是否基于组织现有优势或干预的优势？

■ 如果没有，如何在干预活动中突出自身优势？

■ 项目如何补齐自身短板？

■ 合作伙伴是否能优势互补？这个问题对于合作伙伴的选取与配置十分重要。

■ 提议的项目是否离组织的核心业务太过遥远？（如果大学的使命是教育学生，是否可以在社区开展健康传播活动？）

■ 如果投资太大，是否应该重新考虑该项目？

最大化利用机遇和抵御挑战

实现预期的产出和成果必须应对机遇和挑战，你需要回应下列问题：

■ 一个项目如何抓住并利用好每一个机遇？

■ 想要抓住机遇并充分利用，我们必须进行哪些改变？

■ 项目需要最大化什么，产出还是结果？

■ 把握、利用机会需要额外的盟友吗？

■ 项目如何预防每个风险与挑战？

■ 这些挑战的风险性有多大？有多残酷？

■ 应当在何时考虑潜在的风险，在投入与产出的阶段还是产出与结果的阶段？

■ 应对挑战是否需要更多的盟友？

"融入" 伦理

如何保障项目以及相关组织的公正性？怎样以最合乎伦理的方式进行干预？

■ 决策的依据是什么？

■ 如果需要的话，我们应该进行哪些改变？应该将人权、性别平等或其他伦理议题置于项目的短期收益之上吗？

■ 实现这些转变需要更多的合作伙伴吗？

前文一再强调，最好与利益相关者和合作伙伴一道进行 SWOTE 分析。明确 S、W、O、T 和 E 五个要素的内容，并给它们排序。大多数情况下，我们会对 SWOTE 次序表中排名前五的条目予以最多的关注。当然，其他分析条目也不应该忽视，只是说在项目启动阶段这些条目暂时无须处理。将项目的优势与机遇和其劣势与挑战进行比较，利用对比结果进行"做/不做"的决策。有时需要推迟项目，以等待更好的机遇、更小的风险，或更强大的盟友，获取更多的资源。抑或出于同样的原因，项目的截止日期也会提前。这些战略层面的抉择，都要在最终规划阶段进行考虑。

结　　论

健康传播规划起初，要暂且放下传播的细节，聚焦于主要目标以及实现目标的最佳途径。这就是宏观规划，要有大局观，对项目及其组成部分的总体描述。宏观规划通常是在与合作伙伴协商下制定的，参与各方有各自关注的话题焦点、方法论专长和民众基础。本章附录将会详尽地阐述该原则如何完美应用于提升美国全地形车安全性的健康传播规划中。

总　　结

本章问题

1. 为健康传播干预制定宏观规划有哪些关键步骤？

2. 简述格林模式的基本要素。

3. 告知或说服目标受众的区别是什么？

4. 什么是社会化营销？你认为将它应用于健康传播是否合理？为什么？

5. 为健康传播干预选择合作伙伴时，有哪些选择标准？

6. 使用生态模型描述健康传播何时进行最为有效，并针对每个层级列出至少一种传播工具的应用范例。

7. 为干预规划创建逻辑模型时，你需要掌握哪些信息？

参考文献

1. Noar, S. M., B. M. Althouse, J. W. Ayers, et al., "Cancer Information Seeking in the Digital Age: Effects of Angelina Jolie's Prophylactic Mastectomy Announcement", *Med Decis Making*, Vol. 35, No. 1, pp. 16-21.

2. Juthe, R. H., A. Zaharchuk, C. Wang, "Celebrity Disclosures and Information Seeking the Case of Angelina Jolie", *Genetics Med*, Vol. 17, No. 7, 2015, pp. 45-53.

3. Bryant, C. A., K. R. Brown, R. McDermott, et al., "Communitybased Prevention Marketing: Organizing a Community for Health Behavior Intervention", *Health Promot Pract*, Vol. 8, 2007, pp. 154-163.

4. Public Health Foundation, "Planning Before you Communicate Tool" (August 16, 2015), http://www.phf.org/resourcestools/Pages/Planning _ Before _ You _ Communicate_ Tool. aspx.

5. Noar, S. M., "An Audience - Channel - Message - Evaluation (ACME) Framework for Health Communication Campaigns", *Health Promot Pract*, Vol. 13, No. 4, 2012, pp. 481-488.

6. Institute of Medicine, "Communicating to Advance the Public's Health: Workshop Summary", 2015.

7. Wakefield, M. A., B. Loken, R. C. Hornik, "Use of Mass Media Campaigns of Change Health Behavior", *Lancet*, Vol. 376, No. 9748, pp. 1261-1271.

8. Robinson, M. N., K. A. Tansil, R. W. Elder, et al., "Mass Media Health Communication Campaigns Combined with Healthrelated Product Distribution: A Community Guide Systematic Review", *Am. J. Prev. Med.*, Vol. 47, No. 3, pp. 360-371.

9. U. S. Department of Health and Human Services, National Institutes of Health, National Cancer Institute, *Making Health Communication Programs Work*, NIH Publication, 2004.

10. Green, L. W., M. W. Kreuter, *Health Promotion Planning: An Educational and Ecological Approach* (3rd ed.), New York, NY: McGraw-Hill, 1999.

11. National Cancer Institute, *Theory at A Glance: A Guide for Health Promotion Practice* (2*nd ed.*), Washington, DC: NIH Publication, 2005.

12. Edberg, M., *Essentials of Health Behavior. Social and Behavioral Theory in Public Health*, Sudbury, MA: Jones and Bartlett, 2007.

13. Maibach, E. W., L. C. Abroms, M. Marosits, "Communication and Marketing as Tools to Cultivate the Public's Health: A Proposed 'People and Places' Framework'", *BMC Public Health*, Vol. 7, 2007.

14. Heldman, A. B., J. Schindelar, J. B. Weaver III, "Social Media Engagement and Public Health Communication: Implications for Public Health Organizations Being Truly 'Social.'", *Public Health Rev*, Vol. 35, 2013.

15. Moorhead, S. A., D. E. Hazlett, L. Harrison, et al., "A New Dimension of Health Care: Systematic Review of the Uses, Benefits, and Limitations of Social Media for Health Communication", *J Med Internet Res*, Vol. 15, No. 4, 2013, p. 85.

16. Centers for Disease Control and Prevention, "CDC Enterprise Social Media Policy" (Issued September 14, 2011, Updated January 8, 2015), http://www.cdc.gov/socialmedia/tools/guidelines/pdf/social-media-policy.pdf.

17. Rothschild, M. L., "Carrots, Sticks, and Promises: A Conceptual Framework for the Management of Public Health and Social Issue Behaviors", *J Marketing*, Vol. 63, 1999, pp. 24-37.

18. Lefebvre, R. C., J. A. Flora, "Social Marketing and Public Health Intervention", *Health Educ Qtly*, Vol. 15, 1988, pp. 299-315.

19. M. Goodstadt, "The Use of Logic Models in Health Promotion Practice" (February 2005), http://logicmodel.weebly.com/uploads/1/7/0/1/17017646/the_use_of_logic_models_in_health_promotion.pdf.

20. Knowlton, L. W., C. C. Phillips, *The Logic Model Guidebook: Better Strategies for Great Result*, *Thousand Oaks*, CA: Sage, 2009.

21. Kellogg, W. K., Foundation, Logic Model Development Guide, 2001, http://www.wkkf.org/resource-directory/resource/2006/02/wk-kellogg-foundation-

logic-model-development-guide.

22. Guttman，N.，C. T. Salmon，"Guilt，Fear，Stigma and Knowledge Gaps：Ethical Issues in Public Health Communication Interventions"，*Bioethics*，Vol. 18，No. 6，2004，pp. 1467-8519.

附录　全地形车安全：精选案例分析[*]

宏观规划模板如表 3A-1 所示。

表 3A-1　宏观规划模板

步骤	内容
1	对问题进行分析，判定它在生态框架中所处的位置
1.1	健康问题陈述：发生了什么？谁受此影响？影响程度如何？受其影响，会发生什么？如果问题得不到解决，又会发生什么？
1.2	需要进行什么改变，个体行为、政策还是环境条件？
2	核心干预：核心干预是什么？循证是什么？其优势和劣势又是什么？ 为了解决问题，应当采取什么干预措施？解决问题过程中传播将扮演什么角色，主要角色还是辅助支持？
3	明确初级受众、次级受众和三级受众
4	面对不同受众，你将采取什么方式影响他们，告知、赋权还是说服？
5	采用何种核心策略（教育、营销、倡导/法律法规）？
6	你需要什么样的合作伙伴来组成联盟？他们总体的合作角色是什么（以受众为导向还是以具体任务为导向）？
7	逻辑模型和 SWOTE 分析

阶段 1：描述问题

撰写问题陈述

近年来，大约有 2500 万美国人使用全地形车，[1] 而其普及直接导致死伤人数的增加。急诊室中全地形车致伤的病患接诊率，在 5 年内增加了 33%，从

---

[*] 玛丽亚·布兰恩博士、公共卫生硕士，布兰迪·N. 弗里斯比（Brandi N. Frisby）博士。

2001 年的 110100 例，增至 2006 年的 146600 例。[2]2007 年至 2011 年，全国范围内有 1701 人死于全地形车事故，尤其是西弗吉尼亚州，伤亡率最为严峻。西弗吉尼亚州官方披露的死亡人数在全国排第三，但以当地人口数量为基准来看，该州全地形车事故带来的死伤率排名第一。[3]

评估你的项目与待解决问题的相关性

公立研究型大学有责任开展研究从而让其所在社区获益。鉴于学术研究对健康传播的关注，对于我们学者来说，最重要的是研究对自己社区影响最紧迫的问题。西弗吉尼亚州已经是众所周知的全地形车事故多发区，[4] 尽管如此危险，可该州民众仍然拥有 460000 辆全地形车，且每年还会新增 16000 辆。[5]该州的全地形车伤亡情况有充分的记录，单单来自该州的有关全地形车的文献就占了美国所有全地形车文献的 15%。[6]

探讨团队组成以及队员之间的互动方式

研究团队中最初的利益相关者应当包括：

■ 大学的研究人员；

■ 负责培训的研究人员；

■ 全地形车乘坐者；

■ 本地商户（例如全地形车卖家）。

自检或进行必要的研究来描述问题

研究人员参考了许多资料了解问题所涉及的范围，其中包括来自同行评议的期刊以及热门的新闻媒体报道。

尽管西弗吉尼亚州人口不多，但报告表明，其全地形车人均死亡率是全国平均水平的八倍，[5]除个别县外，该州其余地方都发生了多起车祸伤亡事故。近 20 年来，西弗吉尼亚州的全地形车伤害死亡率达到顶峰。自从制定全地形车安全法规以来，2000 年至 2004 年，西弗吉尼亚州每年平均发生 26 起与全地形车相关的死亡事故，平均每年有 45 人死亡。[6]2006 年，至少有 53 人在全地形车交通事故中丧生——破了州的纪录，也是美国因全地形车交通事故人均致死率最高的纪录。[7]2007—2011 年的数据（能利用的最新数据）显示，西弗吉尼亚州成为全地形车死亡人数最高的州，每 1000 万人中就有 104.9 人因此而丧生。[3]请注意，以上数据还不包括那些未被报道、披露的全地形车交通事故，所以，如此之高的死伤率，为提升安全性的干预活动提供了更大的可能性。

明确受影响的子群体，对他们进行描述

我们发现，16 岁以下儿童的事故发生率和死亡率高得惊人。所有全地形车致死的事故中，三分之一涉及 16 岁以下的儿童。[2] 对全地形车使用者的年龄进行分组，发现相较于过去，每个年龄段死伤率都大幅增加了，12—15 岁年龄段增加了 76%，6—11 岁增加了 23%，而 5 岁及小于 5 岁的儿童，居然增加了 233%。[8] 此外，在全地形车车祸致死的事件中，16 岁以下的儿童占 26%，而 12 岁以下则占 44%。因此，全地形车的高风险水平与儿童群体关系紧密。

由于未成年人死伤率急剧上升，且考虑到不同年龄组是否有能力做出自己的决定（例如 5 岁以下的孩子并没有这种能力），我们把全地形车青少年群体作为目标群体。

为规划内的每个子群体撰写问题陈述

在使用全地形车时，始终遵循安全守则可以保护骑乘人的生命安全，但青少年群体（11—15 岁）在这方面做得并不好。此外，全地形车的骑行涉及当地的文化习俗，孩子们通常都是在朋友和家人的鼓舞和压力下进行这项活动。这种来自社交网络的压力让青少年通过骑乘全地形车来表现自己的自信、熟练和勇敢，这无疑鼓励了冒险行为，且忽视了安全措施。

收集必要信息以对新的问题陈述中的子问题进行描述

根据形成性焦点小组的数据和现有研究，全地形车使用者在 16 岁之前就有高风险性的使用行为。许多焦点小组的参与者表示，在他们还是小孩的时候就乘坐全地形车，中学时期就会驾驶全地形车。而全地形车事故中，主要的涉事人员年龄就集中在 11—15 岁。[9,10]

评估可能影响项目走向的因素和变量

优势

■ 针对青少年开展的全地形车运动在某些领域已取得成效。[11,12]

■ 成效最好的活动类型是引导青少年进行决策的活动。[13]

劣势

■ 项目资金有限。

■ 涉及儿童的项目很难获得机构审查委员会（institutional review board，IRB）的批准。

■ 活动策划者本人并不使用全地形车，也非当地人。

机遇

■ 西弗吉尼亚州是全地形车车祸发生率最高的地区之一，最近有本地青少年因此而丧生，故而该话题热度高、时机好、影响大。

■ 安全法尚未生效,[14]迫切需要新的方式来解决该问题。

挑战

■ 目标受众缺乏感知风险的能力。

■ 目标受众缺乏控制风险的能力（例如，青少年对安全设备没有购买力）。

■ 干预活动会触及一些根深蒂固的文化习俗，甚至会产生文化冲突。

阶段 2：分析问题

列出需要干预的子问题的直接原因和间接原因

根据焦点小组的研究数据，青少年拒绝安全骑行的原因如下：

■ 缺乏安全骑行知识，如车身大小是否合适、必须的安全设施有哪些、法律禁区在哪里；

■ 缺乏风险控制（例如，无法购买安全设备）能力；

■ 漠视生命安全的态度；

■ 不安全的骑行规范；

■ 未使用安全措施（原因：设备成本高昂，设备使用难度大）；

■ 目空一切的态度；

■ 缺乏执法。

优先选出需要干预的子问题

针对此次干预，选择如下子问题：

■ 全地形车骑乘者的相关知识素养；

■ 全地形车骑乘者的态度；

■ 全地形车骑乘者的出行规范；

■ 全地形车骑乘者的行为控制；

■ 全地形车骑乘者的意图。

为每个子问题定下目标

为了解决这些安全问题，建立了以下目标：

101

- 增加青少年全地形车骑乘者的安全骑行知识；
- 改善青少年全地形车骑乘者对安全行为的态度；
- 规范青少年全地形车骑乘者的出行行为；
- 增强青少年全地形车骑乘者对安全措施的行为控制；
- 提升青少年全地形车骑乘者实践安全骑行行为的意愿。

为潜在干预活动找寻相关理论和最优的实践路径

相关理论框架

计划行为理论（Theory of Planned Behavior，TPB），[15,16]是一种广泛应用于理解受众行为、确定干预主旨的理论视角。[17]该理论认为态度（对行为的评估）、主观规范（对社会反应的感知）、行为控制（在某种控制下的行为）和意图（例如行为的可能性）是预测行为时要考虑的重要因素。

健康信念模型[18]被广泛用于解释与健康相关的行为。[19]该指导框架对受众的感知威胁（严重性和易感性）、预期结果（感知的收益和阻碍）、自我效能（降低威胁的能力）以及采取预期行为的可能性进行评估。

社会化营销[20]则是以受众为导向而进行的，通过一系列步骤来明确和描述问题，然后对干预的主旨和内容进行设定、执行、评估，以促进行为转变。

健康传播/教育的最佳实践

学者和从业者都认为，针对性的教育干预措施至关重要，能有效降低儿童的全地形车死伤率。[21]若想通过教育干预措施提升信息设计的质量和参与的效果，需要遵循一系列最佳教学实践的原则，例如信息相关性[22]、清晰度[11]、记忆度[23]、可信度[24]、即时性等。具体而言，学者们认为，有关健康行为的信息必须是相关的、清晰的、便于记忆的、权威的，这样才能强化干预措施在主要目标群体的学习和行为改变上的效果。

对干预方案的 SWOT 分析和伦理考量

优势

- 安全培训能够促进佩戴安全帽、不与人同乘、不在砖石路面上行驶的行为。[12]
- 以教育为方式进行干预，能更好地检验受众对所学内容的理解程度，便于强调后果的严重性和危害性。[25]
- 高危行为与安全出行知识之间以及安全出行的态度与其行为之间存在

相关关系，这已被证实。[26]

劣势

■ 大规模的健康传播干预需要资金，但资金有限。

■ 传播活动无法克服某些具体障碍，如安全设备的成本。

■ 只有个别中学愿意参与项目，并提供渠道、援助和支持。

机遇

■ 小组成员在健康传播信息的制作方面较为专业。

挑战

■ 干预信息面对的竞争来自对目标受众影响深远的人群（例如家人和朋友），他们的高危行为给目标受众做了"表率"和"榜样"。

伦理

■ 准备活动材料时尽量谨慎，以免冒犯目标受众的家庭、违背习俗。

■ 在学校开展活动可能会引发外界对学校的角色和责任范畴的批评（毕竟这并非学校职责所在，属于学校的外部行为）。

■ 无法让受高危行为潜在影响的所有孩子参与活动（受制于时间、空间、学校和父母的许可）。

■ 编写适龄孩子的材料时尽量谨慎。

针对所有子问题选择相应的干预措施

我们重点采用教育方式来对全地形车青少年用户进行干预。以数据和理论为支撑的健康传播信息，在持续全盘规划、制订、评估方案与充分实践后，能有效解决所有子问题。健康传播策略可以解决意识、知识、控制以及对社会规范的反应、态度和行为等问题。

探寻额外资源和新的合作伙伴

考虑到我们的目标群体是青少年，且有研究数据支持在教育环境下进行干预，我们一致认为学校是最好的干预实施场所，因为法律规定青少年 16 岁之前都必须上学。确定了学校这一资源，新的合作伙伴便包括：

■ 学校的行政管理人员；

■ 学校老师。

获取资金并巩固伙伴关系

联系各县的教育委员会（Board of Education，BOE），他们在听取了研究员有理有据的报告（以及项目设计和面向学生的课程样本）后，表态同意参与这个项目。

他们的支持也激发了学校行政人员参与该项目的热情。除此之外，健康与体育的课程老师也加入项目，使项目推进到了课堂上。这些合作伙伴进一步协助我们分发、收集和归还知情同意表，并帮助我们收集前测数据。

阶段3：制订干预计划

明确干预对各子问题是否占据主导地位

为解决本次规划中所有子问题（如知识、态度、规范、感知行为控制和意图），把在中学进行的健康传播教育干预作为主要目标。

判断潜在受众是否包含子群体（受众细分）

全地形车的青少年使用者是这次干预的初级受众目标，而他们的同龄伙伴则作为次级目标，可以通过教育这些次级目标来影响他的伙伴选择安全出行。

确定目标受众

本次干预的初级目标受众是西弗吉尼亚州中北部11—15岁的全地形车使用者。

为每个细分受众群体定下传播目标

针对初级受众的长期目标——让所有孩子掌握并践行安全的出行规范。为实现最终目标，我们的短期目标包括：增强安全出行知识储备，培养安全意识和态度，明确安全骑行的规范行为，提高自我效能，增强安全出行意愿。

针对次级受众的目标——让他们向全地形车骑乘者传播安全出行的理念和方式。

检验并确定与传播相关的理论、模型

将社会化营销原则贯穿始终，以此来进行形成性研究，而后确定营销组合，执行干预，评估干预。此外，形成性研究构建、信息设计和干预评估也用到了计划行为理论。

开展形成性研究

共79名全地形车使用者参与了13次焦点小组讨论及2次访谈。其中，65名学生（42名男生和23名女生）参与了10组面对面的焦点小组讨论（平均每组6名参与者）和一次面对面访谈；对8位社区成员（2名男性和6名女性）进行了两次线上焦点小组（参与人数分别为 4 人和 3 人）讨论以及一次线上访谈；最后是针对 1 名全地形车经销商和 6 名男性雇员进行面对面的焦点小组讨论。通过对不同组别的全地形车使用者（例如不同年龄、性别、使用经验）进行研究，试图从多个角度探究受众行为。我们让成年参与者回忆其青少年时期使用全地形车的情形，对已为人父母的参与者，鼓励他们回想其子女的骑行习惯。

概述每个细分受众群体

初级目标受众：全地形车的青少年使用者

研究数据表明，全地形车使用者已经意识到什么才是安全、合法的出行行为，但高危行为依然主导着他们的出行。许多参与者声称，佩戴头盔既不舒服也不方便。此外，他们生活圈子中高危行为比比皆是，故而受到朋友、亲人的影响，他本人也继续着类似的行为。一些参与者指出，全地形车伤亡事故有可能改变他们的高危行为，好比全地形车安全培训中演示的那样。但是由伤亡事故引起的行为变化是短暂的。换言之，使用者对全地形车的安全知识有一定的了解，但难以利用这些知识采取更安全的行为，这主要是因为他们对安全的消极态度、不理想的行为控制以及来自家人、车友的消极影响。

将目标修改为可测量的传播目标

■ 实施干预的五个月内，提升全地形车青少年使用者的安全骑行知识水平。

■ 实施干预的五个月内，改善他们对安全行为的态度。

■ 实施干预的五个月内，积极改进他们的出行规范。

■ 实施干预的五个月内，增强他们对安全出行的感知行为控制水平。

■ 实施干预的五个月内，主动学习安全骑乘行为的人数增多。

■ 实施干预的五个月内，践行安全出行的人数增多。

撰写创意简报

目标受众

西弗吉尼亚州中北部 11—15 岁的全地形车使用者。

目标

说服所有使用全地形车的孩子掌握并一直践行安全的出行行为。

阻碍

■ 骑乘全地形车的青少年群体已经养成了有风险的骑乘行为，这种习惯很难改变。

■ 社会习俗、文化鼓励高危行为。

■ 全地形车骑行圈子中对安全骑行态度消极。

■ 青少年人群无力购买安全设备，只能依靠他人提供。

核心承诺

如果我践行了安全出行行为，我发生重大伤亡的概率将会降低。

阐述依据/缘由

将近92%的死伤事件可归结于一些完全可控的行为，只要穿戴好合适的安全装置、使用大小合适的全地形车，就可以防患于未然。

调性

要触动目标受众，传播活动要趣味化、吸引人，而不是居高临下地命令，呈现方式也要妙趣横生，但不可矫枉过正，必须传达主题的严肃性。

媒介

通过面对面的教育演示、海报、小册子、活动礼盒和活动纪念品（例如铅笔、手镯）等方式传播信息。

启动

学生在校期间最适合开展对目标受众的研究，而健康课和体育课作为执行干预的场所再合适不过，能让受众在兼具舒适性和相关性的环境中学习。干预最好在早春季节，四月前就开始，赶在骑行热潮前进行。

创意考量

活动礼盒是为了丰富活动的趣味性（例如填字游戏、找词游戏、绘图纸等），借此来吸引参与者，也让参与者在活动展演后能继续参加这些活动，增强信息记忆度，巩固干预效果。

与利益相关者确认干预规划

将课程的复印本和补充内容分发给学校的教师和行政人员，确保每位教师都了解并按照所提供的信息进行教学。而我们也同意将评估结果多方共享（学校官员、参与者及其父母）。

阶段4：进一步推进干预方案

拟定时间表、预算和方案，以便制订和测试传播组合

制订工作计划，即针对提出的时间表和预算进行设定、执行和评估。

开发并测试创意概念

让干预方案的设计者和一组学生（大约 12 人）进行头脑风暴，以此来开发和检验创意概念。在确定具体的信息重点前，探讨了几个不同的想法。想出来的口号创意包括："乘客通行证"（Pass on Passengers），"S. A. D. D. 骑行——学生抵制自杀式骑行决策"（Students Against Destructive Decisions when Riding），"熟练操控车辆"（Master the Machine），"拿上装备"（Get the Gear），"检测自身所处环境"（Explore Your Environment），"明确行为界限"（Learn Your Limits），"做出选择"（Make a Choice），等等。通过与干预方案设计者、老师和全地形车使用者一同讨论，考虑到目前本应被规范化的安全行为还没有被接受，信息要囊括事实依据和法律信息、包罗万象。此外，考虑到该年龄群体自主性刚刚萌发，所以信息内容要避免"说教"。

开发信息内容并进行预测试

在选出口号"全地形车安全：你来做选择"后，通过举办比赛，让学生（该群体未必一定是干预主体或对象的一部分）根据口号制作标志。研究人员对比赛作品进行评比，选出最切题并富有吸引力的作品。利用口号和选出的标志制作宣传物料，将其展示给 35 位学生以进行评估。此外，通过开放式调查和焦点小组讨论探讨了以下内容：

■ 对材料主旨的感知；

■ 吸引力；

■ 可读性；

■ 理解度；

■ 改进意见。

对环境进行预测试和选择

青少年正处于求学生涯，所以对于青少年组成的目标受众，中学的健康/体育课课堂是干预的最佳场所。

选择、整合并检视特定渠道的传播活动

结合现有资源，面对面的现场演示被认为是最可行的传播渠道。与目标受众交流后，通过现身说法、亲自实践以实现最佳效果。

确定和/或研制、预测试并选择物料

物料包括课程表、宣讲海报、宣传册、活动礼盒和纪念品。

借鉴前人研究成果，我们为最终的物料都印上了宣传语："全地形车安全：你来做选择"。物料传达的理念是一致的，即青少年可以自主选择，而最好的选择是安全的选择。具体信息则指引他们进行安全的选择，比如鼓励孩子们检查齿轮，正常驾驶全地形车，观察骑行环境，忽视来自同伴的负面压力，教导他人安全出行，享受骑行的乐趣。

明确工作人员和合作伙伴的角色和职责

三位主力研究员负责开发、测试、传播和评估讯息。来自学校的伙伴——教师和行政人员——负责推广相应的信息，并为目标受众提供接触渠道。

制作传播资料

每一所中学都进行了活动预热，印制并张贴了海报，分发宣传册和活动礼盒，方便学生带回家，而纪念品（铅笔、手镯）则人手一份。所有物料都放进印有活动标志的手提包里，供学生携带。

对传播计划进行简要总结

■ 背景；

■ 目标受众；

■ 目标；

■ 创意概念和信息；

■ 环境和渠道；

■ 活动。

与合适的利益相关者分享并确认传播规划

研究人员与教育界的合作伙伴一同确认干预规划，以便在学校推进干预活动。

附全地形车标志（图3A-1）和全地形车宣传手册（图3A-2）。

阶段5：评估规划

识别利益相关者并与其互动

利益相关者包括学者和学校行政人员。参与干预的学生希望提升自身安全水平，而其他的健康传播学者和公共健康专业人员则对高效的信息传播策略更感兴趣。

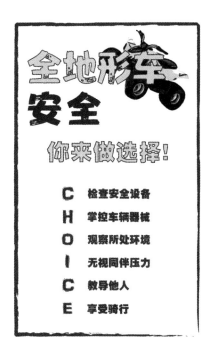

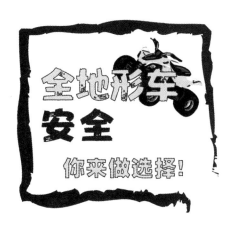

图 3A-1 全地形车标志

资料来源: K. Byrnes, B. N. Frisby, M. Brann, "Using Social Marketing Processes to Develop and Pilottest an Intervention for Pre-teen All-terrain Vehicle (ATV) Riders", *Cases in Public Health Communication & Marketing*, Vol. 6, 2012, pp. 45-64.

图 3A-2 全地形车宣传册

资料来源: K. Byrnes, B. N. Frisby, M. Brann, "Using Social Marketing Processes to Develop and Pilottest an Intervention for Pre-teen All-terrain Vehicle (ATV) Riders", *Cases in Public Health Communication & Marketing*, Vol. 6, 2012, pp. 45-64.

描述项目

"全地形车安全：你来做选择"运动是针对全地形车安全性的一场干预活动：

■ 基于形成性研究编写面向全地形车青少年使用者的传播信息；

■ 为全地形车的青少年使用者提供有据可依、理论支撑的信息，以提高自身安全意识；

■ 评估健康传播信息对受众知识、态度、规范、感知行为控制和意图的影响效果。

明确利益相关者需要的信息内容和时机

在批准我们进入校园并实施干预前，教育委员会需要评估干预课程在内容、形式方面适宜与否。实施干预前，学校行政人员和老师也要对课程理念和课表进行评估，以评估干预项目的相关性和时效性。在干预效果评估会结束前，所有利益相关者都需要进行总结性评价，以评估干预措施在触达受众和传播恰当信息上是否有效。

为不同类型的评估撰写与之适配的干预标准

根据评估意向，选择活动目标，并将其作为评估标准：

- 实施干预的五个月内，提升全地形车青少年使用者的安全骑行知识水平；
- 实施干预的五个月内，改善他们对安全行为的态度；
- 实施干预的五个月内，积极改进他们的出行规范；
- 实施干预的五个月内，增强他们对安全出行的感知行为控制水平；
- 实施干预的五个月内，主动学习安全骑乘行为的人数增多；
- 实施干预的五个月内，践行安全出行的人数增多；
- 通过预测试与后测两个阶段的调查设计来评估这些目标。

确定用于数据收集的来源和方法

为了评估干预，对参与者进行了调查。

开发一个设计评估方案

在干预信息设定完毕且获批投放后，我们在2月进行了一些基线调查，用于评估与全地形车相关的普遍知识、态度、规范、感知行为控制、意图和行为。信息的传播始于4月，以便与骑行热潮开始时间一致；符合学校要求——在标准化测试之前实施该项目。在接触干预信息后，学生们立即完成了评估后测调查，其目的是评估信息有效性与知识、态度、规范、感知行为控制和意图之间的关系，同时也评估干预本身，这些工作同样要在4月进行。随后，在9月进行第二次评估后测调查，因为现有结论表明，骑行热潮将帮助学生整合其在干预进程中所学到的知识。根据美国高速公路安全保险协会（2012）[27]的数据，大部分全地形车死亡事故发生在4月至9月，恰逢骑行高峰，这也印证了我们进行干预和评估的时间表的合理性。

制订数据分析和汇报计划

为了评估知识、态度、规范、行为控制、意图和行为的转变，使用配对样本 t 检验来检测类目。评估一经完成，其结果将以报告的形式向教育界的合作伙伴呈递，以简讯的形式告知参与者及其父母，并以论文的形式发表在学术期刊上。

正式达成协议并制订内外部传播方案

项目信息的交流是通过邮件进行的。这种约定俗成的方式使交流内容得以用书面形式记录下来，方便了所有合作伙伴。

制订评估的时间表和预算

■ 基线数据收集：春季入学时（2010 年 2 月）开始。

■ 首次后测数据收集：在春季学期末执行干预后（2010 年 4 月）。

■ 第二次后测数据收集：在秋季学期开始和骑行高峰结束时（2010 年 9 月）。

对评估实施方案进行总结，分发给工作人员和利益相关者

研究员通过了评估方案，分发的评估方案也得到了合作伙伴的认可。

阶段 6：执行规划

整合传播和评估规划

一旦规划被一致通过，就将他们整合起来，以确保活动的执行和评估。

执行传播和评估规划

与个别学校进行合作，选择干预执行的日子并制订时间表。根据商定的时间表进行评估调查和互动展示。

管理传播和评估活动

考虑到合作伙伴在项目中听从研究人员的安排，本项目主要通过研究小组成员之间的定期沟通来进行管理。通过定期沟通，合作伙伴能够了解进程。

记录反馈、吸取教训

研究人员在每个阶段都进行了讨论，而每次会议都有记录。研究小组讨论了有关参与者参与的问题（即参与人父母是否也应该参加研讨会）以及有关项目时间表的问题（即评估之间的时间间隔是否应该改变）。所有研究人员达成一致后项目才继续推进。

根据评估反馈改善项目

对有关结果和进程的讨论交流予以回应，以供项目的未来发展之用。

分享经验教训并评估结果

结果和项目进程信息已在专业会议进行汇报，并于公开刊物发表。此外，干预的结果也将以简讯的形式分享给每个参与项目的学校和家庭。

参考文献

1. Helmkamp, J. C., "Family fun—family tragedy：ATV－Related Deaths Involving Family Members", *Injury Prevent*, Vol. 13, 2007, pp. 426－428.

2. U. S. Consumer Product Safety Commission, "2010 Annual Report of ATV－Related Deaths and Injuries", 2011, https：//www. cpsc. gov//PageFiles/108609/atv2010. pdf.

3. William, A. F., S. L. Oesch, A. T. McCartt, et al., "On－road All－terrain Vehicle（ATV）Fatalities in the United States", 2013, https：//www. adirondack-council. org/uploads/pdf/1402318157_ ATVfatalitiesinUS_ Report. pdf.

4. Helmkamp, J., "Stricter Legislation Could Decrease ATV Death Rate", 2009, http：//www. herald－dispatch. com/opinion/jim－helmkamp－stricter－legislation－could－decrease－atv－death－rate/article _ c2d84aa8－05d1－58dc－ad68－26a5d0833153. html.

5. Helmkamp, J., D. Bixler, J. Kaplan, "Hall A. All－terrain Vehicle Fatalities—West Virginia, 1999－2006", *MMWR*, Vol. 57, 2008, pp. 312－315.

6. Helmkamp, J. C., W. D. Ramsey, S. D. Haas M. Holmes, All－terrain Vehicle（ATV）Deaths and Injuries in West Virginia：A Summary of Surveillance and Data Sources, Charleston, WV：Criminal Justice Statistical Analysis Center, West Virginia Division of Criminal Justice Services, 2008.

7. Associated Press, "State ATV Fatalities Decrease in 2007", Charleston Gazette, December 26, 2007, https：//www. highbeam. com/doc/1P2－15039586. html.

8. Consumer Federation of America, "ATV Safety Crisis：America's Children Still at Risk", 2003, http：//www. consumerfed. org/pdfs/atv－safety－crisis－2003－final－all. pdf.

9. Brown, R. L., M. E. Koepplinger, C. T. Mehlman, M. Gittelman, V. F.

Garcia，"All-terrain Vehicle and Bicycle Crashes in Children： Epidemiology and Comparison of Injury Severity"，*J Pediatr Surg*，Vol. 37，2003，pp. 375-380.

10. Cvijanovich，N. Z.，L. J. Cook，N. C. Mann，et al.，"A Population-based Assessment of All - terrain Vehicle Injuries"，*Pediatrics*，Vol. 108，2001，pp. 631-635.

11. Atkin，C. K.，"Theory and Principles of Media Health Campaigns"，in R. E. Rice，C. K. Atkin，eds.，*Public Communication Campaigns*（*3rd ed.*），Thousand Oaks，CA：Sage，2001，pp. 49-68.

12. Burgus，S. K.，M. D. Madsen，W. T. Sanderson，et al.，"Youths Operating All-terrain Vehicles： Implications for Safety Education"，*J Agromed*，Vol. 14，2009，pp. 97-104.

13. Austin，E. W.，"Reaching Young Audiences： Developmental Considerations in Designing Health Messages"，in E. Maibach，R. L. Parrott，eds.，*Designing Health Messages： Approaches from Communication Theory and Public Health Practice*，Thousand Oaks，CA：Sage，1995，pp. 114-144.

14. Ross，R. T.，L. K. Stuart，F. E. Davis，"All - terrain Vehicle Injuries in Children： Industry - Regulated Failure"，*Am Surgeon*，Vol. 65，1999，pp. 870-873.

15. Ajzen，I.，"From Intentions to Actions： A Theory of Planned Behavior"，in J. Kuhl and J. Beckman，eds.，*Action Control： From Cognition to Behavior*，*Heidelberg*，Germany：Springer，1985，pp. 11-39.

16. Ajzen，I.，"The theory of planned behavior"，*Org Behav Hum Decision Proc*，Vol. 50，1991，pp. 179-211.

17. Wang，X.，"Integrating the Theory of Planned Behavior and Attitude Functions： Implications for Health Campaign Design"，*Health Comm*，Vol. 24，No. 5，2009，pp. 426-434.

18. Rosenstock，I. M.，"Why People use Health Services"，*Milbank Mem Fund Qtly*，Vol. 44，1966，pp. 94-127.

19. Champion，V. L.，C. S. Skinner，"The Health Belief Model"，in K. Glanz，B. K. Rimer，K. Viswanath，eds.，*Health Behavior and Health Education. Theo-*

ry, *Research*, *and Practice*（4*th ed.*），San Francisco, CA: Jossey - Bass, 2009, pp. 45-65.

20. Lee, N. R., P. Kotler, *Social Marketing: Influencing Behaviors for Good*（4*th ed.*），Thousand Oaks, CA: Sage, 2011.

21. Gadomski, A., S. Ackerman, P. Burdick, et al., "Efficacy of the North A- merican Guidelines for Children's Agricultural Tasks in Reducing Childhood Agri- cultural Injuries", *Am J Public Health*, Vol. 96, 2006, pp. 722-727.

22. Rothman, A. J., R. D. Bartels, J. Wlaschin, "The Strategic Use of Gain - and Loss-framed Messages to Promote Healthy Behavior: How Theory Can Inform Prac- tice", *J Comm*, Vol. 56, 2006, pp. 202-220.

23. Daly, J. A., A. L. Vangelisti, "Skillfully Instructing Learners: How Communi- cators Effectively Convey Messages", in J. O. Greene, B. R. Burleson, eds., *Handbook of Communication and Social Interaction Skills*, Mahwah, NJ: Lawrence Erlbaum Associates, 2003, pp. 871-908.

24. Jones, L. W., R. C. Sinclair, K. S. Courneya, "The Effects of Source Credibility and Message Framing on Exercise Intentions, Behaviors and Attitudes: an Integration of the Elaboration Likelihood Model and Prospect Theory", *J Appl Soc Psychol*, Vol. 33, 2003, pp. 179-196.

25. M. E. Aitken, C. J. Graham, J. B. Killingsworth, et al., "All - terrain Vehicle Injury in Children: Strategies for Prevention", *Injury Prevent*, Vol. 10, 2004, pp. 303-307.

26. Weber, K., M. M. Martin, "Members of Comm 401, Corrigan M. Creating Per- suasive Messages Advocating Organ Donation", *Comm Qtly*, Vol. 54, 2006, pp. 67-87.

27. Insurance Institute for Highway Safety, "Motorcycles and ATVs Fatality Facts", 2012, http: //www. iihs. org/iihs/topics/t/motorcycles/fatalityfacts/motorcycles/2012.

第四章

数据信息的传播[*]

学习目标

通过本章学习，读者将学会：

1. 了解向普通受众传播数据信息时所面临的挑战；
2. 描述并识别可靠的、最新的公共卫生数据资源；
3. 定义计算能力与涉及数据的常见受众倾向、偏见；
4. 识别并理解数据信息传播的关键原则；
5. 如何使用文字表达、视觉展示和信息图表来进行数据呈现。

导　　言

公共卫生领域以科学为基础，而科学以数据为基础。公共卫生从业者、科学家、研究人员等都需要传递数字信息，包括简单的说明（如"宾夕法尼亚某周出现了 7 个新的肺结核病例"），也包括复杂的研究发现（如"每周吃红肉 2 次及以上的人患结肠癌的风险将高出 1.3 倍"）。向公众传递复杂的数字概念是一个挑战，主要是因为他们不懂生物统计学，更不要说基础数学。本章主要介绍向普通受众传递数据信息的一般原则和方法；科学传播则在本书的其他部分进行探讨。

---

[*]　大卫·E. 尼尔森（David E. Nelson）。

公共卫生数据系统

监测系统

公共卫生监测系统为评估人口健康水平提供了大量数据，被认为是公共卫生实践的基石。[1]这些监测系统"对（某些疾病或其他卫生状况相关的）数据进行系统且持续的收集、管理、分析和解释，并对这些数据进行传播以促进公共卫生行动"。[1,2]天花、肺结核、霍乱和其他易扩散的传染病是美国地方、各州和联邦各级收集和监测数据的原始动力。[1]初期的数据收集监测工作是为了能在疾病蔓延之前查明原因并应对疾病的暴发。方框4-1介绍了两个国家监测系统的示例，这些系统被广泛应用于通报法定传染病的发生，也通过监测数据异常现象对生物恐怖主义（bioterrorist）事件进行预警。方框4-2介绍了如何使用监测系统向公众传播重要的健康问题。

方框4-1　公共卫生领域广泛使用的监视与监控系统

国家法定传染病监测系统

美国国家法定传染病监测系统（National Notifiable Diseases Surveillance System，NNDSS）是一项全国性的合作系统，各个级别的公共卫生机构（包括地方、州、地区、联邦、国际机构）可以借此共享与法定传染病相关的卫生信息。公共卫生机构通过这些信息来监测、控制和预防传染性疾病、非传染性疾病的发生和扩散。美国疾控中心联合57个州、地方和地区卫生部门共同完善了国家法定传染病监测系统。尽管州和地方各级的法律法规规定要进行疾病报告，但各州向疾控中心报告是自愿的。此外，美国国家法定传染病监测系统的工作人员和卫生部门还与国家和地区流行病学委员会（Council of State and Territorial Epidemiologists，CSTE）有密切的合作。

国家法定传染病名单会定期更新，一些疾病会由于新病原体的出现而被加入名单中，也有一些疾病会因为发病率的下降而从名单中剔除，因而，被列入法定名单的传染病在不同的州或年份也是不同的。2015年共有107种法定疾病，按首写字母的顺序，从嗜吞噬细胞无形体开始，一直到黄热病结束。[1]

国家综合征监测项目

综合征是一系列症状或发现的集合，能够对特定疾病进行预警或确诊。美国国家综合征检测项目（National Syndromic Surveillance Program，NSSP）强调，基于急诊部门近乎"实时"的病患数据，使用统计工具来监测异常活动，能进一步改进公共卫生的调查活动及应对效果。综合征监测已成为大范围公共卫生监测工作的常规组成部分，被用于疾病及危险事件的监测、大规模集会和公共卫生突发事件的态势感知、人群健康趋势分析等。

十多年来，生物传感（BioSense）一直是美国国家综合征监测的推动力。目前，美国疾控中心依据从各级公共卫生实践中所吸取的经验教训，正在将生物传感纳入国家综合征监测项目。国家综合征检测项目的目标是促进地方、各州和国家公共卫生项目的合作，以便支持综合征数据和信息的实时交换，实现对全国范围内的情况认知，增强对危险病例和突发疾病的应对能力。[2]

国家生命统计系统

美国国家生命统计系统（National Vital Statistics System，NVSS）所提供的美国官方生命统计数据，是基于州和地方各级的出生与死亡数的汇总与登记。疾控中心的国家卫生统计中心（National Center for Health Statistics，NCHS）与人口登记体系合作，记录所管辖领域的关键信息，包括青少年生育及出生率、产前护理和出生体重、不良妊娠后果的威胁因素、婴儿死亡率、主要致死因素和预期寿命等。[3]

参考文献

1. Centers for Disease Control and Prevention，National Notifiable Diseases Surveillance System，https：//wwwn. cdc. gov/nndss/conditions/notifiable/2016/.

2. Centers for Disease Control and Prevention，National Syndromic Surveillance Program，http：//www. cdc. gov/nssp/index. html.

3. Centers for Disease Control and Prevention，National Vital Statistics System，http：//www. cdc. gov/nchs/nvss. htm.

方框 4-2　公共事件中的公共卫生数据：两个案例

速冻食品中沙门氏菌的暴发

无论是美国还是在全世界范围内，食品感染都是一个重要问题。据估计，每年大约有 4800 万美国人感染食源性疾病，大约有 3000 人因此死亡。随着食品生产日益集中化，食源性疾病也更容易在多个州暴发。

2010 年出现的此类事件就是由沙门氏菌系引发的，涉及美国 18 个州。2010 年 5 月，通过 PulseNet 的 DNA 指纹鉴定确认了该疫情，这表明有一组疾病病例与 DNA 范型相同。PulseNet 利用其全国性网络进行亚细菌分子范型分类，帮助确定食源性疾病的疑似病因。

2010 年 4 月至 6 月，共发现 44 例食源性疾病病例（图 4-1），在可获取的 43 个病例中有 16 人（37%）住院。2010 年 6 月进行的一项研究将一小部分患者与那些没有患病但具有相似人口统计学特征的人（即对照组）进行比较。所有参与者都接受了关于近期饮食消费的全面调查，调查发现，食用 A 品牌公司的微波速冻食品（包括奶酪鸡肉和米饭）的人感染沙门氏菌的概率比没食用过的人高 30 倍。随后，疾控中心通知 A 公司其产品与感染之间可能存在联系，美国农业部举行了召回委员会会议，最终，A 公司发布召回令，召回了所有含奶酪鸡肉和米饭的速冻食品。进一步调查结果显示，受污染的鸡肉均来自同一养鸡场，这可能是导致禽流感暴发的细菌来源。

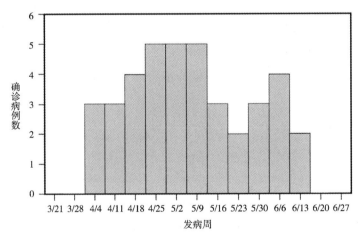

图 4-1　确诊病例（44 例）中感染彻斯特沙门氏菌型（*Salmonella chester*）的每周发病情况——18 州，2010.4.4—2010.6.19

数据来源：Centers for Disease Control and Prevention，"Multistate outbreak of Salmonella chester infections associated with frozen meals—18 states"，*MMWR*，Vol. 62，2013，Figure 1，p. 980.

非法药物或滥用药物导致死亡人数及医院急诊量增加

　　近年来，美国新闻媒体对非法药物或滥用药物导致死亡人数及医院急诊科（emergency department，ED）急诊量增长的相关信息进行了大量报道。我们是如何得知数量在增长的？是因为国家生命统计系统对死亡数据进行了收集和发布，药物滥用警告网络（Drug Abuse Warning Network，DAWN）也基于美国各地医院的代表性急诊病例，定期汇总并公布与药物相关的急诊数据。

　　下列例子来自各种监测系统中的主要公共卫生数据，它们清晰地呈现出美国药物过量问题程度的上升趋势。[9-12]

- 美国每年因药物过量死亡的人数超过 4 万人，远高于机动车事故造成的死亡人数。
- 药物过量的致死人数在 1999 年至 2012 年增长了 117%。
- 在可获得数据的 28 个州中，仅在 2010 年至 2012 年，海洛因服用过量的致死人数就翻了一番。
- 每天有 46 个人会死于过量服用处方止痛药，例如维柯丁（氢可酮）和奥施康定（羟考酮）。
- 1999 年至 2010 年，因处方止痛药而死的人数在女性中增加了 400%，在男性中增加了 265%。
- 与 1999 年相比，2010 年死于过量处方止痛药的女性增加了 5 倍。
- 2011 年，有大约 250 万急诊病例生病是由于药品的使用和滥用。
- 每有一名女性死于过量处方止痛药，就有 30 名女性曾因药物使用或滥用被送入急诊。

　　除了提高我们对处方药和非处方药用药过量的认识水平外，监测数据还有助于评估干预措施在减少药物相关问题方面的有效性。例如，2010 年至2012 年，佛罗里达州为减轻药物过量特别是处方止痛药过量的问题，颁布了新的公共政策法律法规。[13]这些措施包括：强制要求痛症门诊进行登记注册，限制医生开某些类别的止痛药，开展全国性药品监测计划，增加了对药品批发经销商的监管条例，并加强执法行动。2010 年至 2012 年，佛罗里达州因药物过量死亡人数整体下降了 17%，其中处方药过量死亡人数下降幅度更大（23%）。

公共卫生数据的来源

　　公共卫生监测数据系统已经纳入风险和态势评估之中，以便于预防疾病的暴发。[14]尽管没有办法列出所有可信的公共卫生数据来源，尤其是针对特殊的卫生状况、特殊伤害、特殊人群等，但是，一些网站会定期发布最新数据，按时间顺序呈现数据趋势，并允许用户获取特定人群的数据（如18—34岁的女性）。表4-1列出了经过筛选的公共卫生数据网站，用户可以通过这些网站快速获得当前的卫生数据，这些网站也提供了更多其他数据资源网站的入口。严格来说，美国人口普查数据并不属于公共卫生数据，这里将其包括在内是因为人口普查和人口普查可得到的其他类型的数据越来越被视为健康行为的重要决定因素。

　　公共卫生服务获取信息合作伙伴项目（一个美国政府机构、公共卫生组织和卫生科学图书馆之间的合作项目）有一个特别有用的网站——"卫生数据工具与统计"网，很值得好好利用。大部分州级卫生部门的网站（也有一些市或县级的卫生部门网站）也是极好的公共卫生数据来源。相较于全国性数据，部分公共卫生的专业人士更喜欢地方和州级数据，因为这些数据的关联性更强。

表4-1　可获取公共健康数据的网站

网站	链接
数据源门户网站	
健康数据（美国卫生部）	http：//www. healthdata. gov/
疾控中心数据统计	http：//www. cdc. gov/DataStatistics/
妇女健康会在线高速数据	http：//www. healthstatus2010. com
地方数据源	
县级健康排名与路线图	http：//www. countyhealthrankings. org/
美国健康排名	https：//www. apha. org/publications－and－periodicals/reports-and-issue-briefs/americas-health-rankings
特定大小都市统计区的风险趋势（Selected Metropolitan/Micropolitan Area Risk Trends, SMART）	http：//www. cdc. gov/brfss/smart/smart_ data. htm
州数据源	
疾控中心的风险因素分类和健康指标	http：//sortablestats. cdc. gov/#/
医疗保健研究与质量局的《全国医疗卫生质量和差异报告》[a]	http：//nhqrnet. ahrq. gov/inhqrdr/state/select
行为风险监测系统的流行趋势数据[a]	http：//www. cdc. gov/brfss/brfssprevalence/

续表

网站	链接
青少年风险行为监测系统[a]	http：//www.cdc.gov/HealthyYouth/yrbs/index.htm
全国数据源	
疾控中心的 FastStats A–Z	http：//www.cdc.gov/nchs/fastats/Default.htm
《健康，美国》2015 版（每年更新）	http：//www.cdc.gov/nchs/hus.htm
国家健康访问调查	http：//www.cdc.gov/nchs/nhis/nhis_products.htm
国际数据源	
世界银行的健康、营养和人口数据统计	http：//datatopics.worldbank.org/hnp/
世界卫生组织的全球健康观察站	http：//www.who.int/gho/en/
人口普查数据	http：//factfinder.census.gov/faces/nav/jsf/pages/index.xhtml or http：//www.census.gov

[a] 提供本国以及全国范围内的数据。

大众与数字

在利用公共卫生数据来制作传播素材之前，首先需要评估受众的数字理解水平，以及他们的偏见会如何影响他们对数据的理解和解读水平。

计算能力

计算能力（numeracy），有时也称为量化素养，即理解和处理数字的能力。2013 年对成年人计算能力的研究[15]和 2011 年对八年级学生数学水平的研究[16]显示，美国人的计算能力情况严峻。在 23 个国家中，美国成年人的计算能力排在第二十一位，仅有 9% 的学生达到最高水平。八年级学生的数学水平情况稍好，在 42 个国家内排名第九。但美国的数学教育落后于其他发达国家。这一事实也许可以解释为什么美国人对数字信息望而生畏。受到正规教育时间越少的人，在计算方面困难越大。[15]

如何把关于风险（概率）估计的数据正确地传递给非专业受众就是一个很有代表性的问题。例如在一项研究中，当人们被问及产前诊断染色体异常是"5%"还是"二十分之一"的风险听上去更高，81% 的人认为"二十分之一"

听起来更严重。[16]人们会错误地理解概率估计，认为 1/300 的患病率高于 1/15；因此，会轻易忽视 1/1000 和 1/10000000 之间的差异也不足为奇了。

计算能力低意味着什么？这显而易见。极少数人能理解被广泛用于公共卫生中的数字和概念，例如平均数、中位数、置信区间，或 p = 0.005 和 p = 0.05，更不必说"百万分之一"和"相对风险"这样的专业术语。绝大多数的美国人不使用、不记得，甚至从未学过这些术语。这些术语可能会让人望而生畏，且很难用日常用语解释清楚。由于这些原因，我们应当思考是否向公众传递数字型数据，将哪部分数据呈现出来，以及以怎样的风格来呈现它们。[18]

倾向与偏见

人们对数据的理解和解读会极大受到既有倾向和偏见的影响，进而导致他们得出错误的结论。[18]人们偏爱用过去的经验和有限的证据，例如基于代表性的、有启发性的案例来得出结论。比如，人们相信个人经历对任何人都具有普遍适用性；或者认为某人生动的趣事比多年研究的科学共识更有意义；或者仅仅因为一则新闻报道了有新方法对老鼠有较好的实验效果，就相信该方法对治疗多发性硬化症患者也会有效。大部分人会基于最早接触到的数字来"锚定"自身对数据的理解，这就是锚定偏差。初始印象往往最为持久，因此，第一次向普通人传递信息时就让其准确理解数据是非常重要的。

还有另外两种倾向会影响人们对研究发现的理解和解读，一种倾向是将相关性等同于因果关系，另一种倾向是忽略随机效应。把相关关系等同于因果关系是一种逻辑性错误，当两种不同属性的数据变化趋势相同时，就得出其中一类数据导致了另一类数据的结论。尽管这也有可能是真的，但大多数情况下，相关性仅仅只是相关性。例如，冰激凌销量和溺水死亡率在夏季同时上升，但并不意味着冰激凌会导致溺水。

人们很少认为偶发因素能够解释一些科学现象，他们倾向于假设存在某种"可被发现"的原因，从而创造出毫无根据的因果解释。而事实上，研究显示人们可以在完全随机生成的数据中发现存在某种模式。[19]每当发生一系列疾病病例或其他不良卫生事件（例如某地区的先天性缺陷）时，公共卫生的随机性往往会被忽视。这些所谓的病例通常导致对致病原因的推测或结论，比如环境风险和疫苗问题。尽管研究者解释这两者之间并没有因果关系，许多人也不接受这是偶发因素导致的。

数据传播原则

本章接下来对如何传递数据给普通受众（包括公众、决策者、新闻媒体记者等）提供实践指导等。传播公共卫生数据远比"让数据自己说话"难得多。

决定是否使用数据、选择哪些数据以及如何呈现数据等每一个细节，都与公共卫生信息中措辞的选择一样重要。初学者在判断某个数据是否需要纳入信息时，请牢记单个首要传播目标（single overarching communication objective，SOCO）。在严峻的公共卫生状况下（例如自然灾害），数据通常作用不大，因为信息应当强调人们可以采取的用以降低风险的具体举措。

在判断数据是否有用、使用哪些数据时，应该注意以下几个主要的数据传播原则：

- 评估受众的计算能力及参与程度；
- 谨记道德责任；
- 尽可能减少数据量；
- 选择受众熟悉且易于理解的数据；
- 解释不熟悉的术语；
- 考虑信息的框架效应（framing effect）；
- 提供语境信息；
- 将数据纳入总体传播与实施规划中。

评估受众的计算能力及参与程度

在受众分析和形成性研究中，一个重要的步骤是衡量受众的动机水平和对公共卫生数据的解释能力。无论是由于计算能力低、文化偏好、不信任或者不喜欢数字，还是其他一些原因，总会有一部分人不认可数据导向型的信息。在这种状况下，就不适宜使用数据。相反，如果受众对公共卫生问题有很高的参与积极性，且传播者有充足的时间对数据含义和来源进行有效的解释，那么即使是计算能力较低的受众也能够很好地理解数据信息。[18]

数据信息通常会使具有以下特征的人产生更好的共鸣：[18]

■ 情感卷入（例如害怕、愤怒）程度低的人；

■ 受教育程度较高的人；

■ 对这一话题和状况不太熟悉的人；

■ （其主张的）立场获得数据支持的人。

谨记道德责任

如何选择和呈现数据会影响受众对这些数据的解读和理解。[19]特别是当公共健康领域的传播具有说服特性时，传播者对这部分数据和信息的保留或剔除必须合乎道德。这种决策过程所涉及的远不止简单地处理表格和图表中的数字。[20]公共卫生专业人士通常会被普通公众视为高度可信的卫生信息来源，因此传播者需要有高度道德责任感，诚实守信，维持公众信任。如果基于卫生监测或研究结果所得出的结论不够明确，那么最好如实公布，而不是传递不存在的所谓确切信息。

道德责任指的是不会为了支持特定的解释，而有选择性地呈现可能具有误导性或操控性的数据。不幸地是，许多商业或政界人士会有意地、策略性地对某些数据进行传播或隐瞒，以维护自身立场。甚至有坚定信念的科学家和其他公共卫生专家也会受到同商人和政客一样的诱惑的影响。即使有时他们的意图是好的，但是这样的偏见可能会导致他们"挑拣"数据以支撑具有偏向性的立场，而不去报道"不太有利"的结果。

尽可能减少数据量

不论计算能力如何，人们处理和理解复杂信息的能力是有限的。这种有限的能力被称为认知负担，或者说是涉及数字时的"数据过载"（data overload）。不幸的是，许多科学家都造成了普通公众的数据过载。他们犯了一个错误，即试图通过展示更多的数字来帮助证明观点，而没有意识到绝大多数受众并不熟悉数字和科学概念。

绝大多数人通常希望公共卫生专家（以及其他领域的专家）能够迅速传递给他们最主要的结论和建议，以便他们能够分辨信息的主旨和主要观点。当传播公共卫生数据时，"越多越好"这种方式是一种非常无效的传播策略，甚至会适得其反。[18]说服普通公众的潜台词很明确：精减数据。[21]当数据对信息内容至关重要时，一个好的经验准则就是仅使用一两个数字，并将更紧要、更有说服力的数字放在前面。

选择受众熟悉且易于理解的数据

最好使用非科学受众常见的数字。使用整数（例如 25、2000）来表示频率（计数）可能会更容易被理解。使用百分比通常是很好的选择，除非是关于个人健康风险的信息，如某吸烟者患肺癌的概率[22]（这种情况用分母和分子来描述会更好）。但是，应当避免使用诸如 0.8% 或 0.002% 这样的小数式百分比，因为这样更不容易理解。事实上，使用整数（去掉小数点，用 74% 代替74.3%，相对风险用 3% 而不是 3.2% 来描述）可能更便于理解，[23]同样地，将较大的多位数四舍五入（如用 11500 代替 115491）更易于理解。如果使用比例，例如 1/X，则尽可能使用小的分母（使用 4/10，而不是 40/100）。

解释不熟悉的术语

公共健康传播从业者常常会错误地认为普通大众能够理解统计学或流行病学的术语。而实际上，大多数非专业人士对于统计学意义、概率、相对风险等其他类似概念并不熟悉。这类术语需要用通俗易懂的语言来定义，并通过网站等方式补充更多可用的背景资料，使那些对这些方面感兴趣的人可以了解更多。应始终注意要解释清楚数据代表的含义，并提醒受众如何将数据融入合适的背景。即使是最常见的公共卫生统计数据，如果没有辅助的解释，也可能会被误解。[13]

考虑信息的框架效果

对于涉及健康行为的信息，数据的呈现通常会使用以下方式：突出积极作用（获益）或聚焦负面作用（损失）。斟酌选择任一视角都可以作为信息框架（message framing）。[24,25]例如，一个增益式框架下的体育锻炼相关信息可以表达为"经常锻炼有益身心健康，并且有助于减肥"。相反，损失式框架下的信息会是"不经常锻炼会导致肥胖，更易心情低落"。

研究结果一致显示，在鼓励个体改变行为时，例如在戒烟、预防皮肤癌和增加体育活动等方面，获益框架下的信息比损失框架下的信息传播效果更好。[25]

在此情况下，应当利用数据来表明健康行为带来的好处，比如"定期采取节育措施能够将意外怀孕风险降低99%"。相反，当进行疾病检测（糖尿病早期检测、癌症筛查等）时，损失框架的信息的效果优于获益框架的信息，[26,27]例如"没有定期接受大肠癌筛查的人患扩散性结肠癌的风险会高出两倍"。

提供语境信息

为了理解数据的含义，人们需要相关的语境信息（contextual information）。公共健康传播从业者在解释和传递公共健康的研究发现上发挥着重要作用，他们要对研究的背景及其前期研究成果有充分的了解。任何没有足够语境信息的数字型数据都是没有意义的，除非能够放在合适的视角中进行解读。举个例子，仅仅报道新墨西哥州在2015年2月有 Y 个流感病例，这样的内容所能提供的价值并不大，除非能够给出有关流感病例的数量在过去的几个月或几年内的更多细节数据，使受众能够看出现在的数字是增长了、减少了还是没有变化。

理解概率性数据（风险或收益的统计评估）可能对于非专业人士甚至健康专业人士来说都是一种挑战。[28]有时借用熟悉的比喻可能会有助于人们解读数据：这种药物已经帮助了大约50%的服用者——我们当然期待你能在抛硬币游戏中得胜，但这就是全部了（we can hope you win the coin toss, but that's all it is.）。

相对风险估计有助于提升人们对健康话题的认知度，[18]正如常见的新闻媒体健康报道所宣称的："一项新的研究表明食物 A 能够将心脏病患病风险降低一半"。然而，此类信息没有提供绝对风险的数据，往往具有误导性。例如癌症患病的"风险加倍"可能意味着绝对患病风险由万分之一增加到万分之二；从个人角度来看，这并没有很大的影响。大量证据显示，用绝对风险估算值来表述概率性数据能够提升人们的理解能力，尤其是在临床环境中。[28-30]

将数据纳入整体传播和执行规划中

选择将哪些数据传递给非专业受众、从业者或其他人士，应当基于对公共卫生工作的规划、执行和评估的"整个图景"的思考来决定。尽管不可能针对每一种情况量身定制，但需要重点明确的是传递数据的方式取决于收集了哪些数据，以及收集这些数据的原因。本章附录中介绍的北卡罗来纳州当地卫生部门的案例研究就是一个极好的例子，展示了数据的收集和传播在整个传播规划和执行中是多么不可或缺。在该案例研究中，需要特别注意：监测数据既被用于确认衣原体传染病病情，也被用于评估目的；对收集和传播哪些数据进行评估的决策需要谨慎规划（相关问题包括数据收集的便利性、可持续性、可复制性等）；注意伦理问题；调查结果的筛选和呈现在很大程度上依赖地图软件的使用（本章后面部分会涉及地图问题）。

给我看看数据：公共卫生数据的呈现

关于如何呈现数据的详细内容超出了本章的范围，但我们会提供一些数据呈现的建议和方法，提高受众对信息的理解力。当把复杂的数据和概念转换为简单清晰的传播信息时，重点关注数据呈现的细节（纯文字、视觉呈现或者两者兼而有之）会获益更多。

用文字呈现数据

尽管数据大部分是通过某种可视化形式呈现的，但也可以仅仅通过文字简单地传递给受众。方法之一就是通过数据隐喻。[31]我们所说的隐喻指的是使用文本（文字）形式对数据内容进行类比，例如"X 近似于 Y"。[32]举个例子，为了增强人们对烟草问题的意识，多年来倡导者指出，美国每年死于吸烟的人数等同于两架大型飞机连续相撞一年且没有幸存者的死亡人数。以下是另外两个让人印象深刻的公共卫生数据隐喻。[33-35]

■ 美国 3500 所大学中，每一所大学的学生每年喝掉的酒足以填满一个奥运会标准大小的游泳池。

当然，如果受众对类比的事物并不熟悉，那隐喻就不起作用了。用奥运会游泳池类比大学生饮酒量，可能就是这样的例子，尽管它常常被广泛的引用。请记住，所有的隐喻都是听到的效果比阅读效果更好，越早在传播活动中出现越有效，且当它是唯一使用的隐喻时效果更佳。[18]

用文字传递数据的另一种方法是使用简短的叙事手法。它较之于隐喻篇幅更长，可以是小段子、小故事或其他用于说明关键点的简短文字描述。以叙事形式向受众呈现数据或其他健康信息是一种非常有效的方法，能够使人们产生代入感，进入一个特定的情节中去，往往还能激发他们的情感。[35]方框 4-3 讲述了高昂的治疗费对患病儿童的父母的影响。

使用文字的最后一个注意事项：避免用日常语言描述数据。当提及数字时，人们可能会倾向于使用诸如"高得多""大多数时候""低风险""频繁"或"最小风险"等字眼，但这样做是有问题的，因为人们对于这些词语的理解和解读存在极大差异，请坚持使用具体的数字。

方框 4-3　公共卫生数据导向的叙事实例

医药费使儿童精神疾病患者的家庭破产

美国广播公司（American Broadcasting Company，ABC）2013 年的一篇新闻报道重点强调了精神病儿童患者的父母需要应对高昂的医疗费用的挑战。莫里西夫妇（the Morrisseys）是其中之一，这对来自内布拉斯加州的夫妻为家人准备了非常好的健康医疗保险，他们有一个十多岁的女儿杰米（Jaimie，化名以保护隐私）患上了图雷特综合征、严重焦虑和厌食症。杰米的父亲泰德（Ted）说："11 年来，我们一直在与疾病抗争，但徒劳无功。"

尽管家庭保险已承担 80% 的费用，但因为医疗补助和社会保障等政府项目的经济援助申请没能通过，他们依然需要自付护理杰米的大笔费用。她的父亲说："如果你有 20 万美元，你至少需要拿出 4 万美元来支付。"

毫无疑问，杰米的医疗费用还给这个家庭带来很多其他困难。她的父亲说："我们为自己承担了医疗费用而自豪，但还是需要用信用卡支付日杂。我们一无所有了，我现在担心会失去我的家，这是毁灭性的。"

S. D. James, "Medical Bills Bankrupt Families of Mentally Ill Children", ABC News (February 18, 2013), http://abcnews.go.com/Health/medical-bills-bankrupt-families-children-mentally-ill/story?id=18515291.

可视化数据呈现

数据通常以可视化形式呈现给受众，例如图像、表格、图表、仪表盘和地图等。信息技术的快速发展为可视化呈现带来更多选择，创造了更多传播的可能性，例如在油管或其他网站人们能够简单快捷地创建或下载视频。

但也请记住，拥有更多选择和功能并不会必然增强传播效果。在本节中我们将总结选择数据呈现形式的基本要点，并通过设计呈现的形式来增强公共卫生数据的传播效果。

视觉基础

当思考使用哪种可视化呈现形式时，选择受众可能熟悉的方式更容易被理解。例如，"1星到5星"的评价体系或简单的饼状图也许在视觉上并不丰富，但对于大多数受众来说是熟悉并易于理解的。同样，在美国，红色通常表示危险或高风险，而绿色通常表示"正常"或"安全"。除了无法正确区分颜色的人，绿色、黄色、红色是很好的，用以传递从正常到异常的数据值的颜色选择。

正如本章前面所提到的，认知过载是解读数据时的一大阻碍，应当在可视化呈现时尽量减少认知过载的情况。消除这种复杂问题的方法之一是限制可视化呈现的数量，尽量不超过一个，除非受众的参与度很高。运用精练简洁的标题、标签和图例，并考虑将强调关键信息的单词（例如"在使用疫苗之后，肆虐的传染病感染人数下降了95%"）纳入其中。关键数据点应当用箭头或粗体字突出显示——这些可视化标识正是为读者提供的背景线索。最后，保留足够的空白区域以避免杂乱，使人们能够清晰地辨别出关键点。例如，在一个图表中尽可能少地使用条形、线形或饼图切片（例如使用2—4个即可），并删除多余的内容，比如表示95%置信度的线条等。

特定的可视化方式

健康数据的呈现还有许多其他的可视化方式，近期一些研究有助于指导如何挑选这些方式。例如，由密歇根大学研究人员主导，罗伯特·伍德·约翰逊基金资助的"可视化健康"项目（the Visualing Health Project）已经确定了部分可视化方式，其中一些方式在帮助人们理解疾病的风险以及疾病筛查和处理的好处等方面尤其有价值。[31]

人们的确开发出了一些新的方法，但诸如条形图、折线图和饼图等旧的方法依然是呈现数据最常见的可视化方式。除了简短的列表（表4-2）外，应当避免使用表格，那并不是一个好的选择。条形图可能是使用最频繁的，因为它具有多种功能，且在呈现数字的相对幅度（大小）等方面优势突出，例如计数、百分比或相对风险等（图4-2和图4-3）。[18,29,36]

表 4-2　数据表格示例

2012年世界十大主要致死因素

致死因素	人数（百万）
1. 缺血性心脏病	7.4
2. 中风	6.7
3. 慢性阻塞性肺病	3.1
4. 下呼吸道感染	3.1
5. 肺癌	1.6
6. HIV/AIDS	1.5
7. 腹泻病	1.5
8. 糖尿病	1.5
9. 交通事故伤害	1.3
10. 高血压心脏病	1.1

说明：注意使用短标题和交替阴影行，以方便阅读。

数据来源："The top 10 causes of death"，World Health Organization Website. http：//www. who. int/mediacentre/factsheets/fs310/en/.

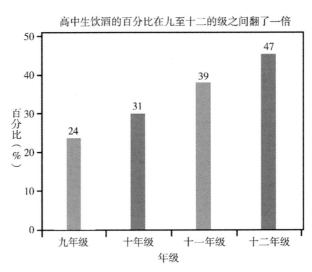

图 4-2　条形图示例

说明：注意标题所包含的关键信息，即饮酒量在跨年级之间如何增加。

数据来源：L. Kann, S. Kinchen, S. L. Shanklin, et al. , "Youth risk behavioral surveillance—United States, 2013", *Morb Mort Week Rep Surv Summ*, Vol. 63, No. 4, 2014, p. 18.

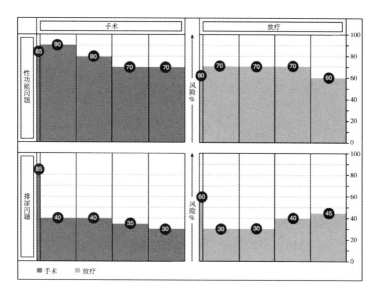

图4-3　用于传递有关前列腺疾病治疗副作用风险数据的条形图

数据来源：University of Michigan，Robert Wood Johnson Foundation，"Visualizing Health"，http：//www.vizhealth.org/.

想要呈现数据的某种模式（尤其是随着时间变化的趋势），折线图是最好的选择。在图4-4中请注意标题和箭头的使用能够帮助查看者快速识别关键信息和数据点。饼状图也是大多数受众熟悉的图形，通常用于呈现总计为100%的各部分的相对大小（百分比），在合适的情况下强烈推荐（图4-5）。

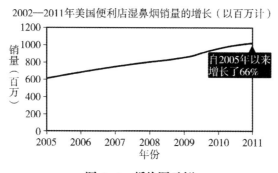

图4-4　折线图示例

数据来源：C. D. Delnevo，O. A. Wackowski，D. P. Giovenco，M. T. B. Manderski，M. Hrywna，P. M. Ling，"Examining market trends in United States on smokeless tobacco use：2005 - 2011"，*Tob Control*，Vol. 23，2014，p. 109.

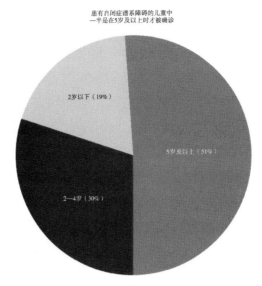

图 4-5 饼状图示例

注意饼片内数据标签的位置。

数据来源：B. A. Pringle，L. J. Colpe，S. J. Blumberg，R. M. Avila，M. D. Kogan，"Diagnostic history and treatment of school-aged children with autism spectrum disorder and special health care needs"，*NCHS Data Brief*，No. 97，2012，pp. 1-8.

仪表盘相当于一种视觉比例尺，可用于将大量数据精减为一条或多条简单消息。图 4-6 的仪表盘由美国医疗保健研究与质量局开发，它基于 100 多种指标，很好地整合成该州医疗卫生质量的综合评估体系，还可以显示出随着时间推移的变化情况。[37]

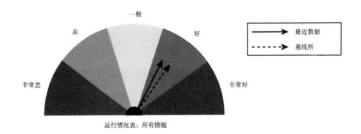

图 4-6 医疗保健研究与质量局提供的州级医疗措施仪表盘示例
（威斯康星州的整体医疗卫生质量）

说明：注意文本框和箭头如何表示数据传递的关键点。

数据来源：Agency for Healthcare Quality and Research，"National Healthcare Quality and Disparities Reports：Wisconsin State Dashboard"，http：//nhqrnet. ahrq. gov/inhqrdr/Wisconsin /dashboard.

大量研究表明图标阵列（icon arrays，或称象形图画），是帮助人们理解概率信息（例如与基因遗传、疾病筛查、治疗方案选择相关的风险与收益等）的绝佳选择（图4-7）。相较于其他的可视化方式，图标阵列能够更有效地描绘出分子与分母之间的关系。[29,38]

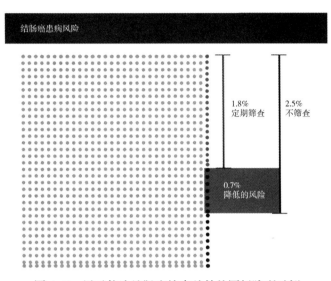

图4-7　用于传达结肠癌筛查益处的图标阵列示例

资料来源：University of Michigan，Robert Wood Johnson Foundation，"Visualizing Health"，http：//www.vizhealth.org/.

信息图表

功能更强大且易于访问的计算机软件的出现催生了使用信息图表来直观呈现数据的新方法。信息图表是对复杂数据的可视化呈现，通常提供语境信息来帮助读者更好地理解相关数字。图4-8至图4-11来源于"可视化健康"项目[36]，展示了一些相对简单的信息图表示例，可以用于帮助提升认知、描述健康风险或协助人们进行个体决策。通过制作更精细的图集，信息图表可以通过故事情节向受众传递数据。[39,40]方框4-4提供了信息图表的制作指南。此外，还可以访问 http：//www.healthypeople.gov/2020/leading-health-indicators/LHI-Infographic-Gallery 获取一组信息图表，其中介绍了主要的健康指标；传播材料中可以免费使用这些信息图表，只要标明了正确的出处。

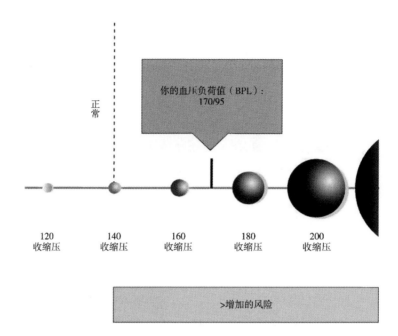

图4-8 信息图表可以将医学检验结果转化为个体风险评估

资料来源：Visualizing Health. University of Michigan and the Robert Wood Johnson Foundation Website. http：//www. vizhealth. org/.

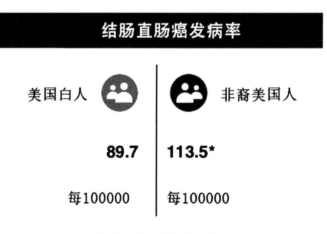

图4-9 信息图表可以用于传递种族差异和提升认知

资料来源：Visualizing Health. University of Michigan and the Robert Wood Johnson Foundation Website. http：//www. vizhealth. org/.

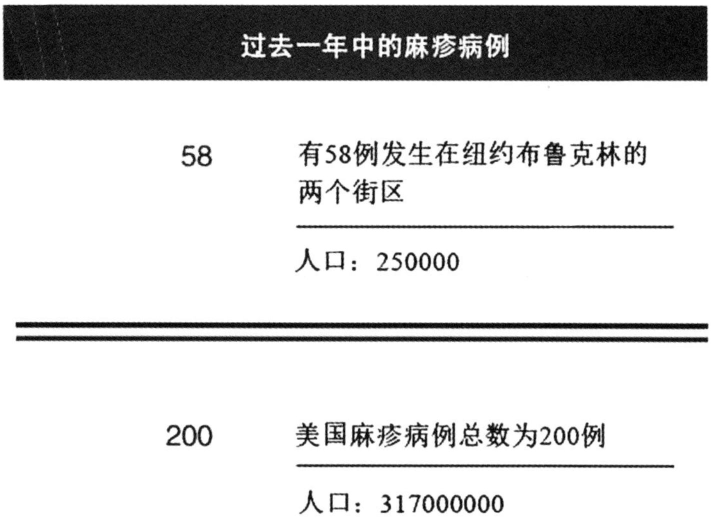

过去一年中的麻疹病例
58
有58例发生在纽约布鲁克林的两个街区
人口：250000
200
美国麻疹病例总数为200例
人口：317000000

图 4-10　信息图表可以提升认知，并结合语境信息呈现疾病暴发结果

资料来源：Visualizing Health. University of Michigan and the Robert Wood Johnson Foundation Website. http：//www. vizhealth. org/.

继续保持！
未来十年里
患糖尿病的风险
初始风险
当前风险
服用
二甲双胍
加强
血糖控制

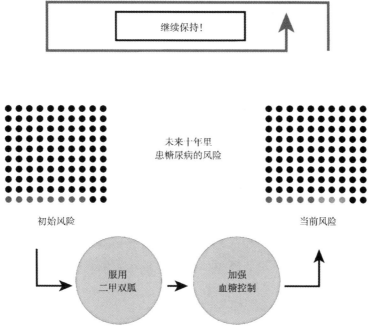

图 4-11　信息图表可以传递有关积极行为改变的益处的数据

资料来源：Visualizing Health. University of Michigan and the Robert Wood Johnson Foundation Website. http：//www. vizhealth. org/.

方框 4-4　信息图表制作指南

整体建议

■ 确定故事情节（单个首要传播目标）与故事概要。

■ 明确预期受众和传播目的。

■ 用数据主导故事情节（仔细检查数据的准确性），但也要结合语境。

■ 由左至右、由上至下组织信息。

■ 确保简洁：向受众展示新信息时，要保证可视化图像简洁明了，且有充足的空白区域。

■ 选取目标受众中的个体进行信息图表检测（正式评估），确保他们能够快速并精准地理解，必要时对图表进行修改。

具体建议

■ 使用标题或副标题构建故事情节或提供语境信息。

■ 用简单的语言对主要信息进行阐释，并将其放在信息图表的前面。

■ （在更为复杂的图表中）由上至下分割为几部分。

■ 使用简单的可视图形，例如数据条形图或易于理解的图形或照片。

■ 使用文本框、箭头、增大字号或文字加粗等方式强调关键数据。

结　　论

公共健康传播面临的最大挑战之一就是向公众、决策者和新闻媒体记者传递科学的数据。大多数人的计算能力有限，极易在面对公共卫生信息中的统计数据和其他数字式数据时感到不知所措。然而，是否使用数据，使用哪些数据，使用文字、可视化呈现形式还是两者结合的形式向受众传递数字，如果能够对这些问题进行仔细考虑和选择，数据就能够更有效地传递给非专业受众。这样做有助于使受众增加相关知识，并最终从个人和社会层面改进决策行为、提升健康状况。

总　结

本章问题

1. 为什么无论何时都应该尽可能地使用地方公共卫生监测数据？

2. 缺乏计算能力对传播有什么影响？

3. 受众的倾向和偏见如何影响他们对数据的理解？

4. 向计算能力低的受众传递数据有哪些有效方法？

5. 为什么在对数据进行选择和呈现时，"少即多"？

6. 仅使用文字传递数据的两种方法是什么？

7. 如何在展示可视化数据时尽量减少认知过载的情况？

参考文献

1. Thacker，S. B.，J. R. Qualters，L. M. Lee，"Public Health Surveillance in the United States：Evolution and Challenges"，*MMWR.*，Vol. 61（Suppl），2012，pp. 3-9.

2. M. Porta，ed.，Dictionary of Epidemiology（5th ed.），New York，NY：Oxford University Press，2008.

3. Gould，H. L.，K. A. Walsh，A. R. Vieira，et al.，"Surveillance for Foodborne Disease Outbreaks—United States，1998-2008"，*MMWR Surv Summ*，Vol. 62，No. 2，2013，pp. 1-34.

4. Centers for Disease Control and Prevention，"CDC and food safety"（March 2014），http：//www. cdc. gov /foodborneburden/PDFs/CDC - and - Food - Safety. pdf.

5. Centers for Disease Control and Prevention，"Multistate outbreak of *Salmonella chester* infections associated with frozen meals—18 states，"*MMWR.*，Vol. 62，2013. pp. 979 - 982.

6. Koba，M.，"Deadly epidemic：prescription drug overdoses，"*USA Today.* July 28，2013. http：//www. usatoday. com /story/money/business/2013/07/28/deadly-epidemic -prescription-drug-overdoses/2584117/.

7. Centers for Disease Control and Prevention，"Mortality data"（January 2015），http：//www. cdc. gov/nchs/deaths. htm.

8. Substance Abuse and Mental Health Services Administration，"Emergency department data/Drug Abuse Warning Network（DAWN）"（January 2015），http：//www. samhsa. gov/data /emergency－department－data－dawn.

9. L. J. Paulozz，"Prescription Drug Overdoses：A Review"，*J Safety Res*，Vol. 43，2012，pp. 283－289.

10. Centers for Disease Control and Prevention，"Prescription Painkiller Overdoses：A Growing Epidemic，Especially Among Women"（July 2013），http：//www. cdc. gov/vitalsigns/pdf/2013－07－vitalsigns. pdf.

11. Rudd，R. A.，L. J. Paulozzi，M. J. Bauer，et al.，"Increases in Heroin Overdose Deaths—28 States，2010 to 2012"，*MMWR*，Vol. 63，2014，pp. 849－854.

12. Centers for Disease Control and Prevention，"Prescription Drug Overdose in the United States：Fact Sheet"，https：//www. cdc. gov/drugoverdose/.

13. Johnson，H.，L. Paulozzi，C. Porucznik，et al.，"Decline in Drug Overdose Deaths After State Policy Changes—Florida，2010－2012"，*MMWR*，Vol. 63，2014，pp. 569－574.

14. Lee，L. M.，S. M. Teutsch，S. B. Thacker，et al.，*Principles and Practice of Public Health Surveillance*（3rd ed.），New York：Oxford University Press，2010.

15. Goodman，M.，R. Finnegan，L. Mohadjer，et al.，Literacy，Numeracy，and Problem Solving in Technology－Rich Environments Among U. S. Adults：Results from the Program for the International Assessment of Adult Competencies 2012，First Look，NCES Pub. No. 2014－008，Washington，DC：U. S. Department of Education，National Center for Education Statistics，2013.

16. Provasnik，S.，D. Kastberg，D. Ferraro，et al.，Highlights from TIMSS 2011：Mathematics and Science Achievement of U. S. Fourth－and Eighth－Grade Students in an International Context，NCES Pub. No. 2013－009（revised），Washington，DC：National Center forEducation Statistics，Institute of Education Sciences，

U. S. Department of Education，2012.

17. Abramsky，L.，O. Fletcher，"Interpreting Information：What is Said，What is Heard—A Questionnaire Study of Health Professionals and Members of the Public"，*Prenat Diagn*，Vol. 22，2002，pp. 1188-1194.

18. Nelson，D. E.，B. Hesse，R. Croyle，et al.，*Making Data Talk*，NY：Oxford University Press，2009.

19. Hastie，R.，R. M. Dawes，*Rational Choice in an Uncertain World：The Psychology of Judgment and Decision Making*，Thousand Oaks，CA：Sage，2001.

20. Alonso，W.，A. Starr，eds.，*The Politics of Numbers*，New York：Russell Sage Foundation，1987.

21. B. J. Zikmund-Fisher，A. Fagerlin，P. A. Ubel，"A Demonstration That 'Less Can Be More' in Risk Graphics"，*Med Decis Making*，Vol. 30，2010，pp. 661-671.

22. Fagerlin，A.，B. J. Zikmund-Fisher，P. A. Ubel，"Helping Patients Decide：Ten Steps to Better Risk Communication"，*J Nat Cancer Inst*，Vol. 103，2011，pp. 1436-1443.

23. Witteman，H. O.，B. J. Zikmund-Fisher，E. A. Waters，et al.，"Risk Estimates from an Online Calculator are More Believable Wand Recalled Better When Expressed as Integers"，*J Med Internet Res*，Vol. 13，No. 3，2011，p. 54.

24. Rothman，A. J.，P. Salovey，"Shaping Perceptions to Motivate Healthy Behavior：The Role of Message Framing"，*Psychol Bull*，Vol. 121，1997，pp. 3-19.

25. Gallagher，K. M.，J. A. Updegraff，"Health Message Framing Effects on Attitudes，Intentions，and Behavior：A Meta Analytic Review"，*Ann Behav Med*，Vol. 43，2012，pp. 101-116.

26. O'Keefe，D. J.，J. D. Jensen，"The Relative Persuasiveness of Gainframed and Loss-framed Messages for Encouraging Disease Detection Behaviors：A Meta-analytic Review"，*J Comm*，Vol. 59，2009，pp. 296-316.

27. Ferrer，R. A.，W. M. P. Klein，L. E. Zajac，et al.，"An Affective Booster

Moderates the Effect of Gain-and Lossframed Messages on Behavioral Intentions for Colorectal Cancer Screening", *J Behav Med*, Vol. 35, 2012, pp. 452-461.

28. Gigerenzer, G., Risk Savvy, *How to Make Good Decisions*, New York: Viking Penguin, 2014.

29. Zipkin, D. A., C. A. Umscheid, N. L. Keating, et al., "Evidencebased Risk Communication: A Systematic Review", *Ann Intern Med*, Vol. 161, 2014, pp. 270-280.

30. Akl, E. A., A. D. Oxman, J. Herrin, et al., "Using Alternative Statistical Formats for Presenting Risks and Risk Reductions", *Cochrane Rev*, No. 3, 2011, CD006776.

31. Scherer, A. M., L. D. Scherer, A. Fagerlin, "Getting Ahead of Illness: Using Metaphors to Influence Medical Decision Making", *Med Decis Making*, Vol. 35, 2015, pp. 37-45.

32. Galesic, M., R. Garcia - Retamero, "Using Analogies to Communicate Information About Health Risks", *Appl Cognit Psychol*, Vol. 27, 2013, pp. 33-42.

33. C. Rose, "A Discussion About Cancer in America", in The Charlie Rose [Television] Show Transcript, episode aired April 29, 2004.

34. Wallack, L. M., K. Woodruff, L. Dorfman, et al., *News for a Change: An Advocate's Guide to Working with the Media*, Thousand Oaks, CA: Sage, 1999.

35. Scharf, B. F., L. M. Harter, J. Yamasaki, et al., "Narrative Turns Epic: Continuing Developments in Health Narrative Scholarship", in T. L. Thompson, R. Parrott, J. F. Nussbaum, eds., *Routledge Handbook of Health Communication* (*2nd ed.*), New York: Routledge, 2011, pp. 36-51.

36. University of Michigan, Robert Wood Johnson Foundation, "Visualizing Health", http://www. vizhealth. org/.

37. Agency for Healthcare Quality and Research, "National Healthcare Quality and Disparities Reports: Wisconsin state dashboard", http://nhqrnet. ahrq. gov/in-hqrdr/Wisconsin/dashboard.

38. R. Garcia-Retamero and E. T. Cokely, "Communicating Health Risks with Visual

Aids"，*Curr Direct Psychol Sci*，Vol. 22，2013，pp. 392-399.

39. Centers for Disease Control and Prevention，"Social Media：Infographics"，http：//www. cdc. gov/socialmedia/tools/infographics. html.

40. United Kingdom Office for National Statistics，"Infographic guidelines"（2013），https：//theidpblog. files. wordpress. com/2013/10/infographic - guidelines - v1 - 0. pdf.

附录　北卡罗来纳州某县衣原体项目的宣传[*]

项目概述

2003 年，大山谷（化名）地区的卫生部门（Greater-Valley District Health Department，GVDHD）意识到该县的衣原体发病率已成为一个重要问题。该县政府人员通过社区健康评估发现，较之于其他近年受到关注的疾病，性传染病尤为严重。例如，该县的艾滋病病毒感染、青少年怀孕等健康问题已经有所缓解，但衣原体的患病率高居该州前五。预防和检测疾病是降低未来发病率的重要措施，因此，卫生部门认为应当对性行为和保护措施进行宣讲，并提供服务和检测。除此之外，所能做的工作有限，于是卫生部门意识到需要与外界合作完成宣传活动，并检验其成效。

为了申请当地基金会的资金，县工作人员还需要两个合作伙伴，一个需要具备沟通能力，一个需要具备社会科学评估能力。最后，他们选择了一个当地的营销团队和一个大学的评估团队。开展形成性研究以及收集总结性评估数据，往往受限于项目实施的可用资源和时间，这些因素也影响了项目的效果。

计划

推广运动的进展

卫生部门的官员选择了一个名为"People Designs"的本地组织，与当地居

---

[*] 杰茜卡·索思韦尔（Jessica Southwell），马特·西蒙（Matt Simon），凯西·德科西莫（Kasey Decosimo）。

民进行焦点小组讨论，从而为形成性研究提供相关观点。在此项工作的基础上，People Designs 与卫生部门一起全方位利用广播、印刷媒体和社交媒体等其他传播渠道开展了一场推广运动。

评估计划

举办一场成功的活动与评估活动效果的方法同等重要。事实证明，开发一种评估活动效果的方法颇具挑战性，因为县政府官员已经花费了相当一部分预算来设计和举办活动，因而没有太多资金来对居民的看法进行大规模调查从而评估成效，而随机分配的实验设计方法显然也不适用于这场活动。鉴于这些限制因素，该项目的评估伙伴北卡罗来纳大学教堂山分校（University of North Carolina at Chapel Hill, UNC）的北卡罗来纳公共卫生研究所（North Carolina Institute for Public Health），提出了一种基于时间来评估居民变化的方法。

管理合作三方的项目期望

项目计划中的一个关键环节是合作三方能否对未来一年内的工作目标进行具体评估。营销团队结合项目资金制订了一年的项目计划，并根据其所需的形成性研究和所需材料提出符合现实的预期目标。另外，评估团队认为他们所要处理的是行政数据（县级监测数据），而不是在时间和资金有限的情况下收集额外的调查数据，因此他们把精力放在寻找合适的方法把官方的数据转化为量化结果上。

三方在初期起草了一份项目章程，列出了各方职责以及项目时间表。此外，三方还制订了电话会议时间表，以便在整个项目期间保持联系，并通过每两周一次的电话会议分享最新情况和讨论有价值的问题。

可复制的信息学方法

该衣原体项目值得注意的地方在于它能够在全国任何一个收集了监测数据的县进行复制。北卡罗来纳电子疾病监测系统（North Carolina Electronic Disease Surveillance System, NC EDSS）可以跟踪阳性传染病病例，它的数据是形成性研究的核心信息来源，同时也将是未来综合性评估的核心信息来源。北卡罗来纳公共卫生实验室的工作人员公布了接受检测的总人数，这一数据是县级电子疾病监测系统报告和卫生部门的数据集中所没有的。此外，他们所使用的地理信息系统（Geographic Information Systems, GIS）制图技术，大大减轻了卫生部门工作人员的负担。

使用监测系统进行评估的另一个原因是,北卡罗来纳州的地方卫生部门为到公共诊所就诊的年轻妇女制订了完善的筛查方案,通过北卡罗来纳电子疾病监测系统进行报告,从而提供了关于该群体疾病流行率的较准确的数据。当然,衣原体的筛查和相关报告依然存在局限性。衣原体是引发女性盆腔炎(pelvic inflammatory disease,PID)的主要因素之一,但它通常无明显症状,因此北卡罗来纳州公共卫生部(North Carolina Department of Public Health,NCD-PH)认为,所有性生活活跃的年轻女性都应该在盆腔检查时筛查衣原体。最初,筛查范围仅包括年龄 22 岁以下的女性,自 2008 年起扩大到 25 岁以下的女性,并且衣原体筛查被纳入孕妇标准产前护理项目中,筛查群体暂不包括年轻男性。衣原体病例报告存在明显性别偏差,公立诊所和卫生部门在开展此类筛查项目和报告病例方面可以做得更好,目前他们的数据大都基于到公共诊所就诊的年轻妇女。

尽管在获得准确和及时的衣原体患病率数据上存在局限性,但评估团队仍能够使用北卡罗来纳电子疾病监测系统的数据来完成整个山谷县确诊的衣原体病例的基线图。研究显示大多数衣原体携带者病例集中在该县最大城镇的几个社区中。在相关资源(包括财力和人力等)捉襟见肘的情况下,可以把精力聚焦在更小的范围内,我们也希望这样能产生更好的效果。

2013 年 12 月 12 日,大山谷地区卫生部门的工作人员从北卡罗来纳电子疾病监测系统提取了从 2010 年 1 月 1 日到 2013 年 12 月 11 日的山谷县衣原体病例地图和事件列表,研究所将已确认数据进行分析后编写成一份基线报告,在 2014 年 1 月的小组会议上发表。

基线报告中山谷县的病例是经实验室确诊的衣原体感染病例,也可能包括重复感染的病例。病例是根据诊断时患者居住的县进行选择的(在最终绘制这些以五年为跨度的地图时,明确这一点非常重要)。

针对这些病例进行的描述性分析包括交叉表(cross-tab)分析,按照病例的年份、性别、妊娠状况、年龄层、种族和报告提供者等变量进行分类,这些变量数据都是从北卡罗来纳电子疾病监测系统数据集里提取的。报告时间指该病例上报给美国疾控中心的时间。如果这一数据缺失,则用实验室病例样本采集日期代替。

地理空间分析绘制的确诊报告病例，包含美国人口普查区的 34 例和山谷县的 166 例，如图 4A-1 所示。与北卡罗来纳电子疾病监测系统报告所使用的地理信息相同，所有地图绘制中使用的数据全部来自 2000 年美国人口普查的数据。

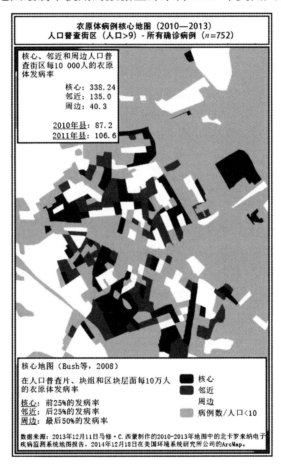

图 4A-1 2010—2013 年美国人口普查区域衣原体核心分布图
（人口>9）：所有确诊病例（n=752）.

数据来源：Matthew C. Simon, "NC EDSS mapping report from 2010-2013 Map" in ESRI's ArcMap, December 18, 2014.

首先，对所有报告病例进行聚类分析和热点分析，将空间聚类结果量化，得到高值（热点值）、冰点值以及异常值；其次，进行核心聚类绘制，展示核心地区的发病率；最后，将人口普查街区中的核心区域、热点地区和聚集区作为重点关注的潜在干预区。

这种方法虽然容易复制，但也存在局限性。最终报告可能仅包含那些在北卡罗来纳电子疾病监测系统中报告了的病例。尽管卫生部要求医疗机构上报衣原体等疾病，但无法保证所有的阳性病例都上报并录入监测系统。由于衣原体感染在男女中都没有明显症状，受感染的人不会主动寻医，因此在病例中也不会被记录。在某些情况下，数值和变量的缺失也会造成交叉表中一些总数的不一致。

除此之外，地理空间分析也存在一定局限性。首先，用于绘制图像的病例中的人口统计数据与总体病例的非常近似，但只有不到半数的报告病例包含有效地址。其次，只有 10 个人口普查街区的病例超出 10 例，少于 10 例的地区不具有可信度，且公开其地理位置数据可能触犯隐私。虽然纳入所有街区的数据能够确保进行有效的统计检验，但是，鉴于对资源的要求，少于 10 例的街区不适宜作为目标街区。从街区层面进行分析会更可靠，而实际拥有病例的街区要大得多。

向不同受众传递数据：数据呈现的伦理

随着焦点小组的持续讨论，卫生部门的工作人员注意到有机会将整个社区的医疗工作者作为宣传活动的目标。于是，他们决定在项目开始之前，尽可能多地与这些团体进行沟通。在此期间，卫生部门领导和镇医院、诊所内的医疗工作者进行交流，并与他们分享了我们的基线数据和宣传材料，这些信息与用于说服高危人群接受筛查检验的信息截然不同。

此外，卫生部门要求诊所进行一项患者调查，用于记录患者接触宣传材料后的认知变化和潜在的行为变化。因为调查针对 15—65 岁的所有患者，并且涉及联合国机构审查委员会确定的有关个人的数据收集，所以调查使用的语言必须符合许多标准。

最终，项目组花费大量时间来探讨绘制衣原体病例图并分享给公众的伦理意义。人们应当看到多少信息、如何使用这些信息，都成为其中的指导性问题。

活动策划及实施

由于 15—24 岁的群体是衣原体传染的高危群体，而且多数人可能对该病知之甚少，甚至存在污名化偏见，项目开发者意识到该方案可以提供免费且保密性高的检测机会。他们希望在全社区规范化推广，将这项检测作为提升社区健康水平的策略之一。宣传素材使用鲜艳的色彩和具有现代感的形式（例如用短信的形式来呈现广告语），并利用活动时的流行文化与目标群体产生共鸣。例如，他们用"保持冷静，接受筛查"（Keep Calm and Get Tested）作为口号，这句话是 2013 年美国的流行语，也曾是第二次世界大战时期英国的口号。

结果评估

为了调查衣原体检测这项活动的近期关键性成效，北卡罗来纳公共卫生研究所采取了一种基于时间的管理记录方式进行评估。该县对衣原体检测记录的保存和收集已实行多年，县工作人员也会对每次检测的日期和结果进行核对。通过将时间单位概念化为分析单位，评估研究人员能够随着时间的推移评估整个县的筛查检测行为。评估小组没有将居民个人作为分析单位，而是将居民在该县的平均生活天数作为分析单位进行评估。他们能够计算出随着时间变化，在某一特定日期进行检测的可能性。因此，可以将活动开始之前和活动结束后立即进行检测的可能性进行比较。考虑到例如开学或放假这样有规律的季节性变化可能会导致的影响，评估团队会在项目启动后的特定月份进行可能性检验，并与上年同期数据进行比较（以控制季节性影响）。

鉴于这个项目的目标能够重复、持续使用，数据必须容易获取。但是，这一过程出现了一些计划外的问题。首先是国家政策问题，比如筛查检测中的性别问题，北卡罗来纳州只有女性进行测试（为男女都提供免费检测的地方卫生部门仅有波士顿、马萨诸塞州等地区）。如果北卡罗来纳州的一个县想要采用尿检这一对许多居民来说更容易接受的方法，卫生部门需要一个专门的实验室来处理尿检结果。大山谷地区卫生局选择仅在青少年夜诊时这样做，希望能够吸引更多的人参加该活动。

另一个问题是没有对很大一部分高危群体——男性——进行检测，因为卫生部门无力承担相关费用，而州实验室也不处理这些样本。就算该县获得了一笔专项资金去检测男性尿样，最初的评估分析工作仍需集中在女性群体。

通过制订一个统一的方案，我们能够确保有连贯一致的结果评估标准。然而，这并不能消除相关政策对评估的限制，这也是当地社会化营销工作中需要考虑的重要因素。

第五章

了解科学并汇报科学成果[*]

学习目标

通过学习本章，读者将能够：

1. 了解科学证据的质量水平以及科学家对公共卫生问题的共识程度；

2. 识别可靠的科学信息来源；

3. 了解非专业受众理解和处理科学信息的影响因素有哪些；

4. 认识到公众面对科学研究或报告时常问的四个问题：

   · 您发现了什么？（描述）

   · 问题发生的原因是什么？（解释）

   · 这意味着什么？（解读）

   · 需要做些什么？（行动）

5. 使用单个首要传播目标规划方法，从科学研究、核心报告中提炼出信息传播给不同的受众。

导　言

公共健康建立在科学与研究的基础上。使用科学、统计学原理，特别是流行病学领域的方法，对数据进行收集、分析和解释说明，从而为建议和行动提供依据。借助科学来改善公共健康水平，就必须整合研究成果，将其传播给各

---

[*] 大卫·E. 尼尔森。

种各样的受众，可绝大多数人对前沿学科和数学知识知之甚少。故而，公共健康领域的从业人员有两项被忽视但却十分重要的职能：[1-3]

- 评估公众对特定议题或话题的了解程度和关注程度；
- 向非专业人士传播科研成果，并关注这些研究成果对不同受众产生的意义。

如何将关键的科研成果和结论传播给政策制定者、新闻媒体工作者、组织机构代表乃至更广泛的公众呢？本章将为面向非专业受众的传播提供指南。

评估公共健康科学的质量水平

科学是运用领域内承认的方法进行系统研究而建构的知识体系，它试图通过假设和推论来探寻涉及现象的普遍真理。通过运用数学和逻辑原理对定量和定性的数据进行系统分析，才能获得科学知识。从人类学到以实验室为基础的基础科学，许多学科都对公共健康的发展作出了贡献。[1]

评定科学知识的质量水平，需要确定"高水平科学"所包含的特征，这并不容易。因为即便是专家们有时也会被愚弄（例如时常有发表在著名期刊上的研究报告因数据造假或未公布潜在的利益冲突而被撤稿）。但无论如何，在评估科学知识的质量时，需要对三大类因素进行检验：研究设计和实施、科学共识以及学者和投稿期刊的可信度。表5-1进一步对这些因素进行了描述。

表5-1　影响公共健康领域科学质量的因素

研究因素	科学共识水平	来源信息
研究设计	研究综述	作者及其所在研究单位
代表性和因果性	语境信息	科学著作的公开出版物和出版机构

改编自：Hill, A. B., "The Environment and Disease: Association or Causation?", *Proc R Acad Med*, Vol. 58, No. 5, 1965, pp. 295-300; B. J. Turnock, *Essentials of Public Health* (2*nd ed.*), Sudbury, MA: Jones and Bartlett, 2012.

研究因素

研究设计

科学家之间存在强烈的共识，即某些类型的研究设计比其他类型的设计更强大，因为它们可以最大限度地减少偏差。[4,5]忽略其他的细节考量，这里列出从最强到最弱的研究设计类型：

- 实验研究；
- 队列研究（cohort studies）；
- 病例对照研究；
- 时序研究；
- 横向研究（如调查）；
- 生态学研究；
- 个案研究。

实验研究对实验组的实验主体（例如人或者动物）进行干预（比如使用新药物），将其结果与对照组进行比对。通过准实验的设计，可以在难以控制的自然环境中对群体进行研究，例如对颁布强制性免疫法的州与未颁布该法令的州进行比较。

队列研究则涉及从个体视角出发（前瞻性）收集数据，或对已经存在的历史数据再度挖掘（回顾性）。

在病例对照研究中，收集有特定健康问题（有疾病或状况）的患者过去的数据，然后收集那些和病例类似但没有相同特定健康问题的人的数据，将它们进行比较。

时序研究通常用于比较同一群体在不同时间段所收集到的数据，而不启用对照组。通常是在干预前后进行比较，例如在采取新健康政策的前后比较。

横向研究在一个时间段内收集相关数据和结果。不过这种设计难以判断被试接受的干预是否早于研究关注的结果。

生态学研究通常涉及比较两种类型的人口水平数据，或探究他们是否相关。虽然探究相关性的研究可能对于提出假设很有价值（例如，"居民收入较低的地理区域，吸烟率往往较高"），但由于相关并不意味着因果，故而可能会产生误导性的结果。

个案研究通常对一小部分具有相同疾病或其他健康状况的人或动物进行数据分析而下结论，但此研究往往难以得出确切的结论（如果有的话）。

代表性和因果性

评估研究的另一个重要因素是数据是否具备群体适用性和代表性。比如，尽管动物研究的成果可能无法直接运用于人类，但动物研究对基础的科学知识贡献良多。另外，许多科学研究都是以小样本进行的，他们通常无法代表更大的群体。此类研究的结果虽然具有启发性，但除非可以多次重复或得到更大型研究的证实，否则无法推广。

对科学研究成果进行解读时，长期面临的一个问题就是对其因果关系的评估。例如，如果一项研究表明风险因素 X 与健康状况 Y 密切相关，我们是否可以得出结论，X 导致了 Y？从科学角度出发，不可妄下断论，通常涉及因果关系时，需要考虑一些因素。[4-6] 自 1965 年以来，希尔提出的九种因果关系的标准已在流行病学研究中广泛应用并得到完善。[6] 围绕我们的目标，最重要的是以下四个标准：

- 时间顺序，风险因素先于健康状况。（因果关系是单向的。）
- 关联强度，例如，相对风险（relative risk，RR）预估值远大于 1。
- 生物梯度，接触次数增多会导致风险增加。
- 合理性，因果解释符合当下对病理过程的理解。

科学共识水平

在科学期刊上，找到表明"X 导致（或抑制）Y"的研究是相对容易的，这意味着在评估研究质量时，必须了解对特定主题或议题的科学共识水平。在过去三十年里，研究方法不断发展，研究成果的综述和总结也呈现爆炸式增长，从而就特定主题达成了循证科学共识。

研究综述

鉴于科学期刊数量众多且涉及的研究内容广泛，科学家、从业者和非专业受众都迫切需要研究综述以便了解"科学发展现况"，以及它对公共健康的影响。研究综述是权威的公共健康信息的基础，它同样也可以面向公众。研究综述主要有三种类型：

- 元分析；
- 文献系统评价；
- 综合性报告。

元分析是对先前研究所得数据进行分析的一种研究。[7] 基于一系列原则，选择特定主题的研究和数据源，研究者收集数据并计算汇总指标，以预估暴露于风险因素变量 X 和结果 Y（例如人血液中酒精含量 X 和驾车风险 Y）之间的关联程度（例如相对风险）。元分析的优势在于其分析的依据、分析基础比任何单项研究都要广泛，样本量也要大得多，故而能得到更精确的概括性（相对风险）评估。[8] 大多数元分析都是独立进行并在科学期刊上发表，但有时也会在资助机构、组织的主导下就某个主题发表综合性报告。

文献系统评价不像传统文献综述会受限于不同类型的偏差，它会预先制订详细计划和策略，以便从科学文献数据库（如 PubMed 生物医学文献数据库）和其他一些主题资源中，系统地识别发表或未发表的研究。[9-11] 而其过滤标准和决策规则能确保只将高质量的研究纳入分析的文献中。

第三类研究综述是有关健康主题的综合性报告。这些报告由不同组织或团体编写，编写目的各不相同，使用不同的方法来对科学文献进行综述和解读。这种研究综述有时由专家小组或工作组完成，为个人、组织或决策者提供临床方面、政策方面或其他方面的指导或建议。考虑到这些报告的制约因素极多，故其质量和可信度存在很大差异也就不足为奇了。专注于此类研究综述的国际组织中，最知名的应该是 Cochrane 协作网。该组织的总部设在英国，其报告的发表会经历极其严苛的过程，包括系统的文献综述和元分析。[12-13]

还有其他研究单位、政府机构和一些组织，也制订或支持制订基于循证研究的综合健康报告，例如美国国家医学院（以前被称为医学研究所）[14]、美国卫生总署[15]、社区预防服务特别工作组[16]（方框 5-1）和美国预防服务特别工作组[17]（方框 5-2）的报告。因为这些报告的编撰单位具有较高可信度，且其结论常用于与公共健康实践直接相关的信息，故而可将它们视为健康信息传播的宝贵资源。但需要注意的是，一些综合性报告的可信度就要低得多。这些报告来自组织、机构和专业团体，其结论或建议主要基于（甚至完全基于）"专家小组"成员的意见，或未能充分地描述文献回顾和结论论证的详细过程。

方框 5-1　社区预防服务指南

《社区预防服务指南》（以下简称《社区指南》）是一个由社区预防服务特别工作组资助的项目，可以在美国疾控中心管理的网站上浏览。该指南旨在帮助用户选择方案和政策，以改善社区的健康状况并预防疾病。通过对科学研究进行严格、系统的评价，尤其是研究设计的质量水平，我们可以确定方案和政策的有效性。《社区指南》包括成本收益分析和其他可能涉及的经济考量。该指南旨在帮助用户回答以下问题：

■ 哪些干预措施奏效了，哪些没起作用？

■ 干预在什么人群和环境中更能奏效，又在什么环境下效果微乎其微？

■ 可能有哪些干预成本？用户的投资预期应该是什么？

■ 干预是否会带来预期之外的好处或坏处？

■ 哪些干预措施通常需要大量的研究以明确其是否有效？

专项行动组希望《社区指南》的用户能实现以下成效：

■ 更多地采纳已被证明有效的干预措施；

■ 少用那些已证明无效的干预措施；

■ 明确一个既定事实——有些干预措施没有足够的证据来证明它们是否有效。

20年中，《社区指南》已经完成了近300篇评论和报告，并针对以下领域发表了建议：

青少年健康	心理健康
酒精消费	预防机动车伤害
哮喘	营养
先天缺陷	肥胖症
癌症防控	口腔健康
心血管疾病防治	体育运动
糖尿病防治	社会环境
应急准备和响应	烟草
健康传播和社会化营销	疫苗接种
健康公平	暴力
艾滋病病毒/艾滋病，性传播，妊娠	工作场所健康促进

Community Preventive Services Task Force，http：//www.thecommunityguide.org/index.html.

方框 5-2　美国预防服务特别工作组的建议

　　成立于1984年的美国预防服务特别工作组（U. S. Preventive Services Task Force，USPSTF），是一个由国内防控和循证医学专家组成的独立志愿小组。该小组对临床预防服务（如筛查、咨询服务和预防药物）提出有据可依的建议，从而改善美国人的健康状况。小组成员来自预防医学和基础保健领域，包括内科、家庭医学、儿科、行为健康、妇产科和护理等。他们通过对现有同行审议的研究发现，进行严格审查，给出相关建议，希望能帮助基础护理的临床医生和患者共同决定其是否需要预防性服务。

　　基于证据证明力的强弱和预防服务的利弊平衡，美国预防服务特别工作组为每个建议都标记了不同等级的字母（A、B、C、D 四级和 I 级声明）。这些建议只适用于没有特定疾病体征和症状的人群，且仅针对初级保健机构提供的服务或由初级保健医生转诊的服务。

　　下面是美国预防服务特别工作组近期提出的一些建议：

- 建议临床医生对所有孕妇进行艾滋病病毒检查，包括那些未经艾滋病病毒测试、艾滋病病毒感染状况不明的临产孕妇。等级：A 级推荐。
- 建议临床医生对育龄妇女进行亲密伴侣暴力筛查（如家庭暴力），并为有相关暴力经历的妇女介绍或提供干预服务。该项适用于没有虐待痕迹和症状的妇女。等级：B 级推荐。
- 不建议自动进行深入的多因素风险评估和对已查明的风险进行全面管理，以防止 65 岁或 65 岁以上的社区居民摔倒，因为受益的可能性很小。确定这项服务适不适合个别病例时，患者和临床医生应根据先前跌伤的环境、医疗条件和患者价值进行利弊权衡。等级：C 级推荐。
- 不建议使用前列腺特异性抗原（prostate-specific antigen，PSA）筛查前列腺癌。等级：D 级推荐。
- 目前的证据不足以评估补充维生素 D 和钙对男性骨折基础预防的利弊。等级：I 级声明。

　　美国预防服务特别工作组提出 A 级推荐，是因为能够高度确定净收益有保证。对于 B 级推荐，是因为能高度确定净收益中等，或者比较确定能获得高收益/中等收益。对于 C 级推荐，建议以专业判断标准和患者偏好为参照，有选择地向个别患者提供服务。可以确定该等级净收益较小。对于 D 级推荐，不建议采纳或使用，因为可以肯定的是，服务不会带来净收益或者弊大于利。对于 I 级声明，由于缺乏证据，质量参差不齐或存在争议，并且无法确定利益和损害之间的平衡，因此目前证据难以评估服务的利弊。

U. S. Preventive Services Task Force，http：//www.uspreventiveservicestaskforce.org/.

语境信息

　　另一个与科学共识水平相关的重要问题是科学发现提出的语境。[3] 如今我们能够通过互联网、社交媒体和其他渠道，空前地、广泛地、迅速地获取科学信息。可不幸的是，对科学成果的过度泛化和过度解读仍是一个普遍存在的问题。[18] 也许大家都曾遇到一些信息，它们鼓吹令人着迷的健康新发现或新突破，但很快被证明并未达到其宣称的效果。

考虑到某些科学发现的夸张程度和趣味性，对于来自期刊文章、口头汇报、新闻故事等渠道的科学研究发现，需要更加重视它们是否把语境因素纳入了考量范围。表5-2列出了评估新的科学信息时需要考虑的问题。[19,20]

表5-2 评估新的科学信息时所要考虑的语境问题

- 研究发现是否已经被可信度高的科学期刊收录？
- 研究发现是初步结果吗？
- 这些发现之前被提出过吗？
- 这些发现与先前的研究结果相较如何？（如若结论不同，这些结论为何比先前研究更可靠？）
- 如何确定结果不是偶然的？
- 有哪些潜在的替代性解释？
- 这些结果可以推广到其他人群吗？
- 是否有补充的数据表？如果有，从哪里可以得到？
- 是否有原始数据？研究人员是否愿意共享？
- 这些发现的局限性是什么？
- 可能遗漏了什么？
- 获得更多依据前，是否应该对结论持保留态度（例如完成其他的相关研究，或重复该研究）？
- 同领域的专家如何评价这些发现？
- 谁在推广这些结论？
- 结论推广者是否利益相关者？

信息来源

在判断所接收信息的质量时，人们往往会通过信源的可信度（信誉和专家意见）来评估信息质量，这是人类普遍的心理。例如，在软件问题的建议上，计算机科学家比缺乏或没有计算机经验的人更值得信赖。此外，有潜在利益冲突的个人或组织一般很难成为人们信任的信息来源。[3] 例如，在酒精消费等相关领域的健康风险和利害权衡上，酒精饮品公司不太可能被视为可靠的信息来源。在评估科学信息时，该原则也适用，因为信源可靠性本身就存在差异。

科学信息的信源可靠性可以从两个维度去考察：一是研究发现的提出者及各自的研究单位；二是研究的刊登者或出版机构。对某个科学家可靠性的判断应基于其先前的研究及其业内声誉。随着可搜索数据库和网络搜索引擎的普及，如今想要获取科学家个人的信息相当容易。

当然，科学家就职的单位、机构同样重要。受聘于较著名的科研组织（例如西北大学或美国国立卫生研究院）的人员可能具有更高的可信度（尽管并非总是如此），因为在这些组织中需要经历激烈竞争才能获得并保留职位。此外，一些政府机构编撰的科学文献在发布之前要经过大量的审查。

既然科学成果的可靠性可以通过"是否出版"来判断，那么在"哪里出版"，同样可以作为判断依据。显然，在核心刊物［例如《科学》（Science），《自然》（Nature），《新英格兰医学杂志》（New England Journal of Medicine），《柳叶刀》（The Lancet）］发文越多的作者拥有更多的引证记录，看上去也就更可信。如前文所说，因为这些组织编撰报告时流程严格，所以主流文献综述的综合报告也具有高可信度。

包括倡导团体、意识形态导向的"智库"以及行业支持的机构在内的许多组织，会通过出版刊物、发布新闻或者开展其他公关活动来获得新闻媒体和社会各界的大量关注。这些组织的主要目标往往是为有利于自己的研究成果和结论奔走呼号、获取支持。为了实现目的，它们可能会特地选择一些研究（甚至断章取义）以宣传某种特定的观点或建议。

总之，有众多因素会影响科学和科学信息的质量。但您也无须真的成为一名科学家才能评估科研质量。仔细考量上文描述的影响因素，秉持理性的怀疑态度，将对您选择和传播优质的科学信息大有裨益。

非专业受众如何评估公共健康的科学信息

外行的受众在理解和处理科学信息时通常受到一些因素影响。不过我们在提供健康信息时需要记住，人们不是个"空罐子"，他们有不同的和健康相关的经验、对健康先入为主的理念，以及影响他们对健康信息反应的世界观。[3,21]

对健康的关心程度和科学知识的水平

本章的读者对健康议题必然是感兴趣的，但该议题对大众的吸引力却不怎么高。[3] 研究表明，对于一般大众来讲，对健康更为关心的人往往是年龄较大的人、女性或者健康水平较高的人。而自己或亲戚家人曾患某种疾病的人（该因素为卷入度）也倾向于更加关注健康问题。[22]

美国和其他地方普通民众的科学知识水平相当有限。[23] 举例来说，约一半美国成年人错误地认为抗生素可以杀死病毒，四分之一的人则认为太阳绕着地球转。另外，大多数人并非天天都关注健康问题，所以我们需要做点什么来引起他们的注意，让他们明白为什么要关注特定的公共健康议题。

文化与世界观

公共卫生领域的许多人都未曾意识到人们往往有自己的一套健康理论以及多样的社会信仰，这使得科学成果的传播更加复杂。有些人在完全不同的医学传统下成长，比如欧洲的顺势疗法和植物疗法，或者东南亚和南亚寻求体液或能量流（气）平衡的传统。

许多美国人的健康观念并无科学依据：暴露于低温中会造成普通感冒、压力会导致高血压、大剂量的维生素和"纯天然食品"有益健康……众多根深蒂固的观念（其中一些源于个人世界观），可能会影响个人对科学健康信息传播的接受度。"世界观"指的是人们如何看待他们对自己生活的控制水平，以及如何看待权力和财富分配，例如宿命论、个人主义、平等主义或尊重、信任权威。具备强烈个人主义世界观的人也许会反对强制免疫法，因为这是对个体选择权利的侵犯。坚定不移地秉持着宿命论的人通常不相信筛查检测，坚信如若他们注定死于癌症，那必然是"上帝的旨意"。而那些不"信任政府"的人可能会将其观点应用到所有政府部门，包括卫生部门。持有这些世界观的人很可能不在意、不相信以科学为基础的论调或观点。

信任与理念

评估科学依据和可靠的科学来源往往需要考虑众多因素，有的人并不愿意相信或接受目前关于某个议题的科学共识。反之，他们会选择先相信自己的朋友、家人、同事、神职人员、大众媒体、互联网、社区组织的领导人等，其次才是"书呆子科学家"。通常来讲，支持他们现有观点和行为的个体经验（比如"我叔叔抽烟却活了92岁"）往往比一些基于科学共识而达成的科学信息更容易被接受。

人们对健康信息接受与否，主要受到两个心理学原理的影响：确认偏差和选择性接触。[24-26] 确认偏差是指我们倾向于将信息理解为对自己相信的东西的巩固。这种趋势的一个必然结果是漠视，甚至"忽略"我们不认同的信息。选择性接触则指我们喜欢从自己认可的来源获取信息。因此，我们常常从某些朋友、媒体及其他渠道获取信息，他们的理念与我们相似，观点也倾向一致。选择性接触对健康传播人员尤其构成挑战，因为人们能接触大量的传播资源，并且他们可以（且经常）选择只接触他们认可的来源。这使得我们要想制作独特、科学合理的公共健康信息以吸引同理心匮乏或注意力分散的受众，变得尤为困难。

信息的加工处理和理解

人们处理大量信息的能力有限，[3] 当面对大量信息，尤其是复杂或陌生的信息时，人们可能会"置之不理"，或者只记得第一条（首因效应）或最后一条（近因效应）。作为健康传播专业人员，我们需要注意自己传播的信息中科学信息的体量大小，学会突出重点而避免把受众"淹没"。提供大量信息很少能帮助受众更好地理解关键信息，除非信息面向的是高度关注某特定健康议题的受众群体。

当人们寻求信息的时候，通常喜欢"直击要害"：信息的要点或主旨是什么？这种偏好与满意原则［satisficing，"满足+充足"（satisfy+suffice）］有关，[24] 这个术语用于描述人们快速搜索信息时会发生的情况。由于大多数人都不想花费太多时间和精力在搜索上，故而当他们找到自身所需时，往往就会结束搜索。

从传播实践的角度来看，重要的是能够传达信息的要点，并确保受众轻松快速地找到这些关键消息。

人们非常追求信息的确定性。[3] 听取专家建议时，无论专家来自哪个领域，人们都希望他们的建议是确定的，这对于健康传播来说又是一个挑战。面对严峻的公共健康威胁，成因的发现和对策的提出都需要时间。还有的时候，可能要花费一段时间才发现无须采取行动，因为没有病因也没有解决办法。可当科学家无法给出明确的答案时，或者表明"无须采取行动"时，大众就会恐慌和愤怒。

更复杂的是，有时科学家的解释或建议会因为新近研究而调整改变，这让许多人难以接受。在过去几年中，筛查宫颈癌的方式有所转变，大多数妇女再也无须定期进行宫颈刮片检查。部分妇女及其医生难以接受这些新建议。[27]

至此我们应当明白，公共健康领域中科学信息的传播复杂而具有挑战性。这并非只是简单地阐述研究发现并提出对策，然后寄希望于受众能言听计从，深信不疑。即便一项公共健康干预措施拥有大量的科学依据和强大的领域共识支持，我们也无法确保传播能让受众转变行为。

科学传播的基础因素

内容

从传播理论与实务出发，我们必须学会从受众的角度进行思考：受众希望从公共健康或其他领域的专家学者身上得到什么？[3,28] 从传播的视角来看，绝大多数人希望得到下列问题的答案：

- 您发现了什么？（描述）
- 问题发生的原因是什么？（解释）
- 这意味着什么？（解读）
- 需要做些什么呢？（行动）

描述好比记者调查时的基础质询："谁、何事、何时、何地以及如何发生？"健康传播人员如果拟定一条信息，应该包含上述因素，例如"2015 年 10 月 15 日至 21 日，在××州有超过 50 人于数日内患上严重的肠胃炎。进一步的研究表明，患肠胃炎的人有隐孢子虫感染病。"

解释和解读密切相关，因为它们试图回答的是"如何发生"以及"为什么发生"。例如，对食源性疾病暴发的（假设性）解释可能是"研究表明，喝××品牌苹果酒的人更有可能出现症状。实验室研究表明，××品牌的苹果酒被隐孢子虫细菌污染。"解读通常会涉及假设或理论的提出，以便对因果关系进行探究，从而得知现象发生的原因："××品牌苹果酒未经高温消毒，不含防腐剂，而进一步调查则发现，该品牌用掉在地上的苹果来榨汁。所有这些因素都可能导致苹果酒中出现隐孢子虫。"

许多科学家着重于对科学信息的描述、解释和解读说明。然而，从事健康信息传播的人员则需要时刻铭记，信息在提高公众对公共健康问题认识水平的同时，也会让他们产生恐慌、焦虑或愤怒。人们可能会否认问题的严重性，变得过于乐观，认为危险离自己很远；或者过于焦虑，将责任归咎于其他人或事。

公众、政策制定者、媒体和其他人期望公共卫生专家就如何解决问题（需要采取哪些行动）提供建议，也就是说，人们需要采取什么行动。简单地说，人们想知道如何利用他们收到的信息来做决定。[3] 在个人层面，这意味着要采取一些措施来避免健康的不利影响（例如进行高强度的体育锻炼）。对政策制定者来说，可能意味着制定（或继续执行）某项对策或政策，比如关闭受污染的食品加工厂，或通过立法要求健康保险公司承担疾病筛查或治疗的费用。此外，提供最新的资源，并说明在何处找到它们（例如政府机构网站、紧急电话号码），这样可以使关注某些健康议题的群体获取更多的信息。

语境

对科学发现进行传播时，还需注意另一个层面，即信息传播的语境。对科学研究的解读需要置于前人的研究和建议的语境下进行（参见本章之前对科学语境的讨论）。从某种意义上来说，这要求我们在对当地社区有意义的语境中传播科学成果。例如，如果一项重大科学研究证明了预防性药物或筛查测试的价值，健康传播从业者可以告知当地的医疗机构和新闻媒体，以便他们通知特定社区中的人们可以从哪里获得药物或试剂。如果新闻报道称其他州暴发了某种疾病，那么就应当尽快传播和分享能够降低患病风险的具体措施。

信息过载

解读科学信息也会带来精神负担，尤其是面临繁多而复杂的信息时。为了避免信息过载，只呈现重要信息即可。[3] 例如我们要仔细斟酌，信息当中是否应该使用数字，如果应该，哪些数字应当出现，哪些则最好不要。提供简短的行动大纲，或在较长的书面文档开头放置要点或结论，这些都能有效解决信息过载问题。

因素的整合

单个首要传播目标

我们在撰写和讨论健康信息和科学信息时，可以借助诸多传播工具来简化表达。美国疾控中心媒体关系办公室开发了单个首要传播目标模板，参见方框5-3。[29]其缩写"SOCO"意在传达一个理念——选择让您"目瞪口呆"（socks you in the mouth）的信息。

虽然传播工具众多，但是单个首要传播目标是专门针对非专业受众的科学信息传播工具。针对非专业受众，传播者必须将研究或报告的观点"浓缩"为一个关键信息和一些主要事实。单个首要传播目标还强调明确目标受众的重要性，这有利于为不同类型的受众定制不同的消息。

方框5-3 疾控中心的单个首要传播目标模板

请用一段话说明您的文章或报告的要点或目标。这段话应反映您作为作者，希望在报纸文章或电视新闻报道的首个段落呈现什么样的内容。

列出您希望受众在读完或听完您的文章后，您最想让他们记住的三个事实或统计数据。

您希望文章覆盖哪些主要受众或细分群体？

■ 初级受众：

■ 次级受众：

从您的文章或报告中，受众需要获取的核心信息是什么？

您办公室里负责媒体问询、群众咨询的联络人是谁？

姓名：

学历：

职称：

电子邮件：

电话：

工作日期和时间：

Centers for Disease Control and Prevention, "Sample Single Overriding Communications Objective (SOCO) Worksheet", www. cdc. gov/.../dwa – comm – toolbox/before/tools/Single – Overriding – Comm – Objective – Worksheet. docx.

个案研究：基于科研论文的科学传播

如果想借鉴本章介绍的内容，把科研成果传播给非专业受众，我们应该如何筹备宣传的材料和信息？通过对现有的科学论文进行分解解读，不失为一个好办法。此处介绍的第一个案例是一篇关于黑色素瘤（一种皮肤癌的病变形式）和室内日光浴的文章，该文章于 2010 年发表在《癌症流行病学、生物标记与预防》上。[30]详细内容参见网址 http：//cebp. aacrjournals. org/content/19/6/1557。明尼苏达州的研究人员进行的这项研究，对成年人接触室内日光浴的情况进行了调查，调查对象包括最近被诊断出患有黑色素瘤的人（病例）和未患黑色素瘤的人（年龄和性别相似，作为对照组）。

从健康传播的目的出发，评估该科学成果需要考虑研究因素、科学共识水平和信息来源。就黑色素瘤研究涉及的研究因素而言，病例对照研究是一个中等强度的研究设计，仅次于实验和队列研究，位居第三。研究者从明尼苏达州的癌症登记中心选取黑色素瘤患者，从持有驾驶证或身份证的个人数据库中选取对照组成员，[4,5]以保证研究具有较好的代表性。但我们需要注意，明尼苏达州（或其他任何州县）并不一定能完全代表整个国家的情况。

本研究的评估重点之一在于因果关系。其因果假设具有生物学上的合理性，因为据说暴露于太阳紫外线（ultraviolet，UV）下可以解释近几十年来发生的黑色素瘤发病率的上升问题。在控制了其他因素之后，室内日光浴与黑色素瘤风险之间的总体关联强度（使用 OR 值来预测相对风险）小于 2，但存在明显的生物梯度，因为人们进行室内日光浴的时间越长，患黑色素瘤的风险越大。

至于科学共识的水平，这篇文章只描述了一项研究，并非研究综述，但它依然含有一定的语境信息，能帮助读者解读前人的研究成果：国际癌症研究机构（International Agency for Research on Cancer，IARC）认为日光浴设备会致癌。[31]这项研究克服了先前研究的主要局限性（例如，暴露测量、剂量反应关系、起始年龄），之前的研究仅发现室内日光浴与黑色素瘤风险之间存在弱关联。

　　信源的可信度也是评估科学信息质量的重要因素，它包括作者、作者单位机构以及出版机构。这项研究的信息来源可信度非常高，其第一作者迪安·拉佐维奇（DeAnn Lazovich）博士是明尼苏达州立大学公共健康学院流行病学和社区健康系的副教授和研究生院院长，[32]该院系部门开展的黑色素瘤研究享誉国内外。《癌症流行病学、生物标记与预防》则是美国癌症研究协会出版的著名科学刊物，[33]该刊收到的研究初稿需提交其他学者进行同行审阅，学者们就该研究能否出版提出建议。

　　完成对科学质量的评估后，便可以开始拟定信息的内容了。深入讨论室内日光浴和黑色素瘤之前，我们还是要从单个首要传播目标出发。虽然制定单个首要传播目标并没有尽善尽美的一套模板或方式，但这里的一些建议可以帮到您：

　　　　室内日光浴会导致一种危险的皮肤癌症，黑色素瘤。高频率、长时间的室内日光浴会增加患病风险。

　　基于上述科研论文来拟定主要信息内容之前，我们必须从非专业受众的角度出发思考——受众是否了解黑色素瘤？是否知晓该病可能带来的影响和后果？因此有必要对黑色素瘤的背景信息进行介绍，让受众熟悉这类癌症及其影响。通过这些信息，受众便能知道在过去20年中黑色素瘤患者的数量大幅增加，同时也能了解到黑色素瘤长什么样、医疗机构对该病的诊断和治疗方式，以及该病可以扩散（转移）到皮肤以外的地方，且每年会造成近10000美国人死亡。[34]

　　在对非专业受众传播科学文章中的信息时，使用四个关键的信息因素（描述、解释、解读和建议），下面是本研究的一些描述性信息的范例（与单个首要传播目标类似）：

■ 曾在室内进行日光浴的人患黑色素瘤的风险要比未进行日光浴的人高出 75%。

■ 使用室内日晒设备多年、日晒次数较多或总日晒时间较长的人群患皮肤癌风险明显较高。

下面是部分解释性和解读说明信息：

■ 有充足的证据表明，室内日光浴的确会导致黑色素瘤，即便考虑到与皮肤癌风险相关的其他因素，该关系也依然成立。

■ 这项研究发现充分印证了国际癌症研究机构的结论——室内日光浴会导致皮肤癌。

大众对研究的主旨、主要成果和研究给出的对策、行为更感兴趣。所以，当作者没有专门针对个体或政策制定者给出行动建议时，公共健康传播者必须准备好如何介绍科学研究的潜在影响。基于该研究可以向有关个体和政策制定者推荐以下措施：

■ 大众应避免室内日光浴，以免增加皮肤癌变风险。

■ 如果您近期进行了室内日光浴，请立即停止。

■ 应该颁布法律法规来禁止室内日光浴。

个案研究：基于综合性报告的科学传播

2012 年的《医务总监报告》（*Surgeon General's Report*，SGR）标题为"预防青少年吸食烟草"[35]，这是一个综合性科学报告的示例（图 5-1）。这份长达 900 页的文件耗时数年完成，包含对防烟控烟科学文献的全面回顾与综述。方框 5-4 着重介绍了《医务总监报告》的主要结论。

方框 5-4 2012 年《医务总监报告》中关于预防青少年吸烟的主要结论

1. 青少年吸烟会对健康造成即时性的伤害，不仅会成瘾，还会加速慢性病的恶性发展。
2. 防烟控烟的重点必须放在青少年群体上，因为成年烟民的第一次吸烟基本发生在 18 岁之前（88%），99% 的烟民在 26 岁前就有了首次吸烟的经历。

3. 研究表明，烟草公司的广告和促销活动导致青少年群体接触烟草并持续吸烟。

4. 经过多年的稳步发展，青少年的烟草使用比率下降趋势已因吸烟而减慢，因无烟烟草的使用而停滞不前。

5. 相互配合的多层面干预行为能有效遏制青少年吸烟的动机、减轻吸烟的流行程度和减少吸烟的频率。这些干预行为包括大众媒介宣传、烟草制品涨价（包含烟草赋税的增加）、学校的政策方案以及州县或社区的无烟政策的变化等。

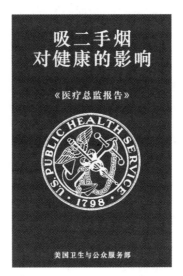

图 5-1　2012 医务总监报告的封面

资料来源：U. S. Department of Health and Human Services，*Preventing Tobacco Use among Youth and Young Adults：A Report of the Surgeon General*，Atlanta，GA：U. S. Department of Health and Human Services，Centers for Disease Control and Prevention，National Center for Chronic Disease Prevention and Health Promotion，Office on Smoking and Health，2012.

虽然我们仍然要对研究的科学性进行评估，并且从传播目的出发，对刊物进行分解解读，但是这个过程与前文中对科研文章的评估过程有所不同。具体来说，本研究的科学性已被多次评估：《医务总监报告》的编撰者审查了数百项前人研究，且对科学性和依据的质量予以评估，以得出结论达成共识。此外，《医疗总监报告》把执行摘要、关键发现和重点结论都标记出来，这无疑

方便了传播信息的编写。（请注意，《医务总监报告》并不会拟定政策或提出其他类型的建议）

评估科学性始于对研究设计和研究代表性的评估。对于《医务总监报告》来说，上述因素并不是问题，因为编撰者已经对其进行了详细的评估。（如果您对某个特定的主题感兴趣，例如烟草业对青少年烟草使用造成的影响，那您应该仔细审核报告中有关该主题的研究的科学质量）。报告中某些主题（例如健康影响、烟草业的影响力、预防方法）的主要目标是确定因果关系，因果关系的证据根据其强度可分为有力证据、暗示证据、无定论的证据或缺乏证据。

本报告的科学共识水平也同样有所保障，因为报告本身即代表了共识。在对因果关系进行评级之前，作者就已经对先前的研究和其他语境信息进行了考量。而编撰者包括来自知名机构或组织的烟草控制领域的专家学者们，这确保了信息来源的可靠性。在烟草领域，美国医务总监和《医务总监报告》历来都是本国最为可靠的健康信息来源。科学信息的获取和审查过程，以及联邦卫生组织的专家代表与《医务总监报告》编外专家对报告初稿的详细审查过程，都有助于确保调查结果的完整性。值得注意的是，《医务总监报告》（第一份于1964年出版）中关于烟草的任何结论都没有被撤回。

传播规划应该从单个首要传播目标出发。考虑到《医务总监报告》的综合性，针对不同的目标受众（公众、医疗机构、政策制定者和新闻媒体）和传播目的，有许多潜在的单个首要传播目标。不过从报告的五个结论出发进行传播规划，应是明智之举。此处给出一个简单的单个首要传播目标以供参考：

> 先前的青少年烟草使用比率的下降趋势几近停滞，对此烟草的营销是主要原因之一。青少年的烟草使用行为是可以预防的，借助行之有效的大规模干预即可扭转该局面。

以《医务总监报告》等综合性报告为基础，优势之一便是传播材料的研发和使用相对成熟，从而可以节省大量时间。关于本报告，可在美国卫生部医务总监办公室（http：//www.surgeongeneral.gov）和疾控中心的吸烟与健康办公室（http：//www.cdc.gov/tobacco）的网站上查看大量补充材料。这些资料使用起来方便又灵活，可以将报告的不同方面呈现给不同的受众。

相较于室内日光浴和黑色素瘤的议题，"青少年吸烟"这个话题并不需要补充太多背景信息，即便是非专业受众也对吸烟、禁烟话题有一定了解。故而我们传播工作的重心和焦点应该放在健康影响，以及多层面的干预（例如大众媒介活动、烟草制品涨价、学校或社区的禁烟政策等）上。

我们的传播信息应以报告为基础，对其研究发现进行描述、解释和解读说明，并列出推荐行为。以下是描述性消息的示例：

- 近90%成年烟民的首次吸烟都发生在18岁之前，99%的烟民在26岁前就有了首次吸烟的经历。预防青少年使用烟草以避免吸烟对其身体造成不良影响，势在必行。
- 约四分之一的高中生和三分之一的年轻人是烟民。
- 吸烟会造成儿童和青少年哮喘。
- 年轻人接触并持续使用烟草与烟草企业的广告和促销活动密切相关。

以下是基于《医务总监报告》拟定的一些解释性和解读说明的消息示例：

- 青少年所处的圈子对其影响很大，来自亲人、朋友、同事等人的压力会让青少年开始或持续吸烟。
- 学业成绩差是青少年频繁吸烟的重要风险因素。
- 烟草企业每年用于市场营销的经费超过100亿美元，其中大部分用于降价（打折）销售。

基于报告结论的启发，建议采纳以下措施：

- 筹集大量资金（或将现有资金主要用于）开展大众媒介禁烟运动、推进××州的社区或州县全面控烟项目，研究表明这些干预对预防青少年吸烟颇具成效。
- 对烟草业追加赋税［数值Y］，以此来减少青少年的吸烟行为。

个案研究：解读科学并进行公众传播

本章附录里的例子介绍了政府机构如何投入大量精力针对某项议题的科学研究发现进行综述，并编写了一系列适合传播给大众的共识性信息。在此案例中，特蕾莎·J.巴雷特（Theresa J. Barrett）、罗伯特·斯普拉格（Robert Sprague）和弗朗西丝·雷蒙（Frances Reimers）介绍了项目的系统审查过程，该项目由国家环境卫生科学研究所和美国国家癌症研究所（美国健康研究院中的两个研究所）召集专家小组主持，同时也是乳腺癌和环境研究项目的一部分。该研究非常复杂，涉及多个研究中心，其主要目标是测量环境暴露（尤其是在儿童期和青春期）与导致乳腺癌的基因突变之间的关系。负责编写信息的专家组成员包括医生、传播学者和倡导组织的代表。该小组必须在告知公众与不引起恐慌之间找到平衡点，以解决信息可能造成的紧张影响（科学家们认为分享信息的时机并不成熟，但倡导者们认为这是在挽救生命）。

结　　论

考量科学依据的可信度，要从以下角度出发：①研究是如何进行的？②研究成果在哪里发表？③发表人是谁？面对科学信息，受众是否接受、如何接受、如何进行加工解读，也受诸多因素影响。根据受众和信息类型的不同，可以使用多种方法向非专业受众传播科学成果与发现，但总的来说，科学、周全的规划是必不可少的。如果采纳本章中的建议，高质量的科学研究发现配合以高水平的传播沟通，将会更好地提升公共健康水平。

总　　结

本章问题

1. 为什么要把对科学质量水平的考量放在第一位？

2. 应该从哪三类因素入手来评估科学质量？

3. 为什么呈现科学研究或报告的结论时结合一定的背景十分重要？

4. 什么是信源可信度？为何它如此重要？

5. 影响人们加工、处理和评价科学信息的五大因素是什么？

6. 非专业受众面对科研文章或报告时最常提出的四个基本问题是什么？受众希望公共健康学者、从业人员针对这四个问题作出什么样的回答？

7. 为什么要制定单个首要传播目标？

参考文献

1. Turnock，B. J.，*Essentials of Public Health*（2nd ed.），Sudbury，MA：Jones and Bartlett，2012.

2. Friis, R. H. , T. A. Sellers, *Epidemiology for Public Health Practice* (5*th ed.*), Sudbury, MA: Jones and Bartlett, 2013.

3. Nelson, D. E. , B. W. Hesse, R. T. Croyle, *Making Data Talk*, NY: Oxford University Press, 2009.

4. Rothman, K. J. , *Epidemiology: An Introduction*, NY: Oxford University Press, 2012.

5. Gordis, L. , *Epidemiology*, St. Louis, MO: Saunders, 2013.

6. Hill, A. B. , "The Environment and Disease: Association or Causation?" *Proc R Acad Med*, Vol. 58, No. 5, 1965, pp. 295–300.

7. Schmidt, F. L. , J. E. Hunter, *Methods of Meta-Analysis: Correcting Error and Bias in Research Findings* (3*rd ed.*), Washington, DC: Sage, 2014.

8. Murad, M. H. , V. M. Montori, J. P. A. Ionnidis, et al. , "How to Read a Systematic Review and Meta-Analysis and Apply Results to Patient Care: Users' Guides to the Medical Literature", *JAMA*, Vol. 312, No. 2, 2014, pp. 171–179.

9. Gough, D. , S. Oliver, J. Thomas, *An Introduction to Systematic Reviews*, Washington, DC: Sage, 2012.

10. Uman, L. S. , "Systematic Reviews and Meta-Analyses", *J Can Acad Child Adolesc Psychiatry*, Vol. 20, No. 1, 2011, pp. 57–59.

11. S. E. Strauss, W. S. Richardson, P. Glasziou, et al. , *Evidence-Based Medicine: How to Teach and Practice EBM* (4*th ed.*), Philadelphia, PA: Churchill Livingstone Elsevier, 2010.

12. Higgins, J. P. T. , and S. Green, eds. , *Cochrane Handbook of Systematic Reviews of Interventions*, Chichester, UK: John Wiley & Sons, 2008.

13. Cochrane Collaboration, http: //www. cochrane. org/.

14. National Academies of Science, Engineering, and Medicine, http: //www. nationalacademies. org/.

15. U. S. Surgeon General, "Reports of the Surgeon General", U. S. Public Health Service, http: //www. surgeongeneral. gov/library/reports/.

16. Community Preventive Services Task Force, http: //www. thecommunityguide. org/index. html.

17. U. S. Preventive Services Task Force, http：//www. uspreventiveservicestask-force. org/.

18. Yavchitz, A. , I. Boutron, A. Bafeta, et al. , "Misrepresentation of Randomized Controlled Trials in Press Releases and News Coverage：A Cohort Study", *PLoS Med*, Vol. 9, No. 9, 2012.

19. Nelson, D. E. , R. C. Brownson, P. L. Remington, eds. , *Communicating Public Health Information Effectively*, Washington, DC：American Public Health Association, 2002.

20. Health News Review, http：//www. healthnewsreview. org/.

21. Guidotti, T. L. , "Communication is an Essential Skill for the Scientist", *Arch Environ Occup Health*, Vol. 69, No. 4, 2014, pp. 252-253.

22. Slater, M. D. , "Persuasion Processes Across Receiver Goals and Message Genres", *Commun Theory*, Vol. 7, No. 2, 1997, pp. 125-148.

23. National Science Board, "Chapter 7,：Science and technology：public attitudes and understanding", Science and Engineering Indicators 2014, http：// www. nsf. gov/statistics/seind14/index. cfm/chapter-7.

24. Plous, S. , *The Psychology of Judgment and Decision-Making*, NY：McGraw-Hill, C. 1993.

25. Heath, C. , D. Heath, *Decisive：How to Make Better Choices in Life and Work*, NY：Crown Business Random House, 2013.

26. Sparks, G. G. , *Media Effects Research：A Basic Overview* (5th ed.), Independence, KY：Cengage Learning, 2015.

27. Meissner, H. I. , J. A. Tiro, K. R. Yabroff, et al. , "Too Much of A Good Thing? Physician Practices and Patient Willingness for Less Frequent Pap Test Screening Intervals", *Med Care*, Vol. 48, 2010, pp. 249-259.

28. Remington, P. L. , D. Nelson, "Communicating Epidemiologic Information", in R. C. Brownson, D. Petitti, eds. , *Applied Epidemiology* (2nd ed.), New York：Oxford University Press, 2006, pp. 327-351.

29. Centers for Disease Control and Prevention, "Sample Single Overriding Communications Objective (SOCO) Worksheet", http：//www. cdc. gov/healthywater/

emergency/dwa-comm-toolbox/tools-templates-main. html.

30. D. Lazovich, R. I. Vogel, M. Berwick, et al. , "Indoor Tanning and Risk of Melanoma: A Case-control Study in A Highly Exposed Population", *Cancer Epidemiol Biomarkers Prev*, Vol. 19, 2010, pp. 1557-1568.

31. Ghissassi, F. , R. Baan, K. Straif, et al. , "A Review of Human Carcinogens—Part D: Radiation", *Lancet Oncol*, Vol. 10, 2009, pp. 751-752.

32. University of Minnesota School of Public Health, "Our Faculty: DeAnn Lazovitch", http: //sph. umn. edu/faculty1/name/deann-lazovich/.

33. American Association for Cancer Research, "Cancer Epidemiology, Biomarkers & Prevention", http: //cebp. aacrjournals. org/.

34. National Cancer Institute, "SEER stat fact sheets: melanoma of the skin", http: //seer. cancer. gov/statfacts/html/melan. html.

35. U. S. Department of Health and Human Services, *Preventing Tobacco Use Among Youth and Young Adults: A Report of the Surgeon General*, Atlanta, GA: U. S. Department of Health and Human Services, Centers for Disease Control and Prevention, National Center for Chronic Disease Prevention and Health Promotion, Office on Smoking and Health, 2012.

附录 从科学研究到病患教育：立足公共健康，凝练科学知识*

导言

在女性乳腺癌的遗传易感性方面，研究人员已经取得了显著成就。但是乳腺癌患病风险与环境因素、个体选择之间的关系尚不明晰。研究人员已经意识到乳腺癌可能起源于生命的初期阶段，如青春期或者妊娠期等乳房发育较为迅速的时期。为了深入探究这些发现，美国国家环境健康科学研究所（National Institutes of Environmental Health Sciences, NIEHS）联合美国国家癌症研究所启动了乳腺癌与环境研究项目（Breast Cancer and the Environment Research

---

* 特蕾莎·J. 巴雷特博士，罗伯特·斯普拉格，弗朗西丝·雷蒙。

Program，BCERP），以进一步研究环境因素是怎样影响乳腺癌的患病风险的。[1]

乳腺癌与环境研究项目涉及多个学科，研究团队由学者、临床医生和社区合作伙伴组成，他们参与研究环境因素接触的影响，这些因素可能会增加女性在某个生命阶段乳腺癌的患病风险。项目分别进行了实验室研究和以人群为基础的研究，以探讨环境对青春期和其他"易感性窗口期"的影响[2]——在这些时间段里，处于发育期的乳房可能更容易受环境影响。

在某种程度上，乳腺癌与环境研究项目的独特之处在于其多领域、跨学科的研究方法。来自不同学科（如分子生物学、遗传学、流行病学、生物信息学等）的科学家们应用跨学科的研究方法，在项目的不同阶段协同工作，而各自的问题和结论相互独立。[3]跨学科研究共享一个共同的框架和方法。这激励了不同学科的学者一起努力，不断"在概念、理论、方法上创新和转化成果，整合并超越特定的学科方法，以此解决共同的问题"。[4,5]

项目概述

美国国家环境健康科学研究所希望将乳腺癌与环境研究项目的研究结论公开，在不引发公众过度恐慌和焦虑的情况下让其了解这些信息。该研究所在国家癌症研究所的资助下，于 2010 年与 PCI 和新泽西家庭医学学院（New Jersey Academy of Family Physicians，NJAFP）的专家团队合作，共同制订了一项传播计划，以传播乳腺癌与环境研究项目研究结果中的关键信息，该研究结果已经发表在同行评议的科学期刊上。该项目的总体目标是从乳腺癌与环境研究项目的成果中获取关键概念，寻求高效的方法，将这些概念准确、清晰地提炼为核心信息，并确定针对非专业目标受众进行传播的最佳方式。

第一步

为了提炼核心信息，新泽西家庭医学学院和 PCI（以下称为"传播团队"）首先要对乳腺癌与环境研究项目已出版的著作、文献资料进行审查，以了解该项目科学团队所做的工作。传播团队审查了 2004—2010 年发表的 90 多篇摘要和文章，并将它们分为三大类：动物模型研究、组织培养体系研究和流行病学研究。

其次，传播团队根据国家环境健康科学研究所批准的标准和协议来找寻专家小组的潜在人选。通过精心筛选，六位来自多个领域（环境健康、健康决策、乳腺癌和风险沟通）经验丰富的专业人士组成了专家小组（方框 5A-1），他们将协助传播团队提炼大量可用的、便于传播的信息。专家小组的职责是审查项目的研究结果，并判断能否将它们所涵盖的概念改编成面向普通大众的核心信息，能否通过这些核心信息提高大众的风险意识、促进行为改变，从而减少乳腺癌的患病风险。

方框 5A-1　由传播团队确定的专家小组成员

安杰拉·法格林（Angela Fagerlin），博士
密歇根大学内科副教授

珍妮·费兰特（Jeanne Ferrante），医学博士，公共卫生硕士
新泽西医学与牙科大学罗伯特·伍德·约翰逊医学院家庭医学系副教授

莉萨·纽曼（Lisa Newman），医学博士，公共卫生硕士，美国外科学院成员
乳房护理中心主任
密歇根大学综合癌症中心外科教授

谢丽尔·奥西莫（Cheryl Osimo）
马萨诸塞州乳腺癌联盟运动与传播主任
Silent Spring 研究所的创始人和外联统筹人

克劳迪娅·帕万塔，博士
行为与社会科学系教授兼系主任
费城科学大学

彼得·乌贝尔（Peter Ubel），医学博士
杜克大学福库商学院教授

　　编写关键信息的主要利益相关者是社区推广和信息转化核心团队（Community-Based Outreach and Translation Core，COTC），该团队隶属于乳腺癌与环

境研究项目。[6]这些团队负责听取乳腺癌倡导群体的意见和顾虑,并且将研究结果传达给公众。为了获取所有利益相关者的意见、保证核心信息编写过程的透明度,传播团队建立了一个博客网站。传播团队给利益相关社区发送电子邮件,邀请社区成员登录网站后查看消息,并向传播团队提供反馈,以便了解哪些信息对公众更奏效。

专家小组于2011年3月举行了一次工作会议。会议首先列出了56条核心信息,它们来自乳腺癌与环境研究项目的90篇研究和综述论文,这些信息内容由传播团队和各小组成员结合博客用户的反馈提炼而成。工作会议旨在对56条核心信息进行整合、完善或舍弃,从而形成几个言简意赅的句子,这些句子需要紧扣传播内容的核心,并且每个句子都有别于其他句子。该项工作是通过引导式讨论和名义群体技术(nominal group technique process,NGT)的方法完成的。名义群体技术是一个加权排名的过程,组内每位成员都能平等地表达自己的观点,可利用该技术来确定诸多问题的优先级。该工具之所以称为名义工具,是因为在实施过程中小组成员之间的互动有限。

在名义群体技术的流程结束之后,小组进行了影响分析(图5A-1),确定应该进一步提炼哪些消息,以便评估它们对行为的影响以及被采纳的可能性。由于项目时间和资源都很有限,小组成员必须集中精力研究那些可行性高、影响力大的信息。

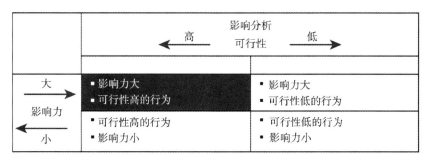

图5A-1 影响分析模型

工作会议之后

工作会议将近结束时,专家小组提出了九个核心概念(表5A-1)。传播团队将其提炼为五条核心信息(表5A-2),呈递给国家环境健康科学研究所。

表 5A-1　对专家小组拟定的九个核心概念总结

概念	含义
早期发育与乳腺癌	乳腺癌患病风险的增加与过早发育有关；过高的身体质量指数（body mass index，BMI）会造成过早发育
乳腺癌与环境研究项目	该项目从环境接触角度出发进行研究，能让人们更好地了解疾病，从而指导下一步研究并提升诊断和干预水平
早期发育/化学品接触	接触某些化学品与过早发育有关；遵循以下步骤能够降低您的患病风险
辐射接触	接触辐射会增加患病风险；有些辐射不可避免，但提升对辐射等级的了解程度有助于受众作出更明智的选择来应对辐射接触
向妈妈们传递的化学品接触相关信息	您接触化学品相当于您的孩子接触化学品；在动物身上进行的研究已经表明化学品接触和乳腺癌病情发展存在联系

表 5A-2　传播团队敲定的五个核心信息

序号	核心信息
1	如果您的女儿在青春期到来之前一直保持着健康的体重，她患乳腺癌的风险就会降低
2	如果您在妊娠期限制自己对化学制品的接触和使用，您女儿患乳腺癌的风险就会降低
3	如果您在哺乳期限制自己对化学制品的接触和使用，您女儿患乳腺癌的风险就会降低
4	如果您在女儿的青春期到来之前就限制她接触和使用化学制品，您女儿患乳腺癌的风险就会降低
5	如果您始终保持着健康的体重，您患乳腺癌的风险就会降低

除了向利益相关者展示核心信息（表 5A-3）之外，该报告还囊括了支撑性观点（为目标受众提供的背景信息，可能会成为正文的参考副本）、参考资

表 5A-3　面向利益相关者的核心信息展示范例

提出的核心信息
如果您的女儿在青春期到来之前一直保持着健康的体重，她患乳腺癌的风险就会降低

支撑性观点 这是因为…… 研究证明，体重超标的女孩会较早进入青春期，开始发育 研究表明，过早发育与乳腺癌患病风险增长相关 **务必牢记……** 如果女孩的饮食结构中全麦制品和豆制品占比更多，其提前发育的可能性很小 **标准陈述** 这条癌症预防信息来自国家环境与健康科学研究所、国家癌症研究所以及相关的社区合作伙伴	初始信息的参考文献 Biro FM，"Khoury P，Morrison J. Influence of obesity on timing of puberty"，*Int J Androl*，2006，29，pp. 272-277. 研究表明，肥胖症是导致女孩初潮的原因之一较高的身体质量指数和环境因素都与初潮相关初潮和肥胖的叠加会导致日后乳腺癌的发展 Claudio L.，"*Centered on breast cancer*"，*Environ. Health Perspect*，2007，115（3），pp. A132-133. 诸如饮食、化学制品接触等环境因素能够影响青春期发育的起始时间和发育成熟的速度

料（支持核心信息的科学依据，只在信息内容中有所体现，不直接面向非专业人士）和标准声明（核心信息的简洁概述，用于向读者传达有关信息的来源和性质，为读者提供背景信息，确保信息来源的可靠性）。

信息制定策略

朱莉·E. 沃克曼（Julie E. Volkman）和卡米·J. 西尔克（Kami J. Silk）认为，乳腺癌相关信息必须"结合自我效能和家庭诉求以提升信息的有效性"。[7] 基于该前提，传播团队提出了如下建议：

（1）强调积极行动。核心信息应该强调那些能够降低乳腺癌患病风险的积极行动。

（2）信息应该面向妈妈们。这些信息的初级目标受众应该是孩子的母亲和育龄女性。

（3）使用清晰易懂的语言。最终的材料信息应该使用清晰易懂的语言，确保小学生也看得懂（不要超过八年级的阅读水平）

积极行动

虽然改变生活方式（如健康饮食、加强体育锻炼）的想法并不新奇，但是在乳腺癌干预上应该算创新。

以调整生活方式作为信息的主要诉求，能巧妙地避免对受众的过度刺激，防止引起受众恐慌和焦虑。信息强调积极行动，同样能赋予受众一种积极的暗示："我能够降低自身的患病风险。"

针对妈妈们的信息

传播团队认为，信息的编写可以围绕父母展开。一位母亲可能没什么动力改变自己的生活，却会为了孩子而改变自己。这一思路与沃克曼和希尔克的观点不谋而合，这两位学者认为"干预信息要优先考虑家庭安全，从家庭层面出发，对于主要负责照顾家人的家庭成员来说，这就是一个潜在的行为动机"。[7]

此外，传播团队还强调，有些地区的女性社会经济地位较低，为她们提出具体可行的建议也十分重要。例如，27%的非裔美国家庭生活贫困，而同样境遇的白人家庭则只有11%。[8] 信息能否触达非裔美国家庭中的母亲？这个问题同样需要被重视，因为黑人女性致病的风险因素往往更高，比如初潮过早、乳房过早发育。[9]

通俗易懂的信息

传播团队建议，信息的编制应大致符合八年级和五年级的阅读水平，因为研究表明，"大多数成年人的阅读能力相当于八年级水平"，而"有20%的人阅读能力相当于或低于五年级的水平"。[10]

传播规划

起初，政府的要求是为专家小组敲定的五个核心信息分别开发不同的传播工具包，用于设计面向非专业受众的宣传材料。但随着项目的展开，传播团队觉得每个信息都使用一个特定的工具包显得多余，而且大同小异的各种倡议甚至可能让目标受众陷入困惑。传播团队认为，将五个核心信息当作一个整体来呈现，效果最好。因此，他们将这些信息作为一个整体进行传播，而分别为不同的目标受众开发特定工具包（方框5A-2），以确保信息被每类受众都"收听"到。例如，专家小组指出，不同种族之间存在显著的文化差异（例如态度、语言、社区价值观、教育水平），所以用完全相同的方式很难覆盖所有受众群体。

方框5A-2　目标受众的分类建议

■ 年轻女童的父母
■ 年轻女童的拉丁裔父母
■ 教育工作者
■ 倡导团体
■ 医疗机构

传播团队基于核心信息开发了一套工具包，每个工具包的材料都来源于同一个核心信息，可随目标受众不同而调整具体的内容。每个工具包都可以在品牌门户或小型网站上找到，但不提供纸质版。这方便了社区和基层组织自行下载、定制并分发材料。表5A-4列出了小型网站针对不同受众群体的推荐内容。

表 5A-4 为不同受众群体推荐的不同工具

	推荐媒介	普通大众	非裔美国人	医疗机构	宣传团体
印刷品	参与指南		×	×	×
	宣传资料册（小册子）	×	×	×	×
	传单	×	×		
	直邮				
	平面公益广告	×	×		
	插图小说				
	彩色书籍				
	教育/培训材料			×	
外展材料/印刷媒体	报道要点				×
	情况简报			×	×
	新闻资料袋				×
线上	小型网站	×	×	×	×
	横幅				
	按钮				
社交媒体	社交媒体信息脚本				×
	智能手机应用程序	待定			
	线上游戏				
广播视频与音频	视频片段		×		×
	音频	×	×		×

传播团队认为最先应该使用的工具是针对女童母亲的小册子。这种简单的三栏式册子主要介绍乳腺癌与环境研究项目的研究发现及其对女童母亲的意义和影响。

焦点小组

传播团队提出了一组概念，这组概念不仅囊括了核心信息，还可以成为传播工具的一部分，面向不同的目标受众：白人女童的母亲、拉丁裔女童的母亲、黑人女童的母亲、亚裔女童的母亲、医疗机构、决策者和教育工作者。在工具包的开发和实施过程中，国家环境健康科学研究所和美国国立卫生研究院负责对该进程进行审查、评估并提供反馈。此外，工具包的评估还使用了焦点小组的方法，以确保工具能满足预期受众的需求。

焦点小组首先针对女童的母亲展开，评估她们对传播工具包和材料的反应，并收集关于内容或格式上的修改建议。[11]该焦点小组测试了以下关键信息：

■ 初潮早于平均年龄的女孩日后生活中患乳腺癌的风险更高。

■ 生命初期（例如母亲妊娠期或哺乳期）接触食物、化学物质可能会影响女孩的初潮时间，从而影响她日后患乳腺癌的风险。

■ 父母可以采取一些措施来帮助女孩降低患乳腺癌的风险，比如鼓励女儿：

· 健康饮食（少吃高脂肪的食物，多吃全麦制品和豆制品）。

· 保持健康的体重。

· 减少接触和使用某些化学日用品（例如邻苯二甲酸酯、双酚 A）。

焦点小组讨论于 2012 年 1 月进行，讨论时长 90 分钟，由独立的专家主持。由于核心信息聚焦的时间段在女孩初潮之前，故而参与访谈的母亲的女儿年龄都介于 1.5—11 岁。焦点小组旨在评估母亲对已开发工具包的反应和理解程度。具体来说，焦点小组试图评估参与者对下列议题的认识和理解：

■ 乳腺癌的病因以及它能否预防。

■ 对可能影响女孩初潮的因素的了解程度。

■ 对宣传册的普遍印象（是否适合她们）。

■ 对核心信息的了解程度。

· 使用预防原则（"在没有明确信息的情况下，谨慎行事"）；

· 避免让孩子接触某些化学物质和食用高脂肪食物；

· 在妊娠和哺乳期间采取预防措施；

■ 对信息来源的看法。

■ 对三种不同的图片材料的看法。

焦点小组围绕三个研究问题展开：（1）受众对传播工具包所包含的信息的理解程度如何？（2）核心受众对传播材料的理解是否达到预期？（3）传播工具包中使用的元素及格式是否规范？

焦点小组的结果

焦点小组讨论的结果[11]表明，核心信息与妈妈们的普遍观念基本一致，妈妈们同样认为饮食、化学品接触、经期提前与癌症风险存在联系，这有助于她们同意在家里采取改变行为。

结果同样表明，妈妈们并不知道初潮过早与日后患乳腺癌的风险会扯上关系，她们希望了解这二者为什么会有关系，以及它们的关系是怎么样的。即便不能得到明确的解释，她们也至少要了解现阶段科学家们对二者关系的合理假设。妈妈们对焦点小组核心内容的反应和相关建议如表5A-5所示。

表 5A-5　对核心概念/信息的部分反应

参与者对核心概念/信息的反应	对宣传册的建议	针对线上工具或其他具体的传播工具的建议
鼓励您的女儿健康饮食 ■ 许多母亲觉得她们已经在这么做了，并且她们大都承认健康饮食执行起来颇为困难 ■ 有些母亲对宣传册中出现了大豆表示疑惑，她们听说年轻女孩不应该吃大豆，而年长的妇女则要用大豆来缓解更年期的一些症状。 ■ 有些母亲想知道女孩是否应该避免所有的高脂食物（包括牛油果中含有的"有益"脂肪和油炸食品中的"有害"脂肪）。 ■ 有人质疑为什么信息中只提及了健康饮食而没提到体育运动（这些问题并不紧迫）	■一些妈妈问询＼我们的健康饮食清单上为什么会有大豆（如果大豆依然出现在宣传册中）	■ 考虑是否可以提供美国农业部等线上资源的链接，帮助父母了解健康饮食的原则，减少健康饮食的障碍。 ■ 一些妈妈质询我们的健康饮食清单上为什么会有大豆（如果大豆依然出现在宣传册中）。所以在进一步准备传播内容的细节信息时，要处理好该争议。 ■ 解答受众关于"有益"和"有害"脂肪是否都应该避免的提问。 ■ 支持体育运动也是健康生活的一部分，并简要说明为什么在本项目背景下，体育运动与降低乳腺癌患病风险不存在特定关系

参与者对核心概念/信息的反应	对宣传册的建议	针对线上工具或其他具体的传播工具的建议
使用不含邻苯二甲酸酯和双酚 A 的产品 ■ 虽然化学制品无法在日常生活中完全消除，但大多数母亲却对减少化学接触的好处一无所知。 ■ 许多人想了解邻苯二甲酸酯和双酚 A 是如何作用于人体并引起变化的——为什么它们被专门列出来？ ■ 所有的母亲都认为不含邻苯二甲酸酯和双酚 A 的产品更贵，需要去特殊的商店购买（如全食超市），这一想法不利于她们进行改变。 ■ 许多母亲觉得，相较于玩具，个人用品和家用产品（含成分列表）中的化学物质更容易被识别。 ■ 一些母亲想知道有哪些替代产品	■ 强调减少化学制品接触仍是有用且值得的。这可能有助于缓解受众对无化学添加产品的担忧（例如成本太高，或要去专门的商店购买）。 ■ 考虑是否有必要补充额外的建议，帮助受众辨别玩具是否含有邻苯二甲酸酯和双酚 A，并将其列入宣传册中	■ 为希望得知更多细节的读者解答问题——邻苯二甲酸酯和双酚 A 具体是如何影响女孩的发育的？ ■ 如实消除受众有关产品成本和购买途径的担忧。鼓励在预算范围内购买无化学添加的产品，尽管生活很忙碌，也可以尽量去专门的商店购买相关产品。 ■ 针对辨别玩具是否含有邻苯二甲酸酯和双酚 A 给出建议。换言之，告诉读者，如果没有成分列表，她们该怎么辨别。 ■ 提供替代性选择或方案。受众想知道替代产品的具体名字，哪怕您告诉她们的只是一些常识性建议，如用醋、水清理房间。 ■ 明确告知父母，成分列表中的哪些词是他们需要规避的化学品

这些概念手册（图 5A-2 至图 5A-7）颇有成效地完成了一些关键的、重要的目标，但也存在一些共同的问题。妈妈们能够理解预防原则，对手册中的具体推荐行为也十分满意——这能帮助她们的女儿减少化学制品接触，践行健康饮食原则。手册中的信息还激发了她们的信息搜索行为（一些妈妈们表示会通过在线搜索来进一步了解）和行为转变（绝大多数母亲表示会去检测家中的日用品是否含有邻苯二甲酸酯和双酚 A）。妈妈们认为这本小册子有助于提高基础知识并提供基本的行动步骤。未来，她们希望能从别处找寻一些细节问题的答案。

这三本手册的视觉设计（例如女孩和妈妈的照片，标语提及女儿/女孩，以及健康食品和玩具的视觉呈现）是专门针对妈妈们度身定做的。三个手册中，手册 B 因其理由/解释的阐述方式最受母亲们青睐。她们还表示，手册中的化学成分表作用显著，能提示妈妈们在日常生活中留意什么样的化学制品。焦点小组的参与者们建议在成分表中适当添加一些特定术语，如这些母亲们要注意的化学品"邻苯二甲酸酯"。在制作最终材料前，根据焦点小组的讨论结果对手册内容进行了调整。

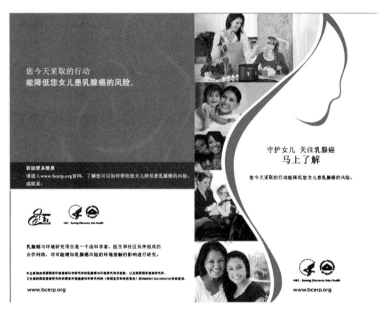

图 5A-2　概念手册 1A

资料来源：the Breast Cancer and the Environment Research Program.

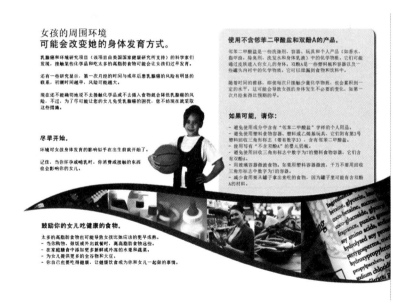

图 5A-3　概念手册 1B

资料来源：the Breast Cancer and the Environment Research Program.

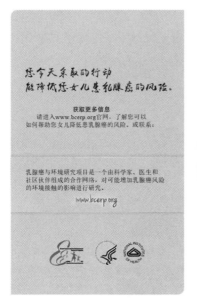
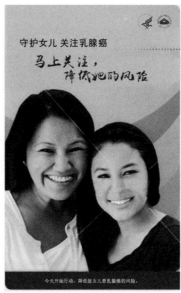

图 5A-4 概念手册 2A

资料来源：the Breast Cancer and the Environment Research Program.

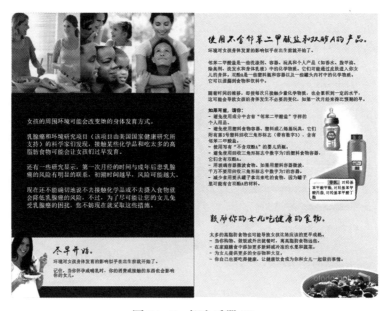

图 5A-5 概念手册 2B

资料来源：the Breast Cancer and the Environment Research Program.

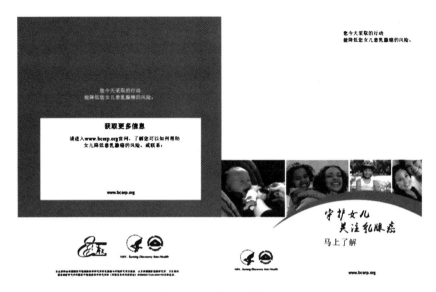

图 5A-6　概念手册 3A

资料来源：the Breast Cancer and the Environment Research Program.

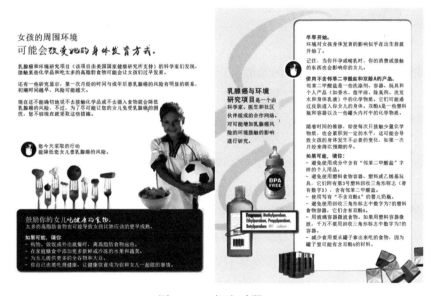

图 5A-7　概念手册 3B

资料来源：the Breast Cancer and the Environment Research Program.

材料的发放与传播

传播团队开发了一个小型网站（http：//www.infobcerp.org），用于发布针对此项目而开发的四个传播工具包。这些传播工具包的目标受众如下：①广大的父母或看护者；②非裔美国父母或看护者；③健康从业人员；④宣传机构。每个传播工具包（尤其是宣传册）都针对目标受众进行了语言层面的优化（图5A-8至图5A-11）。

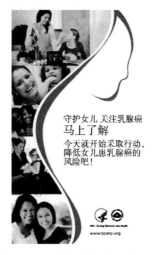

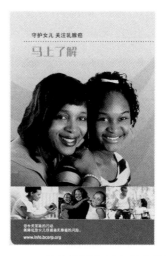

图5A-8　普通受众版本的宣传册
资料来源：the Breast Cancer and the
Environment Research Program

图5A-9　非裔美国人版本的宣传册
资料来源：the Breast Cancer and the
Environment Research Program

此外，根据不同受众的特点，宣传材料会有所调整，例如，面向非裔美国人（图5A-9）与面向普罗大众（图5A-8）的内容虽然相同，但图片更换为了非裔美国人。每个工具包都含有完整宣传册的PDF版本和纯文本版本。工具包还包含传单和广告，并为医务人员和倡导团体提供更多深度资源。

关于如何根据自身特色制作宣传材料的教程已经发布，传播团队建议各个组织认准乳腺癌与环境研究项目的标志，确保传播所使用材料来自该项目的研究成果。如果各个组织打算对宣传材料进行修改，需要附上如下声明："该材料改编自乳腺癌和环境研究项目的信息/材料。有关项目的其他信息请访问www.bcerp.org。"为了保证科学的严谨性和准确性，建议让乳腺癌与环境研究项目的研究人员针对组织的改动内容进行审查。

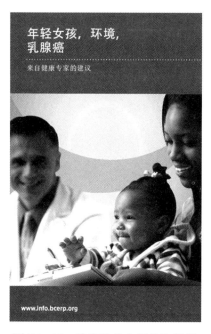

图 5A-10　健康从业人员的宣传册
资料来源：the Breast Cancer and the Environment Research Program

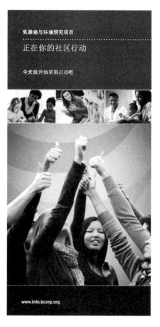

图 5A-11　宣传册
资料来源：the Breast Cancer and the Environment Research Program

考虑到利益相关者们的需求，材料的设计灵活而多样。例如，材料中的图片可依照本地特色、文化差异进行更换（各个组织更换的图片必须是无版权限制或获得了图片的版权许可的），而字体和颜色同样可以随之调整。此外，各组织还可以附上当地的联络信息、组织标志和组织名称。

结论

从乳腺癌与环境研究项目中搜集到的文献显示，大多数乳腺癌受遗传和环境因素共同影响，而并非单纯受基因的影响。该项目旨在告知民众，她们有权利、有能力通过自己的决策，来降低她们自身及其女儿的患病风险。项目开发了面向全美乳腺癌倡导社区和广大公众的传播工具包，对乳腺癌及相关环境因素的重要信息进行传播，也让妇女有能力为自己和年幼的女儿选择最佳的生活方式。

本案例研究展示了如何提炼科学信息并为公众服务的过程。研究成功的关键因素有二，其一，花时间清晰阐明专家小组需要哪些技能，才能胜任对科学文献的审查工作，并制定对策。传播团队认为，专家小组的专业领域要覆盖环境健康/环境风险、风险传播、人本位的乳腺癌研究/风险评估（如流行病学）、公共健康和/或健康素养及文化水平等多个方面。该项研究的起点，就是寻求一个兼具这些技能、专业知识的"最佳"团队，并找到最适合本项目的教育工作者和科学家加入。其二，要归功于焦点小组的实施。焦点小组讨论了确保传播所用的信息、图片和传播所面向的受众之间是相互匹配的、恰当的。

通过细致的规划和对信息内容的多次测试，传播团队制作出的材料既符合美国国家环境健康科学研究所和国家癌症研究所的需求，又能满足利益相关者和目标受众的需求。这些材料仍可以在乳腺癌和环境研究项目的网站上获取。材料的开发费用来自美国国家环境健康科学研究所和国家癌症研究所划拨给乳腺癌和环境研究项目的专项资助。

参考文献

1. Breast Cancer and the Environment Research Program，http：//www. bcerc. org/ index. htm.

2. Breast Cancer and the Environment Research Program，"Windows of Susceptibility Studies"，http：//www. bcerc. org/granteesWOS. htm.

3. Washington University School of Medicine in St. Louis，TREC Center，"What is Transdisciplinary Research？" http：//www. obesity－cancer. wustl. edu/en/ About/What－Is－Transdisciplinary－Research.

4. Harvard T. H. Chan School of Public Health， "Harvard Transdisciplinary Research in Energetics and Cancer Center"，http：//www. hsph. harvard. edu/trec/about－ us/definitions.

5. Rebbeck，T. R. ，E. Paskett，T. A. Sellers，"Fostering Transdisciplinary Science"，*Cancer Epidemiol Biomarkers Prevent*，Vol. 19，2010，pp. 1149－1150.

6. Breast Cancer and the Environment Research Program，"Community outreach and translation core"，http：//www. bcerc. org/cotc. htm.

7. Volkman，J. ，K. Silk，"Adolescent females and their mothers：examining per-

ceptions of the environment and breast cancer", *J Health Psychol*, Vol. 13, 2008, pp. 1180−1189.

8. Isaacs, S. L. , S. A. Schroeder, "Class: the ignored determinant of the nation's health", *New Engl J Med*, Vol. 351, 2004, pp. 1137−1142.

9. Biro, F. M. , M. S. Wolff, L. H. Kushi, "Impact of yesterday's genes and today's diet", *J Pediatr Adolesc Gynecol*, Vol. 22, 2009, pp. 3−6.

10. Safeer, R. S. , J. Keenan, "Health literacy: the gap between physicians and patients", *Am Fam Physician*, Vol. 72, 2005, pp. 463−468.

11. National Cancer Institute, *Final Report on Breast Cancer and the Environment Research Program（BCERP）Focus Group Research*: *Print Material for Mothers on Reducing Daughters' Breast Cancer Risk*. Rockville, MD: National Cancer Institute, Office of Market Research and Evaluation（OMRE）, 2012.

第六章

传播政策及倡导^{***}

📍 学习目标

通过学习本章，读者将能够：

1. 了解政策对人们健康和幸福感的重要影响；

2. 描述政治行动委员会（Political Action Committees，PACs）、游说和倡导在影响政策决策方面的作用；

3. 了解与决策者进行传播沟通时所面临的阻碍和挑战；

4. 介绍两大领先组织的政策传播策略及倡导策略；

5. 辨识信息、信息传播者和传递方式在政策传播中的作用；

6. 开展环境监测；

7. 制定特定类型的政策和宣传材料。

导　言

"绝不要怀疑有思想且意志坚定的极少数人拥有改变世界的能力。事实上，改变世界的恰恰是这样的人们。"

——玛格丽特·米德（Margaret Mead），人类学家，1901—1978[1]

---

* 克劳迪娅·帕万塔。

** 本章包含曾发表过的材料：Brownson，R.，E. Jones，C. Parvanta，"Communicating for policy and advocacy"，in C. Parvanta，D. E. Nelson，S. A. Parvanta，eds.，*Essentials of Public Health Communication*，Sudbury，MA：Jones and Bartlett，2011，pp. 91-117.

在生态模型中，联邦和州的法律法规以及地方条例政策影响着许多健康的上游决定因素。有的健康政策涉及范围很广，例如《患者保护与平价医疗法案》、州级《室内空气质量法》等；有的关注组织实践等微观视角，例如带薪休假、校园运动政策等。很多影响健康的政策不是来自卫生部门。事实上，公共健康政策已经不仅限于卫生部门的政策，还包含所有政策中的健康措施，而这需要与卫生部门以外的更多利益相关者和决策者合作。琳达·鲁道夫（Linda Rudolph）等认为：

> 大多数政府每时每刻都在对不同政策中的问题进行讨论，制订流程和计划。其中许多议题会涉及健康，这就为促进健康发展提供了"机会窗口"和"政策窗口"。尽管这些窗口稍纵即逝，您很难控制其出现的时间和内容，但只要抓住它们，就能为有关部门协同促进健康提供机会。[2]

正如路易斯·巴斯德（Louis Pasteur）在 1854 年的一次演讲中所说："机会只偏爱有准备的人。"读完本章后，当您关心的议题处于"政策窗口"期时，你可以在传播方面做更充分的准备。这一领域很复杂，但网上有许多好用且免费的工具可以促进这方面内容的传播。本章大量使用了美国公共卫生协会编写的《法律宣传手册》。[3] 除此之外，由康涅狄格州健康基金会开发的"健康宣传工具包"[①]、美国公共卫生学校协会和合作机构共同开发的"政策与健康"指南[②]以及英国海外发展研究院的"政策影响工具：海外发展研究院研究员手册"[③] 等都是很有价值的资源。

本章主要面向的读者是健康政策信息的传播者，既包括公共机构或公益组织的人员，也包括研究机构或营利性机构的工作人员。无论具体工作环境如何，他们的主要工作都是向有权力和责任作出政策决定的决策层传达相关信息，我们称为政策传播（policy communication）过程。我们用"倡导"（advocacy）一词来表达与利益相关者共享信息的过程，利益相关者包括合作的组织、特定成员或部门以及所有无权立法的普通人。在探讨具体方法和手段之

---

① http：//www.cthealth.org/.

② https：//www.apha.org/~/media/files/pdf/factsheets/health_ inall_ policies_ guide_ 169pages. ashx.

③ https：//www.odi.org/sites/odi.org.uk/files/odi-assets/publications-opinion-files/194.pdf.

前，我们将从宏观上了解政策是如何产生的。请注意，虽然本章描述的是在美国进行的政策传播及倡导情况，但大部分规则及建议适用于多数国家。

公民如何影响公共政策？

迂回路线：选举、政治行动委员会、超级政治行动委员会。

美国公民可以直接或间接地参与政策制定。公民间接选举政府代表，由他们代表所有公民参与不同行政级别的政策制定，包括联邦、州、县、区、市、镇等。公民有权利和责任选举出最能代表自身的候选人当选公职，每个注册选民在每次选举中可以投一票。作为普通公民，你可以自由选择投入多少时间和资金用于支持自己喜欢的候选人及其竞选活动。相比之下，政治行动委员会（political action committees，PACs）和超级政治行动委员会（Super PACs）对竞选相关支出的影响更大，这种间接机制使人们能够提供更多的竞选捐款。

联邦选举委员会（Federal Election Commission，FEC）认可的政治行动委员会形式有两种：分离基金（separate segregated funds，SSFs）和非关联委员会（non-connected committees）。分离基金是由企业、工会、会员组织或行业协会建立和管理的政治委员会，仅从与赞助组织相关的个体中征集捐款。而非关联委员会可以自由地征集公众意见。传统政治行动委员会有相当严格的规定，包括筹集的资金数额、最终用途等，且主要用于支持候选人的竞选活动。

2010 年 7 月，美国最高法院在 *SpeechNow. org v.* 诉联邦选举委员会一案的判决中，允许创建所谓的超级政治行动委员会。由于判决将金钱定义为"言论自由"，将公司定义为"个体"，因而超级政治行动委员会可以筹集来自任何人的无限款项，以完成"某些问题"的宣传。超级政治行动委员会禁止直接向政治候选人捐款，而且政治行动委员会和超级政治行动委员会必须向联邦选举委员会上交其捐助者的月度或季度报告。理查德·布里福（Richard Briffault）等人指出，超级政治行动委员会的支出可能会超过他们支持的候选人，甚至一些极富有的人对选举进程的影响会超过政党。[①]

直接路线：游说、倡导和行动主义

图 6-1 列出了美国公民可以采取的影响政策的法律选择。

---

① Briffault, R., "Super PACs" *Columbia Public Law Research Paper*, No. WP 12 – 298, April 16, 2012.

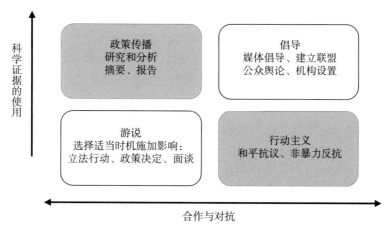

图6-1 政策影响选择矩阵

改编自：Start，D.，and I. Hovland，"Tools for Policy Impact：A Handbook for Researchers"，The O-verseas Development Institute，http：//www. odi. org/publications/156 - tools - policy - impact - handbook - re-searchers，2004.

官员一旦当选上任，就可以参与政策制定。（如果您忘记了小学或中学曾学习的"法案如何变成法律？"请参阅美国公共卫生协会的法律手册①。）如果您的组织承担不起向超级政治行动委员会投入数百万美元，从而就相关的"议题传播"影响人们对特定法规的投票，那么另一个影响投票的潜在途径是游说。

所谓游说，概括地说，通常指赞助商通过资助某人（最理想的情况是具备政府经验和影响力的人），说服当选官员按照赞助商的意愿投票。美国公共卫生协会解释为：

> 所谓游说，必须参考之前已提交立法机构（联邦、州或地方）的特定立法提案并发表意见。也就是说，要努力向参与制定具体立法的人（国会议员、州议员、当地的民选官员、各类决策人员或监管机构的任命人员）传达你所在组织的观点或立场，以此影响立法的结果，即让法案通过或被驳回。[2]

---

① http：//www. iowapha. org/resources/Documents/APHA% 20Legislative% 20Advocacy% 20Handbook1. pdf.

　　某些类型的组织的游说活动会受到限制，特别是非营利组织。根据税法规定，慈善组织［指《美国国内收入法典》第501（C）（3）条中规定的免税组织］"不得试图将影响立法的行为作为组织的主要活动；……不得参与任何支持或反对政治候选人的竞选活动"①。

　　美国国家税务局（Internal Revenue Service，IRS）提出了一种所谓的"实质"金额计算方法，如果一个组织的免税支出为100万美元，可以在游说活动上花费175000美元。不过任何组织（不管有多大）每年用于游说的免税金额都不得超过100万美元。此外，接受联邦政府拨款资助的组织必须遵守《反游说法》（《美国法典》第18卷第1913节）的规定。美国国立卫生研究院已发布有关遵守该法案的建议：

　　　　《反游说法》禁止直接或间接使用拨款来支付任何个人服务、广告、电报、电话、信件、其他印刷或书面内容或其他设备，试图或旨在影响国会成员、司法部及其他政府官员的投票及其他表决形式，以此影响其关于赞成、采纳或反对某项立法、法律、批准、政策及拨款等决议，无论在相关法案、措施或决议提出之前或之后。②

　　游说、倡导和政策传播三者间的区别很小，有时界限甚至很模糊。若您所属的组织发送的电子邮件中要求您与国会代表们联系，敦促他们对正在审议的法案投赞成票，这则讯息被视为该组织的游说。如果作为普通公民，您采取发送电子邮件、打电话或拜访当选官员的行为，则被视为倡导，因为您仅代表自己，而不代表组织。此外请记住，您必须在倡导信息中使用个人（而非组织）地址，并将这些信息发送给所在辖区的代表（例如县、区代表）。

　　如果组织在讯息中未说明政策表决的倾向性（例如仅告知信息接收者相关的议题，并说表决还在进行中），可视为政策传播。如果尚未进行投票表决，且该组织对某一议题的利弊进行分析，并阐明了预期结果，则被定义为倡导。如果您随人群一起振臂示威、在华尔街躺倒、爬上树抗议并拒绝下来、向个人邮箱发送垃圾邮件，您的行为可以视为行动主义。可以看出，游说、倡导、政

---

① http：//www.irs.gov/Charities-&-Non-Profits/Charitable-Organizations/Exemption-Requirements-Section-501（c）（3）-Organizations.

② https：//ethics.od.nih.gov/topics/Lobby-Publicity-Guide.htm.

策传播和行动主义的区别主要是时机和目的的问题。

如果您在政府机构工作，在向公众和决策者传播信息时必须撤去偏见，一视同仁。非政府组织可以有不同的立场，只要其信息传播的目的不是影响联邦、州或地方立法的投票结果。

底线：先要明确您的组织在所在辖区里的权利，再决定您在倡导或游说中可以或不可以做什么。您能做的事情也许比想象的更多或更少。就行动主义而言，《美国宪法第一修正案》保护您获得非暴力集会和言论自由的权利，只要该活动花的是您自己的时间和金钱。在本章后面的部分，我们将介绍一种基于社区组建联盟并选择政策的方法，该方法以社会化营销为框架，由佛罗里达州预防研究中心提出。因为这是一个更基层的机制，所以它不受与非营利组织或政府资助实体相同的法规约束。

进行广泛倡导的组织

倡导工作是公共健康工作的重点。方框 6-1 列出了一些致力于公共健康倡导的领导组织。如果您对解决公共健康问题感兴趣，可以把自己的工作和这些组织或类似组织的倡导工作相结合。

方框 6-1　公共健康倡导的领导组织

以下介绍了一些致力于在全国范围内倡导公共健康的领导组织，涉及的范围很广。列表没有详细列出所有机构，特定主题的机构（如美国癌症协会、无烟儿童协会等）和基金会就不在此列。以下信息来自每个组织的网站。

美国公共卫生协会

https：//www.apha.org/

美国公共卫生协会致力于维护所有人和社区的健康，加强公共卫生专业建设，大力呼吁公共健康问题和政策的科学性。我们是唯一能影响联邦政策的组织，有 140 多年的发展历史，会集了来自公共卫生各个领域的成员。

美国州与地区卫生官员协会

http：//www.astho.org/

美国州与地区卫生官员协会的联邦政府关系小组代表州级公共卫生局向国会和政府进行倡导，为联邦政策制定提供信息，以取得更好的健康成果。我们向国会领导人提供有关其州/地区公共卫生活动的关键信息，支持会员的倡导活动，提供证词并参加国会简报会，并就关键预算和公共卫生政策对会员和州卫生局工作人员进行教育。

美国全国县市卫生官员协会

http：//www.naccho.org/

美国全国县市卫生官员协会（National Association of County and City Health Officials，NACCHO）向决策者阐释地方卫生部门在维护社区健康安全方面的关键作用。作为全国各地卫生部门的代言人，美国全国县市卫生官员协会就当地重要公共卫生问题对政策制定者进行了教育，为会员提供有关关键公共卫生问题的最新动态和采取行动的机会，并帮助当地卫生部门与决策者传达当地卫生健康的价值。

美国大学健康协会

http：//www.acha.org/

美国大学健康协会（American College Health Association，ACHA）一直以来都坚定地支持并倡导大学生及其校园社区的健康福利政策和项目。其下属委员会、联盟及工作组逐步确定了大学健康领域的重要倡导问题。该协会向会员提供影响大学生健康的相关国家公共政策问题的最新信息。在必要或恰当的时候，该协会会考虑参与影响公共政策（立法、法规）的制定，并始终致力于维护和促进学生健康。由一个全国公认的协会负责解决对其重要的问题，这使协会成员受益匪浅。

美国公共卫生学院与项目协会

http：//www.aspph.org/

美国公共卫生学院与项目协会（Association of Schools and Programs of Public Health，ASPPH）是公共健康学术教育的重要力量，已与联邦政府建立了长期的合作关系。在与国会及行政部门合作中，该组织致力于健全公共健康政策，以期在全国甚至全球范围内促进疾病预防和提升健康水平。它的职责包括向决策者普及公共健康政策问题的科学依据，并呼吁制定具体的政策和法律。这些倡导工作也包括为范围广泛的公共健康项目获得相当的联邦投资。

它的立法委员会由来自近二十所公共卫生学校的院长和项目的负责人组成，该协会根据他们的建议来确定倡导的立场。

美国公共卫生教育协会

http：//www.sophe.org/default.cfm

美国公共卫生教育协会作为健康教育组织，其使命是倡导有益于健康的公共政策，它有责任就与社会健康相关的国家和州立法问题对决策者进行教育。通过与成员和分会之间持续而稳定的传播渠道，发展和维护与公共组织或私人组织的合作伙伴关系，公共卫生教育协会每年会确定优先事项，将重点放在教育工作上。它还会鼓励其分会自主举办和完成公共政策活动，无论是国家级、州级还是地方性活动。它的倡导委员会非常活跃，不仅包括分会代表，还有很多对此感兴趣的协会成员。

"研究！美国"

http：//www.researchamerica.org/

"研究！美国"（Research！America）是美国最大的非营利性公共教育及倡导联盟，致力于提升健康研究在国家各项研究中的重要性。与众多代表医学、健康和科学领域的成员和组织一样，我们的目标是：

（1）从公立或私营部门获得用于医学和健康研究的资金，紧抓科学机遇，保证公众舆论支持；

（2）向公众更好地传播医学健康研究及其研究机构的优点；

（3）激励受众积极支持医学健康研究以及能促进其发展的相关科学；

（4）促进医学界的每个成员代表医学和健康研究、公共卫生以及整个科学领域，让他们有能力提升和助力更积极的公共政治生活。

美国健康信托基金会

http：//healthyamericans.org/

美国健康信托基金会（Trust for America's Health，TFAH）是一个非营利的无党派组织，通过保护每个社区的健康、努力使疾病预防成为国家优先事项等方式来挽救生命。从炭疽到哮喘，从生物恐怖主义到癌症，美国正面临着流行病的威胁。如果一个国家被困于"今日疾病"中，我们就无法展望美好未来，因而我们要建立一个强大的公共健康防御系统，用来抵御所有威胁，无论是恐怖分子还是自然环境。通过聚焦于预防、保护、社区等方面，美国健康信托基金会正在将提升国家疾病预防紧迫性的主战场由国会转到大街小巷。我们知道什么更有效，现在，我们需要坚定决心来完成任务。

公共卫生研究所

http：//www.phi.org/

作为公共健康领域的可靠代言人，公共卫生研究所（Public Health Institute，PHI）基于前沿研究和循证分析，致力于为联邦、州和地方各级制订战略性公共政策解决方案。凭借它在各种政策领域和议题上拥有的丰富经验，再加上与企业、政府和社区组织并肩工作的良好记录，公共卫生研究所及其相关项目在地方、州和联邦政策中对公共健康的倡导是有效且有影响力的。基于这方面的成果，公共卫生研究所不断突出自身在美国基础政策中的作用，对国内外卫生领域产生影响。通过战略性政策平台，公共卫生研究所已解决了肥胖预防、气候变化、健康改革等领域的政策问题。此外，公共卫生研究所会针对各种影响公众健康的问题，追踪与其相关的联邦和州的法律法规和预算流程，并提出政策方案用以解决与健康相关的社会决定因素问题。

战略性的政策传播

向公共政策决策者进行传播

本节为那些被禁止从事游说或倡导活动的人，即那些在政府机构或政府资助职位上工作的人提供指导。职位受限制较少的人可以使用其他方法，包括下一节中介绍的游说和倡导工具。

因为政治家是通过选举产生的，且可能会在换届选举时被取代（国会众议院议员、许多州议员为2年，总统和州长为4年，美国参议员为6年），因此他们往往急于求成。但与之形成鲜明对比的是，科学发现需要通过数年甚至数十年的研究和知识积累才能实现，而来自长期研究和监测系统的数据最能说明公共卫生领域正在发生的情况。不幸的是，有关疾病流行率的新闻，或者行为逐年发生的微小变化的新闻，可能并不足以引起人们对某个议题的浓厚兴趣或引起决策者的注意。

更大的挑战是，解决复杂问题时，决策者通常需要快速、绝对的答案。二十年前，美国医学研究所就认为"危机、热点问题和有组织的利益集团的关注"常常过度推动了公共卫生决策。[4] 反而，通过长期性科学研究得出的公共健康数据经常得不到充分使用，这实际上是因为决策者经常基于短期需求、危机事件，甚至是围绕传闻来制定政策和计划。[5] 公众健康传播从业者应该关心如何改善这种状况并优先解决这个问题。

秘籍

假设某组织对某项政策具有一定立场，且准备将这一立场传达给决策者，它应该使用与其他类型的战略传播类似的过程，除了做一些细节上的改变，遵循以下步骤。

第一，明确您要实现的目标；

第二，确定您要联系的人；

第三，研究和制作信息；

第四，遴选发言人；

第五，传递信息；

第六，评估进度。

现在，我们通过一些示例来演示这些步骤。

1. 明确您要实现的目标

您希望决策者收到信息后做什么？例如，在直接的政策传播中，您可能会希望他们采取以下一个或多个行为：

■ 制定新的法律法规；

■ 防止现有法律法规被削弱或终止；

■ 加强现行法律法规，包括加大违规行为的处罚力度；

■ 提高某些产品（如香烟、含糖汽水等）的税收以降低需求；

■ 改变受政府机构监管的做法（例如在医疗保健、农业或药品定价等方面）。

政府雇员及政府资助的相关人员不得试图直接影响决策者的投票结果，因而也不能作为政策传播的明确目标。如表6-1所示，内容来自"政策与健康"

指南①，其中列出了一系列政府法律程序，并阐明了如何使用它来构建政策窗口及合作伙伴关系。

表 6-1　政府机制里的变革机遇

政府机制	机遇	可能的行动
数据	由政府机构进行信息和数据的收集、标准化处理及发布。跨机构共享数据并统一数据要素可以确保更有效的协作	促进数据共享，以及学校和社会服务机构之间在数据收集方面的合作； 在卫生部门报告中增加与健康相关的社会决定因素指标（例如收入和就业、住房和交通）
提供直接服务	州、县、市各级行政单位为社区和个人提供直接的服务。各部门可以开拓或创建新服务、精准定制服务、链接服务并降低访问门槛	在天气预报中添加居住地健康评估结果； 将健康检查纳入青少年拘留所的收容流程中
教育与资讯	针对与个人、组织、社区和企业有关的主题，由政府机构对民众进行宣传和教育	将有关体育锻炼重要性的信息添加到公园的宣传材料中； 要求在学校里出售的或者由学校赞助的活动中出售的所有食品都在标签上标明营养信息
雇主	政府在办公室、公园、学校以及整个城市、县和州雇用员工。员工政策可以激励健康行为，也可以为私营企业树立积极榜样	提供交通补贴，鼓励员工使用公共交通工具； 提供哺乳室，包括专门指定的房间和冰箱，支持母乳喂养
资金	拨款（Grants）是提供资金以支持特定的项目或活动。补贴（Subsidies）是以货币或其他方式提供援助，可以减少货币支出的需求。拨款和补贴可用于支持健康促进行动，包括对健康服务的支出（例如医疗补助计划、国家老年人医疗保险制度）	提供育儿补贴以支持有孩子的工人； 除公共健康领域外，将健康与健康公平标准加入其他机构的提案申请中

---

① Rudolph, L., J. Caplan, K. Ben-Moshe, L. Dillon, *Health in All Policies: A Guide for State and Local Governments*, Washington, DC/Oakland, CA: American Public Health Association and Public Health Institute, 2013.

续表

政府机制	机遇	可能的行动
指南和最佳实践	指南可用于激励社区实施最佳实践方法或实证方法	将促进社区健康的策略纳入全面的土地使用和运输计划或社区气候行动计划。 共享证据，采用基于证据及情报的策略来预防犯罪
准许和许可	获取政府机构发放的许可证和执照授权后进行特定类型的活动或开发。例如，分区（zoning）用于将土地划分为允许做某种用途的区域	简化农贸市场的许可流程，便于为服务欠缺的居民区提供健康食品； 在综合计划中关于住房的部分，介绍了一种鼓励在公共交通枢纽附近开发住房的方法
购买：采购及合同	采购及合同政策可以提升其他预期结果，例如经济弹性，并且可为其他政府机构或私营企业建立一种行为模式	建立采购政策，要求机构的自动售货机提供最低限度的健康产品。 制定政策鼓励与老兵企业、少数民族企业、女企业家的企业签约
规章	政府机构有权添加、废除或更改法规，消除和发现漏洞，改善执行力，更新公众投诉机制。在消费者缺乏重要信息时，监管通常很有用	改善针对多单元房屋结构的禁烟规定； 制定法规，将健康分析用于预算和立法决策中
研究与评估	政府机构可以自主研究，也可与大学、研究机构和社区合作开展项目。评估可以促进最佳实践并支持示范项目	根据特定政策或政策类型的健康结果，对预期的投资回报进行经济研究； 研究新的燃料技术，以确定改善空气质量的策略
立法及条例	州立法和地方条例可以提供资金或批准新的计划、法规或限令。政府机构支持立法、推动法令通过的能力也各不相同	修改当地法令，允许在居民区流动售卖产品； 通过立法保障以获得安全、清洁和平价的水
税费	政府通过添加新税种、更改或废除现有税种或更改税基资助所需的服务	提高车辆牌照费，以增加收入，支持运输工程； 提高卷烟税，将收入用于支付医疗保健服务和禁烟
培训和技术支持	机构提供培训和技术援助，助力地方项目实现目标，并应根据项目和政策的变化需求进行调整。机构内外部的培训都有助于合作	对非卫生工作人员进行教育，帮助其了解他们的工作与健康结果的关系；向区域物流提供技术支持，帮助其将需考虑的健康因素和结果纳入运输模型

2. 明确您要联系的人

所有的传播都一样，正确理解信息的关键是了解信息接收者和其决策背景。通过大量的网上搜索，您可以收集大量信息，包括党派、服务年限、投票记录、出生地、年龄等，以了解您想要说服的人。

您与民选官员的首次互动很可能会通过其工作人员进行。他们的工作是让决策者和管理者了解有关问题和拟议立法的潜在弊端。[7]只有少数工作人员对健康问题有深入了解，或对特定的健康议题有兴趣。因而在与这些工作人员交流及合作时，传播者的作用就是提出有说服力的论点，以促成预期行动。此外，您的提议要尽可能减轻他们的工作量，以便他们向领导转述您的想法。您的信息要尽可能简洁，且紧紧围绕政策展开。使用决策者或其团队以后可以重复的言论片段，通常有助于提炼出信息的核心。很多公共健康信息都很复杂，因而决策者更希望能以简单的方式解释他的观点，然后再呼吁您或其他专家来补充细节内容。

3. 研究和制作信息

信息必须是直接的、确定的、经得起推敲的（科学证实的）。[8]它应该让决策者觉得易于理解且具有可行性（即能够在现实世界中实施）。公共健康从业人员的工作范围通常是预防及治疗，往往要 10 年甚至更长时间才会有结果，而当选官员的工作则受选举周期和立法日程所驱动。

为了使信息更加精确并让决策者信服，应该思考以下与政策受众最相关的三个问题：

■ 这方面存在问题吗？

■ 我们知道该怎么办吗？

■ 解决这个问题的成本高吗？

决策者会权衡他对这些问题的答案及其对选民的看法。因而，决策者的问题显而易见：

■ 这是否有益于我的选区？

■ 这有助于提升我（在媒体、选民以及选区内强大利益集团眼中）的形象吗？（您需要对此保持谨慎。）

方框 6-2 提供了一些新的分析，用以说明对州立法者与说客进行政策传播时需要注意哪些重要的问题。

方框 6-2　国家立法者在政策传播中看重的因素

表 6-2 中是参加了循证政策制定研究的州立法者认为在倡导沟通中很重要的因素。这项特定的研究发现，女性受访者和 55 岁以上人群最有可能因其选民的需求以及科学证据而动摇观点。

表 6-2　循证政策制定中，州立法者看重的因素

总		1=不重要，5=非常重要					
总	N	科学证据	长期需求	健康因素	个人偏好	地区领导	倡导团体
总人数	75	4.5	4.5	4.2	3.9	3.7	3.6
男性	57	4.4	4.5	4.4	3.9	3.7	3.6
女性	18	4.7*	4.8*	4.2	4.0	3.6	3.7
55 岁以上群体	47	4.7**	4.7*	4.3	4.0	3.7	3.7

* $p<0.10$, $^{M}p<0.05$

数据来源：Dodson, E. A., K. A. Stamatakis, S. Chalifour, et al., "State Legislators' Work on Public Health-Related Issues: What Influences Priorities?" *Public Health Man*, Vol. 19, No. 1, Table 1, 2013, pp. 25-9.

另一组研究者对三名民主党人、三名共和党人和三名卫生组织的游说者进行了深度访谈，询问是什么影响了他们 2011 年后在北卡罗来纳州作出的有关烟草控制资金的决定。从定性分析中得出以下主题："①对与烟草有关的健康问题有较好的了解，但对于项目的影响和资金的了解有限；②在制定政策决策中首先关注经济问题；③意识形态差异会影响对国家在烟草控制中作用的看法。④说客和选民的当面呼吁的影响，以及简单的背景数据的实用性。"[1]作者得出结论，"与政策制定者建立关系，以传播正在进行的项目成果，强调经济数据并建立选民倡导小组"是明智之举。

参考文献

1. Schmidt, A. M., L. M. Ranney, A. O. Goldstein, "Communicating Program Outcomes to Encourage Policymaker Support for Evidence-Based State Tobacco Control", *IntJ Environ Res Public Health*, Vol. 11, No. 12, 2014, pp. 12562-12574.

框架 传播学中研究最多的主题之一是信息框架，尤其是与政策有关的主题。信息框架即基于同一组事实，强调主题的某些方面胜于其他方面。最简单的信息框架形式关注采取某行为所带来的收益与不采取该行为所造成的损失。迈巴赫和他在乔治·梅森大学气候变化中心的同事们花了很多年研究信息框架在科学传播上的价值。他们认为，"当气候变化被视为人类健康相关的议题时，大多数人——包括对气候科学持怀疑态度的受众——都会发现信息的说服力和实用性"。[9] 框架研究不仅可以确定哪些框架是有效的、对谁有效，还可以确定哪些框架可能会适得其反。例如，一些研究已经证实，如果信息强调的是距离自己很远的地方的灾难性严重后果，会降低受众的关注度，增加其绝望感。[10]

如表 6-3 所示，是一些适用于气候变化的框架类型。①

讲故事 凯瑟琳·A. 斯塔马塔基斯（Katherine A. Stamatakis）等人认为，一个书写得当、证据充足的故事能够通过以下方式促进研究证据转化为政策（他们最初的宣传活动是为了增强体育锻炼，但同样适用于其他公共健康问题）：

表 6-3　适用于气候变化的框架类型

框架	将与科学相关的问题定义为……
社会发展	一种提高生活质量或解决问题的手段；或者一种与自然和谐相处而非掌控自然的方式
经济发展与竞争力	经济投资；市场利益或风险；本地、国家或地区的全球竞争力
道德与伦理	关乎对与错的问题；是否尊重相关的限制、门槛或边界
科技不确定性	关乎专家解读或共识的问题；有关已知与未知的辩论；经过同行评审已经确定的知识与夸张的危言耸听的对决
潘多拉魔盒/弗兰肯斯坦的怪物/失控的科学	采取预防措施应对可能发生的灾难和失控后果；或基于宿命论，认为无法避免所做的选择带来的后果
公共责任与治理	为公益或特殊利益服务的研究或政策，强调控制、透明、参与、响应或所有权问题；或政治性决策中对正确使用科学和专业知识的辩论
中间路径/替代路径	冲突或两极分化的观点（或选择）之间的第三条路

---

① Nisbet，M. C.，"Communicating Climate Change：Why Frames Matter for Public Engagement"，*Environment：Science and Policy for Sustainable Development*，Vol. 51，2009，pp. 2，12-23.

续表

框架	将与科学相关的问题定义为……
冲突与对策	精英之间的博弈，例如谁在辩论中获胜或失败；或个人或团体之战（通常是新闻记者视角下的解读）

Gamson，W. A. ，and A. Modigliani，"Media Discourse and Public Opinion on Nuclear Power: A Constructionist Approach?" *American Journal of Sociology*，Vol. 95，No. 1，1989，pp. 1-37；

Dahinden，U. ，"Biotechnology in Switzerland: Frames in a Heated Debate"，*Science Communication*，Vol. 24，No. 2，2002，pp. 184-97；

Durant，J. ，M. W. Bauer，G. Gaskell，*Biotechnology in the Public Sphere: A European Sourcebook*，Lansing，MI: Michigan State University Press，1998；

Nisbet，M. C. ，and B. V. Lewenstein，DK]"Biotechnology and the American Media: The Policy Process and the Elite Press，1970 to 1999"，*Science Communication*，Vol. 23，No. 4，2002，pp. 359-91；

Nisbet，M. C. ，"Framing Science: A New Paradigm in Public Engagement"，in L. Kahlor，P. Stout，eds. ，*Understanding Science: New Agendas in Science Communication*，New York: Taylor & Francis，2009，.

转自：Nisbet，M. C. ，"Communicating Climate Change: Why Frames Matter for Public Engagement"，Environment，March-April 2009，http: //www. environmentmagazine. org/Archives/Back%20 issues/March-Aprii%202009/Nisbet-full. html.

■ 加强对量化数据的理解，包括问题（比如身体缺乏运动）的严重程度和政策干预对提升人口健康状况的影响。重点关注人们不愿意进行体育运动的影响因素，比如结构性障碍、环境因素等；

■ 赋予问题人情味，或者把它与选民在现实生活中的问题联系起来，以促进问题的解决；

■ 用决策者熟悉的传播模式包装证据，使他们可以轻松地与选民或其他利益相关者进行沟通；

■ 改进用于与决策者沟通的信息和材料的内容，以支持倡导者和政策拥护者。

学者们认为这些故事可以用于政策制定的不同阶段。前期故事（upstream stories）主要用于一个项目的拟议或起步阶段，故事的支撑数据来自早期试验计划，或基于现有科学的估计。在这个早期阶段，政策制定者希望了解该计划获得的支持、杠杆资金以及成功的可能性。中期故事（midstream stories）用以解释项目的实施进展，这一阶段，决策者希望能获知资金使用、项目受益者、公众支持以及自身公共形象的积极影响等信息。如果该项目需要资金来维持或扩张，中期故事可以用于说明相关问题。当该项目进行了较长时间后，用后期故事（downstream stories）来展示该项目对服务对象的影响。这一阶段，决策者会对健康影响、经济因素、可持续性、公众支持和该项目的增值性感兴趣。后期故事能够解答这些问题，并有助于获得后续资助，把项目拓展到新的群体。

4. 遴选发言人

发言人的信誉与发言稿的质量同样重要。如果发言人恰好是这一问题的支持者，会更有帮助。当然，如果发言者是代表政府机构与国家级别的决策者们进行交流，这个因素就不那么重要了。无论信息内容如何，官员或发言人先前立场如何，都应当以直接、非对抗性的方式进行表达。如果发言人能够提供准确及时的信息，态度不卑不亢，就能够赢得立法者的尊重，也能使得信息的传递达到最佳效果。

国会小组委员会常常会要求政府机关代表提供相关证明，例如烟草防控的证据。如果该信息旨在说服决策者通过全面考察从而进行健康政策决策，那么结果就不在于认识，更重要的是行动。最紧要的问题就变成了："他们会听谁的?"了解决策者及其团队的偏好可以帮助您选出更容易获取信任的发言人。在描述证据时，最有说服力、最成功的发言人可能是公共健康工作者，也可能是受人尊敬的科学家、值得信赖的社区代表、普通公民、商业领袖、青少年甚至是名人，这取决于主题和问题是什么。一个全面的传播战略可能会涉及不同层次的发言人，包括卫生部领导、政治内部人士和普通公民，有时也会邀请受某个项目或法律影响的人作为代表发言。方框 6-3 重点介绍了最成功的倡导活动之一——真相运动（The Truth Campaign），该运动以个人为发言人，并讲述了他们的真实生活故事。

方框 6-3　个人的力量：战略传播中的故事讲述

帕特里夏·麦克劳克林（Patricia McLaughlin），马萨诸塞州
前通信公司高级副总裁
遗产基金会

简介

社交媒体驱动的时代为信息分享和故事讲述插上了全新的翅膀。无论是推特上 140 个字符的段子、油管上分享的视频还是用手机发送的短信和图片，都展示了一个"分享，再分享"的社会。真人秀节目的火爆反映了人们想要表达自我的欲望高涨并想方设法去表现自己。

个人故事是一种多样的方式，可以完善传播，并更深入地传递您的信息或推进您的事业。现在的传播渠道前所未有的多，营销人员逐渐失去了对信息的控制，而越来越多的公众自己作出消费决定，无论是在品牌的选择、支持的事情还是在媒体的选择上。分享与受众相关且真实的个人故事能够提高参与度和忠诚度，甚至可以使受众支持您的议题和事业。

可以故事为核心，通过广告、公共关系或社交网络和媒体渠道等开展整合传播活动。理想情况下，传播活动可以整合所有公共关系和市场营销要素，帮助您利用更多线上和线下的方式来更好地触达目标受众。

案例故事

遗产基金会是美国最大的公共卫生基金会，致力于防止年轻人吸烟和帮助吸烟者戒烟，在它的对外传播活动中，个人故事是不可或缺的一部分。在该组织 15 年的历史中，故事讲述者接受媒体采访、开展广告宣传活动、领导基层的外联活动，并帮助筹集资金开展提倡减少吸烟的活动。"鲍勃戒烟"和"玛丽戒烟"是早期的两个戒烟运动，其中鲍勃来自纽约，玛丽来自华盛顿特区，他们分享了自己的戒烟历程（图 6-2）。他们的故事通过电视、报纸和广播广告、视频和网站内容、个人公开露面和媒体采访等方式传播，帮助遗产基金会分享戒烟的最佳方式，并推动其他吸烟者采取戒烟行动。

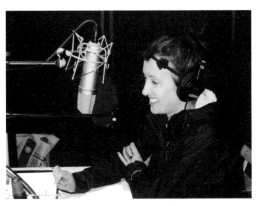

图 6-2　切尔西在麦克风前

切尔西·沃内克（Chelsee Warneke）参加了一个电台媒体之旅，分享了她的家庭中关于吸烟的个人故事

资料来源：帕特里夏·麦克劳克林，文学硕士，遗产基金会。

长期开展的青少年吸烟防治运动，实际上是让讲述者每年夏天作为活动代表，与青年目标群体一起，随流行音乐会和体育赛事（例如 Vans Warped 巡回音乐节、滑板和冲浪运动）等在全国范围内进行巡回活动（图 6-3）。"真相"小组的成员围绕烟草问题，与年轻人现场分享自己的故事，同时还有媒体采访和个人展示，包括与国会议员的会面，以及 MTV 全球音乐电视台、Fuse、Fuel 等媒体的品牌娱乐节目。

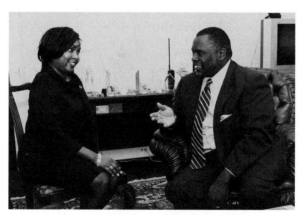

图 6-3　"玛丽戒烟"：托尼亚与国会议员

资料来源：帕特里夏·麦克劳克林，文学硕士，遗产基金会。

怎么做？

讲故事首先要有一个有说服力的讲述者。在数字时代，要找到合适的名人并不难：

- 使用个人社交网络。让家人、朋友和同事知道您正在寻找某类故事或讲故事的人。要说明具体标准，欢迎大家提出建议。通过社交网络（例如脸书、领英［LinkedIn］或推特）的群发功能发送请求和要求，只需单击几下就完成啦。
- 利用您的本地资源。与您的问题利益相关的社区团体、服务组织都可以有效帮助找到相关发言人。
- 与陌生人交谈。您可能会发现自己有许多可供选择的发言人，因为与您问题相关的人群已经聚集在一起。例如，如果您要为环保组织的故事讲述活动寻找环保倡导者，可以关注一下社区里开展的清理运动或绿色生活教育课程之类的活动，那里可能已经聚集了一批您可以挑选的故事讲述者。

■ 关注社交媒体渠道。潜在的讲述者往往可能已经在贵组织的社交媒体上主动现身了。他们可能会在组织的脸书上发表评论，自发在电子邮件中分享他们的故事，或在捐款的时候一起分享自己的故事。社交媒体团队或筹款团队应该关注这些可能就在眼前的潜在讲述者。

■ 创建一个故事讲述者的数据库。为潜在讲述者创建一个活跃而全面的数据库，有助于扩大人际网络，当有需求的时候，可以马上找到合适的人选。要注意将尽可能多的相关信息放入数据库中，包括讲述者的完整联系方式、背景和个人历史以及相关的行动或结果。

开演！

确定了愿意分享相关真实故事的讲述者后，接下来重要的便是让讲述者为分享故事作准备：

■ 进行基本的媒体培训，提供相关的技巧和要点，帮助他们与记者和在线媒体更好地合作。

■ 在合适的情况下，让讲述者与组织发言人一起出场，共同接受媒体采访。有组织代表陪同，往往能让新手或刚开始接触讲述的人感到更舒适，还能确保相关的组织信息或统计数据得以正确传达，使个人讲述者可以完全专注于自己的故事。

■ 对于媒体采访和个人展示，要提前给讲述者提供概要表。在表中概述谈话要点和关键信息，并提供有关活动地点、记者背景、讲述者要面对的受众等信息以及所有后勤的细节（例如何时何地到达、停车信息、现场联系人和着装要求等）。

故事扩展

■ 媒体采访：如今，随着众多媒体（传统和数字媒体）的出现，讲述者与媒体互动的机会也非常多。但是想想这个故事与哪类媒体最贴合：家乡报纸、当地社区脱口秀、大学或大学出版物，还是族裔媒体？在线问答、寻找访客博客的兴趣小组以及视频推荐等也是传播信息的方式。

■ 个人展示：除了进行媒体采访外，还可以邀请讲述者在其他论坛上发言，例如当地的狮子俱乐部或青年俱乐部聚会、学校或社区活动。兴趣相似的团体通常会在某个主题领域寻找专家来参加会议并发表演讲。搜索与您的问题相关的志同道合的团体，邀请讲述者作为演讲嘉宾。

■ 社交媒体：利用数字平台进一步传播讲述者的故事。在您的网站上重点显示推荐视频，让讲述者发表博客文章，并通过他们自己的社交网站分享内容。

谨慎行事

在与讲述者建立任何关系之前，组织和公司有必要先做一些功课。首先，讲述者和故事都应该反映组织的价值观。确保讲述者认同您公司或组织的使命和理念，并真正希望通过分享他们的故事来推进该使命或事业。从一开始就分清是有偿还是无偿行为。许多讲述者的初衷只是帮助他人、表达对所爱的人的尊重或内心的坚持。但是，当涉及金钱或没有明确讨论到回报时，这种情形就会改变。明确贵组织的期望、时间要求和经济酬劳（如果有的话），并阐明您可以向故事讲述者提供哪些支持。

要有一个基本的授权协议，对双方关系的性质进行概述，并明确故事讲述者同意做些什么，清楚列出使用其图像、故事、含有其个人形象的照片或视频以及能够分享或传播该内容的场所（例如公司网站、年度报告、社交媒体网站）等相关权利规范。

既然您始终希望讲述者是发自内心且真诚的，那组织从一开始也应该对讲述者保持真诚，明确他们在组织中的作用。与讲述者一起前进，一起创造您的独特故事吧！

资料来源：帕特里夏·麦克劳克林，文学硕士，遗产基金会。

5. 传递信息

每种职业都有自己的话术，公共健康也不例外。在传递信息时要尽量避免使用行话，否则会显得傲慢且晦涩。不是所有人都能理解术语，您不能因此失去潜在的支持者。也不要使用像"基础设施""模态"之类的流行词，这些词被过度使用，容易给人留下过于学术化或官僚化的印象。您的重点是表达，而不是炫耀。

如果您处于职业生涯的初期阶段，可能无法在国会或州立法听证会上提供正式证词，但您仍有可能是组织中最有资格谈论这一重要问题的人。

您可以通过很多不同的方式将信息传达给公共健康从业者和决策者。这样的传播可能发生在高度结构化的环境中，也可能发生在低结构化的环境中，不同环境所需的技术和准备也有所不同。立法听证会就是典型的高度结构化的正式环境。听证会上，民选官员们在委员会会议室听取公共健康领域专家或证人的证词。证人通常只有几分钟来陈述其立场。方框6-4中提供了一些与官员面对面谈话时的注意事项。[7]

方框6-4　与官员面对面谈话时的注意事项

在准备与官员交流时，尽量与其团队建立积极的工作关系。这些人往往在决定官员的活动和优先事项方面有很大的影响力。与官员会面时，特别要记住遵循以下步骤：

- 提前预约；
- 如果是以小组形式与官员会面，请选出一位主要发言人；
- 要有特定目标并做好充分准备；
- 发言要简洁，选定一到两个主题即可；
- 手头要准备一些关键数据用于支持自己的观点；
- 提供相关项目和政策影响的例证，富有人情味的故事通常效果更好；
- 明确您希望官员做的事情有哪些；
- 预估对方会提的问题，给予全面且透彻的回答；
- 提供书面数据或情况说明；
- 保持诚恳的态度，并感谢官员为会谈付出的时间；
- 最后简短致谢。

除了内容和语言之外，语音语气和肢体语言也是强有力的传播工具。以下是一些需要记住的技巧：

- 握手并进行眼神交流。与官员见面时，握手时与他或她目光接触。在正式的演讲中，尝试与观众保持眼神交流。如果听众很多，则应面向委员会主席或其他负责会议的人发言。避免目光飘忽不定地扫向整个房间或注视笔记。
- 端正坐姿。表现出兴趣和参与感。在听众面前保持放松和自信，对你的主题胸有成竹。
- 着装专业。您的外表和表达信息的方式能明显加强信息的说服力。保守着装通常是个好习惯；佩戴简单而非华丽的珠宝；选择纯色而非鲜艳的图案；不戴帽子；除非因医疗需要，否则请避免戴遮光眼镜或深色眼镜；不化浓妆。最重要的是，您必须看起来专业，不要让外表影响信息的表达效果。

■ 先传达您的主题信息。尽早给出结论，并提供支持性的数据和信息。
■ 让听众参与进来。让您的信息听起来与面前的听众息息相关。当提出一个抽象的概念时，例如疾病预防的价值，请选择具体的例子，帮助听众理解概念。又如，在说明某个城市慢性病对过早死亡的影响时，您可以这么表达："去年［该州］死于慢性病的人比生活在［当地某规模较小的城市］的人还多。"

信件写作技巧

除了上述以书面和口头形式表达信息的方法之外，在写信给任职官员时要牢记几点。尽量选择对官员影响最大的人作为信件签收人。如果信函能为决策者量身定制，且来自决策者认识的选民，则效果更佳。

电子通信技巧

近几十年来信息技术呈爆炸式发展态势，极大地增强了人们的即时传播能力，包括那些可以影响当地卫生规划的人。对于电子通信（通常是电子邮件）的使用效果，在国家一级中比在州一级中更有效，在工作人员中比在官员中更有效，在年轻人中比在老年人中更有效。此外，州议员更愿意与选民和政府工作人员通邮件，而不是倡导组织、游说者和媒体等中间组织。决策者对来自选民、倡导组织和政府官员的电子邮件的态度也不同。许多倡导组织已经建立网络以提醒成员注意关键问题。

与决策者沟通时所面临的问题与挑战

与决策者直接沟通时，需要考虑以下几个问题和挑战：
■ 立法方面的趋势（例如任期限制）和其他领导层的变化（例如州卫生官员的快速更替）会影响有效传达公共卫生数据的时间和力度。
■ 影响健康的社会决定因素中，个人特征（如收入、教育程度、种族/民族）通常会对一个人的健康状况或健康结果产生重大影响，但是解决这些决定因素的政策方案并不简单。[19]
■ 公共卫生领导人和政策制定者对健康需要保持"长远眼光"。之所以要目光长远，是因为许多"现代流行病"，例如癌症和艾滋病，都是在数年或数十年的时间里逐渐暴露出来的。此外，与众多群体的合作只有投入大量的时间和精力，才能在公共健康从业者和社区成员之间建立必要的信任。

■ 有效的传播方法也可能会受到组织"气候"（组织的动态和结构）的影响。例如，在一个拥有强大行政管理系统、极为正规的组织中，与高层管理员的沟通是高度结构化的，需要通过一个或多个中级主管进行。

■ 在组织内部，工作人员可能会受以前失败的影响，阻碍重大政策的变革。例如，组织的中下层员工可能会对与其项目相关的政策及倡导工作设置各种官方或非官方的限制。

■ 小范围的区域（例如农村县或立法区）通常缺乏可靠的分析数据，这可能会使行政人员和决策者感到无力。公共卫生机构越来越意识到需要更多全面而及时的区域数据。[20]

Nelson, D. E., R. C. Brownson, P. L. Remington, eds., *Communicating Public Health Information Effectively: A Guide for Practitioners*, Washington, DC: American Public Health Association, 2002.

6. 评估进度

有很多方法可以跟进您支持的政策、立法和行动的进展状况。一些倡导组织会通过国会或州级渠道密切关注特定政策。方框6-5列出了一些常用指标。

方框6-5　政策传播评估指标

下方列表可用于跟进整个过程中传播策略成功与否：
■ 知识分享/传播活动的数量；
■ 触达人数；
■ 参与高层决策的人数；
■ 新闻媒体报道数量；
■ 引用次数或其他网络指标数据；
■ 出席发布会/传播研讨会的利益相关者和决策者的数量；
■ 可行的政策建议的数量；
■ 文章和政策摘要下载数量；
■ 邀请决策者来发表结论报告的数量；
■ 政府/资助机构策略文件的引用次数；
■ 与组织建议一致的政策变更的记录实例；
■ 执行伙伴对影响评估的兴趣程度。

若采用"政策与健康"中的方法，过程和影响的评估要考虑跨部门之间的合作，且健康结果也会纳入其他领域的决策中。方框 6-6 列出了采用这种方法时对过程及结果进行评估的方法。

方框 6-6　对"政策与健康"的评估方法

流程评估

流程评估可以提供有关"政策与健康"合作方面的重要信息，评估合作伙伴和利益相关者在多大程度上认为项目流程满足其个人和组织需求，还有助于改善团队运作或流程，包括中期的调整。在流程评估中可能会问及以下问题：

- 会议是否满足了参与者的需求？
- 合作伙伴和利益相关者是否认为自己有足够的参与机会？是否觉得自己的意见会被听取和采纳？
- 机构伙伴是否认为自己的优先事项和需求得到了考虑？
- 机构伙伴能从参与中获得哪些价值？
- 该流程的哪些部分是最有效或最无效的？
- 哪些外部流程和事件有助于或有碍于"政策与健康"工作？
- 有哪些未来发展机会？
- 如何让工作更有效率？
- 是否按时完成目标？

流程评估还可以用来探讨健康公平性视角的运用是否成功，可以据此提出一些问题，例如怎样分析现有工作，健康或公平性分析是否能满足所有伙伴的需要，分析结果是否能够支持继续合作等。

影响评估

理想情况下，"政策与健康"的倡议将对许多领域产生影响，从创造更具健康包容的组织文化，到促进健康的公共政策和决策过程，到最终改善人口健康和平等状况。影响评估的范围包括"政策与健康"倡议或特定政策所形成的政策结果和组织成果。这种评估可以测量出那些可能改善健康状况的变化，并确定健康或公平性分析的有效性。它还可以证明，作为分析的结果，健康和公平已经作为考虑因素纳入政策和规划中。以下问题可用于评估组织及文化变革的成果：

- 参与是否能提升合作组织和机构间的信任度？
- 参与是否能显著加强跨部门的合作？
- 合作机构如何看待健康、公平、可持续性及其自身目标之间的关系？
- 如何就非卫生领域合作伙伴作出的决定征求健康专家的意见？
- 合作机构向其员工传播健康、公平和可持续性知识时采用了哪些办法？

以下问题有助于评估政策成果，包括决策过程的结构性变化：

- 其他机构在评估特定项目、计划或政策时是如何考虑健康或公平的？
- 这些工作的哪些部分已实现跨机构合作？
- 非卫生领域的部门或合作伙伴（包括政府机构、市议会或立法机关）在决策过程中，是否进一步考虑健康或公平因素？
- 如何将健康、公平和可持续性标准纳入非卫生领域合作者的资金或项目评估标准中？
- 如何将健康、公平和可持续性明确纳入政府指导或政策文件中？
- 是否有立法支持在决策中使用健康和公平视角？
- 是否有其他组织或团体根据您的"政策与健康"工作制订了新的计划？

健康结果评估

因为"政策与健康"是改善人群健康的策略，所以必须使用健康结果评估来测量与政策变化相关的健康状况变化，并相应地改善您的计划。但人口健康状况的变化难以衡量，因为它受许多因素的共同影响，可能需要很长时间才能确定是哪些因素。因此很重要的一点是通过中期的健康成果来看是否取得了成效。例如，衡量健康的社会决定因素的变化时，可以展现公共卫生领域内外部合作伙伴相关的改进情况，从而促进合作的开展。健康结果评估还可以使用代理指标（proxy measures）来确定中长期的变化，例如合作伙伴机构的政策重点是否转向健康问题。

例如，假设您有证据表明暴力和暴力观念会对人们参与体育锻炼的可能性产生负面影响，从而进一步导致糖尿病或其他疾病的患病率提升，但您很难测量出刑事司法政策的特定变化对疾病患病率的直接因果影响。因而，您可以将评估的重点放在中间结果上，例如暴力发生率的变化或对暴力的看法的变化。您甚至可以进一步观察这些变化与体育锻炼频率之间的相关性，即使这些新变化不会立刻影响慢性疾病的发病率。

资料来源：*Health in All Policies: A Guide for State and Local Governments*, Washington, DC and Oakland, CA: American Public Health Association and Public Health Institute, 2015, pp. 97-99.

准备及发布政策报告

研究表明，绝大多数国家或州的决策者更喜欢面对面交流。例如，西蒙·因瓦尔（Simon Innvaer）及其同事在针对卫生政策制定者的系统综述中提到，私人关系、时效性、政府建议简报等都有助于健康信息的使用。[11]接受访谈的决策者中，有四分之一的人认为公共健康政策信息质量差是一个主要的传播障碍。理查德·索里安（Richard Sorian）和特里·鲍夫（Terry Baugh）发现，州级决策者接收信息的首选方式是摘要或简报、来自类似州的报告以及区域内各州的报告。[12]研究还发现，在所有收到的健康政策资料中，国家决策者仅会详细阅读其中的27%，"从未读到"的占35%。这一发现意味着，公共健康传播者要加强和决策者之间的关系建设以增加健康信息被阅读的可能性。[13]

进行研究：为决策者度身编制信息的第一步

媒体扫描（media scanning）　　在"曾经美好的过去"，媒体扫描是将感兴趣的议题从新闻文章中手工剪裁下来，或从广播中收集数据。如今，可以在网上获取关于任何问题的大量信息，这也使媒体扫描变得更简单又更复杂。更简单是因为短短几分钟内就可以在网上获取大量媒体资源，且有免费的工具提供帮助。更复杂是因为大量媒体平台对同一件事会反复报道，我们难以区分真实新闻和观点评论。24小时的新闻频道为了保证更新，可能会重复相同的故事或更新没有实质性的内容。您也可以从博客和推特上获取信息，但要注意区分真实与炒作、现实与捏造。

媒体的重复报道会将故事夸大和极端化，因而您可能需要通过独立调查来了解公众对问题的真正看法。基本所有的新闻机构都定期进行民意调查（polling surveys），例如盖洛普民意调查（Gallup Poll①）和哈里斯民意调查（Harris Interactive②）每周会就重要问题进行全国性民意调查。美国疾控中心与哈佛大学的罗伯特·布兰登（Robert Blendon）密切合作，围绕关键的突发卫生事件和准备情况针对地区进行调查。③ 媒体对公众舆论的描述常常与多数派的观点大相径庭，这可能是那些在镜头前挥舞着牌子、一遍遍展示相同图像的少数人造成的，而与之完全不同的舆论却没能成为新闻头条。

---

① http：//www. gallup. com/home. aspx.

② http：//www. harrispollonline. com/.

③ http：//www. hsph. harvard. edu/research/horp/project-on-the-public-and-biosecurity/.

在线工具　谷歌趋势（Google Trends）的影响力似乎正在削减，但是在问题的宏观分析上依然很有用。以"最高法院和婚姻""《患者保护与平价医疗法案》""健康保险和失业"为搜索关键词，分析 2014 年 10 月至 2015 年 8 月的趋势，会发现一个有趣的现象：在进行这个趋势分析之前，仿佛每个人都在关注婚姻平等法或"奥巴马医改"。然而，谷歌搜索的结果表明，除去 2015 年 6 月 26 日当天最高法院判定各州允许同性婚姻，并承认州外婚姻，人们对失业议题的关注明显更强于婚姻和医疗这两个议题。之后各议题的关注度迅速回到宣判前的水平，而关于失业的搜索直到 2015 年 8 月都在不断增加。

推特是一个非常流行的媒体信息传播渠道，有许多工具可以测量谁在关注什么、在关注谁。[①] 还有更具体的方法可以分析推文的内容。但这些统计数据很难反映信息的实际影响，因为发推特和采取实际行动之间的关系尚不明确。

尽管存在很多测量方面的困难，但您可以通过在线工具来比较在某个问题上正面和负面帖子的数量，从中或许可以推断出官员们在相同的问题上的不同态度。将这些分析结果与官员过去的立场相结合，您就可以估测出这个官员是否会支持您的议题。

当然，为了更有效地准备会议，您可以与工作人员通话和交流。当您在演示过程中被提问时，希望您能回答"我想到这个问题可能会出现，我已对此进行了分析"，而不是"关于这个问题下次再回复您"。

撰写政策简报

斯塔马塔基斯和同事在政策简报的撰写上提供了很好的指导。[6] 方框 6-7 总结了他们认为简报的基本要素。

方框 6-7　政策简报的基本要素

■ 标题：抓眼球，能吸引注意力；
■ 故事：真实、有吸引力、情感充沛；
■ 问题：风险、范围、流行病学；
■ 利益：公共健康预防与影响；
■ 选择：总结文献、综述和权威资料；

---

① http：//twittertoolsbook.com/10-awesome-twitter-analytics-visualization-tools/.

> ■ 建议：给出具体的政策解决方案或一组选择；
> ■ 来源：科学资料、网站和示范法规。

资料来源：Stamatakis, K., T. McBride, R. Brownson, "Communicating Prevention Messages to Policy Makers: The Role of Stories in Promoting Physical Activity", *J Phys Act Health*, Vol. 7, No. 1, 2010, pp. 99-107.

倡　导

我们刚刚介绍了向决策者传播公共健康政策时最有效的方法，但很多时候它们可能对您并不适用，因为您关心的问题在政府官员眼中可能并不那么重要。在这种情况下，如何让官员关注您关心的问题？主要可以通过基层倡导，与利益相关的公民共同完成。这类群体试图借助媒体来扩大影响力，让他们的声音能够被听到。

这个过程曾经看起来非常神秘，现在已有许多"秘籍"可借鉴。例如，美国公共卫生协会为它的会员们提供了实用宣传指南①，各州和其他国家级组织也开发了很多其他类型的材料，包括网站①和倡导工具包②。

实际的倡导过程有点类似于向决策者提供信息的过程，和说服传播的过程（具体内容见下节）也相差不大。但它们在以下工作上投入的精力有所不同：组建有效的联盟；对问题进行深入研究；找到潜在解决方案；发起活动；与当地新闻媒体代表合作；针对目标来构建讨论框架。政府机构并不主导倡导活动，尽管它们可能在为组织或团体提供数据和信息方面发挥着关键的作用，例如那些努力为辖区内的项目筹措更多资金的组织或团体。

也可以为倡导过程本身制定明确的目标。如：

■ 把一个问题提上议事日程；

■ 重新构建问题框架以贴近公共健康的立场；

■ 质疑公共健康目标的反对者；

---

① http://www.apha.org/NR/rdonlyres/A5A9C4ED-1C0C-4D0C-A56C-C33DEC7F5A49/0/Media_ Advocacy_ Manual. pdf.

② http://www.tobaccofreemaine.org/, http://www.dekidscount.org/, http://www. healtheduca-tionadvocate.org.

■ 将不同的、重要的声音引入讨论；

■ 介绍新的关键事实和观点以改变争论的焦点。

用社区预防营销促进政策发展：新的计划框架

美国疾控中心支持的佛罗里达州预防研究中心（Prevention Research Centre，PRC）与社区伙伴共同合作，为社区联盟制订了八个步骤的流程，以确定、选择、调整和促进循证政策（方框6-8）。[14]用社区预防营销方法制定政策，关键是要让社区成员评估他们在选择宣传重点时投入的精力和时间是否值得。社区预防营销基于社区发展和社会化营销的原则，指导各组织、地方社区和州等各级联盟运用公共健康传播工具来推动政策变化。在与全州各县和社区的合作中，佛罗里达州预防研究中心已经将社区预防营销应用于烟酒预防、儿童肥胖预防、青少年营养和运动以及柑橘工人的健康问题等方面。在加利福尼亚，"改变实验室解决方案"（Change Lab Solutions，网址为：changelab-solutions. org）开发了创新性方法和有效工具来推动社区参与政策行动。如表6-4所示，展示了它制作的《健康计划指南》中的两页。针对营养不良等负面健康问题，该指南明确了长期健康影响、建成环境的相关因素、政策建议、公共健康的行动步骤以及建议合作的伙伴。

方框6-8 社区预防营销政策制定框架

1. 为成功打下坚实的基础。
2. 回顾循证政策的选择。
3. 选择要推广的政策。
4. 确定首要目标受众是受益人、相关利益方还是决策者。
5. 对首要目标受众开展形成性研究。
6. 制订营销计划以推广政策。
7. 制订项目实施监管计划和效果评估计划。
8. 呼吁政策改变。
可通过以下方式参与在线培训项目，该项目逐步演示了上述步骤，适合以社区参与的方式进行：http：//health. usf. edu/publichealth/prc/policy/policy-development. htm.

University of South Florida, Florida Prevention Research Center, "Community - Based Prevention Marketing", http：//health. usf. edu/publichealth/prc/policy/policy-development.

表6-4 健康计划指南示例

		缺乏体育锻炼		
对健康的负面影响	与外界环境的关联	政策参考	公共健康的行动步骤	合作伙伴
· 注意力不足（多动症） · 癌症 · 抑郁症 · 糖尿病 · 心脏病 · 肥胖 · 压力 · 中风	**社区条件** · 开放空间有限或缺少公园 · 往返交通和距离等原因限制公园或开放空间使用 · 课余时间学校不提供娱乐场地 **安全问题** · 公园设施维护不善 · 社区安全问题降低体育锻炼热情 · 空气污染限制户外活动 **交通依赖性** · 工作、住所、学校和基础服务的分离使通勤时间占用其他活动的时间 · 公共交通性价比低（效率低或花费高）	**总体规划** · 为所有年龄、学历、收入的居民创造方便、安全的体育锻炼机会 · 促进交通导向型、紧密型多功能开发 **分区规划** · 在适宜区域内进行住宅、商业和办公区综合开发 · 采用全面的街道设计标准 · 在新开发项目中满足步行、骑行和轮椅等使用需求 **重建** · 开发能满足全部居民使用的公园及开放空间 **经济发展** · 鼓励综合性、紧密型开发 **交通** · 规划并投资人行道、自行车道等基础设施建设，实现交通导向型发展 · 遵循交通设计准则，增强街道连通性 · 为交通导向型发展减少停车需求 · 设立最大停车需求量（相对最小停车量而言） · 扩充通往学校等的安全路线 **公园及休闲场所** · 确保公园和娱乐设施使用安全、维护良好 · 设法加入使用协议用于共享学校设施 · 为公园设立一个高"服务水平"维护标准，并提供资金 **学校** · 制定共用协议，提供课余时间的学校场地	**评估** · 为步行路线和交通选择提供地图 · 将使用公共交通与健康状况有关的依据进行整合 **宣传教育** · 向决策者提供证据和数据表明外界环境对体育锻炼的影响 **参与规划过程** · 在规划过程中，建立公共健康正式咨询的作用 · 与学校董事会和管理者合作，推广小型学校和共用协议 · 联合当地机构规划通往学校的安全路线 · 联合当地司法管辖区，全面规划布局非机动车道和人行道 · 与执法部门和邻里守望小组合作，降低犯罪率	**公共机构** · 规划部门 · 经济与社区发展部门 · 重建机构 · 地方及地区交通部门 · 学校董事会 · 公园及休闲场所 **社区伙伴** · 邻里守望小组 · 社区组织 · 非营利性机构 · 社区福利组织

饮酒与吸烟				
对健康的负面影响	与外界环境的关联	政策参考	公共健康的行动步骤	同伴
· 酗酒 · 癌症 · 传染病 · 心脏病 · 肝病 · 心理健康问题 · 青少年怀孕 · 暴力	**社区条件** · 酒品商店、便利店和酒吧等集中 **市场营销** · 酒类和烟草广告泛滥	**总体规划** · 减少酒类和烟草集中出现 **分区规划** · 限制新零售商在规定场所外销售酒品，特别是高犯罪率地区、学校和公园等附近 · 严格执行社区规定，实行有条件使用许可证和"视为批准"条例 · 减少二手烟，创建无烟化的工作场所、多元住宅区和休闲场所 **重建** · 在所有社区内推广以健康零售店取代烟酒商店 **经济发展** · 鼓励小商店限制烟酒出售，提供更多健康产品 **公园及休闲场所** · 在公园和休闲场所推广无烟条例 **学校** · 强制普及无烟校园 **许可** · 由加州酒品管制局和地方规划委员会限制售酒商店的数量，确保不会过度集中于某一区域 · 加州酒品管制局的批准过程要严格遵循公共健康标准 · 制定当地许可条例，用于管制烟草零售商的地点和运营 **执法** · 执行法律应当包含店面规范和橱窗标识	**评估** · 联合社区组织，明确社区内出售烟酒商店 **宣传教育** · 对社区成员和决策者进行宣教，明晰外界环境与吸烟饮酒的关系 **参与规划过程** · 依据当地更新计划、重建和社区会议等时间表协调工作 · 推动街角小店向更健康的商业模式转化 · 将预防公共健康伤害与预防烟酒的工作整合起来	**公共机构** · 规划部门 · 经济与发展部门 · 重建机构 · 加州酒品管制局（Alcoholic beverage Control，ABC） **社区伙伴** · 地方性商业组织（例如：商会） · 社区组织 · 地方学校、大学 · 社区诊所

www. . changelabsolutions.org ｜ www. barhii.org

资料来源：经"改变实验室解决方案"（changelabsolutions.org）许可使用的《健康计划指南》。

新媒体与传统媒体的使用

新媒体倡导

近年来，社交媒体已成为吸引人参与倡导主题的主要方式。郭超（Chao Guo）和格雷戈里·D. 萨克斯顿（Gregory D. Saxton）分析了 2014 年 188 个非营利组织是如何使用社交媒体的。[15]他们研究的所有组织都将社交媒体作为日常宣传渠道，"病毒式传播"的视频和推文相对。作者将非营利组织在脸书、领英、推特和油管等主要社交媒体上进行的倡导工作分为三个阶段：触达人群、保持热度和采取行动。通过对推特一个月的信息流（以此代表社交媒体的整体使用状况）进行分析，郭超和格雷戈里·D. 萨克斯顿发现组织使用该社交媒体渠道来增加"粉丝"或"朋友"的数量（平均值为 2465，具体从 0 到 83000 以上不等）：一个月内每个组织平均发送 103 条推文，即每天约为 3.5 条，研究人员归类整理后发现，推文中含有公众教育信息的不足一半。[14]

尽管社交媒体很受组织欢迎，但从时间维度看，这些渠道的实际数据和投资回报率应给我们以警示。即使是最大的组织，通过社交媒体接触的个体也远远少于任何大众传播媒介渠道可触达的人数。社交媒体可以作为健康传播组合中的一部分，但不该是信息传播的全部。

社区工具箱可以在这方面提供帮助。① 将社交媒体用于倡导和用于其他用途本质差别不大。社交媒体是一个双向传播和互动参与的过程，也就是说，双方都在获取信息并分享出去。以下是有关倡导的一些具体技巧：

- 设定目标。您的目标是大（如广泛建立联盟或参与社区活动）还是小（如推广活动）？
- 确定受众。您的主要传播对象是谁，是熟悉您的团队的人（如您的成员和志愿者）还是其他潜在的支持者？
- 选择多种社交媒体平台。这要根据您的目标和受众情况而定，脸书的平台稳定，可以存档和定期刷新；推特、Instagram 和其他类似平台需要更新，在活动推广上更有优势。
- 让专业团队管理社交媒体。社交媒体需要不断发布新的内容和消息，

① http://www.aahperd.org/naspe/advocacy/governmentRelations/toolkit.cfm.

这是一项很艰巨的任务，为了防止精力过早耗尽，可能需要多人来完成。

传统媒体倡导

传统媒体倡导的重点媒体是当地电视台、广播电台和报纸。就像与决策者沟通时一样，很重要的一点是了解当地负责新闻和专题报道的人员。提前致电并尝试跟他们预约信息面访（informational interview）。您需要了解每个记者的关注领域是什么，是健康、视频、美容时尚、科学、环境、预防暴力、当地新闻还是娱乐，了解这些才便于您为他们的受众撰写故事。

您还需要了解他们的截稿日期和新闻周期。所有的记者都有一个共同点：他们想将重要的信息传递给受众。如果您正在致力于全国性公共健康运动，那必须告诉新闻媒体的代表该运动对当地的重要性，这可以通过使用当地数据、发言人和视觉图像来实现。

与赢得媒体（earned media，即通过宣传活动而非付费广告获得知名度）一样，您也需要发起一场活动来吸引媒体报道。如果想邀请电视记者参加，请确保您能提供良好的影像材料和直播采访机会；同样地，如果与广播记者进行互动，那请确保有有趣的背景音，且可以在活动现场附近进行安静的采访。报纸或杂志等印刷媒体有所不同，您可以将报告或公告直接发给编辑或记者，他们可能只需要打电话核实一些情况。应该提前联系记者以建立关系，让他们有时间安排人员报道事件。

面向特定人群的媒体，例如西班牙语或亚洲语言的印刷媒体、美国非裔广播电台等，可能会特别关注对其受众影响较大的问题。这些媒体的记者或编辑也可能会支持您的议题，愿意作为发言人、演讲者，或以其他方式来提升社区活动的活跃度和关注度。这种方式也是有益的，因为当地名人的吸引力可能会吸引更多人的加入，媒体网络也更可能会报道这场活动。

媒体关系工具[1]

媒体关系依赖一系列关键工具，包括以下文本类内容：

■ 新闻稿（press release）通常是针对"硬新闻"，是与您的议题相关的新发现、报告或数据发布，如方框 6-9 所示。

---

[1] http：//ctb.ku.edu/en/table-of-contents/advocacy/direct-action/electronic-advocacy/main.

■ 媒体通告（media alert）是一种宣传特定活动的邀请，它主要强调在聚会邀请函上罗列的那些活动内容，即"谁、做什么、何时、何地、为什么"。负责分配任务和记录的编辑可以用它来规划报道，并填写"社区事件"列表（如方框 6-10 所示）。

■ 背景资料（backgrounder）通常包含更详细的信息，媒体可以从中提取相关事实，包括您关注的问题、事件、活动（如方框 6-11 所示）。

■ 可选项目：

· 不同主题的情况介绍；

· "常见问题"（Frequently asked questions，FAQ）和答案；

· 组织负责人和发言人的个人介绍；

· 受该问题影响的个人的"真实生活故事"（如果他们愿意，可以作为发言人）。

方框 6-9　新闻稿示例

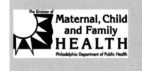 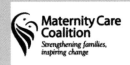 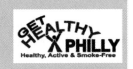

妇幼、儿童及家庭健康科　　　　　产妇保健联盟　　　　　建设健康费城

2012 年 8 月 1 日，星期三

联系方式：卡佳·皮古尔

kpigur @ maternitycarecoalition. org，215-989-3564

母爱之城庆贺费城世界母乳喂养周
表彰母乳喂养友好雇主

费城：8 月 2 日，费城迎来世界母乳喂养周，费城公共健康和孕产保健联盟（Maternity Care Coalition，MCC）将对当地 12 家单位进行表彰，他们为费城母乳喂养工作作出贡献，并提供了经过官方认证的支持母乳喂养的工作场所。这一活动向社会团体和家庭全面开放，活动中将播放孕产妇保健联盟提供的"母乳喂养友好单位"系列视频，其中包括对 8 个重点单位的采访。

2010 年《患者保护与平价医疗法案》（又称《医疗改革》）的颁布改变了在职母亲进行母乳喂养的处境。根据新法律，企业必须为员工提供合理的休息时间和一个非卫生间的私密场所，以便员工在生育后一年内在工作日实现母乳喂养。

孕产妇保健联盟母乳喂养项目协调员卡佳·皮古尔说："我们发现由于早早重返工作岗位，许多女性遇到母乳喂养困难的情况。这两个简单的措施就能够延长婴儿母乳喂养的时间，更有益于妈妈和宝宝的营养补充和健康。"

2010 年 3 月，孕产妇保健联盟联合费城公共卫生部门正式启动"费城母乳喂养友好"活动，宣传母乳喂养的好处，并鼓励在职母亲继续进行母乳喂养。通过这一活动，孕产妇保健联盟敦促当地企业遵守新的母乳喂养法律规定，并提供免费的咨询服务，成功实施了在工作场所支持母乳喂养的计划。

孕产妇保健联盟执行董事乔安妮·费舍尔（JoAnne Fischer）认为："这不单单是法律规定，更具有良好的商业价值。这一计划的实行会降低缺勤率，因为婴儿生病的频率降低，医疗保健成本降低，还能进一步激发员工工作的士气。"

在母乳喂养友好单位工作的职员表示非常认同。

作为一个母乳喂养的母亲，费城青年网络的员工特姆瓦·赖特（Temwa Wright）在企业的母乳喂养计划中颇为受益。她说："如果企业关心它的员工，员工也将有所回馈。公司投入了母乳喂养计划，也会获得相应的回报。"

拉丁美洲联合会（Congreso de Latinos Unidos）的员工卡罗琳·坎贝尔（Caroline Campbell）也是受益者之一，她补充道："感受到我的工作单位对我的支持，我整个人都获得了力量！"

在周四的活动中，由费城健康代表、费城副市长唐纳德·史瓦兹（Donald Schwarz）博士向相关单位颁发参与证书，包括宾夕法尼亚州医院、阿尔伯特·爱因斯坦医学中心、费城医学院、拉丁美洲联合会、费城青年网络、费城教育局、圣约瑟夫大学、费城劳动力发展中心（the Philadelphia Workforce Development Corporation，PWDC）、北方公司（North Inc.，WIC）、玛丽安娜·布拉切蒂学院特许学校以及孕产妇保健联盟和州代表巴贝特·约瑟夫（Babette Josephs）办公室。

资料来源：孕产妇保健联盟。

方框 6-10　媒体通告示例

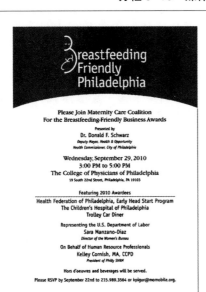

图中文字如下：

母乳喂养友好费城	母乳喂养友好费城
欢迎加入孕产妇保健联盟 荣获母乳喂养友好企业奖 倡议人 唐纳德·史瓦兹博士 费城健康发展委员，费城副市长 2010 年 9 月 29 日，星期三 下午 3 点至 5 点 费城医科大学 宾夕法尼亚州费城南街 19 号 **2010 主要获奖者** 费城健康联合会、早教计划 费城儿童医院 电车餐厅（Trolley Car Diner） 美国劳工部代表 妇女部部长 萨拉·曼扎诺·迪亚兹（Sara Manzano-Diaz） 人力资源专家代表、费城人力资源管理协会 主席 凯利·康沃尔（Kelley Cornish），文学硕士， 康奈尔大学认证的多元化专业人士 活动现场提供小食饮品。 请于 9 月 22 日前联系 215-989-3564 或者 kpigur@momobile.org 回复	为响应"建设健康费城"（*Get Healthy Philly*）号召，孕产妇保健联盟作为费城公共卫生部的一部分，致力于母乳喂养的健康回馈和提升经济效益，为在工作场所中设置和完善母乳喂养基础设施提供帮助。 **2010 获奖者提名** 费城海军支援处国防供应中心 德雷塞尔大学 健康伙伴股份有限公司 民族服务中心 宾夕法尼亚州医院 宾州睡眠中心 费城青年网 宾夕法尼亚大学护理学院
	活动联合方 孕产妇保健联盟 "将预防付诸实践社区"项目（Communities putting prevention to work） 活动赞助方 宾夕法尼亚州母乳喂养联盟 本活动由美国卫生部和费城公共卫生部共同发起的"建设健康费城"项目赞助

方框 6-11　母乳喂养友好费城；副标题：支持母乳喂养妈妈，塑造良好商业意识

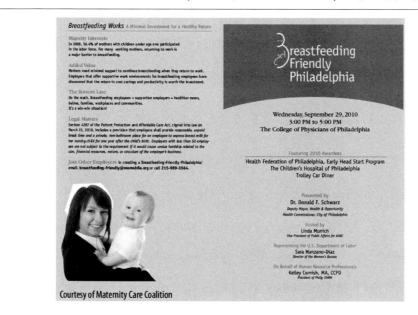

图中文字如下：

母乳喂养 用最小投资获取健康回馈

多数人的利益

2008 年，有 56.4% 的母亲在孩子未满一岁时重返劳动力行列。而对于很多在职母亲而言，重返职场成为母乳喂养的主要障碍。

附加价值

母亲重返工作岗位后继续进行母乳喂养时，所需的支持其实极小。一些企业为母乳妈妈提供了便利的工作环境，从节省成本和提高生产效率等带来的回报方面考量，这一投资无疑是值得的。

底线

计算一下：母乳喂养的职员＋支持公司的母亲＝更加健康的母亲、婴儿、家庭、工作环境和社区。

这是双赢的局面！

相关法律问题

2010 年 3 月 23 日颁布的《患者保护与平价医疗法案》中第 4207 条规定，用人单位应在婴儿出生一年内，为员工无偿提供适当的休息时间和母乳喂养场所。对于员工人数少于 50 的用人单位，如果这一规定会导致企业业务规模、财务、企业性质或结构等出现困难，则不受该规定的约束。

欢迎更多企业加入，创建母乳喂养友好费城！电子邮件：breastfeeding-friendly@momobile.org 或致电 215-989-3564。

母乳喂养
友好
费城

2010 年 9 月 29 日，星期三
下午 3 点至 5 点
费城医科大学

2010 主要获奖者
费城健康联合会、早教计划
费城儿童医院
电车餐厅

倡议人
费城健康发展委员，费城副市长
唐纳德·史瓦兹博士

主持人
6ABC 的公共事务副总裁
琳达·慕尼黑（Linda Munich）
美国劳工部代表、妇女部部长
萨拉·曼扎诺·迪亚兹
人力资源专家代表、费城人力资源管理协会主席
凯利·康沃尔，文学硕士，康奈尔大学认证的多元化专业人士

数据收集和报告卡

倡导群体通常会进行评估和数据收集，以找出项目中需要改进的地方。他们往往使用"报告卡"来突出问题，将要评估的目标实体与其他实体做比较。

预测受众的问题

无论有多少可用的信息，在准备与议题相关的策略时，都需要掌握相关公众对该议题的看法。此外，民选官员向您提出的问题，可能来自媒体和民意调查的影响。显然，您需要将这些信息纳入您的策略中，并准备好相关数据和其他类型的信息。如图6-4所示，介绍了一种问题分析策略，可用于分析媒体报道、博客或民意调查结果。

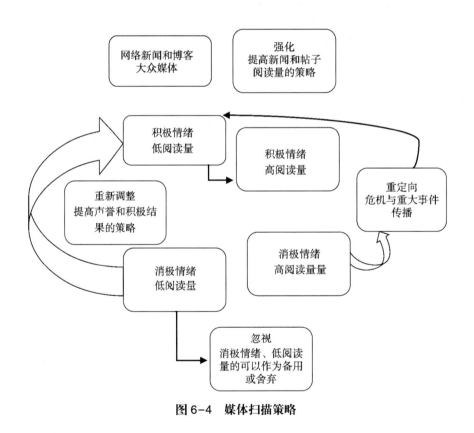

图6-4　媒体扫描策略

一次成功改变政策的传播活动示例

方框6-11和方框6-12是孕产保健联盟用以促进政策改革的传播活动示例，该组织致力于让费城为哺乳期在职妈妈提供安全可靠的工作场所。活动材料中的一张照片，是费城市长正在签署该组织试图通过的法案，如图6-5所示。案例中的媒体通告、新闻通稿和背景资料都来自这项活动。

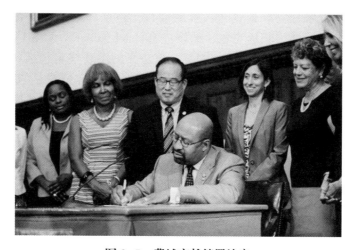

图6-5　费城市长签署法案

资料来源：宾夕法尼亚州母乳喂养联盟，Kait Pritivera。

方框6-12　费城母乳喂养友好运动

罗斯玛丽·奥马利·哈尔特，注册药剂师，公共卫生硕士

孕产保健联盟背景

孕产保健联盟成立于1980年，是一个非营利组织，其宗旨是通过个人、家庭、供应商和社区的共同努力来提升母婴健康和福利水平。我们的整体方案包括研究、公共政策倡导和家庭服务。自成立以来，孕产保健联盟已为宾夕法尼亚州东南部的95000多个家庭提供了援助，尤其是贫困率高、婴儿死亡率高、健康差距大和移民流动性大的社区。

费城母乳喂养友好运动

母乳是婴儿最健康的第一食物，对个体和社区健康的发展至关重要。世界卫生组织和美国儿科学会已经将母乳喂养确定为婴儿喂养的最佳方法，是促进营养、提高免疫力和保证情感健康的理想选择。两个组织都建议纯母乳喂养六个月，然后添加辅食与母乳喂养搭配，根据母婴双方的意愿持续母乳喂养一年或更长时间。

费城母乳喂养率持续下降，同时婴幼儿健康状况恶化。对此，孕产保健联盟认为哺乳期母亲缺少重返职场的优惠政策。通过开展多方面的倡导运动，我们启动了母乳喂养友好企业和医院的项目。孕产保健联盟和主要利益相关者共同努力，与费城市长迈克尔·纳特（Michael Nutter）于 2014 年 9 月 3 日签署了费城市政委员会 130922 号法案。该法案的主要规定包括：不论业务规模如何，均应为所有母乳期职员提供按时哺乳的场所（带薪），企业必须提供一个私密、干净的空间（且不是卫生间），以及提供适当的母乳喂养时间。重大突破在于该法案比违反联邦护理法受到的处罚更严重。孕产保健联盟临床及母乳护理部主任卡佳·皮古尔表示："费城母乳喂养友好运动成功的关键在于，以关系促进变革。它将关键的合作伙伴聚集在一起，包括企业、医院、孕产妇保健倡导者、政府官员、资助者和母亲等，为了共同的目标而努力。"

激动人心的变革

尽管孕产保健联盟在母乳喂养问题上拥有成功的倡导历史，但直到联邦《平价医疗法案》通过，费城似乎才等到合适的政治和社会环境以推进这一运动。该法案规定，员工人数超过 50 名的企业要为孩子不满一岁的职场母亲提供母乳喂养的便利支持。

资金变化

孕产保健联盟作为非营利组织，缺乏开展全市母乳运动的资金支持。于是他们通过建立合作伙伴关系来支持这项活动。2010 年 3 月，孕产保健联盟与费城公共卫生部合作，发起了"费城母乳喂养"运动，这是疾控中心的"社区预防工作"赠款资助的"建设健康费城"项目的一部分，通过双重方法提高全市母乳喂养率。

（1）鼓励医院实施循证政策及办法，以支持和提升母乳喂养。

（2）在企业界内宣传母乳喂养的健康之处和经济效益，并帮助雇主为其工作场所制订加强哺乳支持政策和计划。

促进变革

孕产保健联盟面临的重大挑战在于发起的活动要同时针对两种完全不同的目标受众。当然，也可以遵循以下共同的思路来协调合作：

（1）分析目标受众的看法和母乳喂养政策。

（2）利用多样化的网络来形成战略合作伙伴关系。

（3）确定牵头的组织、企业和医院。

（4）组建咨询小组和工作组，制作针对目标受众的信息、分享想法，确定母乳喂养实施计划的核心、问题和解决方案。

（5）协助制定适用于公司和医院的母乳喂养政策文件、策略和实施流程。

（6）根据各组织的需求和内部流程提供适当的技术援助。

（7）寻求政策制定者对费城母乳喂养立法的支持和赞助。

（8）开展多种媒体宣传活动（广播、电视、社交媒体图片宣传、视频），与利益相关者和更广泛的社区通力合作。

（9）定期评估母乳喂养举措的成果和示范实施情况。

（10）分析结果，并找到方法以长期改进、延续和扩展项目。

变革带来的挑战

倡导运动会遇到挑战，尤其是涉及私人议题时。公共领域的变化不会一蹴而就，可能需要数年时间才能在某些问题上取得进展。孕产保健联盟利用有限的资源在母乳喂养问题上取得了巨大的成功，在全市范围内实现了变革。

在这一过程中遇到很多挑战，例如缺乏来自医院、雇主和商业组织的支持；持续的经济低迷带来了更大的资源压力。《患者保护与平价医疗法案》的争议性也使得问题进一步复杂化，包括工作场所母乳室的提供及雇主感知成本的增加。医院面临的特殊挑战则在于，人们在多大程度上能接受为患者提供母乳喂养的友好环境。管理人员的支持、对医生和护士进行实践培训，这些需求并非总是能得到积极满足。幸运的是，孕产保健联盟采用循证进程来支持母乳喂养、维护和培育人际关系，使问题得到公平的解决，继续影响费城地区成千上万名的母亲和婴儿。这种合作方法成功地为母婴喂养正常化和母乳喂养率的提高奠定了基础，从而在大型城市实现母乳喂养的健康建设，进一步提升社会效益。

结　论

向重要决策者传播有效的公共健康信息是一项艰巨的任务。为了改变公共健康政策，我们需要以清晰、明确和鼓励式的方法对决策者进行传播。在传播过程中，战略性地使用科学信息和叙事传播策略能够大大增强其影响力。即使没有能满足所有受众和环境的合适"秘籍"，本章阐述的原则和方法也为我们针对决策者的传播奠定了基础，使传播更加有效。

总　结①

本章问题

1. 官员在制定政策或作出表决（对其选民有影响的）时，需要权衡哪两个（甚至更多）因素？

2. 为什么在向决策者及其团队展示资料前，必须先了解他们？

3. 您可以用什么方法预测决策者对您的议题存在哪些疑问或关注点？

4. 有效的政策报告的三个基本要素是什么？

5. 什么是构建问题框架？您认为框架符合道德规范吗？

6. 除了提供食物，您还能如何吸引新闻媒体参与活动？

7. 什么是"搜索引擎优化"，为什么它是非常重要的倡导工具？

参考文献

1. Lutkehaus, N. C., *Margaret Mead：The Making of an American Icon*, Princeton, NJ：Princeton University Press, 2008, p. 261.

2. Rudolph, L., J. Caplan, K. Ben - Moshe, et al., *Health in All Policies：A Guide for State and Local Governments*, Washington, DC/Oakland, CA：American Public Health Association and Public Health Institute, 2013, p. 2.

---

① 本节大部分信息以美国疾控中心为合作伙伴提供的与媒体合作开展叶酸宣传活动指南《媒体宣传活动执行工具包：为您的健康提供媒体推广和投放指南》为基础编写。

3. American Public Health Association Government Affairs Department, *APHA Legislative Advocacy Handbook*: *A Guide for Effective Public Health Advocacy*, Washington, DC: American Public Health Association, 2005.

4. National Conference of State Legislatures, *Full and Part-time Legislatures*, Updated June 2009. http://www.ncsl.org/default.aspx? tabid=16701.

5. O'Neill, T., J. Novak, *Man of the House*, New York: Random House, 1987, p. 387.

6. Stamatakis, K., T. McBride, R. Brownson, "Communicating Prevention Messages to Policy Makers: The Role of Stories in Promoting Physical Activity", *J Phys Act Health*, Vol. 7, No. 1 (Suppl.), 2010, pp. S99–S107.

7. Nelson, D. E., R. C. Brownson, P. L. Remington, eds., *Communicating Public Health Information Effectively*: *A Guide for Practitioners*, Washington, DC: American Public Health Association, 2002.

8. Woolf, S. H., "Social Policy as Health Policy", *JAMA*, Vol. 301, No. 11, 2009, pp. 1166–1169.

9. E. Maibach, A. Leiserowitz, C. Roser-Renouf, et al., "Identifying Like-minded Audiences for Climate Change Public Engagement Campaigns: An Audience Segmentation Analysis and Tool Development", *PLoS One*, Vol. 6, No. 3, 2011, e17571.

10. T. A. Myers, M. C. Nisbet, E. W. Maibach, et al., "A Public Health Frame Arouses Hopeful Emotions About Climate Change", *Climatic Change*, Vol. 113, No. 3–4, 2012, pp. 1105–1112.

11. Innvaer, S., G. Vist, M. Trommald, et al., "Health Policymakers' Perceptions of Their Use of Evidence: A Systematic Review", *J Health Serv Res Policy*, Vol. 7, No. 4, 2002, pp. 239–244.

12. Richardson, L., C. Cooper C, "E-mail Communication and the Policy Process in the State Legislature," *Policy Stud J*, Vol. 34, No. 1, 2006, pp. 113–129.

13. Sorian, R., T. Baugh, "Power of Information: Closing the Gap Between Research and Policy", *Health Aff (Millwood)*, 2002, Vol. 21, No. 2, pp. 264–273.

14. Center for Health Improvement，"Health Policy Guide：Bringing Policy Change to Your Community"，2009，http：//www. healthpolicyguide. org/advocacy. asp？id=23.

15. Guo，C.，G. D. Saxton，"Tweeting Social Change：How Social Media are Changing Nonprofit Advocacy," *Nonprofit Vol Sector Qtly*，Vol. 43，2014，pp. 57−79.

第七章

健康素养与清晰的健康传播[*]

学习目标

通过学习本章，读者将能够：

1. 了解基本素养、健康素养和计算能力。
2. 描述影响健康素养的因素。
3. 了解美国健康素养现状。
4. 评述美国的健康素养政策措施。
5. 了解用于研究和实践的健康素养评估工具。
6. 应用可读性工具。
7. 使用疾控中心的清晰沟通指数对材料进行评分和修订。

导　　言

文化素养（literacy）指个体对以任何形式呈现的信息的理解能力。

曾经，会写自己名字就算有文化素养了；如今，素养的定义囊括了对社交本领、社会技能的更高要求。美国的高中毕业生基本不具备足够在财务、法律、医疗等方面作出复杂决定的知识水平（更何况那些只有小学文化程度的人）。从健康传播角度看，尽管这种社会差距与不公影响的主要是医疗卫生部门，但弥合差距却必须由医疗行业之外的人来达成。

---

[*]　艾瑞卡·M. 海顿（Erika M. Hedden）。

233

近年来，关于健康素养的重要性讨论出现了范式转移。我们现在认为健康素养是一种"权利"，将其定义为"个人可以在多大程度上获取、处理、理解和传播那些作出明智的健康决策所需的健康信息"[1]。

大量研究表明，缺乏健康素养会带来负面影响。例如，素养较低的人去急诊科和医院的次数更高，而且他们并不会主动了解一些健康知识（例如如何降低自己患宫颈癌或乳腺癌的概率、流感疫苗要怎么打，抑或如何获得医疗保险等）。在老年人中，较低的健康素养与较高的死亡风险存在密切的联系。另外，有证据表明老年人缺乏健康素养与不能正确服药或不能理解药物上的标签等健康信息之间存在联系。[2] 据估计，健康素养较低造成了每年 1060 亿到 2380 亿美元的浪费，而这占所有个人医疗保健支出的 7%—17%。[3]

另一个挑战是，健康素养有限的人也许会因为自己缺乏技能而感到羞愧，当他们不理解我们提供的信息时，他们不太会主动提出来。此外，研究结果并不能完全呈现个体层面的人力成本花费。

显而易见的是，传播者需要意识到受众健康素养匮乏的问题，从而使传递的健康信息能够满足健康素养较低的受众的需求。在临床环境下或药店里，当你发现传播对象存在健康素养较低的情况时，有必要为他们提供进一步的帮助以理解材料和指引的内容。此外可能还需要调整材料的内容和形式。

健康素养建模

许多框架阐述了健康素养的决定因素、应用和结果。如图 7-1 所示是克里斯汀·索伦森（Kristine Sorensen）等人编制的模型。[4] 这个模型基于上文所提到的定义，从个人与整体层面出发，着重强调在医疗保健、预防疾病和健康促进三个领域中的应用。健康素养并非只是基础性的技能，从实际意义上讲，它主要指的是一个知识库，甚至可以说是一种通过不断丰富信息，从而作出与健康相关决策的能力。因此，我们首先要了解如何创建这个知识库。

人类学习与发展

婴儿通过感官知觉和运动发育来学习理解世界。随后，孩子们逐渐觉察到操纵事物的能力，并开始学习逻辑思维和根据组织系统进行思考的能力。小学教育通过一种支架式（scaffolding）的信息构建方法，来帮助儿童巩固和增加

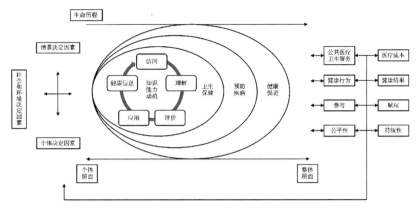

图 7-1 Sorensen 等人的健康素养综合模型

资料来源：Sorensen，K.，S. Van den Broucke，J. Fullam，et al.，"Health literacy and public health：A systematic review and integration of definitions and models," *BMC Public Health*，Vol. 12，2012，p. 80.

他们在特定领域学到的知识。[5]

人们在规定时间内处理的信息量是有限的。每天都有数以百万计的新信息通过我们的感觉——视觉、听觉、嗅觉、味觉和触觉——进行传递，这些信息我们可能注意到，也可能忽略掉。进一步来说，我们只能处理成千上万的文字、数字和其他有组织的信息单元中的一部分。但是，除了习得或固有的偏好会让我们忽略每天收到的大量传播信息之外，个人的局限性也会影响我们处理复杂信息的能力。处理复杂信息的关键是将它简化，并将新信息与大脑中已有的信息联系起来。一旦我们"学到"了某些事物，我们的大脑就会建立捷径把这些知识灵活运用。包括丹尼尔·卡尼曼（Daniel Kahneman），保罗·斯洛维奇（Paul Slovic）和阿莫斯·特沃斯基（Amos Tversky）的著作在内的大量文献关注决策的启发式方法（捷径、逻辑规则），[6]认为我们是根据已有知识来解释任何新事物，并根据信息呈现方式进行判断和决策的。

注意力

除了我们基本的认知结构和从小学习的能力外，对信息的关心程度和处理信息时的环境也会影响我们处理信息的能力。[7]我们完全有能力在家、在安静的环境中处理事情，可一旦我们感到疲惫，或处于嘈杂、令人分心的环境中，或在紧张、压力环境下（例如在医疗办公室里），我们会变得难以思考。由于很难改变个人的认知能力，因此健康传播从业者应向消费者展示清晰易懂的材料，从而减轻其认知负担。[8] 下面将讨论具体的实现方式。

基本素养及其组成要素

美国教育考试服务中心（The Educational Testing Service，ETS）开发了一个框架，用于界定和评估各种类型的素养。它对素养的基本定义是以任务为基础的：利用印刷和书面资料来造福社会，实现个人目标，培养知识并开发潜能。要完成这些任务，就必须成功地运用文字阅读能力，掌握较高的素养水平。[9]

素养类型

教育考试服务中心区分了三种读写素养类型：

- 语篇素养（prose literacy）是阅读句子和段落的能力。
- 公文素养（document literacy）是解读表格、表单、数据图或其他结构化格式的能力。
- 量化素养（quantitative literacy，QL）是在理解数据的过程中，对信息进行数学运算的能力。[10]

量化素养是计算能力的一部分。计算能力要求我们在不同的背景和目的下应用数学知识、数学推理来处理问题，而数学则包括了数字、运算、模式、函数、代数、测量、几何、统计和概率。熟练使用数学所必需的认知和情感过程包括：概念理解；对概念之间的关系进行推理；策划能力或解决问题的能力；计算过程的流畅程度；富有成效的处理方式及解决问题的毅力。计算能力的应用范围很广，从建筑结构测量到解释新的癌症诊断测试的敏感性和特异性，到制订和维持家庭预算，再到检验各种医疗保险方案的成本和效益并根据个人情况进行决定等，都需要计算能力。

美国公众的文化程度如何？

美国教育部于 1993 年进行了首次全国成人识字调查，[11] 第二次此类调查被称为全国成人识字能力评估（the National Assessment of Adult Literacy，NAAL），[12,13]其对 16 岁及以上的美国成年人的代表性样本进行抽样调查，评估他们的功能性识字能力，对语篇素养、公文素养、量化素养三种读写素养类型的识字任务和技能进行评分。2003 年（可获得全国成人识字能力评估结果的最新年份），大约有 9300 万名美国人（占总人口的 43%）的识字率刚好达到或低于基本水平，34% 的人公文素养水平相近，55% 的人的量化素养达到或低于基本水平。[12,13]在 1993—2003 年进行全国成人识字能力评估的十年间，这些比率基本没有变化。1993—2003 年，量化素养平均得分增长了 8%，是报告中唯一一个发生重大变化的指标。[13]

最近，国家教育统计中心发布了由国际成人能力评估调查（the Program for the International Assessment of Adult Competencies，PIAAC）在 2012 年进行的一项国际调查的结果。该调查集中在四个领域：读写能力、阅读能力、计算能力和在技术配置丰富的环境中解决问题的能力。该报告从 5000 名 16—65 岁成年人的全国代表性样本中汇总了美国的信息。这些数据与来自经济合作与发展组织（the Organization for Economic Cooperation and Development，OECD）其他合作伙伴国家的样本进行比较。国际成人能力评估调查使用了一个 0—500 分制的量表，确定了从"低于 1 级"到"5 级"的 6 个等级。表 7-1 显示了本研究中评估的等级和素养任务。

美国的平均识字得分为 270 分，有 12 个国家得分比美国更高，5 个国家低于美国。[14]图 7-2 显示了美国各素养能力等级的占比。

表 7-1　国际成人能力评估调查素养量表的能力等级

素养能力等级和分数线	素养任务说明
第五级（376—500 分）	在这个级别上，任务要求受访者搜索并整合多个难理解的文本信息，综合分析相似或相反的观点和看法，或评价有据可循的论点。为了完成任务，可能需要应用和评估观点的逻辑和概念模型。一项关键要求是评估证据来源的可靠性和选择关键信息。任务通常要求受访者注意微妙的修辞线索，并进行高水平的推理或使用专业的背景知识

素养能力等级和分数线	素养任务说明
第四级（326—375分）	此级别的任务通常要求受访者执行多个步骤的操作，从复杂或冗长的、连续的、非连续的、混合或多类型的文本中整合、解释或合成信息。任务的完成可能需要复杂的推理和背景知识。许多任务要求识别和理解文本中一个或多个具体的非中心，以解释或评价基于证据的主张或有说服力的话语关系。这个级别的任务中经常出现条件信息，受访者必须考虑这些信息。冲突性信息是存在的，而且有时看起来像正确的信息一样突出
第三级（276—325分）	这个级别的文本通常是密集的或冗长的，包括连续的、非连续的、混合的或多页的信息。理解文本和修辞结构对于成功地完成任务（特别是在浏览复杂的电子文本时）变得更加重要。任务要求受访者识别、解释或评估一条或多条信息，并且通常需要不同程度的推理。许多任务要求受访者能够理解大段文本的意义，或者执行多步操作来进行回应。通常任务要求受访者忽略不相关或不恰当的文本内容进而准确回答问题。冲突性信息经常出现，但它并不会比正确的信息更突出
第二级（226—275分）	在这个级别上，文本的复杂性增加了。文本可能是电子的或印刷形式的，可能是连续的、不连续的或混合的。这个级别的任务要求受访者在文本和信息之间进行匹配，并且可能需要改写或进行低级别的推理。可能会出现一些冲突的信息。部分任务要求受访者根据标准循环浏览或整合两条或多条信息，对问题中提供的信息进行比较、对比或推理，或浏览电子文本以访问和识别文档的各个部分的信息
第一级（176—225分）	这一级别的大多数任务要求受访者阅读相对较短的数字文本或是连续的、不连续的或混合的印刷文本，从而找出与问题或指令中给出的信息相同或同义的单个信息。有些任务可能需要受访者在某些不连续的文档中输入个人信息。文本中基本不会出现冲突的信息。有些任务可能需要简单地循环浏览多条信息。需要具备基本词汇识别、句子意义评估、段落文本阅读等方面的知识和技能
低于一级（0—175分）	这一级别的任务要求受访者阅读常见主题的简短文本，从而找到一条特定的信息。只需要基本的词汇知识，不需要读者理解句子或段落的结构，也不需要用到其他文本特征。文本中很少有冲突的信息，所要求找到的信息在形式上与问题或指令中的信息相同。文本可以是连续的，但信息可以像在非连续文本中一样被找到。此外，这一级别的任务不考察电子文本

数据来源：Goodman，M.，R. Finnegan，L. Mohadjer，et al.，*Literacy*，*Numeracy*，*and Problem Solving in Technology-Rich Environments Among U. S. Adults*：*Results from the Program for the International Assessment of Adult Competencies* 2012：*First Look*（*NCES* 2014-008），U. S. Department of Education，Washington，DC：National Center for Education Statistics，2013.

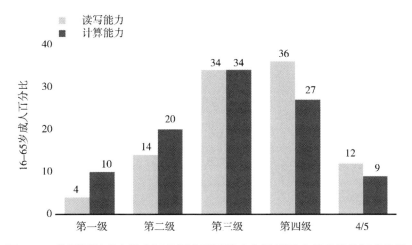

图7-2 美国国际成人能力评估调查读写能力与计算能力量表总体调查结果

数据来源：Goodman，M.，R. Finnegan，L. Mohadjer，T. Krenzke，J. Hogan，*Literacy*，*Numeracy*，*and Problem Solving in Technology-Rich Environments Among U. S. Adults：Results from the Program for the International Assessment of Adult Competencies* 2012：*First Look*（*NCES* 2014-008），U. S. Department of Education，Washington，DC：National Center for Education Statistics，2013.

健康素养的决定因素

许多领域的因素都会影响健康素养，包括功能性素养、沟通技巧、健康相关的知识或信仰、文化和语言因素、社会经济状况、公共卫生和医疗保健系统需求以及语境因素。从个体因素到周围社区，再到影响我们国家医疗保健环境的政策，这些领域在生态模型的各个层面上相互作用。

沟通技巧

在健康素养方面，沟通技巧是指使用语言（口语、书面、手语或其他交流方式）与他人互动所需要的技能，包括基本的阅读、写作、听力、口语和理解能力。随着在线健康信息的激增，浏览搜索引擎和网站的能力成为愈加重要的沟通技巧。阅读能力有限的人会很难看懂网站信息或印刷材料上的健康信息，也难以适应有大量标志的典型的医疗环境。如果他们写作有困难，则很难填写医疗文件。语言能力的下降会使得他们很难向医疗机构解释健康问题或提出问题。健康信息通常是口头传达的，特别是在护理的时候，因此需要沟通技巧来进行有效的表达、倾听和交流。[3]

知识

在健康素养方面，知识的范围包括从了解某一特定主题（例如心脏病发作的征兆、在瓶子上的骷髅骨"毒药"标示）到对因果关系或科学方法的一般理解。与健康素养较低的人进行交流，更大的挑战不在于他们没有阅读的能力，而是他们缺乏解释性框架或模式，无法对他们解释复杂的健康话题。健康素养专家建议使用所谓的"客厅语言"，也就是使用普通词汇和类比来解释不常见的现象。日常语言的使用往往伴随着文化解释和经验，但它们并不完全重叠。

文化

健康是一种文化建构的现象，语言和文化又反过来为理解健康信息提供了背景。人们从家庭和更大的社会群体那里学习如何定义健康和疾病、向谁寻求护理、什么是症状、什么导致生病、怎样可以治愈以及如何描述身体症状。此外，使用健康技术、药物和治疗方法的意愿可能会受宗教或文化规则的影响，正如某些风险行为或遵守医疗建议的做法也会受文化层面的影响。[15]相较于基督复临安息日会的教徒必须遵守的健康保护行为（如不吸烟、不喝酒或不进行婚外性行为），某些街头帮派的行为风险极高，他们要求成员吸食烈性毒品、进行无保护措施性行为等一些测试忠诚度的行为。

在健康素养方面，知识仅描述一个人所知道的东西，而文化则揭示一个人的信仰和价值观。有些人可能在学校学到了遗传学知识以及先天性缺陷需要筛查（这是知识），但如若筛查意味着终止妊娠，他们依然会强烈反对（这便是文化）。人们如何评估自己或家人的健康信息，他们更喜欢哪种形式的健康信息，以及他们更信任谁传播的健康信息，这些都受到文化的影响。

本地语言能力

2010 年美国人口普查显示，有 6060 万人（占美国 5 岁及以上人口的 21%）在家里说英文以外的语言。这一比例比 2000 年人口普查的比例增加了 3%。总体而言，58% 的受访者认为他们的英文说得"非常好"，虽然这个比例会随着在家里说的语言不同而有所变化。西班牙语（包括西班牙克里奥尔语）是目前为止美国使用频率最高的外语，2010 年讲西班牙语的人数为 3760 万人。在这些说西班牙语的人中，56.3% 的人认为他们的英文说得"非常好"。[16]

有些病人可能完全掌握其母语，甚至具有很高的健康素养，但他们用英文进行沟通的能力有限。为了满足英文水平有限的人（limited English proficiency，LEP）的需要，美国少数民族健康办公室（the U. S. Office of Minority Health）制定了一套标准的语言使用服务，鼓励所有医疗保健机构使用，接受联邦资助的医疗机构必须按照 1964 年《公民权利法》第六章的规定提供这项服务。[17]

关于如何提供文化和语言适当服务（culturally and linguistically appropriate services，CLAS），有许多资源为公共健康设施和人员提供了指南。方框 7-1 介绍了美国医疗保健中文化和语言适当服务的国家标准。

方框 7-1　医疗保健中文化和语言适当服务的国家标准

合格护理

1. 医疗机构应该确保患者/消费者从所有的工作人员那里获得有效的、可理解的和受到尊重的护理，护理方式应与他们的文化健康信仰、做法以及他们的首选语言相一致。

2. 医疗机构应该实施相应的措施，在组织内部各个层级招募、延聘和提拔多元化的工作人员和领导，他们在人口特征上可以代表服务的人群。

3. 医疗机构应该确保各级和各学科领域的工作人员持续接受文化和语言适当服务的教育和培训。

语言协助服务

1. 医疗机构必须在所有服务点和所有工作时间内，向每个英文水平有限的患者/消费者免费提供语言协助服务，包括双语工作人员和口译服务。

2. 医疗机构必须以患者/消费者的首选语言向他们提供口头和书面的通知，告诉他们有权获得语音协助服务。

3. 医疗机构必须确保口译和双语工作人员有能力向英文能力有限的患者/消费者提供语言帮助。不应该由家人和朋友提供翻译（除非患者/消费者要求）。

---

4. 医疗机构必须提供患者容易理解的相关材料，张贴的标牌要使用服务区域内常见群体的语言。

组织支持

1. 医疗机构应该制订、实施和推广书面战略计划，其中应陈述明确的目标、政策、运营计划和管理责任/监督机制。

2. 医疗机构应该对与文化和语言适当服务相关的活动进行初步和持续的组织自我评估，并鼓励将文化和语言能力相关的措施纳入它们内部审计、绩效改进方案、患者满意度评估和基于结果的评估。

3. 医疗机构应该确保在健康记录中收集有关患者/消费者的种族、民族、口头和书面语言的数据，将其整合到组织的管理信息系统中，并定期更新。

4. 医疗机构应该了解目前社区的人口、文化和流行病学的基本情况，并进行需求评估，从而准确规划和实施符合该地区文化和语言特征的服务。

5. 医疗机构应该和社区发展参与性合作伙伴的关系，利用各种正式和非正式的机制来促进社区和患者/消费者参与与文化和语言适当服务相关的活动设计、执行。

6. 医疗机构应该确保在解决冲突和申诉的过程中考虑文化和语言因素，并能够识别、预防和解决跨文化冲突或患者/消费者的投诉。

7. 鼓励医疗机构定期向公众提供关于它们在实施文化和语言适当服务标准方面的进展和成功创新的信息，并在它们的社区告知公众如何获取这些信息。

数据来源：U. S. Department of Health and Human Services, Office of Minority Health, *Healthcare Language Services Implementation Guide*, https：//hclsig. thinkculturalhealth. org/page/view. rails？ name = Section+2：+Page+2, 3.

提供文化和语言适当服务对日常健康交流来说是非常重要的，尤其是在紧急情况下。方框 7-2 介绍了一个例子，马萨诸塞州的公共卫生部门在他们的"向我展示：紧急避难所的传播工具"的活动中，纳入为英文水平有限患者提供的文化和语言适当服务。

方框 7-2 进行基于图像的沟通

清晰的沟通是应急响应的生命线。马萨诸塞州的公共卫生官员需要一种工具来改善紧急情况下急救人员与听障人士、英文能力有限或认知迟缓的人之间的沟通。在这种情况下，仅仅使用简单的语言是不够的。

马萨诸塞州的相应团队采用了以用户为中心的设计（user-centered design）方法来开发这个工具。换句话说，用户作为共同开发者参与开发过程。该团队通过深度访谈和焦点小组，确定了在紧急情况下需要沟通的内容，然后开始设计过程。接下来，团队设计并测试了几个原型（草稿），观察急救人员和有沟通困难的患者利用这个工具完成任务的过程。最后，他们开发了一个移动应用程序版本，可以用于疏散和紧急避难等多种紧急情况。

让终端用户参与设计过程可以确保沟通能被理解，而且能够促进弱势群体的健康素养。

可以观看此演示视频来了解应用程序的工作原理：

https：//www.youtube.com/watch？v=gS5vMJjwl4&feature=youtu.be.

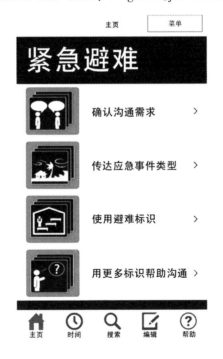

情境（Context）

特定的环境或情况会让人感到害怕或有压力，可能这个人处于一种陌生的环境或令人紧张不安的环境中，或者这个人有精神或身体上的缺陷。当人们意外地发现自己正面临严重的疾病或伤害，却不得不与复杂又缺乏人情味的系统或人打交道时，这些因素尤其重要。即使是文化程度和教育程度较高的人，在听到坏消息时或处于压力环境下（例如将亲人安置在专业疗养院），也可能难以处理健康信息。

大多数老年患者必须面对多重并发症、慢性疾病和衰老带来的认知能力的正常变化。认知能力的正常变化包括信息处理速度下降、注意力不集中，同时处理和记忆新信息的能力下降（即工作记忆）。认知能力包括流体能力（处理速度、工作记忆、归纳推理、长期记忆、前瞻记忆）和晶体能力（语言）。流体能力包括认知特征，在先前的常识不起作用时，认知特征能够帮助处理信息。晶体能力反映了储存在长期记忆中的一般背景知识。两种认知形式的水平降低都和低健康素养有关。[18,19]

还有证据表明，情境记忆减少 1 个标准差会导致教育水平下降近 4 年。执行能力下降 1 个标准差会使教育水平下降约 2 年。[20]执行能力的下降导致目标相关计划的制订、执行和必要的修改变得更加困难。

老年患者在尝试使用复杂的医疗保险系统时，必须了解保险覆盖范围的差异；决定是否购买处方药；确定医生和医院能够为他们的特殊需求提供服务；在计划中选择最合适的治疗方案；并了解他们的权利和责任。在处理这些任务时，健康素养低是一个主要的复杂因素。美国卫生与公众服务部认识到老年人在使用医疗保健系统方面所面临的挑战，因此提出了几项建议，以改善对老年人的健康素养传播。（方框 7-3）

方框 7-3　健康素养和老年人的快速指南：认知挑战

- 重复重要的真实信息。"三人成虎"，频繁接触错误信息，也会导致对"错误"信以为真。所以要聚焦于真实的信息和应该做的事情。
- 关注重要的细节，例如时机和顺序，并确保它们能被理解。
- 强调要做什么，而不是强调不要做什么。

- 使用简单的语言，要考虑到压力和疲劳的影响。例如，压力来自疾病，而自我照顾会让大家感到身心俱疲。要意识到判断失误、犯错和情绪低落可能更多是由疾病导致的，而不是认知改变引起的。
- 注意疾病和康复的影响。例如，癌症化疗会暂时降低认知功能和自我管理治疗的能力，有的情况下会永久影响执行功能。要对个人需求保持敏感。并不是所有的老年人都是一样的，所以有必要进行个性化的沟通。
- 敏锐捕捉个人需求。所有老年患者都不一样，需要明确他们的需求是什么。
- 提供足够的沟通时间。你可能需要更多的时间来解释说明，用较慢的速度进行强化。

US Department of Health and Human Services，"Quick Guide to Health Literacy and Older Adults"，http：//health. gov/communication/literacy/olderadults/cognitive. htm.

医疗保健的复杂性

获取医疗保健服务和福利及医疗设施的导引等，在不同层面会面临诸多挑战。美国的医疗保健体系高度分散，组织和个人之间从本质上就存在着复杂的关系。

个人或许不太了解对他们有用的全部服务，也不知道他们有条件获得不同形式的护理或保险。例如，一位怀孕的低收入妇女也许不了解她是否有资格获得妇女、婴儿和儿童（Women，Infants，and Children，WIC）计划的福利，这是一项联邦补充食品计划。要享受这些福利，首先她必须知道这个服务以及该服务是谁提供的，然后她还需要具备自我效能感，主动联系提供者。鼓励自我效能和健康行为的一种策略是使用对话的口吻，让真正的受众能够更好地理解健康传播信息。美国儿科学会（American Academy of Pediatrics，AAP）为父母开发的健康成长网站就是一个实施这一策略的例子。

美国儿科学会健康儿童体重研究所向0—5岁儿童的家长提供与预防肥胖的相关信息。这个研究所希望他们的信息被所有的父母接受和理解，包括那些健康素养有限的父母。为了做到这一点，团队开展了焦点小组讨论，并结合父母的意见，让信息更加真实。为了更清晰地传播信息、增强对特定概念的理解并提供个性化的信息，团队为家长们开发了交互式网络内容和一个辨别真伪信息的测试。要了解更多信息，请访问成长健康网站：www. healthychildren. org/growinghealthy。

有时候病人会被复杂的交互过程弄得不知所措，哪怕只是一个简单的预约。如果他们正在寻找新的医疗机构、专家或者某种类型的诊断测试，他们可能不知道从哪里开始。患者经常发现自己难以理解健康表格的要求，并完成填写。事实上，低健康素养人群对书面信息或口头信息的理解率很低，从 17% 至 45% 不等。[21]

众所周知，即使是大学毕业生也很难理解知情同意书（informed consent）。举个例子，美国国家癌症研究所的知情同意书即使经过简化后也有 29 页之多。[22]据估计，知情同意书材料的平均等级为 10.6 级。虽然许多机构对同意书的编制都有评级标准，但一项研究发现，只有 8% 的机构使用了这种标准去编制他们的知情同意书材料，有的甚至比他们自己的标准高出 2.8 级。[23]

这个问题众所周知，同意书成为 2014 年美国医学研究所同意研讨会的主题。在这次研讨会上，利益相关者讨论了近来研究和治疗中的最佳做法和处理手段，同时关注弱势群体所受到的影响。[24]技术可以提高理解能力，多媒体程序现在可用于较小的电脑设备（例如 Enroll by Mytrus），这些设备通过图片、文字和对理解能力的评估，引导患者填写知情同意书。然而，使用随机效应模型对 22 项研究进行的元分析发现，使用的方法不同，效果会参差不齐。多媒体方法提高了理解得分，但并不显著（标准化平均差 [SMD] = 0.30）。使用增强同意书或延伸讨论，都能进一步提高理解能力（SMD = 0.53）。[25]

患者在同意治疗、入院和接受治疗之后，出院时会得到一套他们不一定能理解的操作指南。不按指南操作的话，可能会导致重新入院或比这个更糟的事情。在 2014 年美国医学研究所的"就诊总结和出院指导"研讨会上，专家们讨论了以下挑战：患者自我效能低下（无论是与手术相关的，与年龄相关的，还是由于文件资料数量浩繁）；医生对患者的局限性缺乏了解；访问路径比较机械、呆板；无法访问患者信息门户系统；缺乏初级医疗机构的集中记录（特别是针对诊所环境中的弱势人群）；英文能力有限者和文化差异；出院后的流动性；电子健康病历（electronic health record，EHR）项目发展中缺乏对低健康素养者的重点关注。[26]改善沟通的建议包括：医生对患者出院的介入；将内容结构化，口头陈述，用书面和视觉提示来增强回忆；基于患者需求（包括语言和阅读水平）采取个性化方法；在患者离开前确认他们已经理解了操作指南的内容。[27—30]

波士顿大学和美国医疗保健研究与质量局的研究人员为医院开发了一个工具包，医院能够复制其重新设计的出院（re-engineered discharge，RED）流程。事实证明，这个流程可以减少再入院和去急诊就诊的情况。该工具包还提供出院的流程规划、执行和患者出院材料的简化模板。[31]

通过国家政策提高健康素养

医疗保健和公共卫生的专家对他们所服务的患者，包括健康素养低下的弱势人群，都负有道德责任。美国医学会（方框7-4）简明扼要地总结了与健康传播相关的责任。

随着医疗保健的普及和环境的变化，为了个人的健康，越来越多的责任正在转移到患者个人身上。这一责任不仅要求个人能够找到有意义的和可信赖的信息，而且要求所呈现的信息"要以清晰、简洁、有条理的方式书写"，从而帮助决策。[32]然而，健康信息材料的可读性水平与个人的健康素养水平之间仍然存在着巨大差距。[32]最近的政策举措反映出，有必要将健康素养作为一个系统性问题来解决，而不是将其视为"个体患者的缺陷"，也就是说，健康素养是一个复杂的互动过程，要应对一个碎片化的医疗体系以及理解起来复杂的健康信息。[32]

方框7-4　患者权利

"患者有权了解他们安全照顾自己所需的医疗保健信息，并选择适合自己的可行的备选方案。医疗机构有责任用简单、清晰和通俗的语言提供信息，并在谈话结束前确保患者理解这些信息。"

American Medical Association, *2005 White House Conference on Aging*：*Part 2*，*Preconference Events*，*Executive Summary*，Washington，DC：Mini-Conference on Long-Term Care，April 2005，p. 73.

2010 年《简明书写法案》

2010 年《简明书写法案》（*Plain Writing Act*）要求所有美国政府机构以公众能够理解和使用的清晰的沟通方式来撰写和呈现信息。它适用于包括卫生与公众服务部（也包含疾控中心）、儿童和家庭管理局（Administration for Children and Families，ACF）以及医疗保险和医疗补助中心（Centers for Medicare and Medicaid，CMS）在内的所有联邦机构和一些附属机构。

遵照 2010 年《简明书写法案》，美国疾病控制与预防中心制定了"清晰沟通指数"（Clear Communication Index，CCI）以实现《提高健康素养行动计划》规定的目标。清晰沟通指数提供了一套以研究为基础的标准，用于开发和评估公共传播产品。[33] 在关于开发材料以提高健康素养这一节中，对清晰沟通指数进行了更详细的讨论。

《患者保护与平价医疗法案》

《患者保护与平价医疗法案》直接或间接地提到了健康素养。直接提及的内容可以在四个部分中找到：

- 第 3501 条要求美国医疗保健研究与质量局的研究"向公众提供……【并】反映……提供者和消费者的不同需求和不同水平的健康素养。"
- 第 3506 条修订了《公共卫生服务法》并授权由美国疾控中心和国立卫生研究院管理的一个关于更新患者决策辅助工具的项目，以"反映消费者的不同需求和不同水平的健康素养"。
- 第 3507 条要求美国卫生部部长审查处方药标签和印刷广告，并与各利益相关者和"健康素养领域的专家"讨论改善福利和风险信息的表述。
- 第 5301 条允许美国卫生部部长向合格的医疗申请提供培训补助金，并优先考虑与提高文化能力和健康素养有关的申请。[34,35]

在该法案中，还有其他间接提及健康素养的概念，可以将其分成六个领域：①保险改革、推广和注册；②个人保护、特殊人群的平等；③劳动力发展；④健康信息；⑤公共卫生、健康促进、预防和健康；⑥在质量、交付和护理成本方面的创新。例如，一项保险改革条款要求制定一致的保险范围说明和定义。类似的材料编制由于结合了健康素养的概念，能够极大地改善消费者或患者的就医条件、对信息的理解和最终决策。[34]

健康公民 2020

推行多年的"健康公民"计划，集聚了公共卫生和预防专家、联邦、州和地方政府官员、2000 多个组织联盟以及公众等多个领域的利益相关者的反馈意见与智慧。"健康公民 2020"中大多数在健康传播和健康信息技术（Health Communication and Health Information Technology，HC/HIT）方面的目标都包括健康素养的内容，其首要目标是改善健康结果和质量，实现健康公平。[36]方框7-5 列出了针对健康素养的具体目标。

方框 7-5 健康公民 2020：首个健康传播与健康信息技术目标

> 健康传播和健康信息技术-1（发展阶段）提高人们的健康素养。
> - 健康传播和健康信息技术-1.1（发展阶段）提高此类人群的比例：他们的医疗机构总是能提供易于理解的有关如何护理其疾病或健康状况的说明。
> - 健康传播和健康信息技术-1.2（发展阶段）提高此类人群的比例：他们的医疗机构总是想要了解他们是否能够遵循指引。
> - 健康传播和健康信息技术-1.3（发展阶段）提高此类人群的比例：他们在填写表格时总能得到医疗机构办公室的帮助。

Healthy People 2020，Washington，DC：U. S. Department of Health and Human Services，Office of Disease Prevention and Health Promotion，https：//www. healthypeople. gov/2020/topics-objectives/topic/health-communication-and-health-information-technology/objectives.

提高健康素养的国家行动计划

2010 年，美国卫生部疾病预防和健康促进办公室提出了一项提高健康素养的国家行动计划（National Action Plan，NAP）。组织机构和医疗专业人员可以根据国家行动计划提供的目标和策略把充满术语、密集复杂的健康信息转化为更清晰、更容易理解的信息。该计划的两个关键原则是：第一，为了帮助人们进行明智的决策，每个人都具有获得健康信息的基本权利；第二，提供可理解的健康服务有利于健康、长寿和生活质量。国家行动计划包括七个目标，总结见方框 7-6。

国家行动计划包含的策略非常广泛，并对每个行业进行了详细说明，包括但不限于卫生专业人员、付款人、药店以及编写材料的机构、教育工作者和图书管理员。国家行动计划建议采用以用户为中心的设计，让目标受众参与内容编写，采用普遍的预防措施的方法（假设大多数患者健康素养较低），确定目标，有针对性地定制信息，并在组织层面进行改变。[37,38]美国疾控中心提出了几个可以推动组织作出这些改变的步骤，包括确定与组织最相关的目标和战略，向同事介绍情况，起草和提出行动步骤，规划和实施批准的行动，评估其有效性，并大范围地分享所有发现。[39]

方框 7-6　《提高健康素养的国家行动计划》的目标

1. 编写和传播准确、易懂和可行的健康和安全信息；
2. 促进医疗保健系统的变革，改善健康信息、沟通、知情决策和医疗服务的获取情况；
3. 把准确的、基于标准并适当开发的健康和科学信息以及课程纳入儿童保育和大学阶段的教育中；
4. 支持并加强当地的相关举措，在社区内提供成人教育、英文教学以及文化和语言上适当的健康信息服务；
5. 建立伙伴关系、制定指导意见和改变政策；
6. 加强基础研究，制订、实施和评估提高健康素养的做法和干预措施；
7. 加强循证健康素养普及实践和干预措施的传播和使用。

U. S. Department of Health and Human Services, Office of Disease Prevention and Health Promotion, *National Action Plan to Improve Health Literacy*, 2010.

健康素养评估

与研究环境相比，在医疗保健背景下评估健康素养存在着实际的限制。参与研究或调查的参与者同意完成这些测试，这可能需要相当长的时间，并且可以确保匿名。而在临床实践环境中，这样的评估可能更难执行。为美国医学会基金会（American Medical Association Foundation）开发的韦斯健康素养工具包（Weiss health literacy toolkit）里有几段视频，患者在视频中描述了他们由于阅读和写作能力较弱而感到不适或产生羞耻的情绪,[40]这一因素可能使他们不愿意在医疗保健中接受这类评估。尽管如此,我们仍然可以利用避免让患者感到不适的方法,将健康素养筛查纳入临床评估和患者记录中,[41]在对研究中更常用的工具进行简要介绍后,我们会讨论几种方法。

衡量健康素养的工具

有三种"标准"工具用于衡量各种研究背景下的健康素养:成人医学素养的快速评估,成人功能性健康素养测试和最新生命体征测试。测量健康素养的较新的工具包括电子健康素养量表、医疗仪器数字理解工具和健康素养技能工具。

成人医学素养的快速评估

成人医学素养的快速评估(the Rapid Estimate of Adult Literacy in Medicine,REALM)是对 66 个医学单词进行单词识别测试,这是最古老、应用最广泛的健康素养评估工具之一。[42]它从简单的单词(如脂肪、流感、药丸)开始,然后转到困难的词(如骨质疏松、脓疱、钾),患者需要大声念出每个单词。但这个测试并不是想确定患者是否真正理解这个词。完成评估大约需要 3 分钟,并且它只有英文版本。正确发音的单词数量能反映出你的阅读水平。

REALM-R[44]是成人医学素养的快速评估的一个较短版本,由以下词组成:

> 脂肪 骨质疏松 贫血 结肠炎
>
> 流感 过敏 疲劳 便秘
>
> 药丸 黄疸 靶向

脂肪、流感和药丸被放在了 REALM-R 的开头,但不计分,用以减少考试焦虑,增强信心。成人医学素养的快速评估测试工具必须付费购买,而所有与 REALM-R 相关的材料则可以从美国老龄化学会和美国顾问药师协会基金会网站上免费下载。

成人功能性健康素养测试

如果出于研究目的需要对健康素养进行详细评估,成人功能性健康素养测试(the Test of Functional Health Literacy in Adults,TOFHLA)历来是首选工具。[44]它有英文和西班牙文两种版本。完整版表格需要 20 分钟完成，而简短的表格大约需要 12 分钟。测试共分为两个部分：测试公文素养和计算能力素养的多选题，以及用来测试阅读能力的填空题（完形填空）。可向经销商 Peppercorn Books 订购测试套件。

最新生命体征测试

最新生命体征测试（the Newest Vital Sign，NVS）有英文和西班牙文两种版本，患者通常可以在 3 分钟内完成。[45]许多患者可以接受"冰激凌成分标签挑战"作为标准医疗服务的一部分，超过 98% 的患者同意在常规门诊检查时接受评估。"清晰健康传播合作关系"（Partnership for Clear Health Communication）在网上免费提供该测试。

电子健康素养量表

电子健康素养量表（the eHealth Literacy Scale，eHEALS）由衡量电子健康素养的 8 项指标构成，用来评价人们在查找、评估和运用电子健康信息解决健康问题时的综合知识、舒适感和感知技能。[46]该量表已经在多项研究中被用来评估电子健康素养和传播计划，且已被改编为日语和荷兰语版本。[47-51]

医疗仪器数字理解工具

医疗仪器数字理解工具（the Numeracy Understanding in Medicine Instrument，NUMi）由宾夕法尼亚大学的玛丽琳·沙皮拉（Marilyn Schapira）和她的同事们共同开发。这个纸笔测试包含 20 道题，能够测量患者在医疗保健中可能面临的大多数与数字相关的难题。题目包括读取数字温度计上的数字、解释一个图标数组和一个简单的条形图和折线图，并回答与读取标签和概率估计有关的多选题。已有 1000 名患者验证了该工具的有效性。可以通过验证出版物免费获取包含 8 个题项的版本。

健康素养技能工具

健康素养技能工具（the Health Literacy Skills Instrument，HLSI）是由劳伦·麦科马克（Lauren McCormack）和其他国家健康素养专家小组成员开发的。该工具用于测量在医疗保健方面美国成年人的书面读写能力、口头信息搜索和互联网信息搜索技能。健康素养技能工具有 25 道题目，可以通过计算机在大约 12 分钟内自主完成，同时还提供了 10 道题目的版本。

健康素养工具库

健康素养工具库由波士顿大学在国家医学图书馆的资助下开发完成。[52]它包含针对 100 多个特定应用程序的工具，用户可以根据健康素养的领域、健康环境、管理时间、管理方式、语言（多种可选）等使用特定工具。用户可向网站提交经过验证的工具，供其他研究人员和从业人员使用。

临床实践中的健康素养

患者的健康素养评估非常重要，能够使健康素养符合专业或机构内的护理质量标准，选择适当的教育材料（例如视频材料，外语版本的材料），并排除其他并发症，例如认知障碍或听力/视力减退。上面介绍的评估工具是为了研究而开发的，但有些工具也可以在实践中谨慎地使用。[53]尽管研究发现多题测试比单题测试更有效，但在医疗保健中一两题的测试可以更好地进行预测。以下是三个测试效果较好的问题：

（1）您是否会因为难以理解书面信息而无法了解自己的健康状况？（总是、经常、有时、偶尔或从不）

（2）是否有人帮助您阅读医院的资料？（总是、经常、有时、偶尔或从不）

（3）您对自己填写医疗表格的信心如何？（非常好、有点儿、一点儿或者根本没有）

健康素养的普及预防措施的工具包[54]

专家们一致认为，应该敏锐察觉到患者被认为是"没文化"时的感受，这比使用精心设计的健康素养测试来获得结果更重要。在临床实践中成功运用测量工具包的几个关键因素是：组建一个团队并提高对工具包的认识；实践评估并加强薄弱的环节；事先了解实施的模型。[55]普遍的共识是，应在医疗机构中实施三项针对健康素养的"通用预防措施"：

■ 努力与每个人都进行清晰的沟通；

■ 具体实践时，要避免依靠目测来判断患者理解健康信息的能力；

■ 与每个患者确认他们已经理解了信息的内容。

建议所有的医疗机构都使用浅显易懂的语言（例如：用"high blood pressure"这个单词表达高血压而不是"hypertension"），并且在互动过程中聚焦于两个或三个最重要的概念。之后，应该使用回授法或"询问—教育—再询问"的方法来确认患者是不是都理解了。回授法是为了确保信息得到清晰的解释，而不是对患者进行"考试"。[56-59]

制作和评估材料

就像所有的健康传播一样，在制作容易理解的材料的时候，首先需要了解传播的目标受众。根据最终用户的意见来决定如何制作材料，以及选择哪些渠道来传播信息。同样重要的是与目标受众一起测试你的材料，并根据他们的反馈意见进行必要的修改。

关键原则

■ 限制目标的数量，保证信息的简洁；

■ 合理留白，确保文档文字不过于密集；

■ 选择更易于阅读的字体，例如 12 号或更大的衬线字体（例如新罗马字体）；

■ 使用粗体和下划线来突出显示重要文本，但请记住，全部都用大写字母、脚本字体和斜体书写的文本更难阅读；

■ 使用现在时态和主动动词，尽量删去不必要的词语；

■ 按照说话的方式来书写，不要担心语法是否完美；

■ 使用适合受众的例子、图片或故事，而不是难懂的词语。

绝大多数这些要点适用于你计划进行的任何社交媒体传播。社交媒体传播渠道的选择取决于整体传播策略、受众和可利用的资源。例如，美国国家癌症研究所开发了一个戒烟方案（https：//smokefree.gov），该方案包含许多数字传播渠道，针对的是难以接触的特定受众（附录 7C）。

此时，你应该对受众的文化素养水平有所了解，或者采取了普遍预防措施（即假设每个人的健康素养都很低）。你们已经编制了用于传播的材料，无论是印刷版、电子版还是口头形式的。下一步就是评估这些材料或它们的交互影响。以下各小节简要地介绍了评估传播材料最常用的方法。

清晰沟通指数

疾控中心的"清晰沟通指数"是用来评估材料草案并确定其是否在多个层面上起作用的关键工具。方框 7-7 描述了清晰沟通指数的起源和发展，附录 7A 和附录 7B 提供了如何使用清晰沟通指数的前后示例。

弗莱什－金凯德年级水平可读性测试（Flesch – Kincaid Grade Level Readability Test）最初是为美国海军编制的。[60,61]它用每个句子的单词和每个单词的音节作为公式的一部分来确定文本的阅读等级。这个公式的计算方式是（0.39×平均句子长度）＋（11.8×平均每个单词的音节数）－15.59，如果得分是 8.3 分，则表示八年级的阅读水平。可以从网上获得这项测试的电子计算器。这个公式也内置在了 Microsoft Word 里，虽然 Word 版本无法确定 12 分以上的等级。

材料适用性评估（The Suitability Assessment of Materials）这一工具已经在许多国家得到了验证，可以用来测量针对特定人群的医疗指引的适用性。[63]完成材料适用性评估要花费 30 分钟到 45 分钟，包括以下几个步骤：第一步，审查材料适用性评估的因素和标准。第二步，通过检查材料确定其目的和要点，评估人员可以判断材料是否短到足以对整篇文章进行审查，或是否应使用材料中的节选部分进行评估。材料适用性评估从 6 个方面（内容、素养需求、图形、布局和类型、学习激励和动机以及文化适用性）对 22 个因素进行评分，通过统计 6 个方面的分数，最后得出总分。第三步，确定材料存在的不足造成的影响，以及为改善沟通做的任何改变。

冗长文章的简单测量（Simple Measure of Gobbledygook，SMOG）工具可以预估理解一份文篇内容（包括网页内容）所需的受教育年限。[63,64]这一严格的评估侧重于单词的长度和句子。对于 30 个及以上句子的分析，使用以下公式：等级 $=1.043\sqrt{30\times（多音节数/句子数）}+3.1291$。可以修改该公式来测量少于 30 个句子的情况。你可以在 http：//prevention. sph . sc. edu / tools / smog. pdf 里找到这一工具。

医疗保健的环境（healthcare environment）本身对那些健康素养较低的消费者来说就是一个巨大的障碍。[65,66]有几种工具可以帮助医院、医疗保健中心和药店评估这些消费者应对的挑战。评估的类别包括就医导引（例如电话系统和方向标牌）、印刷传播（包括书写的风格、字体的大小和图形的使用）、口头交流（如用患者能够理解的方式进行交流）以及技术（如使用视频或电脑的不同功能来帮助指引或教育病人）。

方框 7-7　疾控中心的"清晰沟通指数"

疾控中心开发的"清晰沟通指数"是一个基于研究的工具，能够帮助人们开发和评估公共传播材料。它最初是为疾控中心里负责编写、编辑、设计和审查传播材料的工作人员设计的，但其实任何人都可以用它来评估和修改材料，或制作新材料。清晰沟通指数可用于评估供消费者、患者或专业受众（如临床医生、卫生部门工作人员或决策者）使用的材料。

制定清晰沟通指数需要大量的工作，包含以下几个步骤：

■ 审查健康素养指南。

■ 咨询该领域专家。

■ 搜索和回顾相关研究结果。

■ 进行认知测试。

■ 审查疾控中心传播副主管。

■ 进行用户测试，包括评分员间信度。

■ 对使用和未使用该指数编写的材料进行消费者测试。

最终得到一个由 20 个题项组成的指数，并且所有题项都得到了研究、专家评审和测试的支持。它们最重要的特征就是可以提高和帮助人们对信息的理解。指数从以下六个方面评估材料：

（1）MBK 主要信息和行为号召用语（7 项）。

（2）信息设计（3 项）。

（3）科学研究现状（1 项）。

（4）行为建议（3 项）。

（5）数字（3 项）。

（6）风险（3 项）。

清晰沟通指数的一个独特之处在于进行评分前要回答四个开放式问题，这些问题有助于确定你的初级受众及其健康素养技能、动机、信仰和当前的行为。在编写他们能够理解并用于健康决策的材料之前，需要了解受众以及他们在获取健康信息时面临的挑战。形成性研究可以提供对受众的知识、态度、信念和行为的洞察。如果不能进行形成性研究，就假设受众素养和能力十分有限，以此为前提继续制订计划。

清晰沟通指数工作表还会要求你写出主要的沟通目标。沟通目标是指受众在收到信息或材料后你预期的想法、感受或行为。主要的沟通目标能够指导编写材料的主要信息，即你希望受众在阅读、观看或使用材料后记住的信息。

利用清晰沟通指数指导材料的编写

清晰沟通指数还可以用来指导编写传播材料。疾控中心还提供了一个在线用户指南，其中定义了组成清晰沟通指数的 20 个题项，并解释了如何给这些题项评分：http：//www. CDC. gov/ccindex/pdWear－communication－user－guide. pdf.

清晰沟通指数的修改版

清晰沟通指数有一个较短的版本，只有 13 个题项。它是针对较短的材料而开发的，例如社交媒体消息、播客和呼叫中心信息以及信息图表。你可在下面的网站获取：http：//www. cdc. gov/ccindex/pdf/modified－index－scoresheet. pdf.

数据来源：美国疾控中心

结　　论

了解健康素养和计算能力是受众分析的一部分，对于制订有效的沟通干预措施至关重要。本章提供了一个包含指导性概念和实用工具的框架，帮助您与每个人更清晰地沟通。

总　　结

本章问题

1. 对文化素养、健康素养和计算能力进行定义。

2. 为什么健康素养水平低下是进行沟通时需要考虑的重要因素？

3. 低健康素养可能带来哪些不良健康结果？

4. 计算能力较低会对沟通产生什么影响？

5. 在医疗保健环境中评估健康素养最好的方法是什么？

6. 如何用口头和书面沟通来测量健康素养水平?

参考文献

1. Berkman, N. D. , T. C. Davis, L. McCormack, "Health Literacy: What Is It?", *J Health Comm*, Vol. 15, No. 2 (suppl.), 2010, pp. 9-19.

2. Berkman, N. D. , S. L. Sheridan, K. E. Donahue, et al. , "Health Literacy Interventions and Outcomes: An Updated Systematic Review", *Evid Rep Technol Assess*, Vol. 199, 2011, pp. 1-941.

3. National Library of Medicine, "Economic impact of low health literacy", 2014, http: //nnlm. gov/outreach/consumer/hlthlit. html#A5.

4. K. Sorensen, S. Van den Broucke, J. Fullam, et al. , "Health Literacy and Public Health: A Systematic Review and Integration of Definitions and Models", *BMC Public Health*, Vol. 12, 2012, p. 80.

5. Borzekowski, D. L. , "Considering Children and Health Literacy: A Theoretical Approach", *Pediatrics*, Vol. 124, No. 3 (suppl.), 2009, pp. 282-288.

6. Kahneman, D. , P. Slovick, A. Tversky, *Judgment Under Uncertainty: Heuristics and Biases*, Cambridge, UK: Cambridge University Press, 1982.

7. Petty, R. E. , P. Brinol, "The Elaboration Likelihood Model", in P. A. M. Van Lange, A. W. Kruglanski, E. T. Higgins, eds. , *Handbook of Theories of Social Psychology: Collection*, Thousand Oaks, CA: Sage, 2011, pp. 224-245.

8. Wolf, M. S. , L. M. Curtis, E. A. Wilson, et al, "Literacy, Cognitive Function, and Health: Results of the LitCog Study", *J Gen Intern Med*, Vol. 27, No. 10, 2012, pp. 1300-1307.

9. Educational Testing Service, "Types of literacy", 2015, https: //www. ets. org/literacy/research/literacy_ types/.

10. Institute of Medicine, *Health Literacy and Numeracy: Workshop Summary*, Washington, DC: National Academies Press, 2014.

11. Kirsch, I. S. , A. Jungeblut, L. Jenkins, et al. , *Adult Literacy in America: A First Look at the Findings of the National Adult Literacy Survey*, Washington, DC: U. S. Department of Education, Office of Educational Research and Improve-

ment，April 2002.

12. Kutner，M.，E. Greenberg，J. Baer，*A First Look at the Literacy of America's A-dults in the* 21*st Century*，Washington，DC：National Center for Education Statistics，Institute of Education Sciences，U. S. Department of Education，2006.

13. U. S. Department of Education，Institute of Education Sciences，National Center for Education Statistics，"National Assessment of Adult Literacy：Demographics，Overall，Average Scores"，2007，http：//nces. ed. gov/naal/kf_ demographics. asp.

14. National Center for Education Statistics，U. S. Department of Education，*Literacy，Numeracy，and Problem Solving in Technology - Rich Environments Among U. S. Adults：Results from the Program for the International Assessment of Adult Competencies*，Washington，DC：NCES 2014-008，2012.

15. Singleton，K.，E. Krause，"Understanding Cultural and Linguistic Barriers to Health Literacy"，*Online J Issues Nurs*，Vol. 14，No. 3，2009，p. 11.

16. U. S. Census Bureau，"2010 Census Data"，2013，http：//www. census. gov/2010census/data/.

17. U. S. Department of Health and Human Services，Office of Minority Health，"Healthcare Language Services Implementation Guide"，2013，https：//hclsig. thinkculturalhealth. hhs. gov/.

18. Smith，S. G.，R. O'Conor，L. M. Curtis，et al.，"Low Health Literacy Predicts Decline in Physical Function Among Older Adults：Findings From the LitCog Cohort Study"，*J Epidemiol Community Health*，Vol. 69，No. 5，2015，pp. 474-480.

19. Serper，M.，R. E. Patzer，L. M. Curtis，et al.，"Health Literacy，Cognitive Ability，and Functional Health Status Among Older Adults"，*Health Serv Res*，Vol. 49，No. 4，2014，pp. 1249-1267.

20. Boyle，P. A.，L. Yu，R. S. Wilson，et al.，"Cognitive Decline Impairs Financial and Health Literacy Among Community - based Older Persons Without Dementia"，*Psychol Aging*，Vol. 28，No. 3，2013，p. 614.

21. Tamariz，L.，A. Palacio，M. Robert，et al.，"Improving the Informed Consent Process for Research Subjects With Low Literacy：A Systematic Review"，*J Gen*

Intern Med, Vol. 28, No. 1, 2013, pp. 121-126.

22. National Cancer Institute, "NCI Consent Form Template for Adult Cancer Trials", 2013, http://cdp. cancer. gov/resources/elsi/docs/NCI_ Consent_ Form_ Adult_ Cancer_ Trials. pdf.

23. Paasche-Orlow, M. K. , H. A. Taylor, F. L. Brancati, "Readability Standards for Informed-consent Forms as Compared With Actual Readability", *N Engl J Med*, Vol. 348, No. 8, 2003, pp. 721-726.

24. Institute of Medicine, "Informed Consent and Health Literacy: A Workshop", 2014, https://www. nap. edu/catalog/19019/informed-consent-and-health-literacy-workshop-summary.

25. Nishimura, A. , J. Carey, P. J. Erwin, et al. , "Improving Understanding in the Research Informed Consent Process: A Systematic Review of 54 Interventions Tested in Randomized Control Trials", *BMC Med Ethics*, Vol. 14, No. 1, 2013, p. 28.

26. Institute of Medicine, *Facilitating Patient Understanding of Discharge Instructions: Workshop Summary*, Washington, DC: National Academies Press, 2014.

27. Buckley, B. A. , D. M. McCarthy, V. E. Forth, et al. , "Patient Input into the Development and Enhancement of ED Discharge Instructions: A Focus Group Study", *J Emerg Nurs*, Vol. 39, No. 6, 2013, pp. 553-561.

28. Coleman, E. A. , A. Chugh, M. V. Williams, et al. , "Understanding and Execution of Discharge Instructions", *Am J Med Quality*, 2013.

29. Lindquist, L. A. , A. Yamahiro, A. Garrett, et al. , "Primary Care Physician Communication at Hospital Discharge Reduces Medication Discrepancies", *J Hosp Med*, Vol. 8, No. 12, 2013, pp. 672-677.

30. Samuels-Kalow, M. E. , A. M. Stack, S. C. Porter, "Effective Discharge Communication in the Emergency Department", *Ann Emerg Med*, Vol. 60, No. 2, 2012, pp. 152-159.

31. "Re-engineered Discharge (RED) Toolkit", 2014, http://www. ahrq. gov/professionals/systems/hospital/red/toolkit/index. html.

32. Martin, L. T. , and R. M. Parker, "Insurance Expansion and Health Literacy", *JAMA*, Vol. 306, No. 8, 2011, pp. 874-875.

33. Centers for Disease Control and Prevention，"Clear Communication Index User Guide"，2014，http：//www. cdc. gov/ccindex/tool/index. html.

34. Somers，S. A.，and R. Mahadevan，*Health Literacy Implications of the Affordable Care Act* Hamilton，NJ：Center for Health Care Strategies，2010.

35. Food and Drug Administration，"Office of Prescription Drug Promotion（OPDP）Research，" 2014，http：//www. fda. gov/AboutFDA/CentersOffices/OfficeofMedicalProductsandTobacco/CDER/ucm090276. htm.

36. U. S. Department of Health and Human Services，"About Healthy People"，2014，https：//www. healthypeople. gov/2020/About−Healthy−People.

37. U. S. Department of Health and Human Services，"HHS releases national plan to improve health literacy"，2010，http：//wayback. archive − it. org/3926/20131126162912/http：//www. hhs. gov/ash/news/20100527. html.

38. U. S. Department of Health and Human Services，Office of Disease Prevention and Health Promotion，*National Action Plan to Improve Health Literacy*，Washington，DC：U. S. Department of Health and Human Services，Office of Disease Prevention and Health Promotion，May 2010.

39. Baur C.，*National Action Plan to Improve Health Literacy*，Washington，DC：U. S. Department of Health and Human Services，Office of Disease Prevention and Health Promotion，2010.

40. Weiss B. D.，*Help Patients Understand*，Chicago，IL：American Medical Association，2007.

41. Cawthon C.．L. C. Mion，D. E. Willens，et al.，"Implementing Routine Health Literacy Assessment in Hospital and Primary Care Patients"，*Jt Commission J Quality Patient Saf*，Vol. 40，No. 2，2014，pp. 68−68.

42. Davis T. C.，S. W. Long，R. H. Jackson，et al.，"Rapid Estimate of Adult Literacy in Medicine：A Shortened Screening Instrument"，*Fam Med*，Vol. 25，No. 6，1993，pp. 391−395.

43. Bass P. F.，J. F. Wilson，C. H. Griffith，"A Shortened Instrument for Literacy Screening"，*J Gen Intern Med*，Vol. 18，No. 12，2003，pp. 1036−1038.

44. Baker，D.，M. Williams，J. Nurss，"The Test of Functional Health Literacy in Adults：A New Instrument for Measuring Patients'，Literacy Skills"，*J Gen Intern*

Med，Vol. 10，1995，pp. 537-541.

45. Weiss，B. D.，M. Z. Mays，W. Martz，et al.，"Quick Assessment of Literacy in Primary Care：The Newest Vital Sign"，*Ann Fam Med*，Vol. 3，No. 6，2005，pp. 514-522.

46. Norman H. A. Skinner，C. D.，"eHEALS：The eHealth Literacy Scale"，*J Med Internet Res*，Vol. 8，No. 4，2006，p. 27.

47. Choi，N. G.，and D. M. Dinitto，"The Digital Divide Among Lowincome Homebound Older Adults：Internet Use Patterns，Ehealth Literacy，And Attitudes Toward Computer/Internet Use"，*J Med Internet Res*，Vol. 15，No. 5，2013，p. 93.

48. Ghaddar，S. F.，M. A. Valerio，C. M. Garcia，et al.，"Adolescent Health Literacy：The Importance of Credible Sources for Online Health Information"，*J School Health*，Vol. 82，No. 1，2012，pp. 28-36.

49. Mitsutake，S.，A. Shibata，K. Ishii，et al.，"Association of EHealth Literacy with Colorectal Cancer Knowledge And Screening Practice Among Internet Users in Japan"，*J Med Internet Res*，Vol. 14，No. 6，2012，p. 153.

50. Noblin，A. M.，T. T. Wan，M. Fottler，"The Impact of Health Literacy on A Patient's Decision to Adopt A Personal Health Record"，*Persp Health Info Manage*，Vol. 9，2012，pp. 1-13.

51. R. van der Vaart，A. J. van Deursen，C. H. Drossaert，et al.，"Does the eHealth Literacy Scale（eHEALS）Measure What It Intends to Measure？Validation of A Dutch Version of the eHEALS in Two Adult Populations"，*J Med Internet Res*，Vol. 13，No. 4，2011，p. 86.

52. "Health Literacy Tool Shed"，http：//healthliteracy. bu. edu.

53. Wallace，L. S.，E. S. Rogers，S. E. Roskos，et al.，"Brief Report：Screening Items to Identify Patients With Limited Health Literacy Skills"，*J Gen Intern Med*，Vol. 21，No. 8，2006，pp. 874-877.

54. Brega，A. G.，J. Barnard，N. M. Mabachi，et al.，*Health Literacy Universal Precautions Toolkit（2nd ed.）*（*Contract No. HHSA*290200710008，*TO # 10. AHRQ Publication No.* 15-0023-*EF*），Rockville，MD：Agency for Healthcare Research and Quality，2015.

55. DeWalt, D. A., K. A. Broucksou, V. Hawk, et al., "Developing and Testing the Health Literacy Universal Precautions Toolkit", *Nurs Outlook*, Vol. 59, No. 2, 2011, pp. 85−94.

56. Abrams, M. A., and B. Earles, "Developing an Informed Consent Process With Patient Understanding in Mind", *North Carolina Med J*, Vol. 68, No. 5, 2007, pp. 352−355.

57. National Quality Forum, *Safe Practices for Better Healthcare—2010 Update: A Consensus Report*, Washington, DC: National Quality Forum; 2010.

58. Shekelle, P. G., R. M. Wachter, P. J. Pronovost, et al., "Making Health Care Safer Ⅱ: An Updated Critical Analysis of the Evidence for Patient Safety Practices", *Evid Rep Technol Assess*, No. 211, 2013, pp. 1−945.

59. Shojania, K. G., B. W. Duncan, K. M. McDonald, et al., "Making Health Care Safer: A Critical Analysis of Patient Safety Practices", *Evid Rep Technol Assess (Summary)*, Vol. 43, 2001, pp. i−x, 1−668.

60. Kincaid, J. P., R. P. Fishburne Jr, R. L. Rogers, et al., *Derivation of New Readability Formulas (Automated Readability Index, FOG Count and Flesch Reading Ease Formula) for Navy Enlisted Personnel*, Millington, TN: DTIC Document, 1975.

61. ReadabilityFormulas. com., "The Flesch Grade Level Readability Formula", 2014, http://www. readabilityformulas. com/flesch−grade−level−readability−formula. php.

62. Doak, C. C., L. G. Doak, J. H. Root, *Teaching Patients with Low Literacy Skills*, Philadelphia, PA: J. B. Lippincott, 1996.

63. McLaughlin, G. H., "SMOG Grading: A New Readability Formula", *J Reading*, Vol. 12, No. 8, 1969, pp. 639−646.

64. Harvard School of Public Health, Health Literacy Studies, "SMOG Overview", 2010, http://cdn1. sph. harvard. edu/wp − content/uploads/sites/135/2012/09/smogoverview. pdf.

65. Jacobson, K. L., J. Gazmararian, S. Kripalani, et al., *Is Our Pharmacy Meeting Patients' Needs? A Pharmacy Health Literacy Assessment Tool: User's Guide. (Prepared under contract No. 290 − 00 − 0011 T07. AHRQ Publication*

No. 07 – 0051 ），Rockville，MD：U. S. Department of Health and Human Services，Public Health Service，Agency for Healthcare Research and Quality，2007.

66. Rudd，R. E.，J. E. Anderson，*The Health Literacy Environment of Hospitals and Health Centers. Partners for Action：Making Your Healthcare Facility Literacy – Friendly*，Cambridge，MA：National Center for the Study of Adult Learning and Literacy，2007.

附录 A1　使用"清晰沟通指数"前后示例：
国家暴力死亡报告系统

如图 7A-1 所示为国家暴力死亡报告系统原始材料。

国家暴力死亡报告系统
2014财政年度背景文件

国家暴力死亡报告系统数据拯救生命
　　暴力非但不是不可避免，而且能够预防。国家暴力死亡报告系统（National Violent Death Reporting System, NVDRS）是一个由美国疾病控制与预防中心伤害预防控制中心（下简称疾控伤害中心）开发的监测系统。为了更全面地了解事件的情况，国家暴力死亡报告系统会从不同的来源收集同一件暴力死亡的资料。州和地方暴力预防工作者会使用这些数据来进行预防方案、政策和实践，其中包括：
　　·了解与某一特定类型（例如帮派暴力）或某一特定领域（例如群体自杀）的暴力死亡有关的常见情况；
　　·协助各团体选择和确定预防暴力工作的目标；
　　·为评估预防暴力工作提供依据；
　　·改善公众获取有关暴力致死详细信息的途径。

公共卫生问题
　　预防暴力是一个重要的公共卫生目标，因为暴力会给美国各地的个人、家庭和社区带来巨大的损失。没有人能幸免于暴力，它会影响人们的一生，从出生到死亡。疾控伤害中心的数据显示：
　　·2010年，暴力夺去了55000多个美国人的生命，相当于每小时就有6人死于凶杀或自杀。
　　·2010年，有38364人死于自杀。
　　·2010年，美国有超过16000人死于凶杀
　　·与暴力有关的死亡、袭击和自残行为每年给美国造成约843亿美元的医疗费用和生产力损失。

有效策略
　　国家暴力死亡报告系统通过建立一个可靠的暴力监测系统，将多个数据来源综合到一个统一的系统中。该系统可以告诉决策者和计划制定者暴力死亡的程度、趋势和特点，以便采取适当的预防措施。同时，它也有助于评估各州的预防方案和战略。从各种来源获取数据使我们能够将同一事件中发生的暴力死亡记录结合在一起，从而帮助确定多起凶杀或自杀的风险因素、及时提供暴力死亡的初步信息（目前数据要在死亡后2年才能提供）以及详细描述可能导致暴力死亡的情况，如失业、身心健康问题、家庭和其他压力。

图 7A-1　国家暴力死亡报告系统原始材料

改编自："The CDC Clear Communication Index：Example Materials"，August 11，2014，http：// www. cdc. gov/ccindex/examplematerial/index. html.

为提高指数得分，对以上原始材料进行如下改动：

■ 用紫色的大号字体来强调主要信息；

■ 添加一个带有标题的图片来补充主要信息；

■ 将行动号召放在一个蓝色框中，用来强调公共卫生部门工作人员是如何使用国家暴力死亡报告系统数据的；

■ 仅使用公共卫生部门工作人员熟悉的词语；

■ 在材料的第一部分总结最重要的信息；

■ 解释第一页出现的统计信息。

如图 7A-2 所示为更新后的国家暴力死亡报告系统。

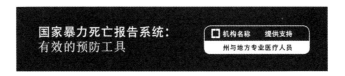

国家暴力死亡报告系统提供的数据可以帮助州和地方卫生部门制定减少暴力死亡的战略。

暴力是一个会影响美国个人、家庭和社区的公共卫生问题，经常会导致凶杀或自杀。根据疾控伤害中心的数据：

· 2010年有55000多名美国人死于凶杀或自杀，相当于平均每小时有6人死于暴力。
· 与暴力有关的死亡、袭击和自残行为每年给美国造成约843亿美元的医疗费用和生产力损失。

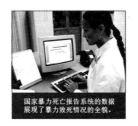

国家暴力死亡报告系统的数据展现了暴力致死情况的全貌。

暴力是可以预防的，准确的暴力信息是指导、设计、实施和评估预防工作的关键，这些信息由国家暴力死亡报告系统向州和地方卫生部门提供。

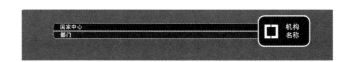

图 7A-2　更新后的国家暴力死亡报告系统

改编自："The CDC Clear Communication Index：Example Materials"，August 11, 2014，http：// www.cdc.gov/ccindex/examplematerial/index.html.

附录 B1　使用"清晰沟通指数"前后示例：硫柳汞①的案例

为提高指数得分，对原始材料（图 7B-1）进行如下改动：

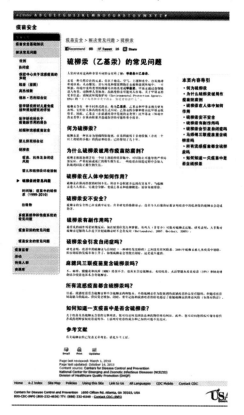

图 7B-1　硫柳汞原始材料

改编自：　"The CDC Clear Communication Index：Example Materials"，August 11，2014，http：//www.cdc.gov/ccindex/examplematerial/index. html.

■ 在页面的顶部呈现一条主要信息。

■ 减少行业术语，增加主要受众熟悉的语言（删除乙基汞的详细解释）。

■ 整合并重组信息，首先呈现最重要的信息。

---

① 译者注：硫柳汞，用在某些疫苗的防腐剂之中的水银化合物。

■ 加入更有力的行动号召用语。

■ 增加一个与主要信息相关的图像。

■ 减少被动语态。

■ 增加一个编号列表。

■ 增加一个关于科学研究现状的声明。

■ 增加关于"风险"含义的信息。

材料剖析（图7B-2）

下面的例子展示了多项指数如何共同作用，让材料更容易理解和使用。

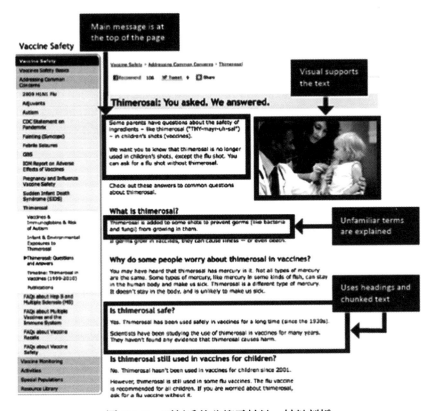

图7B-2 更新后的硫柳汞材料：材料剖析

改编自："The CDC Clear Communication Index：Example Materials"，August 11，2014，http：//
www.cdc.gov/ccindex/examplematerial/index.html.

附录 C1　案例研究——"无烟网站"
（Smokefree. gov）*

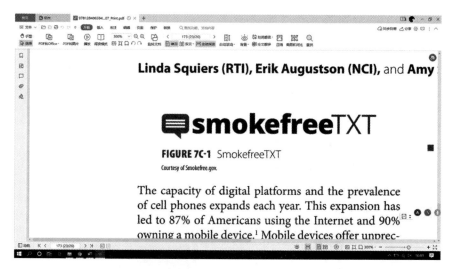

图 7C-1　SmokefreeTXT

资料来源：Smokefree. gov.

随着数字平台的容量和手机的普及率逐年增长，有87%的美国人使用互联网，90%的人拥有移动设备。移动设备前所未有地可以触及大量人群，包括之前"难以触及"的人群。促进和支持健康行为的应用程序和短信程序已非常普遍，它们可以实时提供即时反馈和数据。

美国国家癌症研究所发起了一个名为"无烟网站"（smokefree. gov）的戒烟项目，该项目经由网络、社交媒体、应用程序和短信遍及数字世界。该项目的目标是通过提供有吸引力和可获得的支持服务增加戒烟者的比例。"无烟网站"下的具体项目包含许多健康传播的原则，比如目标定位和信息框架：

■ "无烟网站"提供了各种帮助人们戒烟的工具。此外还提供关于如何逐

＊ 琳达·斯奎尔斯（Linda Squiers）（美国北卡罗来纳州三角洲国际研究院），艾瑞克·奥古斯通（Erik Augustson）（美国国家癌症研究所），艾米·桑德斯（Amy Sanders）（ICF 国际）。

步戒烟的在线指导、提供电话援助，与国家癌症研究所的顾问进行即时通信的链接、吸烟和戒烟的案例材料以及带有下载或订购链接的自助材料。

■ "无烟网站"由美国国家癌症研究所开发，同时也得到了疾控中心的帮助，且对公众免费开放。

无烟网站横幅广告如图7C-2所示。

今天戒烟。享受明天。
发送"QUIT"至47848参与"无烟短信"活动

图7C-2 无烟网站横幅广告

资料来源：Smokefree. gov.

■ "无烟女性"（Smokefree Women）网站是"无烟网站"的延伸。它的目的是帮助你或你关心的人进行戒烟。这个网站还特别关注对女性重要的话题。在戒烟的过程中，网站提供的信息和专业援助能满足你当下和长期的需求。该网站还有一个与脸书互动的功能，为试图戒烟的女性建立一个在线支持社区。脸书里的"无烟女性"群组有许多社交鼓励应用，其"粉丝"可以与其他女性分享戒烟的资源。

■ "无烟青少年"（Smokefree Teen）是一个面向青少年的戒烟计划，为吸烟的青少年提供循证资源。这个计划有四个核心组成部分："无烟青少年"网站（teen. Smokefree. gov）；"无烟短信"（SmokefreeTXT），一种基于短信的干预措施；QuitSTART，一种互动式戒烟跟踪应用程序，在犯烟瘾的时候可以玩游戏；在推特、脸书和 Tumblr 上的"无烟青少年"社交媒体页面。鉴于青少年对新兴移动技术、社交媒体和短信的独特使用方式，该计划的多个部分都使用了移动技术。使用短信传递戒烟治疗信息是该青少年网站的一项核心功能。

■ "无烟网站西班牙版"（Espanol. smokefree. gov）提供循证的戒烟信息和专为美国西班牙语使用者设计的互动工具。"无烟短信西班牙版"（SmokefreeTXT en Espanol）是新网站的主要功能之一，它可以提供西班牙语的戒烟技巧、信息和支持。用户可以通过在线注册或向 47848 发送单词 "LIBRE" 来获得免费的短信服务。该工具能够全天候地提供鼓励、建议和技巧来帮助那些讲西班牙语的烟民戒烟。

■ "无烟短信"是一个专门为美国各地尝试戒烟的成年人和年轻人开发的移动短信服务。该项目的目的是提供鼓励、建议和技巧，帮助吸烟者戒烟并坚持下去。作为一个双向沟通的用户参与工具，该项目全天候提供可行策略和循证信息。项目会先帮助吸烟者选择一个戒烟日（他们承诺戒烟的日子），并在戒烟日的两周前开始给他们发送消息，帮助他们做好戒烟准备。在此期间戒烟者会收到多条鼓励信息，直到戒烟成功 6 周后。

在整个项目中，吸烟者会收到包括戒烟技巧、资讯内容、激励性信息和关键字回复等各式各样的短信。这些信息的示例如表 7C-1 所示。

表 7C-1 "无烟短信"文本示例

信息类型	内容
戒烟日的提醒	倒计时开始！离戒烟还有两周时间，我们会在这里帮助您做准备，一起坚持到底吧
烟瘾评估	烟瘾是真实的。它们不会立即消失，但屈服只会让它们更强大。您的烟瘾有多大？回答：嗨，只有一点
主动的关键字提醒	许多吸烟者说戒烟是他们做过的最难的事。如果遇到困难，您可以发送短信 CRAVE，MOOD 或 SLIP 以寻求支持
戒烟日提醒；激励信息	今天是您戒烟的日子。大日子到了，您能做到的！保持积极的心态，您比您想象的要坚强
戒烟小贴士；激励信息	压力会让您想抽烟。了解吸烟的触发因素将帮助您保持戒烟状态。写下前三个诱惑您吸烟的原因，制订计划以规避它们
戒烟小贴士；激励信息	算一下你每周、每月和每年花在香烟上的钱，很快就可以把钱用在别的事情上了
戒烟小贴士	有些人、有些地方、有些事情会让您想抽烟。找出诱因，制订计划，在戒烟日消除它们
戒烟小贴士	扔掉任何让您想在家、车、办公室等地吸烟的东西，例如打火机、火柴和烟灰缸等

自 2011 年以来，"无烟短信"计划已经有超过 109000 个用户，发送了超过 800 万条信息。最近对不同版本的短信计划进行了评估，结果表明，与其他两个短信发送量较少的版本相比，由美国国家癌症研究所实施的完整的短信计划在帮助参与者戒烟方面最为有效。

Smokefree 定制广告示例如图 7C-3 和图 7C-4 所示。

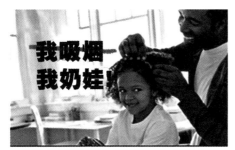

图 7C-3　Smokefree 定制广告示例

资料来源：Smokefree. gov.

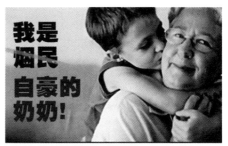

图 7C-4　Smokefree 定制广告示例

资料来源：Smokefree. gov.

第八章

行为改变传播：理论、模型和实践策略[*]

学习目标

通过学习本章，读者将学会：

1. 描述健康传播中主要理论的学科渊源；
2. 解释为什么要在健康传播规划中使用理论；
3. 开发替代性的信息框架；
4. 描述公共健康传播中最常用的关于行为改变的关键理论；
5. 使用干预映射来确定基于理论的方法和实践策略；
6. 掌握社会化营销的基本原理；
7. 了解美国国立卫生研究院有关行为改变的前沿研究。

导言：说服的力量

公共健康从业人员投入了大量精力，试图说服他人改变自己的行为；然而一些作家从伦理道德的角度质疑了这种做法，[1]并写了很多篇文章讨论这种推动方式的"家长主义"，这种"轻推"[2]——稍微推动一下人们让他们去做正确的事情——将行为经济学和社会心理学这两门学科相结合并应用于公共健康领域中。[3]由于公共健康的伦理基础是为大多数人提供最大利益的功利主义哲学，[4]因此健康传播从业者承担了告知并让人进行健康选择的道德义务，"如果我们人类是如此

---

[*] 克劳迪娅·帕万塔。

理性，那么我们只需要信息和一些资源就能够让自己做正确的事！"

您是支持行为经济学诺贝尔奖得主丹尼尔·卡尼曼（Daniel Kahneman）的观点；还是支持提出自我效能概念的社会心理学家阿尔伯特·班杜拉（Albert Bandura）的观点？其实健康传播从业者不必为此苦恼。随着时间的流逝，健康传播者已经将来自经济学、心理学和其他领域的成果整合进自己的研究中，从而提出了说服行为改变的传播策略。

对于一些自愿性的行为，例如涉及道路交通安全或婴幼儿安全的行为，国家会通过法律和罚款来制约和惩罚人们采取社会不认可的行为。某些行为很轻易就能做到，且成本低廉，并能产生较大的影响——比如只购买并使用碘盐①——因此大多数人在获得相关的信息后就会被说服去采取这种简单的行为。购买牛奶则是另一个食品方面的例子，但它包括了两个层面的干预。首先是美国政府提供了一个关于牛奶脂肪含量的信息，并试图教育人们去选择低脂奶。与此同时，美国农业部要求牛奶中添加维生素 A 和维生素 D，因为公共健康的倡导者一个世纪前就已放弃解释如何从我们的日常饮食中获得这些主要的脂溶性营养物质。

如果你想要找到一个完全合理的公共健康计划以确定从业人员何时利用法律和罚款手段，何时采取教育的方式，何时仅仅采用"轻推"，以及何时使用更有说服力的方法，那么你或许会因为找不到这样合理的计划而感到沮丧。我们的建议是：要承认在公共健康传播中说服是一项必要的策略，并以合乎道德的方式做好它。

以下数据可以帮助您更好地理解这种方法的基本原理：根据南加利福尼亚大学（University of Southern California，USC）的研究，美国人每天接触各种媒体的时间惊人地高达 15.5 小时（不包括工作时间）。媒体每年传输的数据量超过 8.75 泽字节（74 千兆字节），相当于平均每天向普通消费者传送大约 9 张 DVD 的数据量。[4]然而这些媒体信息中有多少是我们真正关注的呢？又有多少信息能说服我们买东西或者做其他事情？要回答这个问题，得先想一想你自己的行为。如果公共健康传播从业者想要使自己的信息在如此混乱繁杂的信息中脱

---

①　盐中的碘有助于预防碘缺乏。碘缺乏与甲状腺癌、智商缺陷、甲状腺肿和多种生理系统上的健康缺陷有关。

颖而出，并产生影响力，那么他们必须从理论体系开始，采用现有的最佳的策略和工具。

行为改变的健康传播理论

理论在健康传播中的价值

在健康教育的早期，项目主管会告诉他们的员工，"我们需要一张海报"或者"我们需要一本小册子"，从而促使受众做某些事情。相比之下，如今的项目主管可能会要求用最新的社交媒体应用程序进行干预，但他们并没有基于任何依据去思考这些渠道或媒介是否与目标受众、具体的情境和预期的变化相匹配。鉴于此，更有见识的健康传播从业者会借助"理论"来解决这一问题，即在公共健康领域中不断地检验大量的行为改变方法。这些理论（或者说用以解释为何个体或群体在特定情况下会如此行事的系统方式），包含一系列命题，这些命题通过"阐明变量之间的关系来解释或预测事件"。[6(p4)]

凯伦·格兰兹（Karen Glanz）和芭芭拉·K. 里默（Barbara K. Rimer）[6]认为，最成功的健康促进干预措施包括问题和改变理论。健康传播从业者使用来自流行病学和基于社区评估的工具（如格林模式）来诊断生态系统中的问题所在，以及群体问题产生或持续的诱发因素、促成因素和强化因素。他们在寻找能够解释这个问题存在的原因以及哪些干预可能带来变化的模型。与其他科研机构一样，这些因果关系和变化的假设必须在多个群体和不同背景下进行系统化的检验，才能形成理论。一旦观察到某些东西在许多应用中都起作用，那么它很可能就会被认为是一个工作模型或"宏大理论"。宏大理论是健康传播从业者选择干预措施的方法和实践策略的基础。基于此，我们以系统化的方式进行规划，并评估一个计划是否在按照我们预期的目标运作，或者是否达到预期目标。此外，如果有强大的逻辑模型可以解释我们基于理论的方法是如何产生结果的，那么我们就应该能够确定需要改变哪些内容才能使计划变得更有效。

健康传播的理论来源

与健康传播相关的理论源于几个不同的研究领域。

■ 心理学家在实验或临床环境中研究人类行为的中介变量（mediators）和

调节变量（moderators），其结果为大多数个体行为改变理论提供了参考（方框 8-1 解释了这些术语）。这些研究的大部分内容都被应用到人际咨询治疗法中。公共健康方面的应用包括个体改变理论，如社会认知理论和阶段变化模型（Stages of Change Model，SOC），以及这些理论在娱乐教育、在线指导以及定向传播和个性化传播中的应用。

■ 近五年来，（具有不同观点的）国际学者们在该领域发表了许多期刊论文，因此传播学学术研究也在随之增加。运用在公共健康领域的传播理论往往侧重于关注信息措辞（框架）、传播内容的"丰富性"及其传播手段以及发言人和媒体渠道的公信力。

■ 过去一个世纪的市场营销研究加深了大家对需求创造的理解，例如一度被视为单向的"营销漏斗"概念，如今转变为"消费者旅程"概念。市场营销研究之于经济学，犹如工程学之于物理学，即运用科学来解决问题。因此，行为经济学不仅对市场营销的贡献已久，十年来其本身也已经成为人们关注的焦点。

■ 经常在国际环境中工作的从业人员提出了一种实践理论，侧重于采用参与性和实践性的方法[7][①]来实现在社区中改变行为的目标。这种研究通常采用社会化营销的框架。

总体而言，心理学、传播学和市场营销领域以及有关健康的社会实践共同构成了我们健康传播理论工具的基础。

方框 8-1 行为的调节变量和中介变量

阿丽莎·G. 赫鲁斯卡（Alesha G. Hruska），公共卫生硕士，理学硕士，高级健康教育专家认证

在因果关系的研究中，研究人员经常会发现其他变量的作用，这些变量有时被称为"第三变量"，[1,2]它们可能会阻碍或有助于解释自变量和因变量之间的关系。根据他们试图解决的问题，研究人员可能会积极探索这些潜在的调节变量或中介变量的作用。

---

① 从保罗·弗莱雷（Paolo Freire）等人开始，"以实践为导向的研究让被研究的社区或团体参与研究过程……（一个）明确的目标是赋权边缘人群，帮助他们反抗压迫……通过参与合作研究，研究人员可以帮助参与者获得改变他们自己生活的关键工具"。

中介变量有助于回答"如何""为什么"或"通过哪个过程产生影响"等问题：它能够解释自变量影响因变量的机制。[3] 中介变量通常具有心理或生物学特征。但在某些研究领域中（例如以患者为中心的沟通），中介变量还包括语境因素，例如是否获得护理和高质量的医疗决策。[4]

调节变量或交互变量，会影响预测变量（或实验研究中的自变量）和结果变量（因变量）之间变化的幅度和方向，并能回答"何时"和"为谁"进行干预这样的问题。[2] 一般而言，年龄、性别等特征或社会经济地位等相对稳定的变量，可能会对结果变量有调节作用，这取决于调节变量和预测变量之间的交互作用水平。[2]

尽管"第三变量"适用于各种类型的研究，包括临床和实验研究，但在基于理论设计的干预研究中，调节变量和中介变量的作用尤其突出。两者都可以被纳入干预研究的计划阶段，以检验和完善作为研究设计基础的理论，这对于检验理论的外部效度和适用性都是至关重要的。[1,2]

参考文献

1. Kazdin, A. E., *Research Design in Clinical Psychology* (4*th ed.*), Boston, MA：Allyn & Bacon, 2003.
2. MacKinnon, D. P., "Integrating Mediators and Moderators in Research Design", *Res Soc Work Prac*, Vol. 21, No. 6, 2011, pp. 675-681.
3. Karazsia, B. T., K. S. Berlin, B. Armstrong, D. M. Janicke, "Integrating Mediation and Moderation to Advance Theory Development and Testing", *J Pediatr Psychol*, Vol. 39, No. 2, 2014, pp. 163-173.
4. Epstein, R. M., R. L. Street Jr., *Patient-Centered Communication in Cancer Care：Promoting Healing and Reducing Suffering*, NIH Publication No. 07 - 6225, Bethesda, MD：National Cancer Institute, 2007.

行为改变理论

本节中描述的模型和理论按照它们被纳入公共健康领域的大致时间顺序来呈现。

健康信念模型

健康信念模型是公共健康领域中最早用以解释个体健康行为的模型之一，尤其可以用于解释参与公共卫生服务的个人决策，例如免费筛查肺结核的计划。[8,9]在健康信念模型中有几种信念会鼓励或阻止人们表现出某些健康行为。

■ 感知易感性：个人对健康状况风险的个体感知。

■ 感知严重性：个体对健康状况严重性的感知。

■ 对干预的感知利益：个体对采取行动的有效性的感知。

■ 干预的感知障碍或成本：个体对采取行为面临的金钱成本、身体成本或心理社会成本的感知。

■ 激发行为变化的线索：可能促使个体采取行动的具体信息或提示。

■ 采纳行为的自我效能：个体对采纳这一特定行为的信心。

过去几十年，为青少年和年轻人制订干预措施的健康从业人员对健康信念模型的兴致并不大。然而如今，健康信念模型却被再次广泛使用，尤其是在为成人和婴儿潮时代出生的人制订戒烟干预措施时，因为他们正进入最有可能患慢性病的年龄段，并且具有更高的易感性。

为了预防结直肠癌，美国疾控中心发起了一项名为"生命筛查"（Screen for Life）的活动。这项干预活动的关键信息是，如果年满 50 岁或在以上，你会更容易患上结直肠癌。每个人都认为癌症是很严重的。通过切除可能导致结直肠癌的息肉，结肠镜检查可以说是一种"未雨绸缪"的方法。因此，结直肠癌筛查是应用健康信念模型的典型例子。

尽管这得到了知名人士的认可，但工作人员发现，在一些特定的项目中仍需要使用多种基于理论的方法（包括本章后面讨论的方法）来说服不情愿的成年人进行美国癌症协会推荐的筛查测试。

跨理论模型

跨理论模型（Transtheoretical Model，TTM）[10]，也被称为阶段变化模型，它表示个体在决定改变自己的行为时会经历一个特定的过程，从而最终改变自己实际的行为。此过程分为五个阶段：前意向阶段、意向阶段、准备阶段、行动阶段、保持阶段。

在这一过程中，不同的个体可能处于不同的阶段，因此必须根据他们的态度进行不同的针对性干预或沟通。例如，处于前意向阶段的吸烟者并不打算在未来 6 个月内戒烟，因此有关戒烟辅助物（如尼古丁贴片）的信息不大会促成他们的戒烟行为。相比之下，处于意向阶段的吸烟者确实计划在未来 6 个月内戒烟，因此在这个时候为他们提供更多有效的信息会加强这一目标。表 8-1[6]

描述了其他阶段和相应的健康传播、教育和干预策略。许多干预措施把跨理论模型和其他社会认知理论或其他模型结合起来，用以传递信息，促使受众采取下一步的行动。

表 8-1　跨理论（阶段变化）模型

阶段	定义	潜在的变化策略
前意向阶段	在未来 6 个月内没有采取行动的意图	提高对行为变化需求的认识，提供风险和收益的个性化信息
意向阶段	打算在未来 6 个月内采取行动	激励；鼓励制订具体的计划
准备阶段	打算在未来 30 天内采取行动，并且已经采取了一些行为准备步骤	协助制订和实施具体的行动计划；帮助制定渐进的目标
行动阶段	行为改变已经发生但少于 6 个月	协助反馈，解决问题，取得社会支持，加以强化
保持阶段	行为改变已经发生并超过 6 个月	协助应对，提醒，寻找替代方案，避免失误/复发（视情况而定）

改编自：National Cancer Institute, *Theory at a Glance, A Guide for Health Promotion Practice*（2nd ed.），NIH Publication No. 05-3896, 2005, p. 15.

随后那些将跨理论模型与社会认知理论相结合的研究摒弃了这样的假设，即跨理论模型代表了从一个阶段到下一个阶段的平稳过渡，不同阶段受信息数量而非信息质量的影响。[11]

社会认知理论

社会认知理论（Social Cognitive Theory, SCT）假设个体行为是外部环境与内部心理社会特征和感知之间不断相互作用的结果。[12]阿尔伯特·班杜拉（Albert Bandura）最初在 1962 年将之命名为社会学习理论，随后将其命名为社会认知理论并在 1986 年发表。该理论将个人过去的经历纳入了考虑范围，这些经历决定了行为是否会发生，它们影响了强化、期望和预期，所有这些都会影响个体是否会采取某种特定的行为，及其采取这种行为的原因。[12]表 8-2 介绍了社会认知理论中的许多构念。自我效能（"我可以做到"）是社会认知理论的构念之一，它本身已成为许多行为改变干预的目标（例如，让青少年避免高危行为或鼓励妇女与伴侣协商使用安全套）。替代（观察）学习是社会认知理论模型中的另一常见构念，其通过角色示范来教人们逐渐习得行为技能。社会认知理论在行为改变传播计划中被大量的使用，作为健康传播从业者，我们都应对阿尔伯特·班杜拉表示感激。

表 8-2　社会认知理论

阶段	定义	潜在的变化策略
交互决定论	个人、行为和行为环境三种因素之间的动态相互作用	考虑多种促进行为改变的方法，包括对环境进行调整或影响个人的态度
行为能力	个体拥有的执行特定行为的知识和技能	通过技能培训促使个人掌握知识和技能
期望	采纳行为的预期结果	示范健康行为的积极结果
自我效能	个人对采纳行为和克服障碍的能力的自信心	从一小步做起，逐步改变行为以确保成功；让期望的行为变化具体化
观察学习（示范）	通过观察他人的行为及其结果而获得的行为习得	提供执行目标行为的可靠榜样
强化	个人行为得到反馈后，再次发生的可能性提高或降低	增加自我奖励和强化动机

改编自：National Cancer Institute, *Theory at a Glance*, *A Guide for Health Promotion Practice*（2nd ed.）, NIH Publication No. 05-3896, 2005, p. 20.

采取预防措施模型

采取预防措施模型（Precaution Adoption Process Model，PAPM）看起来与跨理论模型非常相似，它包含从缺乏意识到采纳预防措施之间的不同阶段。[13]根据其提出者的描述，采取预防措施模型包括 7 个阶段：

- 尚未意识到问题；
- 意识到问题但尚未参与进来；
- 已经参与并决定做什么；
- 计划采取行动但还未采取任何行动；
- 决定不采取行动；
- 开始行动；
- 行为巩固。

采取预防措施模型认为这些阶段代表了不同形式的行为、信念和经历，影响从某一阶段过渡到下一阶段的因素不一，要视具体的过渡阶段而定。第五个阶段 "决定不采取行动" 阶段是针对环境危害而提出的，也是采取预防措施模型所特有的，因此模型名称中包含 "采取预防措施" 一词。采取预防措施模型已广泛应用于家庭氡气体测试、安装烟雾探测器等方面的传播中，也越来越多地应用于癌症筛查传播中。

综合模型（理性行为理论和计划行为理论）

综合模型（Integrative Model，IM）[14]是根据马丁·菲舍比（Martin Fishbein）和伊塞克·艾奇森（Icek Ajzen）提出的理性行为理论（Theory of Reasoned Action，TRA）演变而来的。[15]艾奇森提出了计划行为理论[16]作为理性行为理论的扩展。因此，菲舍比和艾奇森又共同提出了综合模型，他们也将其称为理性行为方法。[17]图8-1介绍了综合模型的构念。

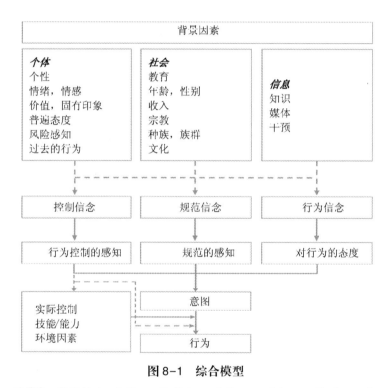

图8-1　综合模型

改编自：M. Fishbein, I. Ajzen, *Predicting and Changing Behavior：The Reasoned Action Approach*, New York：Psychology Press, 2010, p. 22.

综合模型最关键的假设是认为行为的最佳预测变量是执行行为的意图。该模型关注的是个体执行（或不执行）行为意图的前因变量（预测变量）。综合模型的重点是以下几个信念：

■ 行为信念（Behavioral Beliefs）是对与采取行为相关的积极或消极结果

的期望。它们导致了态度的形成。

■ 规范信念（Normative Beliefs）是他人对采取该行为的看法或对他人行为的看法。这些信念共同确定了与行为相关的"感知规范压力"这一概念。

■ 控制信念（Control Beliefs）与采取行为是否存在阻碍因素或促进因素相关。它们与个人采取行为时的感知行为控制或自我效能直接相关。

综合模型还衡量了各种背景因素，其中种族、性别、个性、受教育程度、收入和过去的行为等因素对模型中的构念都有着不同的影响。媒体接触等因素也应考虑在内——这正是健康传播信息的意义所在。

这些干预措施在综合模型中协同合作，发挥作用。在进行研究对象筛选访谈或对目标受众进行初步调查时，想使用综合模型的健康传播从业者应采取以下几个步骤：

■ 确定意图的哪一个直接前因变量（态度、感知规范、自我效能）最能预测受众的意图。

■ 唤起受众对态度、感知规范和自我效能的信念。

■ 设计一个或多个健康信息来影响上述这些信念。

但是，如果对受众进行的筛查和调查显示他们已经打算采取这种行为，那么健康传播从业者就不必执行综合模型中的所有步骤。在这种情况下，他们的信念、态度或自我效能不太可能会妨碍他们采取健康的行为方式。相反，环境因素、技能或知识，即实际控制了行为的因素，可能会阻碍他们行为的改变。例如，如果存在环境障碍，那么与其设计传播活动来改变人们的意图，不如致力于去改变影响人们采取行为的政策。[①]

详尽可能性模型

可以借鉴理查德·E. 派蒂（Richard E. Petty）和约翰·T. 卡乔波（John T. Caciopps）的详尽可能性模型（Elaboration Likelihood Model，ELM）[18]来创作内容信息。该模型认为，如果个体已经关注某个话题或对某个话题感兴趣，那么他们会"详细阐述"或处理更多的新信息。若无兴趣，则应该使用目标用户重视的其他象征性参考，例如代言人、图像、情节、颜色或语言等来吸引个体

---

① 这份关于综合模型的总结基于菲舍比和艾奇森在 2010 年出版的上一本书。

的注意力。这些其他参考被称为边缘线索（Peripheral Cues），因为它们并不会直接地涉及主题（例如癌症筛查或性传播疾病的预防），而是更多地向目标用户发出"嘿，看我，我正在和你讲话"这样的呼喊。表8-3展示了通过中心路径和边缘路径两种方法来处理内容的差异。详尽可能性模型背后的理论表明，如果你能用边缘线索来引起某人的注意，那么当他们开始关注信息并对其进行处理时，就会进入一个更具中心地位的处理路径。

表8-3　详尽可能性模型的两条路径

	中心处理路径	边缘处理路径
路径	中心	边缘
详尽可能性	高	低
信息处理	接收者仔细检查消息的内容	接收者受消息内容以外的因素影响
态度	将根据信息的特征（论据的强度和相关性）发生改变或强化	可能会根据信息以外的其他因素的有效性而改变或加强
形成态度/强化态度的强度	更持久，更少受到反驳	不那么持久，会通过未来说服性信息而改变

改编自：Victor Yocco，"A List A part"，http：//alistapart.com/article/persuasion-applying-the-elaboration-likelihood-model-to-design#section2.

创新扩散理论

所有上述理论和模型都侧重于关注个体行为；而创新扩散理论（Diffusion of Innovations，DI）则关注了群体行为的变化。[19]创新扩散理论由埃弗雷特·M.罗杰斯（Everett M. Rogers）于1962年提出，是公共健康领域中最早的社会科学理论之一。罗杰斯在研究农业新技术如何在农民中传播的基础上构建了该理论。创新扩散理论描述了新观念或创新如何在个体、组织或社区内部之间进行传播。根据这一理论，创新在特定时期内可以通过社会系统中不同的传播渠道进行传播。就其目的而言，健康传播从业者应该关注具体的创新，例如创新的相对优越性、兼容性、复杂性、可试验性和可观察性。创新行为应该看起来比受众之前采取的行为更好，与特定受众更匹配，且易于采用。人们在承诺采取行为之前可以"尝试一下"，且行为的改变应该足够明显，可以进行测量。

成功的传播往往依赖媒介传播、人际传播和社交网络。信息应针对全体受众中一部分特定的受众，因为有些人可能会较早地采用创新，而另一些成员则会晚些采用，还有一些其他受众会成为传播行为改变的创新者，且能够接受各种不同的信息。

马尔科姆·格拉德威尔（Malcolm Gladwells）的畅销书《引爆点》（*The Tipping Point*）对创新扩散理论做了进一步探讨，认为罗杰斯术语中的"创新者"实际上是引领潮流的人，他们能够围绕一个新想法创造出非常多的话题，并在人群中迅速传播开来。[20]这种模式类似于被罗杰斯称为"早期采用者"的群体的行为，这些群体是引导大多数人采取某种行为的人。

源于传播学的理论

我们已经介绍了一些与"告知"受众相关的重要理论。同时，在探讨健康素养时，我们也介绍了信息处理的理论。了解到人们是如何接收信息，如何在头脑中组织信息，以及如何理解信息的，在这里，我们将着重讨论与说服有关的传播理论。

信息框架

对信息构建框架（framing）就是构建一个情境，甚至是提出一个观点或解释来让人们理解信息。无论是有意识的还是无意识的，甚至在我们说话的时候，我们都会对信息构建一个框架，使之对于受众来说更有趣、更容易接受，或者更可怕。事实证明，这个框架本身就对人们如何接收信息、处理信息并采取行动有着直接的影响。因此，除了宣传和政策之外，信息框架也是一种重要的说服性健康传播技巧。

"框架偏差"有时被认为是负面的，因为它可以用来操纵受众对数字化数据的解读。例如，如果我们说20个人中有1人"死亡"，那么许多人会认为这个死亡率与我们说20个人中有19个人"存活"相比显得更加糟糕。获益框架（gain-framed）诉求表明采取某一行为（生存机会）可以获得的益处，而损失框架（loss-framed）诉求则强调不采取某一行为所承受的损失（死亡机会）。

以人类乳头状瘤病毒（Human Papillomavirus，HPV）疫苗为例，海瑟·盖恩弗思（Heather Gainforth）和他的同事发现，对男孩的母亲来说，拟定关于人类乳头状瘤病毒的信息时，说明采取行为获得的益处（使用获益框架）比说明不采取行为而产生的代价（使用损失框架）更为重要。[21]相比之下，较早的一项针对女大学生的研究发现，如果她们认为自己是性活跃者，那么她们容易受到损失框架信息的影响。美国疾控中心网站在 2015 年 9 月发表了一篇文章，标题是："将人类乳头状瘤病毒癌症预防列入你的返校检查清单"，[22]为人类乳头状瘤病毒疫苗提供的框架是：①作为学校的常规免疫接种；②作为预防癌症的疫苗。基于非性活跃者感染人类乳头状瘤病毒的风险很小这一事实，人类乳头状瘤病毒疫苗的反对者为该疫苗提供的框架则是"有争议的"或"由道德决定"的。

信息框架可以展现得更细微。方框 8-2 展示了"自我测试"项目（Get Yourself Tested）中的一个案例，其以信息框架的形式将性病问题呈现给目标受众。

方框8-2　与弱势群体沟通：一项针对性活跃非裔美国人的全国性信息
框架研究的结果

埃里森·弗里德曼（Allison Friedman），詹妮弗·乌里希（Jennifer Uhrig），布克·丹尼尔斯（Booker Daniels），卡拉·M. 班（Carla M. Bann）和乔恩·波尔曼（Jon Poehlman）

背景

在美国，非裔美国人的性病情况要严重于其他种族/族裔群体。尽管行为因素对其有一定影响，但性病的患病率也受到潜在的社会结构决定因素的影响，例如贫困、教育、健康素养、耻辱感、性别失衡、监禁率等因素。这些因素不仅会妨碍人们获得合适且高质的性病/艾滋病病毒检测、治疗和护理，还可能会影响个人的性网络（使低风险的人接触到高风险的伴侣），并限制他们行为选择的能力或协商进行安全性行为的能力。因此，专家主张提高对健康差异的了解，认为这是动员高危社区并促使其进行行为改变"必不可少的第一步"。还有些人则警告人们不要传播具有种族差异的性病数据，他们认为这可能会增加公众对感染这些疾病的群体的指责，并强化这些弱势群体的绝望、无助和痛苦。

具有种族差异的性病数据会如何影响非裔美国人的情感和行为意图，或者这些结果是否受到不同信息框架的影响，我们对此知之甚少。但是疾控中心对非裔美国成年人进行的探索性研究发现，具有种族差异的性病信息可能会引起防御性的反应，并导致群体之间和群体内部的污名化。尽管存在着这些潜在的负面结果，但大多数研究参与者都认为，有必要将性病的种族差异告诉他们社区的成员，并以此作为行动的"警钟"。

目标

美国疾控中心试图比较不同框架下性病率信息的相对有效性：使用绝对值、进步（积极的）和差异（消极的）的框架，并衡量其对受众情感、性病相关知识、动机和行为意图的影响。

方法

研究调查公司采用非概率配额抽样招募了18—30岁的非裔美国成年人。使用在线调查（$N=551$）方式来测试受访者阅读有关淋病的一篇模拟新闻时的反应，该新闻采用以下三种框架之一：

■ 影响——以绝对值描述了淋病对非裔美国人的影响和造成的后果
■ 进步——强调随着时间的推移，非裔美国人淋病患病率的改善
■ 差异——强调淋病对非裔美国人的影响远远超过其对白人的影响

参与者被随机分配观看其中一种框架的文章，并回答用于评估知识、信任、情感、行为意图和冒犯性的问题。除了最后一个问题外，其余所有问题都是封闭式的，使用李克特5级量表评估10道题项的同意程度（1＝非常不同意，5＝非常同意）并计算平均得分，接着对不同框架类型下每个题项的得分进行了比较。

结果

此次研究共有170名受访者阅读进步框架版本，184位受访者阅读影响框架版本，以及197位受访者阅读差异框架版本的新闻。除了三种构念外（主动使用避孕套，知道淋病可危及生命和感知冒犯性），其余所有构念在统计学上均存在显著差异（$p<0.05$）。阅读影响框架版本的人（3.99）对文章信息的信任度高于阅读差异框架版本的人（3.79）。与进步框架版本（3.82）相比，影响框架版本更有可能让人想要了解更多（4.03）。与影响框架版本（分别为3.36和3.57）或差异框架版本（分别为3.36和3.38）相比，进步框架版本不仅不那么令人沮丧（2.64），而且更加鼓舞人心（3.96）。阅读影响框架版本的受访者比阅读进步框架或差异框架版本的受访者更想要接受测试（分别为3.93、3.70和3.66），并计划与朋友讨论该文章（分别为3.71、3.37和3.47）。与差异框架（3.71）和进步框架（3.26）相比，阅读影响框架版本的人（3.80）更同意关于非裔美国人淋病患病率较高的陈述。无论使用何种框架，只有少数参与者认为该信息令人反感。

结论

研究结果建议使用影响框架或进步框架向易受感染人群传递有关性病的信息。影响框架最有可能促使读者学习更多有关性病的知识、接受性病测试并与朋友们谈论这篇文章。在向弱势群体传达性病患病率信息时，除了统计数据外，还应解释有哪些潜在社会决定因素可能会限制性网络①、个人选择和获得护理，从而帮助受众了解性病患病率中的种族差异不仅仅是个体行为造成的；并通过提供性病患病率差异的具体解决方案，增强个体和社区的变革能力。

进步信息框架	影响信息框架	差异信息框架
非裔美国人的淋病患病率在过去十年中有所下降。 在过去的十年中，非裔美国人的淋病患病率有所下降，部分原因可能是越来越多的非裔美国人使用避孕套并定期接受性病检测。 尽管许多淋病患者根本没有任何症状，但如果不加以治疗，可能会导致严重的永久性问题。例如男性睾丸疼痛或肿胀，以及女性不孕（生育困难）。淋病也可能会扩散到血液或关节，从而危及生命。 淋病是一种常见的性病。但是专家认为，"非裔美国人社区正在采取措施使社区变得更加健康和强大。当我们每个人都对自己的性健康负责时，即时用避孕套、减少性伴侣的数量并定期接受检查，感染淋病等疾病的非裔美国人将越来越少"	淋病对非裔美国人的影响很大。 淋病是一种常见的性病，在美国每年有 17 万非裔美国人感染淋病。性病给非裔美国人带来的沉重负担是由个体行为以及更广泛的社会问题造成的。 尽管许多淋病患者根本没有任何症状，但如果不加以治疗，就可能会导致严重的永久性问题。例如男性睾丸疼痛或肿胀，以及女性不孕（生育困难）。淋病也可能会扩散到血液或关节，从而危及生命。 专家认为，"像淋病这样的性病在非裔美国人社区是一个大问题。我们需要共同努力，设法鼓励更多人使用避孕套、减少性伴侣数量并定期进行性病检查以减少淋病对我们社区的影响"	非裔美国人淋病患病率高于白人。 淋病是非裔美国人社区存在的一个问题。非裔美国人淋病患病率是白人的 17 倍。事实上，在美国，非裔美国人淋病病例占美国淋病病例总数的 70%，人们认为这些差异是由个体行为以及更广泛的社会问题造成的。 尽管许多淋病患者根本没有任何症状，但如果不加以治疗，可能会导致严重的永久性问题。例如男性睾丸疼痛或肿胀，以及女性不孕（生育困难）。此外，淋病也可能会扩散到血液或关节，从而危及生命。 专家认为，"作为非裔美国人，必须采取行动来改变这种不平等。可以通过使用避孕套、减少性伴侣数量和定期进行性病检查来改善我们的性健康，从而减少淋病对我们社区的影响"

① 性网络，Sexual networks，指人群通过性关系而形成的社交网络。

局限性

这项研究存在几点局限性。首先，进步框架不包括淋病相关数据。其次，所提供的资料并未明确解释影响性病的潜在社会/结构原因。同时，这项研究测量的是行为意图，而不是实际的行为改变。最后，该项研究侧重于有患病风险的非裔美国成年人对性病信息的反应，可能不适用于其他人群或健康话题。

参考文献

1. Aubrun，A.，and J. Grady，2004，*Thinking About Race：Findings from Cognitive Elicitations*，Washington DC：Frameworks Institute，http：//www.frameworksinstitute.org/assets/files/PDF_ race/cognitive_ elicitations. pdf.

2. Friedman，A. L.，J. Uhrig，J. Poehlman，et al.，"Promoting Sexual Health Equity in the United States：Implications From Exploratory Research With African‐American Adults，" *Health Educ Res*，Vol. 29，No. 6，2014，pp. 993−1004.

3. Jones，C. P.，"Invited Commentary：'Race,' Racism, And the Practice of Epidemiology，" *Am J Epidemiol*，Vol. 154，No. 4，2001，pp. 299−304.

4. Nicholson，R. A.，M. W. Kreuter，C. Lapka，et al.，"Unintended Effects of Emphasizing Disparities in Cancer Communication to African Americans，" *Cancer Epidemiol Bio Prev*，Vol. 17，No. 11，2008，pp. 2946−2953.

资料来源：Allison Friedman，Jennifer Uhrig，Booker Daniels，Carla M. Bann，and Jon Poehlman.

预防接种理论

弗里德里希·威廉·尼采（Friedrich Wilhelm Nietzsche）说，"不能杀死我们的终究使我们更加强大"，这就是疫苗背后的概念：低剂量的病毒会导致人体产生免疫反应。

此后，预防接种理论（Inoculation Theory）被广泛地应用于传播中，在健康、政策和宣传方面都有成百上千的研究。2010 年进行的一项元分析发现，"41 篇发表和未发表的研究报告，涉及 1 万多名参与者……比较接种治疗和未治疗的加权平均效应值……其科恩 d 值为 0.43（cohen's d = 0.43），可称为小幅效应"[25(p302)]。通过操控预防接种信息的不同内容，这种小幅效应得到了增强。

预防接种理论与社会认知理论非常契合，它为个体提供了审视自身立场的机会，当我们面对违背自己意愿的观点时，比如未成年人吸烟或进行无保护性行为，我们该如何思索、应对。方框8-3介绍了将预防接种理论运用在青少年游戏干预中的例子，被称为"七块石头之谜"（The Secret of Seven Stones，SSS）。虽然这个游戏是基于社会认知理论、社会规范理论和其他心理学理论构建的，但孩子们在玩这个游戏的时候，可以积极测试他们对违背自身意愿的建议的适应能力。从理论上来看，这样可以防止他们在现实生活中受到这些影响。

方框8-3　将理论转化为实践：七块石头之谜

罗斯·谢戈格（Ross Shegog）

"七块石头之谜"这款游戏旨在为青少年（11—14岁）提供性健康的培训，并鼓励孩子和父母围绕性健康话题进行更有意义的对话。在父母与其子女的焦点小组讨论中，出现了许多重要的话题。[1]首先，家长们认为性健康问题（青春期男女关系，生育和性）非常重要。数据表明，美国新确诊性病病例中青年占到近50%，艾滋病病例中年轻人占5%，怀孕人数中少女（20岁以下的女孩）约占7%，以上数据无疑证实了这一观点。[2,3]因此，家长表示希望自己能够在孩子的性教育中发挥关键作用。

虽然学校的性健康教育可以降低性行为风险，但它可能不会在关键的性早熟时期发挥作用，也可能缺乏足够的力度或广度。[4-6]研究人员发现的另一个新兴主题是，虽然学校和诊所已经开展了性健康项目，但在家庭中实施的干预相对较少，有助于父母与子女沟通的干预也相对较少。父母希望自己在孩子的性教育中发挥关键作用，他们也想让自己在探讨性健康话题时更具可信度，更有信心，并且更了解相关的知识，同时知道如何就这些话题和孩子进行对话。父母和孩子都承认他们在讨论性健康问题时都感到相当不自在。此外，父母和孩子都认为，能够提供"共同讨论基础"的技术方法或许会给沟通带来益处。

加强亲子沟通可以有效改善青少年性健康的结果，包括初次性行为年龄的推迟，增加避孕套和避孕药的使用。[7-12]不幸的是，父母经常无法及时和孩子进行关于降低风险的沟通（推迟初次性行为、使用避孕套和和避孕药）。有

40%以上的青少年表示在与父母讨论性教育话题之前就有过性行为。[13]为了有效地进行亲子沟通，父母必须对自己的沟通技巧充满信心，相信沟通能影响孩子的行为，并意识到大家都认为沟通性问题非常重要。[14]针对沟通技巧培训和父母参与的干预措施已被证明可以增加性风险沟通，增强青少年对性知识的了解，提升他们与父母沟通时的信心和舒适度。[15-18]但是，面对面传播和基于多重小组的沟通渠道限制了项目的覆盖范围和准确度。[19-22]父母与青少年都试图使用技术来获取性健康信息，"七块石头之谜"正是基于这样的动机，是在家庭环境中提供性健康教育的一种方法。[23]

代际视频游戏促进家庭中父母与青少年的沟通

"七块石头之谜"是由美国国立卫生研究院资助的代际游戏，旨在为青少年提供性健康技能培训，并为父母提供资源，从而促进父母与青少年之间的性健康沟通。电子游戏可以促进父母与孩子之间的互动，促进积极的交流，[17,24-26]影响性行为（性活跃的年轻人延迟初次性行为或减少具有风险的性行为），并影响这些行为的决定因素（知识、态度和意图）。[27-34]

一般来说，基于游戏的干预都是针对年轻人的。但是，"七块石头之谜"采用代际方式，让父母和青少年在游戏中拥有共同的经验，在讨论性健康话题时为他们提供共同的"会议场所"。[35-38]在代际游戏里，父母和青少年都能为了获胜发挥积极的作用。其实，在卫生健康领域，特别是性健康教育方面，基于代际游戏的干预是很少见的。

"七块石头之谜"的设计利用了代际游戏的优势，包括它们引发的代际互动[39,40]、玩家角色的灵活性（例如，年轻人可以扮演领导的角色并接受年长玩家的指导）[35,40]，并且在协作参与时，代际玩家之间的合作比同龄二人组玩家要更紧密。[41]

在开发"七块石头之谜"时，研究人员与一个家长—青少年咨询小组合作，该咨询小组提供了有关游戏玩法的反馈。最重要的建议是，由于许多人在生活中都承担着众多的家庭责任和职业责任，所以希望"七块石头之谜"能够适应父母忙碌的生活方式。[1]

通过 Adobe Air 框架，玩家可以在可访问互联网的设备上玩"七块石头之谜"。年轻人可以选择游戏角色，和七石镇进行谈判，将镇上的居民从邪恶的敌人手中解救出来。该镇的居民缺乏能力选择和维持自己的个人生活规则，他们不知道如何维持健康的友谊，如何获取关于青春期和生育的信息，如何建立健康的恋爱关系、拒绝性行为以及协商进行安全性行为。玩家在游戏过程中可以利用自己的智慧、技能和社会支持（图8-2），在"战斗"中解救七石镇的居民。为了获得胜利，玩家必须在道场大师阿尔弗雷德（Alfred）的指导下，在道场中提高他们的智慧、技能和支持（在游戏中是战斗卡的形式），并且通过一系列的小游戏、角色扮演和会话视频来掌握与性健康相关的生活技能。

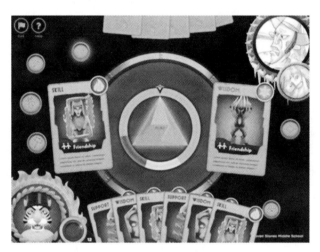

图8-2 "七块石头之谜"游戏中的战斗桌

资料来源：罗斯·谢戈格。致谢：本研究由美国国立卫生研究院/CICHD＃1R42HD074324款项资助，我们向为"七块石头之谜"的发展作出贡献的父母和青年表示感谢。

在游戏的七个关键节点，玩家会收到提示，与父母合作进行"准备—参与—计划"（prepare-engage-plan，PEP）对话。这些对话的重点是玩家在"七块石头之谜"中所涉及的内容，并介绍了7个角色特征，这些特征对于成功地作出选择和坚持人生决策至关重要（例如坚持、责任、勇气、关心和远见）。父母通过手机短信提示获知孩子在游戏中的进度。此外，父母会收到提示，可以获取资源来指导与孩子的沟通，并在需要进行"准备—参与—计划"对话时得到提醒。在这种情况下，父母成为程序中的守关者。家长网站也会为父母提供游戏进度的更新，以及如何成功进行"准备—参与—计划"对话的相关支持性视频和资源。

"七块石头之谜"包括18个游戏等级，50个互动技能训练，54个"战斗"序列以及7个以游戏为中介的亲子"准备—参与—计划"对话。该游戏提供了15个领域的行为技能训练（这是从135个表现行为和1300多个学习目标中总结出来的），包括如何就友谊、性和恋爱关系进行负责任的决策。该游戏是在社会认知理论[42]、三元影响理论（theory of triadic influence）[43]、规范理论[44,45]和动机理论[46]的基础上建构起来的。同时，游戏的开发还运用了干预映射框架。[47]它运用了多种理论方法和实际应用来实现预期的亲子沟通结果，包括计算机定制、意识增强、角色模仿、指导实践、目标设定以及通过传播来获取社会支持的方法。[48]

在为期三周的时间里，研究对玩"七块石头之谜"的 10 对亲子进行了游戏"概念验证"阶段的可用性和可行性测试，结果显示，父母和青少年在可信度（信息的准确和可信赖性）、作出健康选择的感知影响和动机吸引方面都取得了积极的结果。同时大多数父母和孩子都表示，他们会再次玩这个游戏，并向其他人推荐该游戏。青少年认为"七块石头之谜"比学校其他的计算机程序更有趣，但不如他们最喜欢的电脑游戏那么有趣。孩子们和父母们都认为该游戏很容易上手并易于理解。该测试也为游戏的进一步完善提供了借鉴，如简化导航和布局，明确道场训练和战斗卡"升级"程度之间的因果关系，并排除程序漏洞以改善游戏体验。

"七块石头之谜"旨在帮助父母和他们的孩子超越"性谈话"，持续展开与预防艾滋病、性病和怀孕等主题相契合的教育活动。它代表了一种以家庭为基础的独特资源，可以帮助每个有性成熟孩子的家庭应对面临的挑战。除了为中学生提供适合发展的性健康教育外，"七块石头之谜"还能够缓解父母的不适和不确定性，这些父母缺乏信心和技能，无法提供充分有效的信息和技能培训，以帮助他们的孩子在健康的友谊、恋爱关系和性行为方面作出健康且负责任的决定。

目前对 80 对父母—青少年（11—14 岁）进行了随机对照现场实验，评估"七块石头之谜"在改善亲子沟通和延迟初次性行为意图方面的有效性。该项目着眼于重要的公共健康问题：一方面，家庭需要为性成熟青少年做好准备；另一方面，目前可用于支持他们发展的干预资源非常有限。如何应用代际游戏来解决以家庭为基础的生活技能培训，并配合父母的参与来预防中学生早孕，目前相关的研究还非常缺乏，这项工作可以说是一个有力的补充。

致谢

本研究由美国国立卫生研究院美国国家儿童健康与人类发育研究所拨款#1R42HD074324 资助。我们向为"七块石头之谜"的发展作出贡献的父母和青少年表示感谢。

参考文献

1. D'Cruz, J. , D. Santa Maria, S. Dube, et al. , "Promoting Parent-child Sexual Health Dialogue with an Intergenerational Game: Parent and Youth Perspectives", *Games Health J*, Vol. 4, No. 2, 2015, pp. 113-122.

2. Kost, K. , S. Henshaw, "US Teenage Pregnancies, Births and Abortions, 2010: National and State Trends by Age, Race and Ethnicity", Guttmacher Institute, 2014.

3. Kann, L. , S. Kinchen, S. L. Shanklin, et al, "Youth Risk Behavior Surveillance—United States, 2013", *MMWR*, Vol. 63, No. 4 (suppl.), 2014, pp. 1-168.

4. Landry, D. J. , S. Singh, J. E. Darroch, Sexuality Education in Fifth and Sixth Grades in US Public Schools, 1999, *Fam Plan Persp*, Vol. 32, No. 5, 2000, pp. 212-219.

5. Mueller, T. E. , L. E. Gavin, A. Kulkarni, "The Association Between Sex Education and Youth's Engagement in Sexual Intercourse, Age at First Intercourse, and Birth Control Use at First Sex", *J Adolesc Health*, Vol. 42, No. 1, 2008, pp. 89-96.

6. Kirby, D. , "The Impact of Schools and School Programs Upon Adolescent Sexual Behavior", *J Sex Res*, Vol. 39, No. 1, 2002, pp. 27-33.

7. Kirby, D. , G. Lepore, "Sexual Risk and Protective Factors: Factors Affecting Teen Sexual Behavior Pregnancy Childbearing and Sexually Transmitted Disease: Which are Important? Which Can You Change? National Campaign To Prevent Teen and Unplanned Pregnancy ", 2005, http: //www. thenationalcampaign. org/ea2007/protective_ factors_ FULL. pdf.

8. Resnick, M. D. , P. S. Bearman, R. W. Blum, et al. , "Protecting Adolescents from Harm: Findings from the National Longitudinal Study on Adolescent Health", *JAMA*, Vol. 278, No. 10, 1997, pp. 823-832.

9. Sieving, R. E. , C. S. McNeely, R. W. Blum, " Maternal Expectations, Mother - child Connectedness, and Adolescent Sexual Debut", *Arch Pediatr Adolesc Med*, Vol. 154, No. 8, 2000, pp. 809-816.

10. Borawski, E. A. , C. E. Ievers - Landis, L. D. Lovegreen, et al. , "Parental Monitoring, Negotiated Unsupervised Time, and Parental Trust: The Role of Perceived Parenting Practices in Adolescent Health Risk Behaviors", *J Adolesc Health*, Vol. 33, No. 2, 2003, pp. 60-70.

11. Cohen, D. A., T. A. Farley, S. N. Taylor, et al., "When and Where do Youths Have Sex? The Potential Role of Adult Supervision", *Pediatrics*, Vol. 110, No. 6, 2002, p. 66.

12. McNeely, C., M. L. Shew, T. Beuhring, et al., "Mothers' Influence on the Timing of First Sex Among 14-and 15-year-olds", *J Adolesc Health*, Vol. 31, No. 3, 2002, pp. 256-265.

13. Beckett, M. K., M. N. Elliott, S. Martino, et al., "Timing of Parent and Child Communication About Sexuality Relative to Children's Sexual Behaviors", *Pediatrics*, Vol. 125, No. 1, 2010, pp. 34-42.

14. Katherine, Hutchinson M., and E. B. Wood, "Reconceptualizing Adolescent Sexual Risk in A Parent-based Expansion of the Theory of Planned Behavior", *J Nurs Scholar*, Vol. 39, No. 2, 2007, pp. 141-146.

15. Villarruel, A. M., C. J. Loveland-Cherry, D. L. Ronis, "Testing the Efficacy of A Computer-based Parent-adolescent Sexual Communication Intervention for Latino Parents", *Fam Relations*, Vol. 59, No. 5, 2010, pp. 533-543.

16. Turnbull, T., P. van Schaik, A. Van Wersch A, "Exploring the Role of Computers in Sex and Relationship Education Within British Families", *Cyberpsychol Behav Soc Network*, Vol. 16, No. 4, 2013, pp. 309-314.

17. Lustria, M. L. A., J. Cortese, S. M. Noar, et al., "Computer-tailored Health Interventions Delivered Over the Web: Review and Analysis of Key Components", *Patient Educ Counsel*, Vol. 74, No. 2, 2009, pp. 156-173.

18. Pappa, D., I. Dunwell, A. Protopsaltis, et al., "Game-based Learning for Knowledge Sharing and Transfer: The e-VITA Approach for Intergenerational Learning", in P. Felicia, ed., Handbook of Research on Improving Learning and Motivation through Educational Games: Multidisciplinary Approaches, Hershey, PA: Information Science Reference (an imprint of IGI Global), 2011.

19. Akers, A. Y., C. L. Holland, J. Bost, "Interventions to Improve Parental Communication About Sex: A Systematic Review", *Pediatrics*, Vol. 127, No. 3, 2011, pp. 494-510.

20. Burrus, B., K. D. Leeks, T. A. Sipe, et al., "Person-to-person Interventions Targeted to Parents and Other Caregivers to Improve Adolescent Health: A Community Guide Systematic Review", *Am J Prev Med*, Vol. 42, No. 3, 2012, pp. 316-326.

21. Wight, D., and A. Fullerton, "A Review of Interventions with Parents to Promote the Sexual Health of Their Children", *J Adolesc Health*, Vol. 52, No. 1, 2013, pp. 4-27.

22. Downing, J., L. Jones, G. Bates, et al., "A Systematic Review of Parent and Family-based Intervention Effectiveness on Sexual Outcomes in Young People", *Health Educ Res*, Vol. 26, No. 5, 2011, pp. 808-833.

23. Guilamo-Ramos, V., J. J. Lee, L. M. Kantor, et al., "Potential for Using Online and Mobile Education with Parents and Adolescents to Impact Sexual and Reproductive Health", *Prevent Sci*, 2014, pp. 1-8.

24. Itō, M., *Hanging Out, Messing Around, and Geeking Out: Kids Living and Learning with New Media*, Cambridge, MA: MIT Press, 2010.

25. Shegog, R., K. Brown, S. Bull, et al., "Serious Games for Sexual Health: Roundtable Discussion", *Games Health J*, Vol. 4, No. 2, 2015, pp. 69-77.

26. DeSmet, A., R. Shegog, D. Van Ryckeghem, et al., "A Systematic Metaanalytic Review of Serious Digital Games for Sexual Health Promotion", *Games Health J*, Vol. 4, No. 2, 2015, pp. 78-90.

27. Evans, A. E., E. W. Edmundson-Drane, K. K. Harris, "Computer-Assisted Instruction: An Effective Instructional Method for HIV Prevention Education?" *J Adolesc Health*, Vol. 26, No. 4, 2000, pp. 244-251.

28. Kiene, S. M., W. D. Barta, "A Brief Individualized Computer-delivered Sexual Risk Reduction Intervention Increases HIV/AIDS Preventive Behavior", *J Adolesc Health*, Vol. 39, No. 3, 2006, pp. 404-410.

29. Kirby, D., *Innovative Approaches to Increase Parent-Child Communication About Sexuality: Their Impact and Examples from the Field*, New York, NY: Sexuality Information and Education Council of the United States, 2002.

30. Paperny, D. M., J. R. Starn, "Adolescent Pregnancy Prevention by Health Education Computer Games: Computer-assisted Instruction of Knowledge and Attitudes", *Pediatrics*, Vol. 83, No. 5, 1989, pp. 742-752.

31. Tortolero, S. R., C. M. Markham, M. F. Peskin, et al., "It's Your Game: Keep It Real: Delaying Sexual Behavior with an Effective Middle School Program", *J Adolesc Health*, Vol. 46, No. 2, 2010, pp. 69-179.

32. Markham, C. M., S. Tortolero, M. F. Peskin, et al., "Sexual Risk Avoidance and Sexual Risk Reduction Interventions for Middle School Youth: A Randomized Controlled Trial", *J Adolesc Health*, Vol. 50, 2012, pp. 279-288.

33. Shegog, R., M. F. Peskin, C. Markham, et al., "It's Your Game - Tech Toward Sexual Health in the Digital Age", *Creative Educ*, Vol. 5, No. 15, 2014, pp. 1428-1447.

34. Peskin, M. F., R. Shegog, C. M. Markham, et al., "Efficacy of It's Your Game-Tech: A Computer - based Sexual Health Education Program for Middle School Youth", *J Adolesc Health*, Vol. 56, No. 5, 2015, pp. 515-521.

35. Voida, A., S. Greenberg, "Collocated Intergenerational Console Gaming", *Universal Access in the Information Society*, 2009, pp. 1-24.

36. Voida, A., S. Greenberg, "Console Gaming Across Generations: Exploring Intergenerational Interactions in Collocated Console Gaming", *Universal Access in the Information Society*, Vol. 11, No. 1, 2012, pp. 45-56.

37. Derboven, J., M. Van Gils, D. De Grooff, "Designing for Collaboration: A Study in Intergenerational Social Game Design", *Universal Access in the Information Society*, Vol. 11, No. 1, 2012, pp. 57-65.

38. Chen, Y., J. Wen, B. Xie, "I Communicate with My Children in the Game": "Mediated Intergenerational Family Relationships Through A Social Networking Game", *J Community Informatics*, Vol. 8, No. 1, 2012.

39. Chiong, C., 2009, "Can Video Games Promote Intergenerational Play and Literacy Learning", Paper Presented at Joan Ganz Cooney Center at Sesame Workshop.

40. Othlinghaus, J., K. M. Gerling, M. Masuch, 2011, "Intergenerational Play: Exploring the Needs of Children and Elderly", Paper Presented at Mensch & Computer Workshopband.

41. Rice, M., W. P. Tan, J. Ong, et al., 2013, "The Dynamics of Younger and Older Adult's Paired Behavior When Playing an Interactive Silhouette Game", in Proceedings of the SIGCHI Conference on Human Factors in Computing Systems.

42. Bandura, A., 1986, *Social Foundations of Thought and Action: A Social Cognitive Theory*, Englewood Cliffs, NJ: Prentice-Hall.

43. Flay, B. R., and J. Petratis, "The Theory of Triadic Influence: A New Theory of Health Behavior With Implications for Preventive Interventions", in G. S. Albrecht, ed., *Advances in Medical Sociology: A Reconsideration of Models of Behavior Change*, Vol. IV, Greenwich, CT: JAI Press, 1994, pp. 19-44.

44. Perry, C. L., *Creating Health Behavior Change：How to Develop Community-Wide Programs for Youth*, Thousand Oaks, CA：Sage, 1999.

45. Komro, K. A., C. L. Perry, C. L. Williams, et al., Mortenson, "How Did Project Northland Reduce Alcohol Use Among Young Adolescents? Analysis of Mediating Variables", *Health Educ Res*, Vol. 16, 2001, pp. 59-70.

46. Lepper, M. R., T. W. Malone, "Intrinsic Motivation and Instructional Effectiveness in Computer - based Education ", in R. E. Snow, M. J. Farr, eds. *Aptitude, Learning, and Instruction*, Ⅲ. *Conative and Affective Process Analysis. Hillsdale*, NJ：Lawrence Erlbaum, 1987, pp. 255-286.

47. Bartholomew, L. K., G. S. Parcel, G. Kok, et al., 2011, *Planning Health Promotion Programs：An Intervention Mapping Approach* (3rd ed.), San Francisco, CA：Jossey-Bass.

48. Ceglio, L., 2015, The Secret of Seven Stones：Applying Intervention Mapping for the Development of an Intergenerational, Online Game to Prevent HIV/STI and Pregnancy in Middle - school Youth, Thesis for Master of Public Health, University of Texas School of Public Health.

新平行过程模式

人类行动的动机是减少恐惧。金·威特（Kim Witte）在新平行过程模式（Extended Parallel Process Model，EPPM）中提到试图吓唬人们采取行动的传播反而会适得其反。[26]当收到有关威胁的信息时，人们会产生两种平行的思路：我是否容易受到这种威胁的影响，以及它对我有多危险（基于健康信念模型）？我是否可以采取某种行动来避免这种威胁？

第二条路径不仅基于对避免威胁的策略的了解，还基于执行策略的自我效能。如果人们不相信自己可以回避威胁，他们会告诉自己这个威胁与他们无关或没那么严重，来为自己的不作为辩护，或者完全忽视掉有关威胁的信息。

新平行过程模式被广泛应用于编制风险和应急信息。[27]方框 8-4 总结了雪莉·L. 埃梅里（Sherry L. Emery）及其同事的分析，他们通过评估美国疾控中心发起的"昔日烟民的警示"活动的推文，发现了该模型一个不同寻常的用法。他们得出的结论是，尽管这些图文并茂的信息内容采用了大量恐怖诉求，但在推特上转发该活动信息的人并没有拒绝或忽略该信息。因此，在某种程度上，"信息感官价值"这一概念（在本章的下一节将进行讨论）可能会促使年轻人广泛接受该信息。

方框 8-4　"你害怕了吗?"关于疾控中心"警示"活动的推文的分析

雪莉·L. 埃梅里等人以威特的新平行过程模式为理论框架，对美国疾控中心发起的"昔日烟民的警示"活动的推文进行了研究。恐惧诉求信息在公共健康领域很普遍，新平行过程模式认为，要想引起人们对健康信息的关注，有必要让他们有一定程度的担忧，但如果人们太害怕，就会产生自我保护的"防护盾"，从而忽略健康信息。雪莉·L. 埃梅里等人发现，"这一活动包含较强的恐惧诉求，这些诉求以图形的方式描述了吸烟对健康的影响，如癌症、面部损伤、气口、截肢和脱发"。研究人员通过研究推文来了解它们是否达到一种恰到好处的平衡，是否既令人们感到恐惧并促使他们做出反应，同时又不让他们太过害怕而忽略信息。

研究人员通过 Gnip 有限公司（http//www. gmp. com）获得了数据，该公司已经获得授权，可以使用名为"消防带"（Firehose）的数据流处理程序来访问整个推特的数据集。据雪莉·L. 埃梅里等人所述，"'消防带'提供对推特所有数据和元数据100%的实时访问。根据乔·艾伦·斯特赖克（Jo Ellen Stryker）和他的同事提出的方法［乔·艾伦·斯特赖克，里卡多·雷（Ricardo Wray），罗伯特·霍尼克和伊齐克·亚诺维茨基（Itzik Yanovitzky），2006）］，我们使用大量特定内容的关键字从'消防带'中抽取相关推文"。这项研究设计需要 6 名研究人员在活动开始前预览该活动的广告，并整理出一个全面的关键字列表。训练有素的编码人员还使用机器分类技术来消除错误值，并对基于计算机的分类器进行测试。

以下是他们报告的结果：

■ 经过大量的整理和分析，有193491条与"警示"活动相关的推文。

■ 与"警示"活动相关的推文中，大约有87%（167867）是接受信息的，7%（14281）是拒绝信息的，6%（11521）是忽视信息的。因此，大部分推文显示出了高感知威胁（94%），而不是低感知威胁或无视。此外，研究结果显示，在高感知威胁的推文中，信息的接受程度高于信息的拒绝程度。

■ 这项研究提供了强有力的证据，表明尽管"昔日烟民的警示"这一有争议的活动使用了易激发情感的图像和主题，但活动信息既没有被受众拒绝，也没有被忽略。在 2012 年活动期间，研究人员还收集了193491条与活动相关的推特，其中绝大多数都反映了对信息的接受。

■ 这项研究提供了强有力的证据，表明与该活动相关的近 20 万条推文形成了一种连锁反应，扩大了广告的覆盖范围，赋予了活动比广告更强的生命力。除此之外，雪莉·L. 埃梅里等人的研究还表明，该活动所采用的图形化情感方法达到了预期的效果，引发了受众的思考，并可能会对未来行为产生一定影响。

资料来源：Emery, S. L., G. Szczypka, E. P. Abril, Y. Kim, L. Vera, "Are you Scared Yet?: Evaluating Fear Appeal Messages in Tweets about the Tips Campaign", *J Commun*, Vol. 64, 2014, pp. 278–295.

（媒体）使用与满足理论

使用与满足理论（Uses and Gratifications Theory, UGT）由哈罗德·拉斯韦尔（Harold Lasswell）于 1948 年首次提出，面对当下越来越多的新媒体选择，人们对该理论的兴趣也在复苏。使用与满足理论关注人们使用媒介的各种社会需求以及期望，例如，在对 25 个社交媒体用户进行深入研究后，安尼塔·怀挺（Anita Whiting）和大卫·威廉姆斯（David Williams）确定了使用和满足的10 种类型：社交互动（88%）、信息搜寻（80%）、消磨时间（76%）、娱乐（64%）、放松（60%）、交流（56%）、观点表达（56%）、便捷（52%）、信息共享（40%）、关注他人（20%）。[28]在公共健康领域中，从业人员容易把媒介仅仅视为将信息传递给接收者的渠道，而用户则更倾向于有目的地选择媒介来满足一系列需求和欲望——获取信息只是众多选择理由之一。

信息感官价值和感官刺激寻求理论

信息感官价值和感官刺激寻求理论都与使用与满足理论有关。事实上，使用与满足理论早期的支持者之一菲利普·C. 帕姆格林（Philip C. Palmgreen）对该理论的发展也发挥了关键作用。肯塔基大学的研究人员也进行了大量相关的研究，他们阐述了这些概念，并介绍了一些最近采用该理论来提升青少年禁毒信息效果的工作。以下是他们文章中的一段摘录，详细信息参见附录8A。

> 根据南希·格兰特·哈林顿（Nancy Grant Harrington）等人的观点：感官刺激寻求（Sensation Seeking）被定义为寻求多样、新颖、复杂以及强烈的感觉和体验，并且愿意为了这种体验而承担物理、社会、法律和财务风险……为寻求刺激的受众提供了一种设计信息的方法……如果受众在浏览信息时没有达到并保持一个"最佳唤醒水平"——如果信息太无聊或太令人难以忍受，他们可能就会停止浏览该信息并且去寻找其他更能满足他们需求的内容。但是，如果那条信息的确满足了他们的唤醒需求，那么他们可能就会坚持看下去……高刺激寻求者会更喜欢那些能唤醒情绪的信息，而低刺激寻求者则不会如此。捕获信息唤醒潜能的构念被称为信息感官价值（Message Sensation Value，MSV）。信息感官价值被定义为信息引起受众的感官、情感和唤醒反应的能力……高感官价值信息应是新颖、富有创造性、强烈、模糊和具有悬念的；低感官价值则应是更加令人熟悉、可预测和清晰的。

媒介丰富性理论

1984年，理查德·达夫特（Richard L. Daft）和罗伯特·伦格尔（Robert H. Lengel）提出了一种信息加工理论，该理论描述了不同传播渠道在传递复杂或模糊信息方面的能力差异。[29]一个模棱两可的信息可能有多种多样的解释方式。正如所有使用邮件或短信的人都知道，在这样一种"简易"媒介（Lean Medium）中传达你真正想要传达的意思是很有挑战性的——表情符号因此被引入，它们能够传达出信息要传递的语气。同时，信息发送者和接收者要想真正理解对方，就需要用和对方相同的方式去解读符号和词语。因此，要想传达更复杂或模糊的信息，最好使用能传递更多发送者意图线索的媒介。不过，具备文化共识的信息就可以通过"简易"媒介有效地传达，例如"停车"标志。

图8-3展示了一套衡量媒介丰富度的标准。随后，我们将讨论如何把媒介丰富性和使用与满足理论结合起来，为干预措施选择合适的媒介渠道。

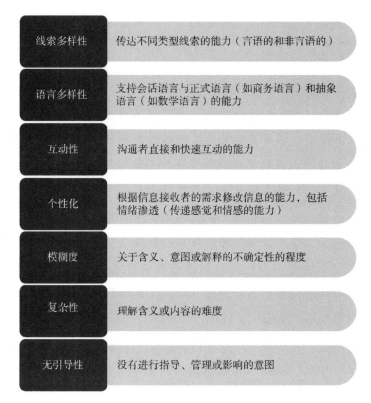

图8-3 媒介丰富性

资料来源：The Health Communication Capacity Collaborative HC3, *A theory-based framework for media selection in demand generation programs*, Baltimore：Johns Hopkins Bloomberg School of Public Health Center for Communication Programs（USAID government doc.），2014, p. 10.

将理论应用于实践策略

里默和格兰兹认为，"由于不同的理论框架适用于不同的情况，因此选择一种合适的理论应该是一个谨慎并经过深思熟虑的过程"。[6(p6)]例如，你可能真的喜欢社会认知理论，但这并不意味着这个理论适用于所有情况。在应用一个特定的理论框架之前，你需要确认这个理论是否"合乎逻辑、与日常的观察相一致、与以前成功的项目中使用的理论相似，且得到了相同或相关领域研究的支持"。[6(p7)]将理论应用到生态模型中的正确层面也很重要：是要探讨个人（个人内部）变化、人际关系变化（两两之间或群体的动态变化）抑或社会变化。

干预映射

干预映射（Intervention Mapping，IM）认为，基于理论的方法（theory-based methods）源自个体或群体行为变化机制相关的实证研究。不同研究以不同的方式运用理论，从而形成了理论指导下的方法（theory-informed method）。运用基于理论的方法的一个例子就是使用"替代学习"（从他人的经验中学习）来促进社会认知理论的建构。

实践策略（Practice Strategy）是在干预中使用的特定方法。例如，榜样故事被视为一种娱乐教育（Entertainment Education）的形式，是建立在社会认知理论替代学习构念上的实践策略。实践策略也可以通过活动（或渠道）来传递，例如由社区戏剧团组织的戏剧、摄影小说、广播或电视肥皂剧。同时，可以使用特定的媒介（戏剧、图画小说、广播/电视剧）来开展这些活动。

表8-4提供了一些例子，重点介绍理论方法、实践策略以及活动或渠道之间的关系。

表8-4　理论方法、实践策略和活动

基于理论的方法	实践策略	活动/渠道
替代学习	教育娱乐	榜样故事、小说、广播/电视剧、社交媒体帖子
平行过程延伸模型	风险沟通增加了对结果的恐惧（皮肤癌）和易于解决的方法（如防晒霜）	电视、广播和印刷媒体上的公益广告或社交媒体原生广告
详尽可能性模型	针对由图像、音乐、频道或代言人组成的边缘线索，根据个人特点量身定做	社区户外广告；有针对性的印刷媒体、广播或电视台个性化信息、材料和互动；患者导航、定制化和社交媒体渠道

基于理论的方法	实践策略	活动/渠道
基于阶段的行为采纳	激励式访谈；设定目标和奖励	受过训练的咨询员与客户之间的面对面、电话或在线咨询会议，小组会议（如嗜酒者互诫协会、慧俪轻体等组织）；标准化的短信
规范（关注实际规范行为，而不是将少数人的行为视为规范），尤其是对年轻人而言	娱乐教育，病毒营销	特定频道的节目（如 MTV 的 VH1 频道、油管、脸书）
议程设置（如电视等媒体）影响公众对主题的看法，这与媒体报道该主题的时间呈比例关系	媒介宣传，公共关系	领导、名人在电台或电视上露面；基层组织游行
技能的自我效能	将复杂的行为分解为更小的步骤	自己动手制作的剧集、青年媒体频道、在线社区、奖励计划
创新扩散，正向偏差	以早期采用者为对象；培训师培训模型（train - the - trainer models）	农业推广，在线媒体，通过社区组织合作伙伴关系影响群体

从基于理论的方法到实践策略

参与式方法

蕾尼·A. 博塔（Renée A. Botta）等人关于洗手的个案研究是一个很好的例子，该研究展示了研究人员如何根据他们在形成性研究中所学到的知识相应地选择一种基于理论的方法。方框 8-5 介绍了这些研究人员对计划行为理论的使用，尤其是对一些实践行为的"规范化"。他们还选择了一种高度参与式的方法，保证项目的可持续发展。

方框8-5 基于理论的方法：实践策略

蕾尼·博塔，博士，凯莉·芬森·胡德（Kelly Fenson-Hood），文科硕士，利亚·斯坎杜拉（Leah Scandurra），文科硕士，里娜·穆阿西亚（Rina Muasya），文科硕士在读

摘录于"A Campaign to Sustain Hand Washing Behaviors in an Urban Informal Settlement in Kenya"

行为改变理论在活动开展中的应用

活动的开展过程中使用了计划行为理论[1]，该理论试图通过一组与预期行为相关的关键信念来解释行为改变是如何发生的及其为什么会发生。计划行为理论认为，通过提高对特定行为的积极态度、主观规范和知觉行为控制，个体实施行为的意愿会随之增加，从而采取行动。[1,2] 其中，对行为的态度源于采取行动后可能产生某种后果的信念，主观规范来自重要他人对采取该行为的规范期望，知觉行为控制则源于控制行为表现的因素。

重要他人如何看待这种行为构成了规范信念。例如，那些对目标受众来说很重要的人是否相信洗手是个好习惯？他们洗手的步骤正确吗？目标受众有多大动力去遵从这些其他人关于正确洗手的信念？

控制信念指的是目标受众在多大程度上认为问题在他们的控制范围内，在多大程度上觉得他们能够正确洗手。因此，有必要确定他们不洗手的原因。其他理论家和行为改变专家使用了一个类似的概念，即自我效能，指的是对自己采取行为的能力的信心。

行为信念是目标受众对行为及其结果的态度。例如，他们期待采取了预期的行为之后会产生怎样的结果。这些态度可能是积极的，也可能是消极的。例如，受众相信正确洗手可以减小腹泻可能性（积极的），或者他们相信正确洗手会浪费宝贵的水（消极的）。计划行为理论认为，如果控制信念、行为信念和规范信念都是积极的，那么目标受众就有积极的意图去采取该行为——在这个案例中即要正确地洗手——而且意图的增加会导致行为表现的增加。因此，如果我们能够建立积极的规范期望，确保积极的结果评估，减少洗手行为的障碍，那么我们就能够在社区内促进洗手的行为。

…………

实践策略

我们与社区卫生工作者一起举办了培训员培训课程（train-the-trainer sessions），该课程的重点是卫生知识、态度、行为（knowledge，attitudes，practices，KAP）和健康行为改变的活动。健康信息和传播工具加强了这项培训的效果。

我们与肯尼亚卫生部合作开展了这场培训。卫生部从社区中挑选了 10 名健康教育工作者参加为期一周的讲习班，我们在讲习班上制订了培训方案，以互动和小组的形式开展培训。完成这项培训的关键工具是当地艺术家基于当地社区的情况和行为特点制作的一套图画卡片。考虑到参与者会对各种训练提示产生不同的反应，每套图画都包含了 50 张卡片。活动包括画画、故事创作和小组讨论。我们还为培训人员编写了卫生手册，有英文和斯瓦希里文（当地语言）版本。我们的首席培训师是肯尼亚人，能流利地说斯瓦希里语，他不仅帮助我们翻译手册，而且能够确保其符合当地文化。

托马斯·图夫特（Thomas Tufte）和保罗·梅法洛普洛斯（Paolo Mefalopulos）认为："公众参与是基于这样一种信念：受决策影响的人有权参与决策过程。公众参与是一个组织在作出决策之前与有关的或受影响的个人、组织和政府实体进行协商的过程，是一种双向沟通和协作解决问题的方式，其目的是实现更好的且更容易被接受的决策。"[3] 作者认为，参与式传播策略更有可能：增强对问题的归属意识并就此采取行动；提高处理既定发展问题所需的技能和能力；对能够影响个人或社区的机构产生实际影响。参与式传播强调让利益相关者参与项目的发展和确定结果的过程，而不是强加给他们事先确定（已经由外部参与者决定了的）的结果。"它要求研究者成为社区的一部分，而社区成员也成为研究团队的一员，从而在研究的整个过程中创造一个独特的工作和学习环境。"[3]

参与式传播的优点是，在开展传播活动时，它考虑到了四个（而不是一个）知识象限（quadrants of knowledge）。由约瑟夫·卢夫特（Joseph Luft）和哈里·英厄姆（Harry Ingham）提出、图夫特和梅法洛普洛斯进一步阐述的"乔哈里之窗"（The Johari Window）认为：第一象限是基于各方共识的对话；第二象限代表那些与活动有利害关系的本地参与者的知识，这些知识并不为外界专家所了解；第三象限是外部专家向本地利益相关者分享的知识；第四象限则是双方都不了解的知识。因此要把主要利益相关者和活动开发者的知识、经验和技能相结合，制订最合适的备选方案和解决方案来实现预期的变化。

外部学术专家和当地卫生部专家团队完成了卫生培训工作后，使用英文和斯瓦希里文编写手册来简化培训的过程。卫生培训包括五个步骤，每个步骤都有两个或更多的小组活动。

第一步是确定问题。在这一过程中，小组讨论社区中有关腹泻的健康问题，并讨论解决健康问题的潜在方法。前者的目的是使社区卫生工作者能够确定与腹泻有关的重要议题和社区中存在的问题，后者则让社区卫生工作者确定用什么方法来解决社区面临的腹泻相关问题和难题。

培训的第二步是分析问题，包括分析两项手部卫生活动。这一步骤还包括分析安全用水活动和卫生措施，这是项目较大的一部分内容，但不是本次手部卫生案例研究的重点。这些活动的目的是让社区卫生工作者仔细检查人们常见的卫生习惯。通过这项检查，参与者可以分辨出社区中的规范做法，并讨论这些行为对健康有何好处或缺点，以及每种做法的利弊。在第一项手部卫生活动中，社区卫生工作者讨论了他们认为良好和不良的各种卫生行为表现。在第二项活动中，他们更具体地讨论手部卫生。第三项活动讨论安全用水；第四项活动则讨论社区卫生措施。

第三步是制订解决方案。开展了四项活动：第一项活动，以识别疾病传播为重点；第二项活动，社区卫生工作者讨论如何阻止疾病传播；第三项活动，讨论关于阻止疾病传播面临哪些障碍；第四项活动，讨论如何克服这些障碍。这些活动的重点是社区——社区对疾病在该社区中传播的看法、阻止疾病在该社区内蔓延的潜在方法，以及了解并找到办法来消除社区居民在阻止腹泻疾病蔓延方面所面临的障碍。参与者分析了阻止疾病传播行为的有效性，并讨论这些行为在社区的日常生活中实施的难易程度。

这一步骤中的最后一项活动是编写卫生信息，从而帮助参与者确定如何在社区中引入、鼓励并加强积极的卫生行为。每个小组要创作含有手部卫生准则的歌曲，并利用当地艺术家的演绎来宣传关于手部卫生、安全用水和卫生措施的信息……社区卫生工作者充分考虑如何向他人传达信息，依此制作卫生海报来鼓励和提醒他们养成良好的卫生习惯。他们会拿到一系列大型海报，上面有当地绘制的社区卫生相关的图片。每个小组可以选择他们认为最合适的海报，如果有需要，还可以要求增加额外的海报。最后，他们把相关卫生信息写在上面，随后我们会通过计算机程序将这些信息放在图片上，并返还给社区卫生工作者，以便后期把图片作为卫生宣传海报在社区中展示。

第四步是展示卫生准则并实践。此步骤有四个目的：第一，进行有关手部和水的卫生教育；第二，与参与者合作制作一个便携式洗手台，亦即漏水锡罐；第三，与参与者合作制作一个安全储水容器，并演示净水技术；第四，教会参与者用比条皂更小的成本来制造液体肥皂，从而减少用肥皂洗手的成本。

第五步是为改变制订计划。在此步骤中，社区卫生工作者制订自己的单日培训计划，讨论并练习同伴教育、动机性面谈和角色扮演，这几种沟通技巧都是在培训中鼓励运用的。

参考文献

1. Ajzen，I.，"The Theory of Planned Behavior," *Org Behav Hum Decision Proc*，Vol. 50，No. 2，1991，pp. 179-211.
2. Ajzen，I.，"The Theory of Planned Behavior," in P. A. M. Lange，and A. W. Kruglanski，E. T. Higgins，eds.，*Handbook of Theories of Social Psychology*，London，UK：Sage，Vol. 1，2012，pp. 438-459.
3. Tufte，T.，P. Mefalopulo，*Participatory Communication*：*A Practical Guide*，Washington，DC：World Bank Publications，2009.

摘自："A Campaign to Sustain Hand Washing Behaviors in an Urban Informal Settlement in Kenya". （完整案例见附录 11A）

娱乐教育

自 20 世纪 70 年代中期以来，人们对娱乐教育[30]进行了大量的研究，最早的研究始于米格尔·萨比多（Miguel Sabido），他对广受欢迎的秘鲁电视肥皂剧《单纯的玛丽亚》（*Simplemente Maria*）进行了分析，促进了墨西哥电视小说的发展。阿文德·辛格哈尔（Arvind Singhal）和罗杰斯将娱乐教育定义为"有目的地设计并实施媒介信息的过程，以娱乐和教育的方式来增加受众对教育问题的了解，建立利于行为改变的态度并改变外在表现行为。娱乐教育旨在利用大众媒体的吸引力，向人们展示他们如何能够过上更加安全、健康和幸福的生活"。[30]

美国疾控中心在约 20 年前启动了"好莱坞、健康和社会"项目（Hollywood，Health，and Society，HH&S），此前大部分的娱乐教育都是在国际环境下完成的。该项目由南加利福尼亚大学诺曼·李尔中心（Norman Lear Center）管理，现已蓬勃发展并获得了一批慈善领袖［比如比尔和梅琳达·盖茨基金会（the Bill and Melinda Gates Foundation），巴尔基金会（the Barr Foundation）］和相关组织（如美国国家癌症研究所、药物滥用和精神健康服务管理局、加州捐赠基金会）作为资助伙伴。[31]本着娱乐教育的精神，我们不打算写出一篇完整的解释，而是建议您去观看南加大诺曼·李尔中心主任兼娱乐、媒体和社会（Entertainment, Media, and Society）研究教授马丁·卡普兰（Martin Kaplans）的油管视频《告诉我一门科学》（*Tell Me a Science*）[32]。正如马丁所说，"不要把大量数据带到食物大战中"，简而言之，如果科学家想要抓住公众的心，就需要更生动地去讲述他们的故事。

在公共健康方面，娱乐教育涉及的范围很广，从学校和社区戏剧作品到全国性电视台黄金时间和日间的电视剧，到广播戏剧和连续剧。"好莱坞、健康和社会"项目每年颁发一次的哨兵奖（Sentinel Awards）也体现了其覆盖范围之广。娱乐教育的核心是叙事，不过在跨媒体叙事的需求下，这种方法已经演变成一种"沉浸式参与的行为改变模型"（方框8-6）。

要注意的是，"沉浸式参与"与媒体消费的使用和满足理论密切相关——娱乐教育之所以强大，是因为人们希望深深地沉浸和参与其中。总而言之，娱乐教育是一种改变社会的极其强大的实践策略，也许是人类文明中最持久的一种策略。

方框8-6 改变模型中的沉浸式参与

内德拉·瓦恩里希（Nandra Weinich）（http：//social-marketing. com/im-mersive-engagement. html）介绍了沉浸式参与的元素，这些元素需要呈现在故事中，故事才能针对行为改变进行优化。

- 行为改变模型。首先要确定你希望受众因参与和激励而采取哪些行动，以及你打算如何实现目标。通过使用经过验证的个体改变模型或社会改变模型，你会为你的故事找到一个框架，从而有效地激励人们采取关键行动。在一个以故事为中心的长期项目中，你可以遵循萨比多的方法。几十年来，该方法在推动娱乐教育发展上的应用很成功，并将行为、沟通和学习理论结合在一起，或者你也可以运用其他相关模型。
- 讲好故事。一个好的故事是受众参与的开端。如果没有这个元素，其余的部分就会变得平淡无奇。一个好的故事不仅仅要介绍你认为什么东西对人们很重要，还需要让人们去思考关键人物是谁，冲突是什么，故事情节会如何发展，以及如何最好地呈现叙事的不同部分才能达到最好的效果。

■ 无处不在的媒体。如果你的内容出现在受众经常接触的地方，那么你的故事就可以无缝地融入他们的生活。此外，你选择的平台应该能够优势互补，根据受众的使用习惯协同合作，也就是以战略和协同的方式来促进故事的表达。

■ 参与式体验。给受众创造机会，不仅仅把他们当作你的作品的观众，还要让他们通过与内容的互动参与进来，甚至为故事添砖加瓦。尽管大多数人更喜欢当一个观众，但还是应该给那些热衷于参与的人提供参与的途径，例如玩能够推动故事的在线游戏，与角色互动、通过论坛与他人讨论项目或分享自己的真实故事，这些都能够增加其沉浸感。

■ 真实世界。理想情况下，受众应该能够从故事世界中吸取教训，并将它们应用到自己的生活中。这可能涉及使用故事中展示的技能，寻找当地资源，如提供援助的医疗诊所或社区组织，或者加入一场活动，通过故事中描述的问题来采取行动。你的项目可以为他们提供这些参与的机会。

N. Weinreich，2014，http：//social-marketing. com/immersive-engagement. html.

详尽可能性模型的应用

除了参与式方法和娱乐教育，健康传播中最普遍使用的还有详尽可能性模型。详尽可能性模型是目标定位和定制化（tailoring）的基石，它发现在诸如新闻通讯和小册子之类的小型媒体中，当人们尚未确定主题时，他们会更关注与自身处境相似的发声者和情境。相比之下，在电影和电视等大型媒体中，观众更喜欢"富人和名人的生活方式"，而不是反映自己生活的故事情节。该模型还认为，如果人们没有被中心路径（信息）吸引，则可能被他们认可的边缘路径吸引。这可能会因内容/信息/渠道组合中其他因素的变化而变化。

人口特征定位作为一种媒介渠道策略，仍被广泛应用于商业营销和社会化营销中。在美国，一些广播、电视、互联网和印刷媒体专门针对（全年龄段）儿童，而另一些则面向从新手父母到老年人等不同层次的成年人。因此，媒介也可以按照性别认同、种族认同和语言（约有 50 种不同的语言媒介）来划分。不可否认的是，也存在一些专门针对特殊兴趣、小众主题（从合气道到拉链）的媒介。但是，为这些不同媒介和渠道制订的信息策略和创新策略有何不同呢？

在早期的广告中，很少有人真正去改变已经投放在不同媒介的"创意"

（图像、文案、声音）成分。然而，商业广告主很快就清楚地认识到族群目标营销（Ethnic Target Marketing）的有效性。无论广告商销售的是利基产品（如为满足特定市场需要和欲望而设计的化妆品或护发用品），还是面向大众市场的产品，他们所获得的积极的投资回报率已经体现了受众定向的效果。

不过，公共健康有所不同。项目经理会质疑受众群体规模是否大到需要使用不同的媒介和渠道，以及这样是否可以有效地接触受众。由于使用差异化媒介（从制作到传播）对于公共健康传播从业者来说过于昂贵，因此，往往没必要开展针对多族群的活动。

战略伙伴关系（Partnership Strategies）

为了应对这种困境，美国国家糖尿病教育计划（the National Diabetes Education Program，NDEP）开发了一种目前仍在使用的伙伴关系利益相关者模式。[33]该计划最初只与服务少数群体的代表性组织合作，制订能够在不同受众中引起最强烈共鸣的媒体战略和产品。如今，合作模式已经演变为公开邀请合作者。可以从糖尿病教育计划的网站上获取针对不同人口和族裔群体的多媒体材料。在该组织的"糖尿病管理故事"中，还有不同种族身份的人进行播客传播，这些人有共同的特征，例如他们喜爱的健康食品。此外，NDEP还开发了许多专门针对青少年和儿童糖尿病的材料。[34]

为你定制（Make It Your Own）

最近，美国国家健康研究院开发了一个相当给力的资源——"为你定制"（Make It Your Own，MIYO），该资源帮助项目和医疗机构编写并分发与癌症预防相关的材料，这些材料可以根据多个人口和种族特征进行定制。这个项目的总部位于圣路易斯华盛顿大学的健康传播研究实验室（图8-4）。方框8-7对该项目作了进一步介绍。

方框8-7 "为你定制"平台：减少健康差距的传播工具

图8-4

资料来源：圣路易斯华盛顿大学布朗学院的健康传播研究实验室。

"为你定制"（MIYO，发音为"mee-yo"）是一个网络平台，可以针对不同受众定制循证干预措施。用户可以根据《社区预防服务指南》[1]的建议，设置各种小型媒体和客户端的提醒，并通过选择使用的图像、信息和设计，逐步进行调整。该平台运用市场营销领域的概念和策略，为相关健康组织提供减少健康差异的传播工具。

"为你定制"项目纲领

"为你定制"项目的运作基于三个关键假设：①每个社区都是独特的；②定制匹配社区独特特征的干预措施能够提升传播效果；③在当地社区工作或与当地社区合作的人和组织最适合进行定制决策。"为你定制"的理论和概念基础遵循这种理念，并反映了社区发展、营销和数字商务方面的考虑。

健康传播研究实验室 2007 年开发的"为你定制"平台取得重大的进展。初始版本的技术含量显然不高，用户只能从印刷目录中进行选择。如今，"为你定制"这个在线工具可以为制作海报传单、插页、问题卡、明信片和网络横幅提供多种可修改的设计模板。用户可以选择模板，并按照一系列步骤来定制自己的传播产品，包括照片、信息、行动号召以及他们机构的联系信息和徽标/品牌。"为你定制"工具为用户提供大量不同的受众测试信息和图像库，其最终呈现的电子文档可供用户下载并以印刷或数字媒体的形式进行分发。

目前，"为你定制"支持五个健康主题领域：大肠直肠癌筛查、乳腺癌筛查、子宫颈癌筛查、人类乳头瘤病毒疫苗接种和戒烟。"为你定制"的用户主要包括州和地方公共卫生机构、政府机构、医院、社区卫生中心、研究中心、美洲印第安人/阿拉斯加土著部落组织、非营利组织和其他卫生组织。健康传播研究实验室的专业平面设计团队开发了"为你定制"模板，确保资金紧缺或技术受限的组织和机构也能创作出专业设计的材料，提升了用户的能力，从而运用高质量的循证干预措施促进健康。

证据基础和基本原则

"为你定制"使用《社区预防服务指南》推荐的策略，提供客户导向和医疗服务提供者导向的干预措施，通过使用小型媒体和客户端提醒功能，提升大肠直肠癌、乳腺癌和子宫颈癌筛查。[2,3]检查表、信件、患者教育材料、宣传册和新闻通讯等小型媒体都能告知并激励人们进行癌症筛查，尤其是针对特定人群的筛查。如明信片之类的客户提醒也能够帮助明信片的发放者和卫生机构提醒患者进行重要的健康检查。

　　"为你定制"运用社区参与性研究（Community - based Participatory Research，CBPR）原则来加强组织与他们所服务的社区之间的伙伴关系；为目标人群提供工具，让他们可以在规划的干预中发挥积极作用；将决策权交给社区，让成员们能够决定优先事项、共享资源并提升能力。[4-8]用户可以控制自己制作的产品以及如何制订干预措施来满足他们所服务人群的需求。在推动决策过程之后，用户对于在他们的社区中使用"为你定制"产品就会感到充满信心。

　　"为你定制"还采用了共创（co-creation）的理念——一种从商业和营销中借鉴的概念，即消费者直接参与产品或服务的创作。[9]NikeID 这个线上系统采用了这个方法，得到广泛认可，可以让消费者通过选择款式、材料和颜色等元素来制作属于自己的鞋子。[10,11]共创鼓励消费者更密切地参与决策过程，因此他们与最终产品有着更紧密的联系；对品牌更投入、更专注且更满意；他们更愿意与他人分享产品；对企业也有更强的信任感。[9,12-14]"为你定制"项目通过运用共创原则，既可以让用户参与设计，也可以获得关于如何使用系统的反馈。

"为你定制"实践

　　共创不仅体现在"为你定制"创造产品的简单过程中，也体现在用户和团队之间的持续合作上。戴安娜·雷德伍德（Diana Redwood，下面简称雷德伍德）博士，公共卫生硕士，是阿拉斯加土著部落健康协会（Alaska Native Tribal Health Consortium，ANTHC）大肠直肠癌（Colorectal Cancer，CRC）控制项目的项目主管，也是"为你定制"的早期采用者。阿拉斯加土著部落健康协会是一个在阿拉斯加各地提供医疗服务，并与当地部落卫生组织合作的非营利组织。发起大肠直肠癌控制项目的阿拉斯加土著部落健康协会与七个地区致力于大肠直肠癌预防和控制的部落卫生组织进行了合作。当雷德伍德首次向她的组织伙伴介绍"为你定制"项目时，他们都对此很感兴趣。阿拉斯加原住民的大肠直肠癌患病率比美国白人高两倍；此外，大肠直肠癌是这些社区中癌症死亡的第二大原因。[15]但也存在着一个问题："为你定制"的图库中只有来自 48 个州的美洲印第安人的照片——未收录有着多元文化阿拉斯加原住民的照片。雷德伍德说："最初美国印第安人的照片并没有像阿拉斯加原住民的照片那样产生情感冲击。即使是一张来自阿拉斯加州东南部人的照片也不一定会引起来自北极海岸的阿拉斯加原住民的共鸣，这就是收录多个阿拉斯加社区照片的重要原因。"当阿拉斯加土著部落健康协会将这些反馈意见提交给健康传播研究实验室时，健康传播研究实验室立即与当地摄影师合作，在阿拉斯加各地拍摄了合适的照片。

正如雷德伍德所说，我们能够得到更符合我们情况的图片，然后将其带回我们的组织，并说，"嘿，看！这里有很棒的图像，你觉得如何？"阿拉斯加土著部落健康协会的合作伙伴组织认为拥有这些照片是一个重大的进步，并要求健康协会为他们社区提供"为你定制"产品。

这些组织决定将明信片发送和照片直邮作为广泛覆盖患者群体最有效的方式。来自地区合作伙伴部落卫生组织的工作人员查看了"为你定制"上的新照片，并选择了他们认为会与所服务社区产生共鸣的图片，其中一张照片是一群在阿拉斯加地区采摘浆果的妇女（图8-5）。阿拉斯加土著部落健康协会还通过消息提醒来提示患者预约大肠直肠癌筛查。现在，导医会继续向患者发送如图8-5所示的明信片和其他"为你定制"的作品。雷德伍德发现在健康博览会上使用明信片特别有用，她邀请参加者在明信片上写下他们的姓名和地址，并提出会在他们有资格进行筛查时将明信片寄给他们。"我们发现这一策略对于推广非常有效"，雷德伍德说，"很多时候，他们应该立即进行筛查"。

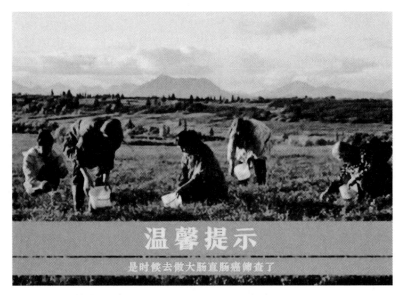

图8-5 "为你定制"上的照片

资料来源：圣路易斯华盛顿大学布朗学院的健康传播研究实验室。

　　"为你定制"的用户来自美国各地，代表了不同具有独特偏好、优势和挑战的社区。例如，"为你定制"用户可能需要为主要由非裔美国妇女组成的受众制作宫颈癌筛查插页。在"为你定制"平台选择插入内容后，用户可以通过设置"非裔美国人""30—49岁"和"户外"等条件来缩小图片选择范围，系统就会只显示符合这些条件的照片。在这个例子中，用户选择了一个年轻母亲和她女儿的照片。接下来，用户选择了一条可能吸引目标受众注意力并向其传达宫颈癌筛查重要性的信息。确定所选的照片后，用户将选择使用"家庭"主题的消息。对于"行动号召"——强调预防子宫颈癌具体步骤的信息——用户选择了一条催促读者进行子宫颈抹片检查的信息。最后，用户输入其联系方式信息，并上传一个当地机构的品牌徽标。图8-6展示的是该目标群体看到的插页设计。

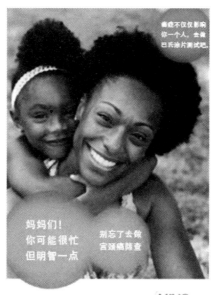

图8-6　"为你定制"，目标受众之一——30—49岁的非裔美国女性
资料来源：圣路易斯华盛顿大学布朗学院的健康传播研究实验室。

　　图8-7至图8-9都使用了相同的模板——一个可促进子宫颈癌筛查的"对话气泡插页"，尽管它是针对不同人群定制的。另一个用户可能会搜索"西班牙裔或拉丁裔""开心"的图片。图8-7的作品图像符合这些标准，鼓励西班牙裔和拉丁裔年轻女性注意自己的身体状况并接受子宫颈癌筛查。

在图 8-8 中，为了减少人们对癌症的焦虑，用户创建了宣传子宫颈癌筛查的材料。虽然整体设计仍然保持不变，但插入的文字内容会根据不同的目标受众需求而产生变化。

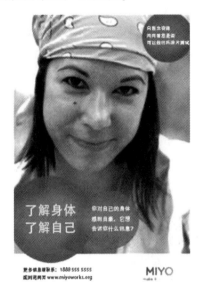 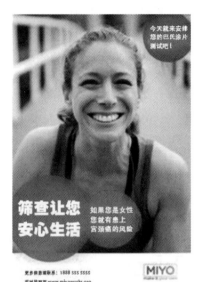

图 8-7　西班牙裔和拉丁裔人群目标受众
资料来源：圣路易斯华盛顿大学布朗学院的健康传播研究实验室。

图 8-8　套用"为你定制"模板的第三张插页
资料来源：圣路易斯华盛顿大学布朗学院的健康传播研究实验室。

这些例子仅仅是在"为你定制"平台上使用单个模板的三种情况。鉴于平台为每个健康主题提供了15—25个模板，有多种大小、布局以及大量的图像和信息可供选择，因此潜在的组合数量也迅速增加到了数千个。[16]

缩短健康差距的战略：长尾效应

"长尾"是指在产品销售的分布中，少数成功的产品具有广泛的吸引力，能带来可观的销售额，而数量更多的利基产品，它们的吸引力都比较小，带来的销售额也非常有限（分销的长尾）。[17]在大多数情况下，这些利基产品的销售额加在一起，实际上是可以和那些具有吸引力的产品相匹敌的。在公共健康领域，长尾理论可应用于解决健康差距等问题，这些差距会对某些"利基"群体的多样化"长尾"造成巨大影响，这些群体的需求通常无法通过为普通人群设计的方法得到满足。[18]

　　健康传播研究实验室的研究人员对 2011 年至 2013 年"为你定制"的产品数据进行了长尾分析。[18]结果显示，"为你定制"产品在广受欢迎的"头部"分布中更有可能呈现白人主题的图片。同时，少数群体和大肠直肠癌高危人群的图片更有可能落入"长尾"部分（图 8-9）。[18]正如预测的那样，"长尾"中的图片、信息和产品的数量加起来超过了最受欢迎的"头部"数量。"为你定制"运用的长尾方法让得不到充分服务的人群能够像大众一样轻松地创建循证资源，从而解决了健康差异问题。

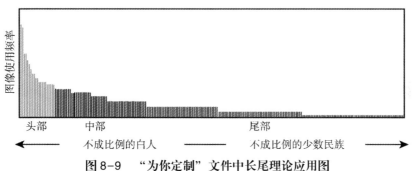

图 8-9　"为你定制"文件中长尾理论应用图

资料来源：圣路易斯华盛顿大学布朗学院健康传播研究实验室。

下一步

　　目前，"为你定制"平台支持与五个癌症预防和健康促进主题相关的传播。健康传播研究实验室的开发人员正在积极地将该平台拓展到其他《社区预防服务指南》推荐的干预领域中，如疫苗接种和预防性感染等领域，以及平台用户所要求的主题领域，例如临床试验招募。健康传播研究实验室研究人员还将评估该系统对组织实践和社区层面结果的影响。通过把技术、营销原则和循证方法相结合，"为你定制"平台增强了美国各地组织预防和控制癌症以及减小健康差异的能力。

参考文献

1. Zaza, S., P. A. Briss, K. W. Harris, The Guide to Community Preventive Services: What Works to Promote Health?, New York, NY: Oxford University Press, 2005.

2. Task Force on Community Preventive Services, "Recommendations for client-and Provider-directed Interventions to Increase Breast, Cervical, and Colorectal Cancer Screening", *Am J Prev Med*, Vol. 35, No. 1 (suppl.), 2008, pp. 21-25.

3. Baron, R. C., B. K. Rimer, R. J. Coates, et al., "Client - directed Interventions to Increase Community Access to Breast, Cervical, and Colorectal Cancer Screening: A Systematic Review", *Am. J. Prev. Med.*, Vol. 35, No. 1, 2008, pp. 56-66.

4. Minkler, M., N. Wallerstein, "Introduction to Community Based Participatory Research", in M. Minkler and N. Wallerstein, eds., *Community Based Participatory Research for Health*, 2003, San Francisco, CA: Jossey Bass, pp. 3-26.

5. Green, L., M. George, *Review and Recommendations for the Development of Participatory Research in Health Promotion in Canada*, Vancouver, BC: Royal Society of Canada, 1994.

6. Israel, B., A. Schulz, E. Parker, A. Becker, "A Review of Community-based Research: Assessing Partnership Approaches to Improve Public Health", *Annu Rev Public Health*, Vol. 19, 1998, pp. 173-202.

7. Goodman, R., M. Speers, K. McLeroy, et al., "Identifying and Defining the Dimensions of Community Capacity to Provide A Basis for Measurement", *Health Educ Behav*, Vol. 25, No. 3, 1998, pp. 258-278.

8. Israel, B., E. Eng, A, Schulz, et al., *Methods in Community-Based Participatory Research for Health*, 2005, San Francisco, CA: Jossey-Bass.

9. Jaworski, B., A. Kohli, "Co-creating the Voice of the Customer", in Lusch, R. F., and, Vargo, S. L., eds., *The Service-Dominant Logic of Marketing: Dialog, Debate, and Directions*, Armonk, NY: M. E. Sharpe, 2006, pp. 109-117.

10. Ramaswamy, V., "Co-Creating Value Through Customers' Experiences: the Nike Case", *Strategy & Leadership*, Vol. 36, No. 5, 2008, pp. 9-14.

11. Sanders, E. B. - N., and P. J. Stappers, "Co - creation and the New Landscapes of Design", *CoDesign: International Journal of CoCreation in Design and the Arts*, Vol. 4, No. 1, 2008, pp. 5-18.

12. Prahalad, C. K., V. Ramaswamy, "Co - creation Experiences: the Next Practice in Value Creation", *J Interactive Marketing*, Vol. 18, No. 3, 2004, pp. 5-14.

13. Ramaswamy, V., F. Gouillart, "Building the Co - creative Enterprise", *Harvard Business Review*, 2010, http：//hbr. org/2010/10/building-the-co-creative-enterprise/ar/1.

14. Ramaswamy, V., F. Gouillart, *The Power of Co - creation*, NY：Free Press, 2010.

15. Kelly, J. J., S. R. Alberts, F. Sacco, et al., "Colorectal Cancer in Alaska Native People, 2005 - 2009", *Gastrointest Cancer Res*, Vol. 5, No. 5, 2012, pp. 149-164.

16. Kreuter, M. W., M. E. Fernandez, M. Brown, et al., "Increasing Information-seeking about HPV Vaccination Through Community Partnerships in African American and Hispanic Communities", *Fam Community Health*, Vol. 35, No. 1, 2012, pp. 15-30.

17. Anderson, C., *The Long Tail：Why the Future of Business Is Selling Less of More* (*2nd ed.*), New York：Hyperion, 2008.

18. Kreuter, M. W., P. Hovmand, D. J. Pfeiffer, et al., "The 'Long Tail' and Public Health：New Thinking for Addressing Health Disparities", *Am J Public Health*, Vol. 104, No. 12, 2014, pp. 2271-2278.

资料来源：圣路易斯华盛顿大学布朗学院健康传播研究实验室。

行为定向（Behavioral Targeting）

有时人口统计学的差异不如行为意图重要，也不如患有疾病或健康状况那么重要。例如，考虑到想要怀孕的女性会对任何与婴儿有关的东西感兴趣，而不考虑生育的女性可能无视产前维生素、尿布之类的广告。这种行为对注重"孕前健康"的健康促进计划构成了挑战，这些计划包括为了预防神经管缺陷（Neural Tube Defects, NTD）而在怀孕前服用叶酸，注重饮食健康，避免喝酒、吸毒或吸烟等行为，从而为婴儿和母亲后续健康生活提供最好的准备。

另一个例子有关患病或健康状况如何影响人们对健康信息的关注。案例中，近期得知自己患有乳腺癌的女性通常很少注意到小册子封面上人物的种族，而更愿意看到和听到来自任何背景的女性成功战胜了这个疾病。

这种基于行为的差异有助于完善传递给消费者的信息。图 8-10 介绍了美国疾控中心的一种新的艾滋病病毒风险评估工具，它可以根据与艾滋病病毒风险相关的标准进行定制。这个工具根据用户生成的画像来创作度身定制的信息，包括使用术语来描述不同的情况。

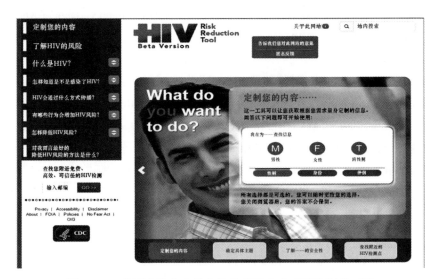

图 8-10　美国疾控中心的个性化艾滋病病毒风险评估工具

总而言之，定向是一种大众传媒战略。当我们使用定向策略时，我们希望制作出的材料能够吸引具有某些共同特征的受众群体。定向的目的是让我们的目标受众在这些材料中认识自己，并进行积极的回应，即使我们知道不能接触期望触及的每一个人。同时，那些我们预期外的受众面对这些信息和材料时，也会发现它们是有用的。

定制化

里默和奎特将定制化（tailoring）定义为通过收集和评估与特定健康状况相关的个人数据，确定最能满足个人独特需求的信息或策略，从而进行个性化传播的过程。[35]定制化的材料可以通过邮件、面对面互动、互联网以及现在最常见的智能手机等直接渠道与个人分享。正如雅各布·D. 詹森（Jacob D. Jensen）等人[36]所解释的：

感知信息相关性，即传播的信息与目标受众或其所处的情境多大程度上是相关或适用的，通常被视为定制化效果的关键中介变量[37]……定制化传播经常出现在详尽可能性模型中，该模型认为个人对某个主题或信息的卷入程度决定了他的信息处理模式。

如果把人口统计学变量、文化背景等非中心要素也纳入定制化范围，那么这种定制可谓详尽可能性模型的极致体现。此外，大多数定制材料都依赖基于理论的元素，如采用准备阶段（adoption readiness stage）、自我效能和结果期望以及信息框架。最后，也可以根据与个体相关度最高的干预信息进行定制。最近的文献综述[38]和元分析报告[39]称，从整体上来看，与非定制化的干预相比，定制化的干预有更多的优势。[40,41]

密歇根大学健康传播研究中心最近推出了第三版的定制系统。[42]它的网站上提供了你需要了解的有关定制健康传播信息和材料的视频。

社会化营销

我们将社会化营销归为专门的一类，因为虽然它在综合模型中被视为一种"实践策略"，但也提供了许多以受众为中心的干预理论。社会化营销的核心是行为经济学，包括交易的概念。《社区预防服务指南》支持开展健康传播活动，包括大众传播媒体和与健康有关的产品分发（最纯粹的形式即社会化营销），因为它们可以有效地改变健康行为。[43]社会化营销及其衍生品（预防营销和社区预防营销[44]）创造了一个基本的体系，我们在其中构建模型以了解事物如何运作，我们也可以完善这些模型从而使世界变得更美好。

为了促进亲社会观念和健康行为，社会化营销借鉴了商业中的生产和销售策略。R. 克雷格·列斐伏尔（R. Craig Lefebvre）和琼·A. 弗洛拉（June A. Flora）将其定义为"设计、实施并控制项目从而提高个人或多个目标受众群体对社会观念或实践［或产品］的可接受度。在过程中与目标人群积极互动，让他们自愿地花费时间和精力来满足自己的需求"[45]。

我们普遍认为是心理学家格哈特·维比（Gerhart Wiebe）提出了社会化营销概念。他问道："我们能像推销肥皂一样推销友爱吗？"[46]维贝认为，公众是否能接受一个有益于社会的想法，取决于其推广者采用商业营销方式的程度。随后，菲利普·科特勒（Philip Kolter）及其同事，[47]包括迈克尔·L. 罗斯柴尔德、[48]保罗·布卢姆（Paul Bloom）和威廉·诺威利（William Novelli）[49]以及艾伦·安德里亚森（Alan Andreasen），[50]将营销原则应用于一系列社会问题和产品。他们发现，产品越具象（它越像"肥皂"那样），价格、渠道、产品定位的营销组合就越可能获得成功。把传播转化为促销，让消费者对产品及其优点有所了解。相比之下，更抽象的产品，如"友爱"或"安全性行为"需要更多地使用隐喻式的营销组合。

社会化营销的永恒法则

安德里亚森[51]以及后来的杰夫·弗兰奇（Jeff French）和克莱夫·布莱尔·史蒂文斯（Clive Blair-Stevens）[52]提出了一些标准，可用于确定一种方法是否符合社会化营销中的最佳做法。① 本节将对这些标准进行介绍。

顾客导向

事实上，需要改变行为的人"最清楚"是什么能够促使他们作出这种改变。因此，社会化营销人员的工作就是通过调查确定进行怎样的顾客导向。

行为

社会化营销关注的是行为的实现，而不仅仅是行为前的知识、态度或信念。因此必须明确定义行为，并将其分为若干个步骤，然后通过宣传活动加以实现。

如果个人现在所做的并不是所期望的行为，这种情况被视为"竞争产品"，例如，吸烟之于戒烟。因此，营销人员须使用本节后文所介绍的工具，以凸显倡导的行为相较于当前的"竞争产品"有哪些好处。

细分

受众细分是一种基于数据，以确定与所提供的产品具有相关特征的人群的方法。私营部门的营销人员通常会订阅营销数据库，这些数据库根据购物、媒体选择、人口普查和其他收集到的数据将美国公众划分为非常狭窄的细分受众群，这些数据是在我们每次使用信用卡、打电话、上网或完成直接调查时被收

① http://www.thensmc.com/.

集的（越来越多是在我们不知情的情况下）。但是，若想将这些大数据（通过形成性研究收集的数据）转化为可用的受众目标就必须进行艰难的抉择，因为很少有项目的预算足以触及所有人。

克雷格·列斐伏尔是一位经验丰富的社会化营销专家，他用三个问题来确定使用的细分策略：①谁是风险最高的人？②谁是最愿意改变的人？③哪些群体是成功的关键？[53]这些策略也可以用于公共健康领域，因为政策制定者、中间群体和其他人都对项目的成功有影响。列斐伏尔还描述了其他几个在细分过程中需考虑到的关键特征：

- 人口统计特征只是进行细分的一个指导因素，不应该成为细分内容的全部。
- 细分是基于行为的具体细节，而不应泛化到无关的行为。
- 细分为如何定位这一群体、必须克服哪些障碍以及哪些措施能激励目标受众提供了指导。

基于合作的细分，即与包括目标受众在内的中间群体进行合作，通常是为了简化物流程序和降低营销成本。出于相同的原因，基于个人媒体偏好的渠道细分也非常流行。自从互联网出现以来，渠道细分的效果大大增加。为了产生最大的影响，大多数项目都会使用行为准备（behavioral readiness）或其他心理社会指标来进行细分。

目标人群定位是一种简略说法，表示你正在利用细分策略来触达特定受众，个性化则利用收集的信息，例如从网站上填写的表格和产品购买中获得的信息。介于二者之间的是"用户画像"（personas，营销世界中画像persona 的复数形式拼写）；像戏剧人物角色（dramatis personae）一样，基于营销的画像是有血有肉的，例如，图 8-11 就展示了美国疾控中心研发的青春期的"少年"画像。[54]这类画像应成为健康传播从业者创作信息和传播策略的基础。

方框 8-8 的案例展示了如何使用高度受众市场细分策略来传播预防吸烟和戒烟的理念。Rescue（一家行为改变营销机构）提出了"同辈群体"的概念来进行该项目的市场细分。

青少年一览 这些材料仅供说明使用。		
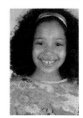	"没有手机我仿佛迷失了。我通过手机保持和所有朋友们的联系。我们每天都会发送短信和推特。我每天都登录脸书，没有一天不刷。"	**瑞文·博克斯特（Raven Boxter）（"天才"少年）** 北卡罗来纳州罗利 五年级，年龄：11 利用媒体完成多项任务（发信息、推特、看电视）。 承认自己是个"狂热青少年"，并不认为自己还是个孩子。 她的父母在她的生活中仍然扮演着重要的角色。 她去了一个夏令营，在那里学习了表演和摄影。 她密切关注自己的体重。她是足球队和游泳队的队员。
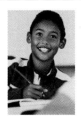	"我真的很想念我的爸爸。在这段时间里，我会在学校努力学习，让他为我感到骄傲。我晚上睡得不好，但是我的妈妈并不知道。"	**丹泽尔·莫斯（Denzel Moss）（"杰出成就者"少年）** 佐治亚州亚特兰大 六年级，年龄：12 他的父亲是驻阿富汗美军，通过 Skype 在线与他保持联系。 在学校中取得优异的成绩，得到朋友和老师的大力支持。 想去篮球夏令营，但是打篮球对于患有哮喘病的他来说是一个挑战。
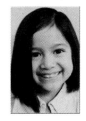	"我从未在墨西哥生活过，但是当人们见到我时，他们就会认定我是从那儿来的。我为自己是美国人而感到自豪。"	**玛丽亚·弗朗西斯卡·达维拉（Maria Francisca Davila）（"第一代墨西哥裔美国人"少年）** 得克萨斯州圣安东尼奥 四年级，年龄：10 她的父母是墨西哥移民；她在他们移民美国五年后出生。 她在学校学会了说英文，但在家里与家人讲西班牙语。 喜欢电视并观看《汉娜·蒙塔纳》（Hannah Montana）和迪士尼节目。 和她的美国朋友相处得很好，并向他们介绍她的墨西哥裔美国人文化。 身体健康，但担心母亲的 II 型糖尿病。

图 8-11　少年画像

资料来源：CDC，ADC，Division of Communication Services，http：//www.cdc.gov/healthmarketing/resources.htm#insights.

方框8-8 个案研究：通过同辈群体规范来改变行为

罗斯·谢戈格

行为改变的简介

改变青少年健康行为有多种形式。政策改革和健康教育是最常用的策略，但它们绝不是公共健康从业者唯一可用的策略。事实上，即使有政策大力提倡废除一些如吸烟和酗酒的行为，而且人们已经普遍认识到这些行为对健康造成了负面影响，这些行为仍然会继续存在。由于这些难以根除的行为，社会规范往往成为行为改变的障碍。但同时，这些规范也可以用来推动它们在这些人群中所抑制的改变。本个案研究回顾了弗吉尼亚州健康青年基金会（Virginia Foundation for Healthy Youth，VFHY）如何与营销合作伙伴 Rescue 一起利用青少年文化和规范的相关知识来传递针对性极强的行为改变信息。

烟草业的教训

100多年来，烟草业一直利用市场营销将吸烟常规化。最典型的例子是1929年在美国发起了一项旨在提高女性吸烟率的倡议，称为"自由火炬"。当时，女性吸烟是禁忌。为了改变这种观念，美国烟草公司聘请了公共关系领域的先驱爱德华·伯纳斯（Edward Bernays），将妇女选举权运动和吸烟联系起来。作为他战略的一部分，伯纳斯告诉新闻界，在这一年的纽约市复活节游行期间，年轻女性将通过点燃"自由火炬"来捍卫自己的权利。然后他雇用了年轻女性来参与这项活动，在游行中戏剧般地点燃她们的香烟。最终这项计划取得圆满的成功，全国各地的报纸头条都将妇女选举权运动与吸烟联系在一起，在一夜之间就创造了一种新的规范。突然间，吸烟与独立女性的形象相提并论，对认同选举权运动的妇女施加了使用烟草的压力。在那之后，妇女的烟草销售额开始上升。[1]

如今，烟草行业继续采用营销策略，将个人身份与烟草使用联系起来。例如，男子气概的牛仔、艺术摇滚歌手和嘻哈DJ的形象经常被万宝路（Marlboro）、骆驼（Camel）和古尔（Kool）等品牌使用在烟草广告中。新品牌不断建立，吸引着特定亚文化群体中的潜在新用户。实际上，如今市面上有数十种香烟品牌，吸引不同的人群。在1929年，一个简单的象征性举动就足以促发成千上万名的女性吸烟。相比之下，如今多样化的品牌选择使烟草业与客户建立了更深入且更微妙的关系。这些品牌如此的强大，以至无论是政策的严格限制，还是烟草健康风险的广泛宣传，都不曾遏制对吸烟的鼓动。反过来，如果我们要进一步减少青少年的烟草使用，就必须改变这些品牌创造的推动烟草使用的规范。

身份，吸烟和同辈群体

根据美国疾控中心提供的青少年风险行为调查（Youth Risk Behavior Survey，YRBS）数据，2013 年高中生吸烟率降到了 15.7% 的历史最低水平。虽然吸烟的青少年只有不到六分之一，但青少年吸烟者在每个社会群体中的分布并不均匀。事实上，一些青少年社会群体中可能并不存在吸烟者，而其他群体的大多数成员都可能会吸烟。这种差异与有据可查的研究一致，该研究表明，人们会受到所属社会群体的行为的强烈影响。[2] 因此为了进一步减少青少年对烟草的使用，我们必须了解哪些青少年社会群体会冒着风险继续吸烟，以及哪些群体不再具有吸烟风险。

虽然美国有数百万个青少年社会群体，但这些群体通常都有许多相似之处。行为改变营销机构 Rescue 的研究表明，青少年在全国大约由五个不同的"同辈群体"组成。同辈群体是指具有相似的兴趣、生活方式、影响力和习惯的同辈人群在宏观层面的联系。虽然青少年在当地有一个可以与之交流的同辈群体，但这个青少年和这个当地的同辈群体都属于一个更大的"同辈群体"，他们在不同地理区域具有显著的文化相似性。Rescue 使用一种基于照片的研究方法来确定这些"同辈群体"，这种方法使年轻人能够直观地描述他们学校和/或社区中社会群体的组织情况。Rescue 在 20 个州的研究中使用该方法，他们发现大多数青少年都认同以下五个同辈群体中的一个或多个：主流文化、学院派（Preppy）、嘻哈群体、乡村和另类群体。

相似的兴趣、价值观和习惯是这些同辈群体的核心特征，因此在设计针对他们的营销信息时应该考虑到这些特征。如果一项活动是面向"所有青少年"的，它就无法反映每个特定同辈群体的细微差别。因此，针对"所有青少年"的活动往往更容易吸引那些处于青少年文化中心的人，而 Rescue 发现他们都是主流文化群体或学院派同辈群体中的青少年。相比之下，在六个人之中就有一个吸烟的青少年往往处于青少年文化的边缘，其中主要包括另类、乡村和嘻哈的同辈群体。因此，主要针对主流文化群体或学院派同辈群体的活动并不是目前触及吸烟青少年最有效的手段。为了找到一种更有效的方法来帮助处于吸烟风险中的青少年，弗吉尼亚州健康青年基金会在弗吉尼亚州资助了一项针对初中生和高中生的全州性调查，该调查测量了同辈群体吸烟的情况。参与这项研究的 3537 名学生中，各组之间的差异很大，如表 8-5 所示。

表 8-5 2011 年美国弗吉尼亚州初中生和高中生*的吸烟状况

同辈群体	过去 30 天的吸烟率
主流	9%
学院	15%
嘻哈	25%
乡村	28%
另类	30%

*在统计调查前 30 天内吸烟 1 天或超过 1 天的中学生百分比。数据首次收集于 2011 年。
资料来源：Rescue Social Change Group.

　　与 Rescue 在美国的定性研究结果一致，这项研究显示主流青少年和学院派青少年吸烟的可能性较低。事实上，基于照片的研究方法得出的结果表明，主流或学院派同辈群体中自我认同的青少年越多，他们吸烟的可能性就越小。相比之下，青少年对嘻哈、乡村或另类群体的认同感越高，吸烟的可能性就越大。这一发现揭示了弗吉尼亚州健康青年基金会和 Rescue 在进行反烟草活动时所面临的一个挑战：尽管广泛针对青少年的活动会触及大量的青少年，但这些青少年大多是主流或学院派同辈群体，有着较低的吸烟率。因此，触及高吸烟率的青少年群体，需要采取不同的方法。

同辈群体的细分：价值和兴趣
　　细分是将一个群体根据相似的行为方式或需求划分为不同部分的过程。在公共健康领域中，人口通常按照年龄、性别、种族/民族和/或收入进行细分。然而，当涉及青少年吸烟时，这些人口统计细分可能就无法提供完整的情况。弗吉尼亚州的研究表明，同辈群体类别对青少年成员吸烟有高度的预测能力。因此，弗吉尼亚州健康青年基金会决定为乡村、嘻哈和另类青少年进行基于细分的干预措施。全州的研究显示，虽然这三个同辈群体只占弗吉尼亚青少年的 49%，但它们却占了青少年吸烟总数的 84.4%。

　　为了触及这三个同辈群体，弗吉尼亚州健康青年基金会不得不开展三个不同的活动。虽然这种方法需要做好更多的前期工作，但人们认为其潜在的好处在很大程度上超过了额外付出的努力。同辈群体细分还有一个关键的好处就是能够以更真实的方式与每个同辈人群进行沟通。例如，一个针对"所有青少年"的活动要想尽可能地让更多青少年产生共鸣，就必须谨慎地描述普遍的情况、图片或环境。在这样的活动中，信息传递必须是广泛的，必须让大多数接触它的青少年都能够理解。相比之下，一个针对单一同辈群体（如另类青少年）的活动，就可以展示在另类青少年文化相关的环境中他们拒绝吸烟的图片，来反映同辈群体的特殊兴趣、价值观和习惯。这种定制化的信息可能会给人以这样的印象：活动信息是来自同龄人群本身的，而不是来自外部的"成人"权威机构（如卫生部门），他们可能并不具有足够的文化相关性，效果也会大打折扣。

基于同辈群体细分的活动是准确而真实的，因为它们都表达了该同辈群体的独特价值观。例如，Rescue 的研究发现，乡村青少年重视独立和自由。而另类青少年则具有较强的反主流文化和反大行业的价值观。因此，反对烟草业的有关信息很可能无法在乡村青少年中产生预期效果，因为他们信奉个人责任，认为企业有权利随心所欲推销其产品。相反，同样的信息对另类青少年来说可能特别有效，因为他们通常会拒绝大公司不道德行为的提议。一个将所有青少年都视为同质群体的活动无法吸引这些价值观相左的人群，因此不得不放弃一部分的受众，或者避免传达这一信息给所有受众。这种"最小公分母"式的信息传递方式使得针对普罗大众的活动难以将深刻且有影响力的信息传递给最需要的人。相反，针对同辈群体的活动可以传递真实的信息，利用同辈群体的价值观来激励其成员发生改变。弗吉尼亚州健康青年基金会和 Rescue 为此共同努力，开展了三个预防吸烟的活动，与弗吉尼亚州的每个高吸烟风险的同辈群体进行了真诚的沟通。

通过"社交品牌"在弗吉尼亚州触及三个不同的同辈群体

为了接触最难触及的青少年，Rescue 使用了一种称为社交品牌的策略。社交品牌是一种行为改变营销策略，它依靠针对同辈群体的品牌，通过互动和高度程式化的营销策略将健康行为与某种理想生活方式联系起来。与所有商业品牌（包括香烟品牌）类似，社交品牌是专门针对某一群体而设计的。社交品牌是活动的组成元素，其品牌个性体现了该群体高度认可的所有特征。社交品牌活动的目的是通过打破不健康行为和同辈群体身份之间的关联，赋予成为特定群体成员不同的意义。

在弗吉尼亚州，另类青少年、乡村青少年和嘻哈青少年是具有较高吸烟风险的同辈群体，因此 Rescue 针对这三个群体推出了相应的社会品牌。每个品牌的设计初衷都是打破烟草使用与同辈群体价值观之间的关联。

- 社交品牌 1：Syke

"Syke"活动于 2009 年在弗吉尼亚州推出，目的是触及另类同辈群体（图 8-12）。活动选择在另类青少年进行社交和吸烟的地方进行，例如摇滚音乐会现场，以及传统媒体和数字媒体渠道，另类青少年在这些媒体上会接触把无烟生活与其价值观相结合的信息。活动采用了各种方法来触达目标受众：

■ 体验式营销，例如另类青少年在摇滚音乐会中可以直接接触信息，感受现场的互动体验。

■ 品牌大使，他们是在另类同辈群体中具有社会影响力的青年成员，他们接受过培训，能够进行点对点反烟草信息传播。

■ 直邮，由于青少年很少收到自己的邮件，因此这种传递信息的方法比较聚焦且有针对性。

■ 网络、付费数字媒体和便利的社交媒体，包括在脸书、Instagram、推特和油管上进行战略性的信息传播和参与，其目的是与另类青少年建立关系，引起他们的兴趣，加强媒体/信息传递并引发有关活动信息的全面讨论。

■ 传统媒体，可以将活动信息传递给全州范围内的受众，同时通过其他策略加强活动的文化权威性。

为了检验该活动在减少烟草使用方面的有效性，在里士满和北弗吉尼亚州的摇滚音乐会现场采用"时间—地点"抽样方法进行了一项基线调查，并于2011—2014年在"全年龄段"（All ages）摇滚音乐会上进行了4次跟踪调查，研究他们对"Syke"活动的了解和接受程度，以及活动与吸烟行为之间的关系。

在发起"Syke"活动之前，摇滚音乐会上有37.6%的青少年是吸烟者，这将近是该州普遍吸烟率19.7%的两倍。2011—2014年，所有参与摇滚音乐会的青少年在过去30天中的吸烟率平均降低了35.9%。这种降低在另类青少年中体现得尤为明显，他们的吸烟率下降了49.7%，而非另类青少年的吸烟率仅下降了26.7%。

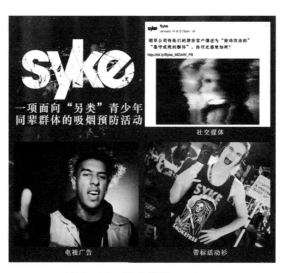

图 8-12　社交品牌 1：Syke

资料来源：Rescue Social Change Group.

社交品牌 2：堕落与肮脏（Down and Dirty）

乡村青少年更有可能使用烟草，包括嚼用烟草和香烟。与城市和郊区青少年相比，乡村青少年的烟草使用率下降得更慢，可见旨在减少烟草使用的大众媒体活动和政策并未成功触及这一人群。[3] 在乡村青少年中，乡村同辈群体的烟草使用风险最高，他们也是农村地区最主要的青少年群体。形成性研究发现，乡村青少年认同的生活方式体现在户外生活、狩猎以及"泥浆"卡车大赛等方面。此外，研究表明，这一群体并未对过去的禁烟营销活动给予重视，因为这些活动没有反映其文化或价值观。

为了应对预防吸烟方面的悬殊和差距，Rescue 专门为弗吉尼亚州的乡村青少年推出了一项名为"堕落与肮脏"的活动（图 8-13）。由于脸书仍然是乡村同辈群体青少年首选的社交媒体平台，因此该活动在脸书上通过付费数字广告和在线讨论来接触并吸引目标受众。该活动基于人口统计特征、地理以及兴趣等细分要素进行定位，节约了成本，通过仅仅触及这些高吸烟风险人群来减少浪费。

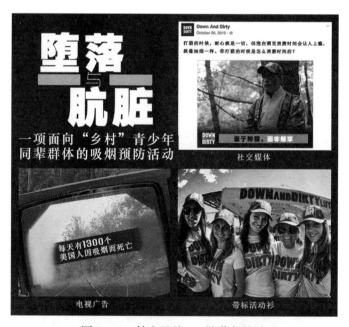

图 8-13　社交品牌 2：堕落与肮脏

资料来源：Rescue Social Change Group.

与"Syke"相似，该活动也提供了不同的线上内容，包括与目标群体文化相关的生活方式的帖子，从而吸引受众，向他们表明该活动也是他们文化的一部分。该活动侧重于与乡村群体相关的活动，例如狩猎，或驾驶四轮驱动车辆（"4×4英寸"）在泥泞中穿行。烟草预防的内容提供以乡村青少年价值观为基础的信息，例如使用烟草会如何影响年轻的兄弟姐妹们，并阻碍他们过上自由和独立的生活。此外，该活动还使用现场活动赞助（in-person event sponsorships）来直接触及目标人群，并让他们参与活动。最后，就是利用传统媒体，包括电视和广播广告来传递相关信息，把乡村青少年的价值观与无烟草生活方式联系起来。对于这些同辈群体来说，针对性强的大众媒介是在农村地区传播信息的主要载体。

在弗吉尼亚州，"堕落与肮脏"活动吸引了超过25000名乡村青少年关注该活动的脸书主页，视频浏览量达到50万次。对该活动的年度在线评估显示活动实施的两年后，烟草使用量有所减少。

社交品牌3：新鲜社会（Fresh Society）

弗吉尼亚州第三高风险的同辈群体是嘻哈同辈群体。如今，嘻哈同辈群体支撑着一个价值数十亿美元的产业，它影响着美国从政治到时尚再到技术创新各个层面的文化。一种开始可能处于社会边缘的文化如今已深深地根植于当代青少年文化中，以至嘻哈文化直接改变或影响了大多数美国青少年的生活。无论是否直接属于嘻哈同辈群体，青少年都能从嘻哈文化各个层面的艺术家那里获得更多想法、产品、时尚和意象。[4] 随着嘻哈文化渗透到青少年生活的方方面面，它的影响既有显性的，也有隐性的，包括如何描述吸烟。

Rescue的研究显示，在一个认为尊重极为重要的文化环境中，嘻哈青少年把使用烟草当作一种展现力量和韧性的方式。基于受众洞察，Rescue在弗吉尼亚州推出了一项结合数字媒体、社交媒体及传统媒体的"新鲜社会"活动（图8-14）。长期以来，烟草业总是将嘻哈文化与吸烟联系在一起。该活动力图改变这点，把嘻哈群体的价值观与无烟生活联系起来。

"新鲜社会"活动致力于成为嘻哈同辈群体中受欢迎的著名社会领袖，因此它创建了一个平台，传播有力的反烟草信息，以切实地影响嘻哈青少年。该活动利用推特、脸书、Tumblr和油管等网络媒体来传递信息。线上讨论有利于提升参与度，而传统媒体则在全州范围内强化信息宣传。

"Syke""堕落与肮脏"和"新鲜社会"等活动共同传递信息并让处于青少年文化边缘的群体参与其中。弗吉尼亚州健康青年基金会和Rescue根据青少年的身份和社会群体对他们进行细分，有针对性地定制信息，希望改变具有高吸烟风险青少年的独特价值观，从而将吸烟率降到新低。

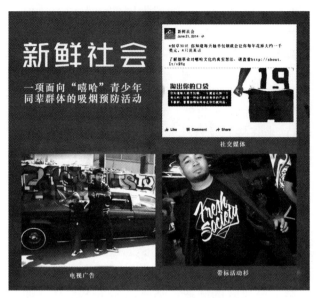

图 8-14　社交品牌 3：新鲜社会

资料来源：Rescue Social Change Group.

参考文献

1. Amos，A.，M. Haglund，"From Social Taboo to 'Torch of Freedom'：The Marketing of Cigarettes to Women"，*Tob Control*，Vol. 9，No. 1，2000.

2. Eaton，D. K.，L. Kann，S. Kinchen，et al.，"Youth Behavior Surveillance—United States，2011"，*MMWR Surveill Summ*，Vol. 61，No. 4，2012，pp. 1-162.

3. Lantz，P. M.，P. D. Jacobson，K. E. Warner，et al.，"Investing in Youth Tobacco Control：A Review of Smoking Prevention and Control Strategies"，*Tob Control*，Vol. 9，No. 1，2000，pp. 47-63.

4. Klein，N.，"No logo"，http：//www. naomiklein. org/no-logo.

资料来源：Rescue Social Change Group.

交易：利益、障碍与竞争

商业营销对健康传播领域的主要贡献是强调了产品或服务在消费者心中的核心地位。一句老的广告语教导销售人员要"卖牛排的滋滋声，而不是牛排"。

因此你很少看到餐厅用一大块生牛肉进行推销。相反，你会看到褐色的肉在烤架上汁溢四溅。之所以使用此策略，是因为制造商创造的产品属性并不等同于消费者所感知到的产品的好处。因此，牙膏经销商并不会推销牙膏的薄荷味，而是直接强调口气清新的好处或间接强调性吸引力。由油、表面活性剂和香料混合而成的香皂，被宣传为一种使你的皮肤柔软光滑的产品，让你闻起来很香，而且让你更具性吸引力。正如这些例子所展示的那样，要与其他替代产品进行竞争，就要宣传产品、服务或理念的好处，而非化学成分或其他枯燥的细节。因此，广告主已经学会了调查消费者对产品的需求或喜好，从而根据这些需求来完善他们的营销信息。公共健康从业人员也需要这样做。

消费者心智中会有许多阻碍产品购买的因素，例如收益。需求价格弹性[55]这一经济学概念表明，这些阻碍因素并不是普遍的，对于个人来说也不一定是稳定的。成本通常被视为购买产品最重要的障碍。即便如此，如果消费者认为产品具有很高的价值，价格就不那么重要了。这个概念有点有悖常理，但高价格弹性表明，当一种商品价格上涨时，消费者就会减少购买，而当价格下跌时，消费者就会购买得更多。低价格弹性意味着价格变动对产品需求的影响很小。这么看来，香烟的价格弹性较低，而绿色蔬菜和水果的价格弹性较高。一方面，增加烟草制品附加税的策略确实减少了成年人吸烟率，但对于年轻吸烟者的影响较小；另一方面，水果和蔬菜消费的主要障碍似乎是这些食品在许多人口群体中的可得性和价格。许多公共健康从业人员将肥胖流行病部分归咎于快餐的高价格弹性，认为当快餐以更便宜的价格出售时，人们就会购买更多的快餐。

事实上，成本并不是影响采取健康行为的唯一障碍。在许多情况下，主要的障碍是心理上的，包括先入为主的态度和对社会公认规范的感知。尤其是对年轻人而言，他们的朋友会怎么想，或者他们认为他们的朋友会怎么做，这些都对行为改变至关重要。健康传播从业人员需要发现并提升感知利益，才能够消除他们在进行健康选择时的大量感知障碍，即便这些健康行为的好处是显而易见的。

最后，竞争指的是去了解目标用户现在正在做什么，或正在使用什么产品，而不是去宣传能够改善他们健康的行为或产品。有时这只是使用品牌 X 来替代品牌 Y 的问题。但有时，互相竞争的行为或产品可能并不属于同一个领域——比如用牙齿代替剪刀，或者喝含糖苏打水而不是低脂奶。正如这些例子所呈现的那样，我们从市场营销学到的是，竞争的产品或服务可能来自完全不同的领域。我们可能无法想象我们向目标受众提出的健康理念要与它们相竞争。在发展中国家引入健康理念时，不同领域的替代产品或服务尤为重要。每一种健康传播策略都必须尊重受众的现有习惯和偏好，比如他们可能迷信偏方，或习惯使用无实际效用的天然产品来代替避孕药具、维生素、疫苗和某些公共卫生干预措施。

范例和资源

我们可以举出许多社会化营销活动的例子，包括"不让朋友酒后驾车"的活动、回收利用和其他绿色产品项目，以及发展中国家销售的大多数补贴保健产品（如口服补液盐、避孕药）。最新的案例请参阅健康传播能力协作项目（Health Communication Capacity Collaborative，HC3）[①] 和健康知识项目[②]（Knowledge for Health project）的网站。

社会化营销领域广阔，文献众多。本节之所以选择介绍这些要素，是因为它们对健康传播规划至关重要，无论是在医患传播、健康教育还是在社会动员中，都不容忽视。

结论：下一步是什么？

> 理论作为探究的出发点，具有很强的生命力。在比较理论时，我们不仅要了解它们所解释的内容，它们在过去提供了多少证据来证实其真实性，还要了解它们有哪些需要改进的地方，以及将来可以解决哪些问题。[56(p53)]

正如拉尔夫·施瓦泽（Ralf Schwarzer）所说的，我们长期坚持使用健康传播理论，也许不仅仅是用它们来预测事情会如何发展。只有最具学术水平的健康传播研究人员才能设计出真正检验理论的研究。而已发表的绝大多数研究成

---

① http：//healthcommcapacity.org/about/usaidmissions/.
② https：//www.k4health.org/about-k4health.

果都集中于把理论构念应用在特定人群和问题上。当基于经过验证的理论构念（例如"创造自我效能"）的实验没有产生预期效果时，我们会去寻找实验设计中的混淆因素或缺陷，但我们很少会责怪这个理论。

凯瑟琳·J. 海德（Katherine J. Head）和赛斯·M. 诺尔以理性行为方法进行个案研究，对行为理论提出了以下建议：[57]

- 应明确理论的领域。也就是说，该理论是用于预测行为，还是用于建立干预？
- 理论在某一具体应用中的效用（例如，对癌症患者有效，但对感染艾滋病病毒者无效）应该胜过其在大多数行为中的普适性。
- 需要有明确的标准来增加、修改或删除理论中的变量——尤其是使用元分析生成的数据时。
- 负责健康行为研究的组织，如美国国立卫生研究院，应该对理论的发展给予关注，并将其提交给公众或专家小组进行评估。

安妮格雷特·F. 汉纳瓦（Annegret F. Hannawa）和盖瑞·L. 克雷普斯（Gary L. Kreps）等人也认为我们在推出新理论方面表现不佳，这可能与许多健康传播研究的应用性质[58]（例如，很难获得政府的资金来研究适用于多种疾病或特定疾病的传播机制）以及该领域长期以来的整体性资金匮乏有关。为了促进这一领域的发展，美国国家癌症研究所开发了一个网格化测量数据库[59]（Grid-Enabled Measures Database）以分享与理论构念相关的测量方法。有了这个数据库，如果你想在烟草控制等问题中应用一个特定的理论构念，例如"态度"，你可以借鉴被广泛使用的与理论相关的测量方法。当研究人员采用同样的方法时，他们的研究也更易于被纳入干预效果的元分析中。

美国国立卫生研究院的行为与社会科学研究所（the Office of Behavioral and Social Science Research，OBSSR）最近采用了一种实验医学方法来检验自我调节、压力反应和抗压性、人际/社会过程的特定驱动因素和分析方法（测量方法）——研究所将其定义为行为控制的三个核心领域。[60]方框 8-9 介绍了美国国立卫生研究院共同基金的行为改变科学项目对这三个领域的定义。

方框 8-9　美国国立卫生研究院共同基金关于行为改变科学的三个领域的定义

自我调节

自我调节和自我控制的概念所处的语意网络（nomological network）非常广泛，这些语意网络包含一系列以假设机制、目标或行为表型为核心的构念，这些构念被运用在许多健康行为和行为改变相关的研究中。自我调节的构念反映了多个机制和过程，有些有所不同，有些相互重叠，其发展轨迹并不清晰。这表明需要进行更多的交叉验证，通过在一个项目中重复进行实验操作，使用来自其他研究的独立测量技术以及交叉校准，来比较不同项目的研究结果。在这些项目中，对自我调节/自我控制的测量使用了不同的测量方法，难以进行重新评估。其目标是确定对自我控制/自我调节的不同测量方法在何种程度上采用了不同的机制或重复的机制，以及在不同人群、实验室和年龄组中的测量是否有类似的结果。此外，研究还需要确定哪些测量方法适用于哪些情境，哪些方法是多余的，以及哪些方法能真正评估干预措施所涉及的目标，这些目标与行为改变有切实的关系。

压力和压力反应

慢性和急性压力都与不良的健康行为有关。个体对威胁的高度敏感性可能会构成一种压力反应表型，使其在面对压力源时容易产生不适应的行为和心理反应。尽管在许多情况下，压力与自我调节的过程密切相关，但研究人员已经注意到，压力反应系统似乎有一套自己的目标设定、后续行为以及生理影响，这意味着需要额外的干预和调节策略。然而，对于行为改变研究者来说，目前对压力暴露和压力反应的测量（例如压力暴露清单、日常皮质醇节律）并不方便或难以运用到实际实验中。在观察性研究和临床研究中，压力测量技术未来的进步有望使其被入行为改变研究。

人际和社会过程

社会伙伴和社会网络成员对健康行为的影响是一项实质性研究课题，并且已经明确了诸多机制来解释社会对个人行为的影响。有强大的社会变量可以支持或阻碍健康行为（例如依恋联盟、安全社会团体、孤独/社交联系）。此外，人们对信息中的社会信号以及行为的社会价值也很敏感。除了分析人际机制（例如个人自述、个人生理或神经反应）的个体效果，还需要对人际机制全面评估，对推定的因果过程进行系统的观察编码。

作为调节变量的环境因素

在以环境为目标的行为改变方法中，最为突出的是基于行为经济学的方法。行为经济学涉及对影响选择的心理、社会、认知和情绪等因素的研究，包括选择与健康相关的行为（例如吃不健康的食物、久坐不动或积极运动）。研究表明，个人决策对认知偏差（例如默认偏差）很敏感，这些偏差很难直接进行干预（在个体内部），但有可能通过对环境的干预来实现（对推动人们的特定决策或行为的"选择架构"进行操控）。已有研究探索了如何利用环境操纵来引发大规模的行为改变，以及环境因素和行为改变目标如何在个人层面（例如自我调节，压力反应）和人际层面上相互作用。

NIH Common Fund, "Science of Behavior Change Domains", http://commonfund.nih.gov/behavior-change/meetings/sobc06232014/index.

随着我们对神经科学、认知和行动之间的了解不断加深，可以预见理论检验和完善程度会越来越高。同时，从业人员可以自信地在健康传播战略中应用这些行为改变理论和方法，通常能够获得积极效果。

附录 8A 是一个研究信息感知价值的典型例子。

总　　结

本章问题

1. 解释在健康传播规划中使用理论的原因，并引用本章中一个具体的例子。

2. 综合模型与社会认知理论或跨理论模型有何不同？

3. 健康传播中的说服理论/模型与行为改变理论/模型有何不同？

4. 为什么旨在恐吓目标受众的传播和干预措施会适得其反？此方法对哪种类型的信息有用？

5. 描述理论方法、实践策略和活动或渠道之间的区别。

6. 公共健康传播从业者可以从私营部门学到哪些有关消费者的观点？

参考文献

1. Blumenthal − Barby, J. S., H. Burroughs, "Seeking Better Health Care Outcomes：The Ethics of Using the 'Nudge'." *Am J Bioethics*, Vol. 12, No. 2, 2012, pp. 1−10.

2. Thaler, R. H., C. R. Sunstein, Nudge, *Improving Decisions About Health, Wealth, and Happiness*, New Haven, CT：Yale University Press, 2008.

3. Finighan, R., "Beyond Nudge：The Potential of Behavioral Policy", Melbourne Institute Policy Brief No. 4/15, July 2015, https：//www. melbourneinstitute. com/ downloads/policy_ briefs_ series/pb2015n04. pdf.

4. Anderson, K., "Utilitarianism：The Greatest Good for the Greatest − number", May 27, 2004, https：//www. probe. org/utilitarianism−the−greatest−good−for− the−greatest−number/.

5. Short, J. E., "How Much Media? 2013 Report on American Consumers", October 2013, http：//classic. marshall. usc. edu/assets/161/25995. pdf.

6. National Cancer Institute, *Theory at a Glance：A Guide for Health Promotion Practice*（*2nd ed.*）, NIH Publication No. 05−3896, 2005.

7. Tierney, W. G., M. W. Sallee, "Praxis", *The Sage Encyclopedia of Qualitative Research Methods*, Thousand Oaks, CA：Sage, 2008.

8. Hochbaum, B. M., *Public Participation in Medical Screening Programs：A Socio− Psychological Study*, Washington, DC：U. S. Department of Health Education, and Welfare, 1958.

9. Rosenstock, I. M., "Historical Origins of the Health Belief Model", *Health Educ Monogr*, Vol. 2, 1974, pp. 328−335.

10. Prochaska, J. O., and C. C. DiClemente, "Stages and Processes of Self−change of Smoking：Toward an Integrative Model of Change", *J Consult Clin Psychol*, Vol. 51, No. 3, 1983, pp. 390−395.

11. Maibach, E. W., D. Cotton, "Moving People to Behavior Change：A Staged Social Cognitive Approach to Message Design", in E. W. Maibach and E. L. Parrot, eds., *Designing Health Messages：Approaches from Communication*

Theory and Public Health Practice, Thousand Oaks, CA: Sage, 1995, pp. 41-64.

12. Boston University School of Public Health, "Social Cognitive Theory", January 6, 2016, http://sphweb.bumc.bu.edu/otlt/MPH-Modules/SB/SB721-Models/SB721-Models5.html.

13. Weinstein, N. D., P. M. Sandman, "A Model of the Precaution Adoption Process: Evidence from Home Radon Testing", *Health Psychol*, Vol. 11, No. 3, 1992, pp. 170-180.

14. Ajzen, I, D. Albarracin, R. Hornik, *Prediction and Change of Health Behavior: The Reasoned Action Approach*, Mawah, NJ: Lawrence Erlbaum Associates, 2007.

15. Fishbein, M., I, Ajzen, Belief, *Attitude, Intention, and Behavior: An Introduction to Theory and Research Reading*, MA: Addison-Wesley, 1975.

16. Ajzen, I, "The Theory of Planned Behavior", *Org Behav Hum Decision Proc*, Vol. 50, 1991, pp. 179-211.

17. Ajzen, I, D. Albarracin, R. Hornik, *Prediction and Change of Health Behavior: The Reasoned Action Approach*, Mawah, NJ: Lawrence Erlbaum Associates, 2007.

18. Petty, R. E., J. T. Cacioppo, "The Elaboration Likelihood Model of Persuasion", *Adv Exp Soc Psychol*, Vol. 19, 1986.

19. Rogers, E. M., *Diffusion of Innovations* (4th ed.), New York: Free Press, 1995.

20. Gladwell, M., *The Tipping Point, How Little Things Can Make a Big Difference*, NY: Time Warner Book Group, 2002.

21. Gainforth, H. L., W. Cao, A. E. Latimer-Cheung, "Message framing and parents' intentions to have their children vaccinated against HPV", *Public Health Nurs*, Vol. 29, No. 6, 2012, pp. 542-552.

22. Centers for Disease Control and Prevention, "Put vaccination on your back-to-school-list", August 5, 2015, http://www.cdc.gov/features/hpvvaccine.

23. McGuire, W. J., "The Effectiveness of Supportive and Refutational Defenses in

Immunizing and Restoring Beliefs Against Persuasion", *Sociometry*, Vol. 24, 1961, pp. 184-197.

24. McGuire, W. J. , "Resistance to Persuasion Conferred by Active and Passive Prior Refutation of the Same and Alternative Counterarguments", *J Abnorm Soc Psychol*, Vol. 63, 1961, pp. 326-332.

25. Banas, J. A. , G. Miller, "A Meta - analysis of Research on Inoculation Theory", *Comm Monogr*, Vol. 77, No. 3, 2010, pp. 281-311.

26. Witte, K. , "Fear as Motivation, Fear as Inhibition: Using the Extended Parallel Process Model to Explain Fear Appeal Successes and Failures", in P. A. Anderson and L. K. Guerrero, eds. , *Handbook of Communication and E-motion: Research, Theory, Applications, and Contexts*, San Diego, CA: Academic Press, 1998, pp. 423-450.

27. World Health Organization, Regional Office for the Eastern Mediterranean, *Health Education: Theoretical Concepts, Effective Strategies and Core Competencies: A Foundation Document to Guide Capacity Development of Health Educators*, Nasr City: Cairo: World Health Organization, Regional Office for the Eastern Mediterranean, 2012.

28. Whiting, A. , D. Williams, "Why People Use Social Media: A Uses and Gratifications Approach", *Qual Market Res*, Vol. 16, No. 4, 2013, p. 369.

29. Daft, R. L. , R. H. Lengel, "Information Richness: A New Approach to Managerial Behavior and Organization Design", *Res Organ Behav*, Vol. 6, 1984, pp. 191-233.

30. Singhal, A. , E. M. Rogers, "Entertainment - education", *A Communication Strategy for Social Change*, Mahwah, NJ: Lawrence Erlbaum Associates, 1999, p. 9.

31. Hollywood Health and Society, https: //hollywoodhealth andsociety. org/.

32. M. Kaplan, "Tell Me a Science" [Video], YouTube, January 22, 2015, https: //www. youtube. com/watch? v = B2gRlZgqTgE.

33. National Institute of Diabetes and Digestive and Kidney Diseases, "Stakeholder groups ", http: //www. niddk. nih. gov/health - information/health -

communication – programs/ndep/about – ndep/partnership – network/stakeholder – groups/Pages/stakeholdergroups. aspx.

34. National Institute of Diabetes and Digestive and Kidney Diseases, "Stories about Managing Diabetes", http：//www. niddk. nih. gov/health – information/health – communication–programs/ndep/living–with–diabetes/stories–managing–diabetes/Pages/volunteers. aspx.

35. B. K. Rimer M. W. Kreuter, "Advancing Tailored Health Communication：Apersuasion and Message Effects Perspective", *J Comm*, Vol. 56, 2006, pp. 184–201.

36. Jensen, J. D. , A. J. King, N. Carcioppolo, et al. , "Why are Tailored Messages More Effective? A Multiple Mediation Analysis of a Breast Cancer Screening Intervention", *J Comm*, Vol. 62, No. 5, 2012, pp. 851–868.

37. Kreuter, M. W. , and R. J. Wray, "Tailored and Targeted Health Communication：Strategies for Enhancing Information Relevance", *Am J Health Behav*, Vol. 27, No. 3（Suppl. ）, 2003, pp. 227–232.

38. Noar, S. M. , C. N. Benac, M. S. Harris, "Does Tailoring Matter? Meta–analytic Review of Tailored Print Health Behavior Change Interventions", *Psychol Bull*, Vol. 133, No. 4, 2007, pp. 673–693.

39. Krebs, P. , J. O. Prochaska, J. S. Rossi, "A Meta–analysis of Computer–tailored Interventions for Health Behavior Change", *Prev Med*, Vol. 51, No. 3 – 4, 2010, pp. 214–221.

40. Petty, R. E. , D. T. Wegener, "The Elaboration Likelihood Model：Current Status and Controversies", in S. Chaiken and Y. Trope, eds. , *Dual – Process Theories in Social Psychology*, NY：Guilford, 1999, pp. 41–72.

41. Updegraff, J. A. , D. K. Sherman, F. S. Luyster, et al. , "The Effects of Message Quality and Congruency on Perceptions of Tailored Health Communications", *J Exp Soc Psychol*, Vol. 43, 2007, pp. 249–257.

42. Center for Health Communications Research, The Michigan Tailoring System, http：//chcr. umich. edu/mts/.

43. Robinson, M. N. , K. A. Tansil, R. W. Elder, et al. , "Mass Media Health

Communication Campaigns Combined with Health-related Product Distribution: A Community Guide Systematic Review", *Am. J. Prev. Med.*, Vol. 47, No. 3, 2014, pp. 360-371.

44. Community-Based Prevention Marketing, University of South Florida, "Policy development", http://health. usf. edu/publichealth/prc/policy/policy-development.

45. Lefebvre, R. C., J. A. Flora, "Social Marketing and Public Health Intervention", *Health Educ Qtly*, Vol. 15, 1988, pp. 299-315.

46. Weibe, G. D., "Merchandising Commodities and Citizenship on Television", *Pub Opin Qtly*, Vol. 15, No. 4, 1951, p. 679.

47. Kotler, P., G. Zaltman, "Social Marketing: An Approach to Planned Social Change", *J Marketing*, Vol. 35, 1971, pp. 3-12.

48. Rothschild, M. L., "Marketing Communication in Nonbusiness Situations or Why It's So Hard to Sell Brotherhood like Soap", *J Marketing*, Vol. 43, 1979, pp. 1-20.

49. Bloom, P. N., W. D. Novelli, "Problems and Challenges in Social Marketing", *J Marketing*, Vol. 45, 1981, pp. 79-88.

50. Andreasen, A. R., *Marketing Social Change: Changing Behavior to Promote Health, Social Development and the Environment*, San Francisco, CA: Jossey-Bass, 1995.

51. Andreasen, A., "Marketing Social Marketing in the Social Change Marketplace", *J Public Policy Marketing*, Vol. 21, No. 1, 2002, pp. 3-13.

52. French, J., C. Blair-Stevens, *Social Marketing National Benchmark Criteria*, UK: National Social Marketing Centre, 2006.

53. Lefebvre, R. C., *Social Marketing and Social Change: Strategies and Tools for Health, Well-Being, and the Environment*, San Francisco, CA: John Wiley & Sons, 2013.

54. Centers for Disease Control and Prevention, "Gateway to Health Communication and Social Marketing Practice", http:// www. cdc. gov/healthmarketing/resources. htm#insights.

55. Case, K. E., and R. C. Fair, *Principles of Economics* (5*th ed.*), Upper Saddle River, NJ: Prentice-Hall, 1999.

56. Schwarzer, R., "Life and Death of Health Behaviour Theories", *Health Psych Rev*, Vol. 8, 2014, pp. 1, 53-56.

57. Head, K. J., S. M. Noar, "Facilitating Progress in Health Behavior Theory Development and Modification: The Reasoned Action Approach as a Case Study", *Health Psych Rev*, Vol. 8, 2014, pp. 1, 34-52.

58. Hannawa, A. F., G. L. Kreps, H. J. Paek, et al., "Emerging Issues and Future Directions of the Field of Health Communication", *Health Comm*, Vol. 29, 2014, pp. 10, 955-961.

59. National Cancer Institute, "Grid - Enabled Measures Database", https://www. gem-measures. org/public/Home. aspx? cat = 0.

60. U. S. Department of Health and Human Services, http:// grants. nih. gov/ grants/guide/rfa-files/RFA-RM-14-020. html.

附录　健康传播活动的计划性研究
（Programmatic Research）[*]

本文回顾了一项研究计划，其重点是如何提高电视禁毒公益广告的有效性。二十多年来，这项研究基于受众定位和基于理论的信息设计原则，采用了形成性研究、实验室研究和实地研究。为了更全面地回顾这项研究的理论基础以及它对政策和实践的影响，读者可参考以下作者的文献：哈灵顿、帕姆格林和刘易斯·多诺修[1]；多诺修，伊丽莎白·P. 洛奇（Elizabeth P. Lorch）和帕姆格林[2]；以及帕姆格林和多诺修[3]。

受众定位

在本研究中，目标受众是具有高感官刺激寻求的青少年和年轻人。感官刺激寻求被定义为"寻求多样化、新颖、复杂和强烈的感觉和体验，并愿意为此

---

[*] 南希·格兰特·哈灵顿、菲利普·C. 帕姆格林和刘易斯·多诺修（Lewis Donohew）。

承担身体、社会、法律和财务等方面的风险"[4]。刺激寻求和药物滥用之间存在着很强的相关性［见马文·祖克曼（Marvin Zuckerman）[4]的评论］，高刺激寻求者（high sensation seekers，HSS）和低刺激寻求者（low sensation seekers，LSS）相比，前者更有可能在年轻的时候就开始吸毒，并使用更多种类和数量的毒品。因此，刺激寻求为受众细分提供了一个很好的变量。

基于理论的信息设计

信息曝光激活模型[5]为我们针对目标受众设计禁毒信息提供了指导方法。根据该模型，对信息的关注一部分源于受众需要多少刺激，一部分是信息能够提供多少刺激。如果受众成员无法通过观看信息来达到并保持一个"最佳唤醒水平"（可能是信息太无聊或过于煽情），他们可能就会停止观看，并寻找更适合他们需求的内容。然而，如果这条信息确实满足了他们对唤醒的需求，他们很可能就会坚持观看下去。[5,6]因为高刺激寻求者更喜欢强烈、新颖和高唤醒性的东西，而低刺激寻求者则相反，所以我们可以推断出高刺激寻求者喜欢较高唤醒水平的信息，低刺激寻求者喜欢较低唤醒水平的信息。

"信息感官价值"这一构念描述的是信息的唤醒潜能，亦即该信息能在多大程度上引起受众感官、情感和唤醒反应。[7]高感官价值（high sensation value，HSV）信息应该是新颖的、具有创造性的、强烈的、模糊的和有悬念的；低感官价值（low sensation value，LSV）信息则是受众更熟悉的、更可预测的和更清晰的。我们对年轻的高刺激寻求者和低刺激寻求者进行了大量焦点小组讨论，让他们对商业广告和公益广告进行评估，从而确定了这些关于信息感官价值的定义，这些年轻人告诉我们他们喜欢和不喜欢这些信息的原因，以及他们为什么会有这样的感觉。

测量信息感官刺激值有两种方法。主观的感知信息感官价值（perceived message sensation value，PMSV）量表共有17个题项，测量人们对信息的情感唤醒、戏剧性和新颖性的感知程度。更具客观性的11类信息感官刺激值编码系统能够评估视觉（例如剪辑次数）、音频（例如音乐的呈现）和内容（例如惊喜/反转的结局）。[8]信息感官刺激值和感知信息感官刺激值之间存在中度相关的关系（$r = 0.46$）。

通过形成性研究和实验室研究来编写并评估信息

我们利用形成性研究来编写用于两项实验室实验的信息。这项研究的目的是观察高感官价值和低感官价值的禁毒信息是否对年轻人中高刺激寻求者和低刺激寻求者有不同的吸引力。根据激活模型，年轻人中高刺激寻求者应该对高感官价值信息更敏感，而低刺激寻求者应该对低感官价值信息更敏感。

采用焦点小组和反应小组测试了各种信息概念后，研究小组确定了一个将弹球游戏隐喻为"生命游戏"的概念。随后，一位专业制作人制作了 30 秒电视公益广告，分为高感官价值和低感官价值两个版本，以供实验室研究使用。这些信息体现了吸毒的负面影响，并鼓励观众拨打免费禁毒热线。第一个实验室研究采用了强制注意设计，让一小群随机分配的高刺激寻求者和低刺激寻求者（总数 $n = 207$）观看大约 20 分钟的电视节目，并在商业广告时段播放其中一个版本的公益广告。在这项研究中，我们将信息有效性定义为参与者拨打免费热线的意愿。结果表明，低刺激寻求者更容易被低感官价值公益广告说服，而高感官价值公益广告更能说服高刺激寻求者。[9] 第二项实验室研究使用模拟客厅设置，318 名参与者依次完成实验，他们观看了一个 30 分钟的高感官价值或低感官价值电视节目，在商业广告时段观看了插播的其中一个版本的公益广告。参与者可以看电视、看杂志，甚至可以在沙发上休息。在这项研究中，我们将信息有效性定义为对电视屏幕的关注，并通过观察进行评估。结果表明，年轻人中高刺激寻求者更关注高感官价值节目中的公益广告，而低刺激寻求者更关注低感官价值节目中的公益广告，但低刺激寻求者对高感官价值公益广告的关注程度与高刺激寻求者一样。[10] 我们得出的结论是，设计高感官价值的公益广告并将其安排在高感官价值节目中播出，这对于吸引高刺激寻求者中的目标受众至关重要，而且这些信息还可以强化低刺激寻求观众的禁毒意识。

评估实地研究中的信息

在实验室环境中证明信息的有效性是一回事，在实验室之外发现它们具有积极的影响则完全是另一回事。为了解我们的信息设计和定位原则在"现实世界"中是否有效，我们设计了一个在肯塔基州列克星敦进行的活动。我们的目标受众是年轻的高刺激寻求者。我们进行了更多的形成性研究，最终制作了五个新的高感官价值电视公益广告。这些公益广告鼓励受众拨打热线电话以了解在列克星敦地区有哪些可以替代毒品的刺激性活动。五个月的时间里，公益广告总共播放了 1502 次；并确保在高感官价值的电视节目中进行播放。热线来电者可以收到一本名为《蓝草寻欢指南》（*A Thrillseeker's Guide to the Bluegrass*）的 20 页小册子。这本小册子描述了刺激寻求与吸毒的关系，并提供了一系列可以在该地区开展的刺激性活动（例如攀岩、空手道课程、跳伞等）。

我们接着进行评估用以确定我们的受众定位是否有效。评估分为三个部分：①对随机抽取的 16—25 岁列克星敦居民进行活动前和活动后的调查。②在活动期间，对随机抽取的 16—25 岁列克星敦居民进行 4 次电话调查。③对18—25 岁拨打热线并同意参与研究的人进行调查。拨打热线电话的人数以及调查结果表明，这项活动是有效的。[11]超过 2100 人拨打了热线电话，且绝大多数都是 16—25 岁年龄段的人。与活动前的调查中随机抽样的参与者相比，热线拨打者中年轻的高刺激寻求者的比率更大，使用药物的可能性也更大。所有这些都表明，这项活动触及了它的目标受众。此外，四次电话调查的数据显示，与其他在列克星敦播放的禁毒公益广告相比，年轻的寻求高刺激者对这次活动中使用的公益广告的回忆度更高，低刺激寻求者则对其他禁毒公益广告的回忆度更高，而不是该活动中使用的公益广告。广告活动后的调查结果显示，相比低刺激寻求的非吸毒者，有更多的高刺激寻求的吸毒者看到了此次活动的公益广告。

因此，我们通过电视公益广告成功地鼓励年轻的寻求高刺激者拨打了专门针对他们的热线电话。下一个实地研究使用中断时间序列控制设计来检验电视广告的有效性，其更长远的目标是真正减少高刺激寻求青少年对大麻的使用。[12]研究人员在肯塔基州列克星敦和田纳西州诺克斯维尔进行了为期 32 个月的活动，并收集了来自每个城市 100 名青少年的随机抽样数据。他们在列克星敦开展了两次活动，在诺克斯维尔开展了一次。结果显示，每次活动都扭转了高刺激寻求青少年在 30 天内吸食大麻的发展趋势。帕姆格林、洛奇、麦克·T. 史蒂芬森（Michael T. Stephensen）、瑞克·H. 霍伊尔（Ricky H. Hoyle）和多诺修在类似的研究中得到了相同的结果，这项研究评估了"大麻倡议"这一高感官价值广告的影响，该倡议是国家药物管制政策办公室（the Office of National Drug Control Policy，ONDCP）开展的国家青年反毒品媒体运动的一部分，于

2002 年开始实施。[13]

计划性研究的影响

这项循序渐进的研究项目最终采用一种战略性方法为寻求高刺激受众设计了传播活动。这种方法被称为"SENTAR"（for SENsation seeking TARgeting,用于刺激寻求目标）,[3,14]它基于以下四个原则：

- 刺激寻求特征作为受众细分的主要变量
- 设计高感官价值预防信息来触及高刺激寻求人群
- 与高刺激寻求者目标受众进行形成性研究
- 将预防信息置于高感官价值的语境中

帕姆格林和多诺修指出，"SENTAR 已经超越了科学研究的范畴，并且可以指导政策和大规模的预防干预"。[14(p609)]为此，预防研究学会向肯塔基大学 SENTAR 研究小组颁发了 2007 年度的预防科学奖。该奖项表彰了大量对预防性干预或政策进行检验的科学研究。实际上，它还肯定了计划性研究在健康传播中的重要性。

参考文献

1. Harrington，N. G.，P. Palmgreen，L. Donohew，"Programmatic Research to Increase the Effectiveness of Health Communication Campaigns"，*J Health Comm*，Vol. 19，2014，pp. 1472-1480.

2. Donohew，L.，E. P. Lorch，P. Palmgreen，"Sensation Seeking and Targeting of Televised Anti-drug PSAs"，in L. Donohew，H. E. Sypher，W. J. Bukoski，eds.，*Persuasive Communication and Drug Abuse Prevention*，Hillsdale，NJ：Lawrence Erlbaum，1991，pp. 209-226.

3. Palmgreen，P.，L. Donohew，"Effective Mass Media Strategies for Drug Abuse Prevention Campaigns"，in Z. Sloboda and W. J. Bukoski，eds.，*Handbook of Drug Abuse Prevention*：*Theory*，*Science and Practice*，NY：Kluwer/ Plenum，2003，pp. 27-43.

4. Zuckerman，M.，*Behavioral Expressions and Biosocial Bases of Sensation Seeking*，Cambridge，UK：Cambridge University Press，1994，p. 27.

5. Donohew, L., E. P. Lorch, P. Palmgreen, "Applications of a Theoretic Model of Information Exposure to Health Interventions", *Hum Comm Res*, Vol. 24, 1998, pp. 454-468.

6. Donohew, L., P. Palmgreen, E. P. Lorch, "Attention, Need for Sensation, and Health Communication Campaigns", *Am Behav Sci*, Vol. 38, 1994, pp. 310-322.

7. Palmgreen, P., M. T. Stephenson, M. W. Everett, et al., "Perceived Message Sensation Value (PMSV) and the Dimensions and Validation of a PMSV Scale", *Health Comm*, Vol. 14, 2002, pp. 403-428.

8. Morgan, S. E., P. Palmgreen, M. T. Stephenson, et al., "Associations Between Message Features and Subjective Evaluations of the Sensation Value of Antidrug Public Service Announcements", *J Comm*, Vol. 53, 2003, pp. 512-526.

9. Palmgreen, P., L. Donohew, E. P. Lorch, et al., "Sensation Seeking, Message Sensation Value, and Drug Use as Mediators of PSA Effectiveness", *Health Comm*, Vol. 3, 1991, pp. 217-227.

10. Lorch, E. P., P. Palmgreen, L. Donohew, et al., "Program Context, Sensation Seeking, and Attention to Televised Anti-drug Public Service Announcements", *Hum Comm Res*, Vol. 20, 1994, pp. 390-412.

11. Palmgreen, P., E. P. Lorch, L. Donohew, et al., "Reaching At-risk Populations in a Mass Media Drug Abuse Prevention Campaign: Sensation Seeking as a Targeting Variable", *Drugs & Society*, Vol. 8, 1995, pp. 29-45.

12. Palmgreen, P., L. Donohew, E. P. Lorch, et al., "Television Campaigns and Adolescent Marijuana Use: Tests of Sensation Seeking Targeting", *Am J Public Health*, Vol. 91, 2001, pp. 292-296.

13. Palmgreen, P., E. P. Lorch, M. T. Stephenson, et al., "Effects of the Office of National Drug Control Policy's Marijuana Initiative Campaign on High-sensation-seeking Adolescents", *Am J Public Health*, Vol. 97, 2007, pp. 1644-1649.

14. Palmgreen, P., L. Donohew, "Impact of SENTAR on Prevention Campaign Policy and Practice", *Health Comm*, Vol. 25, 2010, pp. 609-610.

第九章

形成性研究[*]

学习目标

通过学习本章，读者将学会：

1. 描述形成性研究的范围；

2. 确定次级调研（secondary research）的可用资源；

3. 使用社会化营销方法来组织初级调研（primary research）；

4. 进行行为者/非行为者（doer/non-doer study）研究；

5. 描述受众细分，用户肖像（profiles）以及用户画像（personas）；

6. 策划消费者旅程地图活动；

7. 描述形成性研究中使用的主要的质化和量化研究方法。

形成性研究的范围

形成性研究是为指导干预计划而进行的信息收集与分析。在确定了健康问题、利益群体及其涉及的社会、文化、环境、行为因素之后，接下来将进行以下行动：

- 与利益相关者一同制订干预计划；

- 审查已完成的研究；

---

[*] 克劳迪娅·帕万塔（Claudia Parvanta）。

■ 进行初级受众调研。

R. 克雷格·列斐伏尔（R. Craig Lefebvre）指出，为制订策略而进行的形成性研究在某些方面与科学假设的提出与检验不同。其中最重要的是，有意义的行为改变项目必须建立在理解和共鸣的基础之上。形成性研究可以为我们提供受众洞察、同理心和创作灵感。①

基于对行为改变项目的受益人、他们的世界以及当前问题的了解，形成性研究可以划分为如下几个阶段：

（1）探索性研究。提出干预概念，受众细分策略，用户肖像或用户画像。

（2）概念测试。在不同的受众细分群体中对行为要素、理论构念（construct）和信息概念进行检验。在这一阶段，可能会进行信息框架研究和媒介渠道选择。

（3）前测。即将媒介投放内容的初稿或半成品提前呈现给目标用户。

本章将介绍关于探索性研究及概念测试的示例。关于前测的内容将在本书的其他章进行讨论。

根据我们的经验，形成性研究能促进利益相关者群体"产生兴趣、参与讨论、形成规范并积极执行"[1]。当利益相关者积极参与时，他们可以成为研究参与者的来源，执行特定的数据收集任务，并帮助进行聚类分析及研究结果的解读。一旦利益相关者有意图地参与形成性研究，尤其当涉及他们所服务的受益者时，他们往往就会致力于完成项目。

审查并分析现有信息

在进行焦点小组讨论（或其他初级数据收集活动）之前，有必要总结别人已经做过哪些研究。就如英国国家社会化营销中心（the U. K. -based National Social Marketing Center）指出的，"知识可能存储在报告、数据库、期刊和书籍里，抑或存在于相关人员的记忆之中"[2]。前进的道路需要整合与目标受众及其行为影响因素相关的现有知识和信息。

从找出"什么是有效的"开始。对实验的相对有效性进行探寻，例如患者

---

① 译自 Lefebvre, R. C. , *Social Marketing and Social Change*, San Francisco, CA： John Wiley & Sons, Jossey-Bass, 2013, location 3844 in the online Kindle edition。

导向医疗质量研究所（the Patient Centered Outcomes Research Institute，PCORI）进行的实验。① 可以进行元分析，如《社区预防服务指南（*Guide to Community Preventive Services*）》② 和《Cochrane 评价（*Cochrane Reviews*）》③ 的相关研究。最后，寻找与主题相关的网站，如"癌症控制 P. L. A. N. E. T（计划 Plan，联结 Link，行动 Act，网络 Network with，循证 Evidence-based，工具 Tools）"④、"对妇女和女孩有效的方法（来预防艾滋病病毒）"⑤，或"美国国家糖尿病教育计划"⑥。

用于收集受众洞察数据的定性研究可能体量庞大且难以发表。在私营企业中，这些数据是私有数据，被严格保密。美国疾控中心出版的综合资料从众多干预措施中获得关于受众的洞察。³ 很多受众研究存在于未出版的纲领性的"灰色文献"中。因此应该与疾控中心、美国国家癌症研究所或其他政府机构的传播办公室、部门或项目联系，以了解相关的受众研究报告是否可供借鉴。这些研究属于公共领域的一部分，但由于研究机构审查委员会对隐私限制的相关要求，可能需要《信息自由法案》（*Freedom of Information Act*，FOIA）的许可才能进行查阅。

例如，格伦·J. 诺瓦克（Glen J. Nowak）与来自疾控中心和橡树岭科学与教育研究所（Oak Ridge Institute for Science and Education，ORISE）的同事发表了一份定性元分析报告，对疾控中心在 2000—2013 年进行的有关流行性感冒和季节性流感疫苗的研究进行了分析。通过分析 29 份未发表的报告，他们确定了"在季节性流感疫苗接种方面，公众、公众中的特定亚群以及医疗机构和专业人员在知识、态度和信仰等方面的大量信息"⁴。他们为医疗机构的传播制定了一个"SHARE"（分享，强调，处理，提醒，解释）框架（表9-1）。未来的工作可能会从这项研究中获得很多设计线索，尤其是在患者教育领域。

---

① http：//www. pcori. org/.

② http：//www. thecommunityguide. org/.

③ http：//www. cochranelibrary. com/.

④ http：//cancercontrolplanet. cancer. gov/.

⑤ http：//www. whatworksforwomen. org/.

⑥ http：//ndep. nih. gov/index. aspx.

表 9-1 "SHARE"框架

探索性研究过程	
对一些患者来说，一个明确且有力的建议可能还不够。你可以通过分享关键信息来鼓励这些患者作出接种疫苗的明智决策	
S　根据患者的年龄、健康状况、生活方式、职业或其他风险因素，分享（Share）该疫苗适合患者的原因	
H　适当地强调（Highlight）接种疫苗的积极经历（个人经验），以增强患者对接种疫苗益处和优点的信心	在 2012—2013 年的流感季节，18 岁及以上的成年人中，只有 41% 的人接种了流感疫苗
A　用通俗易懂的语言解答（Address）病人关于疫苗的问题，包括副作用、安全性以及疫苗有效性	
R　提醒（Remind）患者，疫苗能保护他们以及他们爱的人免受许多常见疾病和严重疾病的侵扰	
E　解释（Explain）患病的潜在成本，包括严重的健康影响、时间损失（如耽误工作或家务）以及财务成本	
关于常见患者问题的回答和患者教育资料的链接，参见前文	
为卫生保健专家提供的一系列信息　www.cdc.gov/vaccines/adultsandards	还等什么！接种疫苗吧！

资料来源：http://www.cdc.gov/vaccines/hcp/adults/for-practice/standards/recommend.html.

　　获取现有数据的另一种方法是，与那些研究相似主题或相似受众的受资助的研究者进行交流。和许多慈善基金会的网站一样，美国国立卫生研究院的研究组合线上报告工具（Research Portfolio Online Reporting Tool，RePORT）也有助于此。[①] 一些（但不是所有）研究人员愿意在发表研究成果之前与志同道合的科学家分享初步发现、研究工具和其他见解。此外，许多研究者会根据当前的报告指南来发布研究方案［参加妮娜·威曼（Nina Weymann）等人的研究，用于比较不同的定制化交互健康传播应用方案[5]］。

　　最后，政府资助的卓越中心（Centers of Excellence）也会提供信息和媒体

---

① http://report.nih.gov/.

制作资源，这些资源能够作为素材来制订健康传播干预措施。这些二手数据资源在"前测"章节进行了讨论。

如果有充足的有效证据、受众肖像、研究框架、方法、信息以及定制化的图像材料，那么形成性研究可能已经完成，您可以继续进行前测。如果对相关问题和受众已经有充分的了解，那么这些会有助于传播低成本的媒介信息。而针对需要进行更多研究或更新探索的问题和受众，本章剩余部分将提供进一步的指导。

探索性研究过程

作为组织框架的营销

在商业营销中，开发者尽其所能地了解产品类别和他们的消费者。以头发护理产品为例，市场上有无数品牌及类型的洗发水、护发素和造型产品，这些都是市场研究的结果，这些研究确定了不同细分市场的"需求"，并且开发出满足这些需求的产品。

一旦有形产品被生产出来，营销组合的剩余部分——价格、渠道和促销策略——就要共同合作，助力新产品在同类产品中更具有竞争力。关键的决策包括包装、分销商选择（例如药店或美容院）、货架陈列、媒介选择和促销内容。虽然产品配方可能有些微小差异，但大多数品牌决策还是基于顾客/受众洞察。例如，丝华芙（Suave）护发产品的定位是以价值为导向的购买者的"明智选择"，而奥瑞比（Oribe）系列则是为"头发痴迷者"准备的顶级产品。在过去几年里，欧莱雅（L'Oreal）的宣传语一直在"因为我值得拥有"（Because I'm worth it）和"因为你值得拥有"（Because you're worth it）之间变换。丝华芙洗发水每瓶不到 3 美元，欧莱雅大约每瓶 7 美元，奥瑞比每瓶价格在 20 美元以上（在奢侈品商店和沙龙内）。这些洗发水品牌中的每一个都对应一个不同的细分市场，不过与传播或行为科学的许多研究不同，我们没有提及受众的性别或种族。这些品牌的定位只涉及顾客的自我感知和价值选择。

社会化营销

社会化营销是把商业营销原则用以制订与健康及社会问题相关的干预措施。但需要注意：商业营销通常始于对特定人群的密切关注，这种关注是为了将受众细分成不同市场，每个市场有特定的品牌满足其需求。而社会化营销很少如此，在卫生保健领域，基本所有的行动都始于那些对公共健康很重要的行为。因此，健康传播从业者在制订干预策略时会聚焦于受众行为研究。

在方框 9−1 展示的社会化营销研究范例中，玛丽安·胡曼（Marian Huhman）描述了向社区大学生推广医疗保险的过程。该研究介绍了如何为目标受众构建社会化营销的"4P"（产品、价格、渠道、促销策略）组合。胡曼的研究策略尤其适用于"早期采用者"相对较少的行为。接下来，我们将讨论在有早期采用者可供研究的情况下如何更快地完成研究。

方框 9−1　"实现覆盖并保持覆盖"（Get Covered，Stay Covered）：
一个推动社区大学生参与医疗保险的社会化营销活动

玛丽安·胡曼（Marian Huhman）博士

让没有医疗保险的人参与医疗保险是医疗改革的核心目标之一，这项改革从 2010 年颁布《患者保护与平价医疗法案》起生效。在 2014 年 3 月，第一个参与团体保险的期限结束之后，超过 730 万美国人在《患者保护与平价医疗法案》的影响下签字参保。新参保者中只有 28% 是青壮年——18—34 岁的男女。[1] 青壮年的医疗保险参保率需要达到 40%，才能使年轻人的低保费能够平衡没有医保的老年人在医疗上的更大开支。[1-3] 实现这一"平衡的风险池"，有助于提升保险市场对保险公司的吸引力，并防止保费急剧上升。[4]

为了缩小这一差距，伊利诺伊大学香槟分校的研究者于 2014 年 11 月—2015 年 2 月实施了一项名为"实现覆盖并保持覆盖"的社会化营销活动，这项活动的周期与全国和各州参与团体保险的期限刚好一致。社会化营销为我们提供了规划这项活动的框架，并确定了用于说服青壮年受众的信息。[5] 我们所关注的行为是使未参保的年轻人签字并参与医疗保险，鼓励已经参保的年轻人继续参保，但同时也为他们探寻可能更好更便宜的新的选择。

在这里，我们总结了该项目中使用的主要的社会化营销原则。

■ 受众细分：我们聚焦于社区大学的学生，因为社区大学招收了许多年纪较大的劳动力或再就业的学生，他们可能被解雇或打算重新找工作——这些成年人自己和家人可能都没有保险。[6] 社区大学为许多少数民族、低收入人群以及第一代大学生提供了接受高等教育的途径，[6] 这些学生群体在没有《患者保护与平价医疗法案》的财政补贴的情况下可能没钱购买医疗保险。通过《患者保护与平价医疗法案》，社区大学生可能对保险有更大的需求，因为社区大学和四年制的大学不同，他们通常不为学生提供医疗保险。此外，26 岁以下的年轻人可以继续享受父母的保险计划，但如果父母没有保险，社区大学生可能就无从享受了。我们基于伊利诺伊州中部的四所社区大学的学生来对社区大学生进行进一步细分，因为大学推广部门是该项目的一个重要合作伙伴，它与这些农村社区大学以及县卫生部门的领导建立了联系，许多该项目的助理人员来自那里。

■ 形成性研究：为了了解参与保险的障碍及激励因素，以及这些社区大学生接触的哪些信息和行为可能会阻碍他们参保，我们与社区大学生进行了焦点小组的形成性研究，并对来自伊利诺伊州中部六所社区大学的 800 多名学生进行了调查。我们通过这些大学的邮件系统来联系学生完成 12 分钟的调查，并向调查完成者发放 10 美元的礼品卡作为奖励。我们设计了开放式的问题，询问学生如何看待保险的利与弊，他们的答案帮助我们确定了有说服力的信息。

■ 顾客导向：根据形成性研究的结果，我们设计了一个营销计划，针对社区大学生参保的关键障碍、激励因素以及替代选择：①认为这个过程过于复杂，难以完成；②担心他们找不到一个能够负担得起的保险计划；③"无畏的"态度——认为自己不需要保险；④对保险覆盖范围感到困惑；⑤能够获得面对面帮助是一个激励因素。许多社区大学生没有意识到在他们的社区内能获得专业助理提供的个人帮助。我们还利用国家团体提供的资源，其推荐的信息策略有助于触达青年受众。[7]

营销计划

- **产品**：核心产品（顾客需要的利益）关注的是令人安心的情感驱动因素，学生是否有经济援助使其能够负担得起医保计划，是否能得到面对面的帮助以找到适合自己的医保计划。实际的产品（我们提供的商品和服务）是来自本地导医的个人帮助，这些导医可以引导未参保的人完成参保，或帮助已经参保的人探索新的选择。在理想情况下，我们会在社区大学校园内安排导医，但由于成本及国家对专业导医统一进行管理等，这点不可能实现。鉴于此，我们的实际产品是一个易操作且值得信任的网站（由大学推广部门运营），学生可以在这个网站上找到一个本地导医，一个估算保险费用的计算器，以及通往全国医保网站（the national healthcare. gov website）的链接，学生可以在那里完成注册。就像社会化营销计划有时会出现的情况那样，我们并没有开发一个附加产品来提供额外的帮助，例如提醒卡。

- **渠道**：渠道是目标受众实际产生行为或接受相关服务的地方，[8] 在本案例中，渠道由三部分组成。最主要的渠道可能是社区大学生与本地导医进行保险登记的地方，也可能是全国医保网站，个人也可以在这上面参保。在选定的社区大学里，我们培训学生（"知识大使"）回答关于参保的问题，并指引他们的同学找到导医。一个强有力的渠道策略应是便捷的，有吸引力的，并且能克服障碍的。尽管我们无法控制学生注册医疗保险的地点，但我们可以接触导购或他们的主管，向他们介绍我们的项目，并告知我们会把社区大学生引介给他们。我们相信，这种方式能提高学生采取积极行动的可能性。校园知识大使项目旨在克服一些障碍，例如学生可能担心参保过程过于复杂，认为《患者保护与平价医疗法案》的保险他们会负担不起，以及他们对导医提供的个人帮助缺乏了解等。

- **价格**：我们的价格策略的关键是使学生确信，参与保险计划的收益（例如安全性、因为享有补贴所以成本低、避免罚款）会高于成本（例如，实际的保费以及参保过程中的困难和不确定性）。南希 R. 李（Nancy R. Lee）和菲利普·科特勒（Philip Kotler）介绍了六种价格策略。[8] 在这些价格策略之中，我们使用的是建立推广网站并帮助学生更容易地找到导医，从而降低采纳行为的人力成本和心理成本；编写信息，告知学生未投保伤病的高昂成本，强调在《患者保护与平价医疗法案》下进行注册可获得的经济利益，每 10 名参保者中就有 8 名获得补贴。

■ 促销：我们使用了传统的付费广播广告、新闻稿、社区大学的宣传海报以及宣传册，这些宣传册得到了受益于《患者保护与平价医疗法案》的同学的推荐。我们开发了一个社交媒体，在大学的脸书页面上发布信息和视频，并通过 Instagram、推特和博客推送信息。我们制作的每个广告都号召人们采取行动，登录推广网站寻找信息及本地导医。知识大使们发放了宣传册和印有"得到覆盖并保持覆盖"活动主题的赠品，他们是这些关键活动信息的实地传播者。

理论框架

这项计划以理性行为理论为理论基础，[9,10]基于态度、社会规范、感知行为控制以及参与意图等理论构念展开具体项目。我们编写的鼓励参与的信息与焦点小组和调查中得到的形成性研究发现相一致。[11]

干预与评估设计

我们没有在这四所社区大学中都实施完整的营销计划，而是使用了准实验法的设计来找到最佳方法以实现我们提升参保人数的目标。第一所大学采用了完整的营销计划（包括知识大使、传统媒体、社交媒体），第二所采用了知识大使和广播广告，第三所只使用了广播广告，第四所只使用了社交媒体信息。我们在 2014 年秋季对四所大学全部进行了基线调查，并于 2016 年 3 月参保期限结束后进行了后续调查。

总　　结

让青壮年参与保险对医疗改革的成功至关重要。为此，我们开展了一项社会化营销活动，鼓励伊利诺伊州中部四所社区大学的学生参与保险。四所大学实施了社会化营销干预计划的不同组合，鼓励所有学生访问推广网站以获取资讯并帮助他们找到导医，向他们传播相关信息，这些信息涉及他们参加医疗保险的动力与障碍。

参考文献

1. Department of Health and Human Services Office of the Assistant Secretary for Planning and Evaluation，ASPE issue brief，"Health Insurance Marketplace：Summary Enrollment Report for the Initial Annual Open Enrollment Period，" May 1，2014，http：//aspe. hhs. gov/health/reports/2014/marketplaceenrollment/apr2014/ib_ 2014apr_ enrollment. pdf.

2. Cunningham, P. J. , A. M. Bond, "If the Price is Right, Most Uninsured—Even Young Invincibles—Likely to Consider New Health Insurance Marketplaces", Center for Studying Health System Change Research Brief, Washington, DC: Center for Studying Health System Change, No. 28, September 2013, http://www. hschange. com/CONTENT/1379/1379. pdf.

3. Undem, T. , M. Perry, "Informing Enroll America's Campaign: Findings from a National Study ", 2013, https://s3. amazonaws. com/assets. enrollamerica. org/wp - content/uploads/2013/11/Informing - Enroll - America - Campaign. pdf.

4. Levitt, C. , G. Claxton, A. Damico, " The Numbers Behind ' Young Invincibles' and the Affordable Care Act", 2013, http://kff. org/health - reform/perspective/the-numbers-behind-young-invincibles-and-the-affordable - care-act/.

5. Edgar, T. E. , J. E. Volkman, A. M. B. Logan, " Social Marketing: Its Meaning, Use, and Application for Health Communication", in T. L. Thompson, R. Parrott, Nussbaum, J. F. , eds. , *The Routledge Handbook of Health Communication* (2nd ed.), NY: Routledge, 2011, pp. 235-251.

6. American Association of Community Colleges, " Students at Community Colleges ", 2014, http://www. aacc. nche. edu/AboutCC/Trends/Pages/stu- dentsatcommunitycolleges. aspx.

7. Enroll America, " Messaging Framework for the Second Open Enrollment Period ", 2014, https://s3. amazonaws. com/assets. enrollamerica. org/wp - content/uploads/2014/08/OE2 - Messaging-Framework. pdf.

8. Lee, N. , P. Kotler, *Social Marketing: Influencing Behaviors for Good*, Thousand Oaks, CA: Sage, 2011.

9. Fishbein, M. , I. Ajzen, *Predicting and Changing Behavior: The Reasoned Action Approach*, NY: Psychology Press, 2010.

10. Yzer, M. , "Reasoned Action Theory: Persuasion as Belief - based Behavior Change", in J. Dillard, L. Shen, eds. , *The Sage Handbook of Persuasion: Developments in Theory And Practice* (*2nd ed.*), Thousand Oaks, CA: Sage, 2013, pp. 120-137.

11. Huhman, M. , B. Quick, L. Payne, "Community College Students' Health In- surance Enrollment, Maintenance, and Talking with Parents Intentions: An Application of the Reasoned Action Approach", *J. Health Commun*, Vol. 21, No. 5, May 2016, pp. 487-495.

区分行为者和非行为者：一种正向偏差（Positive Deviance）方法

行为者/非行为者分析把已经使用期望产品或采取期望行为的人和没有使用产品或采取行为的人进行对比。尽管只有在某些人采取了健康行为后才可以进行这种比较分析，但大多数情况下你可以识别出早期采用者。人类学把在行为改变的贝尔曲线上较早进行转变的人称为"正向偏差"。[6]

正如偏差这个术语所暗示的，可以假定一个群体表现出了某种规范行为。然而，一小部分群体可能找到了与规范不同的生活方式。我们倾向于消极地看待偏差。然而，正向偏差指的是不同的情况，在这里，群体规范反而与消极的后果相关，而偏差者则更加健康。例如，在帮派主导的社区里，少数不参与帮派活动的年轻人；或者尽管缺乏环境、时间或经济支持但仍积极参加体育活动的较年长的妇女。专家研究出了一套完整的国际健康方法，基于健康的个体（或拥有健康子女的父母），找出他们的正确行为。健康传播策略的基础就是要鼓励更多人采纳这些健康的、可能（但并不总是）与环境相一致的、符合文化习惯的行为。

正向偏差研究可以从比较一系列数据开始，诸如身体质量指数（Body Mass Index，BMI）、高中毕业率等数据；或是特定人群的积极信念、态度或准备采取的行为等数据。因为行为者和社区里其他的人面临着相同的限制条件，所以有必要了解这些行为者是如何找到方法来实现期望行为，以及激励他们坚持下去的因素有哪些。方框9-2描述的行为者/非行为者分析方法包含七个步骤。

正向偏差方法也可以应用于组织中。塔玛·A. 克莱曼（Tamar A. Klaiman）一直使用这种方法来对公共卫生部门的一系列服务（例如妇幼保健与免疫）进行系统层面的分析。[7]

方框9-2　在正向偏差框架下进行行为者/非行为者研究

正向偏差方法若要奏效，行为者和非行为者所处的社会经济条件以及环境条件必须基本完全相同。此外，也需要尽可能多地消除文化差异。因此当你研究出行为者是如何采纳一项行为时，非行为者就有可能进行效仿。我们将详细讨论这一过程中的七个步骤，并且提供一些对其重要性的衡量标准。

七个步骤

1. 明确行为目标。

假设目标是帮助中学生维持健康的体重。开始这一过程有两种方法：一种是基于行为上的做与不做，一种是基于体重上的健康和不健康。

- 你可以使用生物测量方法，如身体质量指数（BMI）或身高标准体重，来确定中学生的体重相对其年龄和身高是否在健康范围内。你也可以与学校当局合作，通过适当的研究审查程序。除此之外，还可能需要与所有的家长交谈，并比较体重健康学生的父母与体重不健康学生的父母有什么不同反应。基于这样的初步分析，你可以列出一系列似乎与健康体重相关的行为。假设你发现体重健康的学生相对而言吃更少的甜食，看更少的电视，参加更多体育活动和运动，可能骑自行车或步行上学。在比较两组学生及其父母时，你可能会选择关注其中几个或某个促进因素。

- 第二种开始这一过程的方法是关注那些能够帮助学生维持健康体重的行为和环境条件。可能包括：学校食堂提供健康的午餐；学校的自动售货机仅销售水、低脂牛奶和低卡路里的饮料；维持定期的体育课程；鼓励学生步行或骑自行车上学，而不是坐汽车或乘公交。其中有三项主要是由学校管理部门控制的：食堂、自动售货机和体育课。这表明进行倡导活动可能是在这些地方推动健康决策的最佳干预措施。最后一项——让更多的学生步行或骑车去上学——则是家长和孩子在家里作出的决策。

2. 定义行为及受众。

步行或骑车上学事实上涉及几个人的决策。首先，中学生可能没有自行车，可能觉得"太累了"而拒绝步行或骑车，也可能担心他的同伴认为骑自行车或步行一点都不"酷"。家长们可能担心他们的孩子上学会迟到或遭遇交通事故，自行车会被偷，或孩子会摸黑走回家。哪种担忧最可能影响制定决策的过程？在这个案例中，我们将从父母的担忧开始入手。我们可以把我们的行为目标缩小到以下两个方面：父母允许并鼓励他们的孩子步行或骑自行车上学；目标受众是中学生的父母。

在某些环境中，骑车或步行会更具挑战性，例如在城市里面，这可能是你想关注的。又或者，你可能想要研究这样一群人，他们通常还未采纳你提倡的行为，并且似乎面临更多的儿童肥胖问题，例如城市的非裔或拉美裔家庭。下面假设你决定和居住在城市的非裔美国中学生父母进行交流，了解他们对孩子步行或骑车上学的感受。

3. 确定你将怎样区分行为者和非行为者。

在这个阶段要问的第一个问题看起来似乎非常直接："你允许你的孩子步行或骑自行车上学吗？"但事实上这个问题太模糊，因为它没有提到要步行或骑行多少才足以让孩子维持身体健康。很可能一个孩子每周至少需要有三天步行或骑车上学才能提高身体素质。那么可以这么描述一名行为者："总是或基本总是步行或骑车上学"或"每周骑车两次以上"。此外，你可以与学校当局合作，遵循适当的研究审查协议，让学生将问题带回家，找出那些步行或骑车上学或回家的学生，然后与他们的父母进行电话访谈、线上交流或面对面的调查。这些允许孩子每周至少三天步行或骑车上学的父母就是你的研究中的行为者。在城市里，在你选择的作为项目重点对象的非裔美国人群体中，这些家长代表了少数人的观点。因此，他们代表了一种对群体规范的"正向偏差"。

4. 提出和态度相关的问题。

我们回顾了指导行为改变传播的最基础的理论。现在，我们将重点关注感知结果、自我效能（或促成因素）和社会规范。首先考虑怎样基于这些概念来提出问题。你会想要问行为者为什么要做某事，他们对此有什么积极的感受，以及是什么让他们做起来更容易。如果他们曾遇到障碍，那么这些障碍是什么，他们是怎样克服障碍的。这些关于改变的个人故事很可能成为你的信息策略的基础，特别是在你使用"角色建模"方法的时候。从本质上来说，你想了解现在是什么在阻碍非行为者采纳这种行为，但你也想知道他们认为什么可能帮助他们采纳这种行为。

以下是一些关于感知结果的测量问题的建议：

- 如果你的孩子步行/骑自行车上学，你认为会有什么好处或发生什么好事？
- 如果你的孩子步行/骑自行车上学，你认为会有什么坏处或发生什么不好的事情？

以下是针对当前行为者的一个调查：

- 回想一下你让孩子步行/骑车上学的决定，你有过担忧吗？可以告诉我你是如何权衡利弊的吗？

以下是对当前非行为者的一个调查：

- 当你比较步行上学的利弊时，是否有什么让你决定让你的孩子这么做？

以下是关于自我效能或促成因素的问题建议：

- 什么使你觉得难以或不可能让孩子步行/骑自行车上学？

· 什么使你更加容易决定让孩子步行/骑自行车上学？

以下是关于社会规范的问题建议：

· 如果你让孩子步行/骑自行车上学，你认为谁（个体或群体）会反对或不赞成？

· 如果你让孩子步行/骑自行车上学，你认为谁（个体或群体）会赞成？

· 前两个问题中，哪个个体或群体对你来说更重要？

对于上述任何一个构念，你都可以使用自由列举、分类以及比较任务等方法来让受试者对变量进行排序。

5. 进行数据收集。

如前所述，你要准备一个简短的调查问卷，以便在形成性研究过程中收集数据。我们的经验表明，按照先前给出的顺序询问态度相关问题是有帮助的。你还需要避免在一道题里面问及太多想法——也就是说，不要问"当……的时候发生了什么好事或坏事"这样的题目，人们会只回答问题的一部分，通常是不好的一面。

在形成性研究中，不一定要有具备统计学意义的样本，但需要足够数量的受访者来区分行为者与非行为者。如果你联系了大约300名目标受众（中学生的父母），你可能幸运地得到100名样本。如果这些样本中有20%的行为者，那么你只能得到20名受访者。考虑到大城市里的父母都非常忙碌，这个结果你是可以预料到的。

保持问题的开放性，并尽可能多地记录人们所说的话。从关于行为的问题开始提问。如果任意一组被试群体（行为者或非行为者）超过20名，你就可以为剩下的一组寻找更多中学生的父母，直到至少与另一组被试者数量持平。接着，向每组父母询问你想要调查的问题，直到你觉得已经从任意一组中反复听到相同的答案，这意味着调查已经达到（定性研究中所称的）饱和点。

如果你只是想从这两组中获得总体印象，那么研究设计中可以进行行为者/非行为者的群体比较。不过如前所述，做此研究更好的方法是个人访谈。

6. 汇总结果。

在这一步，你需要检查所有的回答，然后把每个问题的答案列出并计数。使用编码表可以方便地完成这一步骤，把列表分为行为者和非行为者两个部分，并把最常提及的答案放在每个列表的顶部。此外，可以使用某种方式来记录被访者的叙述，包括他们怎样进行决策、如何克服困难以及采纳该行为后能立即或稍后得到哪些奖励。一些被试者可能会故态复萌，然后再重新开始新的行为，这些数据的收集也很重要。

7. 解释你的结果。

观察行为者和非行为者回答问题时的关键差异，请关注五个最大的差异。另外，看看他们的回答有哪些相似之处。

关于行为者/非行为者分析的建议

■ 如果行为者和非行为者对某个问题有相似答案，那么这个问题很可能不是受众行为的决定性因素。

■ 当行为者的回答与非行为者的回答差异很大时，这一项很可能是受众行为的决定性因素。

■ 因为这类形成性研究中没有使用统计分析，所以受访者群体之间的差异必须非常大才行。如果你的样本总共只有 100 个或更少的受访者，至少要有 10%的差异才能说明问题。

■ 重点关注行为者是如何开始采取行为的。正向偏差的概念表明，这些策略是在与非行为者相似的压力和约束下作出的，所以每个人都有可能采取这种行为。为什么行为者选择迈出这一步？能说服非行为者效仿这些行为者采取类似行为吗？

■ 确定你已经收集了行为者和非行为者亲自讲述的故事。这些故事可能发展为强有力的因素，并为你的信息策略提供创造性的灵感。它们也可能包括你没有想到要问的问题的答案。

■ 想想行为者和非行为者是怎样回答关于赞成和反对的问题的。有时，在关注最初确定为目标受众的父母之前，可以先接触次级受众（例如健身专家、媒体、健康工作者、社区团体）并争取他们的支持，这会有所帮助。

■ 你的研究可能会显示，在行为者和非行为者这两组父母之间实际上存在着结构性的差异。例如，行为者父母的居住环境可能更加安全；他们可能经济上更为富裕，可以为孩子支付自行车或交通费用。相反，非行为者父母可能住在不提供校车服务的地区，因此，他们除了让孩子步行上学之外别无选择。在这种情况下，你需要先解决结构性障碍，然后再尝试通过倡导来促进个人行为的改变。

EPHC，pp. 172-174. This section is adapted from Smith, W. , *Comparing Doers and Non-Doers. A Rapid Assessment Tool for Social Marketing Programs*, Washington, DC：Academy for Educational Development, 1998.

受众细分与"用户画像"

受众细分是健康促进中使用的社会化营销方法的核心。它被用于：

■ 根据共同的经验、态度、信念或社会人口统计因素对潜在受众进行分组。

■ 从这些细分群体中获得更深刻的洞察。

■ 确定一个或多个细分群体作为干预的焦点。

■ 制作能与该群体产生最大共鸣的信息。

■ 确定细分群体的最佳媒介渠道。

国际项目的细分是通过"大数据"来完成的。在规模较小的项目中，细分策略从二手资料开始，辅以当地的洞察和研究。例如，疾控中心创建了与营养、体育活动和体重控制相关的受众细分肖像，并将其描述为"能量平衡的受众细分"。基础数据来源于培恩国际公关（Porter Novelli，P/N）的健康类型数据库，其中包括多个健康和生活方式调查中 2 万多名受访者的回复。培恩国际公关的研究人员使用主成分分析方法以及聚类分析方法来进行受众细分，并在图 9-1 的二维框架中对这些细分进行了描述。接着，他们进一步分析数据来建立具体的受众肖像，如方框 9-3 所示。

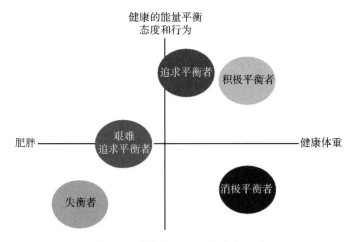

图 9-1　健康能量平衡态度和行为

细分受众以促进能量平衡：为公共健康领域专业人员设计的资源指南，由美国卫生部及疾控中心营养、运动和肥胖司编写。

资料来源：2005，p. 9，Figure 1，http：//www.cdc.gov/nccdphp/dnpao/socialmarketing/pdf/audience_segmentation.pdf.

疾控中心项目建议州或地方一级的干预计划者通过两种方式来使用这些能量平衡的受众肖像：

■ 在各自地区进行类似的调查，来界定与能量平衡相关的受众细分群体。

■ 选择一个细分群体进行受众研究和项目投资。

方框 9-3 疾控中心的能量平衡受众肖像

1. 追求平衡者（约占总人数的 24%）：这一群体的积极性很高。他们对自己的体重不满意，积极尝试减肥，并自信有能力通过饮食以及体育运动来实现这一目标。他们对健康饮食和体育运动了如指掌，并拥有适当的社交支持网络来帮助他们保持动力。但尽管有动力和自信，他们中仍有 39% 的人体重超标，19% 的人肥胖。

2. 艰难追求平衡者（约占总人数的 23%）：这部分人群中大约有一半（53%）肥胖，另外 35% 超重。这一群体中的成员对他们的体重不满意，并意识到体重对健康的威胁。他们尝试健康饮食，但经常在感到紧张或心烦意乱时额外进食。他们不喜欢运动，但运动起来也会感到高兴。他们有健康饮食和多锻炼的动力，对自己参与体育运动的能力也充满自信，但在改变饮食方面的自我效能很低。

3. 积极平衡者（约占总研究人数的 13%）：根据身体质量指数测量结果，该群体属于拥有健康体重比例最高的两个细分人群之一（63%）。群体成员通常对他们的体重感到满意，并没有尝试减肥。他们积极地进行健康饮食并有规律地锻炼。健康是他们选择生活方式的优先考虑因素。

4. 失衡者（约占总人数的 22%）：这一细分群体中超过一半的受访者（56%）肥胖，且约三分之一（31%）的人体重超标。他们对自己的体重不满意，并意识到体重对健康的威胁。与艰难追求平衡者和追求平衡者两个细分群体不同，他们没有动力追求更健康的生活方式。他们是最不爱运动的群体，从体育运动中得不到任何满足，也无意通过限制热量摄入来减肥。他们不相信自己可以多锻炼、少吃或减肥，且更缺少对这些行为的社会支持。

5. 消极平衡者（约占总人数的 18%）：该细分群体拥有第二高的健康体重比例（56%）。尽管他们倾向于保持健康的体重，但是他们并没有自觉或积极地努力维持体重健康。与积极平衡者不同，该群体基本没有动力和兴趣维持健康饮食习惯。他们是最积极锻炼的群体，并且非常自信能够保持苗条或减轻体重，但通常不会尝试减肥。

细分受众以促进能量平衡：为公共健康领域专业人员设计的资源指南，由美国卫生部及疾控中心营养、运动和肥胖司编写。资料来源：2005，p. 5，http：//www.cdc.gov/nccdphp/dnpao/socialmarketing/pdf/audience_ segmentation.pdf.

从"用户肖像"到"用户画像"

当疾控中心在 2005 年进行这项研究时，"用户画像"一词还不是常用的说法，但"用户肖像"已经很常用了。在表 9-2 和表 9-3 中，疾控中心研究人员针对两种用户肖像进行了直观的描述。现今可能会针对这些特征进行命名[如"贝蒂（Betty）"或"维罗妮卡（Veronica）"]，以配合图像与描述。疾控中心的用户肖像中关于"媒介习惯"的部分没有包含社交媒体（因为提出时社交媒介还没出现），但对每个角色的描述可能仍是适用的。接下来介绍的消费者旅程地图等方法，也将有助于让这些用户画像更加立体，并帮助找到触达他们的最佳媒介渠道。

表 9-2 追求平衡者

概要	他们积极地尝试减肥，并相信自己能够通过节食和多锻炼来实现目标。 他们积极性高，知识丰富，其社交圈里的朋友也同样积极性高且互相支持。 体重肖像：41%为正常/健康体重，39%超重，19%肥胖，1%体重过轻
人口统计学特征	他们与研究对象整体大致相同，但女性稍稍偏多，具有大学教育水平，有较高的家庭收入，年龄在 45 岁及以上
饮食	他们积极地尝试健康饮食，在选择饮食时优先考虑对健康的好处，并对体重进行管控。 他们享受烹饪的乐趣，尝试新的食物与配方，保持健康饮食并为他人树立榜样
体育锻炼	他们享受有规律的锻炼，并从中获得个人满足感。 他们是进行体育锻炼最积极的群体，也是最有可能加入健康俱乐部或基督教青年会（Young Men's Christian Association，YMCA）的群体
减肥	他们是最有可能控制脂肪摄入并尝试多种方法来减肥的群体，例如多运动、减少食物分量或脂肪含量
社交支持及影响	他们最有可能拥有与自己一样尝试健康饮食，经常锻炼、保持苗条或坚持减肥的朋友。 相对于研究对象整体，他们更可能认为，他们最在意的人在他们吃得好、经常锻炼的时候会感到高兴
健康与健康信息	他们健康状况良好，并希望自己看起来健康、感觉健康。 他们相信了解健康问题是重要的，并且特别注意阅读和观看有关健康的故事。 他们与医生保持着良好的关系，并且通过医生、网络以及杂志来获取健康信息
媒介习惯	相对于研究对象整体，他们看电视的次数更少，阅读报纸的次数更多，而听广播的时长则处于平均水平

细分受众以促进能量平衡：为公共健康领域专业人员设计的资源指南，由美国卫生部及疾控中心营养、运动和肥胖司编写。资料来源：2005，p. 10，http：//www.cdc.gov/nccdphp/dnpao/socialmarketing/pdf/audience_ segmentation.pdf.

表 9-3　艰难追求平衡者

概要	他们积极地尝试减肥，并且意识到超重带来的健康威胁。 他们有减肥的动力及社交支持，但对自己少吃一些，更健康地饮食缺乏信心。 体重肖像：12%为正常/健康体重，35%超重，53%肥胖
人口统计学特征	他们与研究对象整体大致相同，但女性稍稍偏多，年龄在 45 岁以上
饮食	他们积极地尝试健康饮食，但不一定偏好健康食物，且有时候不知道哪种食物是健康的。 他们在有压力或心情沮丧时进食，并且相对于研究对象整体，他们会吃更多的高脂肪食物、更偏好在忙碌时进食
体育锻炼	他们不喜欢锻炼，但会在自己保持锻炼时获得个人满足感。 相对于研究对象整体，他们体育锻炼的水平稍低，但加入健康俱乐部的可能性更高
减肥	他们积极尝试减肥，但不相信自己可以做到。 他们认为计算脂肪量和每天少吃一点有些困难，并且不相信自己可以做到
社交支持及影响	他们的朋友也在尝试健康饮食，经常锻炼并坚持减肥。他们最在意的人在他们吃得好、有规律的锻炼时会感到高兴
健康与健康信息	相对于研究对象整体，他们更可能出现一些健康问题，例如高胆固醇和高血压，但总体健康状况良好。 他们不会积极尝试预防疾病或者保持健康，但更希望了解健康风险和健康问题。 他们的健康信息来源和研究对象整体的信息来源相似，例如医生和网络
媒介习惯	他们阅读报纸的次数更多，看电视和听广播的时长则处于平均水平

细分受众以促进能量平衡：为公共健康领域专业人员设计的资源指南，由美国卫生部及疾控中心营养、运动和肥胖司编写。资料来源：2005，p. 11，http：//www. cdc. gov/nccdphp/dnpao/socialmarketing/pdf/audience_ segmentation. pdf.

消费者旅程地图

互联网上充斥着"消费者体验"、消费者旅程地图及绘图工具。从《哈佛商业评论》[8]或"调查猴子"[9]这样的网络调查公司那里，我们可以发现大量与消费者体验和消费者旅程地图相关的工具和文章。人类学家和其他社会科学研究者一直提倡"穿着别人的鞋走一英里（换位思考）"，以了解他人是如何应对挑战的。消费者旅程地图通过分析个人在空间和时间中的轨迹，诸如其考虑并采用一个产品、服务或想法的过程，来把这个过程体系化。对于我们所说的"高卷入度"决策，例如买汽车或健康保险，消费者旅程地图可能会非常复杂。简单一点的旅程图适用于不太复杂的决策，比如购买牙膏。

消费者旅程地图理论的观点是，每个用户画像都可能遵循不同的路径，并且在每个阶段有不同的需求。有时，用户画像的路径会存在显著的差异。例如，一个年轻健康的消费者在购买健康保险时，与一个患有多种慢性疾病的老年人遵循的路径截然不同。在决策过程的不同阶段，消费者不可避免地会出现对信息、鼓励、肯定以及其他正面强化的需求。消费者旅程地图帮助指出关键的传播机会，从而增加每个角色获得积极体验的可能性。此外，它还有助于发现哪些点是提供者认为重要但受众忽略掉的。

方框9-4展示了创建消费者旅程地图[10]的关键步骤。图9-2是一个购买健康保险的示例。

方框9-4　消费者旅程地图的基本要素

1. 利益相关者参与：把组织内部或合作组织中非常了解目标受众且关心任务的人员，以及目标受众中的代表人物聚集在一起。你可以按顺序开展这些活动，例如先与受众进行焦点小组访谈，接着再与工作人员及其他利益相关者开展研讨会。

2. 用户画像：如果你的组织已经有了用户画像或用户肖像，那么就把它们展示出来。如果还没有，那么就要进行研究去寻找并创建画像。参与者的差异在哪里？这些差异更可能是行为上、态度上的，而不是人口统计学上的。不同的细分受众会有不同的旅程图。将这些数据放在一起，创建定义明确的用户肖像或用户画像。

3. 结果：结果行为看起来是什么样的？针对每一个用户画像描述他们的结果行为。

4. 消费者旅程：列出每种用户画像在达成结果的过程中的所有行动。通常，有购买计划的消费者会经历四个阶段：感知、调查、缩小选择范围和购买。一些消费者旅程地图包括第五个阶段——购买之后的倡导阶段。这些行动包括：去某地或者得到某物的切实步骤；也包括在线上搜寻信息；还可能是与家人或朋友讨论想法。你可以在一条水平线上记录这些活动。

5. 接触点：对用户的每一个行动，列出你与其接触的机会，不论是直接接触还是通过信息传播或其他中介进行的接触。这些是你进行说服性传播的机会。注意不同用户画像的消费者如何使用不同的接触点。

6. 关键时刻：指的是消费者基于不同接触点遇到的情况来作出决定的时刻。一个接触点可能对应跨理论模型（Transtheoretical model）中的一个"阶段"，遵循采取预防措施模型（precaution adoption process model，PAPM），或只是个人的一个"顿悟时刻"。想象一下不同用户画像的消费者在遇到接触点时可能会产生什么样不同的反应，是什么让他们在消费者旅程中停止或后退？

吉姆·廷彻（Jim Tincher）将关键时刻定义为"旅程中对其他部分产生重大影响的点"。例如，当一位放射科患者在医院里迷路时，这会对接下来的旅程产生重大影响。如果是与销售相关的旅程，那么关键时刻往往指的是顾客作出决定放弃某个品牌的时刻。

7. 传递：在每个接触点，什么是传递信息的最佳方式？如何对渠道和内容进行优化，以支持消费者在旅程中前进？

8. 情感旅程：如果消费者旅程地图是关于服务的，那么这一点尤为重要——例如，引导个体进行免疫接种或性病预防。在旅程推进的过程中，他们与服务提供者接触时的感受是至关重要的。许多人由于受到无礼对待或缺乏关注而在旅程中早早离开。情感旅程通常是消费者旅程地图中最关键的，因为大多数组织对他们的工作习以为常，以至忽视了顾客的体验。

9. 蓝图：大多数组织会在纸上进行记录，这些记录可转换成有用的文档。利用目标用户画像来测试它。用它来指导你的渠道、内容及信息策略。

10. 改进与创新：追踪你的结果。总结你在每个部分——行动、接触点、关键时刻——的成败得失。最后根据反馈进行改进。

案例
以下是来自消费者旅程地图专家吉姆·廷彻的一个案例：

我与一家医院合作了一个项目，目的是了解先进影像技术的消费旅程。利益相关者在研讨会上发现了一个明显的问题。我们同时进行了两个不同的利益相关者研讨会，结论都是一样的——旅程中最大的问题在于排期与登记。顾客讨厌长时间的等待，还有反复地提供他们的信息。

因此，当我们离开研讨会返回机场的时候，我们已经在考虑改进排期过程。但是我们需要对病人进行研究以印证假设，第一步就是对病人进行日记研究。他们是如何描述"痛苦的"排期过程的？快速，轻松，没有痛苦——这与医院领导的想法恰好相反！如果我们只举行了一次内部研讨会，他们可能已经投资了新的排期系统和过程，而不是解决旅程中的真正问题！

> 病人面临的真正的问题是，医院没有为他们提供足够的帮助，假定病人是一个可以冷静完成这一过程的理性人。事实上，病人非常焦虑，这导致他们在治疗过程中出现各种问题。在医院看病的时候，登记报到是一个关键时刻。与我们交谈的病人中，有超过10%的人找不到放射科在哪里。医院没有传递给病人他们需要的信息，而只是认为病人会自己弄明白这些。但总是假设病人或顾客是理性的，这种想法很糟糕。（J. Tincher, personal communication, December 25, 2015）
>
> **了解更多关于消费者旅程地图的优质资源**
>
> A. van Oosterom: http://www.mycustomer.com/experience/engagement/mapping-out-customer-experience-excellence-10-steps-to-customer-journey.
>
> Jim Tincher: http://www.heartofthecustomer.com/resources/.

Tincher, J., *Personal Communication*, December 25, 2015.

研究工具

怎样利用信息来区别行为者和非行为者，构建用户画像，或将收集到的消费者旅程绘制成地图呢？什么样的文字和图像对有效传递信息最有意义？为什么是脸书而不是推特，或反之亦然？社会化营销和商业营销人员有许多可以使用的形成性研究工具。行业趋势报告研究绿皮书（*GreenBook Research Industry Trends Report*，GRIT，以下简称绿皮书）发现，[11]在2015年调查的近1500家主要市场调研公司中，有69%的公司使用定性和定量相结合的研究方法，21%只使用定性研究方法，10%只使用定量研究方法。绿皮书的调查基于约1160个市场调研的"供应商"和330名"客户"，其中46%位于北美。图9-3展示了绿皮书对调查参与者最常用的定性方法的分析。值得注意的是，面对面的焦点小组和深度访谈的比例是3:1。相比之下，绿皮书的受访者表示，他们大部分的定量研究是通过网络或者手机调查进行的，如图9-4所示。下面介绍一些最常用的研究方法。

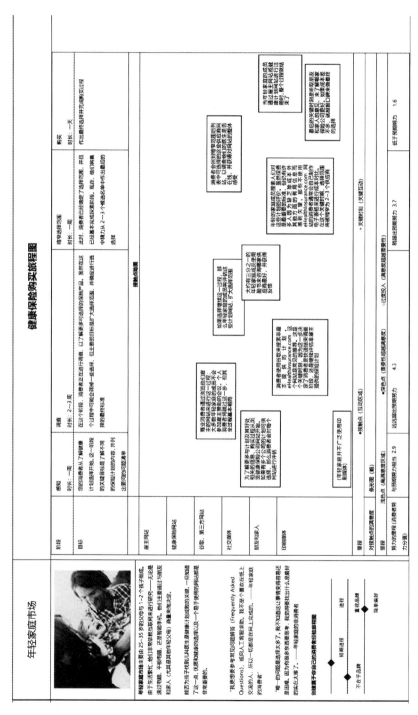

图9-2 健康保险购买旅程图

改编自：© 2013 Heart of the Customer / Design Ahead 2013 Heart of the Customer / Design Ahead.

以下哪些是你今年最常用的定性数据收集方法？
（最多选择5个）

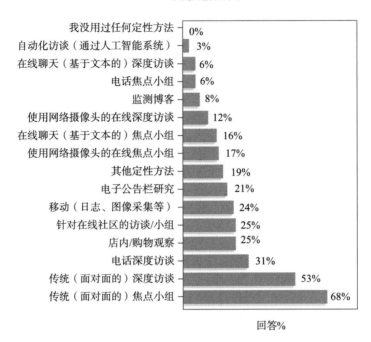

图9-3　定性数据收集方法的使用

资料来源：行业趋势报告研究绿皮书。http：//www. greenbook. org/grit. Accessed December 12，2015.

定量方法

数据挖掘

数据挖掘应用统计技术，如探索性数据分析、决策树、聚类、分类与回归树（CART）、卡方自动交叉检验（CHAID）以及其他过程（如神经网络、规则归纳），来检测大型数据集的模式。[①] 根据不同的数据集，创建用户肖像和用户画像，有助于识别受众细分群体及其属性，从而对信息策略提供有力的支持。

近年来，有赖于几个全国性的大规模调查和监测系统，在形成性研究的探索阶段可以更多地使用数据挖掘和分析。以下重点介绍一些供公众使用并向研究人员开放的数据集：

---

① 在该网址可查看有关数据挖掘技术的全面总结：http：//www. thearling. com/text/dmtechniques/dmtechniques. htm。

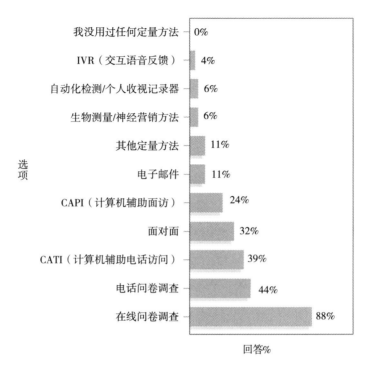

图9-4 定量数据收集方法的使用

改编自：行业趋势报告研究绿皮书。Available at http：//www. greenbook. org/grit. Accessed December 12，2015.

- 安纳伯格国家健康传播调查（Annenberg National Health Communication Survey，ANHCS）。从2005年到2012年，安纳伯格国家健康传播调查每月都针对美国一个全国性成年人代表样本收集数据。它关注媒体曝光后健康行为与行为意向的发展趋势、健康知识与信念、政策偏好与信念。该调查使用来自知识网络（Knowledge Networks）的固定样本在线调查数据。虽然该数据库在预测未来趋势上用处不大，但在提出假设并检验媒体效果及相关研究方面，它是个很好的数据来源。这些数据可通过安纳伯格国家健康传播调查网站（https：//ANHCS. asc. upenn. edu/index. aspx）公开获取。

- 行为风险因素监测系统和青少年风险行为监测系统（Youth Risk Behavior Surveillance System，YRBSS）。这两个由疾控中心管理的大型监测系统使用不同的方法来收集与疾病控制和预防相关的行为数据。

行为风险因素监测系统是一项从 1984 年开始持续进行的电话调查系统。该调查每年对 40 多万名成年人进行访谈，是世界上规模最大的持续进行的健康调查电话系统。青少年风险行为监测系统的调查对象是美国公立和私立学校 9—12 年级的学生。学生在课堂上填写可由机器阅读的答题纸。该系统的抽样框架很复杂，2015 年，其在全国抽取了 15713 个有效样本。虽然这两项调查并不完全是为健康传播设立的，但每项调查都包含大量与信息传播和媒介选择相关的项目。行为风险因素监测系统数据可从 http：//www.cdc.gov/brfss/获得，而青少年风险行为监测系统数据可以在 www.cdc.gov/healthyyouth/data/yrbs/index.htm 上找到。

■ 全国健康信息趋势调查。2015 年，由美国国家癌症研究所开展的全国健康信息趋势调查完成了第五个从数据收集到公开发布的周期。全国健康信息趋势调查主要关注的是整个癌症过程中的态度和行为，但它也提出了许多广泛性的问题，如健康信息的搜寻、媒体对决策的影响、医患沟通等。研究人员可以利用这些数据，分析成年人如何利用不同的传播渠道接触健康信息，获取有关癌症风险感知的信息，并帮助针对不同人群制订更有效的健康传播策略。全国健康信息趋势调查的数据可以在 http：//hints.cancer.gov/上获取。

这些数据集网站提供关于如何访问数据的信息，为自定义报告提供数据提炼与分析方面的建议，同时还提供发布链接。除了这些免费资源，还有一些营销数据库需要付费使用，或付费以让他们的分析师提供定制报告。

开展调查

调查是受众研究的重心。使用"调查猴子"[①] 或"爵士"[②] 可以轻松地开展在线问卷调查、发布问卷并进行数据分析，但困难的是提出正确的问题、找到合适的人填答并得到足够多数量的调查结果来制定决策。上述每个领域都涉及不同的科学和文献，远远超出了本文的范围。我们将介绍调查问卷编写中的

---

① https：//www.surveymonkey.com/.
② http：//www.qualtrics.com/.

传播研究方法，确保受访者像我们预期的那样理解被问及的问题。

认知访谈

加利福尼亚大学旧金山分校的衰老研究中心发现：

> 认知访谈可用于修改或开发新项目，使其更适合受访者的文化背景和生活方式……认知访谈法反映了调查回答过程的理论模型，包括理解或解释、信息检索、判断形成和响应编辑四个阶段。换句话说，被试者必须首先理解问题，接着回忆信息，然后基于其相关性进行判断，最后用采访者提供的格式给出答案。[12]

1985 年，疾控中心 的国家卫生统计中心建立了一个认知测试实验室，以测试调查中使用的题项，供自己与合作机构使用。国家卫生统计中心提倡在认知测试中使用两种主要的技术：有声思维访谈和言语探究方法。

■ 有声思维访谈。在有声思维访谈法中，研究对象根据逐字逐句地说出他们的想法。采访者将问题读给受访者听，并记录下受访者探寻答案的心理过程。采访者只是在受访者停顿下来时鼓励几句（如"请告诉我你在想什么"）。方框 9-5 中的示例展示了研究参与者是如何思考一个看似简单的问题的："在过去的 12 个月里，你多久与医生交流一次？"通过与受访者探讨这个问题，并尝试其他替代性措辞，研究人员会找到一个更好的信息收集方法。

方框 9-5 有声思维访谈示例

问题：在过去的 12 个月里，你与医生交流了多少次？

受访者：我想那要看你说"交流"是什么意思。我和我的邻居进行了交谈，他是一名医生，但你大概不是那个意思。我每年去看一次医生，做一次全身检查，这算一次。在过去的一年里，我可能还去看过几次专科医生——一次被诊断出膝盖有问题，我还在耳鼻喉科看过慢性咳嗽，我很确定那是去年的事，尽管我不敢发誓。我带孩子去看儿科医生的时候，我也和医生谈过几次——但我猜可能你想问的不包括这些。还有，我去看了脊椎按摩师，但我不知道你会不会把他当成你所说的那种意义上的医生。所以，我想说的是，我不确定总共和医生交流了多少次，主要是因为我不知道你想问的到底是什么。

> 通过倾听被调查者是如何回答这个问题的，采访者可能会得出结论——这个问题需要修改，原因如下：
>
> - 受试者很难记住某一特定事件是否发生在12个月内。这段时间可能太长，不能准确地回忆。
> - 受试者不知道（a）该问题是否仅仅指的是接触与他的健康有关的医生，以及（b）需要统计的医生或其他医疗服务提供者的类型。
> - 受试者不确定什么水平的医疗专业人员可以算作"医生"。

基于：Gordon Willis，"Cognitive Interviewing and Questionnaire Design：A Training Manual"，Working Paper #7，National Center for Health Statistics，March 1994.

这种看似容易使用的方法有一个明显的问题，那就是研究对象可能很难用语言表达他们的想法。因此，许多研究人员正在转向使用更结构化的言语探究方法。

■ 言语探究。在言语探究法中，采访者提出调查问题，并让受访者回答。然后，采访者会问一组问题，以探寻受访者是如何理解问题并得出答案的。方框9-6提供了一些探究和问题的例子。

方框9-6　言语探究示例

> **理解**
> "'门诊病人'这个词对你来说意味着什么？"
> "你能用你自己的话重复一下我刚才问的问题吗？"
>
> **信心判断**
> "对于你的医疗保险能涵盖这种治疗你有多大把握？"
>
> **回忆探究**
> "你说你去年看了5次医生。你怎么记得这个数字的？"
>
> **具体的探究**
> "为什么你认为癌症是最严重的健康问题？"

一般探究（类似于有声思维探究）

"你是怎么得出这个答案的？"

"这个问题容易回答还是难回答？"

"我注意到你刚刚犹豫了一下——告诉我你在想什么。"

基于：Gordon Willis，"Cognitive Interviewing and Questionnaire Design：A Training Manual"，Working Paper #7，National Center for Health Statistics，March 1994，2005.

因为形成性研究是为了提出概念和信息，从而在之后的阶段进行测试，所以在探索性研究阶段通常不会进行具有统计意义的抽样。调查法常常用以对信息和材料进行前测和评估，在线固定样本调查也越来越多地被使用。

联邦机构在公共卫生形成性研究中经常避免使用调查法的另一个原因是1995年的《文书削减法案》（*the Paperwork Reduction Act*，PRA），该法案"要求美国联邦政府机构在索取或收集大多数类型的公众信息之前，必须获得管理和预算办公室（Office of Management and Budget，OMB）的批准"。[13]该法案适用于在线调查、电话调查和任何其他形式的调查，并经常导致数据收集和分析的长时间延迟。方框9-7列出了不符合管理和预算办公室"快速通道"审批条件的数据收集类型。

方框 9-7　哪些资料收集工作需要管理和预算办公室全面审查？

美国管理和预算办公室明确了以下类型的联邦数据收集不符合其"快速通道"审查程序的要求：①将用于重大政策或资源分配决策的调查，它们需要严格的统计；②计划将其结果进行发布的数据收集；③对受访者造成很大负担或使政府承担高额成本的数据收集；④涉及有争议的话题或引起其他机构重大关切的问题的数据收集；⑤用于基础研究目的，而并不直接有益于机构客户服务的数据收集；⑥用于项目评估和绩效衡量目的的数据收集。

参考资料：https：//www.whitehouse.gov/sites/default/files/omb/assets/inforeg/pra-6qs.pdf.

感知地图

感知地图依赖调查收集的数据，在调查中，参与者使用李克特量表回答问题。方框9-8的示例介绍了天普大学风险传播实验室如何使用这种技术，在该例子中，受访者使用0到10分的量表来判断一个项目与另一个项目之间的关系。基于多维尺度分析，感知地图方法生成了一个三维彩色图示，表明受访者如何感知一组元素之间的关系。[14]通过这种方法，研究人员可以研究框架效应、感知风险和感知收益、对风险的态度以及其他因素如何影响决策的认知和情感维度。

方框9-8　感知地图示例

感知地图技术作为数学建模工具有着悠久的历史。[1]在一些学科中（如地理），"认知地图"这个术语被用于描述人们脑海中地理区域的地图。[2,3]当使用多维尺度分析来模拟基本的社会心理过程时，感知地图是一个应用于心理学、营销学、社会学和政治学的术语。

从1970年开始，这些地图技术软件已经开发出使用体验更好的版本，并应用于各种商业与教育场景，[4,5]但除了天普大学风险传播实验室的研究人员外，它们还没有被更多的人广泛应用于健康传播与风险传播。[6-8]风险传播实验室的方法基于感知地图方法和影响策略，该影响策略最初由约瑟夫·沃尔费尔（Joseph Woelfel）和爱德华·L.芬克（Edward L. Fink）[9]在他们称为"伽利略"（Galileo）的组合理论和方法论中提出。计算机软件程序将比例判断转化为距离，并将地图元素组合成一个结构性整体。风险与收益之间的关联程度来源于所有元素的条目间相关性，其中关联的绝对值被转换为从0到10的标尺基线。

接着，利用软件进行度量多维尺度分析，并生成元素间距离的图形排列。图表可以进行二维或三维展示（图9-5）。每个模型所占的方差百分比可作为地图解释力的指标。由此产生的地图展示了风险或利益因素之间的关系或与"自我"的关系。从本质上来说，这些地图简要展示了受访者对某一情境的概念化理解，并揭示了不同决策因素的相对重要性。例如，图9-5描述了少数艾滋病病毒阳性的病人对临床研究参与的感知。

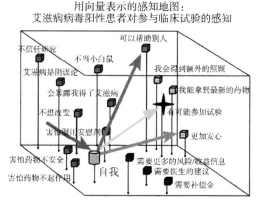

图9-5 用向量表示的感知地图：艾滋病病毒阳性患者对参与临床试验的感知

　　感知地图制作好后，就可以用向量分析程序来确定最佳的信息策略。为了以最佳方式确定目标概念在感知空间中的位置，使用目标向量（图9-5中的虚线）来进行数学向量分解过程。通过指定目标向量和最终信息中要使用的概念数量，软件使用指定的概念数量生成所有可能的分解向量，然后对其进行排序，使其最适合目标向量。这些向量可以帮助模型中不同的受众（聚合的"自我"）确定最优化的信息组合。这些信息策略可以通过强调概念之间的联系来"拉近"概念之间的距离，或者通过强调概念之间的差异来"拉开"概念之间的距离。信息的最终形式（内容、措辞、图像和格式）被确定下来，用以解释那些能够最好地表达患者对风险或收益的关心、了解和感知的概念。例如，在图9-5中，向量表明要使这个群体朝着参与的方向"移动"，信息策略就必须强调"心态平静"，且参与临床试验对他人有益，并摆脱担心药物不安全和不信任研究的负面看法（有关感知地图方法的进一步详细信息，参见 http：//cph. temple . edu/publichealth/research-centers-and-labs/risk-communication-laboratory-rcl）。

　　风险传播实验室的研究人员将这些方法应用于各种公共卫生行为和决策，他们的工作关注广泛的议题：低文化素养的非裔美国患者的结肠镜检查决策[8,10,11]"脏弹"爆炸期间针对低文化素养城市居民的预期行动[12,13]医疗工作者作出的天花疫苗接种决策、对禽流感的感知[14]艾滋病医护人员的态度[15]以及少数艾滋病病毒阳性患者决定参与临床试验的决策[16]本研究表明感知地图和向量建模方法可用于评估群体感知；确定有针对性的信息和干预措施；成功实现受众在理解、态度和行为上的转变；评估各种公共卫生情况下的效果。

参考文献

1. Borg, I., P. Groenen, *Modern Multidimensional Scaling：Theory and Applications*, New York：Springer-Verlag, 1997.

2. Herschfeld, N., S. Gelman, *Mapping the Mind：Domain Specificity in Cognition and Culture*, Cambridge, UK：Cambridge University Press；1994.

3. Kitchin, R., S. Freundschuh, eds., *Cognitive Mapping：Past, Present, Future*, New York：Routledge, 2000.

4. Barnett, G., F. Boster, *Progress in Communication Sciences：Attitude Change and Persuasion*, Norwood, NJ：Ablex, 1997.

5. Leventhal, H., E. Halm, C. Horowitz, et al., "Living with Chronic Illness：A Contextualized Selfregulation Approach", in S. Sutton, A. Baum, M. Johnson, eds. *Sage Handbook of Health Psychology*, London, UK：Sage, 2004, pp. 197-240.

6. Bass, S. B., T. F. Gordon, S. B. Ruzek, et al., "Mapping Perceptions Related to Acceptance of Smallpox Vaccination by Hospital Emergency Room Personnel", *Biosecurity and Bioterrorism：Biodefense Strategy, Practice, and Science*, Vol. 6, 2008, pp. 179-190.

7. Bass, S. B., T. F. Gordon, S. B. Ruzek, et al., "Developing a Computer Touch-screen Interactive Colorectal Screening Decision Aid for a Low-literacy African American Population：Lessons Learned", *Health Promot Pract*, Vol. 14, No. 4, 2012, pp. 589-598.

8. Ruggieri, D., S. B. Bass, M. J. Rovito, et al., "Perceived Colonoscopy Barriers and Facilitators Among Urban African American Patients and Their Medical Residents", *J Health Comm*, Vol. 18, No. 4, 2013, pp. 372-390.

9. Woelfel, J., E. L. Fink, *The Measurement of Communication Processes：Galileo Theory and Method*, New York：Academic Press, 1980.

10. Gordon, T. F., S. B. Bass, S. B. Ruzek, et al., "Developing a Typology of African Americans with Limited Literacy Based on Prevention Practice Orientation：Implications for Colorectal Cancer Screening Strategies", *J Health Comm*, Vol. 19, No. 11, 2014, pp. 1259-1277.

11. Bass, S., G. Mora, D. Ruggieri, et al., eds., *Understanding of and Willingness to Comply with Recommendations in the Event of a "Dirty Bomb"：Demographic Differences in Low - Literacy Urban Residents*, Washington, DC：American Public Health Association, November 2011.

12. Bass，S. B.，J. R. Greener，D. Ruggieri，et al.，"Attitudes and Perceptions of Urban African Americans of a 'Dirty Bomb' Radiological Terror Event：Results of a Qualitative Study and Implications for Effective Risk Communication"，*Disaster Med Public Health Prep*，2015，pp. 1−10.

13. Bass，S. B.，S. B. Ruzek，S. Ward，et al.，"Predictors of Quarantine Compliance During a Hypothetical Avian Influenza Pandemic：Results from a Statewide Survey"，*Disaster Med Public Health Prepared*，Vol. 4，2010，pp. 1−10.

14. Matosky，M.，C. Terrell，T. F. Gordon，et al.，"Using Perceptual Mapping to Develop HIV Medical Case Management"，Paper Presented at the Annual Meeting of the American Public Health Association，San Diego，CA，2008.

15. Wolak，C.，S. B. Bass，E. Tedaldi，M. VanDenburg，C. Rohrer，"Minority HIV Patients' Perceptions of Barriers and Facilitators to Participation in Clinical Research"，*Curr HIV Res*，Vol. 10，No. 4，2012，pp. 348−355.

16. Bass，S. B.，C. Wolak，J. Greener，et al.，"Using Perceptual Mapping to Understand Gender Differences in Perceived Barriers and Benefits of Clinical Research Participation in Urban Minority HIV + Patients"，*AIDS Care*，Nov 17，2015，pp. 1−9.

调查管理：线上还是线下？

正如绿皮书报告所指出的，绝大多数市场研究人员现在都在线上进行调查。这不仅是因为使用移动电话随机数字拨号（这是之前线下调查中的标准做法）很困难，还因为89%的美国人现在经常使用互联网。当然，正如皮尤研究中心（Pew Research Center）所指出的那样，"89%不是100%，只对使用互联网的人（并愿意进行在线调查的人）进行调查存在产生结果偏差的风险"。[15]在线调查是通过自填问卷来进行的，这与面对面的访谈形成了对比。特别是对那些文化素养较低，英文水平有限，或有视力障碍的人来说，这种方法存在一些挑战。在面对面的线下调查中，受访者认为自己有必要积极地展示自己、自己的邻居或同辈群体。但相比之下，自填问卷产生"社会期望偏差"的概率较低。

皮尤研究中心对数百个调查项目的在线调查和邮寄调查（都涉及自我报告）进行了对比，发现大多数项目并没有显著差异。然而，在与网络和技术使用相关的主题上，以及偏重于较大年龄、农村地区、较低家庭收入、高中以下教育程度的主题上，调查结果产生了一些显著的差异，因为这些亚群体在邮件调查中回复比例更高。[15]

在线问卷调查和在线小组关心的另一件事是如何招募小组成员。一些样本，如皮尤研究中心使用的美国趋势调查小组，是概率抽样的样本。受访者是从之前进行的一项全国固定电话手机调查中挑选出来的，有1万多名受访者。其他组织，尤其是那些使用亚马逊土耳其机器人（Amazon Mechanical Turk）和其他众包供应商的组织，采用"非概率抽样"的方法，参加调查的全部是自愿者，也称为"选择性参加小组"。由于许多参与者都是专业的被访者，并不能真正代表典型的受众群体，因此选择性参加小组在数据质量方面受到了批评。这个领域的领导者，比如谷歌的卡莱加罗（Callegaro），已经就这一主题写了大量的文章。[16]

在接下来的定性方法讨论中，我们将更多地讨论在线研究。虽然上面提到的一些方法，如认知访谈，也是定性的，但它们是在大型调查样本使用的研究工具开发之前使用的。当研究目标是探索深度和意义时，以下介绍的定性方法通常用于小样本。

定性方法

观察和参与

所有旨在改变行为的策略都需要在原始情境，即在其所处的环境和文化背景下，去理解并执行。人类学提出了"参与式观察"的概念，即社会科学家在一个社区生活一段时间，通过沉浸式体验了解社区成员的信仰、态度、价值观和实践。训练有素的观察员进入家庭和社区去观察发生了什么（通常持续几天，每次几个小时），可以有助于识别行为模式、替代产品和采纳新行为的障碍。重要的是，观察者的存在不能干扰被观察者及其日常行为。人们需要相当长的时间才能适应外人的观察。尽管电视真人秀和视频摄像机记录了许多我们所做的事情，但绝大多数人还是更喜欢保护自己的隐私。因此，观察法通常局限于很短的一段时间或特定的交流，至少在美国是这样。

在其他国家，健康传播从业者通常与当地的健康工作者，或受过良好教育的研究对象的伙伴合作，以尽量减少观察的侵扰性。这一快速评估过程[17]使得形成性研究中能使用更多的参与式方法。这些策略可增强社区力量，并促进行为改变。许多项目认为前期投入的时间是合理的，因为用这种方法带来的改变，其基础更加坚实。

影像发声　在美国，影像发声[17]是一种广泛使用的参与式方法。利用这种方式，社区居民可以通过拍摄来记录他们自己的生活、存在的问题以及可能的解决方案。那些通常不被注意的个体可以用影像发声提出自己的看法，以达到宣传倡导的目的。它也是一种收集数据的合法方式，可用于了解受影响人群如何看待自身处境的问题，而且可以促成有力的干预措施，使参与者能够更好地改变自己的处境。

方框 9-9 介绍了一位来自印度的博士生在美国进行的一个影像发声项目。这位研究人员探讨了他的同胞如何看待美国的医疗以及他们在印度体验的医疗之间的差异。虽然这些访问学生对药房甚至杂货店为改善医疗所做的努力印象深刻，但他们发现，他们基本不可能在这里获得医疗服务，而且这里的药物比印度贵得多。基于这个小规模项目的研究结果，洛达亚（Lodaya）就如何改善针对外国学生的医疗服务向他的大学提出了建议。

方框 9-9　留学生对美国医疗保健看法的影像发声研究

- 我看到一大群人在 CVS 药店（美国药店连锁企业）外排队等候注射流感疫苗。
- CVS 建议人们接种流感疫苗，以避免在换季时生病。

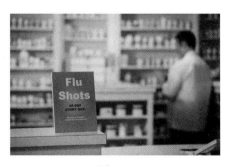

图 9-6

资料来源：ⓒ Terry Vine/Getty Images.

■ 这是一个教育推广活动，药店建议人们接种流感疫苗以保持健康。在印度，我们没有任何药店或医院进行或推广这样的活动。

■ 印度之所以存在这种情况，是因为人们不关心这类疾病或疫苗，保险公司也不支付这类疫苗的费用。

■ 我希望在印度引起人们对这些疾病预防活动的关注，并希望人们意识到保持健康的方法。

■ 我拍下了美国杂货店里各种各样的牛奶（图9-7）。

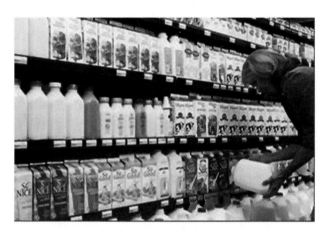

图9-7

资料来源：© Noel Hendrickson/Getty Images.

■ 美国的牛奶是用脂肪含量来描述的。有低脂牛奶，甚至脱脂牛奶。对乳制品过敏的人经常喝杏仁奶。我在商店里也见过豆奶，但是没有拍照。

■ 我想说，这是因为人们关注自己的身体健康状态，并在某种程度上努力照顾自己。显而易见，他们想要远离高脂肪食品，并采取预防措施来避免高胆固醇和其他相关的问题。

■ 在印度，我只看到过牛奶或水牛奶。我不知道人们是否知道脱脂牛奶或低脂牛奶。

■ 印度也应该有这样的选择，因为印度人日常饮食中的高脂肪含量导致了越来越多的健康问题。

■ 我的这张照片（图9-8）是想要展示美国的药品和绷带等手术配件的价格。

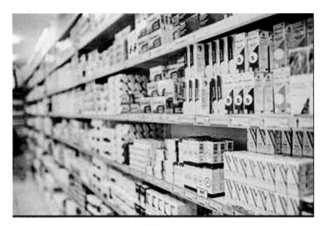

图 9-8

资料来源：© PeopleImages/Shutterstock.

- 在美国，以制药公司品牌出售的 14 片奥美拉唑价格为 12.49 美元，以 CVS 品牌出售的价格为 9.99 美元。这相当于 600—750 印度卢比。
- 在印度，相同药物的价格在每 10 片 15—40 印度卢比。
- 在印度，大量的仿制药制造商在市场上激烈竞争，降低了药品的成本。此外，印度的药品价格是由政府部门监管的。
- 美国的医疗费用很高的原因之一就是高昂的药价。美国应该制定适当的法规来规定药品的价格。

诊断角色扮演（Diagnostic Role Play，DRP） 诊断角色扮演是另一种参与式的形成性研究，"改变项目"的实施人员对此进行了详细描述。"改变项目"是由美国国际开发署资助的一个行为改变项目。[18]诊断角色扮演这种方法于 20 世纪 80 年代晚期由本章第一作者和其他合作伙伴共同提出，在这些合作伙伴工作的农村社区，其成员通常不会轻易表达他们的想法。我们对一些乡村短剧进行了观察，看观众如何参与其中，从他们的对话甚至行为中可以看到变化的发生："你不应该这样对你的妻子说话。一个真正的男人会说：'我会为我的孩子付医药费。'"角色扮演一开始是用来对概念和材料进行前测，不过最后发展到在形成性研究过程中我们更早地使用这种方法，以确定目标对象隐藏的行为和情感。

报告行为

深度访谈　人们通常更愿意向别人谈论他们做了什么，而不是让别人看着他们做这些事情。深度访谈有时用来讨论非常隐私的话题。它要求访谈者与受访者之间建立一种舒适的、不含偏见的关系。研究人员可以使用话题指南来组织访谈或从开放性很强的问题入手。

传播研究人员通常会进行单独的访谈，作为制订焦点小组协议（如小组访谈指南）的第一步，或为了采访关键信息提供者（如把关人）。这些信息提供者与社区成员一起工作或以某种方式影响他们，因此有大量相关信息可以分享。

与焦点小组相比，个人深度访谈更容易安排，因为它可以在受访者的家中或办公室进行，也可以在受访者选择的地点进行（如果受访者无家可归，甚至可以在街角进行访谈）。有时，出于匿名保护的目的，个人深度访谈是唯一的选择。

焦点小组讨论　大多数社会化营销研究者强烈推荐通过焦点小组讨论或访谈来收集信息。他们（至少定性研究人员）认为，把 8 到 10 个有共同特征的人聚集在一起，得到的信息可以和涉及数百人样本量的调查一样多。焦点小组确实能让研究人员了解人们的所思、所感和所为。焦点小组讨论有助于提出假设、探索广泛的议题并产生大量想法。一个进行顺利的焦点小组讨论能够创造随意的氛围，使人们能够自由地谈论他们的感觉、信念和态度。通过这样的讨论，项目策划者和传播者对目标受众的价值观、关注点和需求能够体会得更深。

因为只有一小部分目标受众参与了焦点小组讨论，所以即使进行了很多组讨论，焦点小组讨论也只是探索性的，只能产生假设，而不能验证假设。需要对参与者进行招募和仔细筛选，使他们尽可能代表更大的研究群体。例如，如果你正在进行一个行为者/非行为者分析，你需要招募一组行为实践者和一组非行为实践者。如果你想调查年轻白人女性对计划生育产品的看法，你的关注群体应该只包括符合这些标准的女性——而不包括她们的母亲、男友以及其他种族的人。

在美国，焦点小组的理想人数为 6—10 人，8 人最佳。在小组讨论中，参与者可以相互提问，在有主持人维持讨论秩序的情况下，参与者可能会提出研究人员从未考虑过的想法。这也许会让人感到意外，但相比单独与一名调查人员进行讨论，参与者往往更喜欢和一群与自己有相同病情的人谈论可能令人尴尬的健康话题。

焦点小组讨论的主持人必须能够创造一个人人都愿意参与的舒适环境。这一特质即做一名优秀的谈话者，可能比任何正式的研究训练甚至话题本身更重要。最好的焦点小组主持人是从目标受众的同伴中招募的，并接受了技术和话题指南方面的培训。

虽然一些研究人员仅靠笔记来记录，但更多的人发现对焦点小组访谈进行录音和转录至关重要。计算机定性分析软件可以用于编码和分析文本。准确记录引文非常重要。当使用一种更具创造性和解释性的方法时，创意团队可能会想要通过听受访者的录音来获得灵感。同样重要的是，焦点小组的知情同意流程要准确地告知参与者谁会聆听他们的录音，并确保参与者知道这些录音会被分析或使用。如果参与者不愿意被录音或让任何人听录音，他们可以退出焦点小组。任何聆听或使用录音的人都应该经过受试培训，并明确研究的目的。

我们可以找到许多关于如何进行焦点小组访谈的优质资源。[①] 关键因素是安静的地点、一个好的录音机、茶点、给参与者的补贴，当然，还需要一个专业的主持人和出色的话题指南。

拦截访问　一些社会化营销研究人员通过在中心地点拦截访问来收集个人信息，这种做法也许比焦点小组更常用。使用这种方法时，研究人员会去目标受众可能会接触到某种行为信息或购买某样产品的地方，邀请他们参加采访。在美国，此类调查通常在购物中心进行，但其实医疗诊所、超市和公园也一样，任何对消费者的决定产生影响的地方都可以使用该调查方法。拦截区域的高人流量使研究者能够在短时间内接触大量的受试者。

根据研究形式，拦截访问可以用于收集定量数据或定性数据。拦截通常在准备对概念进行实地前测时进行。此外，在目标用户所处的特定环境中，拦截对于评估纸质材料的可读性和可接受性也很有用。对人们来说，在一个安静的测试地点查看小册子是一回事，在超市的过道上阅读则完全是另一回事。这里

---

① 示例可参见：R. A. Krueger, M. A. Casey, *Focus Groups: A Practical Guide for Applied Research*（5th *ed.*），Thousand Oaks, CA: Sage Publications, Inc., 2015。

有一个简单的经验法则：如果超市是目标受众接触信息的地方，那么就在超市里进行测试。

拦截访问的流程包括：接近受访者，询问一些用于筛选的问题，以确定他们是否符合目标受众的特征，然后将受试者带到测试地点。这种方法的一种特殊形式是"出口处拦截访谈"，即邀请刚刚结束某种行为（如就诊或购物）的人群参加访谈。虽然这种方法的优势是有可能接触更多的受访者，但许多人不想被打扰。为了克服这种阻力，研究人员可以提供一些奖励，例如礼品卡或现金奖品。

民族语言学方法　快速评估方法（Rapid Assessment Procedures，RAP，它特别关注但不只针对难民人口）和其他快速民族志工具使得民族语言学方法得到了普及，这种方法能够帮助人们快速了解其他族群如何将他们的世界划分成不同的认知类别。

- 自由列举。自由列举即要求受访者列出他们知道的特定类型事物的所有例子，例如，适合儿童的食物，配偶或伴侣的重要品质，或常见的流感症状。研究人员通常把这些例子分别记录在索引卡片上。在访谈了一定数量的受访者后，研究人员应该积累了相当多的卡片。（如果受访者不识字，可以使用图片或其他方式来表达他们的观点。）然而，自由列举法并不适合所有的话题。人们往往不清楚自己知道或不知道什么，不习惯分析自己的行为，而且可能无法找出自己做某事或不做某事的"理由"。

- 分类法。在分类法中，每个项目被打印在不同卡片上，项目在正面，数字在背面。然后，研究人员要求受访者将卡片进行分类。让被试者自行分类通常是很有帮助的。例如，给被试者一摞印着食物图片的卡片，并要求他们把这些卡片分成几堆，许多美国学生可能会把它们分成"我喜欢的食物"和"我不喜欢的食物"这两类，然后可能把它们按学到的知识分为"有益的"和"有害的"这两类，或遵照原有的食物分类将其分为四种或五种类别。另一些人可能会把这些食物分成适合早餐、午餐或晚餐这几类。还有一些人可能会根据另一种医疗体系来划分它们，比如体液医疗体系中的"寒凉/热气"食物。一旦研究人员有了足够多的类别，就可以要求受访者按已有类别对各个项目进行分类。

■ 排序法。研究者也可以要求人们对一个类别中的各个项目进行排序。例如，流感的症状可以按讨厌程度排序，生活伴侣的品质按重要程度排序，早餐食物按喜好程度排序。

民族语言学方法的一个好处是，大多数人喜欢这样的做法，特别是在使用图画而不是文字时。这样的研究可以很快完成，而且可能会产生一些有趣的结果，即哪些项目在受试者的脑海中是相关的，哪些是不相关的。简单的统计数据足以确定类别的相关性和项目的排名，而更为复杂的多维尺度分析可用于评估不同类别与排序之间关联的强弱。

在线定性研究　就像在中心地点进行拦截访问一样，可以使用特定的网站或社区来识别特定的参与者，这类虚拟社区被称为"市场调查在线社区"（Market Research Online Communities，MROCs）。和现场焦点小组一样，可以通过市场调查在线社区收集特定的细分受众代表的意见，并深入探讨某些话题。市场调查在线社区的优点包括参与者参与更加方便，参与时间更长，并且可能具有更好的匿名性（如果只使用音频和文字来回答的话）。方框 9-10 介绍了帕万塔（Parvanta）等人对使用市场调查在线社区进行形成性研究的观点。

方框 9-10　市场调查在线社区

> 　　一个组织可以建立一个有密码保护的网站作为市场调查在线社区，招募一组特定的人，围绕一个共同感兴趣的话题，参加网站每日、每周或每月的研究活动。在不同的在线社区，研究人员可以很容易地通过性别、语言和健康等因素吸引不同的受众群体。如果你已经有了一个社交媒体网站，例如脸书或推特，或者其他如准妈妈或某种疾病患者之间进行交流的在线网站，那么你就有了招募个人加入市场调查在线社区的一个途径。或者，你也可以与供应商合作，让供应商替你完成市场调查在线社区的招募、主持和管理工作。
>
> 　　像焦点小组一样，市场调查在线社区能够让主持人与参与者进行对话并深入探讨主题。与消费者小组一样，主持人可以在特定时间段内反复与同一个人进行沟通。市场调查在线社区项目可以有 50—500 名参与者，如果需要，可以在一周内完成。通过供应商运营一个在线调查社区一个月的费用约为5000美元。

经 Sage 出版社许可转载。C. Parvanta，Y. Roth，H. Keller，"Crowdsourcing 101：A Few Basics to Make You the Leader of the Pack"，*Health Promotion Practice*，2013.

结　论

探索性研究是一个创造性的过程，它可以决定传播干预的成败。大多数项目使用定性和定量方法的组合，或混合方法，以确定概念、图像和信息等内容，以进行进一步的前测。请记住，探索性研究不仅是为了提出假设，探讨什么因素可能促使行为改变，也是为了激发信息撰稿者和视觉设计师的创造力。

附录 9A 介绍了苏珊·J. 卡比（Susan D. Kirby）和苏珊·J. 罗宾逊（Susan J. Robinson）提出的"信息框架"的案例，这个研究是疾控中心及其合作伙伴共同完成的。研究团队按以下顺序使用了初级调研和次级调研的方法：简要的文献综述和环境分析、定性信息框架评估、针对关键信息提供者的认知访谈以及对公众和健康专业人士的在线调查。这个案例介绍了对一个敏感且有争议的公共卫生话题进行形成性研究时采用的混合方法。

总　结

本章问题

1. 形成性研究的目的是什么？

2. 描述并举例说明探索性研究和概念测试。

3. 识别并描述两种类型的次级调研方法，针对每种类型列出一个有用的来源。

4. 对于某种行为，你如何用正向偏差方法来区分行为者和非行为者？

5. 为什么在健康促进的社会化营销方法中，受众细分是核心？

6. "穿着别人的鞋走一英里"（换位思考）这一理念在消费者旅程地图中如何应用？

7. 比较形成性研究中使用的定性和定量方法。

8. 为什么市场研究人员喜欢拦截采访？

参考文献

1. Tuckman, B. W., "Developmental Sequence in Small Groups", *Psychol Bull*,

Vol. 63，1965，pp. 384-399.

2. Social Marketing Gatewayforthe National Social Marketing Centre，"The Social Marketing Planning Guide and Toolkit：Reviewing Existing Knowledge and Current Practice"，http：//www. socialmarketing - toolbox. com/content/reviewing - existing-knowledge-and-current-practice-0.

3. Centers for Disease Control and Prevention，"Gateway to Health Communication and Social Marketing Practice"，June 26，2012，http：//www. cdc. gov/health-communication/audience/index. html.

4. Nowak，G. J.，K. Sheedy，K. Bursey，et al.，"Promoting Influenza Vaccination：Insights from a Qualitative Meta-analysis of 14 Years of Influenza-related Communications Research by U. S. Centers for Disease Control and Prevention"，*Vaccine*，Vol. 33，No. 24，2015，pp. 2741-2756.

5. Weymann，N.，M. Härter，J. Dirmaier，"A Tailored，Interactive Health Communication Application for Patients with Type 2 Diabetes：Study Protocol of a Randomised Controlled Trial"，*BMC Med Informatics Decision Making*，Vol. 13，2013，p. 24.

6. World Vision International. Positive Deviance/Hearth，http：//www. wvi. org/health/publication/positive-deviance hearth.

7. Klaiman，T，A. Pantazis，B. Bekemeier，"A Method for Identifying Positive Deviant Local Health Departments in Maternal and Child Health"，*Front Public Health Serv Syst Res*，Vol. 3，No. 2，2014，Article 5.

8. "Managing the Complete Customer Journey"，Harvard Business Rev，November 5，2013，https：//hbr. org/2013/11/managing - the - complete - customer - journey/.

9. Sorman，A.，"The Best Way to Map the Customer Journey：Take a Walk in Their Shoes"，Survey Monkey Blog，March 21，2014，https：//www. surveymonkey. com/blog/2014/03/21/map-customer-journey-keep-customers-happy/.

10. van Oosterom，"Mapping Out Customer Experience Excellence：10 Steps to Customer Journey Mapping"，March 12，2010，http：//www. mycustomer. com/experience/engagement/mapping - out - customer - experience - excellence - 10 -

steps-to-customer-journey.

11. "GreenBook Research Industry Trends Report" (GRIT), http://www. green-book. org/grit.

12. Measurement and Methods Core of the Center for Aging in Diverse Communities, University of California San Francisco, "Using Cognitive Interviews to Develop Structured Surveys: Introduction", University of San Francisco Department of Medicine, 2007, http://dgim. ucsf. edu/cadc/cores/measurement/CognitiveInterviews. pdf.

13. U. S. Department of Healthand Human Services, "Information Collection and Paperwork Reduction Act (PRA) overview", http://www. usability. gov/how-to-and-tools/guidance/pra-overview. html.

14. Cox, T. F. , M. A. Cox, *Multidimensional Scaling (2nd ed.)*, Boca Raton, FL: CRC Press, September 28, 2000.

15. Keeter, S. , K. McGeeney, R. Weisel, "Coverage Error in Internet Surveys: Who Web-only Surveys Miss and How That Affects Results", Pew Research Center, September 22, 2015, http://www. pewresearch. org/files/2015/09/2015-09-22_ coverage-error-in-internet-surveys. pdf.

16. DiSogra, C. , M. Callegaro, "Metrics and Design Tool for Building and Evaluating Probability-based Online Panels", Soc Sci Comput Rev, 2015, p. 1 - 15, http://ssc. sagepub. com/content/early/2015/03/24/0894439315573925. full. pdf+html.

17. Ankit, L. , "PhotoVoice", https://photovoice. org/.

18. CHANGE Project, with Save the Children/Malawi, "Guide to Diagnostic Role Play", May 2002, p. 1-17, http://pdf. usaid. gov/pdf_ docs/Pnacw513. pdf.

附录 关于性健康的信息框架：让所有 利益相关者参与的研究*

概述

本个案研究是一个由疾控中心及其合作伙伴开展的"信息框架"研究的例子。研究团队整合了四种研究方法收集的数据：简要的文献综述和环境分析、信息框架评估、关键信息提供者的认知访谈以及对公众和健康专业人士的在线调查。研究小组针对最广泛的利益相关者确定了两个信息框架：①在生命旅途中进行正确的选择来保护健康的重要性；②通过促进健康来加强传统疾病的预防和控制。这个案例阐释了对一个敏感且经常有争议的公共卫生话题进行传播研究时采用的混合方法。

背景介绍与问题陈述

对于大多数公共卫生问题，传播扮演着关键的角色，能够基于现有的有力依据而获取支持以激发行动。[1]2002 年，世界卫生组织将性健康定义为"与性有关的在身体、情感、精神及社会交往等方面的健康总和；它不仅仅指的是没有各种生殖系统疾病、器质性功能障碍或妨碍性行为与生殖功能的躯体缺陷。性健康需要对性和性关系持有积极和尊重的态度，以及在没有强迫、歧视和暴力的情况下获得愉快和安全的性体验"。[2(p5)]不健康或不知情的性行为或性态度可能会导致严重的不良健康后果，包括艾滋病病毒和其他性传播感染、意外怀孕、强迫或暴力行为，以及对精神和身体健康的攻击性行为。与许多公共卫生领域面临的挑战一样，解决方案有赖于在生态模型的多个层级采取行动。但这需要社区或更大的社会团体中的利益相关者参与进来，他们往往很难就性健康问题达成共识。我们的研究目的是开发一个框架，欢迎所有利益相关者都参与进来，从而交流性健康问题和潜在的解决方案。

---

* 苏珊·D. 卡比（Susan D. Kirby）和苏珊·J. 罗宾逊（Susan J. Robinson）。

理论基础

罗伯特·M. 恩特曼（Robert M. Entman）的研究为我们提供了指导，他把"主导参考框架"（dominant frames of reference）描述为大多数人所持有的文化框架。因为这些框架被更多人共享，它们更可能"被大多数人注意、处理和接受"。[3(p56)]恩特曼认为，破坏这些主要框架的传播将会更低效。

当利益相关者来自不同的政治或文化背景时，他们不同的世界观与不同的参考框架有关。与争议话题相关的信息是否可以运用框架，从而被所有或大多数利益相关者接受？对框架的研究表明，传播学研究可以确定能使多个利益相关者参与的共同主导框架。但主导框架通常隐藏在我们的潜意识中。不过使用隐喻和视觉刺激的研究技术可以帮助受访者识别并向研究人员阐明这些框架。[4,5]乔治·拉考夫（George Lakoff）[6,7]的研究为这些技术提供了基础，他通过识别利益相关者共有的潜在价值来处理他们之间的意见分歧，使用间接提示从利益相关者那里得到定性信息。我们通过一个"红、绿、黄标记"的练习实现了这一点，在方法部分将对此进行介绍。

文献综述与环境分析

我们的研究从环境分析和简要的文献综述开始。该团队进行了环境分析，以确定当前正在传播的与该话题相关的信息，以及对性健康感兴趣的人群中的对话类型。环境分析的范围包括全国性的印刷媒体与广播媒体、在美国排名前列的日报、主要的周刊、主要的广播电视网和专业媒体（例如同性恋和保守派媒体、妇女杂志、主要的非洲裔美国人和西班牙裔/拉美裔报纸和杂志、有影响力的博客和宣传网站）。文献综述的目的是了解国家非营利性机构、学术机构和其他机构在性健康问题上付出的努力及其工作框架。文献综述既包括已发表的研究结果，也包括诸如项目报告等灰色文献。

文献综述使用的检索词包括与受众、行为、干预、疾病和健康状况相关的词，如"性少数群体"（LGBTQ）、"青春期""性""性行为""避孕""艾滋病病毒""性病"和"怀孕"。对全国性媒体和文献综述进行分析期间，该团队总共使用了 11 个数据库：学术期刊全文数据库（Academic Search Premier,

ASP)、考克兰图书馆（Cochrane Library）、全文数据库（EBSCO）、医药研究项目进展数据库（Health Services Research Projects in Progress，HSRProj）、过刊全文数据库（JSTOR Data for Research）、新闻全文数据库（Nexis）、心理学及行为科学全文数据库（Psychology and Behavioral Sciences Collection，PBSC）、路透社（Reuters）、心理学文摘（PsycINFO）、生物医学文献数据库（PubMed）和社会学数据库（SocINDEX）。图9A-1展示了检索过程。

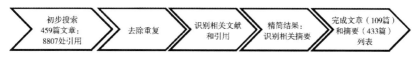

图9A-1 文章检索与筛选过程

　　该团队分析了最终列表里的文章和摘要的主题、话题、基调与受众。针对两个样本的分析展示了媒介分析和文献综述中涉及的出版物的多样性。第一个样本是一篇基督教媒体发表的文章，主要内容如下："简要地记录了一个基督徒妇女与色情成瘾的斗争，并介绍了她日益壮大的支持团体——下流女孩协会。其大体思想是，不仅男性会沉迷于色情；女性也会对色情上瘾，但因为这是禁忌，所以她们在需要帮助时会被孤立"——这是一种积极的基调。第二个是学术文献中的一个例子，有一份出版物讨论了几种可取的男性吸引女性的社会价值观，诸如"62对大学生情侣发现，当男性的行为和价值观一致时，女友更有可能做出有利于两人关系的行为"——这也是积极的基调。

　　虽然这两个例子都以积极的基调对性健康话题进行描述，但研究小组分析的许多媒介内容都突出了性疾病的负面影响，如艾滋病病毒感染的整体问题，以及卖淫、色情和过早发生性行为等问题。其他主题还包括是否负责任的讨论、性健康的选择，以及从积极的方面看，"健康的性行为"如何有助于幸福和更快乐的生活。性健康教育能够增进人们的知识，这样的理念是与权力和自我赋权联系在一起的，但在同一背景下更常被提及的是存在的威胁，以及对保护儿童和自己免遭此类威胁（例如"社会的威胁"——滥交行为）的需求。但即使是保守派，也不止一次地将性健康教育（包括禁欲教育）与其他健康教育工作（如营养项目）相提并论。

文献综述表明，任何与性健康话题有关的信息都应该根据文化进行调整完善，使其适应目标受众的需求，因为信息需求在不同年龄、性别和环境间存在很大的差异，这是一项十分艰巨的任务。在所分析的文章中，有87%关注具有某一特定特征的受众，这些特征包括年龄（如青少年、大学生）、性别及性取向、人口统计学特征或其他方面，如角色（如因犯或父母）。在大多数文章中，作者对研究方法、不同类型的受众、相关框架和理论以及信息评估策略进行了思考，并提出了与公众进行沟通的干预措施，如鼓励加强医患沟通教育。

媒介分析和文献综述帮助调查人员了解现有的关于性健康的对话。这些对话还帮助我们获取最有效、最可行的性健康信息，以补充完善目前关于性疾病的信息。

信息框架评估

我们的信息编写过程是根据杰拉尔德·萨尔特曼（Gerald Zaltman）的隐喻诱导方法来进行的。[5] 我们要求外部利益相关者群体提供他们工作的图片，并与我们分享他们在性健康工作方面的故事。我们的小组启发过程帮助群体内部以及群体与疾控中心工作人员之间建立了默契和理解关系。当人们发言时，重要的概念会被记下来。当这些人对下述"红、黄、绿标记"实验中描述的框架信息草案进行评估时，这些概念和观点自然会被强化。在选择访谈和在线测试里使用的最终信息时，我们的团队还审查了这一过程的关键概念，以确保用于测试的信息的多样性。

基于文献综述的结果以及罗伯特·伍德·约翰逊基金会（Robert Wood Johnson Foundation，2010）发表的《讨论健康的社会决定因素的新方法》[8] 中的内容，我们构建了信息框架草案。这些框架被嵌入六个非结构化的段落中（方框9A-1）。研究小组请一名独立的引导师先与来自全国性团体的六名代表合作，然后与来自疾控中心不同部门的十名利益相关者合作，议题都涉及性或生殖健康问题。

方框 9A-1　用于红、黄、绿标记实验的非结构性段落

人类是聪明的，有自我意识的，性是人类与生俱来的。性是人类一生经历的一部分。对性的好奇心在青少年时期达到顶峰，在这个时期孩子们开始长大成熟。我们想保护年轻人，确保他们会开车并获得驾照，才会允许他们独自开车。同样地，我们想要保护他们，在他们懂得如何拥有并能够维持一段健康的性关系之前，我们不希望他们过于性活跃。青少年一般不明白，当他们做的事情使他们自己和他人的身体、精神或情感受到伤害时，是要付出代价的。他们可能不明白，如果我们的行为能够对他人和自己负责，我们都会从中受益。培养爱和忠诚的关系对我们所有人都有好处。美国是一个多元化的国家，人民来自不同的背景、有不同的文化和宗教信仰，所有这些都塑造了我们对性的理解和表达。由于这种多样性，关于什么是适当的性关系的理解可能非常宽泛，从婚前禁欲，到与一个或多个性伙伴尝试非正式的关系，都囊括在内。但大多数美国人都认同以下关于性的基本原则或道德价值观。首先，性行为应该建立在对彼此的爱和尊重的基础上，这意味着不存在强迫、武力或身体/情感上的伤害。其次，性的表达在一段充满爱和承诺的关系中是最有意义的。实现这些目标需要自我控制、坦诚交流、诚实和信任。不幸的是，青少年往往并不知道也没有做到这些。我们提供的教育必须强调把性的道德价值观和责任以及性所带来的欢愉相结合，以保护我们青年宝贵的未来。为此，我们需要强有力的榜样和适龄的教育。如果青少年缺乏为自己作出最佳选择的自尊、自信和社会支持，他们往往无法有效地使用这些工具。帮助年轻人在性行为方面进行正确的选择需要一种保护性的、积极的且能提供支持的环境，这种环境涉及青少年发展的各个方面，而不仅仅是性。

红、黄、绿标记实验

我们要求每组参与者用手里的荧光笔对材料进行标注。让他们用绿色标出自己喜欢的部分；用黄色标出持中立态度或不清楚其含义的单词或短语；用红色标记不喜欢的、有争议的或引起强烈负面反应的单词或短语。我们共同讨论了他们的反应，但不寻求任何共识。不过我们记录了用绿色、黄色或红色标记的特定点上是否存在普遍共识。这些发现有助于减少框架的数量，并为下一步的研究（也就是认知访谈）完善信息框架。

信息编写

我们选择了四个特定的、主要的、高阶的框架进行进一步的测试。这四个框

架都来自为测试而创作的两个或四个信息表述。表9A-1展示了这四个框架及其信息表述。

表9A-1　从认知访谈中获得的框架信息

A. 共同努力	1. 我们所有人——个人、夫妻、家庭和社区——都必须共同努力以确保都有机会保持性健康。 2. 从社会层面来讲，我们有责任帮助所有美国人作出健康的性选择
B. 公平机会	3. 所有的美国人都需要一个公平的机会，远离性病、性暴力和意外怀孕。 4. 所有人都需要一个公平的机会，来为自己的性健康作出明智的选择。 5. 每个人都需要一个公平的机会来保持性健康
C. 生命之旅/保护	6. 生活是由一系列的选择组成的，包括性的选择。在一生中，所有人都需要信息和技能来作出健康的性选择，以反映他们自己的价值观和根深蒂固的信仰。 7. 纵观一生，我们都会作出选择，包括性的选择。在这个过程中，美国人需要信息、知识和技能来帮助他们作出性选择，以保护他们和未来的伴侣。 8. 纵观一生，我们都会作出选择，包括性的选择。在这个过程中，我们所有人都需要信息、知识和技能来帮助我们作出性选择，保护我们免受不健康的性活动的风险和危险。 9. 如果美国人都拥有帮助自己作出健康的性选择的信息、知识和技能，这将有助于降低健康成本
D. 健康促进/整体健康（wellness）	10. 健康的生活方式对保持健康很重要，这也包括性健康。现在我们应该注重促进和鼓励那些能改善与性有关的情感、社会、精神和身体方面的行为。 11. 直到最近，美国人还是只关注如心脏病和癌症等疾病的治疗，而不是预防这些疾病和促进健康的生活方式。如今，对健康的关注促进了人们采纳健康的生活方式，并鼓励改善性健康的行为，包括性的情感、社会、精神和身体方面，这将引导所有美国人变得更加健康。 12. 如今，我们大多数人都知道，健康不仅仅是"不生病"。健康意味着充分发挥健康的优势，保持好心情，全身心地投入生活。同样地，保持性健康不仅仅是避免疾病。改变我们对性的思考和谈论方式，转向一种整体健康的方法，这种方法可以激励我们更多的人采取健康的性行为

S. J. Robinson, A. Stellato, J. Stephens, et al., "On the Road to Well-being: The Development of a Communication Framework for Sexual Health", *Public Health Rep*, Vol. 128, Suppl 1, Mar-Apr 2013, pp. 43-52.

我们还针对三个关键主题创作了18个"支撑信息"。表9A-2展示了相关主题和表述。我们使用这些信息框架和支撑性表述，目的是检验特定的词语选择是否会在持有不同政治、宗教和其他社会决定观点的被试者之间引起积极、中立或消极的反应。

表 9A-2　从认知访谈中获得的支撑性陈述信息

E. 关于性健康	1. 性是人类生活的基本组成部分。 2. 性健康是一个人整体健康的重要组成部分。 3. 一个人的性健康会影响他的整个身体、情感、心理、社会和精神健康。 4. 性健康包括生理、情感、心理、社会和精神层面。 5. 促进性健康意味着促进负责任的性行为和健康的关系，以帮助预防疾病、意外怀孕和性暴力
F. 个体的作用	1. 谈论性和性健康可能很困难，但我们可以针对这些话题进行开放和诚实的对话，这会有很大帮助。 2. 进行适当的、直接的关于性和性行为的交谈可以帮助我们保持性健康。 3. 当我们能够在家庭、社区和学校中就性和性行为进行适当的、直接的交谈时，我们的性健康将会得到改善。 4. 随着年轻人长大成人，他们需要准确的信息，以建立能够坦诚地谈论性相关话题的相互尊重的关系。 5. 性健康意味着美国人必须为他们的性选择的后果以及对自己、伴侣、家庭和社区的影响负责
G. 社区的作用（1）	1. 从社会层面来讲，我们需要教导年轻人性关系的本质，以及它们如何影响自我价值、个人发展和未来的生活选择。 2. 我们需要更好地促进对健康的性行为和健康关系的理解。 3. 社区必须确保个人能够获得的关于性和性健康的信息，在医学上是描述准确的且与年龄和文化是相适应的。 4. 对性行为保密的态度可能导致个人和社区的性健康状况不佳
H. 社区的作用（2）	1. 不同的社区需要不同的方法来实现性健康；由于人们的观念和行为差异，在一些社区有效的方法可能在其他社区无效。 2. 美国在性与性健康方面有着不同的价值观和信念，我们必须尊重这种多样性。 3. 以健康的方式对待性意味着一些社区要努力防止对性的污名化和歧视。 4. 改善性健康状况的有效途径包括让社区参与进来，让不同的群体之间建立伙伴关系，并实施与文化相适应的、行之有效的规划

S. J. Robinson, A. Stellato, J. Stephens, et al., "On the Road to Well-being: The Development of a Communication Framework for Sexual Health", *Public Health Rep*, Vol. 128, Suppl 1, Mar-Apr 2013, pp. 43-52.

电话认知访谈

按照疾控中心的建议，我们招募了 26 名专业人士，他们分别代表卫生保健、社区组织、学术界、政策制定者以及该领域的意见领袖（流行病学家和健康教育者）。我们还使用滚雪球的抽样方法来扩大样本，尽量纳入对性健康和政治观点持不同看法的受访者。一位经过培训的专业访谈人员对受访者进行了电话访谈。我们打乱了信息的顺序以避免任何因顺序而产生的偏差。受访者应要求在每个框架信息和支撑性信息中选择他们认为最符合的信息表述。他们需要告诉我们是否有难以理解的单词或短语，或者是否存在更好的表达，如果有，给出替代性表达，并说出理由。

例如，七名受访者从"整体健康"框架（表 9A-1）中选择了表述 12。最初的表达使用了"基于健康的观点"一词，而修改后的表述 12 中用斜体强调了"整体健康"一词。受访者表示，"基于健康的观点"对他们来说含义不清。随着访谈的继续，我们从不同的利益相关者那里学到了很多关于词语选择、包容性的内容和对论证的看法。但令人惊讶的或许是，在框架表述偏好或支持表述偏好方面，观众类型或被调查者特征没有什么影响。

当我们开始确定是否需要改进任何信息表述时，一些关键的信息研究发现非常有指导意义。这些发现包括：

- 最有效的信息是直接的、可操作的、提供细节的。
- 许多受访者认为信息过于模糊，需要补充更多细节。
- 许多受访者建议采用积极的性健康框架。
- 有几位受访者表示，性健康的责任必须在框架制定中得到重视。
- 有几位受访者建议为特定的受众定制信息。

对公众和专业人士进行在线调查

接着，我们进行了一项调查以找出最有效的框架，这个框架提供了令人信服的、值得信赖且与个人相关的重要信息。最后的研究步骤是借助供应商进行在线调查，该调查样本量为 240 人，由不同消费者组成固定小组。我们使用随机抽样方法，同时对某些类型的参与者进行过采样来实现兴趣属性的平衡。在选择小组参与者之前，供应商对这些变量进行了评估。表 9A-3 展示了基于研究的主要变量进行分类的在线调查样本特征。

表 9A-3　在线调查的受访者特征

特征	分类	受访者（$n=240$）N（百分比）[a]
目标受众[b]	年轻人（18—34 岁）	96（40）
	成年人（35 岁及以上）	144（60）
	青少年的父母	60（25）

特征	分类	受访者（n=240）N（百分比）[a]
社会观	保守派	79（33）
	自由派	67（28）
	温和派	94（39）
政党	民主党	110（46）
	共和党	65（27）
	无党派	65（27）
宗教信仰程度 （参加宗教 活动的频率）	每日或每周	87（36）
	一个月几次/大约一个月一次	33（14）
	每月少于一次	120（50）
性取向	同性恋、双性恋或两性人	32（13）
	异性恋或"直的"	204（85）
	其他，请说明	0（0）
	不知道	0（0）
	拒绝回答	4（2）
种族/民族[b]	西班牙裔/拉丁美洲裔	36（15）
	高加索人	159（66）
	非裔美国人	37（15）
	亚洲人（非太平洋岛民）/ 中亚人/其他	37（15）
性别	男性	115（48）
	女性	124（52）
教育水平	高中以下学历	3（1）
	高中毕业	28（12）
	上过学院或大学	101（44）
	两年制大学毕业	71（31）
	四年制大学毕业	26（11）
	其他	2（1）

特征	分类	受访者（$n=240$）N（百分比）[a]
地理位置	西部	52（22）
	西南部	13（5）
	中西部	43（18）
	东北部	24（10）
	东南部	90（38）
	其他	17（7）
区域密度	农村/小镇	10（4）
	小城市（大型农村城镇）10000—49999 人口	22（9）
	都市（市区）人口≥50000	205（87）

a. 由于缺少回复，有些类别的样本总数少于 240，百分比基于每个类别的回答总数进行计算，由于四舍五入的关系，总数不必达到 100%。

b. 这些特征的范畴并不互斥。

Robinson, S. J., A. Stellato, J. Stephens, et al., "On the Road to Well-being: The Development of a Communication Framework for Sexual Health", *Public Health Rep*, Vol. 128, Suppl 1, Mar-Apr 2013, pp. 43-52.

我们对公共在线调查进行了补充，增加了 70 位在健康相关领域工作的专业受访者。我们通过滚雪球的抽样方法，以及之前的电话访谈者推荐，招募了这些专业人员。我们试图与消费者调查中使用的描述性变量保持一致，但没有在此基础上进行预招募。相反，我们在调查中使用了 6 个问题，将受访者在性健康和行为方面的观点分为保守、独立或自由三类，表 9A-4 展示了根据我们研究的主要变量进行分类的样本。

表 9A-4　在线调查的专业受访者特征

特征	分类	受访者（$n=240$）N（百分比）
目标受众[*]	（a）以社区为基础的组织	9（13）
	（b）医生	18（26）
	（a）其他卫生保健服务提供者	14（20）
	（b）政策制定者	2（3）
	（c）其他主要意见领袖	32（46）

特征	分类	受访者（$n=240$）N（百分比）
政治立场	（a）保守派	12（17）
	（b）自由派	39（56）
	（c）温和派	19（27）
性别	（a）男性	14（20）
	（b）女性	56（80）
地理位置	（a）西部	6（9）
	（b）西南部	6（9）
	（c）中西部	9（13）
	（d）东北部	17（24）
	（e）东南部	21（30）
	（f）未知	1106）
区域密度	（a）农村/小镇	1（1）
	（b）小城市（大型农村城镇）10000—49999人口	2（2）
	（c）都市（市区）人口≥50000	54（77）
	（a）未知	13（19）

＊这些特征的范畴并不互斥。

Robinson, S. J., A. Stellato, J. Stephens, et al., "On the Road to Well-being: The Development of a Communication Framework for Sexual Health", *Public Health Rep*, Vol. 128, Suppl 1, Mar-Apr 2013, pp. 43-52.

该调查使用了来自疾控中心的卫生信息检测系统的问题，先后经过了机构审查委员会及管理和预算办公室的批准。与传播相关的问题包括受访者对每个信息陈述的有效性、吸引力、说服力、可信度和重要性的评估。

这项网络调查旨在确保受访者不会觉得所要求的反馈数量太多，避免信息超载，收集更多关于选择特定信息的原因，并防止因为顺序的影响而产生偏差。

线上调查结果

我们要求受访者在表9A-1的选项A到D中选择最有效的、最无效的、最能吸引注意力的信息框架。在选择了最有效的框架之后，我们要求受访者在不考虑框架的情况下，选择整个表9A-1中最能够吸引注意力的信息。我们用"吸引力"作为指标，因为我们想了解更可能从繁杂的媒体中脱颖而出的信息。接下来的问题是评估这些有吸引力的信息是否有说服力，是否值得信任，是否与个人相关，或者是否告诉了参与者一些新的东西。具体来说，我们需要知道这些吸引眼球的信息是否会对特定的受众产生负面影响。例如，我们并不希望推荐一条具有吸引力却在"说服力"方面得分很低的信息。总体而言，最吸引人眼球的信息在可信度、个人相关度和说服力方面得分也很高。很少有受访者认为"学到新的东西"是最具吸引力的信息的相关特征。

最有效且最有吸引力的框架

每个受访者都在不考虑框架的情况下选择了一条"最好的"信息。然后我们把这些信息提升到框架层面。例如，如果240名参与者中有120人选择了健康促进/整体健康框架里三条信息中的任意一条，我们就会推断，50%的总体样本更喜欢健康促进/整体健康框架。

从图9A-2中可以看出，受访者选择的最有效且最有吸引力的信息往往都来自健康促进/整体健康和生命之旅/保护这两种框架。我们发现，自由派的结果与上述结果相符。保守派同样偏爱健康促进/整体健康和生命之旅/保护两种框架。他们认为健康促进/整体健康框架更能吸引注意力，而生命之旅/保护框架更能提供有效的信息。

综上所述，结果表明，以健康促进和整体健康为重点的信息对自由派受众来说是有效且有吸引力的。保守派受众可能认为健康框架的信息更能吸引注意力，而反映生命之旅框架的信息更有效。

在选出来的"最好的"信息中，"共同努力"框架和"公平机会"框架并未得到受众的青睐。

健康促进/整体健康主题

整体健康框架中的三条信息在传播测试中同样表现良好，其中12号信息比10号和11号更有效一些（图9A-3）。自由派与保守派受访者的意见具有显著差异，认为这一信息有效的保守派受访者仅为35%，而自由派受访者为65%（p<0.05）。

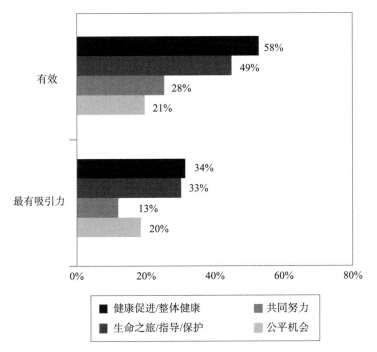

图 9A-2 最有效的框架和最有吸引力的框架

资料来源：Robinson，S. J.，A. Stellato，J. Stephens，et al.，"On the Road to Well-being：The Development of a Communication Framework for Sexual Health"，*Public Health Rep*，Vol. 128，Suppl 1，Mar-Apr 2013，pp. 43-52.

　　生命之旅主题框架中测试了四条信息，有同样多的人认为其中两条信息最有效，而选择第三条作为有效信息的频率略低于前两条。过半受访者认为第四条信息最无效（图 9A-4）。

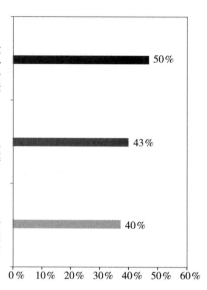

图9A-3 整体健康框架：对所有利益相关者最有效的信息

资料来源：Robinson, S. J., A. Stellato, J. Stephens, et al., "On the Road to Well-being：The Development of a Communication Framework for Sexual Health", *Public Health Rep*, Vol. 128, Suppl 1, Mar-Apr 2013, pp. 43-52.

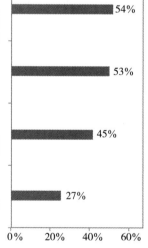

图9A-4 生命之旅框架：对所有利益相关者最有效的信息

资料来源：S. J. Robinson, A. Stellato, J. Stephens, et al., "On the Road to Well-being：The Development of a Communication Framework for Sexual Health", *Public Health Rep*, Vol. 128, Suppl 1, Mar-Apr 2013, pp. 43-52.

我们发现，不同政治立场的受访者对信息有效性的选择存在显著差异。更多中立派（51%）和自由派（48%）受访者认为信息8最有效，而只有34%的保守派受访者认为该信息有效（卡方 p<0.05）。

共同努力主题

共同努力框架中，更多人认为信息1比信息2更有效（图9A-5）。受访者的关键特征对信息有效性的选择没有显著影响。

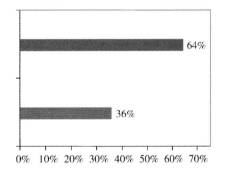

图9A-5 共同努力框架：对所有利益相关者最有效的信息

资料来源：S. J. Robinson, A. Stellato, J. Stephens, S. Kirby, A. Forsythe, M. B. Ivankovich, "On the road to well-being: the development of a communication framework for sexual health", *Public Health Rep*, Vol. 128, Suppl 1, Mar-Apr 2013, pp. 43-52.

公平机会主题

公平机会框架的三条信息中，认为信息3最有效的人最多，其次是信息4（图9A-6）。我们发现，不同种族群体对信息5——"每个人都需要公平的机会来保持性健康"——的有效性评估存在显著差异。39%的西班牙裔受访者认为这条信息最有效，而只有25%的非西班牙裔受访者认为这条信息最有效（卡方 *p*<0.05）。

支撑性陈述

除了框架信息，我们还同时测试了18个支撑性陈述。受访者从三组支撑性陈述中选择最有效、最无效、最有吸引力的陈述（表9-2，E-H）。所有受访者对"关于性健康"（类别E）的支撑性陈述都进行了评估。但由于时间有限，每个受访者被随机分配阅读以下支撑性陈述中的一组并进行回应：个人的作用、社区的作用1、社区的作用2（F-H）。因此，这三组支撑性陈述的百分比只是基于调查样本的一部分。

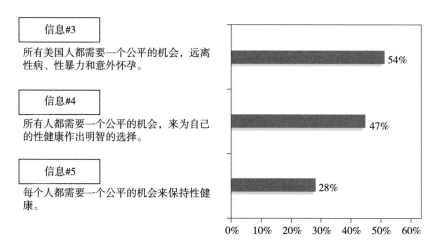

图 9A-6 公平机会框架：对所有利益相关者最有效的信息

资料来源：Robinson, S. J., A. Stellato, J. Stephens, et al., "On the Road to Well-being: The Development of a Communication Framework for Sexual Health", *Public Health Rep*, Vol. 128, Suppl 1, Mar-Apr 2013, pp. 43-52.

所有的支撑性陈述都是有效的，可用来支撑两个建议主题中的任意一个。然而在所有的受众中，我们发现某些支撑性陈述尤其有效，如表 9A-5 所示。

表 9A-5 支撑性陈述偏好

支撑性陈述分类	支撑性陈述
关于性健康	一个人的性健康会影响他的整个身体、情感、心理、社会和精神健康
个体的作用	谈论性和性健康可能很困难，但我们可以针对这些话题进行开放和诚实的对话，这会有很大帮助
	随着年轻人长大成人，他们需要准确的信息，以建立能够坦诚地谈论性相关话题的相互尊重的关系
社区的作用	从社会层面来讲，我们需要教导年轻人性关系的本质，以及它们如何影响自我价值、个人发展和未来生活的选择
	社区必须确保个人能够获得的关于性和性健康的信息，在医学上是描述准确的且与年龄和文化是相适应的
	不同的社区需要不同的方法来实现性健康；由于人们的观念和行为差异，在一些社区有效的方法可能在其他社区无效
	改善性健康的有效途径包括让社区参与进来，让不同的群体之间建立伙伴关系，并实施与文化相适应的、行之有效的规划

Robinson, S. J., A. Stellato, J. Stephens, et al., "On the Road to Well-being: The Development of A Communication Framework for Sexual Health", *Public Health Rep*, Vol. 128, Suppl 1, Mar-Apr 2013, pp. 43-52.

此外，我们性健康的研究在特定信息方面，有一些与受众特征相关的发现，要想传播有效，健康传播从业者们应该将这些发现纳入考虑范围。这些建议有助于为受众量身定制信息。

- 针对政策制定者的信息。

  示例：如果美国人拥有能够帮助他们作出健康的性选择的信息、知识和技能，这将有助于降低医疗成本。

- 信息中使用了"社区"一词，并强调关照农村或人口较少地区的受众。

  示例：社区必须确保个人能够获得的关于性和性健康的信息，在医学上是描述准确的且与年龄和文化是相适应的。

- 使用"美国人"一词的信息应谨慎使用，以确保更广泛的受众（如移民、少数种族/民族）。

- 与不同性别的职业受众交流。

  职业女性：人生是由一系列的选择组成的，包括性的选择。在一生中，所有人都需要信息和技能来作出健康的性选择，以反映他们自己的自我价值观和根深蒂固的信念。

  职业男性：纵观一生，我们都在做选择，包括性的选择。在这个过程中，美国人需要信息、知识和技能来帮助他们作出性选择，以保护他们的健康和未来的伴侣。

- 针对年轻人的信息。

  示例：随着年轻人长大成人，他们需要准确的信息，以建立能够坦诚地谈论性相关话题的相互尊重的关系。

- 为同性恋和双性恋受众提供支持不同价值观和信仰的信息。

  示例：美国在性和性健康方面有着不同的价值观和信仰，我们必须尊重这种多样性。

讨论

公共卫生传播者必须对跨越文化、社会和政治边界的观点保持敏感，以使利益相关者了解公共卫生信息，并在采纳新方法和政策时减轻他们的担忧。在公共卫生领域，一些观点与被科学研究严格验证过的发现相左，对于是否采纳这些观点，项目规划人员持有不同的态度。[1]然而，只要公众是公共卫生的一部分，传播者就必须理解不同利益相关者的观点，从而有效地传播科学研究发现和政策决定。

我们在此案例中描述了一项研究的方法和结果，该研究旨在通过编写信息，使持不同看法和价值观的利益相关者参与社会公共卫生问题之一—性健康传播。成功的关键是系统地使用混合研究方法，以确定利益相关者所持有的共同价值观，并将这些价值观转化为信息，以改进传播。人们可以将此案例描述的方法应用于许多公共卫生问题，对于处理可能引发争论的卫生问题的传播者，这些方法尤其有帮助。我们从其他关于不同公共卫生问题的研究中了解到，利益相关者群体的潜在价值因问题而异。我们非常需要对大量的公共卫生主题进行更多的框架研究。

参考文献

1. Choi，B. C.，T. Pang，V. Lin，et al.，"Can Scientists and Policy Makers Work Together?" *J Epidemiol Community Health*，Vol. 59，2005，pp. 632-637.

2. World Health Organization，*Defining Sexual Health：Report of a Technical Consultation on Sexual Health*，28 – 31 *January*，2002，Geneva，Switzerland：World Health Organization，2006.

3. Entman，R.，"Framing：Clarification of a Fractured Paradigm"，*J Comm*，Vol. 43，No. 4，1993，pp. 51-58.

4. Christensen，G.，J. Olson，"Mapping Consumers' Mental Models with ZMET"，*Psychol Market*，Vol. 19，2002，pp. 477-502.

5. Zaltman，G.，*How Customers Think：Essential Insights into the Mind of the Market*，Boston，MA：Harvard Business Review Press，2003.

6. Lakoff，G.，*Moral Politics：What Conservatives Know That Liberals Don't*，Chicago，IL：University of Chicago Press，1996.

7. Lakoff，G.，*Don't Think of an Elephant*！：*Know Your Values and Frame the Debate*，White River Junction，VT：Chelsea Green Publishing，2014.

8. Christiano，A.，D. Westen，E. Carger，*A New Way to Talk about the Social Determinants of Health*，Princeton，NJ：Robert Wood Johnson Foundation，2010.

第十章

媒介载具、平台和渠道[*]

学习目标

通过学习本章，读者将能够：

1. 识别媒介使用的数据来源；
2. 了解健康传播从业者可用的一系列媒介选择；
3. 使用"基于理论的媒介选择"框架来为受众确定媒介渠道；
4. 掌握选择媒体渠道和媒体计划时使用的客户中心法和内容组织方法；
5. 比较各种媒介选择的特点及其最佳实践；
6. 列举运用在公共卫生领域的单一媒体策略和跨媒体策略。

导　　言

正如内德拉·克林·维恩瑞奇（Nedra Kline Weinreich）所言：

我们生活在跨媒体世界，同时无缝切换于手机、电脑和电视之间。受众会在一天之内接触许多不同的媒体。你不仅需要在各种媒体和平台上发布信息和干预，还需要找到一种方法，以在繁杂的信息中抓住他人的注意力。[1]

健康传播从业者需要运用不同的媒介来吸引不同的受众，而受众的差异不仅体现在他们所处的时间和地点，还体现在他们所处的人生阶段和行为转变阶段。从广播电视这样的大众媒体到个人短信，一系列媒介选择让人目不暇接。

---

[*]　克劳迪娅·帕万塔（Claudia Parvanta）。

409

本章的目标是使健康传播从业者学会通过合理的方法制订能够触达、吸引、告知并说服目标受众的多媒体策略，而这些策略的制订是基于我们为特定传播目标所选择的理论和干预模式。

关于术语

媒介相关词语的随意滥用使其词意变得不那么准确。比如人们常常将"媒体"理解为新闻报刊，将"媒体关系"理解为和记者、经纪人、博主以及其他在"大众媒体"上讲故事的人互动的过程。但实际上，大众媒体是指借助印刷品、广播、电视、互联网和移动网络等形式向受众传递媒介载具的渠道。你可以把它想象成运载车辆的道路，而每辆车上运载的乘客就是信息。不同的媒介载具就像不同的车辆，有着自己的形式和特点。通常我们称这些信息为"内容"，即传播者以视频和/或声音的形式撰写、阐释、刻画和编辑的内容。在生产内容时，制作内容的创意人才会根据格式的需要来选择特定工具，包括音频、视频和图形等。

有的内容生产服务针对特定的平台如推特、网页、网络视频、Wordpress（用于博客）、游戏、安卓应用和脸书（这个平台的情况更复杂一些）提供。正如摄影家、数字资产管理人彼得·克罗（Peter Krogh）所说：

> 在单一渠道和平台所提供的服务之间，你更需要警惕后者。比如，如果你用脸书的邮件系统来和你的"受众"沟通，用它的服务器来存储你提供的服务，那你就是在把它当作一个平台来使用。它变成了你营销工作的基础，并且时间越长，你就越会和它捆绑在一起。如果它不再提供此服务或它提供的服务变得令人反感，你也很难（甚至不可能）从这个平台脱身。当然，你也可以把脸书当成一种渠道来使用。你可以使用自己的邮箱地址，上传照片到自己的网页，然后把他们的链接上传到你的脸书上。这个策略既利用了脸书作为一个病毒营销工具的强大优势，同时不会让它对你的业务带来太大的影响。[2]

你无须过度担心这些术语的使用，在相应的工作场景中你自然会理解它们的意思。下面我们就来讨论不同人群对不同媒介的使用情况（这里指渠道）。

美国媒介使用概述

资源

在开始媒介旅程之前，要学会利用相关机构的信息资源，如皮尤研究中心[①]、数字政府[②]（DigitalGov，即一个联邦跨机构支持站点）、《医学因特网研究杂志》（*Journal of Medical Internet Research*，JMIR）和国际传播测量与评估协会[③]（International Association for the Measurement and Evaluation of Communication，AMEC）。弗雷斯特[④]（Forrester）和尼尔森[⑤]（Neilsen）等研究公司和数据提供商全球数据统计库[⑥]（Statisa）会出售特定媒介市场和商业应用程序的相关数据和分析结果，也会免费提供一些具有重大影响力的报告。本章除了私人博客和帖子外，还大量使用了以上的信息资源。

整体情况

据皮尤研究中心的数据显示，2015年美国成年人中有85%使用了互联网，有67%使用了智能手机，基本所有人都使用了电视和收音机。[3]按需访问的个人数字设备逐渐取代定时广播（电视、收音机）和印刷媒体正成为美国的趋势。不过，这一趋势因人口统计因素和时段而异。表10-1是尼尔森公司的"一周生活"（Week in the Life）调研数据，显示了2015年第二季度不同人群在不同媒介设备和渠道上花费的时间。图10-1是尼尔森提供的工作日中按用户数量计算的平台平均使用量数据。

从尼尔森公司提供的数据可以看出，广播电视媒介是能够快速触达广大受众的最强大的渠道。而数字化和互动化的媒介渠道则为内容定制和精准到达提供了可能。总的说来，健康传播从业者在为发布健康干预信息选择最适合的媒介时，广播电视媒介和互动媒介提供了广阔的选择范围。媒介的最终组合取决

---

① http：//www.pewresearch.org/.

② https：//www.digitalgov.gov.

③ http：//amecorg.com.

④ http：//www.forrester.com.

⑤ http：//www.nielsen.com/us/en.html.

⑥ http：//www.statista.com.

于传播目标，同时也受到组织预算和人手的限制。

表 10-1　一周生活 2015 年，第二季度

（A）少年儿童		
	儿童（2—11 岁）时长：分钟	青少年（12—17 岁）时长：分钟
直播+硬盘录像机/时移电视	20：46	16：32
硬盘录像机/时移电视	2：12	1：35
调幅/调频广播	n/a	7：02
数字光碟/蓝光设备	1：36	0：55
游戏机	2：37	4：13
多媒体设备	1：15	0：57
电脑端互联网	0：17	0：43
电脑端视频	0：22	0：29
手机端应用/网页	n/a	n/a
手机端视频	n/a	n/a

（B）成年人					
	18—24 岁时长：分钟	25—34 岁时长：分钟	35—49 岁时长：分钟	50—64 岁时长：分钟	65 岁以上时长：分钟
直播+硬盘录像机/时移电视	16：26	22：09	29：17	39：55	48：02
硬盘录像机/时移电视	1：31	2：58	3：53	4：07	3：40
调幅/调频广播	10：02	11：20	13；27	14：51	11：58
数字光碟/蓝光设备	0：45	0：59	0：59	0：57	0：37
游戏机	4.15	2：54	1：10	0：22	0：07
多媒体设备	1：22	1：45	1：13	0：43	0：29
电脑端互联网	3：58	549	6：13	5：41	3：01
电脑端视频	1：47	2：08	1：50	1：20	0：31
手机端应用/网页	10：56	10：07	9：43	7：12	135
手机端视频	0：36	0：24	0：16	0：09	IFR

注：IFR 表示由于样本量小而不足以报告的数据。n/a 表示数据不可用。

数据来源：The Total Audience Report Q2 2015；p. 10，Table 1A—Weekly Time Spent in Hours：Minutes by Age for US Population. Copyright 2015 The Nielsen Company.

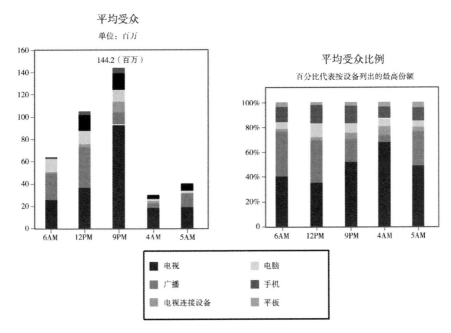

图 10-1 尼尔森 2015 年第二季度的数据

数据来源：The Total Audience Report Q2 2015, p.3, Weekday（M－F）Overall Media Usage：P18＋May 2015. Copyright 2015 The Nielsen Company.

广播媒介渠道（Broadcast Media Channels）

电视 根据尼尔森公司的数据，在 2015—2016 年的电视季中，美国有 1.164 亿家庭安装了电视，涵盖了 2.968 亿 2 岁及以上的居民。[4] 美国人平均每周花近 30 个小时看电视，不过这一数字在不同人群中差异较大，例如美籍华裔的平均观看时长低至 16 小时，而 65 岁及以上的人平均观看时长则高达 48 小时。[5] 生活在社区中的人有一半会通过电视收看当地新闻，这对健康传播从业者来说无疑是个好消息，因为地方栏目的媒介购买费用比全国网的电视节目要低得多。

无线电广播 无线电广播仍然是使用最为广泛的媒介渠道，美国 91% 的受访者表示每周至少听一次广播。[6] 收听的内容种类因市场（地理位置）的不同而存在很大的差异，这使得广播成为最能实现定制化的大众媒介之一。2014年，"乡村音乐"吸引了 15.2% 的听众，首次超过了"新闻、访谈、资讯"的占比（10.6%）并呈持续增长趋势。其他所有音乐类型（如成人当代音乐、摇滚乐、古典乐和都市乐）的听众占比都是个位数，不过即使是个位数也代表着每天有数百万人在收听。

电台名人能对他们所在的媒介市场产生极大影响。因赛媒介公司（Incite）贡献了一个精彩的案例，他们利用电台名人的示范作用在洛杉矶和纽约地区的男男性行为者中推广艾滋病预防活动。（附录 10A）

印刷媒介/杂志 皮尤研究中心的数据显示，自 2000 年以来报纸阅读量持续下降，在 2014 年，18—24 岁的美国年轻人中只有不到 20% 的人阅读日报，65 岁及以上的老人中只有不到 60% 的人阅读日报。[7] 如果只看这些数据，好像我们就要和报纸说再见了。然而，尽管只有 56% 的人在阅读纸质报纸，但其实其他人也使用了不同的媒介平台（包括互联网、手机和印刷物）来阅读相同的内容。

杂志也在数字受众中重获新生。根据 Mediamark 研究公司（Mediamark Research & Intelligence，MRI）的数据，在过去这些年，综合性的印刷杂志（包括《国家询问者》和《读者文摘》在内的各类出版物）的读者量持续下降。[8] 相反，在不同平台上（包括印刷媒介、数字媒介、网页、移动端、视频和社交媒介等）吸引特定受众的杂志，其阅读量却在不断上升。[8] 此类杂志拥有高度针对性、精心策划的内容和忠实的受众，健康传播从业者应该予以关注。

媒介渠道选择

在制订多媒体策略时，至关重要的一件事情就是弄清楚你的目标是告知、说服还是吸引。有些媒介渠道和媒介形式更适合用来传递"信息"，有些更适合用来"寓教于乐"。本小节将就如何根据总体目标来选择媒介渠道和载具提供一些指导。

基于理论的媒介选择框架

美国国际开发署（USAID）资助的健康传播能力协作小组（Health Communication Capacity Collaborative，HC3）提出了基于理论的媒介选择框架，用以在资源匮乏的国家引导生殖健康产品的需求增长。[9] 这一框架结合了媒介丰富性理论（Media Richness Theory，MRT）和使用与满足理论（Uses and Gratifications

Theory，UGT）。

媒介丰富性理论

根据健康传播能力协作小组（HC3）的研究，越丰富的传播媒介（例如面对面交流和一些新兴技术）越能有效地传递模糊信息，因为它们既能使人们得以讨论和即时反馈，又能同时传递语言信息和视觉信息，还非常个人化。主要的"丰富性"因素包括：

- 互动性/反馈性：交流双方直接迅速地互动的能力；
- 语言多样性：支持自然语言（会话或方言）的能力，它们不同于更正式的语言（如正式的商业用语）或抽象语言（如数学符号）；
- 定制性：根据受众需求实时修正信息的能力；
- 感染性：传递感受和情绪的能力。

使用与满足理论

使用与满足理论探究了人们为什么以及如何使用特定的媒介和渠道以达到自己的目的，比如获取信息、达成共识、获得娱乐或进行交流。对普罗大众而言，脸书主要是一种人际交流的方式、一种娱乐的形式和一种信息的来源。与之相比，医疗专业人士更青睐于通过专业会议、专业协会网站、同行评议期刊、研究门户（ResearchGate）及其他类似的网站来进行交流，并通过美国国立卫生研究院和疾控中心的网站来获取信息。基本没有医疗专业人士会把脸书上的内容看作权威可靠的信源（除非是由权威可靠的同行或机构管理的主页）。

图 10-2 展示了基于理论的媒介选择框架，以及根据这两个原则选择媒体传播策略的基本思想。基于理论的媒介选择应该遵循以下步骤：

（1）以媒介丰富性理论为标准（不考虑当前的使用情况和资源的可得性）来确定哪些媒体或媒介组合能够提供必要的传播丰富性（信息有多复杂或多含混不清）。

（2）以使用与满足理论为标准（不考虑其具体的媒介丰富性）来确定目标受众出于其特定传播目的（比如获取信息、获得娱乐或参与互动）所选择的媒介渠道。

（3）选择既符合媒介丰富性理论又符合使用与满足理论的媒介。如果没有的话，就考虑使用多种渠道来传播丰富性不足的媒介。

如果总体目标是向受众传递信息，那么就需要通过受众所信赖的媒介渠道传播内容，因此要了解受众从何处获取新闻。如果总体目标是吸引受众注意，那么就要选择受众当下为了与特定社群互动而使用的媒介渠道。针对获得娱乐的媒介战略也是如此。下一步要考虑的是，在何时何地呈现内容。

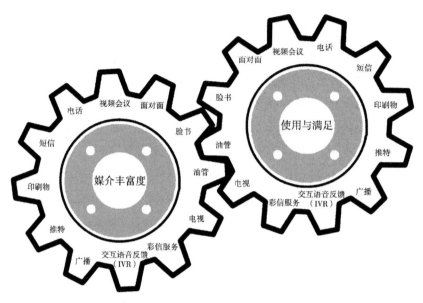

图 10-2　基于理论的媒介选择框架

资料来源：The Health Communication Capacity Collaborative HQ, *A Theory-based Framework for Media Selection in Demand Generation Programs*, Baltimore: Johns Hopkins Bloomberg School of Public Health Center for Communication Programs, 2014.

消费者旅程中以人物、地点和时间为中介的接触点

消费者旅程是一段个人经历——始于对所提供的事物（观念、产品或者服务）的感知，继而采取行动。这段旅程可能结束于对该观点的接受或对该产品的购买，也可能在消费者购买产品或接受观点后继续对其进行宣传倡导。如果消费者对提供的事物感到不满意，那么这段旅程也可能包括购买产品或接受观点后对它的批评（大多通过社交媒体发布）。组织推广观念、产品或服务以吸引消费者的机会被称作"接触点"。接触点可以是与品牌相关的有形结构或服务，包括建筑、标牌、员工服、包装和产品等；也可以是每一次传播互动。无论是一通电话、一块广告牌、一则电视广告还是一条推特，您在选择媒介渠道时都要考虑它是否可以在正确的时间和地点向目标受众进行合适的传播。

我们选择了一个卫生保健的案例来阐述为消费者旅程选择中介接触点的过程（这个案例里的消费者是患者）。图 10-3 描绘了一段患者旅程：从家庭社

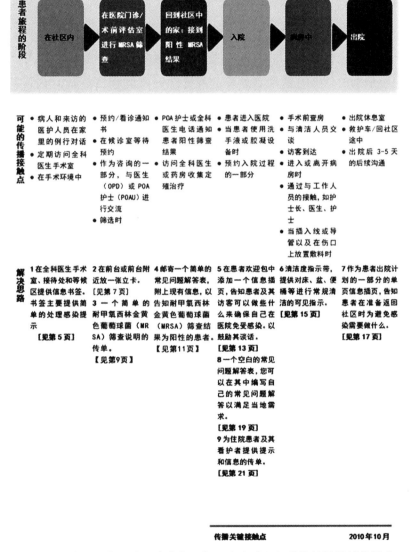

图 10-3 减少医疗保健相关感染：与 9 患者旅程相关的关键传播接触点

资料来源：NHS Institute for Innovation and Improvement，"Key Communication Touchpoints：Example Patient Journey Diagram"，October 2010. http：//www. institute. nhs. uk/images//documents/Tackling_ infections/Updates/Example_ patient_ journey. pdf.

区出发，途经医院，然后离开。在这种情况下，健康传播的目标是尽量降低在医院感染的概率，其中绝大多数接触点都是人际的，或者是印刷媒介和小媒介。与预防医疗保健相关感染（Healthcare-Associated Infections，HCAIs）的处理一样，患者旅程实际上就是进出医院的旅程，而其接触点也基本就是字面意义上的"接触点"。

一张不仅仅是字面意义上的，更多是一种比喻意义的"旅程地图"需要对受众需求和欲望进行更深入的洞察。受众是在寻求信息、鼓励、认可、团体意识、奖励还是别的什么？消费者旅程的媒介地图可能相当复杂，尤其是当计划涉及多个受众或角色时。尽管如此，它也仍然可以归结为对"谁、在做什么、在何处、在何时以及怎么样"这五个问题的回答，就如我们一直以来针对特定受众和行为改变目标所做的那样。图10-4展示了一个一般性消费者旅程及其中介接触点（消费者旅程和媒介选择将在第十一章的实施部分另作探讨）。

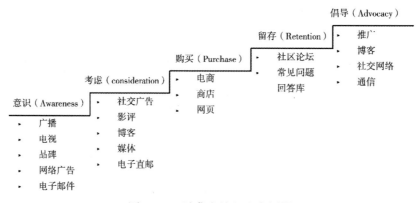

图10-4 消费者旅程生命周期

数据来源：https://www.clickz.com/clikz/column/2191650/optimizing-sodal-medla-across-the-customer-lifecyde#. Lee Odden, Sodal Media Smarts blog post published July 16, 2012.

媒介管理框架

媒介选择的最后一个考虑因素是你的组织对每个渠道的掌控程度。通常来说，我们需要权衡成本和掌控程度。以下对不同媒介类型的描述改编自基尼·迪特里希（Gini Dietrich）的博客"Spin Sucks"：

■ 付费媒介：你付费使用的媒介，包括印刷广告、户外广告、电视和广播上的商业广告，以及付费搜索广告、展示广告、社交媒体广告和电子邮件营销。

■ 赢得媒体：公共关系（PR）过去赖以生存的地方——新闻或商业出版物中的"免费"报道。主要通过制造事件、邀请新闻记者参加简报会、发布新品以及类似活动来实现。

■ 共享媒体：公共关系（PR）的新领域——他人通过社交媒体讨论"你"。从本质上讲，你的用户和/或粉丝会制作或"策划"关于你的内容，比如博客、推特、油管视频和原始的"口碑"。最好的效果就是能实现"病毒传播"。

■ 自有媒体：你自己发布的内容，包括你的网站、广播电视频道、你的印刷刊物和你的博客中的内容。你可以控制信息的传播并按自己的方式讲故事。

付费媒体、免费媒体、共享媒体和自有媒体的组合被称为"PESO"模型。图 10-5 展示了"PESO"模型中的各种媒介类型。

接下来，我们将对这些不同的媒体渠道进行讨论。

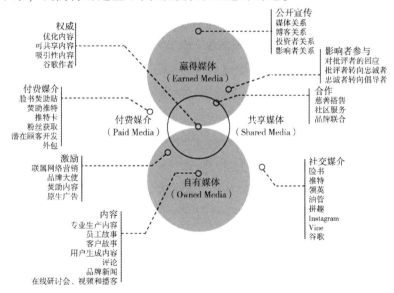

图 10-5　PESO 模型

转载自：G. Dielrich，"PR Pros Must Embrace the PESCO Model. Spinsucks Professional Development for PR and Marketing Pros."

资料来源：http：//spinsucks. com/communication/pr-pros-must-embrace-the-peso-model/. Published March 23，2015. Accessed January 28，2016.

"告知我"：对信息的搜寻

赢得媒体：新闻

美国新闻学会（American Press Institute）和美联社与 NORC 公共事务研究中心（Associated Press-NORC Center for Public Affairs Research，位于芝加哥大学）近期进行的两项研究表明，四分之三的美国人每天都会获取新闻，其中有60%的人介于18—30岁。2014年针对美国18岁以上的成年人和"千禧一代"（出生于1982—2002年的人）进行了调查，[10(P12)]方框10-1和图10-6提供了该调查的一些重要结论。

方框 10-1　无处不在的新闻

- 美国人会在各种设备上收看新闻，如电视、广播电台、印刷媒介（报纸和杂志），电脑、手机、平板、电子阅读器以及将电视接入互联网的设备（如 XBox 和 Playstation）。
- 报告显示，在过去一周里，每个人平均使用了四种不同的设备或技术来获取新闻，最常用的设备包括电视（87%）、笔记本电脑（69%）、收音机（65%）和报纸或杂志（61%）。图10-6显示了调查参与者的首选新闻来源。

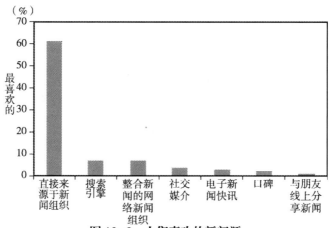

图 10-6　人们喜欢的新闻源

资料来源：The Media Insight Project. American Press Institute and Associated Press. The Personal News Cycle: How Americans choose to get their news. http：//www. american pressinstitute. org/wp-content/uploads/2014/03/The_ Media_ Insight_ Project_ The_ Personal_ News_ Cycle_ Final. pdf. Published March 17, 2014. Accessed December 20, 2015.

■ 地方电视台是以下新闻类型中最受欢迎的新闻源：犯罪和公共安全（40%）、交通和天气（32%）以及健康和医疗（12%）。

■ 对于某些话题，人们更青睐专门的新闻源，而不是传统的新闻源。专门的新闻源是以下新闻类型中最常被提及的新闻源：体育新闻（38%）、娱乐新闻（22%）、生活新闻（14%）和科技新闻（10%）。

■ 24 小时新闻源是以下新闻类型中最受欢迎的新闻源：外国或国际问题（31%）、国家政府和政治（28%）、社会问题（24%）以及商业和经济（21%）。有些人只是提到将电视作为新闻源，但没有提及电视是指有线电视、本地电视还是网络电视。

该调查发现，受访者更加信任本地电视新闻、通讯社、广播新闻机构、全国网新闻、24 小时电视新闻频道和杂志，而没那么相信仅在线上发布的信息来源。[10]当人们（尤其是千禧一代）对某个话题非常感兴趣时，他们当中有57%的人表示会通过搜索引擎来上网获取更多信息，也有23%的人表示会选择新闻网站这一渠道，只有不到10%的人会选择脸书，不到5%的人会选择推特或者博客。[11]据一位受访者表示：

> [假如] 我在社交媒体上看到人们发布关于某件事的信息，我会想，这是事实性信息还是虚构性信息？它会引发多米诺骨牌效应，我的好奇心有时会促使我去浏览其他很多网站，然后我才能搞清楚这件事。[很多]这样的事都是从社交媒体开始的。[11(P19)]

自有媒介：你的网站和博客

你的组织的网站（某一网址的电子网页集合）完全在你的掌控之中。博客是一个按时间先后顺序排列的内容集合，汇集了你发布并希望获得他人相关评论的内容，任何人都可以拥有一个博客。网站可能包含博客，博客也可以链接到网站。决定如何管理这些讨论场所，主要根据组织政策和规模来定。在公共健康传播中（除了你所运营的实体场所，如健康中心、药店和医院等），网站和博客是你建立并维护自身身份、品牌和信誉的主要渠道。你可以把它们作为主要的信息发布渠道，以便目标受众能够轻松地找到相关信息。

在一些最初的激活触发（可能是口碑营销或社交媒体接触）之后，绝大多数当下的消费者旅程都始于线上的探索。大多数美国人通过浏览器和搜索引擎（如谷歌、必应、雅虎或者像 DuckDuckGo 这样的非追踪浏览器）来搜寻网上的信息。最理想的情况是不付费排名就能使自己的网站或博客出现在搜索结果的顶端。

搜索引擎优化

在搜索引擎中，如何不付费就登上页面的顶端？搜索引擎天地（Search-engineland. com）创建了一个搜索引擎优化（Search Engine Optimization，SEO）的周期表（可点击 http：//searchengineland. com/seotable 查看）。这个表详细介绍了如何使用搜索词导向你的网站。显然，内容的质量、网址导航的便利性和组织声誉都对它是否能登上搜索结果的顶端有影响，而不仅仅是"关键词"的使用，虽然它也起了一定作用。

集客营销（Inbound Marketing）

当浏览者进入你的网站时（无论是出于偶然还是搜索引擎优化的设计），你都希望他能停留一会儿，浏览一下你的内容，并采取一些行动。自有媒介（如网站和博客）与广播或社交媒体渠道的一个本质区别就是：消费者是为了找寻某些东西而进入了你的自有媒介。这种类型的互动，即所谓的集客营销，靠的是劝诱访客停留于此，因为这些访客本身就想要进入你的自有媒介，而不是靠推特、弹窗广告和垃圾邮件等干扰性媒介来吸引访客。想象一下你是一个迎接客人的主人，你会尽一切可能来使你的客人感到舒适并满足他们的需求。简而言之，你要提供有用的、可找到的、美观的，尤其是准确的信息，因为这关乎公众的健康。

本章不打算深入探讨网站管理系统、优化网站设计或"如何写一篇史诗般的博客文章"，你可以在网上找到很多此类信息。数字政府（digitalgov. gov）网站包含大量最新信息——网页设计、用户体验（包括无障碍访问指南，此内容在 section508. gov 也可以进行浏览）以及联邦政府关于内容发布的政策。这里，我们将简要讨论网站使用的主要驱动力——内容营销和搜索引擎优化。

内容营销：规模的确重要　2015 年，HubSpot 对 7000 多家企业的营销基准数据进行了调查，发现网站页面、登录页面、博客文章和其他功能的数量与这些页面的流量之间存在一定的关系。[12]以下是该组织调查的一些要点：

- 拥有 51—100 个网页的组织的访问量比拥有 1—50 个网页的组织多 48%。拥有超过 1000 个网页的组织的访问量是少于 51 页的组织的 5 倍。

- 登录页面越多，"线索"就越多。登录页面是进入网站的方式，对于大多数网站来说，其登录页面就是其主页。但是，我们有理由设置多个登录页面（不一定要连接到主网站），以吸引来自其他平台的不同类型的受众。大多数网站使用点击式登录页面，以诱导用户跳转到网站中的另一个目标页面。而在商业网站中，登录页面通常是一个"购物车"或注册页面。潜在客户开发页面用于捕获用户数据，以便通过交互传播渠道连接目标用户。在商业领域中，当一个网站的登录页面从 10 个增加到 15 个时，潜在客户的数量就会大大增加。[13]方框 10-2 描述了"费城性病控制"计划（Take Control Philly）如何使用与其脸书链接的登录页面，引导访问者了解性传播疾病（STD）预防计划的信息。

- 每月的博文数量与集客量之间呈线性关系，这一趋势始终如此，没有真正急剧的变化。一个月发博超过 15 次的公司的集客量，是没有发博的公司的 5 倍。

方框 10-2　费城性病控制计划

马特·普廖尔，公共卫生硕士（Matt Prior，MPH）

费城公共卫生局性病控制计划（PDPH STD）旨在预防和控制美国第五大城市的性病传播。费城饱受性病困扰，其梅毒上报病例数在美国城市中排第 11 位，淋病上报病例数排第 4 位，衣原体上报病例数排第 4 位，艾滋病发病率是全国平均水平的 5 倍。该城市的青少年承受着过重的性病负担，其淋病和衣原体感染率分别是全国的 3.5 倍和 3 倍。2010 年，该计划报道称费城淋病病例数增加了 38%，衣原体病例数增加了 7.2%，每 8 个少女中就有 1 个被确诊为性病。显然，当时的费城性病肆虐。

2010 年年末，费城卫生专员将青少年性病列为重中之重，由此建立了青少年性病/艾滋病预防项目（the Adolescent STD/HIV Prevention Project，ASHPP）。该项目的设计目标是在费城青年人中提高安全套的可用性、可得性和接受程度，并降低其性病患病率。2011 年 4 月，青少年性病/艾滋病预防项目在其早期活动中推出了一个为青少年开设的性健康网站（www.TakeControlPhilly.org）以及一个费城品牌的安全套（命名为"自由安全套"）。该网站提供性病教育、服务链接、该市所有青少年安全套发放点的地图，以及全国唯一一个安全套邮寄计划，可以将安全套直接邮寄到青少年（13—19 岁）家中。同时，该计划推出了相应的脸书页面（www.facebook.com/TakeControlPHL），希望年轻人能借此使用上述网站及其服务。该脸书页面建立之初希冀的是"我们建了它，人们就会纷至沓来"，但几个月后，只有 196 个粉丝，明显没有达到它所追求的数量。

社交媒体已经成为青少年间交流的常规方式。费城公共卫生局于 2011 年进行的性病调查显示，在 300 名受访高中生中，有 88% 的人使用脸书，这一数据与皮尤研究中心发布的全国平均水平 71% 相近。[1]2011 年 9 月，由于通过社交媒体触达费城年轻人的效果欠佳，费城公共卫生局首次在脸书上开展了广告活动，以期能触及这些聚集在网上的年轻人。考虑到人们对青少年性病/艾滋病预防项目的兴趣日益减少（这一点从安全套订单及社交媒体互动的减少中可见一斑），2011 年 9 月启动的第一个脸书广告活动的目标是，增加页面的粉丝数量并推动安全套邮寄计划。

第一个名为"请寄给我安全套"（Mail Me Condoms）的活动持续了两周，花费了 3000 美元，此后的每个活动也是同样的时间和预算安排。虽然不清楚费城公共卫生局的活动具体触及了哪些人群，但其脸书的粉丝增加了 2500 人，并且有近 7000 个安全套寄给了费城的年轻人。费城公共卫生局发现，脸书广告与费城年轻人为了自己的性健康而采取的行动（订购安全套至家中）之间，有着明显的联系。于是，一种清晰的行为模式产生了——青少年看到广告，点击页面，点赞，然后订购了安全套。然而在当时并不清楚，这样的结果是否具有可重复性。

2011 年 12 月，为了复制第一个活动，费城公共卫生局再次推出了"请寄给我安全套"的广告活动。类似的结果也出现了，页面新增超过 2500 个粉丝，网站浏览量达 20000，有 8000 个安全套寄向了费城的青少年。该活动之后，脸书分析报告显示，该页面超过 95% 的粉丝是生活在费城的青少年，也就是该活动的目标受众。

显然，这证明该方法能有效触及费城的年轻人！2011年9月至2012年2月，该项目陆续开展了8项脸书活动，累计获得17000个粉丝，其中有96%是生活在费城的青少年。安全套邮寄计划也在同一时期内寄出了近25000份安全套订单（250000个安全套）。现在，发布有关性健康的帖子，就可以轻松触达这些粉丝。

社交媒体（如脸书）能够成功传递健康促进的材料或干预信息。从费城公共卫生局的经验来看，脸书广告的效果显著，能够针对特定人群，且与传统媒体的成本相比价格更加合理。利用社交媒体广告和其发布的内容，青少年可以直接点击链接找到特定网站，只需要轻轻点击电脑即可在该网站中采取积极的健康行动（也就是订购安全套）。

在公共卫生领域，社交媒体的全部潜力尚待发掘。值得注意的是，尽管费城公共卫生局的活动实现了在费城青少年中增加安全套可用性和可得性的目标，但并没有把安全套的实际使用情况与活动联系起来，因此，不能就此确定青少年通过邮寄领取安全套的行为提高了安全套的使用率。不过，在仅仅两周里项目负责人就看到了利用特定社交媒体平台在青少年中推广安全套分发计划和性安全信息的可能性，并在随后的活动中继续推行这些举措。脸书及其他社交媒体平台的一个优势在于，你可以立即看到粉丝们的反应，并相应地改变你接触他们的方式。费城计划将其广告活动视为一个实时的焦点小组，并把从每个活动中吸取的教训应用到后续活动中。由于脸书是目前最大的社交媒体平台，费城公共卫生局性病控制计划选择利用该平台来提升安全套的可用性和使用率，并向青少年用户直接推广预防信息。基于费城公共卫生局项目评估的积极结果，地方卫生部门、社区组织和其他非营利组织最好研究一下社交媒体营销的有效性和净收益，将其作为在辖区内推广服务、干预措施和健康活动的手段。

参考文献

1. Lenhart, A., "Teens, Social Media & Technology Overview 2015", Pew Research Institute, April 9, 2015, http://www.pewinternet.org/2015/04/09/teens-social-media-technology-2015/.

"吸引我"：社交媒体

艾米·伯内特·赫尔德曼等人（Amy Burnett Heldman et al.）将社交媒体定义为"有助于促进众多参与者通过技术进行互动、即时通信和协作的数字渠道和工具"。[14(p2)]本章将聚焦于数字化社交媒体。并非所有社交媒介都是数字化的（如手写情书），也不是所有的数字传播都具备社交性。2015 年，有超过 165000 个预编程健康应用程序可供消费者使用，尽管它们是数字化的、交互式的，但它们并不具备"社交性"。[15]许多社会公共卫生组织仍然以使用大众媒体的方式来使用数字媒体，也就是用它们来传递讯息和材料。

然而，公共卫生组织也越来越多地通过社交媒体与特定受众接触和互动。套用丽贝卡·沙因（Rebecca Schein）等人的话来说，"这是一个让用户对内容进行共同创作、评估和评论的过程，能提高信息的可信度"。[16(p3)]主要公共卫生组织对社交媒体的使用反映了一种普遍的认识：为了触及那些抛弃了传统广播技术（如电话、电视）的群体以及大量正在改变与专家互动方式的公众，很有必要使用这类工具。

哪类社交媒体占主导地位？

图 10-7 展示了主要社交媒体平台 2015 年的使用情况。其中，脸书的月活跃移动用户数为 14 亿（2015 年 9 月），紧随其后的是领英（LinkedIn）（3.8 亿）、谷歌+（3 亿）和 Instagram（3 亿）、推特（2.89 亿）和拼趣（Pinterest）（7000 万）。

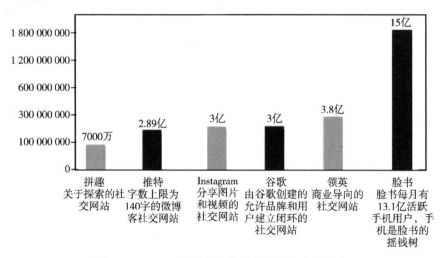

图 10-7 2015 年社交媒介平台使用的产业报告

数据来源：Leverage Media. 检索自：www.leveragenewmedia.com.

人口细分

近三分之二的美国成年人（65%）使用社交网站，90%的年轻人（18—29
岁）和35%的65岁以上的人也使用社交网站。按性别（68%的女性，62%的
男性）或种族（65的白人，65的拉美裔，56%的非裔美国人）划分的群体
差异相对较小。不过，居住在农村地区的人使用社交媒体网站的比例（58%）
却低于城市（64%）或郊区（68%）的人。[17]图10-8展示了2015年按人口细
分的主要网站。

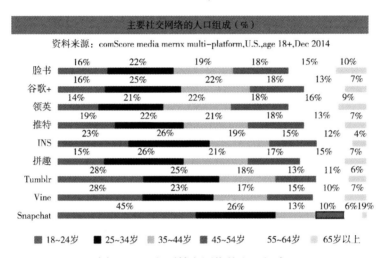

图10-8　主要社交网络的人口组成

数据来源：comSource.

皮尤研究中心2015年对青少年（13—17岁）的另一调查显示，"92%的
受访者每天上网，其中24%的人称自己基本一直在上网"。他们发现85%的非
裔美国青少年使用智能手机，而白人和拉美裔青少年的这一比例则都
是71%。[18(p8)]

基于功能和用途的社交媒体工具样例

手机短信

短信也被称为短消息服务（Short Message Service，SMS），它是公共健康传
播干预中使用最普遍、研究最广泛的社交媒体。阿曼达·霍尔（Amanda Hall）
等人对15项高质量的短信干预（Text Message Interventions，TMIs）进行了系统

综述，包括 2009 年至 2014 年间进行的 89 项个人研究，报告如下：

> 一致的研究结果表明，短信干预在糖尿病自我管理、体育锻炼、减肥、戒烟和抗逆转录病毒疗法（ART）药物依从性等方面通常能带来显著的益处。其中，对抗逆转录病毒疗法依从性影响效果更大的短信具备这样一些特点：这些短信的发送频率低于每天一次（如每周一次），且具有双向性、个性化并根据临床需要定制……然而，在将短信干预应用于其他健康领域之前，应注意考虑短信干预的意外后果。[19(p12-13)]

在其文章中，霍尔等人注意到了移动信息应用程序（如 WhatsApp）以及基于图像的信息应用程序（如 Snapchat）的使用增长。2015 年，皮尤研究中心在其调查中纳入了信息应用程序使用情况，他们发现 36% 的智能手机用户使用了 WhatsApp、Kik 或 iMessage 等应用程序，17% 的用户使用了"阅后即焚"的应用程序，如 Snapchat 或 Wickr。18—29 岁的人中，有近一半的用户会使用这些连接 Wi-Fi 即可免费使用的短信应用程序，这样就不会消耗他们的网络流量了。[20]

方框 10-3 提供了一个很好的例子（和链接资源），介绍了西雅图和金县公共卫生局（PHSKC）如何将短信应用到应急传播和健康促进中。

方框 10-3 公共卫生短信：应急传播和健康促进等[11]

希拉里·N. 卡拉兹，博士（Hilary N. Karasz，phD），和林赛·博斯莱特，公共卫生硕士（Lindsay Bosslet，MPH）

简介：短信和卫生机构

公共卫生机构要与许多不同的受众进行交流，包括居民、倡导团体、媒体、民选官员和其他利益相关者。电视、广播电台、报纸和互联网等媒介虽然覆盖面广，但缺乏个性且往往无法触及弱势群体。短信也称短消息服务，它可以帮助填补大众媒体、社交媒体和一对一咨询之间的传播鸿沟，使机构能够与成千上万的人分享定制化信息。

尽管我们大多数人都能熟练地给朋友或家人发短信，但公共卫生短信项目还是需要战略方法。一个好的短信项目需要对以下内容加以考虑：

■ 技术和成本；

■ 受众研究；

■ 吸引订阅及营销；

■ 编辑短信；

■ 评估规划；

■ 法律和安全问题。

为什么要用手机联系你的受众？

手机无处不在，而发短信也是一种非常普遍的交流方式。皮尤研究中心的数据显示，截至 2014 年 1 月，90% 的美国成年人拥有手机，18—29 岁的人中有 97% 会发送短信，美国手机用户中有 81% 会发送或接收短信。[2] 发短信可能对触达低收入的有色人种社区尤其有用，因为他们发短信最频繁，[3] 且不良健康状况比例过高。[4] 短信花费基本不会对开通短信计划造成障碍，因为许多人办理了不受限制的短信套餐。[5] 当然，也许最重要的是，人们在手机上投入了许多时间。2013 年，欧洲、亚洲和美国的手机用户每天平均检查手机 150 次。[6] 斯坦福大学行为设计实验室创始人福格（B. J. Fogg）将手机形容为"一颗心、一块腕表和一根魔杖"，因为人们对手机有情感上的依恋（或"上瘾"）并一直随身携带手机，且手机实际上是微型超级计算机。[7]

2011 年，美国人共发送了 2 万亿余条短信。显然，这种传播方式为公共卫生机构创造了巨大的机会。[8] 如果公共卫生机构忽视其潜力，就会失去提供药物提醒、紧急通知或警报、预约提醒以及定制化健康促进的机会。然而，要真正打动人心，健康传播从业者必须获得人们的信任，并通过个性化的信息和内容为他们提供有价值的服务。如果没有明显的价值，终端用户（短信接收者）就可能会退出短信计划。

技术和成本

大规模短信发送

基于网络的平台可以一次性向多人发送讯息，提前设置定时发送，并追踪讯息。基于网络的短信服务供应商（如 Voxiva 和 Mobile Commons），提供收费接口，并追踪讯息传递。鉴于提供这些功能的供应商数以百计，向潜在的供应商了解他们能提供什么服务是很重要的。[9]

基于网络的界面通常依赖短代码，即用于传输信息的专用"电话号码"。人们使用这些代码来注册短信计划。例如，一个人可以发短信"ENROLL"到 85443 来注册一个计划，其中的 85443 就是一个短代码。短代码由手机运营商拥有和管理，借助短信服务供应商，用户可以付费访问代码。短代码通常用于让人们选择订阅你的信息服务。

哪些因素影响短信计划的成本？

短信计划千差万别。和生活中的大多数东西一样，它们越好就越贵。下列因素将对其成本产生影响：

- 供应商；
- 服务时间；
- 设备；
- 营销；
- 计划周期；
- 你计划发送的信息数量；
- 短信计划是单向还是双向发送（单向计划允许你批量发送消息，而无须收件人回复；双向计划允许计划管理者和接收者来回交流，尽管这需要更多的时间和资源，但也更加个性化）；
- 基于网络的平台类型。

为避免浪费开支，应选择可用于多个短信计划且可长时间使用的供应商和平台。下表展示了可用的不同类型的短信平台，涵盖了从功能最少、成本最低的平台（50美元/月）到功能最多、成本最高的平台（1000美元/月）。虽然许多功能对终端用户是隐性的，但它们能通过自动化使计划更加高效。管理员可以在"任何地方"发送短信，而不需使用台式电脑。定时短信可以使管理员更加便利，而报告功能在归档和评估中非常有用。至于其他功能（如双向发送），使得短信计划更加个性化，这对终端用户非常有用。[10]

成本	$	$ $	$ $ $	$ $ $ $	$ $ $ $ $
技术平台	仅手机发送	基于网络的界面	基于网络的界面	基于网络的界面	基于网络的界面
创建订阅服务器列表		单个	单个	多个	多个
定时发送		√	√	√	√
双向发送			√	√	√
报告				基础	高级
多管理员		√	√	√	√
数据库整合					√
安保系统					√
强调可靠性和吞吐量					√

受众调查

所有成功的传播活动都始于研究目标受众。有效的信息必须符合终端用户的需求。收集受众的有关信息有助于确定短信计划的基调、频率和内容。最重要的是，它会提示观众是否有兴趣加入短信计划。焦点小组、关键人物访谈、开展简短的调查并对其进行分析都有助于回答有关受众的关键问题：

- 受众是否使用手机；
- 他们是否会收发短信；
- 他们收发短信的频率；
- 他们为什么会发短信；
- 他们是否会相信你所发送的信息；
- 他们想要哪种类型的信息（如娱乐型、信息型和行动提示型）；
- 他们想收到哪种类型的内容；
- 他们更喜欢哪种语言。

需要注意的是，有些运营商不支持非英文字符，包括拉丁字母上的重音。因此，在编辑信息时可能需要避免使用不支持的字符。

西雅图及金县公共卫生局的研究人员使用 Q 方法[11]确定了短信用户的四种主要"类型"（Q 方法要求人们根据自身偏好对一些陈述进行分类，以确定其主观观点）。下列概述有助于了解某些受众人群，但并非对所有受众的全面分析。

- 繁忙型短信用户的特点是他们的生活非常忙碌。对他们来说，发短信是一种快速组织、计划及管理其生活的方方面面的手段。
- 策略型短信用户的特点是，他们只将短信作为快速和特定交流的工具。他们更喜欢选择其他方式进行长时间的交谈，但他们认为就短期交流而言，短信非常高效。
- 亲密型短信用户借助短信来维持与密友和家人的关系。尽管他们会出于一些实际原因使用短信，但他们认为这是一种应与亲密的人一起使用的工具。
- 安全型短信用户非常喜欢短信的隐私性和可靠性，这使他们感到安心。在遇到社会紧急情况或当他们感觉受到威胁时，他们会将短信用于人身保护。

在开展营销活动推广短信计划时，最好考虑到以上类型的短信用户。

吸引订阅和营销

与广告牌、报纸和广播广告不同，团体和组织（使用短代码）发送的短信需要终端用户的"选择加入"。一些机构可能会开展不需要短代码的短信计划，但用户选择性加入仍然是最佳做法。为了让收到短信的人都积极参与该计划，战略营销是必不可少的。

在为短信计划开展营销活动时，应考虑不同类型的短信用户会被何种营销信息吸引。繁忙型短信用户会想知道这个计划能否节省他们的时间，且不会打乱他们的节奏；战略型短信用户会想了解这个计划能否提供有用和简洁的信息；如果该计划对亲密型短信用户的朋友和家人有所帮助，他们可能会更感兴趣；对安全型短信用户而言，能确保他们安全并且可以在紧急情况下使用的短信计划是最有价值的。

如何吸引不同类型的短信用户

营销材料应针对该计划不同目标受众群体的特点。假定以上类型的短信用户都订阅了某公共卫生机构的紧急警报计划：

- 繁忙型短信用户："请开通紧急信息服务。它能让您轻松快速获取最新消息。最重要的是，短信正是符合您忙碌生活的不二之选。"
- 策略型短信用户："请开通紧急信息服务。内容简短，直切要点，让您只看感兴趣的信息。"
- 亲密型短信用户："请开通紧急信息服务。确保您能掌握好友和家人在紧急情况下需要的信息。"
- 安全型短信用户："请开通紧急信息服务。在危险情况下，点击短信即可随时掌握相关信息。"

实例

与所有营销活动一样，"地点"（众多"营销策略"之一）至关重要。西雅图及金县公共卫生局的调查人员与一个为拉美裔男同性恋服务的社区组织合作，开发了一个预防艾滋病毒的短信计划并对其进行了前测。经过精心策划，该团队决定在一家同性恋酒吧与目标观众进行互动来营销该计划。但是，最后开通该短信计划的人寥寥无几。调查人员总结发现，尽管人们可能对这个计划感兴趣，但他们在酒吧里的心态并不适合听到这个消息。营销团队本应该进行受众调查，以找到人们愿意且能够就开通短信计划作出决定的地方。

选择开通的方式

当决定开通某个计划时，用户必须执行以下操作之一：

- 通过短代码开通。终端用户向某个号码发送关键词（如"开通"），就会收到有关条款以及该计划预计提供的信息。
- 在线开通。终端用户填写表格并同意诸如标准短信费率等条款。
- 人工开通。终端用户填写同意条款的复印件。短信计划的管理员会将其信息录入网络系统中，如果是个人电话则录入手机通讯录中。

编辑短信

短信的输入上限为 160 个字符（包括空格），必须具有吸引力且有所帮助。请遵循以下最佳做法：

■ 提供即时价值；

■ 避免使用缩写或"简化文本"，尽可能正确使用语法和标点符号；

■ 使用短地址（如 bit. ly、tinyURL. com）为其他重要信息腾出空间；

■ 在适当的时候使用相应的写作技巧，例如问问题、摆事实、列数字甚
　至是讲段子。

下面的例子展示了如何针对前面讨论过的不同类型的短信用户来编辑关
于应急准备计划的短信。注意相同的信息如何以不同的方式传递给每个终端
用户。

■ 繁忙型短信用户："下次去杂货店时储存一些罐头食品，既可以节省
　时间又可以避免紧急情况中的麻烦。"

■ 策略型短信用户："提前规划！在紧急情况发生前储备罐装食品。"

■ 亲密型短信用户："提醒你的朋友和家人在灾难发生前储备食物，让
　他们也记得提醒你！"

■ 安全型短信用户："安全胜过遗憾！今天就储备一些罐装食品吧。"

如何使短信充满个性

短信计划成功的关键在于个性化。区分性因素可能包括：

■ 位置；

■ 对先前问题的回答/针对不同偏好；

■ 年龄（由终端用户提供）；

■ 开通时间；

■ 开通方式方法（直接/通过短代码、在线、人工）；

■ 距离上次去门诊的时间。

当你编辑短信计划时，请记住下列最佳做法：

■ 撰写清晰的信息；

■ 在发送消息之前对其进行测试；

■ 不要发送垃圾邮件——了解受众想接收信息的频率；

■ 根据受众需求定制信息；

■ 发送有趣的文本并提供有附加价值的信息；

■ 提醒受众他们可以选择退订，并提供退订的具体说明；

■ 避免发送受保护的健康信息。

法律和安全问题

使用短信发送受保护的健康信息需要分析联邦法律（有时是州法律）对
电子健康信息的保护条例。"承保实体"（通常但不总是医疗机构）受联邦
《健康保险流通和责任法案》（*Health Insurance Portability and Accountability Act*，
HIPAA）约束。

《健康保险流通和责任法案》的隐私及安全条例与短信

《健康保险流通和责任法案》的隐私条例规定患者有权决定如何处理其医疗记录："该条例规定要有适当的安全措施来确保受保护的健康信息的隐私性，并对使用和公开未经患者授权的信息设定了限制和条件。"[12]因此，如果已获得患者授权，医疗机构可以通过短信发送受保护的健康信息（如检查结果），不过，必须首先考虑是否存在重大安全问题。

《健康保险流通和责任法案》的安全条例规定了电子健康信息的保护方式："安全条例规定，为确保受保护的电子健康信息的机密性、完整性以及安全性，需要对其进行管理以及物理和技术层面的保护。"[13]这些规定给承保实体增加了额外的负担，即使承保实体已经获得患者授权向其发送短信，他们也必须最大限度地减少受保护的电子健康信息被破坏的可能性。若有人未经授权查看其无权查看的短信，则是违规行为。

发送含受保护的健康信息的短信可以通过两种方法实现：①重新编辑短信以删除个人健康信息；②在短信中保留个人健康信息，但要首先进行风险分析，并满足安全条例的其他要求。[14,15]组织应首先确定风险分析的范围，其中可能包括以下要素：

- 评估含受保护健康信息的待发送短信的潜在威胁和漏洞；
- 核定目前适用于短信的安全措施；
- 评估发生违规的可能性；
- 评估未经授权人员获取受保护的健康信息时产生的违规行为对个人和组织的潜在影响；
- 制订缓解策略，以最大限度地减少违规；
- 编写流程文件；
- 制订政策以指导希望使用短信触达公众及其客户的员工。

最后，虽然客户可能需要从包含受保护健康信息的短信中获取信息，但承保实体中的健康机构必须彻底审查该流程并进行风险管理。合规办公室和风险管理计划至关重要，在短信计划开发的早期就应对其进行咨询。

真实示例：流感疫苗提醒

在流感暴发期间，西雅图和金县公共卫生局为儿童和成人举办了一场大规模流感疫苗接种会诊。有些儿童需要注射第二支疫苗才能得到充分保护，而他们的父母可以选择开通短信提醒服务来提示他们带孩子注射第二支疫苗。在开发短信提醒服务时，西雅图和金县公共卫生局团队遇到了联邦《隐私和安全条例》问题。西雅图和金县公共卫生局的合规办公室对短信进行了分析，以确定它们是否包含受保护的健康信息并决定删除相关内容。

第一版被审查的短信是："今天该给（孩子的名字）接种第二支季节性流感疫苗了。请尽快到药房或诊所接种以确保孩子得到充分保护。"这条短信之所以没有通过，是因为该团队确信第一次接种信息属于应该受保护的健康信息，未经授权查看此短信的人可以从该短信中推断孩子已接种了第一针疫苗。合规小组分析认为，这将构成违规。

第二版短信删去了孩子的名字："今天该给您的孩子接种第二支季节性流感疫苗了。请尽快到药房或诊所接种以确保孩子得到充分保护。"这条短信也没有通过，因为如果未经授权查看此短信的人知道手机是谁的，他就可以推断出孩子的姓名，并知道孩子已经接种过流感疫苗。

第三版短信也没有通过："若接种第一支流感疫苗已满 30 天，请尽快给孩子接种第二支流感疫苗。请致电医生或药房进行预约。"虽然这条短信不包含受保护的健康信息，但团队认为短信的信息过于模糊。

在审查过程的最后，该团队决定先后发送两条短信。第一条短信提示父母考虑让孩子接种流感疫苗："请确保您的孩子能抵御流感，有些孩子在首次接种流感疫苗三十天后还需接种第二支。"第二条信息提示父母其曾要求收到流感疫苗注射的提醒："您还记得曾要求有关流感疫苗的短信提醒吗？时间到了！请致电医生或药房进行预约。"

由于这两条信息都不包含任何受保护的健康信息，西雅图和金县公共卫生局分析认为其符合《隐私和安全条例》的要求。

评估

流程评估对于改进短信计划十分重要。通过用户满意度和利用率数据（如开通率和退订率）评估短信计划，可以使其更易于管理、更好地服务客户，且更具针对性。在不进行复杂研究和统计的情况下，你可以通过简短调查、焦点小组或直接输出指标等方式来收集数据和有价值的质化反馈。

以下是一些用于前测和后测的示例问题：

■ 您是怎么听说这个计划的？

■ 这个计划有用吗？

■ 您会向朋友推荐这个计划吗？

■ 您希望这个计划做出什么改变？

■ 这个计划是否促使您改变了某些行为？

你还可以考虑以下衡量指标：

■ 开通用户数量；

■ 用户使用计划的时长；

■ 他们是否回复了短信/接受了调查；

■ 特定的营销推广后开通人数的峰值；

■ 与开通相关的地点和其他人口统计学特征；

■ 相对于其他计划而言，你的计划的花费；

■ 员工执行计划所花费的时间。

真实示例：二次接种研究的评估结果

西雅图和金县公共卫生局的研究人员开发了一个试行短信计划，以推断人们是否愿意通过短信收到疫苗提醒。在一次大型流感疫苗接种活动中，西雅图和金县公共卫生局询问那些需要接种两次流感疫苗的孩子的父母是否愿意收到短信，以提醒他们何时给孩子接种第二支疫苗。

这个计划并未评估收到短信提醒的父母是否比没有收到的父母更有可能给他们的孩子接种第二支疫苗。但研究表明，这些提醒是有效的。[16]不过，西雅图和金县公共卫生局的研究人员感兴趣的是，父母是否会为了获得提醒而开通短信计划。在试验计划的第一年，需要接种两次疫苗的孩子的父母中有84%开通了该计划，而在试验计划的第二年，满足上述条件的父母中有95%开通了该计划。

真实示例：雇员应急短信计划的评估结果

西雅图和金县公共卫生局设计了一个让员工在紧急情况下收到短信的应急准备短信计划。[17]该计划在2012年的一场暴风雪中得到了测试。在5天时间中，该计划共发送了15条短信提醒员工工作日上班时间延后，站点关闭，并为他们提供通勤提示。在暴风雪过后的一周，180名员工（占订阅者的36%）参与了对短信计划满意度的在线调查。

■ 63%的受访者认为这些短信非常有意义且有帮助，20%的人认为它们相当有意义且有帮助，12%的人认为它们比较有意义且有帮助。只有5%的受访者认为这些短信很烦人。

■ 83%的受访者认为西雅图和金县公共卫生局发送的短信数量刚好，15%的人认为太少，只有2%的人认为发送的短信太多。

总的说来，这些信息表明应急短信计划是有用的，并得到了员工的认可。因此该计划继续被用以专门发送紧急信息。

结论

短信可能会成为公共卫生机构改善与受众沟通的一种强有力的新方式。但在公共卫生机构实施短信计划之前，有许多事情需要加以考虑和处理。例如，花足够的时间了解各种短信技术及相应成本、受众需求、如何向受众营销以建立起订阅库、如何编辑短信、计划评估以及潜在的安全和隐私隐患。美国有数以百万计的短信用户，全球则有数以亿计的短信用户，公共卫生组织应该借助这种无处不在的技术实现其传播目标。

致谢

部分工作得到了疾控中心 5P01TP000297 号拨款的支持。本文内容仅由作者负责，不代表疾控中心的官方观点。

额外资源

西雅图和金县公共卫生局：公共卫生传播短信：http：//www. kingcoun-ty. gov/healthservices/Health/preparedness/texting. aspx.

西雅图公共卫生局：http：//www. nwchp. org/docs/sms-toolkit/index. htm.

参考文献

1. Public Health—Seattle and King County，"Texting for Public Health：Emergency Communication，Health Promotion，and Beyond"，http：//www. nwcphp. org/docs/sms-toolkit/index. htm.

2. Pew Research Center，"Mobile Technology Fact Sheet"，2015，http：//www. pewinternet. org/fact-sheets/mobile-technology-fact-sheet/.

3. Smith，A.，"How Americans Use Text Messaging"，Pew Research Center，2015，http：//www. pewinternet. org/2011/09/19/how-americans-use-text-messaging/.

4. Meyer，P.，P. W. Yoon，R. B. Kaufmann，"Introduction：CDC Health Dispar-ities and Inequalities Report—United States"，*MMWR*，Vol. 62，No. 3，2013，pp. 3-5，http：//www. cdc. gov/mmwr/preview/mmwrhtml/su6203a2. htm？s_cid=su6203a2_ w.

5. Reardon，M.，"AT&T and Verizon deny price-fixing accusations"，CNET，ht-tp：//www. cnet. com/news/at-t-and-verizon-deny-price-fixing-accusations/.

6. Kleiner，Perkins，Caufield，et al.，"2013 Internet Trends"，May 29，2013，http：//www. kpcb. com/blog/2013-internet-trends.

7 Fogg，B. J.，"Why Texting 4 Health？" in Fogg，B. J. and Adler，eds. *Texting 4 Health*：*A Simple*，*Powerful Way to Improve Lives*，Stanford，CA：Stanford Captology Media，2009，pp. 3-8.

8. O'Grady，M.，"SMS Usage Remains Strong in the US：6 Billion SMS Messages are Sent Each Day"，Forrester Research，June 19，2012，http：//blogs. forrest-er. com/michael_ ogrady/12-06-19-sms_ usage_ remains_ strong_ in_ the_ us_ 6_ billion_ sms_ messages_ are_ sent_ each_ day.

9. Public Health—Seattle and King County，"Considerations when Selecting a Text Messaging Vendor"，http：//www. kingcounty. gov/depts/health/emergency－preparedness/text－messaging/~/media/depts/health/emergency－preparedness/documents/ChoosingVendors. ashx.

10. Public Health—Seattle and King County，"SMS Text Messaging for Public Health Communication"，http：//www. kingcounty. gov/healthservices/health/preparedness/texting. aspx.

11. Brown，S. R.，"A Primer on Q Methodology"，*Operant Subjectivity*，Vol. 16，1993，pp. 91-138.

12. U. S. Department of Health and Human Services，"The HIPAA Privacy Rule"，http：//www. hhs. gov/hipaa/for-professionals/privacy/index. html.

13. U. S. Department of Health and Human Services，"The Security Rule"，http：//www. hhs. gov/hipaa/for-professionals/security/index. html.

14. Karasz，H.，A. Eiden，S. Bogan，"Text Messaging to Communicate with Public Health Audiences：How the HIPAA Security Rule Affects Practice"，*Am J Public Health*，Vol. 103，No. 4，2013，pp. 617-622.

15. Health，I. T.，"Security Risk Assessment"，May 2，2014，http：//www. healthit. gov/providers-professionals/security-risk-assessment.

16. Kalan，R.，C. S. Wiysonge，T. Ramafuthole，et al.，"Mobile Phone Text Messaging for Improving the Uptake of Vaccinations：A Systematic Review Protocol"，*BMJ Open.* Vol. 4，2014，e005130. 17. Karasz，H.，S. Bogan，L. Bosslet，"Communicating with the Workforce During Emergencies：Developing an Employee Text Messaging Program in a Local Public Health Setting"，*Public Health Rep*，Vol. 129，No. 4（suppl.），2014，pp. 61-66.

社交网站：脸书和朋友

许多在线站点和服务允许用户创建个人资料、发布内容，并邀请朋友、同事或陌生人参与互动。不同的网站往往会吸引不同的关注者，而网站及其特色功能所拥有的人气也可能转瞬即逝。下面介绍的是撰写本文时流行的社交媒体。

脸书拥有最多的用户和功能，引领着社交网络的世界。对于国际公共卫生从业者来说，脸书的每日活跃用户中有84%来自美国和加拿大以外的地区，这尤其令人关注。[21]在最近一项关于社交网络网站（SNS）用于行为改变干预的元分析中，脸书占据了主导地位。[22]该研究看到了社交网站干预对健康行为改变的积极影响，但其中存在大量的异质性，并且只有 12 项研究被纳入分析。实际上，对那些因为各种原因而不使用博客的人而言，脸书代替了博客的服务，因为用户可以自行决定是否将发布的内容分享给朋友或公众。

方框 10-4 展示了疾控中心在公共健康传播中运用脸书的最佳实践指南。脸书也为非营利组织提供了自己的指导。[23]

方框 10-4　疾控中心对使用脸书的建议

1. 熟悉其他脸书站点。有些与公共卫生相关的社交网站，分别有着不同的目标、目的和功能。访问其他站点有助于了解其参与者、文化和功能性。注意区别脸书主页和脸书个人页面。脸书主页适用于组织和企业，而脸书个人页面则针对个人用户。与个人页面不同，主页由管理员进行管理，他们可以登录其主页发布内容并审查评论；但用户有所行动时（点赞、评论和转发等），管理员不会收到提示。

2. 考虑整体传播战略和目标。在创建主页之前，要确保社交网络活动与整体传播战略和目标相一致。确定了目标受众之后，就必须确定脸书等社交网站是不是传播信息的合适渠道。脸书是一个面向大众的公共平台。具有目标针对性的脸书主页能够用以解决医务人员、公共卫生专业人员和其他人的问题。疾控中心进行的"父母是青少年安全驾驶的关键"活动，就是一个针对青少年父母的脸书主页的例子。

3. 慎重考虑资源。为保持内容的新鲜度和粉丝的参与度，要确保有足够的资源（时间和人员）对主页进行持续维护。

4. 提供具有吸引力的帖子和传播材料。整合视频、竞答、小插件、游戏、应用程序、图像和其他材料，吸引用户积极且频繁地进行互动。

5. 制定评论规范。制定规范，包括对不适当或贬损性评论的回应。以疾控中心的"社交网络评论规范"为例：http：//www.cdc.gov/SocialMedia/Tools/CommentPolicy.html。

6. 考虑与合作伙伴的内容联动。可以精选、点赞、评论和转发合作伙伴的状态更新。在考虑是否推广合作伙伴的主页或是否与其内容互动时，要衡量此行为有何优势，以确保自身组织的品牌能从与特定组织、机构或群体的联动中获益。更多信息参见疾控中心的"脸书指南和最佳实践"。

7. 收集并存储评论。开发一个系统来存储评论。

8. 制订推广计划。创建主页前制订推广计划；鼓励粉丝通过其他社交媒体渠道和网页进行分享和交叉宣传。

9. 制订评估计划。在创建主页前，制定评估和衡量标准，以确定项目是否成功。以下举措会有所帮助：

■ 确定如何衡量参与度。评估可以包括对用户参与度的简单度量。（例如，账户有多少关注者/粉丝/好友？有多少用户评论了最近的帖子？）

■ 利用社交网站上提供的分析软件包。借助它们确定参与活动的人数（"粉丝"），并观察用户如何与主页产生互动。例如，维护组织主页的用户（管理者）可以利用脸书粉丝团分析工具 Facebook Insights 来查看人口统计信息以及粉丝与主页的互动情况。

■ 追踪从组织的脸书主页跳转到其网站的流量。网站的分析工具（如谷歌分析或 WebTrends）能够显示网页的流量来源，以及通过脸书页面上的链接跳转至网站的用户数量。

■ 制订计划，通过线上调查（利用"调查猴子"等工具）评估基于脸书的项目，以衡量用户满意度、浏览脸书页面带来的知识增长，以及行为或态度的改变。

更多有关信息，请参见疾控中心的脸书指南和最佳实践：http：//www.CDC. gov/SocialMedia/Tools/guidelines/pdf/FacebookGuidelines. pdf.

疾控中心的脸书指南和最佳实践：http：//www. CDC. gov/SocialMedia/Tools/guidelines/pdf/Face-bookGuidelines. pdf.

方框 10-5 继续进行"昔日烟民的警示"（Tips From Former Smoker）活动的个案研究。疾控中心把脸书作为主要的社交媒体渠道，使吸烟者可以跳转到其他有帮助的网站。

方框 10-5　　　个案研究：在"昔日烟民的警示"活动中使用网络、
社交媒体和移动平台

自"昔日烟民的警示"活动开展以来，疾控中心利用了社交和数字媒介平台来扩散该活动的信息。这一活动使用了"警示"网站和油管网页等自有媒体、网站横幅和视频等付费数字媒体，以及与不同受众交流的社交媒体。数字媒体宣传已成为一项全年性活动，在广告活动停播期间，它有助于维持人们对"警示"活动的品牌认知。

　　"警示"活动的网站是整个活动在数字媒体宣传方面的中心，网站提供有关健康状况和广告参与者的信息，为有戒烟意愿的人提供资源，帮助合作伙伴支持并参与该活动。该网站还提供了活动的线上和社交媒体渠道，如疾控中心的戒烟脸书、推特和油管论坛，以供那些想与他人交流该活动的人参考。而数字视频、网站横幅和搜索引擎营销等付费广告形式可以把用户直接带到"警示"活动的页面。2013 年，在活动期间，该网站新增了 280 万独立访客。[1]"警示"网站成为数字媒介活动的中心枢纽，也使得疾控中心的所有数字媒体能够协力合作。

　　为了给看到广告后产生戒烟意愿的烟民提供支持，疾控中心将来自 smokefree. gov 的戒烟内容整合到了它的"警示"网页上。借助第三方的广告标签（添加到网站上以跟踪用户路径的代码），疾控中心可以确定点击"警示"广告的人是否会查看网站上的戒烟内容，以及用户对哪些类型的戒烟内容感兴趣。2013 年，由广告标签生成的数据显示，在所有接触到"警示"活动的数字广告并进入"戒烟"主页的用户中，有 69% 的人进行了次级操作（比如查看另一个页面）。这表明，用户有浓厚的兴趣寻找能帮助他们戒烟的内容（例如，影响行为改变）。此外，"戒烟按钮"出现在大多数"警示"页面上；点击这些按钮可以让用户进入"警示"网站的"戒烟"板块。因为该活动的主要目标是促进戒烟，这一操作确保了该网站的访问者无论处于网站的哪个位置，都能获得戒烟的相关资源。

　　"昔日烟民的警示"活动还将社交媒体作为一个包罗万象的工具，它能为有戒烟意愿的烟民提供支持和鼓励，向用户普及与吸烟有关的新疾病，并为非吸烟者提供资源以帮助他们鼓励其他人戒烟。疾控中心将脸书视为许多社交媒体活动的主要推动力，因为其建立于人际关系之上。疾控中心编制了一个月历，基本每天都发布内容。而增强"警示"活动的社交媒体影响力的第一步，是通过"点赞"广告来获得粉丝。通过整合吸引不同人群的广告，疾控中心的戒烟主页粉丝量在两年期间从 2000 个增长到了 107000 多个。

　　借助脸书的定位功能，疾控中心仅花费相对较小的投入就能找到与目标受众有着相似关系和兴趣的人，并为他们提供内容。例如，对电子游戏、特定电视节目和音乐类型以及快餐感兴趣的人，会被识别出来，然后给他们投放脸书上的"警示"广告。与没有付费广告的情况相比，这一战略使得疾控中心接触到了更多受众。

　　移动媒体在"警示"活动的数字传播中也扮演着越来越重要的角色。在 2014 年，美国民众使用移动应用程序的时长超过了使用台式电脑或笔记本电脑上网的时长。[2]为了与大众快速增长的移动化使用相适应，疾控中心于 2013 年创建了英文和西班牙文的移动网站，而其核心内容来自"警示"网站。为了分别向英文和西班牙文网站引流，疾控中心针对用户设备的语言设置投放了特定的广告。

疾控中心发现，数字媒介渠道是戒烟内容的有力载具，有助于激励具有戒烟意愿的烟民采取行动。围绕"昔日烟民的警示"开展的数字媒介活动，强调了在吸引用户参与的过程中，进行持续全年的支持和分析的必要性，尤其是对于正在寻求信息和探索行为变化（如戒烟）的用户而言。

参考文献

1. Centers for Disease Control and Prevention, "Impact of National Tobacco Campaign on Weekly Numbers of Quitline Calls and Website Visitors—United States—March 4 - June 23, 2013", *MMWR*, Vol. 62, No. 37, 2013, pp. 763-767.
2. Comscore, "US Mobile App Report", August 2014, http://www.ella.net/pdfs/comScore-US-Mobile-App-Report-2014.pdf.

另一个社交媒体网站领英网（https://www.linkedin.com）是一个专业性网站。在该网站上，个人可以发布类似简历（CV）的个人档案、收到大量的招聘启事；招聘者可以对应聘者进行初步筛选；组织可以共享会议的有关信息、发布研究和出版物的链接并举行讨论会。《健康传播》、美国健康传播学会、《社会化营销季刊》和其他健康传播机构在领英上都很活跃。

拼趣（https://www.Pinterest.com）是一个在线公告板，个人可以通过该网站收集和"锁定"其他线上来源的媒体，并创建可供公众搜索的主题板。该网站的用户男女比例为1：3，女性用户多于男性也是商业产品和资源的发展趋势。拼趣也是提供信息图表和设计创意的一个优质资源。

推特：微博客

作为一种实时信息网络，推特能够让数百万用户发送和读取低于140个字符的讯息，这些讯息被称为"推文"。通过短信、移动网站、各种移动应用程序和网络应用程序都可以发送推特。推特公布的资料：

> 对个人而言，"阅读推文并发现新的信息"是推特最大的价值，这一点通过查找和关注其他有趣的推特账号就可以实现。已关注账号的讯息将显示在推特主页的可读流，也就是"时间线"中……单击带话题符号（#）的关键词即可查看有关该主题的所有推特。[24]

借助推特提供的简易使用指南，公共健康组织和企业找到了利用推特共享信息的多种办法。其中，如何利用推特收集信息可能尤为重要。

使用推特分享信息　凯瑟琳·巴特（Catherine Bartlet）和丽贝卡·伍尔兹（Rebecca Wurtz）表示：

> 到目前为止，推特在公共卫生方面的主要作用是培训和告知人们健康相关信息。卫生局在推特上发布了有关糖尿病管理、戒烟、免疫接种和产前健康等主题的信息；而作为一个互联网平台，推特提供了跨越数字鸿沟的办法，因为它让每一个拥有智能手机的人都能获得这些信息。[25(p379)]

基本每天都有人发布如何在推特上得到更多关注的新点子。有些建议非常简单，比如语言尽量简短（只发 62 个字符，而不是 140 个字符），添加图片或视频，午饭后再发（因为其他人都赶着早上发），以及善用话题标签（#）来与特定主题相呼应。除了发送基础的信息外，疾控中心还建议将其他基于推特的活动作为健康传播的一部分：

- 推特聊天——组织或项目人员可以与粉丝进行交流。聊天的方式包括自由讨论、问答、通过分享或转发内容向广大受众传播信息。
- 推特面试——一种面试类型，面试官和被面试者只能用每条仅限 140 个字符的讯息进行简短回复。
- 推特市政厅——一个预先计划好的论坛，关注者可以提交关于特定主题的问题，并通过实时推特、视频或实时流媒体收到回应。
- 实时推文——实时发布活动的推文，突出演讲的要点、观众的参与和评论，以及实况报道的推文，通常用于让非与会者随时了解活动情况。

方框 10-6 展示了疾控中心当前运用推特的最佳实例。

方框 10-6　疾控中心的推特最佳实践

1. 明确目标。在选择推特之前，必须有明确的目标。你是想突出内容、激发行动，还是鼓励人们关注某个问题？明确的目标将帮助你确定推特是否有助于你实现更大的传播目标。

2. 明确目标受众。与所有传播活动一样，明确潜在目标受众十分重要，这样你才能确定并传播能引起受众共鸣并促使其行动的信息。

3. 确定资源需求。确定你是否有合适的人力来制作内容并管理推特页面。指定一名媒介渠道管理者为推特活动的负责人，并确保定期发布内容，这些都非常重要。

4. 内容保持简短。虽然推特最多可以输入 140 个字符，但为了使粉丝不必重新编辑就能转发，疾控中心建议将其控制在 120 个字符以内（包括网址、标点符号和空格）。为了节约字符，可在推特信息中使用缩写和简写网址。

5. 确定推特的发布时间和频率。设置发布时间表以确定每周的发布频率。有规律的发布时间既能确保账号的活跃，又能激励被吸引的粉丝。考虑每周至少发一次推特。

6. 开展推广活动。强烈建议你对推特页面进行持续推广。推广技巧包括在疾控中心其他的社交媒体和网络渠道中交叉推广你的账号。比如，你可以利用疾控中心现有的，与你有相似受众或相似内容的推特页面和脸书主页来推广自身的推特活动。可以借助推特广告来增加推特的粉丝量。建议在开始推特广告计划之前确定你的预算、目标受众和目标。

7. 确定吸引推特粉丝的方式。除了作为健康信息传播的渠道，推特还可以吸引目标受众参与双向互动和传播。在推特上参与活动的两个例子：一是制定一个应该在推特上关注哪些人的标准；二是确定对你的特定健康主题感兴趣且会参与其中的相关合作伙伴、影响者、联邦机构、州和地方一级的机构。

8. 在推特页面上分享相关合作伙伴和粉丝的内容。制订策略以识别、转发和回复合作伙伴及粉丝的帖子。考虑举办推特活动，以此鼓励粉丝参与重要健康话题的讨论。

9. 评估你的推特活动。包括推特在内的所有社交媒体活动都必须进行评估。推特活动的评估方法包括审查指标、吸取教训、总结经验，以及确认社交媒体活动是否成功实现了项目目标。定期管理你的推特账户，查看推特的粉丝量、更新量、转发量和提及量，并跟踪网站流量的增长以及在推特之外的博客、网站或文章中被提及的次数。可收集的推特评估指标包括推特的转发次数、从推特向网页的跳转数以及@其他用户的评论数等。比如 Adobe SiteCatalyst 就可用于确定从推特到网页的跳转次数，并自动生成项目的指标报告。

10. 建立记录管理制度。遵照联邦的记录管理和存档的规定，开发一个系统来记录你的推特帖子、回复、转发和提及等情况。

疾控中心的社交媒体：推特指南和最佳实践，见 https：//www.cdc.gov/socialmedia/tools/guidelines/twitter.html.

使用推特来"倾听"意见　除了发推文外，使用推特的另一种方式是去阅读（倾听）推特上的信息。有研究人员曾发表若干文章分析推特，将其作为进行综合征（症候群）监测（有时称为信息流行病学或信息监测）的另一种方法。可以参见冈瑟·艾森巴赫（Gunther Eysenbach）[26]、迈克尔·J. 保罗（Michael J. Paul）和马克·德雷泽（Mark Dredze）[27]的研究，他们把推特用于早期疾病的识别。阿诺什·艾思拉（Anoshé Aslam）等人认为，算法过滤和机器学习程序提升了推特数据和公共卫生监测站点收集的数据之间的相关性（至少流感报告是这样）。[28]生物信息学的这一领域十分重要，但不在本章的主要范围内。

也有其他研究人员对推特的关键词（不仅限于"我感冒了""流感"）进行了研究。推特非常简洁，随时可以发送，且通常是在"自然情境"下发送（不同于焦点小组讨论等），因此能够很好地实时捕捉人们对公共卫生活动的直接反应。尽管企业界可以实施大规模的基于计算机的情绪分析［意见挖掘，见刘冰（Bing Liu）[29]等人的研究］，但大多数公共卫生项目都雇用人员来进行编码。方框 10-7 里的案例值得关注，该案例对推特数据进行了分析，以评估公众（和拟态公众）对政策倡议的反应。

方框 10-7　使用推特评估对公共卫生政策倡议的反应

2014 年 1 月，芝加哥市议会（Chicago City Council）计划组织投票，决定是否把电子烟作为烟草产品进行地方监管。在投票前一周，芝加哥公共卫生部（the Chicago Department of Public Health，CDPH）通过其推特账号发布了一系列关于电子烟的信息。信息发布后不久，其账号就成为推特用户"轰炸"的目标，在一周时间内，这些用户发布了 600 余条推特来反对该拟议法规。［摘自摘要］

作者对这些推特进行收集和分析后发现，有 89.2% 的人反对这项拟议法规，超过一半的人将电子烟作为可燃烟的健康替代品。反对该拟议法规的推特中，约三分之一表示卫生部是在撒谎或者在进行宣传，有 14% 使用了类似"伪草根营销"式的表述（"伪草根营销"是一种带欺骗性质的营销手法，通过雇用写手在网络上大肆宣传旗下产品，试图营造普通消费者热爱某种产品的虚假印象）。大多数（主要是负面的）推特来自芝加哥以外的地区，而来自芝加哥的推文则更支持该法规。

> 该文认为除非能找到所有潜在的混淆因素并仔细分析，否则难以借助推特数据来判断社区是否支持拟议法规。

内容来源：Synthesis and Interpretation of：J. K. Harris，S. Moreland-Russell，B. Choucair，R. Mansour，M. Staub，K. Simmons，"Tweeting for and Against Public Health Policy：Response to the Chicago Department of Public Health，Electronic Cigarette Twitter Campaign"，*J Med Internet Res*，Vol. 16，No. 10，2014.

有效利用社交媒体进行公共卫生传播

作为社交媒体的早期采用者，疾控中心对社交媒体进行了如下的概念化描述［摘自艾米·伯内特·赫尔德曼（Amy Burnett Heldman）等人[14]］：

■ 社交媒体应与传统的公共健康传播渠道相整合；

■ 社交媒体通过定向信息传递，使得用户可以接触到特定群体和不同的受众；

■ 社交媒体可以把健康信息传递到与健康无关的新领域；

■ 社交媒体提供了"倾听"受众的质化方式，且能收集关于线上行为的量化数据；

■ 社交媒体提供了吸引特定群体（如有特定病症的患者）参与的直接渠道。

前四点表明了疾控中心这一联邦机构对社交媒体的青睐，其认为健康传播从业者可以借助社交媒体以更低的成本完成更多事情。然而，最后一点，即吸引受众参与，却是一把双刃剑。它能够与特定群体进行双向的社会和情感交流，这些群体通常是基于某种特定病症、用户画像或某个健康干预行为而形成的。这种双向联系需要不断审查用户生成的内容（USG），以防止出现不准确或被歪曲的信息。要随时对内容进行监督，这个任务着实艰巨。[14]

截至2013年，大多数联邦机构都使用了各种社交媒体，但詹宁·哈里斯（Jenine Harris）等人发现，地方卫生部门中只有24%的人拥有脸书账号，8%的人拥有推特账号，7%的人两个都有。[30]而在当时，绝大多数私营企业都已经使用了各种社交平台，现在也是如此。[31,32]

贝基·弗里曼（Becky Freeman）等人比较了九个成功使用社交媒体的企业活动或国际活动的案例，并提供了一些有利于更好发展的组织原则：[33]

■ 利用简单、熟悉的社交媒体工具来鼓励用户参与并收集用户数据。使用社交媒体用户熟悉的功能，如照片标签和转发。复杂的第三方工具或个人数据请求会阻碍用户的参与和分享。

■ 利用现有网络来构建线上社区。网站管理者应该开诚布公地邀请所有成员和粉丝帮助建立社区，因为这样不仅会带来更多的粉丝，而且会带来更多参与高度的粉丝。

■ 发布具有明确行动号召力的且吸引人的内容。这些行动可以是个人行为的改变，也可以是社交分享的策略。

■ 提供参与奖励。参与者喜欢在社交媒体上进行互动，因为他们能保持匿名化和个性化。提供的奖励既可以是有形物品，也可以是定制的"谢谢你"，以感谢用户分享个人内容。

■ 一个持续性的策略非常必要，你不能等着你的内容自己进行"病毒传播"：成功的活动通常会招募大量积极的志愿"播种者"，他们能够利用个人的社交媒体网络进行自发宣传。这种方法要比没有人情味的广告更加有效。

■ 与传统媒体相比，社交媒体成本较低，但是需要大量人力。降低复杂性并开展简单、低技术、低成本的活动在特定渠道中十分有效。

■ 对社交媒体页面进行积极、适时的审核和监督也十分必要。公共传播的多层审批流程无疑与社交媒体的快速传播需求不符。许多公共卫生机构已通过制定明确的政策、增加人手，或利用合作组织管理其社交媒体账户等方法，在一定程度上成功克服了这一困难。

在附录 10B 中，德克·G. 施罗德（Dirk G. Schroeder）等人介绍了一项个案研究，该案例主要利用社交媒体和线上媒体来接触拉美裔受众，以鼓励他们加入《患者保护与平价医疗法案》中的医疗保险计划。

"娱乐我"

跨频道或跨媒体叙事

前面讨论的许多媒体频道（尤其是电视、广播和互联网），都被广泛用于娱乐和分享信息。在方框 10-8 中，内德拉·克林·维恩瑞奇（Nedra Kline

Weinreich）介绍了"跨媒体叙事"及如何用它来吸引拉美裔年轻人，使他们参与关于降低风险的故事情节互动中。

方框10-8　健康传播跨媒体叙事

内德拉·克林·维恩瑞奇

什么是跨媒体叙事？
　　基于目标受众的媒介习惯，跨媒体叙事通过多个传播渠道从不同的视角讲述故事，让受众参与整个故事。要利用目标受众日常接触的媒介来讲故事，无论是推特、脸书、油管、手机、学校公告板上的传单还是其他地方，从而创造出一种沉浸式体验。当人们感到故事就在他们周围展开，尤其是当他们在故事角色上投注了大量的时间和情感时，他们自然会非常关心故事的进展。
　　好莱坞的电影和电视节目以及商业品牌已经广泛使用了跨媒体策略，无论受众正在使用哪个平台，都能为他们的故事所吸引。《英雄》《权力的游戏》和《广告狂人》等电视剧；《饥饿游戏》、《第九区》和《普罗米修斯》等电影；奥迪、可口可乐和乐高等品牌都曾有意地在媒介中植入不同的叙事元素，以求通过不同触点把人们吸引到故事中来。例如，可以让一些角色的扮演者在两集之间发推特宣传，撰写博客文章，上传短油管视频，或者发短信给参与者；也可以为故事中的一家关键公司创建一个仿真网站，派发名片把人们引导到该网站并举办现场活动；或者开发一个网络游戏，为人们进入故事的下一部分提供线索。此外，也可以围绕真实人物的非虚构故事展开，既可以是有策略地选择，也可以来自众包生产。

在健康传播中为什么要使用跨媒体叙事？
　　将跨媒体方法与经过研究验证的娱乐教育模式相结合，可以加强对受众知识、态度和行为的影响力。以娱乐教育为基础的传统社会化营销侧重于在电视节目、广播连续剧、电影、电子游戏和其他媒介中"植入"与健康和社会问题相关的内容。用于行为改变的跨媒体叙事关乎在各平台间设计一个故事，以此为受众创造一种沉浸式体验，并引导他们采取某种行动。
　　当人们投入节目情节，并将自己"代入"故事时，就更有可能记住该节目中传递的信息并依其行事。故事中的角色尝试了不同的方法来解决自身的问题，并分别获得了积极或消极的结果，而通过间接经历他人所面临的挑战，观众在此过程中也得到了学习。故事还有助于建立或加强社会规范，以支持你所提倡的行为；如果角色们在故事中选择了健康的食物或使用防晒霜，受众会觉得别人正在这样做，自己也应该这样做。当受众觉得角色和自己非常相似时，这种方法尤其有效。

当受众在使用的不同媒介平台接触到这些故事时，他们会觉得这些角色是值得信赖的朋友。我们可以为受众提供互动和参与的机会，而社交媒体正是互动和参与的最佳场所。受众可以从自己的推特信息流中看见有关角色们的推文。角色的个人脸书页面上也会发布视频，他们甚至还设有个人领英页面，为角色提供一些背景故事，同时还有可以展示他们的兴趣爱好、让他们看起来更真实的个人拼趣网站。

用于改变的有效跨媒体叙事要素

跨媒体叙事主要利用娱乐教育法，特别是沉浸式参与的改变模式。[1] 跨媒体叙事的要素包括：利用行为改变模式；一个有令人信服的角色的好故事；利用受众经常接触的媒介平台和渠道；为受众提供参与的机会（主要是通过社交媒体）；现实生活中的使用建议，例如可"在家尝试"的产品、服务或行为。

个案研究：《东洛高情事》（*East Los High*）

《东洛高情事》是 2013 年开始在葫芦网（美国的一个视频网站）上播放的多季系列网剧，旨在解决影响拉丁美洲青少年的健康和社会问题，如早孕、高危性行为、营养不良、健康问题、家庭暴力等。该节目由大众媒体中心（the Population Media Center，PMC）开发、智慧娱乐公司（Wise Entertainment）制作，建立在对目标人群坚实的调研基础上，并由超过 15 个公共卫生组织为其提供专业建议。

《东洛高情事》以东洛杉矶一所虚构的高中为背景，讲述了一群高中生的友情、爱情以及他们面临的性健康和生殖健康问题。该节目的系列视频每集半小时，此外还通过跨媒体内容延伸了故事情节，提供了更多关于人物的解读。在第一季中，这些跨媒体内容包括校报，上面提供学校发生的事情的网络报道、剧中某个男性角色回答人们关于性问题的视频"专栏"、一个早孕角色的视频博客、两个一起在餐厅工作的主要角色的健康烹饪系列节目、可以了解校舞蹈队日常的舞蹈教学视频，以及其他短视频片段。该剧还开设了角色们的个人脸书页面，以及一个发布该剧更新信息的推特账号。

该剧包含了沉浸式参与模型的所有元素。它确立了健康目标，并围绕这些目标，基于萨比多法（Sabido，20 世纪 70 年代由米格尔·萨比多在墨西哥开发的一种为吸引人们参与社会化改变的方法，以传播理论为基础，使用精心制作、长期播放的肥皂剧来影响广大受众）和其他行为改变模型创作了故事情节。针对目标观众进行焦点小组访谈、成立青年顾问委员会，还有其他大量的研究，这些都推动了该剧的持续发展。为了确保故事的吸引力，制片人从东洛杉矶请来了解受众的拉丁裔资深作家。该剧的拉丁裔青少年受众平时花费大量的时间观看网络视频并利用社交媒体进行互动，基于对他们的了解，制作团队将精力集中在针对这些渠道的内容制作上。通过与角色们在社交媒体上进行互动、为舞蹈队"试镜"，以及向"问问保利（Ask Paulie）"栏目投稿，受众可以积极地参与剧情讨论。该剧展现的问题通过其网站被带入了现实世界，网站上提供了该剧故事情节中所有话题的资源，甚至可以引导受众去最近的计划生育诊所。

对《东洛高情事》第一季的评估显示，该剧的确起到了一定作用。[2] 一项观众调查发现，除了被剧中角色和情节感染，有40%到50%的受访者还学习到如何正确使用安全套，近1/3的受访者了解到有关节育和紧急避孕的新知识。看过节目后，绝大部分人都表示愿意接受性病检测并向他人推荐这项服务。一项实验发现，与仅看了网剧或仅读过剧本的人相比，接触过该剧的跨媒体故事的人会更加了解安全套的使用。该剧还为其非营利合作伙伴的网站带来了流量，在首播后的前五个月，Stayteen.org的访问量达到56.6万次，计划生育网站的访问量超过5.7万次。第二季的初步评估结果显示观众在知识、态度和行为意向上有了更显著的改变。[3]

参考文献

1. Weinreich, N. K., "The Immersive Engagement Model: Transmedia Storytelling for Social Change", 2014, http://social - marketing.com/immersive - engagement.html.
2. Wang, H., A. Singhal, "Assessment of East Los High (Season 1)", *Using Transmedia Storytelling to Promote Safe Sex and Teen Pregnancy Prevention among Latino Communities in the U.S.*, Internal Evaluation Report: An Integrated Research Report Submitted to Population Media Center, January 2015.
3. Rosenthal, E. L., Y. Zavahir, K. L. Backes, et al., "Streaming Sexual Health", *Entertainment Education on Hulu's East Los High*, in preparation.

虚拟世界与游戏

根据罗斯·谢戈格（Ross Shegog）的研究（其研究在本文的其他地方也曾出现），97%的美国青少年会玩电脑、上网、玩游戏机或手机游戏。其中，有31%的人每天都玩游戏，还有21%的人每周花3—5天玩游戏。[34]游戏可以向青少年和年轻人传播高度定制化的健康信息。在游戏王国中，虚拟世界营造出一种用户能够制定决策和体验其结果的沉浸式体验（尽管这种体验是幻想的或戏剧性的）。方框10-9中，琼·E.考得里（Joan E. Cowdery）和格蕾丝·安（Grace Ahn）介绍了大量应用虚拟世界和游戏进行健康促进的示例。

方框 10-9　虚拟世界在健康促进中的应用

琼·E. 考得里，博士（Joan E. Cowdery, PhD）及安善珠，博士［格蕾丝·安，Sun Joo（Grace）Ahn, PhD］

虚拟现实技术

虚拟现实技术与多种应用程序相关，但通常都会为用户提供某种沉浸式的三维体验。虚拟现实环境由数字设备所营造，这些设备能够模拟多层次的感官信息，使用户拥有身处现实世界[1]般的视觉、听觉和感觉，并产生存在于某个替代空间中的感受。根据应用程序的目的，这些空间可能是对现实世界的模拟，也可能和许多游戏环境一样，是高度幻想化的。飞行模拟器等早期的虚拟现实应用已经扩展到医疗保健的许多领域，包括手术模拟和培训等。

虽然虚拟现实技术的最初应用和虚拟世界的发展都以游戏为摇篮，但其近期应用已经延伸到社交网络、教育培训和医疗保健等领域。虚拟世界的一个重要特征是它们制造了同时共享的空间。[2]除了促进实时的社交互动，虚拟世界还能让用户在这些共享空间中"拥有"肉体。用户存在于计算机模拟的环境中，并可以进行互动，他们创建自己的化身，这些化身代表了其自身实体的数字化虚拟存在。[3]

公共空间

与以往需要额外设备的游戏应用不同，现在的虚拟技术对任何拥有电脑和网络连接的人来说都唾手可得。虚拟世界里有大量公共空间，人们可以出于各种目的与他人互动，且花费极低。其中有很多游戏是面向特定年龄段人群的，如《青少年的虚拟世界》（*Virtual World for Teens*, http：//virtualworldsforteens. com/）、《孪生》（*Twinity*, http：//www. twinity. com）和《三维聊天》（3*Dchat*, http：//www. 3dchat. com）。线上虚拟世界层出不穷，不胜枚举。

林登实验室的《第二人生》（*Second Life*, http//www. secondlife. com）是历史最悠久、规模最大且用户最活跃的虚拟世界之一。该网站当前约有一百万个月活跃用户，同时在线玩家达七万人。在《第二人生》中，用户可以购物、参加商务会议、上课、参加培训、游泳、滑雪、观看现场音乐会，做任何在现实生活中能做的事情。

《第二人生》的版图由不同的岛屿构成，其中最受欢迎、访问人最多的是健康信息岛（http：//maps. secondlife. com/secondlife/Healthinfo% 20Island/172/222/27）。该岛由国家医学图书馆（National Library of Medicine, NLM）拨款创建和资助，原本是健康信息资源，如今发展到拥有 120 多个为病患和医护服务的支持小组，还有心理健康模拟功能，以及一个被称为"虚拟能力岛"的残障人士专用区域（http：//slurl. com/secondlife/Virtual+Ability/132/165/25）。

越来越多现实世界中的卫生组织机构已经开始积极利用虚拟世界。例如，美国国立卫生研究院建议把虚拟现实技术用于糖尿病和肥胖症的研究和教育，从而促进患者参与以健康饮食和体育锻炼为主的干预活动。[4]鉴于交互技术已被用于促进健康信息的传播以及病患、医护和健康专业人员之间的互动，利用虚拟世界应用程序来进行健康行为改变干预似乎是可行的。

虚拟世界技术在公共卫生与健康促进研究中的应用

虚拟体验负面健康行为的后果

虚拟世界提供了新的媒体特性，使研究人员和医疗从业人员能够实施新的战略，以促成传统的工具和媒介平台难以实现的健康行为改变。其中一个媒介特性就是时间虚拟加速，[5]通过在虚拟世界中体验由数字描绘的过去或未来事件，用户可以超越物理世界的时间界限。例如，借助数字设备的模拟感官信息，用户可以模拟体验当前的不健康行为对未来造成的负面结果，意识到健康风险与自身息息相关[6]且迫在眉睫。[5]虚拟体验带来的相关性和紧迫感也会促使用户减少不健康行为。

时间虚拟加速在医疗保健领域尤其有用，因为传播健康风险的最大挑战之一就是当前健康行为与未来负面健康后果之间存在的巨大时间鸿沟。这一鸿沟解释了人们为什么对遥远的未来有更"乐观"的看法[7]；他们或许并没有意识到健康风险有多迫在眉睫。比如说吸烟，它不太可能立即导致疾病或死亡，而它出现负面健康结果所需的时间之长，使得目前的原因（吸烟）和未来的结果（如肺癌）之间的因果关系变得抽象而难以理解：与之相关的早期研究表明，当健康信息能将负面健康结果作为一种直接风险呈现出来时，能更有效地促进行为改变。

虚拟自我

虚拟世界另一个新的媒介特性是化身的可塑性，这是用户在虚拟世界创造的副产品。随着数字技术的飞速发展，用户已经能够轻松创建与真实的自己有着相似物理特征的超写实化身。如果一本健康宣传册中的虚拟人物和你长得很像，而不是某个典型但陌生的人，你就更有可能关注并接受这些与你相关的信息。[8]此外，一旦你的超写实虚拟自我被创造出来，软件就可以轻易控制其外表——虚拟自我可能会变老，像60多岁的人那样，也可能发生体格上的变化，比如变胖。这些虚拟自我可以用来呈现健康信息，让人们意识到健康风险同样存在于自己身上，而不仅仅是影响其他人。

　　一项以软饮料消费为背景的研究，探索了虚拟体验（包括时间虚拟加速和超写实虚拟自我在内）对物理世界中健康态度和行为的影响。[5]该研究运用了 2×2 的被试间设计，不同组的被试分别处在四组实验条件下。被试要么只能看到量身定制/或非定制的宣传册，要么能同时看到宣传册和其虚拟呈现。这本六页的全彩宣传册以体重增加和过度肥胖为重点，提供了有关软饮料健康风险的具体信息。在虚拟体验的过程中，被试借助头戴式显示器（一套通过虚拟世界的立体视图提供三维感知的护目镜）来观察虚拟自我或一个陌生而普通的虚拟人类（虚拟他人）。在两分钟的虚拟体验中，被试看到虚拟自我或虚拟他人摄入软饮料并增加体重。虚拟世界中的两分钟相当于物理世界中的两年。（图 10-9）该研究在实验后立即对被试的软饮料购买意向进行了评估，并测量了实验后一周内其软饮料实际消费情况。

　　实验结果显示，量身定制的健康干预信息会在实验结束后立即对软饮料购买意向产生显著影响。无论是在宣传册上还是在虚拟世界中，这些信息都会缩短被试者自身与健康风险之间的感知距离，从而提升其参与度。而他们比起接受非定制信息的人，更不愿意摄入软饮料。

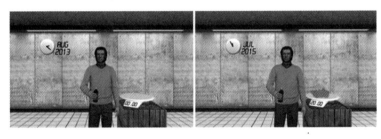

（a）虚拟自我或虚拟他人　（b）虚拟人因为喝软饮料体重增加了 20 磅

图 10-9　软饮料消费虚拟体验

　　有趣的是，定制信息的效果会随着时间的推移而消失，实验结束一周后，只有媒介有显著作用。同时看到宣传册和其虚拟呈现的被试对当下健康行为和未来健康结果之间的感知时间距离较短，这使得他们更容易意识到软饮料消费相关风险的紧迫性，从而导致他们的软饮料消费显著低于只看到宣传册的被试。这项实验提供了有力的初步证据，证明了虚拟体验可以作为多元化多媒体健康促进活动的一部分。

　　安及其同事在另一项研究中证实，并非所有用于促进健康行为的虚拟表征都需要以人类的形象出现。[9]虚拟宠物系统（图 10-10）以社会认知理论框架为指导，[10]旨在通过目标设定、替代性经验和正向强化，系统地促进儿童的体育活动。其展示装置包括安装在滚动推车顶部的笔记本电脑、平板电视，以及一台安装在电视顶部的具有运动检测功能的微软 Kinect for Windows 设备。

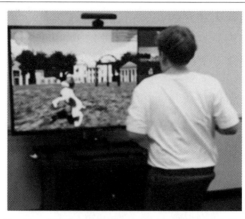

图 10-10　用消费级的数字设备创建的虚拟宠物系统

在这项研究中，当活动监测器检测到儿童的身体活动时，独特的个人宠物会与其进行同步活动，这样儿童就可以在干预期间与其个性化宠物互动。活动监测器与虚拟宠物系统的集成，使儿童基本不需要什么技术就能使用该系统；他们只需将活动监视器接入电脑，系统就会自动把活动数据与其个人专属的虚拟宠物同步，并在必要时更新系统。

儿童与宠物互动的过程也是不断重复目标设定、评估和强化的过程。在初次接触虚拟宠物时，儿童需要对其进行个性化设置（如选择项圈颜色和标签颜色、给宠物命名）。虚拟宠物会要求儿童设定自己的体育活动目标，通过成功经验来提高自我效能感。也就是说，通过设定行为改变目标并实现它，以及认识到自身克服挑战的能力，儿童会对自身参与特定行为的能力信心倍增。[11]同样，虚拟宠物的目标设定功能允许儿童反复设定并实现体育活动目标，以获得成功经验。

设定目标后，儿童就需要戴上活动监测器，离开虚拟宠物展示装置去进行体育活动。当觉得自己已经完成了锻炼目标时，儿童就会回到展示装置前并将活动监测器接入电脑。电脑会自动将监测器中嵌入的唯一标识芯片与其个人虚拟宠物同步，将宠物投到屏幕上，同时评估监测器上记录的体育活动。如果儿童没有完成目标，虚拟宠物就会告知他没有达到体育活动的目标，并鼓励他回去继续完成；如果他完成了目标，虚拟宠物就会邀请他借助 Kinect for Windows 设备用口令或者手势来教它一个动作。比如，当儿童发出"捡回来"的口令时，就会看到一个虚拟球出现在屏幕上。他可以朝 Kinect 做一个投掷动作，球就会随着他的手臂轨迹飞入虚拟世界，然后虚拟宠物会去追球并把球捡回来。因为系统的设定是儿童在物理世界中进行体育活动时，虚拟宠物也会在虚拟世界中进行体育活动，所以随着儿童实现更多的锻炼目标、宠物变得更加健康，这些动作也会由简单（如坐下、定住）变得复杂（如捡东西、太空步）。当儿童教会虚拟宠物一个动作，宠物就会要求其设定一个新的体育活动目标，重复上述环节。

　　该研究在当地一个 9—12 岁儿童的夏令营进行了三天，对虚拟宠物系统与计算机系统（没有虚拟宠物但提供与之相同的目标设定、评估和强化功能）进行了比较。与对照组（使用计算机系统的儿童）相比，使用虚拟宠物系统的儿童每天大约多进行了 1.09 小时的体育活动。自我评估的数据显示，与虚拟宠物互动使儿童对自己设定并实现体育活动目标的能力感到自信，这反过来愈发让他们认为体育活动是有益的，这种信念的增强最终促使他们增加了体育活动时长。

　　使用高度移动化装置（如本研究中的装置）所建立的虚拟世界，可以用于实验室外的健康促进活动。例如这个虚拟宠物系统，它可以建立在儿童所处的任何地方（包括教室、医生办公室或健康中心），为公共健康促进工作中如何使用虚拟世界提供可复制、可拓展的解决方案。

在虚拟世界中促进健康

　　为了考察如何利用网络虚拟世界来传播健康信息，以鼓励人们进行体育活动和营养方面的健康行为改变，研究人员以游戏《第二人生》为平台开展了一项研究。[12]

　　被试由 40 名本科生组成，他们之前基本没有接触过《第二人生》这款游戏。在开始的培训环节中，被试创建了自己的虚拟化身，并学习如何在该世界中生活和交流。在《第二人生》中，被试可以通过多种方式定制自己的化身，包括性别、身体属性、服装、配饰，甚至可以选择成为人、动物或其他物体。大多数被试选择了人形化身来代表自己。

　　在这项研究中，一个受过培训的健康教育者的化身在教学区的公共区域实施一项干预措施。被试会收到该公共区域的链接，并在登录时收到（远程传送）去该区域的指示。

　　《第二人生》的版图由不同的岛屿构成，这些岛屿又被分成了不同的区域。我们的干预在教学区的一个公共区域开展，我们大学的虚拟化身也存在于此。这个干预包含一个传统的讲座，以及在露天竞技场举行的问答环节。场地中有一排长椅，面向舞台，舞台上有讲台及互动标志。干预内容为约 15 分钟的体育锻炼和营养信息，包括建议指南和校内及校外资源等。该干预由资深的健康教育工作者设计，并由一位健康教育专业的研究生实施。她的化身被有意设计成一个保守的、有些威严的形象。

　　在《第二人生》中，人们能以好几种不同的方式进行交流。在这项研究中，健康教育者和参与者可以使用聊天功能进行交谈。参与者还可以点击互动标志获取额外的信息。

　　研究者收集了多个变量的定性和定量数据，包括可用性、参与者满意度、健康行为改变理论框架的变化（改变准备、动机、自我效能、意图），以及参与者的身体质量指数与他们对自我身体和化身的评分之间的关系。定量数据通过前测和后测调查收集，定性数据则通过四个焦点小组收集，其中三个焦点小组在《第二人生》中举行。

　　结果显示，虽然所有参与者使用《第二人生》都不到三个月，但大多数人认为该干预易于使用（87.5%），并有兴趣在《第二人生》中体验其他与健康相关的项目（82.5%）。此外，80%的人表示这些信息有助于他们思考如何改变自己的健康行为，而92.5%的人表示这些信息易于理解且与自身有关。[12]

　　鉴于这是一个简短的干预，其前测与后测的数据收集时间相差不大。因此，只能评估与行为改变相关的理论框架，而不是实际的行为改变结果。尽管该研究观察到动机、意图和自我效能感方面的增强能使参与者在体育锻炼和饮食方面作出健康行为改变，但只有参与者在体育活动方面的自我效能感评分具有统计学意义（$p = 0.039$）。[13]

　　在虚拟世界中传播健康信息所面临的一个问题是，感知和处理这些信息的是现实世界的自我，还是《第二人生》中的虚拟化身。在游戏里，用户进行自定义形象之前，其默认的人类形象往往是富有吸引力且体格正常或偏瘦的。因此，我们对参与者是否以真实自我来处理、接收和应用健康信息非常感兴趣。本研究的调查数据和焦点小组数据都显示，大多数参与者是以真实的自我来接收和处理信息的。此外，超过50%的人表示其自定义形象和自己本身相似。只有5%的人以异性形象、2.5%的人以动物形象出现在《第二人生》中。[12]

　　以往的研究表明，《第二人生》的用户倾向于创建代表理想化自我的化身。创建理想化虚拟化身的用户往往对其虚拟化身具有很高的依恋度，而身体质量指数较高的用户更有可能创建理想化的虚拟化身。[14]此外，研究还发现，虚拟化身更像用户想象中的理想形象，而非其实际形象，虚拟世界用户对其虚拟化身的感知影响了他们对自己身体的感知。[15]为了在我们的研究中探索这些关系，我们收集了参与者的身体质量指数（根据自我上报的身高和体重计算得出）、自我和化身体重评分、自我与化身外表和吸引力评分等数据。研究结果显示，根据身体质量指数，42.5%的参与者超重或肥胖，这与其自我评估为轻微或明显超重的比例相同，而只有12.5%的人认为自己的化身轻微超重或明显超重。在吸引力方面，40%的人认为他们的化身形象比自我在现实生活中的形象更有吸引力。[13]

总的来说，本研究的结果证明，可以把虚拟世界作为一种可行和潜在有效的方法，用以实现有关体育锻炼和营养健康促进的目标。参与者愿意在虚拟环境中接收健康信息，并使用网络来获取健康信息。Web2.0 技术正在持续为患者和护理人员提供分享信息和支持的机会，并为个人提供参与行为改变的机会。网络互动（包括《第二人生》中的互动）的匿名性也可能有助于促进难以触达的人群参与其中，并解决吸毒和性行为等尤为敏感的问题。

设计用于研究的虚拟现实技术

新的虚拟现实技术使得研究人员可以在不影响实验控制的情况下提升实验的生态效度。在社会和行为科学研究中使用虚拟技术有以下几个优点：首先，与严格控制的传统实验室环境相比，研究人员能够借助虚拟世界创造出更接近现实的实验环境，引发对刺激更为真实的反应。[16]例如，传统实验中要唤起被试对肺癌的恐惧，会让被试想象自己因吸烟而患上肺癌，或者给他一本常见的宣传册，让他了解肺癌的详细情况。而虚拟世界能通过生动逼真的模拟让被试来感知肺癌，这有助于提高研究的外部效度。

借助虚拟环境，研究人员既可以根据自己的想象随心所欲地构建任何环境或刺激，也可以毫秒和毫米为单位严格控制每一个元素。例如，一旦虚拟人物被创造出来，研究人员就可以控制和操纵其细节。[17]如果研究人员要研究身体姿势对说话人可信度感知的影响，他们就需要处理现实世界中的干扰因素，如说话人的面部表情、头部运动和手势。使用虚拟人则可以控制这些干扰因素，让研究人员在"真空"中检验特定的因素。此外，在无数次的实验中，可以复制完全相同的刺激，其他研究人员也可以完美复制实验，从而消除可能影响结果的差异。[16]这有助于提高内部效度。

敏感的跟踪设备使研究人员可以超越传统的手段来测量用户在虚拟世界中的自然反应。[16,18]例如，虚拟世界可以通过编程来自动记录用户的动作、眼神和手势数据，[19]免去了编码员查看录像带再进行编码这样主观且痛苦的过程。这些技术可以连续收集数据，报告的时间只有几分之一秒，人类编码者根本难以进行区分。调查和自我报告问卷中容易出现许多错误，而详细的行为数据可以对它们进行有效补充。这些都使得虚拟世界成为研究人类认知和行为的理想环境。

未来使用的策略、挑战与影响

虚拟技术既为健康促进提供了许多机遇，也带来了诸多挑战。尽管获取途径广泛，但虚拟世界（如《第二人生》）及其包含的资源和项目也可能转瞬即逝。因此，在向客户推荐这些虚拟世界之前，健康促进计划的规划者有责任努力确认其可用性并经常更新材料。

　　未来的研究领域可以研究人们如何创建虚拟化身并与之互动，以及这种互动如何转化为现实世界中的行为改变。虚拟化身的创建和使用有助于探索健康信息的可接受性。了解参与者如何处理与真实自我需求相关的健康信息，以及与虚拟自我需求相关的健康信息，这一点至关重要。未来的研究还应考虑我们在虚拟世界中的体验如何随着长期参与而发生改变。

　　最后，通过游戏平台和消费级别的设备，虚拟系统变得更易获取且更经济实惠，很快就可能通过现有的虚拟世界基础设施直接向个人家庭发送定制的健康促进信息。例如微软 Kinect XBOX 游戏机就是销售最快的消费电子产品之一，自 2010 年年底推出以来，其销量已超过 2400 万台。[20]与本章所讨论的研究中使用的显示器类似，Kinect XBOX 作为一款尖端的头戴式显示器，现在只需几百美元就可以买到，并能作为即插即用设备轻松地接入日常的计算系统中。此外，包括三星、脸书、苹果和索尼在内的大公司正争相为消费者打造最先进、最实惠的头戴式显示器，这也预示着不久的将来将发生一场虚拟革命。与互联网移动革命一样，虚拟革命可能会改变传统的健康传播和健康促进运动的模式。

参考文献

1. Blascovich, J., J. N. Bailenson, *Infinite Reality：Avatars, Eternal Life, New Worlds, and the Dawn of the Virtual Revolution*, New York：William Morrow, 2011.

2. Ondrejka, C., "Education Unleashed：Participatory Culture, Education, and Innovation in Second Life", in：Salen, K., ed. *The Ecology of Games：Connecting Youth, Games, and Learning*, Cambridge, MA：MIT Press, 2008, pp. 229-251.

3. Ahn, S. J., J. Fox, J. N. Bailenson, "Avatars", in Bainbridge, W. S., ed. *Leadership in Science and Technology：A Reference Handbook*, Thousand Oaks, CA：Sage, 2011, pp. 695-702.

4. Ershow, A. G., C. M. Peterson, W. T. Riley, et al., "Virtual Reality Technologies for Research and Education In Obesity and Diabetes：Research Needs and Opportunities", *J Diabetes Sci Technol*, Vol. 5, No. 2, 2011, pp. 212-224.

5. Ahn, S. J., "Incorporating Immersive Virtual Environments in Health Promotion Campaigns：A Construal-level Theory Approach", *Health Communication*, Vol. 30, No. 6, 2015, pp. 545-556.

6. Ahn, S. J., J. Fox, J. M. Hahm, "Using Virtual DoppelgäNgers to Increase Personal Relevance of Health Risk Communication", *Lect Notes Comput Sci*, Vol. 8637, 2014, pp. 1–12.

7. Trope, Y., N. Liberman, C. Wakslak, "Construal Levels and Psychological Distance: Effects on Representation, Prediction, Evaluation, and Behavior", *J Consumer Psychol*, Vol. 17, 2007, pp. 83–95.

8. Ahn. S. J., J. N. Bailenson, "Self-endorsing Versus Other-endorsing in Virtual Environments: The Effect on Brand Attitude and Purchase Intention", *J Advertising*, Vol. 40, No. 2, 2011, pp. 93–106.

9. Ahn, S. J., K. Johnsen, T. Robertson, et al., "Using Virtual Pets to Promote Physical Activity in Children: An Application of the Youth Physical Activity Promotion Model", *J Health Comm*, Vol. 20, No. 7, 2015, pp. 807–815.

10. Bandura, A., *Social Learning Theory*, Englewood Cliffs, NJ: Prentice – Hall, 1976.

11. Bandura, A., "Self – efficacy: Toward a Unifying Theory of Behavioral Change", *Psychol Rev*, Vol. 84, No. 2, 1977, pp. 191–215.

12. Cowdery, J. E., J. Kindred, A. Michalakis, et al., "Promoting Health in a Virtual World: Impressions of Health Communication Messages Delivered in Second Life", First Monday, Vol. 16, No. 9, 2011, http://firstmonday. org/htbin/cgiwrap/bin/ojs/index. php/fm/article/viewArticle/2857/3048.

13. Kindred, J., J. E. Cowdery, "Using a Virtual World to Encourage Healthy Lifestyle Choices Among College Students", *Cases Public Health Comm Market*, Vol. 6, 2012, pp. 3–20.

14. Ducheneaut, N., M. H. Wen, N. Yee, et al., "Body and Mind: A Study of Avatar Personalization in Three Virtual Worlds", Proceedings of the 27th International Conference on Human Factors in Computing Systems, CHI 2009, Boston, MA, April 4–9, 2009.

15. Chandler, J., S. Konrath, N. Schwarz, "Online and on my Mind: Temporary and Chronic Accessibility Moderate the Influence of Media Figures", *Media Psychol*, Vol. 12, 2009, pp. 210–226.

16. Blascovich, J., J. M. Loomis, A. C. Beall, et al., "Immersive Virtual Environment Technology as a Methodological Tool for Social Psychology", *Psychol Inquiry*, Vol. 13, 2002, pp. 103–124.

17. Bailenson, J. N., J. Blascovich, A. C. Beall, et al., "Equilibrium Revisited: Mutual Gaze and Personal Space in Virtual Environments", *PRESENCE: Teleoperators and Virtual Environments*, Vol. 10, 2001, pp. 583-598.

18. Loomis, J. M., J. Blascovich, A. C. Beall, "Immersive Virtual Environments as a Basic Research Tool in Psychology", *Behav Res Methods Instruments Computers*, Vol. 31, 1999, pp. 557-564.

19. Yee, N., H. Harris, M. Jabon, et al., "The Expression of Personality in Virtual Worlds", *Soc Psychol Personality Sci*, Vol. 2, No. 1, 2011, pp. 5-12.

20. EPStein, Z., "Microsoft Says Xbox 360 Sales Have Surpassed 76 Million Units, Kinect Sales Top 24 Million", http://bgr.com/2013/02/12/microsoft-xbox-360-sales-2013-325481/.

结　论

健康传播渠道数量繁多，令人眼花缭乱。在过去的十年中，迅速崛起的社交媒体作为强大的工具，不仅可以接触到特定的受众，还可以与个人进行互动。传播个人化健康信息和进行健康说服的新机遇已经逐渐显现。如何跟上新工具的步伐并将其与现有工具相结合，是健康传播目前所面临的挑战。

总　结

本章问题

1. 列出五个用于行为改变的有效跨媒体叙事要素。

2. 分别列出三个有助于搜索引擎优化的明显因素和潜在因素。

3. "并非所有的社交媒介都是数字化的，也并非所有的数字传播都具备社交性"这句话指的是什么？这与公共卫生组织如何使用数字媒介有何关系？

4. 主要的公共卫生组织广泛采用社交媒介说明了什么？哪个过程使得通过社交媒介共享的信息具有更高的权威性？

5. 简要总结霍尔等人对短信干预措施进行系统综述的发现。

6. 描述公共卫生组织使用脸书和推特时的异同。

7. 用本章中的例子描述健康传播从业者将新方法和现有媒体渠道相结合的两种方式。

参考文献

1. Weinreich, N. K., "The Immersive Engagement Model: Transmedia Storytelling for Social Change", 2014, http://social-marketing.com/immersive-engagement.html.

2. Krogh, P., "Platforms and Channels", Strictly Business Blog, October 10, 2013, https://www.asmp.org/strictlybusiness/2013/10/platforms-and-channels.

3. Duggan, M., Pew Research Center, "Mobile Messaging and Social Media 2015", August 19, 2015, http://www.pewinternet.org/files/2015/08/Social-Media-Update-2015-FINAL2.pdf.

4. Nielsen Company, "Nielsen estimates 116. 4 Million TV Homes in the U. S. for the 2015-16 TV Season", August 28, 2015, http://www.nielsen.com/us/en/insights/news/2015/nielsen-estimates-116-4-million-tv-homes-in-the-us-for-the-2015-16-tv-season.html.

5. Nielsen Company, "The Total Audience Report Q2 2015", Total Audience Series, http://www.nielsen.com/content/dam/corporate/us/en/reports-downloads/2015-reports/total-audience-report-q22015.pdf.

6. Nielsen Company, "All Things Considered: Comparable Metrics Offer a Solid Line of Sight for the Industry", June 23, 2015, http://www.nielsen.com/us/en/insights/news/2015/all-things-considered-comparable-metrics-offer-a-solid-line-of-sight-for-the-industry.html.

7. "Newspapers: Daily Readership by Age", Nielsen Scarborough USA + 1999-2014, Release 1, Pew Research Center Media and News Indicators Database, http://www.journalism.org/media-indicators/newspapers-daily-readership-by-age/.

8. Association of Magazine Media, "Magazine media factbook 2015", http://www.magazine.org/magazine-media-factbook-2015.

9. Health Communication Capacity Collaborative, *A Theory - Based Framework for*

Media Selection in Demand Generation Programs, Baltimore, MD: Johns Hopkins Bloomberg School of Public Health Center for Communication Programs, 2014.

10. American Press Instituteand Associated Press, Media Insight Project 2014, "The Personal News Cycle: How Americans Choose to Get Their News", March 17, 2014, http://www.americanpressinstitute.org/wp- content/uploads/2014/03/The_ Media_ Insight_ Project_ The_ Personal_ News_ Cycle_ Final. pdf.

11. American Press Institute and Associated Press, Media Insight Project 2015, "How Millennials Get News: Paying for Content", 2015, p. 19, http://www.mediainsight.org/PDFs/Millennials/Millennials%20Report%20FINAL. pdf.

12. HubSpot, "Marketing Benchmarks from 7000 + Businesses", 2015, http://www.hubspot.com/.

13. Unbounce, "What Is a Landing Page?" http://unbounce.com/landing-page-articles/what-is-a-landing-page/.

14. A. B. Heldman, J. Schindelar, J. B. Weaver, "Social Media Engagement and Public Health Communication: Implications for Public Health Organizations Being Truly 'Social'", *Public Health Rev.*, Vol. 35, No. 1, 2013, pp. 1–18.

15. IMS Institute for Healthcare Informatics, *Patient Adoption of mHealth*, Parsippany, NJ: IMS Health, September 2015.

16. R. Schein, W. Kumanan, J. Keelan, "Literature Review on Effectiveness of the Use of Social Media: A Report for Peel Public Health", http://www.peelregion.ca/health/resources/pdf/socialmedia. pdf.

17. A. Perrin, "Social networking usage: 2005–2015", Pew Research Center, October 2015, http://www.pewinternet.org/2015/10/08/2015/Social – Networking-Usage-2005-2015.

18. A. Lenhart, "Teen, Social Media and Technology Overview 2015", Pew Research Center, April 9, 2015, http://www.pewinternet.org/files/2015/04/PI_ TeensandTech_ Update2015_ 0409151. pdf.

19. A. K. Hall, H. Cole – Lewis, J. M. Bernhardt, "Mobile Text Messaging for Health: A Systematic Review of Reviews", *Annu Rev Public Health*, Vol. 36, 2015, pp. 393-415.

20. M. Duggan, "Mobile Messaging and Social Media 2015", Pew Research Center, August 2015, http://www.pewinternet.org/2015/08/19/mobile-messaging-and-social-media-2015/.

21. Facebook Company Info., https://newsroom.fb.com/company-info/.

22. Laranjo, L., A. Arguel, A. L. Leves, et al., "The Influence of Social Networking Sites on Health Behavior Change: A Systematic Review and Meta-analysis", *Am Med Inform Assoc*, Vol. 22, 2015, pp. 243-256.

23. "Meet the People Who'll Love Your Organization: A Nonprofit's Guide to Facebook Pages and Ads", https://fbhost.promotw.com/fbpages/img/non_profit_resources/GCD_NPGuide_20140602_v3_JR.pdf.

24. "Getting Started with Twitter. Twitter Help Center", https://support.twitter.com/articles/215585.

25. Bartlett, C., R. Wurtz, "Twitter and Public Health", *J. Public Health Manag Pract*, Vol. 21, No. 4, 2015, pp. 375-383.

26. Eysenbach, G., "Infodemiology and Infoveillance Tracking Online Health Information and Cyberbehavior for Public Health", *Am. J. Prev. Med*, Vol. 40, No. 5 (suppl. 2), 2011, S154-S158.

27. Paul, M. J., M. Dredze, "You are what you tweet: Analyzing Twitter for Public Health", Proceedings of the Fifth International AAAI Conference on Weblogs and Social Media, Association for the Advancement of Artificial Intelligence, 2011.

28. Aslam, A. A., M.-H. Tsou, B. H. Spitzberg, et al., "The Reliability of Tweets as a Supplementary Method of Seasonal Influenza Surveillance", *J. Med Internet Res.*, Vol. 16, No. 11, 2014, e250.

29. B. Liu, *Sentiment Analysis and Opinion Mining: Synthesis Lectures on Human Language Technologies*, Morganand Claypool Publishers, University of Illinois at Chicago, 2012.

30. Harris, J. K., N. L. Mueller, D. Snider, "Social Media Adoption in Local Health Departments Nationwide", *Am. J. Public Health*, Vol. 103, No. 9, 2013, pp. 1700-1707.

31. Stelzner, M., "Social Media Marketing Industry Report for 2015", http://

www. socialmediaexaminer. com/social-media-marketing-industry-report-2015/.

32. Wright, D. K., M. D. Hinson, "Examining Social and Emerging Media Use in Public Relations Practice: A Ten-year Longitudinal Analysis", *PR J*, Vol. 9, September 2015, https://www. prsa. org/Intelligence/PRJournal/Documents/2015v09n02WrightHinson. pdf. Accessed October 14, 2015.

33. Freeman, B., S. Potente, V. Rock, et al., "Social Media Campaigns That Make a Difference: What Can Public Health Learn from the Corporate Sector and Other Social Change Marketers?" *Public Health Res Pract*, Vol. 25, No. 2, 2015, e2521517.

34. Shegog, R., M. F. Peskin, C. M. Markham, et al., " 'It's Your Game-tech': Toward Sexual Health in the Digital Age", *Creative Educ.*, Vol. 5, No. special ed, 2014, pp. 1428-1447.

附录 A1 利用广播提高艾滋病病毒检测率[*]

导语

过去两年中，因赛（Incite）一直与艾滋病保健基金会（the AIDS Healthcare Foundation，AHF）保持密切合作，这是美国最大的艾滋病病毒/艾滋病医疗服务提供商。他们的共同目标是：提高人们（尤其是洛杉矶和纽约地区难以触达的人群）对艾滋病病毒的认识和检测率。

男男性行为者（MSM）群体感染艾滋病病毒/艾滋病的比例整体过高。男性间发生性行为有以下几个原因：同性恋或双性恋；社会或文化规范的影响；环境因素（如因犯）；谋求收入（卖淫）。在该群体中，美籍非裔男男性行为者特别容易感染艾滋病病毒。这是由各种社会态度和环境造成的，包括高危的性行为和性习惯，缺乏资源、榜样和自尊心等。此外，故意隐瞒个人生活方式和性偏好会阻碍艾滋病检测。[1]出于这些原因，艾滋病保健基金会将男男性行为群体作为艾滋病病毒检测和相关服务的优先受众。

---

[*] 杰里米·史密斯（Jeremy Smith），马修·斯塞尔扎（Matthew Scelza）。

洛杉矶

洛杉矶广播电台 Power 106 影响嘻哈文化已经超过 25 年了。每周有近 300万人收听该电台，听众主要是南加州的黑人青年和拉美裔青年。此外，许多听众都是在嘻哈音乐中成长起来的。他们热爱音乐，喜欢和唱片主持人（DJ）互动，使得 Power 106 电台在塑造态度和行为方面具有一定影响力。

为提升艾滋病病毒检测率、促使人们访问 www.FreeSTDCheck.org，艾滋病保健基金会、因赛公司和 Power 106 电台进行了合作。借助电台广告、DJ 代言、移动定向广告、Power106.com 上的数字广告、事件营销、社交媒体帖子和草根营销等，艾滋病保健基金会和因赛利用 Power 106 电台的影响力及其与目标受众的契合度来吸引认同嘻哈生活方式的人。为了改变人们对艾滋病病毒检测的看法，艾滋病保健基金会在活动中使用了颇具吸引力的创意元素，包括其活动主题"检查你的小鸡鸡"（Check Your Wiener!）（图 10A-1）。

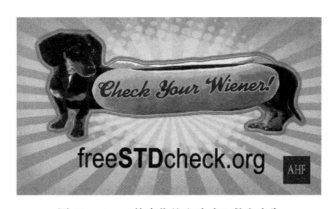

图 10A-1　"检查你的小鸡鸡"数字广告

资料来源：艾滋病保健基金会/因赛公司。

备受大众喜爱的 Power 106 电台名人路易·吉（Louie G）在每周的早间特别节目"缤纷星期五"（Smash-a-Lot Fridays）中宣传了这条信息，号召听众为他们周末的性活动负责。路易·吉还演示了简单快速的病毒检测过程，录制视频鼓励人们进行测试，这些都把人们的注意力引向了全国艾滋病病毒检测日（图 10A-2）

这些活动引导人们通过访问网站 www.FreeSTDCheck.org 来采取行动。用

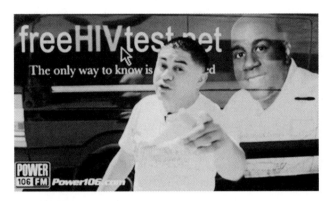

图 10A-2　路易·吉接受艾滋病毒快速检测

资料来源：艾滋病保健基金会/因赛公司。

户可以从该网站了解更多安全的性健康习惯，并获取当地检测机构的相关信息。活动结束后，1300 余人报名参加了信息咨询，140 余人接受了艾滋病病毒检测，其中一人被确诊为艾滋病并被立即送往相应医疗机构。

Power 106 电台把"检查你的小鸡鸡"活动延续到了情人节。路易·吉用一种幽默的方式来分享性健康信息，他扮演成"性病仙女"，时刻提醒情侣们"检查你的小鸡鸡"。行为改变营销理论强调"以受众所在之处为营销之处"，因此因赛和艾滋病保健基金会还把"检查你的小鸡鸡"活动带到了 Power 106 电台的"热恋情人节"音乐会上，在现场为 18000 名观众分发安全套，并提供性健康信息。现场大屏幕播放了该活动的广告，用镜头实时捕捉亲吻中的情侣们并与之互动。音乐会活动后，115 人接受了艾滋病病毒检测。

纽约

在洛杉矶成功开展活动后，因赛与艾滋病保健基金会携手，在艾滋病保健基金会位于布鲁克林的新检测设施启用之际，共同合作，提升了纽约市的艾滋病病毒检测率。洛杉矶精心策划的媒介活动主要是围绕大型音乐会和现有检测活动进行的，相比之下，因赛和艾滋病保健基金会在纽约的活动则是借助媒介报道，通过有影响力的代言人分享公共卫生信息。

2013 年 9 月，有人揭露纽约嘻哈电台 HOT 97 的著名 DJ 西先生（Mister Cee）存在男男性行为，这使他陷入了困境。人们对男男性行为的普遍看法，使西先生与嘻哈社区的长期关系受到了挑战。为进行应对，因赛和艾滋病保健基金会联合 HOT 97 电台和西先生共同发起了"活出本色"（The Living Truth）的活动。他们引导听众访问 HOT97 电台及艾滋病保健基金会的网站，观看讲述西先生的性健康故事的视频（图 10A–3）。该视频里，男性嘻哈名人向其同辈群体（尤其是年轻人）发出个人请求和行动呼吁，号召大家活出自己的本色、了解自己的身体状况，这也是首个同类视频。

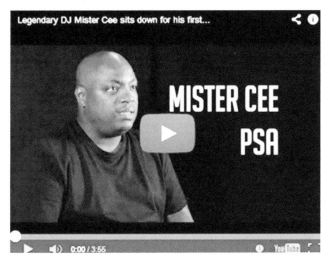

图 10A-3　西先生的"活出本色"视频截图

资料来源：艾滋病保健基金会/因赛公司。

"活出本色"的网络视频活动的媒体曝光量超过 4700 万次，油管浏览量达到 57000 次，在 48 小时内，给艾滋病保健基金会网站带来的流量超过了该网站过去三年流量的总和。

影响

媒体和名人的影响具有强大的推动力，如果能得到及时有效的利用，就可以成为促进公共健康和行为改变的强大催化剂。

通过与因赛合作，艾滋病保健基金会在活动现场接触了近 30000 人，发放了 12500 余个安全套。因赛的社会化营销活动为 FreeSTDCheck. org. 带来了 10000 余浏览量。而西先生的"活出本色"视频获得了 57000 余次观看，并在嘻哈社区引发了一场早该进行的讨论。最重要的是，艾滋病保健基金会得以在娱乐环境下对 250 多人进行了现场检测。

本个案研究强调了娱乐和媒体在改善公共健康结果方面的战略应用。只要有效利用娱乐和媒介渠道，就能"以受众所在之处为营销之处"，影响人们的态度和信念，鼓励人们为自身健康采取相应行动，从而达到促进公众健康的目的。此外，与某种文化有关的名人能够持续接触大型社区中的受众并具有可信赖的影响力，可以借助他们对那些从未积极考虑过性健康信息和行为的目标受众进行有效的激励。

作者及因赛（艾米斯传播）相关信息

作者杰里米·史密斯（Jeremy Smith），系因赛公司全国负责人；

作者马修·斯塞尔扎（Matthew Scelza），系因赛公司洛杉矶负责人。

艾米斯传播（Emmis Communications），一家在全国范围内运营广播电台的多媒体公司；

因赛公司（Incite）系艾米斯传播旗下一家公益营销公司，致力于利用媒体激发积极行动。

参考文献

1. Malebranche，D.，"The Truth about The'Down Low'"，April 2011，http：//www. apa. org/pi/aids/resources/exchange/2011/04/down-low. aspx.

附录 B1　健康传播战略个案研究：鼓励拉美裔购买《平价医疗法案》中的健康保险*

导语

在美国，拉美裔的未参保率一直是所有种族中最高的[1]。2010 年政府制定《患者保护与平价医疗法案》时，30％的拉美裔人未参加医疗保险，相比之下，

---

　　* 德克·G. 施罗德，公共卫生硕士（Dirk G. Schroeder, ScD, MPH），格洛丽亚·P. 吉拉多，公共卫生硕士（Gloria P. Giraldo, MPH），布里安娜·基夫·奥茨，公共卫生硕士（Brianna Keefe-Oates, MPH）。

只有 18% 的黑人、13% 的非拉美裔白人没有参保。[2]根据《患者保护与平价医疗法案》，1020 万名未参保的拉美裔美国公民，以及合法居住在美国的拉美裔人能通过医疗补助、儿童健康保险计划（Children's Health Insurance Program, CHIP）获得负担得起的医疗保险，或者通过健康保险市场平台降低月度保费，换句话说，约 80% 的未参保拉丁裔人群能享受到这些补贴政策。[3]拉美裔可以通过在医保市场平台购买医疗保险获得许多好处，而且拉美裔所代表的大多数年轻人群和健康人群投保也将使整个国家受益。[4]据估计，2013 年半数未参保的拉美裔人年龄在 18—35 岁。[3]无论何时，年轻人参保对维持《患者保护与平价医疗法案》的财务可持续性都是至关重要的，因为年轻人的保费往往可以抵消其支付给老年人（通常是病情较重的人）的花费。[5]

尽管政策制定者都知道确保拉美裔通过医保市场平台购买医疗保险的重要性，但他们并不清楚如何实现该目标。负责州交易所的官员、联邦政府官员和"美国招募"等组织的官员都知道，要激励和培训拉美裔参加《患者保护与平价医疗法案》下的医疗保险，将面临许多挑战。这些挑战包括语言障碍、健康信念和行为中的文化差异，以及对政府项目的恐惧，对那些有非法移民的拉美裔家庭来说，这些挑战尤为显著。[6]为了应对这些挑战，早在第一次开售保险之前，各州和地方团体就开始为接触这些重要的受众群体奠定基础。他们做了一系列准备工作，包括翻译资料，培训双语电话中心的工作人员，招募社区的健康教育工作者以提供更多服务。[3]当这些基本工作到位时，就可以使用各种各样的方法来向拉美裔传递《患者保护与平价医疗法案》的相关信息，包括：网络/数字信息和广告；电视、直邮、广告牌和广播等传统营销方法；由专业人员开展的地推活动，亲自帮助符合条件的受众了解什么是《患者保护与平价医疗法案》以及参加《患者保护与平价医疗法案》的重要性。[7]

本个案研究的目的是分享在培训并鼓励拉美裔通过《患者保护与平价医疗法案》市场平台注册的头两年中的经验和教训。我们借鉴了"霍拉医生"利用西文健康网站直接培训拉美裔受众的经验，并通过与健康项目、各州和联邦机构以及非营利组织的合作积累了一定经验。

霍拉医生

为《患者保护与平价医疗法案》提供拉美裔健康传播方面的经验

霍拉医生是一家健康传播公司，自 1999 年以来一直设计并提供以拉美裔为中心的活动，拥有且运营着最大的西文健康网站，并与联视（Univision，西班牙语环球电视台）的互动部门保持合作。

这个个案研究主要基于我们与加州、纽约、乔治亚州和科罗拉多州的卫生项目及地方社区组织合作开展的工作。我们将这些经验与一些政府机构的经验进行了对比分析，例如"加州全保"项目，同样也致力于向拉美裔提供《患者保护与平价医疗法案》的相关知识。

进行市场调查以了解目标受众

霍拉医生及其健康项目合作伙伴使用了多种方法来了解目标受众，包括：文献分析和网络评论分析；针对地理位置的人口统计分析；使用焦点小组和线上调查进行的原始研究。

美国的拉美裔/拉丁裔（方框 10B-1）

方框 10B-1 拉美裔还是拉丁裔？

> 拉美裔和拉丁裔都是美国联邦政府使用的术语，用来描述在拉丁美洲或西班牙有文化和语言渊源的人。许多组织会交替使用这两个词。皮尤拉美裔研究中心发现，拉美裔自己对这两个词的看法存在矛盾。一半（50%）的人说他们觉得两个词都可以，另一半人中有 2/3 更喜欢"拉美裔"而不是"拉丁裔"，不同地区的人有不同的看法。[8]

据美国人口普查局（U. S. Census Bureau）估计，截至 2013 年 7 月 1 日，生活在美国的拉美裔/拉丁裔约占美国总人口的 17%（5400 万）。美籍拉美人成为全美最大的少数民族/种族，同时也是美洲第二大拉美裔/拉丁裔人群，仅次于墨西哥（1 亿 2000 万）。[9]

拉美裔世代集中在亚利桑那州、加利福尼亚州、科罗拉多州、佛罗里达州、伊利诺伊州、新泽西州、纽约州和得克萨斯州等地区。然而，根据最新的人口普查数据，拉美裔已经成为 22 个州中最大的少数族裔群体。拉美裔的起源可以追溯到许多国家和社会政治体。墨西哥裔拉美裔占美国拉美裔总人口的 63%，但在佛罗里达州，古巴裔拉美裔最多，在美国东北部，波多黎各裔拉美裔最多。[10]

人口统计分析

为了找到有资格通过市场获得补贴的未参保拉美裔人群，霍拉医生利用了人口普查局和皮尤拉美裔研究中心等机构的人口统计数据。这些数据被转换成可视的"热力图"，清晰地显示了最符合条件的区域，并细化到邮政编码和街区级别。热力图显示，佛罗里达州坦帕市附近的县符合补贴条件的拉美裔最多。

健康保险知识素养

医疗保险市场平台开放之前，霍拉医生在三个州进行了多个焦点小组调查，以了解拉美裔对新医疗法案的看法，对《患者保护与平价医疗法案》和医疗保险的普遍了解程度，以及哪些信息对他们尤为重要。焦点小组的问题包括"你如何使用你的保险？""为什么医疗保险对你很重要？""关于新医疗法案你想了解些什么？"

医保市场平台开放后，霍拉医生对其社区的100多万名拉美裔进行了线上调查，以明确人们对该法案的了解程度，他们是否选择加入《患者保护与平价医疗法案》及其原因。在线社区反应非常积极，可以为后续活动提供快速洞察。例如，2014年2月，在第一次开放注册期接近尾声时，我们针对成年拉美裔进行了一项线上调查，在24小时内收到了1000多份完整的调查结果。尽管如此，我们发现仍有超过半数的拉美裔不知道《患者保护与平价医疗法案》可以提供财政援助来帮助他们支付医疗保险费。

这些研究十分有助于了解拉美裔之前的医疗保险经验、他们对《患者保护与平价医疗法案》不断提升的知识水平，以及第一次开放注册期之前哪些信息对传播活动具有重要价值。

开发概念、制作消息和材料并进行测试

鉴于美国民众整体对《患者保护与平价医疗法案》的了解和理解程度都非常低，在第一次开放注册期（2013—2014）开始时，本研究所选择的关键信息仅包含有关法律、市场、注册资格和注册日期的基本信息。这些信息在第一次开放注册期之前和开放期间都经过了实地测试，并且根据社区的反馈加以即时修改或调整。随着拉美裔受众对《患者保护与平价医疗法案》的了解程度逐步提高，他们开始更加关注个人选择的具体细节（比如一位会说西语的医生离自己距离多远），因此在《患者保护与平价医疗法案》市场平台开放的第二年，信息策略发生了重大转变。表 10B-1 总结了信息目标的演变过程，并介绍了《患者保护与平价医疗法案》开放注册期头两年的一些具体例子。

表 10B-1　医疗保险市场平台头两年针对拉美裔的信息演变

阶段（时间段）	信息目标	为回答以下问题而制作的信息
开放注册前-1 （2013 年 6 月—2013 年 8 月）	基本熟悉新法案	什么是《患者保护与平价医疗法案》？ 《患者保护与平价医疗法案》和奥巴马医改一样吗？ "它是真的吗？"
开放注册前-2（2013 年 9 月）	创造注册的期望与需求	我真的有必要购买医疗保险吗？
开放注册第一阶段 （2013 年 10 月—2013 年 12 月）	为注册做准备	一个医疗保险多少钱？ 我会有财政援助吗？ 什么时候截止？
开放注册第二阶段 （2014 年 1 月—2014 年 3 月）	为注册提供实际帮助	我怎么注册？ 谁能帮我注册？ 如果我不注册会怎么样呢？
开放注册后 （2014 年 4 月—2014 年 11 月）	为使用新医疗保险提供帮助	我的医保卡在哪里？ 我怎么找医生？
第二次开放注册 （2014 年 11 月—2015 年 2 月）	为重新注册提供帮助	重新注册需要做些什么？ 这个新税单是什么意思？
	为初次注册者提供帮助	我被国税局罚款了，该怎么办呢？
		怎么才能避免二次罚款呢？
特别注册阶段	为"落伍者"或拒绝参保的人提供帮助	怎么才能避免二次罚款呢？

资料来源：G. 吉拉多编辑的田野笔记。

对拉美裔的信息传播失误

　　尽管加州在许多方面都为美国实施《患者保护与平价医疗法案》起到了带头作用，但针对拉丁裔的早期传播似乎在文化和语言上都存在不当。在项目的初期，医保市场平台"加州全保"开展了"欢迎"活动。在活动广告中一群人分别对着镜头用西文说："健康之州欢迎你，加州全保欢迎你"（Welcome to a new state of health. Welcome to Covered California）。这条广告让拉美裔人感到困惑，因为要理解这条广告需要更深入地了解一些基本背景，比如加州为了推进

"奥巴马医改"已经成立了"加州全保"组织。然而这个广告不仅没有解释《患者保护与平价医疗法案》与"奥巴马医改"的联系，反而给受众造成了更多困惑，尤其是在公开注册前的早期阶段。此外，有广告专家指出，直译的西语广告语虽然没有语法错误，但是却没有表达与英文广告语一样微妙的内涵。

此外，那些强调《患者保护与平价医疗法案》禁止因投保前存在的疾病而拒绝保险的信息，也存在一定问题。这一利好并没有引起目标受众（未参保的拉美裔）的共鸣，因为绝大多数拉美裔都没有尝试购买医疗保险的经历，因此也从未有过被拒绝投保的经历，更未曾因此而"感到痛苦"。事实上，他们甚至一点也不清楚"投保前存在的疾病"这个概念到底是什么意思。

最后，早期的广告大肆宣扬"加州全保"网站（其西文版本被推迟上线），却没有意识到尽管拉美裔可能会使用该网站获取健康信息，但大多数人还是喜欢亲自进行最终购买。

这三个信息传递失误反映了"加州全保"对目标人群的理解不够充分，在紧迫的时间内进行的传播工作也有些匆忙。[11]随着活动的进展，"加州全保"针对研究和反馈进行适时调整。此外，"加州全保"重新调整了营销活动的方向，强调在开放注册结束之前他们都会提供免费的、保密的、一对一的本地参保援助。[12]

实施综合解决方案

根据市场调查结果及其在健康传播方面的以往经验，霍拉医生与健康项目的客户合作，设计并落地实施了针对拉美裔的《患者保护与平价医疗法案》知识传授、资格认定和参保活动。这个多元的项目结合数字技术、实地调研和电话访谈，以获取拉美裔受众的信任并确保能向他们提供开放注册所需要的信息。霍拉医生与加州、乔治亚州和科罗拉多州的当地非营利组织合作，通过基层地推策略培训和部署健康推广员，以传授《患者保护与平价医疗法案》的相关知识。[①] 此外，霍拉医生还开放了数字培训内容，并将其分享到网站 Holadoctor. com 和 Salud. Univision. com 上。当发现拉美裔需要更多的指导才能在医保市场平台进行注册时，霍拉医生还开设了一个配备专业双语助手的电话

---

① 与霍拉医生合作的非营利组织有拉丁裔健康中心（位于加利福尼亚州圣安娜市）、CREA Results（位于科罗拉多州丹佛市）以及乔治亚州拉美裔健康联盟（位于乔治亚州亚特兰大市）。

中心。

在整个项目过程中，我们不断收集实地、线上和电话中心的反馈及数据，以评估项目进程及成果。此外，我们不断监测全国以及各州开展地推活动的情况，寻找其他组织在接触拉美裔时的最佳做法。

霍拉医生于 2013 年 6 月开始实施拉美裔地推战略，比第一次开放注册期提前大约 5 个月。下文将详细介绍综合地推项目的关键组成部分。

拉美裔：数字、社交和移动媒介

和其他美国人一样，拉美裔上网和使用移动设备的频率高于以往任何时候。他们和其他少数民族在网络接入方面的"数字鸿沟"已经消失。大多数拉美裔可以通过（联网）智能手机上网。2013 年，霍拉医生的西语健康网站的访问者中，有超过 75% 的人通过台式电脑访问，25% 的人通过移动设备访问；而 2015 年，这种情况完全逆转，70% 的拉美裔通过手机或平板电脑访问该网站，只有 30% 的人通过台式电脑或笔记本电脑访问。对于健康传播从业者而言，这一巨大转变意味着任何针对拉美裔的活动都必须针对移动设备进行优化，而且必须有一个明确的、基于移动设备的战略。

另一个与拉美裔网络群体及健康相关的重要趋势，是社交媒体的重要性日益增长。许多拉美裔天生就爱社交，他们与家人和朋友都保持密切联系。在这种集体主义文化中，集体活动占据了主导地位，成员们共同分担责任、承担义务。对集体性的强调，使得群体内部的和谐与合作往往高于个人的职能与责任。[13]这些文化特性，使得拉美裔在获取健康信息、选择医疗机构和医疗保险时，会广泛应用社交媒体。

普华永道（Pricewaterhouse Coopers，PwC）于 2014 年 5 月调查了拉美裔对数字媒介和社交媒介的使用情况，发现两者都是向拉美裔推广医疗保险的关键。拉美裔既会利用互联网搜索医疗保险公司，又会使用社交媒介了解医疗保险和健康计划（图 10B-1）。[14]

霍拉医生结合数字、社交和移动媒介的使用趋势，调整了向拉美裔传授《患者保护与平价医疗法案》相关知识的活动。在 2010 年法案通过后，霍拉医生立即开始建立线上的互动医疗保险中心（Interactive Health Insurance Center，IHIC），以帮助拉美裔了解《患者保护与平价医疗法案》是什么、如何加入该法案及加入的原因。一群经验丰富的记者（而非医疗专业人士）设计了互动医

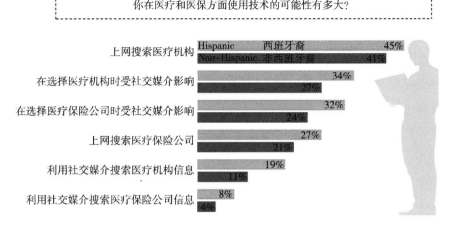

你在医疗和医保方面使用技术的可能性有多大?

上网搜索医疗机构	Hispanic 西班牙裔 45% / Non-Hispanic 非西班牙裔 41%
在选择医疗机构时受社交媒介影响	34% / 27%
在选择医疗保险公司时受社交媒介影响	32% / 24%
上网搜索医疗保险公司	27% / 21%
利用社交媒介搜索医疗机构信息	19% / 11%
利用社交媒介搜索医疗保险公司信息	8% / 4%

图 10B-1　《患者保护与平价医疗法案》的西班牙裔注册人数

数据来源:普华永道健康研究所,EMC Hispanic consumer survey, 2014.

疗保险中心,他们中的许多人都为拉美裔观众撰写了数十年故事。这些记者开发了引人入胜且充满互动性的小游戏、小测试、视频及工具,帮助人们以轻松有趣的方式学习《患者保护与平价医疗法案》,以及补贴、税收抵免,甚至保险本身等复杂的概念。

互动医疗保险中心在《患者保护与平价医疗法案》施行的头两年非常受欢迎,大家都认为这个专为拉美裔受众设计的机构非常适合其目标受众。2014年,美国计划生育联合会(Planned Parenthood Federation of America)向霍拉医生互动医疗保险中心的首席作家颁发了极负盛名的"玛吉"(Maggie)奖,以表彰她在网络报道方面的卓越表现、"在开放注册期间对《平价医疗法案》进行的翔实报道,以及向拉美裔社区传授《患者保护与平价医疗法案》利好所付出的努力"。[15]

健康推广员

霍拉医生注册策略的一个关键元素就是利用健康推广员(西语,*promotores de salud*)。推广员通常与其服务的社区成员拥有共同的生活经历、文化、信仰和规范,容易与之建立信任和融洽的关系,能更加有效地说服他们参保。[16]推广员也是社区专家,他们生活在社区内,广泛了解社区实时的态度和知识掌握的情况。以此研究为例,专业的推广员能够敏锐地发觉在《患者保护与平价医疗法案》的个人强制保险全面覆盖之前的这段时间里，人们的犹豫、害怕、关注以及困惑，也很清楚医疗保险会让许多拉美裔家庭涉及一些敏感话题。关于医保的对话可能很快就会变得高度敏感，因为参保过程涉及非常私人和敏感的领域，包括移民身份、收入和税收等。霍拉医生确定了各州主要的社区组织，并与其展开密切合作，以培养一批合格的推广员。

双语电话中心

霍拉医生在拉丁美洲开设了双语电话中心，以回应拉美裔对《患者保护与平价医疗法案》的电话咨询。电话中心的话务员同时掌握西语和英文，并接受了有关美国医疗体系、医疗保险、《患者保护与平价医疗法案》、补贴和医疗保险市场平台的全面培训。电话中心的号码经由网络和推广员得到了广泛传播，拉美裔可以随时免费致电电话中心。

该电话中心极受拉美裔欢迎，尤其是在第一次开放注册期间。该中心共受理了 10 万余个境内和境外电话咨询，最常被问到的问题包括医保市场平台在哪里以及如何通过它购买医保。电话中心能够收到如此多咨询的部分原因在于，它是由客观可信的第三方组织（即霍拉医生和联视）而不是由健康保险公司运营的。

确定需求并发展一对一关系

在前文所述的每一个地推渠道，我们都为拉美裔提供了额外的支持。在网络媒介和社交媒介时代背景下，我们为拉美裔提供了"线上表格"，填写即可获取更多信息并订阅西班牙语健康电子邮件。推广员使用了有同样功能的纸制订阅卡。最简单可行的推广途径则是利用手机横幅广告，拉美裔点击即可立即与电话中心或其他帮助他们购买医保的人通话。

它们是如何结合在一起的

前文介绍了针对拉美裔的《患者保护与平价医疗法案》的信息传递、资格认定和保险注册活动等计划的组成部分。最有效的消息往往是简单的、直接的且能在多个渠道中保持一致。

评估与改进

由于医疗保险交易对大多数美国人来说是一个全新的概念，因此在《患者保护与平价医疗法案》施行的第一年，了解这项法案及相关知识存在很大困难。负责培训和推广的人被迫进行"测试和学习"，以快速收集反馈，并根据反馈对信息进行完善。霍拉医生主要使用了两种方法来实现这一点。

实地的质化反馈

霍拉医生的健康推广员团队在四个州开展了工作，提供关于《患者保护与平价医疗法案》的实地推广和培训，这在反馈过程中发挥了重要作用。他们每天与低收入拉美裔交流，并积极摸索这些信息和策略是否适用于目标受众。推广员每周都会在质化和量化报告里向霍拉医生汇报他们的成果与不足。项目经理还会与霍拉医生团队会面，就他们在实地看到的情况进行反馈。这些反馈至关重要，因为目标受众的知识水平会随着时间的推移而提升，传递的信息也必须随之进行调整和改进。

推广员的实地报告

健康推广员定期报告其实地活动的结果，以便霍拉医生团队能够分析地推活动的最佳地点和工作流程。每项实地活动成功与否的衡量指标包括出席人数，与健康推广员谈话的人数，以及留下联系方式以便采取后续行动的人数。在对这些实时数据源进行分析之后，霍拉医生会随着时间的推移改善并确定活动中最重要的消息。

经验

本节介绍了帮助拉美裔人群加入《患者保护与平价医疗法案》医疗保险的十条关键经验。这些经验有助于健康传播从业者在健康领域和拉美裔群体进行沟通，也有助于向那些难以触及的群体普及医疗保险及其获取渠道的相关知识。

与目标人群建立信任是关键

在《患者保护与平价医疗法案》健康保险市场平台进行注册涉及一系列高度敏感的话题，包括身份档案、收入和税收等。如果我们试图影响的拉美裔受众不信任我们，那么使用的特定信息或渠道就无关紧要了。我们主要通过两种方式赢得受众的信任：第一，与当地非营利性组织或推广员组织合作，这些组织已经与目标社区合作多年（甚至数十年）；第二，利用联视品牌，该品牌多年来一直是拉美裔最信任的品牌，我们与之合作，通过网络、社交媒介和电视广播信息的覆盖，实现本土化、面对面的传播，有效地赢得了目标受众的信任。

在与当地社区组织合作时需要注意的是：伙伴关系必须建立在意愿诚恳和

共同获利的基础上。如果只是想利用社区成员和社区领导，他们很容易就能察觉到。因此，在决定建立伙伴关系时，必须有长远的眼光和互利的承诺，防止适得其反。

通过一对一的形式向小组提供小范围培训

地推活动是接触拉美裔社区的关键。小组会议、演讲、"露营"① 和一对一的谈话成功地向该群体传递了信息。第一年，受众的教育和认识水平很低，"以受众所在之处为营销之处"的做法尤其重要，因为他们不会积极主动地寻求信息。我们投入了大量时间走进社区集市和活动、诊所、教堂、商店（如肉店和面包店）及其他与拉美裔合作的社会服务机构。实践证明，付出这些时间是值得的，也是触及目标受众所必须的。

基于文化和语言对信息和工具进行优化

尽管许多拉美裔家庭既会说西语和英文，也能听懂这两种语言，但 2012 年的一项调查发现，5 岁及以上的拉美裔人群中，有 73.9% 的人在家里说西班牙语。[17] 鉴于许多拉美裔家庭数代同堂，家庭成员的英文水平参差不齐，我们最好提供西英双语的材料和工具。用西语进行原始创作而不是翻译为西语，这样的材料更容易理解，也更符合他们的文化背景，更能在文化层面与拉美裔人群产生共鸣。

提供电话中心答疑很重要

许多人对该法案存在困惑和疑虑，尤其是注册资格和注册程序方面。电话中心的免费热线能够使他们继续学习更多相关内容，并与我们的项目保持进一步的联系。实践证明，电话中心还能有效地通过口碑效应，向他人持续传授相关知识。人们经常把电话中心介绍给朋友和家人，让他们也学到更多相关知识。

多渠道协同优于单一渠道

事实证明，相比利用单一渠道的传播，通过所有渠道（如数字内容、推广员、电视等）协调教育活动并传递相同信息，更能有效激发受众的兴趣。我们

① "露营"指的是在活动期间，针对最有可能成为目标受众的拉美裔人，安排一两位健康推广员在他们经常光顾的地方支起桌子进行推广，如超市、教堂等。

基于数字指标和线上表格填写率（填写表格以获得更多健康保险的相关信息）进行了效果测量。例如，在多渠道同时传播同一信息的那几周，线上表格的填写率会比平时高得多。

拉美裔对移动媒介和社交媒介渠道的回应度更高

在美国，拉美裔的手机使用率高于平均水平。在拉美裔获取信息的过程中，移动端用户的点击率（Click-through rates，CTRs）高于固网端用户。使用基于移动端的信息、应用程序和响应式网站设计（能让移动端网站页面正常显示），对所有针对拉美裔的传播活动都非常必要。

人们发现，社交媒体能够有效引发有关《患者保护与平价医疗法案》和医疗保健的线上深度讨论，提升受众对电话中心的持续兴趣，并推动拉美裔从网络世界走向具体的社区培训和保险注册活动。毫无疑问，在培训、影响感知和促进具体行动方面，社交媒介发挥的作用尤为巨大。

直接信息最有效

我们发现拉美裔希望听到直接的信息，并希望知道该法案会对个人产生什么影响。例如，在霍拉医生的网站上，相比措辞柔和的信息，带有清晰直接的行动号召的横幅广告会获得更高的点击率。通过文章或咨询电话提供帮助的横幅广告比普通培训获得的点击率更高。一旦拉美裔消费者了解到法案规定他们要购买医疗保险，他们就会直接针对自己的具体情况寻求指导。健康推广员和电话中心收到的最常见的问题是《患者保护与平价医疗法案》将如何直接影响他们个人："我必须支付罚款吗？""我符合条件吗？""具体怎么参保？"

健康保险很无聊：将各种健康主题与《患者保护与平价医疗法案》的信息结合以增加趣味

一方面，当《患者保护与平价医疗法案》医疗保险培训与其他健康主题相结合时，拉美裔对培训的反响更强烈；另一方面，与数字娱乐和新闻页面相比，投放在健康和保险主题页面上的横幅点击率更高，页面浏览时间更长。如果实地培训活动将健康检查等其他服务包括在内，其参与度会更高。

以下是阅读量前三的文章：

■ 25 个关键词让你更好地理解你的医疗保险

■ 在医保市场平台参保的关键问题

■ 医保市场平台是如何运作的

成本问题

必须承认的是，成本是影响拉美裔最终是否参保以及他们选择哪种保险方案的重要因素。大多数拉美裔担心，即使有补贴，医疗保险也要花很多钱。许多拉美裔预算非常有限，他们明明有资格通过医保市场平台获得有补贴的、费用最低的医疗保险，却认为自己根本买不起医疗保险。有些人除了预算问题外还担心罚款，他们购买了便宜的保险，后来才意识到这些保险覆盖的承保范围非常有限，而且免赔额很高。有些人表示，如果他们对医保系统了解更多，他们可能会选择另外的保险方案。另一些人取消了这些保险，因为他们认为这些保险不值得每月支付保险费。

帮助拉美裔参保是一回事，让他们真正得到保障是另一回事

《患者保护与平价医疗法案》医疗保险交易平台实施到第三年时，我们学到的一个教训是，让拉美裔参保是一回事，而确保他们通过按时支付每月保费来得到保障，则是另一个挑战。帮助他们更便捷地付款，确保他们清楚了解自己的福利，并为其提供会讲西语、文化相通的医生，这些措施都可以帮到他们。解决拉美裔的常见投诉对保险满意度至关重要，这些高满意度能够被纳入未来的健康传播战略和活动中。

结论

显然，从《患者保护与平价医疗法案》颁布开始，拉美裔就是一个重要群体，他们可以从该法案中获益，众多拉美裔有资格通过医疗保险市场平台购买医疗保险。然而，诸多障碍（例如语言、对政府的怀疑、缺乏医疗保险方面的经验以及医疗保健方面的文化差异等）阻碍了他们参保。健康传播从业者与医疗保险公司、政府机构和社区组织合作，制订以社会化营销原则为指导的适当战略，增加了拉美裔通过医疗保险市场平台注册的人数。在与《患者保护与平价医疗法案》及其项目合作中，最重要的经验就是要不断获取反馈、评估和研究，以改进和完善针对新受众和新项目的信息传播。

参考文献

1. "Senate Passes Health Care Overhaul on Party-Line Vote", New York Times, December 25, 2009, http：//www. nytimes. com/2009/12/25/health/policy/25health. html？_ r=2&hp&.

2. "Health Insurance Coverage Status: American Community Survey 2008-2013 Five Year Estimates", U. S. Census Bureau, 2013, http: //factfinder. census. gov/ bkmk/table/1. 0/en/ACS/13_ 5YR/S2701.

3. Department of Health and Human Services, "The ACA is Working for the Latino Community", http: //www. hhs. gov/healthcare/facts – and – features/fact – sheets/aca–working–latino–community/index. html#.

4. Enroll America, "National Coalition of Organizations Launch Unprecedented Effort to Enroll Latinos in New Health Care Options Under Affordable Care Act", 2014, http: //www. enrollamerica. org/press–releases/2014/02/national–coalition–of– organizations–launch–unprecedented–effort–to–enroll–latinos–in–new–health– care–options–under–affordable–care–act/.

5. Goodwin, L. , "Latinos Remain Wary of Obamacare as Deadline Looms", Yahoo! News, 2014, http: //news. yahoo. com/latinos–remain–wary–of–obam– acare–as–deadline–looms–165314855. html.

6. Contreras, J. , "Best Practice for Outreach in Latinocommunities", Centers for Medicare and Medicaid Services, 2013, https: //marketplace. cms. gov/techni– cal–assistance–resources/outreach–latino–communities. pdf.

7. Enroll America, "State of Enrollment: Lessons Learned from Connecting America to Coverage, 2013 – 2014", 2014, https: //s3. amazonaws. com/assets. get– coveredamerica. org/20140613_ SOEReportPDFlr. pdf.

8. Taylor, P. , Hugo, M. Lopez, et al. , "When Labels Don't Fit: Hispanics and Their Views of Identity", Pew Research Center Hispanic Trends, 2014, http: //www. pewhispanic. org/2012/04/04/when–labels–dont–fit–hispanics– and–their–views–of–identity/.

9. U. S. Census Bureau, "Facts for figures: Hispanic Heritage Month 2014: Sept. 15–Oct. 15", 2014, http: //www. census. gov/newsroom/facts–for–fea– tures/2014/cb14–ff22. html.

10. Ennis, S. R. , M. Rios – Vargos, N. G. Albert, "The Hispanic Population: 2010", 2010 Census Briefs, U. S. Census Bureau, May 2011, http: //www. census. gov/prod/cen2010/briefs/c2010br–04. pdf.

11. Dembowsky, A., "Selling Health Care to California's Latinos Got Lost in Trans-lation", National Public Radio, March 6, 2014, http://www. npr. org/blogs/health/2014/03/06/286226698/selling-health-care-to-californias-latinos-got-lost-in-translation.

12. "Covered California Open Enrollment 2013-2014: Lessons Learned", Covered California, 2014, https://www. coveredca. com/PDFs/10-14-2014-Lessons-Learned-final. pdf.

13. Gudykunst, W., *Bridging Differences*, Newbury Park, CA: Sage, 1991.

14. "Hispanics: a Growing Force in the New Health Economy", PwC's Health Re-search Institute, 2014, http://www. pwc. com/en_ US/us/health-industries/publications/assets/hri-hispanic-study-chart-pack. pdf.

15. Planned Parenthood, "PPFA Maggie Awards for Media Excellence: Planned Parenthood ", 2014, http://www. plannedparenthood. org/about - us/newsroom/ppfa-maggie-awards-for-media-excellence.

16. Broderick, A., K. Barnett, "Community Health Workers in California: Sharpe-ning our Focus on Strategies to Expand Engagement", Public Health Institute, 2015, http://www. phi. org/uploads/application/files/2rapr 38zarzdgvy cgqnizf-7o8ftv03ie3mdnioede1ou6s1cv3. pdf.

17. U. S. Census Bureau, "Nativity by Language Spoken at Home by Ability to Speak English for the Population 5 Years and Over (Hispanic or Latino)", 2013, http://factfinder. census. gov/bkmk/table/1. 0/en/ACS/13_ 5YR/B16005I.

第十一章

传播干预的实施[*]

学习目标

通过学习本章，读者将学会：

1. 遵循 RE-AIM 原则进行规划；

2. 基于形成性研究的发现制定 SMART 目标；

3. 准备一份创意简报；

4. 使用一系列低成本方法对概念和信息进行前测；

5. 描述用于高科技（high-tech）受众测试的生理学技术和神经营销学技术；

6. 描述内容策略所需的工作流程和质量因素；

7. 起草健康传播项目的时间表、预算和工作计划；

8. 制定指标以监测健康传播项目的各个环节；

9. 整合总体健康传播项目的各个部分。

导言：您准备好了吗

在完成了初步规划、进行形成性研究以及各种媒体选择后，健康传播规划者就可以开展干预了。这个环节将逻辑模型和创意概念转换为信息、内容和媒体传播计划，并需要准备一份包括时间表、预算和职责分配的运营计划。在最

---

[*] 克劳迪娅·帕万塔（Claudia Parvanta）。

后的计划制订阶段，您可以制定标准以衡量计划是否有效。在学校或社区项目中使用这些工具有助于您今后在更大范围内使用它们。不过在继续健康传播之旅"有趣"的部分之前，我们需要花点时间来"检查轮胎"。

再次使用策划工具

基于前期研究，项目的逻辑模型表明，某些活动会导致特定的结果，进而影响项目预期的结果。在继续推进之前，有两个工具特别有助于细化和最终确定具体的干预目标：RE-AIM 和 SMART。

RE-AIM

RE-AIM 已经被提出和使用十余年了，它往往用于指导循证干预的规划和评估[1]。RE-AIM 包括以下指标：

- 可及性（Reach）：愿意参与某一行动、干预或计划的个体的绝对数量、比例和代表性。

- 有效性（Effective）：干预项目对重要结果的影响，包括潜在的负面影响、生活质量和经济结果。

- 采纳度（Adoption）：愿意发起一个项目的组织和干预机构（项目实施者）的绝对数量、比例和代表性。（对现场干预来说，这是一个机构层面的标准。）

- 贯彻实施（Implementation）：在组织层面上，指的是干预项目实施者按照研究预期设计贯彻实施的程度，包括干预措施是否能按计划执行，时间和成本是否控制在预算范围内。在个人层面上，指的是参与者对干预策略的使用。

- 可持续性（Maintenance）[2]：指的是一个计划或一项政策制度化的程度，或在多大程度上成为常规的组织实践和政策的一部分。在个人层面上，可持续性指的是一个项目在最近一次干预 6 个月或更长时间后产生的长期影响。方框 11-1 提供了一个 RE-AIM 策划工具，[3]您可以在项目推进之前使用该工具。

方框 11-1　RE-AIM 策划工具

RE-AIM 策划工具提供一系列"思考问题"的清单，可以用于检查制订干预时应考虑的关键问题。使用这个检查表时，需要考虑提出的问题与您的干预是否相关，并在启动干预之前进行相应的调整。表中列出的都是笼统的问题，仅供自我检查，所以不用担心回答不上那些与您的项目无关的问题。

计划检查表

提高可及性的问题

1. 您希望覆盖到所有的目标受众吗？如果是，请提供目标受众的人数或大概的数字。如果没有（由于目标人口规模较大或预算限制），请提供在受到一定限制的情况下您想要触达的目标人口比例。＿＿＿＿＿＿＿

2. 您的目标受众在种族/族裔、性别、年龄和社会经济地位等人口统计细目方面的分布是怎样的？

3. 您对项目能够成功吸引所有目标人群（无论其年龄、种族/族裔、性别、社会经济地位和其他重要特征，如健康素养）有多大信心？

1　2　3　4　5　6　7　8　9　10

（其中 1＝完全不自信，5＝有点自信，10＝完全自信）

4. 您认为哪些因素会阻碍您成功触达目标人群？

5. 您希望如何克服这些障碍？

6. 您对克服这些障碍有多大信心？

1　2　3　4　5　6　7　8　9　10

（其中 1＝完全不自信，5＝有点自信，10＝完全自信）

提高有效性的问题

1. 您的干预是循证干预还是干预创新？

2. 您为什么选择这种干预措施？

3. 您的干预有什么优势？

4. 对于如何定义和衡量"成功"，您是否与关键利益相关者达成一致？

5. 为了完成干预，列出您希望实现的可测量的目标。

6. 本项目可能导致哪些潜在的意外后果？

7. 您是否确信您的干预措施会在不同的子群体中（包括那些风险最大、资源最少的群体）取得成效？如果不是，可以做些什么来提高这些群体成功的可能性？

8. 您对这次干预能达到预期效果的信心有多大？

1 2 3 4 5 6 7 8 9 10

（其中1＝完全不自信，5＝有点自信，10＝完全自信）

提高采纳度的问题

1. 在完成测试后，像您这样的组织中有百分之多少愿意并能够提供这个项目？

2. 对于那些为您的目标人群中最需要帮助的人提供服务的机构和员工，您有多大信心他们会采用您的项目？

1 2 3 4 5 6 7 8 9 10

（其中1＝完全不自信，5＝有点自信，10＝完全自信）

3. 您认为其他网站或组织采用此项目的最大障碍是什么？您有克服这些障碍的办法吗？

4. 您的组织中有百分之多少的人力（如各部门、相关人员等）会参与支持或完成本计划？

提高贯彻实施程度的问题

1. 您对这个项目能按预期完成有多大的信心？

1 2 3 4 5 6 7 8 9 10

（其中1＝完全不自信，5＝有点自信，10＝完全自信）

2. 您对本组织各种职位、级别和具备专业知识/经验的员工能够完成该项目有多大的信心？

1 2 3 4 5 6 7 8 9 10

（其中1＝完全不自信，5＝有点自信，10＝完全自信）

3. 您的项目是否能够灵活（同时依旧遵循原始项目的设计）应对中途可能需要的变更或修正？

4. 您是否有相应的系统用以记录和跟踪项目的进度以及项目过程中进行的更改产生的效果？

5. 项目持续实施所面临的最大威胁是什么？您将如何应对？

提高可持续性的问题（个人层面）

1. 有哪些证据表明干预在完成后6个月或更久仍有持续影响？

2. 您对该项目将为参与者带来持续性利益有多大信心？

1 2 3 4 5 6 7 8 9 10

（其中1＝完全不自信，5＝有点自信，10＝完全自信）

3. 您计划做什么来获得成功的开始，以及如何预防和应对参与者的复发问题？

4. 有哪些资源可以为项目参与者提供长期支持？

提高可持续性的问题（组织层面）

1. 您对您的项目在拨款结束后一年和/或实施后一年仍能持续下去有多大信心？

1 2 3 4 5 6 7 8 9 10

（其中1＝完全不自信，5＝有点自信，10＝完全自信）

2. 您认为继续支持该项目的组织面临的最大挑战是什么？

3. 您对干预的可持续性有什么计划？是否需要额外的资金？

4. 如果项目成功，您是否有关键的利益相关者承诺将继续实施该项目？

5. 如何将干预纳入项目实施组织的常规实践中？

转载自：Gaglio, B., J. A. Shoup, R. E. Glasgow, "The RE-AIM Framework: A Systematic Review of Use Over Time", *Am J Public Health*, Vol. 103, No. 6, 2013, e38-e46.

SMART 标准

SMART 标准广泛用于项目的策划，RE-AIM 可以作为制定 SMART 的平台，SMART 是明确性（Specific）、可测量性（Measurable）、可实现性（Attainable/Achievable）、实际性（或相关性）（Realistic/Relevant）和时限性（Time bound）的缩写。关于 SMART 的起源存在着一些争议，但许多人认为这是管理大师彼得·德鲁克（Peter Drucker）提出的。接下来让我们了解一下这些术语的含义。

■ 明确性。我们到底希望看到什么结果？目标的"明确性"告诉我们谁/什么将会发生具体的变化。

■ 可测量性。目标必须有可检测、可量化的指标，让我们可以利用手头的资源进行测量。例如，如果我们鼓励采纳一种新的行为，我们就需要明确的标准来检测是否已经发生采纳行为以及采纳的速度有多快。

■ 可实现性。在预计的时间内目标人群是否发生了变化？我们是否有足够的资源来促进这种程度的变化？这个指标分为两部分：①是否有足够的资源来支持传播干预的范围和频率；②是否有足够的时间让目标受众采纳干预倡导的行为变化，并真正有所改变？研究表明，除非有至少 50% 的目标受众注意到干预信息，否则不太可能出现更高层次的反应（如思考、尝试、维持）。

- 实际性/相关性。这个目标会对预期的长期健康目标产生可测量的影响吗？这种程度的变化合理吗？如果干预的"效应量"相对较小，那么最好在短时间内设定相应的小变化目标。随着团队开始成长，我们就可以设定更远大的目标。

- 时限性。这个目标什么时候能实现？我们需要为行为目标设定一个雄心勃勃（即期待在较短时间内能完成）且合理的时间框架。如果我们触达目标受众的资源有限，我们需要留出更多的时间来实现预期效果。行为的周期性和环境限制可能要求我们投入更多时间才能实现目标。

由蕾尼·A. 博塔（Renée A. Botta）等人在肯尼亚开展的洗手运动就是一个很好的例子，它介绍了项目开发人员在完成形成性研究之后（附录 11A），如何将一般目标转换为 SMART 目标。例如，博塔等人没有提出"提高社区内正确洗手的频率"这样笼统的目标，而是制定了几个与手部卫生有关的具体目标，例如"在活动开始后的 6 个月内，社区内在 5 个（指定）关键时间用肥皂洗手的频率增加 10%"。

效应量

您需要在一些数字的基础上制定 SMART 目标。从您自己的基线调查或目标受众的相关估计开始，根据您所知道的干预措施对特定行为的效应量，您可以估计出一个有意义的结果。例如，赛斯·M. 诺尔（Seth M. Noar）和他的同事发现，针对一系列行为量身定制的干预措施，其平均效应量为 0.074，相当于略小于 1 个标准差的变化。[4] 莱斯莉·斯奈德（Leslie Snyder）等人通过早前的元分析发现，使用安全带的效应量为 0.15（变化水平良好），性行为的效应量为 0.04（基本没有变化）。[5] 因此，根据您的测量基线，对于相同的人群和行为，您可以在干预的时间范围内（干预发生后不久），合理地把干预措施导致的行为变化的效应量设置在 0.5 个标准差到 1.5 个标准差之间。那些远超出预计效应量范围的、过于乐观的行为改变目标是不可能实现的。反之，过于保守的行为改变目标无助于解决问题，因此不值得去做。

方框 11-2 介绍了反对电子烟的阿拉楚阿净烟会（Tobacco Free Alachua,

TFA）的短期目标制定过程。该行动是一个社区卫生合作项目，由佛罗里达州卫生局在阿拉楚阿的卫生政策项目提供支持。

方框 11-2　项目的长期目标和短期目标 *

背景：人口、地理和心理信息

阿拉楚阿净烟会的主要目标受众来自阿拉楚阿县自治区，包括佛罗里达州的阿拉楚阿 Alachua、阿彻（Archer）、盖恩斯维尔（Gainesville）、霍桑（Hawthorne）、海斯普林斯（High Springs）、纽贝里（Newberry）、瓦尔多（Waldo）、拉克罗斯（Lacrosse）和米卡诺皮（Micanopy）等城市。更具体地说，该净烟会的初级受众是县内的专员和领导。次级受众是这些城市的居民，特别是那些能够为当前和未来的政策目标提供支持的人。

根据美国人口普查局（2010 年）的数据，阿拉楚阿县由以下人口组成[1]：

■ 总人口：247336
· 男性：119786
· 女性：127550
■ 10—24 岁人口：76773 人
■ 主要种族/民族：
· 白人：172156
· 黑人或非裔美国人：50282
· 拉美裔或拉丁裔：20752

净烟行动的意图

公众参与运动"着眼于公众的责任，以创造能够促进预期行为改变的支持性环境"[2]。因此，本次活动的目的是：通过与阿拉楚阿县社区成员进行积极的教育和合作，揭示电子烟广告中使用的信息策略，推进阿拉楚阿净烟会，提升人们对电子烟的关注，并倡导有关电子烟在线销售的地方公共政策。通过扎根理论的策略性应用，本次活动旨在吸引目标受众的注意力，传播有信服力的信息，传授具体技能，并在加强环境变化的同时促进行为的改变。

长期目标

对阿拉楚阿县的家长、教育工作者和立法者进行有关电子烟及其特点的教育，传递相关信息，并告知在线电子烟广告的六个突出主题，在活动结束时，使人们的认知度比测量基线提高 40%。

短期目标

过程

1. 在 2014 年 6 月 1 日之前创建一份网络问卷并向社区分发，调查有多少阿拉楚阿县的居民知道电子烟是什么。

2. 至少制作 5 份新闻材料，在 2015 年 5 月 1 日前分发给当地媒体机构，并进行传播。

3. 2015 年 5 月 1 日前在当地初中、高中、非营利组织以及其他社区和民间组织举办 10 项活动，向人们介绍电子烟网络广告中使用的基本信息策略（例如满意、减少焦虑、便利性、创新和可负担性）。

结果

1. 到 2015 年 5 月 1 日，通过在线社交平台，获得 1000 名脸书新粉丝，从而提高阿拉楚阿县社区对电子烟的认识。

2. 每季度至少有 50 人出席每次公开会议或活动。

参考文献

1. U. S. Census Bureau, "Census Demographic Profile Data for Florida", http：//edr. state. fl. us/Content/populationdemographics/2010-census/data/index. cfm.

2. Coffman, J., *Public Communication Campaign Evaluation：An Environmental Scan of Challenges, Criticisms, Practice, and Opportunities*. Cambridge, MA：Harvard Family Research Project, April 2002.

＊ 本文件以及所有来自阿拉楚阿净烟会的材料均摘自完整计划，经作者许可，可在本文件网站查阅。

N. Belva, R. Hojnacki, A. Justice, S. Rodriguez, S. Susock, 2014, proposed public health communications campaign for tobacco free Alachua. Presented in partial fulfillment of the requirements for the degree of Master of Arts in Mass Communication, University of Florida.

创意简报

"创意简报"一词来自广告领域，是一份由广告客户经理在与客户协商后准备的简短文件，用以向创意团队简要介绍需要考虑的问题。这里的"客户经理"和"客户"，因为在没有专业传播机构（无论是市场营销、广告还是公关）的情况下工作，有点像在法庭审判中自己做自己的律师。提姆·冈恩（Tim Gunn）[1] 曾说，如果您没有资源聘请一个代理机构，或者得到这一领域专家的无偿帮助，那么您只需要"加油干"。

在公共健康传播和社会化营销中使用的创意简报，其基本形式自 20 世纪 70 年代首次推出以来，基本没有什么变化。如果不考虑传播渠道、活动或媒介等，就不可能详细说明创意简报的所有要素。例如，如果您计划与医疗机构合作，为他们提供材料和培训，以便更有效地与患者沟通，那么您的创意简报和整个策略与您计划使用社交媒体或广播连续剧与公众进行沟通时是不同的。思路清晰，则创意简报简单明了，反之亦然。以下大纲反映了创意简报应包含的基本内容，虽然一些机构和组织可能会有些许调整。

创意简报的要素

（1）项目概况。这是对项目总体目标及其对相关组织重要性的简短概括。

（2）目标受众细分/画像。应该对一个特定的群体进行清楚、详细的描述。它可能包括人口统计描述、行为准备"阶段"、文化素养水平、生活方式等信息或在整体传播策略中的角色（例如初级受众、次级受众）。如有必要，您可以在这里提供更多信息。

（3）短期目标。您希望目标受众在这次传播中表现出哪些特定的行为或行为前因？对该目标的描述通常包括您希望受众思考什么、感受什么或做什么，亦可称为"行动号召"。

（4）障碍。什么样的结构性障碍、信仰、文化习俗、社会压力或错误信息会阻碍您的受众采取这一步？是否需要先接触一些受众，让他们帮助您的目标受众采纳预期的行为？

（5）利益/关键承诺。从受众的角度来看，做出期望的行为会得到的最重要的奖励是什么？有第二个奖励吗？哪个更直接，哪个需要更长时间才能实现？即"这对我有什么好处？"

（6）支持声明/理由。这一部分解释了为什么目标受众要相信关键利益的承诺。这些证据的形式可以是定量科学研究的数据、从相对较少的人群中获得

---

[1]　《天桥骄子》（*Project Runway*）中备受尊敬的时装设计导师。

的质化研究结果（如情绪），或从目标受众欣赏的人或相关的人那里获得的经验信息。支持声明还应为先前提出的障碍提供解决办法。

（7）基调。您的信息或媒介应该传递什么样的感觉或个性？传播材料的基调会影响目标受众在传播互动后的感受。例如，基调可以是权威的、以家庭为中心的、有趣的、充满爱的、现代的、说教的、乡村的、恐怖的、悲伤的等。

（8）信息分发机会。哪些地点、季节或事件增加了您的传播活动触达目标受众的可能性？这些材料还能用在哪里？是否需要不同的版本以提供给不同环境中的受众？

（9）创意的考虑。在信息材料制作过程中，文案和设计师还应该注意什么？计划用哪些媒介和渠道进行传播？哪种风格的展示可能会在目标受众中产生更强烈的共鸣：对话型、推荐型、信息型、情感型或指导型？材料是否需要用多种语言撰写？是否会涉及知名的代言人，如政治人物或艺人？是否需要使用或避免使用特别的词或短语？

（10）其他要素。包括需要交给关键人员的概念审核批准、时间表，以及开始创意开发之前为达成管理共识所需的任何其他内容。

方框 11-3A 提供了一个由疾控中心和美国畸形儿基金会（the March of Dimes）完成的原始叶酸项目的创意简报示例。方框 11-3B 是一个烟草控制的创意简报样本。

方框 11-3A　"叶酸优先"运动的创意简报

目标受众 1
- 初级受众：计划怀孕的女性：18—35 岁的育龄妇女，计划明年怀孕。其中一些妇女服用了多种维生素，其余人没有。
- 次级受众：这些妇女的保健/支持系统，包括她们的朋友、母亲、保健专业人员等。我们开展了两项运动，一项面向普通受众，另一项面向拉美裔受众。

短期目标
说服妇女们在怀孕前服用含叶酸的复合维生素（或叶酸补充剂）。

障碍

- 关于叶酸：只有16%的妇女知道叶酸可以预防出生缺陷，9%的妇女知道必须在怀孕前服用叶酸才有效。
- 关于复合维生素（和叶酸）补充剂：一些妇女认为她们不需要复合维生素补充剂。她们认为自己年轻、健康不需要任何"补充"。大多数人认为怀孕期间需要产前维生素，但怀孕前不需要叶酸。她们认为自己的日常饮食已经包含身体健康所需的一切元素。
- 其他阻碍：通常反对吃药；担心体重增加；不记得服用维生素；担心费用过高。

关键承诺

如果您在怀孕前每天服用含叶酸的复合维生素，您的婴儿出生时患有先天缺陷的风险将会降低。

支持声明/理由

- 在怀孕前服用足量的叶酸可以预防多达75%的脊柱和头部出生缺陷（神经管缺陷）。
- 叶酸是人体在婴儿发育第一阶段制造细胞所必需的营养物质。
- 至少在怀孕前一个月每天服用叶酸。
- 服用维生素补充剂是获得所需叶酸量的最简单的方法。
- 服用复合维生素只需每天花费3美分；服用叶酸补充剂只需每天花费1美分。
- 叶酸是一种必需的B族维生素。

信息基调

传播活动有必要传达一种健康、温暖和有活力的美好感觉。此外，还需要营造一种重要性和紧迫感来激励这些妇女克服她们在行为改变方面的障碍。

媒体

电视、广播电台和印刷媒体。

创意的考虑

以英文和西班牙文制作广告，以确定和接触到不同的人群。

目标受众 2

没有怀孕计划的妇女：18—24 岁的育龄妇女，有怀孕的可能。这些妇女曾经或可能曾经有过性行为，并且能够怀孕。她们没有近期怀孕的计划，也不太可能服用含有叶酸的维生素补充剂。然而，由于这一组人群在怀孕女性中占比很大（其中大多数是意外怀孕），因此这些妇女仍然需要补充叶酸。

短期目标

提高年轻女性对服用复合维生素或叶酸补充剂的重要性的认识水平，无论她们是否计划怀孕，都有必要服用。

障碍

■ 关于妊娠/出生缺陷信息：如果目标对象未计划怀孕，她们认为自己不会怀孕。因此，关注出生缺陷并不是她们的当务之急。

■ 关于复合维生素/叶酸补充剂：受众认为复合维生素补充剂是不必要的。她们认为自己年轻健康，不需要特殊的补充剂。她们还认为通过饮食就可以获得这些重要的营养素，而只有"老年人"才会去服用补充剂。

■ 其他的担忧：担心体重增加，厌恶大药片，扰乱日常生活，成本。

■ 关于叶酸：对叶酸的基本知识、服用时间以及叶酸与我们生活的关系缺乏了解。

关键承诺

如果每天服用叶酸，您看起来会更好，感觉也会更棒，同时也会降低您的宝宝有先天缺陷的风险。

支持声明/理由

■ 叶酸对健康细胞来说是必需的，而且大多数女性的叶酸摄入量都不足。

■ 如果在怀孕前和怀孕第一个月服用足够的叶酸，可以消除多达 75% 的最常见的致残性出生缺陷。

■ 叶酸是一种必需的 B 族维生素。

信息基调

这场宣传运动面向年轻受众，并强调她们的时髦、年轻和充满活力。它选择了一种健康和充满活力的基调来进行传达，因为受众认为自己就是这样的。

媒体

电视、广播和印刷媒体公益广告。

创意的考虑

广告必须针对不同人群。

方框 11-3B　创意简报：抵制烟草营销

项目说明和背景

■ 为一个减少二手烟的新项目制作全面的介绍性广告。
■ 开展一项公共教育运动，鼓励个人和社区采取行动，特别是通过支持地方执法工作，减少青年人获得烟草制品的机会。

任务具体如下：

■ 为正在进行的活动策划一个新的电视广告执行方案。
■ 制作广告牌广告以补充现有的电视广告和印刷广告。

目标受众描述

初级受众：

■ 吸烟的餐馆老板；
■ 11—15 岁的非吸烟者；
■ 非洲裔美国成年男性吸烟者。

次级受众：

■ 吸烟者家属；
■ 政策制定者。

目标受众洞察

有关目标受众的详细描述应包括目标受众的人口统计学特征、生活方式、心理统计特征和其他特征，这些信息有助于创意团队开发适合该受众群的材料。如果想要制作出最具说服力的创意材料，必须基于目标受众的认知或实践进行洞察。这些目标受众洞察可以是正面的，也可以是负面的，它们是制作传播材料内容的基础。

这里有一个例子可以说明目标受众的认知可能会影响广告的执行，这是一个基于目标受众洞察而创作的说服年轻人戒烟的广告。说服的出发点是团队洞察到年轻人更害怕因为吸烟而过着痛苦的/患病的生活，而不是害怕因为吸烟而死亡，因为他们对死亡的感知是模糊和抽象的。

目标

您希望目标受众通过听到、看到、读到或体验到这次传播活动而有什么行动？例如：

■ 增加对烟草行业营销实践的了解；
■ 改变对让他人接触二手烟的态度；
■ 支持公共场所禁烟的政策；
■ 参与戒烟计划。

障碍

障碍即阻止目标受众采取预期态度或行为的因素，包括观念、态度、价值观、行为或环境等方面的因素。障碍横亘于受众和预期态度或行为之间。例如：

■ 对二手烟的有害影响缺乏认识；
■ 认为在社交场合偶尔吸烟是无害的；
■ 烟草业对社区组织的财政支持；
■ 吸烟者认为戒烟只能靠自己，得不到外界的帮助。

关键承诺/关键利益

这指的是通过采用合乎期望的态度或行为，受众将得到的主要利益或奖励（包括情感上的好处）。关键利益让受众认为态度或行为的改变是值得的。例如：

■ 能够活得足够长，看到自己的孩子长大；

■ 使自己免于因吸烟引起的疾病而遭受巨大痛苦；

■ 做一个好父母，保护孩子免受二手烟的侵害。

支持声明/理由

一份支持声明、一个令人相信的理由或一份证据，能够证明采取期望的态度或行为可以带来关键利益，它们应该足够令人信服，从而克服阻碍。例如：

■ 分享戒烟者平均比终生吸烟者多活 15 年的事实，展示中老年非吸烟者与儿孙一起享受生活乐趣的情景。

■ 展现一个因吸烟而生病的人的真实写照，揭示吸烟者的生活会变得多么困难。（这一创意成为"昔日烟民的警示"运动的基础）

■ 有说服力地传达这样一个事实：在吸烟的家庭环境中，儿童吸入的毒素与吸烟者相同。

品牌特征

对品牌形象或品质的描述应以吸引目标受众为目的（例如培养和帮助、强大和有力、可靠和值得信任、反叛和独立）。因为许多反烟草营销活动并不以品牌为基础，所以这一部分往往不包括在创意简报中。

文案策略

可以用一小段话简明扼要地概括做广告需要达到的目标，包括广告的对象、期望采取的行动、采取该行动会获得的关键利益、相信能够实现该利益的原因是什么、品牌特征等。文案策略的格式可以这样表述："电视广告将说服 A（目标受众）采纳 B（期望的动作），因为他们相信这样做将为他们提供 C（关键利益），理由是 D。"

Centers for Disease Control and Prevention, *Designing and Implementing an Effective Tobacco Counter-Marketing Campaign*, Atlanta, Georgia: U. S. Department of Health and Human Services, Centers for Disease Control and Prevention, National Center for Chronic Disease Prevention and Health Promotion, Office on Smoking and Health, First Edition October, 2003.

使用早期前测的反馈信息

健康传播从业者在开始制作传播的概念、信息和材料之前，需要使用一份创意简报来组织策划的思路。当与创意团队合作时，无论是在内部团队（例如您、您的合作伙伴或您的组织）还是受雇的代理机构，都必须让设计师们了解其中的信息和策略。一个伟大的创意很容易抢尽风头，而创意简报有助于确保您的项目质量。人们常常被真正鼓舞人心的故事和富有创意的内容感动，所以我们要提供创意发挥的时间和空间。

前测的下一步是确定如何决策以及何时决策。

从创意简报到概念

项目经理与富有创造力的团队共同讨论制作什么样的传播材料，这可以说是健康传播中非常吸引人的一个环节。通过创意简报，项目经理们描述项目的总体目标，并提供他们掌握的所有目标受众的信息。然后他们介绍具体宣传活动或材料的目标。

在进行策略性传播之前，项目经理们会专注于几个关键的想法，并将其作为信息框架。[①] 信息实际上是希望从目标受众身上看到的最终预期行为。它可能是"上完厕所后洗手"或"孩子生病时不要送他们上学"。事实上，这种确切描述行为的语言可能不是我们要对目标受众说的。相反，期望行为与收集到的关于受众的其他所有信息共同催生了一个概念。该概念是对项目经理提供的创意简报内容的创作解释，这些简报内容包括目标、障碍、关键利益、支持声明、信息基调、计划使用的媒体渠道以及其他信息。

概念是一种格式塔诠释，也就是说，它们试图抓住主旨并赋予它个性。从社会化营销学中我们了解到，概念的核心是基于支撑性信息的最引人注意的利益。这个概念应该同时打动我们的头脑和心灵，并且必须阐明这个创意是如何融入目标受众的生活的。这个概念会让他们的生活更轻松吗？它有趣吗？会受欢迎吗？[②]

方框 11-4A 展示了根据叶酸创意简报拟定的第一组概念。方框 11-4B 描述了疾控中心的"昔日烟民的警示"活动拟定的相应概念。

---

① 儿童基金会的"生命的真相"就利用这种形式的信息简化了向其受众（全球健康促进管理人员）的传播过程。

② 套用了比尔·史密斯（Bill Smith）的话。

方框 11-4A　疾控中心/美国畸形儿基金会"叶酸优先"运动的概念

我们拟定了 9 个概念：其中四个是专门为希望在明年怀孕的妇女设计的；四个面向尚未计划怀孕的妇女；一个是为了测试其对这两个群体的吸引力。

疾控中心使用焦点小组来测试这些概念。有 79 名妇女参加，分成 9 个小组。焦点小组用以确定女性参与者是否能够理解每个概念的主要思想，以及这些概念是否能促使目标受众增加叶酸摄入量。有五个焦点小组包含不同种族和族裔背景的妇女，其余四个小组的参与者都是拉美裔妇女。

为备孕女性开发的概念

1. "胎儿"这个概念是这样描绘胎儿的："在您意识到您怀孕之前，她的小身体就长出了脊椎。当您停止避孕时请开始服用叶酸。"这一概念是在探索性的焦点小组研究中提出的，研究表明妇女在怀孕前并不熟悉叶酸的重要性。

2. "球芽甘蓝"展示了许多球芽甘蓝的图片，上面写着"为了保护您未出生的孩子免受出生缺陷的伤害，从您停止避孕开始，您每天都需要吃这么多球芽甘蓝。或者，吃一粒叶酸"。这一概念的主要思想是向妇女表明，从天然的膳食叶酸中摄取足够的叶酸是多么困难，因为她们之前曾表示，均衡的膳食已经为她们提供了足够的叶酸。

3. "无所事事"描绘了一男一女相视大笑的情景，上面印着的文字写着，"您以为您只需要'无所事事'"。在这一概念的底部，正文写道："叶酸，计划怀孕时即需服用。"这个概念是为了告诉妇女在怀孕前必须服用叶酸。

4. "药片包"的图片上方是一包避孕药，下面是一瓶叶酸补充剂。图片旁边的文字写着，"当您停止吃这些（避孕药的照片）的时候，请开始吃这些（叶酸瓶的照片）。叶酸，另一种药片"。这个概念的主要观点是，当一个女人准备好怀孕时，她需要开始服用叶酸。

5. "卫生巾"，是一张卫生巾图片，上面写着"您可能不打算怀孕，但您的身体已准备了许多年"。在卫生巾下面，附加的文字写着"今天就开始吃叶酸。这样当您计划怀孕的时候，您的身体已经做好准备"。这个概念旨在传达这样一个观点：只要身体能够怀孕，就需要叶酸。

针对计划怀孕妇女的概念测试的重要发现

1. "胎儿"引人注目，信息量大，因而广受好评。然而，一些妇女把胎儿的形象与反堕胎运动联系在一起。此外，胎儿的图片与在怀孕前服用叶酸的概念相冲突。这张照片应该阐明并强调孕前服用叶酸的重要性，这是这次运动的一个重点。

2. "球芽甘蓝"是有问题的，因为一些拉美裔妇女不吃这种蔬菜。

3. "无所事事"让女性困惑，因为它似乎暗示叶酸是避孕或提高生育能力的替代品。

4. "药片包"也让女性困惑，因为它暗示叶酸是避孕药的替代品。这不是我们想要传达的信息。

5. "卫生巾"震惊了参与者，但他们清楚地理解了其中的含义。有人建议使用不同的图片来传递相同的消息，例如展示一个年轻女孩不同的成熟阶段。

为无怀孕计划的妇女开发的概念

1. "叶酸女性"（第1版）旨在传达叶酸在促进整体健康方面的益处。一位非洲裔美国妇女坐在草地上，图片顶部写着："叶酸，激发出您最好的一面。"图片底部的文字是："您是一个会服用叶酸的女性吗？"

2. "叶酸女性"（第2版）展示了一位微笑的白人女性，但也可能是拉美裔或其他任何深色头发的白人人种。概念图片的顶部印有"叶酸女性"的字样。文字"叶酸，激发出您最好的一面"。印在图片的底部。这两个概念的提出是因为在焦点小组中有大量的妇女反映，如果叶酸能让她们达到最佳状态，她们会有动力每天服用叶酸复合维生素。

3. "便士"以一便士为主要视觉元素。标题上写着"每天一便士，展现您的内在美"，标语是"叶酸，我们都买得起的美容补品"。这个概念旨在打消每天服用多种维生素可能成本高昂的顾虑。

4. "这就是生命"的重点是叶酸在预防未来怀孕或计划外怀孕时婴儿出生缺陷方面的益处。图片展示了一名对标题感到惊讶的青少年/年轻人，标题上写着"生命，在您制订其他计划时就可能降临。叶酸，帮您预防婴儿先天性缺陷"。这一概念旨在传达一个主要观点，即女孩/妇女需要为意外怀孕做好准备。

5. "卫生巾"的概念与上述计划怀孕的女性测试中的概念相同。

针对无怀孕计划妇女的概念测试的重要发现

1. "叶酸女性"的概念传达了叶酸可以促进健康和美丽的信息。在没有提供其他补充信息的情况下，受访者不喜欢"叶酸女性"一词。而参与者能够很好地理解"您是一个会使用叶酸的女性吗"这个问题，因为还有其他信息进行补充。

2. "便士"这个概念并没有说服女性，让其相信叶酸是一种廉价的美容补充剂。

3. "这就是生命"清楚地说明了妇女应该为意外怀孕做好准备，但妇女认为她们并不会意外怀孕。

4. "卫生巾"：女性不是很愿意看到（卫生巾的图案），但其传达的信息最为清晰。没有怀孕计划的女性都理解了这一信息，并觉得这是针对她们的。

脊柱裂对新生儿影响的概念测试

为了防止这些材料会冒犯到那些孩子患有脊柱裂（一种由叶酸不足引发的原发性出生缺陷）的父母，我们让一群愿意观看材料并发表意见的母亲对这些概念进行了测试。

1. "卫生巾"：虽然大多数参与者认为这一概念是强有力的，但有些人担心，在这个例子中使用的明确形象（卫生巾）会令人觉得反感且没有吸引力。有人建议，展现某人购买卫生巾的画面可以传递同样的信息，但方式更温和。

2. "便士"：焦点小组的成员对关注美丽而不是先天缺陷的信息并不反感或疏远。他们认为疾控中心应该尽一切努力说服人们食用叶酸。

针对这个小组的概念测试的其他重要发现

1. 活动信息需要强调预防出生缺陷的目的，而不是有出生缺陷的人本可以避免这种情况。

2. 信息内容需要避免让脊柱裂患儿的父母感到内疚。材料必须明确，除了叶酸，遗传和其他因素也会导致神经管缺陷（Neural Tube Defects，NTD）。

3. 只要不把脊柱裂患者描述得很可怜，受众是可以接受观看描述患者情况的画面的（例如坐在轮椅上或拄着拐杖）。除此之外，材料应该呈现不同的严重程度。

4. 材料应该明确指出，叶酸虽然大大降低了胎儿神经管缺陷的风险，但并不能完全消除风险。此外，材料无须专门提及叶酸与神经管缺陷之间的关联是何时被发现的。

5. 该运动应包括支持叶酸和出生缺陷研究的科学证据，应强调在怀孕前一个月就需要服用叶酸，以降低婴儿患神经管缺陷的风险。

6. 有必要邀请患有脊柱裂的青少年进行材料测试，因为他们可能对图片和信息特别敏感。

　　这些研究结果对疾控中心的出生缺陷部门具有特别的启示。在焦点小组中，大多数妇女说她们想看看出生缺陷是什么样的，[a]一般来说，妇女需要看看缺陷的程度才能知道其严重性。把患有神经管缺陷的孩子描绘成"您正试图避免的事情"，疾控中心非常关注这些孩子的母亲对这样的做法有何感受。可见，这项宣传运动面临的一个关键挑战是要在提供有难度的科学信息和注意避免冒犯已受影响人群的感受之间找到平衡。因此通常会规定，医生或其他医务人员只能把印有更多神经管缺陷图片的材料提供给那些来咨询的计划怀孕的妇女。

　　　　a：事实上，神经管缺陷可能是最可怕的出生缺陷之一，有些孩子因为缺乏完全成形的大脑或头部而不能存活下来，或者只能活一两分钟。其他新生儿的背部有一个开口，必须通过手术修复，但在美国，有这种缺陷基本可以存活。

方框 11-4B　"昔日烟民的警示"运动的概念构建

　　2011 年，疾控中心得到预防和公共卫生基金（患者保护与平价医疗法案的一部分）的资助，以策划、实施和评估一项大力度的全国性烟草教育运动，宣传烟草使用对健康的影响，以减少成年人吸烟。为了明确这场运动如何与目标受众产生共鸣，以及会产生什么样的情感影响，他们进行了一项形成性研究。[1]疾控中心采用了严格的流程，包括信息平台测试、创意概念开发和焦点小组测试，以优化活动的影响。

　　在对文献进行回顾之后，"昔日烟民的警示"运动从信息平台测试开始进行概念构建。根据吸烟和健康方面的科学证据，该运动在四个类别中创作了十条信息。其中最能引起目标受众共鸣的信息是：吸烟导致严重衰弱性疾病的高风险；吸烟对身体的直接损害；二手烟对儿童的影响。

　　一旦选定了一个信息平台，就可以开始编写创意简报，以确保信息在情感和概念上都很好地传达给广告公司的创意团队。在简报的制作过程中，广告公司开始构建"创意概念"。创意团队以创意简报为指导，制订了多个执行项目，包括电视广告的故事脚本草稿；印刷广告、户外广告和数字广告的初稿；广播广告的草稿。

接下来，该运动在焦点小组中测试了三个潜在的"创意概念"："发生了什么""他人的看法"和"贴士"。每个活动的总主题都是接触烟草（不管是主动还是被动接触）对健康的影响，且都有来自与烟草相关疾病患者的证言。每一个广告都用图片展示了烟草的破坏作用，比如喉切除术后在喉咙上留有气孔，因中风而丧失行动能力或因接触二手烟而导致哮喘发作的孩子。

这三个创意概念都分别以不同的方式呈现了这些信息。"发生了什么"：人们用直截了当的语言描述吸烟对他们身体的影响（例如，一个因癌症而失去下巴的人描述说，由于接触烟草而产生的癌细胞往往难以被检测到，直到发现为时已晚，无法与之抗争）。"他人的看法"：描述其他人现在往往只从和烟草相关疾病的视角来看待他们。"贴士"：罹患与烟草相关疾病的病人为其他吸烟者提供建议，警示他们即将面临的疾病。

焦点小组分别评估了三个创意概念、故事脚本草稿和其他材料，以确定以下内容：

- 参与者对故事脚本草稿的反应，以确定这些概念是否有效地传达了预期的活动信息；
- 参与者是否理解关键信息；
- 参与者对材料基调的情绪反应；
- 会议结束时，参与者对烟草和二手烟对健康影响的看法发生了变化。

在焦点小组研究之后，该活动选择了"贴士"创意概念进行开发。这个概念让参与者深入了解与烟草相关的疾病会给生活带来什么，在情感上唤起参与者的共鸣，且对他们意义深远。焦点小组的参与者被故事中人物所处的困境深深触动，他们不但可以了解受害者遭受痛苦的原因（吸烟），而且能感受到烟草相关疾病会对一个人的生活产生多大的影响。他们还对广告使用的影像进行了反馈。许多人评论说，虽然这些图片难以直视，但他们觉得让人们看到使用烟草的真正影响更重要。受访者还对广告采用证言的方法表示赞赏，他们觉得这样广告更有说服力，因为这些故事来自烟草相关疾病的真正受害者。

"贴士"创意概念测试中的关键发现是，人们更害怕的是带（与烟草相关的）病生存，而不是死于相关疾病。这一发现为2012开始投放的"昔日烟民的警示"广告运动奠定了基础。

参考文献

1. Centers for Disease Control and Prevention, *Best Practices for Comprehensive Tobacco Control Programs*—2014, Atlanta, GA: U. S. Department of Health and Human Services, Centers for Disease Control and Prevention, National Center for Chronic Disease Prevention and Health Promotion, Office on Smoking and Health, 2014.

叶酸和戒烟运动的案例介绍了一些在概念测试阶段需要考虑的要点。总的来说，我们希望确定哪些文字和图像有助于目标受众理解，并采取相应的行动。如果提出了一系列的概念，那么我们就要试图找出：

■ 哪个最有吸引力？

■ 哪些会带来受众的思考、感受或行动（预期的反应）？

■ 哪些容易理解？

■ 哪些令人难忘？

■ 哪些是不会让人讨厌的？

■ 哪些在文化上与目标受众相匹配？

我们将在讨论前测信息和材料时详细解释这些要点。概念测试的另一个重要目标是了解目标受众可能有哪些其他想法，他们认为谁是可信的发言人，以及哪些媒体渠道最适合传递信息。

大多数情况下，概念都是在焦点小组环境中进行测试的，线上的焦点小组也变得越来越流行。您也可以与个人进行概念前测，或在戏剧式的测试环境中进行概念测试。在后一种情况下，受众在屏幕上观看图像，而主持人与他们交谈。通过匿名回应系统（点击器）来收集他们的反馈，以统计有多少人选择了某个问题的特定答案。

在确定最终的信息之前，需要邀请受众和把关者（在社区或更大的社会范围内对信息传播或解释有一定主导权的人）① 对概念进行前测，并在最终制作之前审查信息和材料草稿。有时，必须在现场（正式投放的具体环境中）检验所有材料，以判断其适当性和有效性。

除了把关者，还要慎重考虑哪些人可能会对健康宣传运动中提出的想法非常敏感。想要在公共卫生中"预防"一些疾病，我们必须注意那些已经遭受这些疾病包括艾滋病病毒感染、可预防的出生缺陷或慢性病折磨的人们。如果这些患者的状况被描述成不惜一切代价都要避免的事情，那健康传播从业者必须考虑这些人或者他们的亲人会有什么样的感受。因此，我们也建议邀请代表这些受影响的人进行前测。

---

① 在社区中有影响力的人，特别那些为他们关心的人提供信息的人，是把关人。这些人可能是卫生专业人员、地方政府或宗教官员或其他社区领导人。

"失败早，吃亏少"是来自市场营销的格言，对健康传播从业者也是一个有用的警告。一些您认为是最好的想法可能不适用于目标受众，可能会激怒信息把关者，或冒犯目前患病的受众。从受众前测中获得的数据可以帮助克服把关者对信息概念的抵制。在任何早期阶段（概念、信息，甚至材料测试），都必须邀请一小群人进行前测来确定这个想法是否有效，而非等到一个成熟的多媒体广告运动已经投放后才发现是一个失败。

方框 11-5 介绍了疾控中心的叶酸运动对概念进行前测时使用的方法和问题。

方框 11-5　叶酸运动中的概念测试方法概述

叶酸运动中的概念测试

概念的设计只是初步的想法，而不是最终的活动材料。在这种情况下，测试使用九个概念来激发参与者对文字和图片的思考，帮助她们（以及像她们这样的女性）了解叶酸和神经管缺陷，并促使她们每天服用叶酸。概念不是孤立的。为这项运动创建的概念可以用在小册子的封面上，或用作包含叶酸和神经管缺陷其他信息的材料的一部分。

焦点小组参与者描述

这项概念测试研究的焦点小组参与者包括以下风险女性亚群体：

■ 来自不同种族/民族的妇女，尤其是非洲裔美国人和拉美裔妇女（包括讲英文的和讲西班牙语的）；

■ 18—35 岁的妇女；

■ 中低收入阶层的妇女（家庭年收入低于 50000 美元，尤其是家庭年收入低于 30000 美元的妇女）。

方法

欢迎词和介绍

每个焦点小组的欢迎词和介绍部分都是相同的。女主持人让与会者放松，介绍了讨论的主题领域，并解释了焦点小组是如何运作的。主持人在开场白里：

■ 感谢与会者的出席并进行自我介绍；

■ 确定讨论的目的，并强调该宣传运动是由疾控中心发起的公共卫生活动，而不是由企图销售产品的公司发起的；

■ 强调会对讨论进行保密（任何报告中都不会出现姓名），答案没有对错之分；

■ 提醒单向镜后面有记录设备和观察者，并解释其目的。

安排访谈

主持人在每一次讨论开始时都会展示一张印在泡沫纸上的声明，向与会者提供一些关于讨论主题的背景信息。对于计划怀孕的女性，主持人展示了以下科学声明。

· 叶酸是一种可以预防出生缺陷的维生素。

· 大多数女性没有摄入足够的维生素。

· 疾控中心想和您谈谈什么可能有助于说服您服用更多的叶酸。

这项声明是为计划怀孕的妇女挑选的，因为在之前的探索性研究中符合这一特征的妇女说，如果叶酸有助于预防出生缺陷，她们会有动力服用更多的叶酸。

整个讨论过程都会展示该声明，以便参与者在进行概念前测时参考。这一点很重要，因为这样妇女才能够就这些概念是否传达了科学声明中所提供的信息发表意见。

对于不打算怀孕的女性，主持人展示了一份不同的声明，探索性研究建议通过以下方式激励女性服用叶酸。

· 叶酸是每个人保持身体健康所需的维生素。

· 您的身体一直在生产新的细胞，叶酸对这种发育很重要。

这个小组测试的三个概念围绕以下动机："让您看起来状态最好""不能正确服用叶酸"和"预防长期疾病"。在小组讨论中也会展示上述声明，以便参与者在讨论概念是否传达了声明中的信息时可以参考。接下来，我们还给这组人介绍了通过叶酸预防出生缺陷的想法，并展示了为计划怀孕的妇女创建的概念。

展示概念板并进行讨论

在向每个小组展示了最初的声明之后，主持人接着逐一观察成员对每个概念的反应。每一个概念都被印刷（彩色）在一个大泡沫芯板（20×30英寸）上。在观看这些概念之前，参与者被告知这些概念只是初步的想法，而不是已完成的文字或广告作品，但它们可能用于制作材料，以传递他们刚刚看到的声明。对于每一个概念，参与者需要回答以下问题：

■ 这个概念的主要思想是什么？

■ 您对每一个概念中使用的词语和图像有什么想法和看法？

■ 这个概念与你个人有没有关联性？是否有激励作用？

■ 您会如何改变这个概念？

主持人调整了每个小组的概念和问题的顺序，以防止由于顺序效应而产生偏差。

概念排序

在集体讨论这些概念之后，参与者应邀独自匿名对这些概念进行排序。每个概念都有一个小标签，上面有一个字母（A 到 E），对应纸上列出的五个字母。参与者要在最能激励她们服用叶酸的概念的字母旁边写上数字"1"，在第二能激励她们的概念旁边写上数字"2"，依此类推。参与者还被告知，如果没有概念能够激励她们，她们应该把表格空着不作答。

标志和渠道的总结讨论

在对她们的排序进行分组讨论后，主持人询问参与者，如果在材料上展示以下这些标志是否有助于激励她们：疾控中心、国家叶酸工作小组、慈善组织或制药公司的标志。焦点小组还提出了传播信息的潜在渠道。

结论

主持人对这些妇女付出时间参与焦点小组表示感谢，并且告诉她们在小组讨论结束后可以获得奖励金。所有会议结束后，疾控中心的主题专家或当地公共卫生专家会回答与会者关于叶酸或出生缺陷的任何问题，并分发有关叶酸的小册子。

分析

在进行这些小组讨论时，研究机构基于小组的访谈记录和笔记来分析主题，并对研究结果进行组内和组间比较。这次分析并没有使用现在备受推崇的计算机辅助的定性编码系统。

以上内容摘自 Westat 于 1998 年为出生缺陷和儿童遗传学分部（Birth Defects and Pediatric Genetics Branch，BDPG）撰写的报告，该分部是疾控中心的出生缺陷、儿童发育、残疾和健康司。完整内容可在 CDCynergy 的网页版查看，网址为：www.cdc.gov.

从概念到信息和材料

在概念测试之后，您就可以在这个基础上创作一系列文字、图像和/或声音，以将您的想法传达给目标受众。承载内容的渠道和活动决定了信息的形式，而不是反过来。例如，设计一个有效且有说服力的网络视频，有助于了解大多数受众是否会在智能手机的小屏幕上观看视频。同样，为医疗机构设计的用于咨询病人的材料可能过于复杂，无法在药房柜台或杂货店展示，因此需要制作不同的版本。

通常情况下，为信息选择的词语来自您的探索性概念测试，在这些测试中参与者会用自己的语言来描述问题或解决方案。如果您使用的是娱乐教育方法，那么信息会来自角色扮演、对话或戏剧式的测试。然后，这些词会被融入故事叙述中，与人物和语境完全结合起来。在 21 世纪，病毒营销或口碑营销技巧在很大程度上依赖目标受众（通常是年轻人）的智慧和他们的世界观，有时可以通过使用与实际词语含义相反的"反信息"来获得成功。接下来我们将讨论如何为您的内容选择正确的媒体渠道。

内容与媒体渠道的匹配

在本章中，我们已经描述了多种您在传播内容上与受众互动时可能会选择的媒体。这些讨论集中在一个问题上："如果其他一切条件不变，那实现目标的最佳媒体选择是什么？"我们必须承认并非所有条件都是相同的——您必须根据自己的目标、预算和人员限制来制订一个现实的媒体计划。

内容管理和策略

网站 Usability. gov6 采用了梅丽莎·拉奇（Melissa Rach）的"四元"内容管理模式，具体如下：

以内容为中心

- 实质内容：我们需要什么样的内容（例如主题、类型、来源），这些内容需要向我们的受众传达哪些信息？
- 结构：内容如何进行优选、组织、格式化和展示？（结构可以包括传播规划、信息架构、元数据、数据建模和链接策略等。）

以人为本

- 工作流程：内容计划要成功启动并持续保证质量，需要哪些流程、工具和人力资源？

■ 管理：如何进行关于内容和内容战略的关键决策？如何发起改变并进行传播？[7]

在公共健康领域，内容管理的实质就是在基于特定活动背景或针对特定需求而创建的战略性健康传播信息及所有媒体。内容的结构由您的创意和数字团队决定，也取决于您将使用的媒体渠道，以及诸如消费者旅程、使用与满足理论或更传统的受众/渠道使用措施等因素。管理数字社交媒体所需的工作流程和人力成本往往是公共健康的限制因素。然而，正如大众媒体的"影响力"是所有其他健康传播目标的基础一样，我们可以说，社交媒体渠道的"持久性"正是它们值得投放的原因。除了信息的质量，博客、脸书或推特更新的频率也会影响用户参与度。此外，大多数公共部门组织都有"审核"渠道对此进行管理，例如在社交媒体发帖的规则就各不相同。联邦政府的规定可以在数字通信部门的网站上查阅。[①]

制作和传播因素

在为公众制作媒体信息时，有些考虑因素尤为重要，包括内容的整体质量（您会听到他们使用"高产值"和"低产值"这样的术语）、媒体渠道的覆盖面以及预算或人力资源的可持续性，这些都归结为成本效益或投资回报率（ROI）。

生产价值

如今，病毒营销或口碑营销有一种趋势，就是让媒体看起来像是"自制的"。然而即使是专业人士进行的病毒营销或口碑营销，也可能制作出一些不尽如人意的作品。[②] 有多少人在离开卫生诊所时，会把印刷的黑白小册子扔进垃圾桶里？但如果是一本让受众觉得值得保存的四色精美纸质宣传册，或许制作费用较高也是值得的（可以进行前测来印证）。同样地，付出的努力和时间也是如此。任何有价值的事情，无论是大众媒体、娱乐教育还是咨询，都值得好好去做。尽管"投资"的成本较高，但高质量的传播可以改善结果，提高投

---

① https：//www.digitalgov.gov.

② 引用自多莉·帕顿（Dolly Parton），我很喜欢这句话，它表达了这一概念："你不知道看起来这么廉价的东西要花多少钱。"

资回报率。用更高质量的媒体触达更多受众的最可靠途径就是与合作伙伴共同承担费用。

到达率和可扩展性

在一个小社区中，只要用心做好每一个细节，大部分东西都可以发挥作用。正如 RE-AIM 战略所表明的那样，真正的挑战是如何在一定规模上对公共健康产生真正有效的影响。一般来说，大众传媒可以扩大干预的范围，因为它们是能够接触大量受众的最便宜的方式。不过这种媒体传播是单向的。最近出现了一些低廉的渠道，这些渠道可以扩大传播规模并实现意见的双向交换。

传统上，要想扩大影响范围，最昂贵的干预措施是由训练有素的咨询师与客户一起进行行为改变（尽管在预测试中，这类干预措施似乎并不昂贵）。也可以通过与合作伙伴或医务人员（如药剂师）的合作来扩大人际传播，但这种办法使干预措施的质量控制变弱，而且也更难以证明结果与投入之间的相关关系。在线健康指导越来越盛行，尤其是通过使用社交媒体来进行指导，但目前还没有经证实的结论。

可持续性

一个战略性健康传播项目使合作伙伴组织与目标受众相匹配，并分摊活动的成本。这使得干预措施的触达范围更广，并且每个组织都能负担得起。只做一次声势浩大的活动，甚至每年只做一次，并不是没有意义。但这种活动不是战略性的，除非结合了长期的公共关系、合作咨询或其他跨时空的信息传递方式。

成本效益

与烟草、软饮料和快餐等产品的竞争性商业活动相比，公共健康干预的预算往往非常有限。在健康传播干预基本没有资金投入的情况下，评估其成本效益就成了一项学术工作。对于那些预算充足的组织，评估指标已超越传统的"千人成本"（一个较老的大众媒介术语，指广告在电视、广播电台或印刷品上出现的次数），而使用更新的指标"人均到达成本"。如果传播策略可以与健康结果挂钩，例如，一项反吸烟运动针对烟草导致的死亡进行了多年调查，那么，该运动就可以使用"每避免一例死亡的成本"这样的成本效益指标进行效果评估。无论传播的时间是长是短，战略传播都是在受众研究和过程评价的基础上，创造性地利用资源，取得最大的优势。

在这个阶段，您应该知道每种类型的内容将使用哪些媒体渠道，并继续对您的内容进行前测，因为它会出现在特定的媒体渠道中。方框 11-6 介绍了阿拉楚阿净烟会的传播策略与手段。①

方框 11-6　阿拉楚阿净烟会：媒体策略与手段

策略 1：有组织的人际传播

个人传播对开展这项运动至关重要，为了揭露电子烟公司在广告中使用的信息战略，该运动通过举办会议和活动，亲自展示电子烟公司如何战略性地针对青少年的心理需求来吸引他们，例如不提供年龄免责声明，制作或发布未经证实的健康证明来吸引未成年人。

如果有机会与当地大学、初中和高中以及其他当地非营利组织合作举办研讨会和信息发布会，那么就能接触相关公众，进而能通过他们传播信息并进行教育。上述组织非常关注电子烟的发展，因为电子烟对健康有潜在影响，并且未成年人现在也抽电子烟。

关键信息和渠道

该运动创建了一个信息平台，披露电子烟公司信息战略的关键信息，以及反吸烟运动中的研究结果。

材料使用图表和统计数据向相关公众传达调查结果。以下材料将用于信息传播：

■ 通过电话"推销"，告知其他组织我们的目标；

■ 幻灯片演示；

■ 提纲/演讲要点；

■ 一本小册子，包含有关电子烟、电子烟广告和当前电子烟研究的信息，以及我们的内容分析。

在不同的宣传材料上，我们传递三个关键信息，以激发具有持久影响的社群意识：

---

① 阿拉楚阿净烟会不是当地卫生局（佛罗里达州阿拉楚阿县卫生局）的一个部门，而是一个得到卫生部门的卫生政策方案支持的独立社区合作机构。

■ "电子烟的健康后果未经证实。"

■ "您知道您在吸什么吗？"

■ "不要让他人的意见影响您的健康决定。"

为了保证相关人员参会，我们通过个人电子邮件和电话、社区公告栏、邮件列表等告知教育工作者和当地组织人员会议的时间和地点。

策略2：营销材料和传统媒体

为了触达更多阿拉楚阿县的居民，我们向媒体发放营销材料，并实施传统的媒体策略。与当地媒体合作有助于发布新闻稿、广播广告和其他材料，这些材料继续传播有关电子烟的信息，且有助于进一步教育社区了解该产品背后的事实。营销材料也将分发给那些参加研讨会、聚会和资讯会议的人。

N. Belva, R. Hojnacki, A. Justice, S. Rodriguez, S. Susock, proposed public health communications campaign for tobacco free Alachua, 2014. Presented in partial fulfillment of the requirements for the degree of Master of Arts in Mass Communication, University of Florida.

对您的内容进行前测

面对面前测

创意内容最好以它即将要呈现的形式来进行测试。换言之，如果一个人在电视上看到一个商业广告，那么这个广告在测试时就应该像在电视上呈现的那样。同样，如果广告将出现在杂志上，那么在测试该广告时就应将其当作杂志的一部分。

几十年来，最常用的对材料进行前测的方法就是焦点小组或个人访谈。以下是两种常见情景：

情景1

您正在购物中心里，这时，一个友善的人带着写字板走过来问您是否能抽出15到20分钟。您被选中是因为您符合特定的条件，虽然您自己并不知情。如果您有空，您会被带到一个从未去过的地方——在美国绝大多数大型购物中心都会设有的研究中心。您和主持人一起进入一个隔间，他会向您展示材料或产品，并通常会要求您自己填写一份调查问卷或完成一次与主持人的简短访谈。如果您喜欢这个产品，您可能会得到一张优惠券，或者一些其他的小礼品，然后他们就会送您离开了。

情景2

您会受邀参加一个特别的活动，以测试一个"新电视节目的试播"。这个活动通常在一个办公室套房或者一个小放映室进行，会有50人到100人在场。在初步介绍之后，活动方会给您发一份简短的调查问卷。令人惊讶的是（因为这与电视节目无关），它要求您从不同的产品类别中选择您喜欢的产品——假设您能在放映结束后免费将其带回家。也就是说，您可以得到一份个性化的礼物作为您参与提供意见的回报。

接下来，您会看到几个新电视节目的简短片段，各个片段中间插有商业广告。通常每个片段中都有好几个广告。在节目结束时，您会拿到另一份简短的调查问卷，调查内容可能是一两个关于电视节目的问题，但同样也会问你关于产品的问题，其中很多是广告中的产品，但也有些不是广告中的。

您发现您记不清"喝咖啡"到底出现在试播的电视节目里还是广告里。您记不清是否看到洗衣粉或橙汁的广告，您会发现您的记忆力并没有您想象的那么好。而且，您认为这个节目本身相当平庸。最后，我们再次要求您选择想要放在购物袋中带回家的产品。我们选出了一个幸运的参与者，他可以带走想要的产品，而其余人得到的是一些小奖品和调查公司的感谢。

上述场景还有更高级的版本，可以使用更高科技的设置，例如参与者可以通过受众反应系统（点击器）来回答面试官的问题。

标准的焦点小组，即人们围坐在一起谈论材料的小组形式，也广泛用于内容的前测。这种方法的主要缺点是，个人对材料的解释和意见会受到其他人的影响。除非被测试的内容本来就是面向群体的（例如在游戏里），否则一般不会用这种方法来测量集体的反应。

市场调查在线社区（MROCS，在形成性研究部分进行了介绍）也可用来对内容进行前测。同样，如果内容可以在线访问形式呈现，那么可以通过油管私人频道、网站等方式进行在线测试。在后面的高科技前测讨论中，我们会介绍更多前测网站和其他在线材料的信息。

关于前测内容的问题

方框 11-7 提供了一些问题示例，可以用于一个短片段（如电视广告、广播广告或印刷品广告）的前测。

您会注意到我们有时会重复问这些问题。我们还要求受访者就其他人对测试作品的看法发表评论。这些都是有意为之，力图让人们说实话。在前测中，受访者通常不想冒犯研究人员，他们会试图给出他们认为的"正确答案"（令人满意的答案）。询问他们其他人可能会说些什么时，他们更有可能提供一些负面反馈。记住，作品初稿都是不完美的。如果您得到的反馈是"没有必要修改"，那么就应该怀疑您的前测是否调查得不够充分。

从概念构思到制作宣传材料的过程中，您可能会惊讶于创意的变化。例如"昔日烟民的警示"运动就有多个版本的广告，旨在吸引不同受众的关注。[①]方框 11-8 是关于不列颠哥伦比亚省医疗机构对数字广告牌进行前测的示例。

方框 11-7　内容草案的前测问题

理解力

目标受众是否完全理解这些内容，他们的解读是否与您的预期一致？以下是一些可用于评估理解力的问题示例：

■ 在您看来，这则广告（电视广告、广播广告、印刷品广告）要传递什么信息？

■ 为了让别人更容易理解，您觉得广告需要改变一下说法吗？具体是哪些？

■ 请用您自己的语言向您的邻居解释这个信息。

■ （指一个特定的图像）您能告诉我这是什么吗？为什么会出现在这张照片里？

[①]　相关信息可以浏览该网站：http：//www.cdc.gov/tobacco/campaign/tips/。

吸引力

人们的口味差异很大，这与文化因素和时代的变迁有关。当您在测试一个尚未成型的材料时，您应该尽可能使它接近成品。如果测试的是一个广播广告，那就找一个声线优美的人来配音。如果测试的是视频的情节提要，或一个"家庭视频"的脚本，那也要尽量做到专业，避免制作的低质量分散受众的注意力。对于印刷材料，您可以用简单的图形程序制作一个接近完成的作品。以下是一些可用于评估吸引力的问题示例：

- 您最喜欢这件作品的什么地方？
- 您不喜欢哪一部分？
- 您会怎么改进这个片段？
- 您认为这个社区的其他人会怎么评价这件作品？

接受度

接受度更多地与目标受众的规范、态度和信念有关。他们相信这些信息吗？这些信息是否符合社会规范？对这些信息采取行动需要重大的观点改变吗？以下是一些可用于评估接受度的问题示例：

- 您觉得这件作品有什么不好的地方吗？
- 这个社区的其他人会怎么说？
- 您认识这样的人吗，或者您见过这样的情况吗？
- （指出这件作品的某一方面）您觉得可信吗？
- 在广泛发布之前，您觉得我们应该先向谁展示这件作品？比如宗教领袖或重要的社会领袖？

参与度

目标受众应该能够在材料中认出自己。基于详尽可能性模型，如果目标受众对探讨的这个问题已经有所关注，那么您可能不需要考虑图像与他们的风格偏好相匹配。但是，如果您需要先让他们注意到这些信息是为他们准备的，那么使用目标受众喜欢的代言人和图像就很重要了。以下是一些可用于评估参与度的问题示例：

- 如果使用非名人：这份材料代表谁？这些人和你们一样吗？
- 如果使用名人：这是谁？让（名字）跟您谈论（话题），您有何感受？
- 您觉得这份材料是为您准备的吗？为什么这样觉得？
- 如果这不是为您准备的，您认为这是针对谁的？

行动诱因

所有的材料都需要一个"行动号召"，因为您试图确定一个您认为对目标受众来说是可行的行为、态度或改变。而这是测试该材料是否会促使他们采取行动的最后一次机会。即使您只是想提高受众对一个问题的认识，您也希望能促使他们去寻求更多的信息，或者告诉别人他们学到了什么。以下是一些可用于评估行动号召力的问题示例：

- 这件材料要求您做什么？
- 您觉得这样做怎么样？
- 在您做这件事之前，您需要做些别的事情吗？
- 您会如何向朋友解释这件事？
- 他们会如何回应这份材料？

Modified from AED Toolbox，Question 18：19 - 21，http：//www.globalhealthcommunication. org/tool_docs/29/a_ tool_ box_ for_ building_ health _ communication_ capacity_ -_ question_ 18. pdf.

方框 11-8　初级保健诊所的数字广告牌的前测：不列颠哥伦比亚省兰利市的试点干预

安迪 · S. L. 谭（Andy S. L. Tan），雷切尔 · 道格拉斯（Rachel Douglas），维多利亚 · 李（Victoria Lee），艾伦 · 彼得森（Ellen Peterson），杰弗里 · 拉姆勒（Geoffrey Ramler），及杰夫 · 普兰特（Jeff Plante）

背景

数字广告牌是一个用于描述在公共区域（通常是在电视屏幕上）显示的信息视频或静态画面的术语。2012—2014 年，加拿大不列颠哥伦比亚省菲沙卫生局的人口和公共卫生部与兰利家庭实践部（Langley Division of Family Practice，LDFP）合作，在五家初级保健诊所的病人候诊区通过数字广告牌传递预防和健康促进信息。这个对不列颠哥伦比亚省兰利市数字广告牌试点干预的个案研究，介绍了这一干预活动的进展和实施情况，并总结了关键的成功因素和面临的挑战。

人口

兰利社区位于不列颠哥伦比亚省西南部，在该省人口最多的城市温哥华以东约 25 公里。这个社区有 14 万多人，分为两个区域：兰利市有 2.5 万多人，周围的兰利镇则有 10.4 万多人。[1] 这两个地区存在着社会经济差异。例如，兰利镇的平均收入（36645 美元）高于不列颠哥伦比亚省的平均水平（33758 美元），也远高于兰利市（30943 美元）。兰利镇 91.6% 的居民有高中学历，高于不列颠哥伦比亚省（89.9%）或兰利市（88.2%）的平均水平。数字广告牌的位置主要在兰利市。

数字广告牌最初的主题是临床预防。临床预防服务包括一级预防和早期二级预防活动，如免疫、筛查、预防性药物治疗和咨询。与全球最好的水平相比，不列颠哥伦比亚省的临床预防服务的使用率仍然不足。例如，不列颠哥伦比亚省 50 岁以上成年人结直肠检查率（16.3%）还不到芬兰（71%）的四分之一。[2]

短期目标

兰利家庭实践部和菲沙卫生局的共同目标是培养知情、活跃的患者并改善兰利人口的健康情况，这为数字广告牌的合作奠定了基础。该试点项目的目标如下：

1. 提高患者及其家庭医生对优先临床预防活动的认识。
2. 提高患者及其家庭医生对临床预防活动的参与度。
3. 加强兰利家庭实践部、公共卫生局和参与诊所之间的协作关系。
4. 进行数字广告牌干预的可行性测试。

形成性研究和试点项目

第 1 步：文献综述

项目组首先通过国际性综合生物医学信息书目数据库（Medline）和灰色文献来源对公共区域（包括初级保健候诊室）的数字健康教育干预措施进行了文献综述。他们发现很少有研究使用数字媒体来传播预防性健康信息。相反，大多数项目会使用其他渠道鼓励健康行为的改变，包括电视广告、公告、小册子、个性化信函和教育研讨会。例如，在机场的自动扶梯上设置鼓励使用楼梯的公共标志、在公共厕所里安放呼吁洗手的数码显示屏，以及在诊所里张贴道路安全教育的印刷海报。诊所的医生和工作人员认识到，候诊区是一个进行健康促进宣传的好机会，因为候诊的病人只能坐在那，无处可去。数字广告牌在覆盖范围、对患者的影响以及呈现多种可随意改变的健康信息等方面都具备优势。

第2步：确定优先的健康主题

菲沙卫生局的工作人员和兰利家庭实践部的临床合作伙伴采用了终身预防计划中的十大临床预防服务作为数字广告牌一开始的重点领域，如图11-1所示。

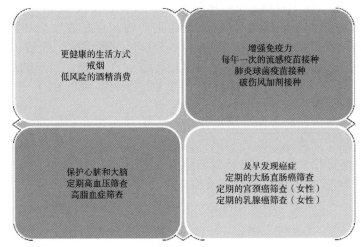

图11-1 数字广告牌试点项目的四大健康主题

第3步：与利益相关者协商

基于国际公众参与协会（IAP2）框架，[3]菲沙卫生局与兰利家庭实践部的工作人员在试点项目的设计和实施过程中不断与利益相关者进行协商。

第4步：实施

2012年12月至2013年1月，试点项目完成了数字图书馆内容（信息图形、视频和静态图像）的开发和采购。数字广告牌于2013年4月在五家合作诊所推出，为期一年。2013年秋季发布了更多内容。试点地点的选择标准包括诊所领导参与评估的意愿、当前没有安置数字广告牌、有无线互联网连接、诊所中有兰利家庭实践部的成员以及患者数目多等。这一试点项目的资金来自不列颠哥伦比亚省政府全科医学服务委员会和不列颠哥伦比亚省医生联会（www. gpscbc. ca）的创新补助金。

第5步：评估

该项目通过焦点小组讨论以及对参与试点的医生和工作人员进行问卷调查来收集基线数据。在数字广告牌推出一年后进行了一次后续评估，包括诊所医生和工作人员之间的焦点小组讨论，以及外部临床医生观察员进行的实地考察。试点项目的评估结果包括临床医生和患者对数字广告牌的认识、临床医生对其有效性的感知，以及临床工作流程潜在的非预期后果。方案的下一阶段（预防服务或癌症筛查服务的使用）还会进行其他的评估活动。

数字广告牌的投放

健康老龄化和大肠直肠癌筛查的数字广告牌示例如图 11-2 所示。[4]

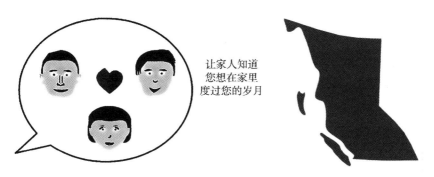

让家人知道
您想在家里
度过您的岁月

大肠直肠癌是不列颠哥伦比亚省第
二大癌症死亡原因

图 11-2　健康老龄化和大肠直肠癌筛查数字广告牌示例

焦点小组讨论摘要

总的来说，数字广告牌信息受到了医务人员和医生的青睐，他们发现这些信息与他们的临床实践相关。受访者对两个关于含糖饮料[5]和乳腺癌预防的视频（加拿大乳腺癌基金会标题为"新事物"的广告[6]）评价最高。诊所工作人员和临床医生发现数字广告牌试点项目产生了积极影响，患者会咨询相关的预防服务（例如接种疫苗、宫颈癌筛查的巴氏试验）。他们注意到试点项目也存在一些挑战，例如一些信息的时效性问题（比如在流感季快结束时才播放流感疫苗接种视频，或者内容关联性不强）、投放场所关于噪声水平的规定限制了视听内容的效果，以及无法定期更换广告牌内容等。建议的改进措施包括为每个诊所定制广告牌材料、对广告牌内容进行定期更新，以及广告内容应该与当时的重大事件（如乳腺癌宣传月）相结合等。大多数参与者认为，他们的诊所应继续实施数字广告牌计划，并且应该将计划范围扩大到其他初级保健诊所。表 11-1 节选了受访者的评论原话。

表 11-1 焦点小组中参与诊所的临床医生对数字广告视频的评论	
含糖饮料视频点评：	"强烈的意象，有冲击力的信息，牢牢抓住您的注意力。" "信息量很大，我认为每一个孩子都会记得这个片段。"
加拿大乳腺癌基金会的"新事物"广告评论：	"制作精良，视觉强烈，信息传递到位。"
对数字广告牌项目的总体评价：	"信息需要冲击力。它们的制作水平要像好的电视广告那样，带有强烈、简单、入脑的信息，否则人们一旦离开诊所就会忘记它们。"

参与诊所的现场记录

项目邀请了一名家庭医生参观所有五个参与活动的诊所，并就这些诊所的数字广告牌的实施提供质量反馈。家庭医生观察到，每个诊所各自的设置和数字广告牌的位置都会影响病人对健康信息的关注程度。竞争性媒体（如杂志或电视节目）的出现干扰了患者观看数字广告牌的行为。数字广告牌内的视频更能吸引候诊室患者的兴趣和持续关注。表11-2是此评估中的评论原话节选。

表 11-2 家庭医生评估的现场记录

"尽管每家诊所的数字广告牌信息基本上都相同，但在吸引患者的效果方面存在很大差别。就患者参与度而言，最好的诊所可能是 A 医生的诊所，但它的优势是在病房中配备了多个显示器。"
"候诊室的设置决定了患者是否能关注广告牌内容。我发现，坐在广告牌前 8 英尺左右的病人最容易注意到它。大多数诊所都有 3—5 个座位处于这个最佳位置。"
"视频片段比动画幻灯片更能吸引注意力，而动画幻灯片又比静态文本更有效。患者可能会瞥一眼显示器，如果看到的大多是文字，他们很可能失去兴趣，去找其他事情做。如果看到的是一段视频，他们更有可能在视频结束前一直观看它。"

主要经验教训

根据该团队在实施数字广告牌试点方面的经验，我们总结了几点在项目下一阶段（将数字广告牌扩展到整个地区的其他诊所）需要注意的地方。

经验1：发展并保持强有力的伙伴关系

投入大量的时间和资源与利益相关者（包括菲沙卫生局、兰利家庭实践部和参与项目构想的诊所工作人员）建立并发展强有力的伙伴关系。此外，合作伙伴的持续性参与以及明确每个合作伙伴的分工，也是有助于实施试点计划的重要因素。

经验2：保持评估计划的灵活性

试点项目的初步计划涉及各种评估，包括收集患者数据的清单并审查患者的电子病历，以评估在试点地区接受一项或多项临床预防服务的患者比例。但是，由于诊所工作流程和试点工作人员收集这些数据的能力方面存在局限，这些评估部分没有得到充分执行。作为替代方案，我们与医生和诊所工作人员进行了焦点小组讨论会，收集对第一阶段实施的反馈意见，并为第二阶段制订计划。在下一阶段中，我们会考虑用其他方法来收集可靠的数据，减轻工作人员的负担。

经验3：注重循证决策

这项试验的设计和实施基于国家方法和工具合作中心（NCCMT）的循证决策模式。[7]这意味着要同时考虑研究证据与其他因素，以决定如何以适合情境的方式继续进行研究。其他因素包括社区卫生问题和当地卫生情况、社区政治偏好和行动，以及可用的财政和人力资源。有关此模型的更多信息，请访问 http：//www. nccmt. ca/eiph/index-eng. html。

我们需要考虑的一个关键因素是评估并整合临床医生对项目设计各个方面的意见，包括主题的选择、单个视频的内容和实施的后勤保障机制等。临床医生可以审查内容，并有权决定在其办公室播放哪些视频。

局限

该试点项目存在一些局限，需要在数字广告牌项目的后续阶段加以解决。数字广告牌最初的内容仅限于十项临床预防服务。此外，一名临床医生指出，在一年中的某些月份，某些信息可能相关性不强（例如在流感季节结束后播放接种流感疫苗的信息就会失去时效性）。另一个局限是，与视频信息内容相比，静态信息内容吸引患者注意力的效果较差，今后各阶段需要更多资源来确保内容库定期更新最新消息，包括季节性相关的预防性健康信息，同时多利用视频而不是静态信息。在本次试验中，没有相关数据用以评估数字广告牌在增强患者采用推荐的临床预防服务方面的影响力。在下一阶段，需要提高诊所收集保健服务使用率等相关数据的能力，使数字广告牌实施后预防保健服务的使用率得以量化。

总结及后续

本案例通过不列颠哥伦比亚省兰利市进行的数字广告牌试点研究，介绍了在五间初级保健诊所内开展及推行健康沟通干预措施的情况，并展示了在候诊室内推行数字广告牌传播临床健康预防信息的可行性，以及临床医生、工作人员和患者的接受程度。试点和后续阶段的关键成功因素在于，从一开始就与利益相关者建立强有力的伙伴关系，持续与兰利家庭实践部和临床伙伴接触，深入了解目标受众的健康需求和优先考虑事项，了解每个诊所的独特环境和工作流程。数字广告牌计划的下一步包括完成评估并向五个诊所的临床医生和工作人员报告评估结果。随后项目还将获得更多资源，以增加不列颠哥伦比亚省投放数字广告牌的诊所数量，并对该计划的影响效果进行严格评估。

注释

1. BC Stats，"PEOPLE 2014 Population Projections"，2014，http：//www. bc-stats. gov. bc. ca/.

2. Krueger，H. & Associates，*Establishing Priorities Among Effective Clinical Prevention Services in British Columbia：Summary and Technical Report*，British Columbia，2008.

3. International Association for Public Participation，"Foundations of Public Participation"，http：//www. iap2. org.

4. For more examples，visit https：//www. youtube. com/playlist？list = PL8WdEv LZoZ4TKmFeblCdfLzLzP780HYnK.

5. http：//youtu. be/xVujTIivtvY.

6. https：//youtu. be/dJYHJA3GBKM？list = PL8WdEvLZoZ4T KmFeblCdfLzLz-P780HYnK.

7. Cilisk，D.，H. Thomas，C. Buffet，"An Introduction to Evidence – informed Public Health and a Compendium of Critical Appraisal Tools for Public Health Practice"，2008，http：//www. nccmt. ca/pubs/2008_ 07_ IntroEIPH_ compendiumENG. pdf.

Andy S. L. Tan，PhD MPH MBA MBBS，Harvard TH Chan School of Public Health，Boston，MA；Rachel Douglas，MPH，Fraser Health Authority，Surrey，BC；Victoria Lee，MD MPH MBA CCFP FRCPC，Fraser Health Authority，Surrey，BC；Ellen Peterson，MBA，Langley Division of Family Practice，Langley，BC；Geoffrey Ramler，BSc，Fraser Health Authority，Surrey，BC；Jeff Plante，MD，Langley Division of Family Practice，Langley，BC.

高科技前测

可用性测试

网站在开发中使用了很多行业术语。其中一些与健康传播中使用的术语或概念密切相关，其余则是信息技术部门独有的。可用性是指预期的"用户"（例如网站、软件程序或游戏的用户）学习并使用产品以实现其目标的情况，及其对这一过程的满意程度。可用性测试的核心概念是"以用户为中心的设计方法"，这类似于我们所说的要关注目标受众、消费者或患者。方框11-9介绍了可用性测试中测量的内容。

方框11-9　可用性测量的是什么？

可用性测量用户对产品或系统的体验的质量。它包括多种因素：

■ 易学性：一个从未接触过用户界面的用户，能够多快学会使用这个界面并可以完成基本的操作？

■ 使用效率：一旦有经验的用户学会使用该系统，他能以什么速度完成任务？

■ 可记忆性：如果用户以前使用过该系统，他是否能够记住足够多的内容以便下次有效地使用，或者用户是否必须重新开始学习所有内容？

■ 错误频率和严重性：用户在使用系统时多长时间会出错一次，这些错误有多严重，用户如何改正这些错误？

■ 主观满意度：用户有多喜欢使用该系统？

可用性评估基础，请访问：https：//www.usability.gov/what-and-why/usability-evaluation.html.

生理效应试验

越来越多人使用生理指标［如皮电反应（Galvanic Skin Response，GSR，常用于测谎检验）］、心率、瞳孔扩张、眼球追踪，甚至脑电图（electroencephalography，EEG）和功能磁共振成像（functional magnetic resonance imaging，fMRI）来评估被试在接触文字、图像或视频时的反应。这些技术被私营部门广泛使用，但由于检测成本的原因，公共卫生组织较少使用。

皮电反应　皮电反应是一种测量皮肤表面电流的方法，在犯罪剧中往往是测谎仪测谎程序的一部分（最近也常作为一种生物反馈工具）。因为汗水比干燥的皮肤导电能力要强得多，即使情绪反应导致汗水微微增多，也可以检测到电导的增加。皮电反应是无痛的，可以使用简单的设备和计算机显示器进行轻松测量。除了用于犯罪学外，皮电反应还被用来衡量媒体传递信息时受众的注意力和情绪反应。虽然皮电反应可以检测到情绪反应，但记住，如果不询问被试，就无法知道实际的情绪如何。

瞳孔扩张与眼动追踪技术　眼睛也许不是"心灵之窗"，但它们确实泄露了我们兴趣的轨迹和程度。眼球追踪这种方法用来测量我们注视图像（移动或静止）或文本时的位置和注视时间长短。瞳孔扩张是自主神经系统对刺激（如兴奋、危险或唤起）的天然反应。可以通过嵌入电脑屏幕的摄影技术来测量瞳孔扩张以及眨眼率（当我们被唤醒或感到恐惧时，眨眼率也会加快）。丹麦的iMotions 公司是这一领域的行业领导者。

方框 11-10 描述了一个大学研究团队如何使用眼球追踪技术来评估低文化素养读者对风险沟通材料的反应。

方框 11-10　　使用眼球追踪和注视模式来分析测量低文化素养群体的健康信息

莎拉·鲍尔·巴斯（Sarah Bauerle Bass）

天普大学的风险沟通实验室正在使用眼球追踪技术和注视模式分析、了解文化素养低的人如何获取和处理通过视觉、图形、网络或文本信息元素传递的健康信息。眼球追踪系统地监测眼球运动模式，评估个人对视觉内容（例如印刷品、视频）的注意力；高速摄像机可以安装在桌子这样平坦、稳定的平面上，也可以由参与者佩戴（例如把摄像机安装在一副眼镜上）。新的便携式眼球追踪系统还可以跟踪在观看动态信息或视频时［例如在使用智能手机或平板电脑时（图 11-3）］眼球的运动。

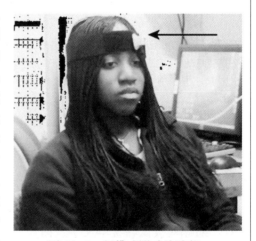

图 11-3　便携式眼动追踪仪

眼球运动是一个强大的兴趣指标，可以用来测量人类更复杂的信息处理或推理能力。[1-5]因此，眼动测量可以为制作和完善健康传播内容提供有价值的信息，特别是当这些内容和信息需要同时进行语言处理和视觉处理时。由于它能够显示受众的兴趣所在，眼球追踪主要用在市场营销中，促进产品植入广告和信息传递效果的最大化。当用于低文化素养人群时，这项技术可以提供特别丰富的信息，但迄今为止尚未在这方面得到充分利用。眼球追踪可以生成生动的数据图，不仅可以显示注视的持续时间（灰色点，其大小表示凝视长度），还可以显示注视的模式（深灰线）。在风险沟通实验室针对低文化素养成年人进行的研究中，做了一项随机前测，针对"脏弹"［图11-4A（b）］材料提供了与该人群读写能力相一致的决策辅助手段，然后与疾控中心提供的超出其读写能力的辅助手段［图11-4B（a）］进行比较，眼动追踪结果表明不同文本的阅读模式存在明显差异。

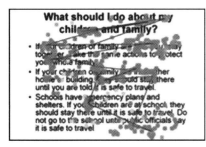 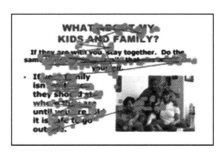

（a）读写能力一致的辅助手段 （b）超出读写能力的辅助手段

图11-4 "脏弹"研究中低文化素养参与者的眼球追踪

这项研究由国家生物医学成像和生物工程研究所资助，旨在了解人们对放射性恐怖事件（如"脏弹"）中"就地避难"决策援助的重视程度。在这项研究中，基于形成性评估（焦点小组和调查）的结果来开发决策辅助工具，[6,7]然后针对低文化素养成年人进行了一项组间随机对照预试验。试验向参与者展示由疾控中心编写的关于脏弹的"常见问题"（控制条件）或与其读写能力相适应的决策辅助（实验条件）。两种材料都以一系列幻灯片的形式呈现在电脑屏幕上。与被试者读写能力相当的决策辅助工具提供了视觉线索，包含较少的信息，是针对六年级阅读水平编写的。研究对象通过社区机构（食品银行、高级服务机构、联邦服务机构、教堂、社区中心）进行招募，并使用成人医学素养快速评估简化版版本（REALM-R）进行面对面的识字能力筛查，[8]或通过电话进行单项读写能力筛查（SILS）。[9]

50 名被试随机分入对照组和实验组。被试的面对面识字能力筛查的平均评分为 2.11 分（满分为 8 分，范围从 0 到 5 分），证明他们确实是低文化素养的成年人。我们用应用科学实验室（Applied Science Laboratory，ASL）的固定式眼动追踪器（Eye Trac 6000）对被试进行眼动追踪，并用 Eyenal 软件程序进行分析。此外，研究者还开发了一个 5 分制主观评分量表，并对其进行测试，以测量注视模式。评估者间信度非常好，被试能够准确追踪文字的能力评分系数分别为 0.90［皮尔逊系数（Pearson coefficient）］和 0.99［斯皮尔曼系数（Spearman coefficient）］。

总的来说，在 7 张内容相似的幻灯片中有 3 张实验组的被试的信息跟踪能力高于对照组，另外 2 张幻灯片也接近统计显著性。对照组被试难以阅读相对密集的文本，在这种情况下他们的瞳孔凝视和注视时间明显延长。实验组被试花更多的时间查看单个单词（7 张幻灯片中有 4 张如此），整体上花费了更多时间（全部 7 张幻灯片）。因此，实验组的被试也更"确定自己该做什么"，对保护自己和家人的能力有更高的自我效能感。他们更认同，如果"脏弹"爆炸，他们应待在家里。这项研究的结果清楚表明，要想了解文化素养低的群体如何处理并理解与健康有关的信息，眼球追踪是一种可行的重要方法。[10-12]

可见，眼球追踪特别有助于我们了解如何为低文化素养群体设计最佳的传播材料，因为它提供了有形证据，证明了文本追踪与理解之间的直接关系，同样，文本追踪也与预期或实际行为直接相关。眼球追踪输出可以清楚地区分一个人是否能按照预期阅读文本，还是因为文化素养的原因而不得不一读再读。如果向被试提供的材料超出他们的文化素养或计算能力，则可以使用眼动追踪来探究这些人觉得阅读困难的具体内容，这可以与其他结果测量相联系起来。风险沟通实验室正在继续使用这些方法来测试已开发的健康传播信息，以确保它们满足不同文化素养水平的人的需求。

参考文献

1. Beatty, J., "The Papillary System", in Coles, G., Donchin, E., Porges, S., eds., *Psychophysiology: Systems, Process, and Applications*, New York: Guilford Press, 1986, pp. 43-50.
2. Beatty, J., "Pupillometric Signs of Selective Attention in Man", *Neurophysiol Psychophysiol Exp Clin. App.*, 1988, pp. 138-143.

3. Granholm, E., R. F. Asarnow, A. J. Sarkin, et al., "Pupillary Responses Index Cognitive Resource Limitations", *Psychophysiology*, Vol. 33, No. 4, 1996, pp. 457-461.

4. Steinhauer, S., F. Boller, J. Zubin, et al., eds., *Pupillary Dilation to Emotional Visual - Stimuli Revisited*, Washington, D. C.: Society for Psychophysiology Research, 1983.

5. Steinhauer, S., "Pupillary Responses, Cognitive Psychophysiology and Psychopathology", 2006, http://www. wpic. pitt. edu/research/biometrics/Publications/PupilWeb. htm.

6. Bass, S., G. Mora, D. Ruggieri, et al., eds., *Understanding of and Willingness to Comply with Recommendations in the Event of a "Dirty Bomb": Demographic Differences in Low-Literacy Urban Residents*, Washington, D. C.: American Public Health Association, November 2011.

7. Bass, S. B., J. R. Greener, D. Ruggieri, et al., "Attitudes and Perceptions of Urban African Americans of a 'Dirty Bomb' Radiological Terror Event: Results of a Qualitative Study and Implications for Effective Risk Communication", *Disaster Med Public Health Prep*, 2015, pp. 1-10.

8. Bass, P. F., J. F. Wilson, C. H. Griffith, "A Shortened Instrument for Literacy Screening", *J Gen Intern Med*, Vol. 18, No. 12, 2003, pp. 1036-1038.

9. Chew, L. D., J. M. Griffin, M. R. Partin, et al., "Validation of Screening Questions for Limited Health Literacy in a Large VA Outpatient Population", *J. Gen. Intern Med.*, Vol. 23, No. 5, 2008, pp. 561-566.

10. Bass, S., T. Gordon, C. Parvanta, *Final Program Report to the NIBIB: Developing Radiological Risk Communication Materials for Low - Literacy Populations*.

11. Bass, S., T. F. Gordon, C. Parvanta, eds., *Utilizing Gaze Patterns and EKG Methods to Test Health Messages: A Case Study with LowLiteracy Populations*, Amsterdam, Netherlands: International Communication in Health Care Conference, September, 2014.

12. Bass, S., T. Gordon, R. Gordon, et al., "Utilizing Marketing and Psychology Methods to Test Health Messages: A Case-Study of How Gaze Patterns and Psycho-Physiological Measures Can Be Used to Analyze Responses to a 'Dirty Bomb' Decision Aid in People with Limited Literacy", Bethesda, MD, National Health Literacy Research Conference, 2012.

脑电图和功能磁共振成像 高密度脑电图是神经营销中常用的工具。当大脑中的一组神经元被激活时，会产生一个小的电荷，从而产生一个电场。通过将电极放在人的头皮上（一个无痛的过程），可以检测并放大产生的脑电信号进行分析。不同的脑电波测量不同的大脑过程。奇怪的是，脑电图最初是由一位精神病学家用来进行行为分析的，但该技术在医学领域从未被广泛应用。如今，其主要医学用途是诊断癫痫、睡眠障碍和认知障碍。近年来，计算机脑电分析和绘图在研究和专业应用中得到了越来越多的应用，包括神经营销，现在有望通过脑电图来提供有关认知过程的性质、时间和定位的信息。

功能磁共振成像使用一种更大、更昂贵的设备来显示与大脑功能相关的小区域神经元活动。这项技术提供了大脑活动的高分辨率三维图像，包括对不同产品、在不同刺激或情况下的局部视觉和认知反应。

根据马克·威尔逊（Mark Wilson）、珍妮·盖恩斯（Jeannie Gaines）和罗纳德·保罗·希尔（Ronald Paul Hill）的说法：

> ……目前美国有 90 多家私人神经营销咨询公司。媒体对许多此类调查进行了炒作，声称营销人员在您的大脑上发现了"控制购买的按钮"，人们将被"大脑欺骗（原文就是这样）"。因此，神经科学在营销中的应用既受到支持，也有批评的声音。[8]

一家名为金沙研究（Sands Research）的公司与我们分享了方框 11-11 中的一些信息。

方框 11-11　金沙研究的脑电图神经营销案例

在我们的实验室研究和移动研究中，脑电图数据是连续采样的。当使用足够多的传感器时，数据就可以三维形式呈现出来并绘制到大脑模型上。当被试长时间注视产品时，激活的大脑区域有助于确定注视是由困惑还是兴趣引起的。除了从大脑功能区获得信息外，脑电图波形的频率还可以提供有关注意力状态的信息。我们对脑电进行了完整的频谱分析。

到目前为止，在金沙研究对数千名参与者进行的数百个广告测试中，我们发现，一个好的广告在前 800 毫秒内总是会引起大脑活动的高峰，并让大脑活动在整个广告时间内保持高度活跃。（图 11-5）

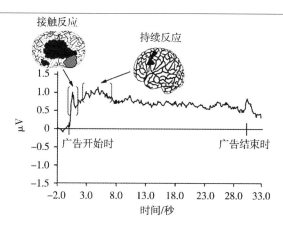

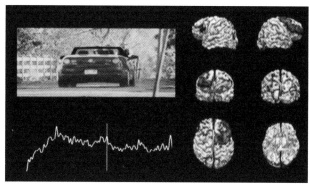

图 11-5　金沙研究中的脑电图

由于超级碗广告每 15 秒平均售价为 260 万至 270 万美元，许多公司都指望神经营销前测会带来回报。

根据开发人员史蒂文·桑兹（Steven Sands）的说法，行为和神经营销研究中的一个常见问题是，"要获得一个可靠的结果，需要多少个合适的受试者？"运用传统的市场研究方法需要调查大量的受访者，大家似乎都认为需要 150 名到 200 名或者更多参与者（取决于研究目标）才能获得一致的结果。而脑电图只需要更小的样本量，就可以达到类似的统计阈值。当有 30 人到 40 人（按人口统计学指标划分的每个目标受众群）参与研究时，结果出错的概率小于 1%，而相关的神经参与因子（Neuro-Engagement Factor，NEF）评分可以准确而显著地评价媒体信息的效果。金沙研究所的所有研究都使用小于 1% 的误差阈值。更大的样本量可以实现更小的误差范围，比如 0.25%，尽管更低的阈值并不能为我们提供大量有关被测信息的"新"知识，也不具备高的经济效益。

Sands，S. F.，"White Paper：Sample Size Analysis for Brainwave Collection（EEG）Methodologies"，October 2009，http：//www.sandsresearch.com/.

测试最终的媒体材料

原位测试（In-Situ Testing）

在第一轮材料测试的基础上进行修订后，我们就进入了真正的测试：计划投放的材料在其"自然环境"（充斥着各类媒体的环境）中的表现如何。如果我们测试的是一份打算刊登在杂志上的印刷资料，我们就要在杂志的样刊中展示它；如果我们要测试一个广播广告，我们就把它和其他广告还有音乐一起播放；同样，我们的电视广告也会穿插在电视节目和其他广告之间。绝大多数人会告诉您，如果他们只看了一则广告，他们可以记住这个广告。但是当他们在高速公路上开车的时候，他们真的很在意刚刚看到的广告牌，或者刚刚听到的广播信息吗？当电视转播的球赛中出现宣传健康饮食的广告时，他们会起身去拿薯片吗？

测试营销（Test Marketing）

通过社会化营销评估，在有限的时间内，在有限的地点向有限的受众展示计划投放的所有要素，有时被称为试点测试。在产品进入测试阶段后，或一项重要的行为改变活动开展之后，研究人员将进行拦截采访或事后回访调查（就是给人们打电话，调查他们是否听到或看到了信息），以了解测试的进展情况。如果销售的是实体产品，那么项目成员会用较长时间来评估产品的销售数据，并采用不同程度的促销和其他激励措施（如邮寄优惠券、投放媒体广告）来影响消费者的行为。这次测试中收集的数据会在随后用于调整最终的产品、包装、价格和促销活动，有时甚至会取消整个营销活动。（记住："失败早，吃亏少。"）

试点测试通常用于实体产品快要面世或要投放在新市场的情况下。在向公共机构或私营部门的合作伙伴宣传项目时，如果需要一个可以佐证的成功案例，也可以使用这种方法。

准备工作计划、时间表和预算

现在您已经清楚什么会使您的健康传播项目运作得更成功。如何让利益相关者成为干预项目的真正合作伙伴？您可以通过定义角色、指定谁担任什么职位以及决定如何分享成果来实现这一点。

定义合作伙伴角色

国际合作伙伴

在国际工作中，大多数主要的健康传播干预措施都由需要干预的国家的卫生机构或卫生部指导。如在美国，国家政府的工作往往得到国家次级区域（例如省份）的政府和非政府机构或组织的支持。许多低收入国家的卫生部会把不同来源（联合国儿童基金会、美国国际开发署和其他双边捐助者①以及许多非政府组织②）的财政和人力资源部署在该国不同地区，以分配现有的技术援助和物质资源。合作伙伴角色通常由此流程定义。

在规划一个全国性的健康传播项目时，通常会有许多合作伙伴可以合作。如果这种合作能给当地带来优质资源，并帮助他们服务于自己的选民，而又不需要过度使用自己的资源，那么这些合作伙伴可能会热衷于参与项目中来。

棘手的问题是如何将每个利益相关者的目标整合到一个统一的计划中，使得集体的传播干预能够满足单个组织的项目需求。这种程度的谈判可能需要几个月（甚至几年）才能完成，但它往往决定了一个项目的成败。根据我们的经验，最好的项目会有几个关键组织，它们负责干预的初始阶段，同时将职责、培训和物质资产转移给更小的部门以自行维持项目的运作。这在一定程度上提高了项目的可持续性，否则，大众媒体或其他传播手段的爆发期可能相对较短，而且会缺乏后续跟进措施。

在美国进行合作

以叶酸项目为例说明。叶酸项目的主要合作伙伴是美国疾控中心和美国畸形儿基金会，他们随后又为国家叶酸委员会招募了更多的组织。一场干预行动策划中最具战略意义的方法就是让各有所长的组织充分发挥自己的优势。在叶酸项目中，美国疾控中心贡献了大部分的受众研究数据以及流行病学的跟踪数据，美国畸形儿基金会则负责宣传。制作这些大众媒体广告的费用是共同分担的，但得益于当时联邦政府有关公益广告的政策，播放时段是由媒体提供的，即当时所有的播出时间都没有付费。印刷材料最初由国家叶酸委员会负责，不过最终由合作伙伴们共同承担制作成本。疾控中心和叶酸委员会负责编制一份合作伙伴的资源指南，为开展社区干预和其他小规模干预行动做准备。后来他们又编制了一份媒体资源指南，这些指南工具与网站提供的服务，使得叶酸项目的影响远远超出凭疾控中心单独的资源所能及，也为任何关注这一问题的组织提供了相关的事实佐证以及大量的传播资源。

表 11-3 提供了一个合作伙伴资产工作表模板，可以帮助您规划项目，并思考不同的合作伙伴可以为实施大型或小型传播干预作出怎样的贡献。

---

① 当时，由法国、德国、意大利、瑞典和加拿大负责的国际援助项目在西非盛行，其他国家则在其他地方的发展援助方面占主导地位。

② 来自美国的救助儿童会、国际救助贫困组织、非洲救援组织（Africare）和世界宣明会在西非取得了引人注目的成就。其他非政府组织则领导了其他地方的救助工作。

表 11-3 合作伙伴资产工作

组织：职能角色		任务/目标
资产	时长百分比/是否	
成员		
领导		
专家职员		
行政支持		
学生/志愿者		
专业人士		
研究		
管理		
产品		
包装		
运输		
营销		
传播		
营销便利		
培训		
其他		
关系		
我们的初级目标受众		
我们的次级受众		
捐赠人		
决策者		
社区领导/团体		
媒体		
供应商		
其他		
资源		
信息/数据（获取）		

组织：职能角色		任务/目标
资产	时长百分比/是否	
公共卫生		
环境		
管理		
营销		
舆论		
地方知识		
其他		
信息（传播）		
电子邮件列表/博客/推特		
印刷/在线出版物		
付费广告		
新推广（公共关系）		
口碑营销		
病毒传播		
实物/产品		
食品/饮料		
原料		
药品		
信息技术		
设备		
能源		
交通运输		
广告时长		
广告创意		
其他		
住宿/办公设施		
会议室（可容纳 10—49 人）		

续表

组织：职能角色		任务/目标
资产	时长百分比/是否	
会议室（可容纳50人以上）		
项目办公室		
个人办公室		
高级别公共活动区		
媒体设置		
储存处		

数据来源：GAIN/International Business Leaders Forum，"Partnering Toolbook"，http://tpi.iblf.org/publications/Toolbooks/partneringtoolbookdownload.jsp.

预算

如今流行的指南可以告诉您如何在有限的预算下进行健康传播和社会化营销。如果您想要一个好的结果（也没有理由去做一个无效的活动），您需要用时间来换取金钱——您必须编制预算。例如，一群有奉献精神的学生如果尽力付出时间和精力，也有可能利用互联网媒体、现场活动来展开有效的健康传播运动，甚至可能获得当地广播和印刷媒体的报道。现金支出——如专业人士、视频和音频制作、印刷服务和付费植入广告的费用——是推高成本的原因。

健康传播的另一个主要成本是专业人员的工资，他们可不是"免费"为您工作的。例如，需要支付辅导员或教育工作者的工资，人际传播手段的成本相对昂贵。您的预算应该包括干预活动的所有成本或费用。健康传播预算通常包含以下各类费用。

直接成本

直接成本是预算中与项目的结果产出直接相关的部分。这一项包括人力成本和付现成本（与那些不是通过受薪雇员获得的产品和服务相关）。

■ 人力成本。这些成本包括为项目工作人员提供的工资和福利（或其中的一部分）。在项目中兼职的员工工资和福利也应该按适当的工作时间百分比计算在内。例如，如果一名研究助理在项目的第一年每周花20小时在项目上，那么他的人事费用应按总工资的50%和附加福利的

50%编入预算。(附加福利包括社会保障税、医疗保险、牙科保险和您的机构或组织提供的其他福利。) 大多数组织在编制预算时都有一个计算好的附加福利率,它通常在工资的 25%到 30%。

■ 付现成本/非人力成本。这些费用与供应商的项目产出有关,可能包括生产服务费、差旅费、设备费、办公用品费、邮费、电话费和其他日常费用。有的捐助者允许您从非人力成本中扣除设备租赁、维护和保险费用;有的则希望这些费用算入您的"日常开支"。

间接成本

间接成本也被称为"日常开支",间接成本是您维持机构运转的成本,但它们与创造项目产出并没有直接联系。例如办公空间、环境管理(如供暖、空调、水、保管服务)和设备折旧。间接成本通常按直接成本的百分比计算。与美国政府合作过的机构及许多大学,都有一个获批的管理费用率。您可能会惊讶地发现,它可能高达直接成本的 60%或更多。因此,如果您正在为一份拨款提案编制预算,并且您知道资助总额是固定的,那么您必须注意您的间接费用率,从而了解您实际需要使用多少资金。一些捐助者只支付一小部分的间接费用。其他一些机构,如美国国立卫生研究院,会在研究项目直接成本的基础上额外报销间接成本。

实物捐赠

在公共健康项目运作的非营利性领域,组织经常把他们的时间(例如,志愿者花在活动上的时间)、空间、使用的设备和其他内部资源在项目预算中列为实物捐赠。这些资源有助于项目产出,但不能计入直接或间接的预算成本中。一些捐助者希望知道他们的投资流向了哪里,是作为直接的财政资源使用还是实物资源或额外捐赠。

总预算

总预算是直接成本和间接成本的总和,包括实物捐助和额外捐助。如果项目将持续一年以上,则需要编制年度预算以及整个项目期间的预算。有时您的总预算需要划分成不同的资金流并进行跟踪。例如,如果一个慈善组织想知道您是如何使用它的捐款的,您就要能够准确地告诉捐赠者资金的去向(例如,不只是说"有 30%的捐款用于该项目")。除了电子表格外,您通常还需要提供一份描述各项支出及其用途的预算说明。方框 11-12 提供了社区干预的预算示例和说明。

媒体成本因地理位置和其他因素而存在很大差异，无法提供一般性的指导。不过表 11-5 展示了加州幼儿教育促进项目"First 5"里使用的规划工具。

方框 11-12　预算示例和说明

基迪德尔霍珀社区卫生中心（KHCHC）
"基迪德尔跳跃儿童健康促进计划"

预算说明
2017 年 1 月 1 日至 12 月 30 日

摘要

2017 年 1 月 1 日至 12 月 30 日的预算总额为 109062 美元，其中包括 20% 的间接成本，即 21812 美元，和直接成本 87250 美元。

人力成本

工资开支的预算总额为 59000 美元。所有工资都是以 12 个月的项目期为基础计算的。

项目总监

该职位由健康促进总监担任，工作量为全职人力工时的 0.2 倍。目前健康促进总监由公共卫生硕士莎拉·瓦尔潘塔（Sarah Varpanta）担任。根据其 65000 美元的年薪和 20% 的人力投入量，这项工资开支的分配预算为 13000 美元。该职位由基迪德尔霍珀项目的首席执行官克劳迪娅·基迪德尔霍珀博士（Dr. Claudia Kididdelhopper）监督。健康促进总监负责监督本中心和该项目的注册营养师、青少年活动专家以及健身助理。

注册营养师

基迪德尔霍珀项目的注册营养师会为参与者提供个性化的目标设置、营养教育、饮食计划和体重监控，营养师的位置目前由玛克辛·斯瑞雷格斯（Maxine Threelegs）担任。根据其 60000 美元的年薪和 15% 的人力投入量，这项薪资开支的分配预算为 9000 美元。

健身助理

健身助理负责为参与者提供体育活动和其他娱乐项目。该职位还要负责维持项目网站，其中包括一个互动数据库，供参与者查看他们的健身挑战目标和成绩。健身助理的职位目前由公关管理硕士海莉·尼尔森（Hayley Nelson）担任，根据其 5 万美元的年薪和 50% 的人力投入量，这项薪资开支的分配预算为 2.5 万美元。

青少年活动专家

青少年活动专家负责协调和主持每天的课后活动和每月的周末活动。这个职位目前由文学学士洛拉·卡特（Lola Catt）担任。根据其 32000 美元的年薪和 20% 的人力投入量，这项工资开支的分配预算是 6400 美元。

研究生助理

两名来自科学大学的运动生理学和健康项目的研究生将为该项目的形成性研究和评估提供协助，同时也提供日常协助。每个学生每学期工作 14 周，每周大约工作 10 个小时，总共为该项目提供 560 个工时，总费用为 5600 美元。学生人选待定。

附加福利

预算总额为 18290 美元，用于支付项目总监、营养师、健身助理和青少年活动专家在指定就业期的附加福利（学生不享受附加福利）。附加福利包括社会保险、失业保险、工人补偿、健康和残疾保险。全职员工（每周至少工作 32 小时）可享受基迪德尔霍珀项目的标准健康、牙科、人寿和残疾保险福利。在职员工的附加福利按工资总额的 31.1% 计算。

非人力成本

差旅费

当地差旅费用包括进行项目活动时乘坐公共交通（每次 1.75 美元）和私人汽车的费用。当地差旅包括派遣项目工作人员到社区中心、教堂和我们服务范围内的其他课后项目参加特定的活动，也包括出差参加外地会议、培训和区域会议。私人汽车里程将按照里程记录，基于联邦批准的每英里 0.54 美元（2016 年）的费率予以报销。在 12 个月的项目期内，工作人员的当地差旅费预算为 1200 美元。

其中编列了 600 美元的差旅预算，是两名项目工作人员参加为期两天的与预防青少年肥胖相关的专业会议所需的飞机和地面交通费用。

本次会议的每日津贴和住宿费用的总预算为 600 美元。这是两名项目工作人员参加为期两天两夜的与预防青少年肥胖相关的专业会议的预估费用。

其他非人力成本

付现成本的预算总额为 7560 美元。最大的一部分预算用于购买活动和教育用品，包括员工课程材料、参与者材料和家长材料，以及在社区推广活动的外联服务。我们还把两台新激光打印机的成本纳入了预算范围，这两台打印机配有一年的墨粉，因为我们打算自己制作大部分材料。我们只花费有限的预算聘请平面设计师来为材料设计统一的外观。我们还打算开发视听材料，不仅可供现场使用，还可以赠予儿童，让他们回家使用。为此，我们打算使用记录设备（手机）并将视频传输到闪存驱动器或进行数字下载。最后，我们还为课后和周末活动购买体育器材、游戏、零食和奖品（费用不超过 5 美元）。我们已预留 1000 美元用于与项目相关的所有办公用品、邮资和电话服务。

表 11-4 基迪德尔霍珀"基迪德尔跳跃儿童"项目预算电子表格

对象	%时间	第一年
直接成本		
人力成本		
项目总监	0.20	13000.00 美元
注册营养师	0.15	9000.00 美元
健身助理	0.50	25000.00 美元
青少年活动专家	0.20	6400.00 美元
研究生助理		
2 人（每周 10 小时）×28 周× 每小时 10 美元		5600.00 美元
总工资		59000.00 美元
附加福利（31.1%）		18290.00 美元
人力成本总计		77290.00 美元
非人力成本		
差旅		2400.00 美元
激光打印机两台（250 美元一台）		500.00 美元
纸		2000.00 美元
墨盒		1500.00 美元
录音软件		200.00 美元
录音设备		300.00 美元
DVD 光盘		200.00 美元
体育设备		500.00 美元
奖励和茶点		1000.00 美元
其他办公用品		400.00 美元

续表

对象	%时间	第一年
邮资		240.00 美元
电话		360.00 美元
专业服务：图表设计		360.00 美元
非人力成本总计		7560 美元
	直接成本总计	87250.00 美元
间接成本（基数的 25%）		21812.50 美元
总成本		109062.50 美元

表 11-5　广告预算规划工具：加利福尼亚 "First 5" 项目

费用项目	最低档价格	中位档价格	最高档价格	更多最高档价格	"First 5" 提示和注意事项
脸书、谷歌的网络展示广告	0 美元：不错的选择。还有很多机会通过媒体宣传和其他途径进行推广	200 美元的直接成本（内部设计）：在脸书上投放两周广告	400 美元的直接成本，外加 200 美元的平面设计费用：用于在脸书和谷歌上投放四个星期的展示广告	1000 美元的直接成本，外加 200 美元的平面设计费用：用于在脸书和谷歌以及当地媒体网站上投放一个月的展示广告	设定每天的购买限额，以确保在线广告的成本在预算之内
在当地报纸刊登平面广告	0 美元：不错的选择。还有很多机会通过媒体宣传和其他途径进行推广	250 美元的直接成本（内部设计）：在小型社区报纸上刊登四分之一版的广告	500 美元的直接成本，外加 200 美元的平面设计费用：在当地报纸上刊登半版广告	1500 美元的直接成本，外加 600 美元的设计费用：在当地报纸上刊登三个广告，为期两周	可以同时投放平面印刷广告和线上广告。关注社区报、日报和周报
广播广告	0 美元：不错的选择。还有很多机会通过媒体宣传和其他途径进行推广	750 美元的直接成本：在一到两家电台投放一周广告	1250 美元的直接成本，外加 200 美元的设计费用：用于一周的广告投放（频率更高，并在电台网站上增投在线广告）	2000 美元的直接成本：在多家电台投放两周广告	在市议会前两到三周的时间里播放 15 到 30 秒的广告
当地博客	0 美元：不错的选择。还有很多机会通过媒体宣传和其他途径进行推广	只需花费 0 美元：假设内部员工可以进行外展工作	花费 100 美元：在一到两个博客上投放广告	花费 250 美元：在五个博客上投放广告或传递信息	使用当地博客，内容涉及家庭、政策、"First 5" 项目议题和社区活动

续表

费用项目	最低档价格	中位档价格	最高档价格	更多最高档价格	"First 5" 提示和注意事项
当地零售/社区中心的外展	0 美元：不错的选择。还有很多机会通过媒体宣传和其他途径进行推广	300 美元的直接成本：印刷 10 张海报（全彩，尺寸为 18×24 英寸）（内部设计）	600 美元的直接成本，外加 200 美元的平面设计费用：印刷 20 张海报（全彩，尺寸为 18×24 英寸）	1000 美元的直接成本，外加 200 美元的平面设计费用：印刷 35 张海报（全彩，尺寸为 18×24 英寸）	制作海报并张贴在杂货店、图书馆、家庭活动中心（基督教青年会、儿童健身房）和其他社区聚会场所的橱窗上
总费用	0 美元	1500 美元	3650 美元	6750 美元	

最后，表 11-6 展示的是疾控中心给出的国家烟草控制计划的整体活动花费以及大众媒体部分花费的最低预算和建议投入的费用。一般来说，大众传播推广工作应占国家烟草控制计划总资金的 10%—20%（如果大众传播是主要干预措施，则为 25%或更高），这足以支撑全年开展三项此类健康传播工作。虽然大众传播的花费似乎很高，但实际相当于人均 2—3 美元。

表 11-6　2014 年部分州的烟草控制计划的建议总资金和大众健康传播干预措施的专项资金

州	州烟草控制计划的建议总资金		大众健康传播干预措施的专项资金	
	最低资金费用（百万/美元）	建议资金费用（百万/美元）	最低资金费用*（百万/美元）	建议资金费用*（百万/美元）
加利福尼亚州	248.6	347.9	52.8（15.9%）	76.0（16.0%）
纽约州	142.8	203.0	31.8（21.2%）	45.7（21.8%）
佛蒙特州	6.1	8.4	1.1（18.0%）	1.6（19.0%）
怀俄明州	6.2	8.5	0.6（9.6%）	0.9（10.6%）

＊百分比代表整个州烟草控制计划资金的比例。

数据来源：https://www.cdc.gov/tobacco/stateandcommunity/best_practices/pdfs/2014/comprehensive.pdf.

活动时间表

使用印刷媒体或视听媒体的大型传播计划可能需要一年的时间来规划和制作，包括进行形成性研究、开发并测试材料，以及准备将所有材料分发给合作伙伴或媒体机构。那些更依赖非正式社交媒体的项目可能进展更快，但也不应跳过形成性研究阶段。评估计划从您制订策略时就开始了。表 11-7 展示了一个相当复杂的活动的时间表，其活动持续了三年。

表 11-7 项目时间线

阶段	第一年												第二年												第三年											
	1月	2月	3月	4月	5月	6月	7月	8月	9月	10月	11月	12月	1月	2月	3月	4月	5月	6月	7月	8月	9月	10月	11月	12月	1月	2月	3月	4月	5月	6月	7月	8月	9月	10月	11月	12月
管理决策和团队建设		■																																		
形成性研究			■																																	
分析和创意简报				■																																
选择创意机构						■																														
设计团队会议							■																													
材料开发与评审								■																												
完成前测									■																											
制作电视、广播和印刷材料											■	■																								
材料修订												■	■																							
批准通过														■																						
短信内容撰写和测试													■	■																						
最终批准通过															■																					

续表

项目	第一年 1月	2月	3月	4月	5月	6月	7月	8月	9月	10月	11月	12月	第二年 1月	2月	3月	4月	5月	6月	7月	8月	9月	10月	11月	12月	第三年 1月	2月	3月	4月	5月	6月	7月	8月	9月	10月	11月	12月
材料定稿															█																					
与合作伙伴协作完成																	█	█																		
项目启动																			█																	
向合作伙伴交付材料																				█																
广播节目播播																					█	█	█	█												
电视宣传插播																								█	█	█										
完成短信服务																						█	█			█	█	█	█	█						
综合监测调查																								█			█			█						
评估项目规划														█					█	█																
选择调查公司																		█													█					
实地调查评估																							█										█	█		
分析与报告撰写																																		█	█	
未来规划																																				█

测量和评估

最终的计划应该采纳一系列度量指标和收集这些指标的方法，以确保项目的各部分按计划执行。如果有地方不起作用的话，就可以进行调整。这些指标还能为您的结果评估建立逻辑模型。

方框 11-13 是英国政府的"芯片狗"活动（一个促进为宠物狗植入微芯片的运动）中使用的国际传播测量与评估协会框架。该运动主要是通过社交媒体进行的。

方框 11-13 "芯片狗"项目的过程评估指标示例

项目目标

增加今年给狗植入微芯片的数量（目标是增长率达到 100%），并在 2016 年 4 月前向公众推行强制植入微芯片。（微芯片项目是在狗的皮肤下植入一个微芯片，以帮助识别丢失的动物。）

传播的子目标
- 鼓励养狗人给自家的狗植入微芯片；
- 提高在线参与度；
- 与合作组织共同发表可信赖的言论；
- 向公众介绍对宠物狗的微芯片植入将纳入法律范围。

受众
- 中间受众：媒体、社交媒体用户和动物福利慈善机构；
- 最终受众：养狗人及其朋友和家人。

传播活动示例
- 在传统媒体上引用部长级人物和合作伙伴、利益相关者的语录进行传播；
- 在社交媒体使用#ChipMyDog 标签，鼓励人们分享宠物狗的照片；
- 在脸书页面展示话题#ChipMyDog；
- 在谷歌地图上展示可以免费植入微芯片的地点；
- 制作为宠物狗植入微芯片的视频；

■ 邀请部长级人物访问狗狗中心；
■ 对数字媒体案例进行研究；
■ 向利益相关者介绍情况，寻求支持；
■ 与宠物信托基金合作；
■ 在推特上就#AskDefra 这一话题与首席兽医进行问答；
■ 把与动物福利部长进行的问答提供给《今日爱犬杂志》（Dogs Today）。

使用国际传播测量与评估协会的[1]标准来衡量项目的有效性

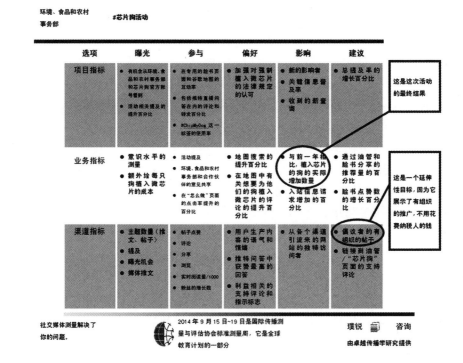

图 11-6 芯片狗活动

结果

■ 在 2013—2014 年，约有 130000 条狗完成微芯片植入，而在 2012—2013 年只有 25000 条，增加了 500% 以上。

> ■ 该项目为下一阶段的运动提供了基准指标，这项运动将于 2016 年 4 月强制给狗植入微芯片。
> ■ 英国政府环境、食品和农村事务部及其合作伙伴是该议题的影响者，并且在有关狗的微芯片植入的对话中提供了可信赖的意见。
> 这次项目的倡导水平很高，这对于下一阶段的活动很有帮助。
>
> 传播测量与评估协会（Association for Measurement and Evaluation of Communication）

执行计划概要

执行计划概要有助于指导您的项目并可展示给潜在的合作者或捐赠者。出于这个原因，暂时先不涉及本章其他地方讨论的所有细节。

您的计划应该包括以下要点：

■ 背景和理由，包括您的 SWOT（优势、劣势、机会、威胁）分析；

■ 目标受众；

■ 按受众划分的传播目标；

■ 信息；

■ 信息传播渠道；

■ 活动（包括媒体、材料和其他方法）；

■ 可用的合作伙伴和资源；

■ 任务和时间表（包括负责每项任务的人员、完成每个任务的日期、交付每个任务所需的资源以及检查进度的时间点）；

■ 预算。

有需要的话您可以再增加一些要点。请注意，您还应该制订更详细的计划文档，用于与媒体制作伙伴（如果有的话）、新闻媒体（如果涉及的话）和项目执行者的合作。

结　论

　　项目执行就是对您希望发生什么、您计划联系哪些人以及您将如何推进项目等进行提炼。执行受到以下因素的限制：您获得的支持以及您可以负担得起的风险，包括外部障碍、竞争性影响以及时间的限制。执行只是冰山一角，它完全由背后的规划作为支撑。这是一个关键的步骤：当您的计划和预期付诸行动的时候，您如何判断自己做得是否足够好呢？评估就是下一步应该做的。

总　结

本章问题

　　1. 识别并定义 SMART 原则的每个术语。

　　2. 简述将创意简报转化为概念的过程。

　　3. 与受众和把关人一起对概念进行前测的重要性是什么？

　　4. 描述拉奇的"四元"内容管理模型中以内容为中心和以人员为中心的组成部分。

　　5. 为什么您会想要让媒体看上去像是"自制"的？

　　6. 前测题目中为什么还要反复询问被试？

　　7. 描述至少两种用于高科技测试的生理和神经营销技术，并解释它们在前测中的用途。

　　8. 预算的关键要素是什么？

参考文献

1. Gaglio，B.，J. A. Shoup，R. E. Glasgow，"The RE-AIM Framework：A Systematic Review of Use Over Time"，*Am. J. Public Health*，Vol. 103，No. 6，2013，e38-e46.

2. "What is RE-AIM"，Virginia Tech College of Agriculture and Life Sciences，http：//www. re-aim. hnfe. vt. edu/about_ re-aim/what_ is_ re-aim/index. html.

3. "Measures and Checklists：RE-AIM Planning Tool and Adaptation"，Virginia

Tech College of Agriculture and Life Sciences，http：//www. re-aim. hnfe. vt. edu/ resources_ and_ tools/measures/planningtool. pdf.

4. Noar，S. M.，C. N. Benac，S. H. Melissa，"Does Tailoring Matter? Meta-analytic Review of Tailored Print Health Behavior Change Interventions"，*Psychol Bull*，Vol. 133，No. 4，2007，pp. 673 - 693，http：//dx. doi. org/10. 1037/0033 - 2909. 133. 4. 673.

5. Snyder，L. B.，M. A. Hamilton，E. W. Mitchell，et al.，"A Meta-analysis of the Effect of Mediated Health Communication Campaigns on Behavior Change in the United States"，*J. Health Commun*，Vol. 9，No. 1（suppl.)，2004，pp. 71 - 96，http：//doi. org/10. 1080/10810730490271548.

6. "Content Strategy Basics"，Usability. gov.，March 14，2012，www. usability. gov/what-and-why/content-strategy. html.

7. Rach，M.，"Brain Traffic Blog（Internet）"，from the archive：Brain Traffic lands the quad，July 5，2012，http：//blog. braintraffic. com/2012/07/from - the-archive-brain-trafficlands-the-quad/.

8. Wilson，R.，J. Gaines，R. Hill，"Neuromarketing and Consumer Free Will"，*J. Consumer Affairs*，Vol. 42，No. 3，2008，pp. 389-410.

附录 肯尼亚一个城市贫民窟的 "洗手" 运动[*][①]

背景介绍和问题界定

据估计，全球每年有 150 万儿童死于腹泻，[1] 而腹泻是非洲儿童死亡的主要原因，导致约 19% 的儿童死亡事件。[2] 基于 1990 年到 2013 年关于洗手研究的系统评价，马修·弗里曼（Matthew Freeman）和他的同事得出结论，用肥皂洗手可以减少 40% 的腹泻，[3] 桑迪·凯恩克罗斯（Sandy Cairncross）等人则认为用肥皂洗手可减少 48% 的严重腹泻后果。[4] 卡蒂·格陵兰（Katie Greenland）、凯恩克罗斯、奥利弗·卡明（Oliver Cumming）和瓦莱丽·柯蒂斯（Valerie Curtis）

---

* 蕾尼·A. 博塔（Renee A. Botta），博士；凯莉·芬森·胡德（Kelly Fenson Hood），医学博士；利亚·斯坎杜拉（Leah Scandurra），文学硕士；里娜·穆阿西亚（Rina Muasya），文学硕士候选人。

① 该运动由丹佛大学及丹佛东南扶轮社拨款资助。

估计，正确的洗手方式每年可防止 60.7 万 1—5 岁儿童死于腹泻和肺炎。[5] 尽管洗手运动在改善洗手行为方面取得了成功，但事实证明，长期维持这些变化有点困难。[6]

使用肥皂洗手是一种经济有效的预防腹泻的方法，因此，应将预防干预的重点放在维持正确的洗手行为上。2008 年的数据表明，在肯尼亚 5 岁以下的儿童中，腹泻疾病是导致死亡的主要原因，占 5 岁以下儿童死亡人数的 21%。[7] 肯尼亚城市地区的非正规居住区普遍存在卫生条件和卫生状况恶劣的问题，导致城市儿童的死亡率是农村儿童的两倍多。[7] 据估计，一平方英里内，约有 50 万甚至更多的人生活在这个俗称"贫民窟"的地方，要在这里维持良好的卫生条件面临诸多挑战。

我们在其中一个贫民窟深处选择了一个社区实施卫生运动，这也是旨在减少腹泻的"清洁水、环境卫生和个人卫生（WASH）"计划的一部分。本个案研究的重点是这场提高洗手频率、改善和维持手部卫生的运动。为了促进运动的可持续性，我们采用了一个参与性传播框架，主要利益相关方参与了运动的制订、执行和评估。

鉴于腹泻的高发病率和腹泻所致死亡的可预防性，以及适当的手部卫生与减少腹泻致死之间具有明确相关性，这项运动力求增加人们对手部卫生指引的认识并促进正确使用。为了改善结果，这项运动的重点不仅仅是介绍洗手的好处。具体来说，需要介绍保持手部卫生的指南，包括正确的洗手技巧，用肥皂清洗所需的时间，以及需要用肥皂洗手的关键时刻。

项目目标

这次活动的目标集中在以下几个方面：

■ 与社区合作提供手部卫生解决方案；

■ 开展社区卫生培训合作；

■ 提高社区内人们关于手部卫生指引的认识；

■ 提高社区内人们正确洗手的频率；

■ 提高社区内洗手行为变化的可持续性。

行为改变理论在运动发展中的应用

该运动的发展基于计划行为理论（Theory of Planned Behavior，TPB），[8] 该

理论试图通过关注一组与期望行为相关的关键概念来解释行为改变的方式和原因，这些概念作为一个集合，可以预测执行行为的意图。计划行为理论认为，通过增加对某一特定行为的积极态度、主观规范和感知行为控制，执行该行为的意图也会增加，进而导致行为的采用。[8,9]对该行为的态度源自对该行为可能造成的后果的看法。主观规范源自重要他人对行为执行的规范期望。感知行为控制源于控制行为表现的因素的存在。

其他人对该行为的重视程度构成了规范信念。例如，那些对目标受众很重要的人是否相信洗手是个好主意？他们有正确的洗手方法吗？目标受众有多大的动力去遵从这些重要他人关于正确洗手的认知？

控制信念是指目标受众认为问题在其控制范围内的程度，即尽管可能会遇到洗手的障碍，他们仍能够采用正确的方式洗手。其他学者和行为改变专家也使用了一个类似的概念，叫作自我效能感，它被定义为对自己执行行为能力的信心。

行为信念是目标受众对行为及其结果的态度。例如，他们从期望行为中得到的回报是什么？这些态度可以是积极的，例如，他们可能相信正确的洗手方式可以减少腹泻；也可以是消极的，例如，他们可能认为正确的洗手方式会浪费宝贵的水。

计划行为理论认为，如果控制信念、行为信念和规范信念都是积极的，那么目标受众就应该有积极的意向去执行该信念，在这个案例中，即采用正确的洗手方式洗手。反过来，更加积极的意向也会导致行为表现的增加。因此，如果我们能够建立积极的规范期望，获得积极的结果评价，并减少实施正确洗手的障碍，那么我们就应该能够增加社区内的正确洗手行为。

形成性研究

为了更好地了解个人知识、规范信念、行为信念、控制信念、使用肥皂洗手的障碍以及社区内的常见做法，项目开展了焦点小组和家庭调查。我们对社区家庭随机抽样进行了基线调查，以了解目标受众对这场运动的理论基础的认知程度，他们所知道的正确洗手方法，以及他们对这些方法的现有态度和做法。我们还收集了家庭成员的健康感知、腹泻症状和频率等信息。我们完成了210项调查，进行了15个焦点小组访谈，每个焦点小组有4人至8人参加。

形成性研究表明，尽管关于正确的洗手指南（方式、频率、清洗的关键时间）的认识非常有限，但社区内的居民还是了解一些关于洗手的知识。洗手的频率各不相同，但在大部分应该洗手的关键时刻进行正确洗手的频率是最低的。

腹泻确实是这个社区的一个问题。在接受调查的家庭中，58%的家庭有5岁以下的孩子。其中，86%的人报告说他们的孩子至少有一段时间出现过腹泻。35%的家庭有5—18岁的孩子，其中，70%的家庭报告说他们的孩子至少有一段时间出现过腹泻。只有28%有孩子的家庭报告说，让他们的孩子免于腹泻是很容易的。

然后，我们试图探究社区成员对正确洗手及其对减少腹泻的作用了解多少。我们发现，社区对不良卫生习惯与腹泻之间的关系认识不足，对以保持良好卫生习惯来预防腹泻的方法也缺乏认识。关于何时应该用肥皂洗手的认知也大多局限于两个关键时间：如厕后和吃饭前。

当被调查者被问及何时是用肥皂洗手的正确时间时：

■ 97%的人说在上完厕所后；
■ 62%的人说在吃饭前；
■ 35%的人说在烹饪前；
■ 14%的人说在给婴儿换尿布后；
■ 12%的人说与某人握手后；
■ 10%的人说在吃饭后。

没有人完整提到这六个时间点，4%的人提到其中五个时间点，6%的人提到其中的四个，32%的人提到其中的三个，35%的人提到其中的两个，22%的人只提到其中的一个。

至于被问及用肥皂洗手的时间应该是多长（20秒）时，只有25%的人回答正确。

当被要求展示正确的洗手方法时，只有33%的人做法正确。

尽管只有30%的人报告说大部分时间都会使用肥皂洗手，但当更具体地询问在上述已知关键时间是否使用肥皂时，使用肥皂洗手的比例有所增加。例如，44%的人报告说，在过去的一周中，在上完厕所后洗手时，大部分时间会使用肥皂；42%的人报告说，在过去的一周中，在做饭前洗手时，大部分时间会使用肥皂。

不过自陈的洗手数据往往被高估，[10]因此人们对他人洗手习惯的估计可能更加可靠。此外，在计划行为理论中，规范信念和期望也是行为改变的一个重要因素，因此我们对被调查者的规范感知也进行了探究。

只有21%的人说，在社区里，如厕后使用肥皂洗手是一种规范。只有15%的人认为做饭前使用肥皂洗手是社区的规范。

计划行为理论还表明，意图是行为的良好预测因子。当被问及意图时，36%的人表示下周在吃饭前打算用肥皂洗手，31%的人表示下周上完厕所后打算用肥皂洗手。

焦点小组讨论还显示，作为一种集体主义文化，在社区中使用"我们"而不是"我"这一称谓进行手部卫生宣传会取得更好效果。与此相关的是，集体效能感（除自我效能感外）也很重要，这表明这项运动需要认识到社区行动的障碍以及个人正确洗手的障碍。重要的是，形成性研究还显示，人们在谈论这些问题时很自在。

综上所述，焦点小组和家庭调查研究表明，腹泻是社区成员认为必须解决的一个问题。社区成员希望找到解决障碍的方法，并相信通过减少障碍、改善行为控制，社区的正确洗手行为将增加。在活动开始之前，社区成员似乎：①对规范的期望值较低；②由于肥皂的成本壁垒和缺少洗手台，对效果的期望值较低；③对手部卫生和减少腹泻之间的联系的认识较低；④对手部卫生的主要知识普遍缺乏。因此，许多人没有计划行为理论中所建议的必要的知识或信念体系（规范、控制和行为信念）来实施正确的洗手行为。

运动目标

形成性研究为这次运动的目标制订提供了信息。我们了解到：社区中的人们对正确的洗手指引了解不够，他们没有接受过正确的洗手指引，社区中能按照正确的指引进行洗手的人不多，在这样做时也会有许多障碍。我们还了解到，社区中的人们非常有兴趣学习更多关于洗手的知识，并希望通过正确的洗手习惯来减少腹泻。

很快我们发现，社区的规范显然不支持正确的洗手方式，因为人们缺乏对洗手方法的了解，也难以负担得起肥皂。当然，获得肥皂的障碍也意味着人们的控制信念不支持正确的洗手指引。社区成员说，他们不能总是用肥皂洗手，因为他们负担不起，而且他们并不总是有地方可以洗手。除了对规范信念和控制信念的重视程度较低外，社区成员对洗手行为还表现出了积极和消极两种态度，这意味着成员对行为信念的评价结果参差不齐。社区里的人不遵守洗手指引并不奇怪。同样显而易见的是，如果我们想要开展一场成功的运动，我们必须克服社区人们缺乏便宜肥皂的这一障碍。

最后，该社区在头六个月的活动目标如下：

■ 对手部卫生指引的认识和了解程度提高 50%；

■ 正确洗手的意向提高 25%；

■ 用肥皂洗手的频率提高 15%；

■ 在五个关键时刻用肥皂洗手的频率增加 10%；

■ 使用手部卫生指引来指导洗手行为的比例增加 25%；

■ 儿童腹泻的预防率提高 25%；

■ 动员全部 100 名社区卫生工作者进行 100 次社区培训。

如果我们能够帮助社区自己维持这一运动，那么这些比例将随着时间的推移而增加，而不是像以前的干预措施那样在运动结束后下降。

项目描述和方法

我们与社区卫生工作者一起举办了培训员培训课程，该课程的重点是卫生的知信行（KAP，即知识、态度、行为）和健康行为改变活动。健康材料和信息加强了这项培训的效果。

我们与肯尼亚卫生部（Ministry of Health，MOH）合作开展了这场培训。卫生部从其社区中挑选了 10 名健康教育工作者参加为期一周的讲习班，我们在讲习班中以互动和小组的形式开展了培训。完成这项培训的关键工具是当地艺术家基于社区的具体情况和行为特点制作的一套图画卡片。每套图画包含 50 张卡片，可以对各种训练提示作出不同的反应。我们通过图画、故事创作和小组讨论来组织活动。我们还为培训人员编写了卫生手册，有英文和斯瓦希里语（当地语言）版本。首席培训师是肯尼亚人，能流利地说斯瓦希里语，不仅有助于手册的翻译，而且还能够确保其符合当地文化。

据托马斯·图夫特（Thomas Tufte）和保罗·梅法洛普洛斯（Paolo Mefalopulos）所说，"公众参与是基于这样一种信念，即受决策影响的人有权参与决策过程。公众参与是一个组织在进行决策之前与有关的或受影响的个人、组织和政府实体进行协商的过程。公众参与是一种双向沟通和协作解决问题的方式，其目的是实现更好的且更容易被接受的决策"[11]。他们认为，参与式传播策略更有可能：增加对问题的归属意识并承诺就此采取行动；提高处理既定问题所需的技能和能力；对可能会影响个人或社区的机构产生实际影响。参与式传播强调让利益相关者参与发展过程和确定结果的过程，而不是强加预先确定（例如外部参与者已经决定的）的结果和过程。[11] "它要求研究者成为社区的一部分，而社区成员也成为研究团队的一部分，从而在研究的整个过程中创造一个独特的工作和学习环境。"[11]

参与式传播的优点是，在开展传播活动时，它考虑到了四个（而不是一个）知识象限。约瑟夫·卢夫特（Joseph Luft）和哈里·英厄姆（Harry Ingham）提出了"乔哈里之窗"（The Johari Window）这个概念，并由图夫特和梅法洛普洛斯描述进行了进一步的阐述，[11]第一象限是基于各方共识的对话，第二象限代表与活动相关的本地玩家的知识，而外界专家对此并不了解。第三象限是外部专家所提供的，与本地利益相关者共享的知识。最后一个象限则是双方都不了解的情况。在这一点上，主要利益相关者和活动开发者的知识、经验和技能相结合，制订了最合适的备选方案和解决方案来实现预期的变化。

外部学术专家和当地卫生部专家团队完成了卫生培训内容的编制制工作后，就用英文和斯瓦希里语编写了手册来简化培训的过程。卫生培训包括五个步骤，每个步骤都包括两个或两个以上的小组活动。

培训的第一步是确定问题，小组讨论社区中与腹泻有关的健康问题，并讨论解决健康问题的潜在方法。第一项活动的目的是使社区卫生工作者能够确定与腹泻有关的重要议题和社区中存在的问题。第二项活动的目的是使社区卫生工作者能够确定解决腹泻问题及社区面临问题的方法。

培训的第二步是问题分析，包括两项手部卫生活动。这一步骤还包括安全用水活动和卫生实践活动，这是更大型的项目的一部分，但不是本次手部卫生案例研究的重点。这些活动的目的是使社区卫生工作者能够仔细检查常见的卫生习惯。通过这项检查，参与者可以确定社区中的规范行为，并讨论这些行为对健康有何好处或缺点，以及每种做法的利弊。

在这一步的第一项活动中，社区卫生工作者讨论了各种良好的和不良的卫生行为表现。在第二项活动中，他们更具体地讨论了手部卫生。在第三项和第四项活动中，他们分别讨论了安全用水和社区卫生实践。

第三步是制订解决方案，包括开展：一项以识别疾病传播为重点的活动，一项社区卫生工作者讨论阻止疾病传播的活动，一项以阻止疾病传播的障碍为重点的活动以及一项讨论如何克服这些障碍的活动。这些活动的重点是社区——他们如何看待疾病在其社区中传播、阻止疾病在其社区内蔓延的潜在方法，以及了解并找到办法来消除社区中人们在阻止腹泻疾病蔓延方面所面临的障碍。参与者分析了阻止疾病传播的行为的有效性，并讨论了这些行为在社区的日常生活中实施的难易程度。

这一步骤中的最后一项活动是编写卫生信息。它的目的是帮助参与者确定如何在社区中引入、鼓励并强化积极的卫生行为。团队创作了融入手部卫生指引信息的歌曲，并利用当地艺术家的演出制作了海报，宣传有关手部卫生、安全用水和卫生实践的信息。社区卫生工作者制作了卫生宣传海报，鼓励和提醒社区居民养成良好的卫生习惯。大型海报上面展现的画面，与当地社区的卫生状况相似。团队可以选择他们认为最适合做海报的图片，根据需要还可以选择其他额外的图片。最后，他们把有关的信息通过计算机程序放在图片上，并返还给社区卫生工作者，把这些照片作为卫生宣传海报在社区中展示。

第四步是演示卫生指引和具体的做法。此步骤有四个目的：第一是进行关于手部和水的卫生教育。第二是与参与者合作，制作便携式洗手台，即漏水锡罐。第三是与参与者合作制作安全储水容器，并演示净水技术。第四是教会参与者如何制造比肥皂更便宜的液体肥皂，以此来降低用肥皂洗手的成本。

第五步关乎促成改变的计划。在此步骤中，社区卫生工作者开展单日培训，讨论并进行同伴教育、动机访谈和角色扮演。我们鼓励他们在自己的培训中使用这些沟通技能。

活动中使用的材料

■ 海报；

■ 洗手歌；

■ 关键信息；

■ 培训手册。

沟通策略

使用一个参与性的传播框架来开发并实施对社区卫生工作者的培训课程。

把基于当地特点设计的、适合特定环境的卫生图像用于：

■ 卫生培训工作坊；

■ 海报。

把关键信息用于：

■ 卫生培训工作坊；

■ 海报；

■ 洗手歌。

一些关键信息的示例

■ 我们每次都用肥皂洗手。（Sisi uosha mikono kwa sabuni kila mara.）

■ 我们保护家人免受腹泻之苦。 （Sisi hulinda familia zetu lutokana na ugonjwa wa kuhara.）

■ 用肥皂洗手可以预防腹泻。（Kuosha mikono kwa sabuni huzuia ugojwa wa kuhara.）

■ 用肥皂洗手很简单；使用洗手液就好。（Kuosha mikono kwa sabuni ni rahisi；tumia sabuni ya maji.）

■ 准备好吃东西了吗？别忘了用肥皂洗手。（Uko tayari kula chakula？Usisahau kuosha mikono kwa sabuni.）

■ 上完厕所别忘了用肥皂。 （Usisahau kutumia sabuni baada ya kutumia choo.）

活动执行

接下来，是这场运动的执行部分。培训分三个阶段进行。在第一阶段，我们与卫生部官员合作开展培训；在第二阶段，我们与卫生部官员合作对社区卫生工作者（他们也是社区成员）进行培训；在第三阶段，社区卫生工作者对非专业的社区成员进行培训。

在社区和卫生部的合作下，100 名社区卫生工作者聚集在社区的一个教堂接受为期 5 天的培训。首席主持人是一名肯尼亚人，拥有肯尼亚一所大学的公共卫生学士学位，是项目开发团队的一员。她的职责是领导整个大组，并回答协作主持人的问题。在培训的每个阶段，她都会先与 100 名社区卫生工作者和卫生部的 10 名健康教育专家进行集体讨论。然后，由卫生部工作人员领导的 10 个小组会完成各自的活动。活动结束后，这些小组再重新聚在一起。

社区卫生工作者接受完培训后，就会在自己的社区领导培训工作。他们把四到八人分为一组，进行一天的培训。同时他们还履行正常的社区卫生工作者的职责，并在社区里出售价格低廉的自制洗手液，以降低肥皂的购买门槛。

在运动执行过程中，很快暴露出一个不足之处，一些社区卫生工作者比其他人更加积极，进行了更多的培训。这也意味着社区中的一些地区获得了更频繁的培训。这一局限性将在结论和经验教训部分进行更多讨论。

评估

我们把在社区收集的 211 份随机家庭后测调查与活动开始前的家庭调查结果相比较，以评估活动的成效。调查访谈使用当地语言口头进行。

每个目标的评估：

（1）在运动开始后的 6 个月内，社区成员对手部卫生指引的认识和了解提升 50%。在运动期间，社区成员学到了更多关于洗手关键时间的知识。他们对运动前最不为人知的四项关键时间的认知至少提高了 50%，在某些情况下甚至提高了 100%。他们对运动前认知率最高的两项关键时间也有了更多的了解，在运动开展后，便后洗手的比例已经达到了 97%，并且一直保持在这一水平；饭前洗手的认识从运动前的 62% 上升到运动后的 80%。知道用肥皂洗手的正确时间（20 秒）的人数增加了 48%。因此，这一目标得以成功实现。

（2）在运动开始后的 6 个月内，社区成员对手部卫生的正确意识提高 25%。社区成员在接下来的一周的关键时刻用肥皂洗手的意向增加了 50% 至 81%。因此，这一目标得以成功实现。

（3）在运动开始后的 6 个月内，社区成员用肥皂洗手的频率提高 15%。在运动期间，自述用肥皂洗手的人数增加了 8%。虽然这是一个显著的增长，但并没有达到我们期望实现的数量，因此我们没有实现这一目标。

（4）在运动开始后的 6 个月内，社区成员在 5 个关键时间点用肥皂洗手的频率提高 10%。我们认为让人们在关键时间点用肥皂洗手要比让他们在平时用肥皂洗手更难，所以我们估计的目标是增加 10%。然而，自陈在关键时间点洗手的人数实际上从 12% 增加到了 31%。因此，社区成员报告的行为表明，比起日常用肥皂洗手，社区成员在特定情况下用肥皂洗手的频率提升幅度更大。未来的研究应该试图弄清楚为什么会出现这种差异。这一目标得以成功实现。

（5）在活动开始后的 6 个月内，社区内使用手部卫生指引来指导洗手行为的比例增加 25%。采纳正确洗手方法的社区成员增加了 55%，成功实现了目标。

（6）在活动开始后的 6 个月内，社区儿童腹泻的预防率提高 25%。在运动开始前，有 28% 的人认为该运动对预防儿童腹泻有积极的效果。运动结束后，51% 的受访社区成员对预防儿童腹泻的成效表示肯定，相对提高了 82%。因此，这一目标得以成功实现。

（7）在活动开始后的 6 个月内，动员接受了卫生培训的 100 名社区卫生工作者开展 100 次小群体的社区培训。我们共培训了 100 名社区卫生工作者，他们在培训后的头 3 个月内又培训了 145 人。约有一半的社区卫生工作者进行了培训，但没有达到 100% 的目标。此外，他们选择以两人一组的方式进行培训。在 6 个月内，这些小组共进行了 106 次社区培训。因此，我们达到了社区培训次数的目标，但开展培训的社区卫生工作者的数量较少。

结论

鉴于我们达到或超额完成了这次运动七个目标中的六个，我们认为这次运动非常成功。知识、效能和意图的提高最明显，根据计划行为理论，所有这些都说明行为改变的增加。规范信念在运动期间没有改变，实际上其仍然保持在相当低的水平（干预前在 15% 到 21% 的水平；干预后在 16% 到 23% 的水平）。鉴于计划行为理论中的其他因素在运动结束时已经处于足够的水平，如果随着卫生工作者继续进行更多的培训，规范能够得到提高，那么行为改变很可能也会增加。

一个社区组织已经接管了该项目并继续进行培训、肥皂生产和销售以及一对一的卫生教育。这种类型的社区购买有助于提高规范预期水平。我们将进行进一步的研究，以确定是否如此，并看看这种类型的社区购买是否也提升了结果的可持续性。该社区组织表示，这场运动的参与性是其对继续开展这场运动感兴趣的原因。

我们还对另一个衡量活动是否成功的指标进行了测量，虽然它并不包含在七个目标里。作为后测调查的一部分，我们询问受访者是否参加过由我们培训的卫生工作者举办的社区培训，15%的人表示参加过。其中，65%的人可以在没有提示的情况下讲述活动中的关键信息。另有32%的人正确回忆了关键信息。只有一个参加过培训的人既回忆不出也不能详述运动的关键信息。此外，94%的人认为这些培训是有帮助的；90%的人说他们学到了很多；74%的人认为这对社区有帮助；79%有孩子的家长认为这对他们的家庭有帮助。

经验教训

■ 与多个利益相关者合作是一种极好的促进项目购买的方式，从而为维持项目成果提供更好的机会。

■ 该活动表明，基于参与式沟通的培训可以促进可持续的行为改变和健康提升，这是学者和从业者一直试图实现的。

■ 计划行为理论有助于确定干预工作的重点，并指出我们存在的不足。下一步在社区进行家庭调查的关键是考察规范预期的水平。此外，自活动结束以来，我们与社区合作举办了一个社区民众广泛参与的卫生节，这是提升对卫生行为规范认识的另一个策略。

■ 针对本地特色来制作的信息便于记忆且更具相关性。

■ 并非所有社区卫生工作者都会自发进行培训。那些对制造和销售肥皂的创收活动感兴趣的人更有积极性；他们意识到，提升使用肥皂洗手的兴趣和动力将提高肥皂的销量，从而带来更多的收入。

■ 社区成员的自陈行为报告表明，比起日常用肥皂洗手，社区成员在特定情况下用肥皂洗手的频率提升幅度更大（后者从12%增加至31%，而前者仅有8%的增幅）。未来的研究应该试图弄清楚为什么会出现这种差异。学者们一直在寻找更好的方法来对手部卫生行为进行测量。今后的运动应该探索其他方法。

参考文献

1. World Health Organization（WHO）, United Nations Children's Fund（UNICEF）, *Diarrhoea*: *Why Children Are Still Dying and What Can Be Done*, New York: UNICEF/ Geneva, Swizarland: WHO, 2009.

2. Black, R. E. , S. Cousens, H. L. Johnson, et al. , "Global, Regional, and National Causes of Child Mortality in 2008: A Systematic Analysis", *Lancet*, Vol. 375, 2010, pp. 1969-1987.

3. Freeman, M. C. , M. E. Stocks, O. Cumming, et al. , "Systematic Review: Hygiene and Health: Systematic Review of Handwashing Practices Worldwide and Update of Health Effects", *Trop Med. Int. Health*, Vol. 19, No. 8, 2014, pp. 906-916.

4. Cairncross, S. , C. Hunt, S. Boisson, et al. , "Water, Sanitation and Hygiene for the Prevention of Diarrhoea", *Int. J. Epidemiol*, Vol. 39, No. 1（suppl.）, 2010, i193-i205.

5. Greenland, K. , S. Cairncross, O. Cumming, et al. , "Can We Afford to Overlook Hand Hygiene Again?" *Trop Med. Int. Health*, Vol. 18, 2013, pp. 246-249.

6. Davis, J. , A. J. Pickering, K. Rogers, et al. , "The Effects of Informational Interventions on Household Water Management, Hygiene Behaviors, Stored Drinking Water Quality, and Hand Contamination in Peri-urban Tanzania", *Am. J. Trop Med Hygiene*, Vol. 84, No. 2, 2011, pp. 184-191.

7. World Health Organization, "World health statistics 2010", 2010, http://www. who. int/whosis/whostat/2010/en/index. html.

8. Ajzen, I. , "The Theory of Planned Behavior", *Org. Behav. Hum. Decision Proc.* , Vol. 50, No. 2, 1991, pp. 179-211.

9. Ajzen, I. , "The Theory of Planned Behavior", in P. A. M. Lange, A. W. Kruglanski, E. T. Higgins, eds. , *Handbook of Theories of Social Psychology*, Vol. 1, 2012, pp. 438-459.

10. Ram, P. , *Practical Guidance for Measuring Handwashing Behavior*: *2013 Update. Water and Sanitation Program*, Washington, DC: World Bank

Publications，2013.

11. Tufte，T.，P. Mefalopulos，*Participatory Communication*：*A Practical Guide*，Washington，DC：World Bank Publications，2009.

第十二章

健康传播项目的评估*

学习目标

通过学习本章，读者将学会：

1. 提出评估的核心问题；

2. 了解评估框架的作用；

3. 确定传播项目的主要评估设计；

4. 列出在评估使用了电子渠道的干预措施时需要考虑的一些问题；

5. 找到电子健康评估资源和其他评估资源。

导　言

"效率是指正确地做事。有效是指做正确的事。"[1]

——彼得·德鲁克（Peter F. Drucker），1973

项目评估通常指在一定期限内，对一个项目的价值和优点提出不同意见的复杂程序。如果一个项目需要大量的财务投资并且有可能成为未来项目的模板，那么对它的评估是必不可少的。其他情况下，评估是一个迭代过程，旨在

---

* 梅·格拉贝·肯尼迪（May Grabbe Kennedy）和乔纳森·德谢佐（Jonathan DeShazo）。

随着时间的推移而不断改进特定的项目。无论是哪种情况，评估都需要权衡各种因素，兼顾各个方面。事实上，一个项目存在的问题有很多都无法基于现有资源给予解答。除此之外，不同利益相关者对不同评估指标的注重程度也不一样。本章在传播背景下讨论评估研究中的一些关键任务和得失权衡（表12-1）。

表 12-1　评估时取舍的考虑因素

为了实现这一目标……	你可能要舍弃的事情（反之亦然）……
测量结果是项目决策者和其他利益相关者最相信和最关心的结果	研究结果可以与研究同一健康问题的其他项目结果直接进行比较
评估采用的问题和方法来自项目内部人员提供的详细信息	评估的设计是客观的、独立存在的，满足大型高知名度项目的问责标准
测试健康行为的知识、态度和其他心理决定因素时，要使用有效且可靠的量表（通常是多项量表）	为了在受访者的配合下进行，对决定因素进行的测试通常很简短
要花充足的时间用于完善研究设计、获得批准、谨慎执行项目、系统地分析结果、并将报告提交同行评审	可及时获得评估结果以传达项目的关键决策
针对每个目标受众对项目的每个组成部分进行效果评估	在有限资源范围内进行评估
研究设计强大，降低对有效性和因果推论的影响	评估在实践、政治和伦理上都是可行的

更多详细讨论，请参阅 Shadish, W. R., T. D. Cook, L. C. Leviton, *Foundations of Program Evaluation：Theories of Practice*, Newbury Park, CA：Sage, 1991.

使用"项目评估"这个说法时可能需要注意，项目评估和研究之间存在区别（可参考美国联邦法规第45篇第46章中关于机构审查委员会的要求）。在表12-2中，列出了研究和评估之间的一些差异。在实践中，严格开展项目评估的方法与项目运营研究、干预研究的方法相差无几。因此，在特定的环境下要尽可能灵活且严谨地使用术语；如果研究涉及人类受试者，在制订项目时间表时还要纳入伦理审查。

表 12-2　项目评估与研究的区别

项目评估	研究
目的是告知项目决策者	目的是产生可归纳的知识
使用理论来测试项目	有时只是为检验理论

项目评估	研究
强调调查结果的有用性	强调研究设计的严谨性
有时免受机构审查委员会对人类受试者伦理待遇的审查	从项目参与者处收集数据时，至少需要接受机构审查委员会的快速审查
通常会给项目分配更多可利用的资源	通常会给研究分配更多可利用的资源
在评估结束后，项目活动有很大的机会能继续进行	在研究结束后，项目活动（如研究项目）不太会继续进行
在自然环境下进行的	可能在可控实验室环境或实地环境中进行
可能重点关注参与者对项目的满意度和非预期的项目结果	经常忽略参与者的满意度或意外后果

Levin‐Ronzalis, M., "Evaluation and research: Differences and similarities", *Can J ProgramEval*, Vol. 18, No. 2, 2003, pp. 1-31.

了解一个健康传播项目如何运作及其效果的过程，通常分为三个阶段：形成性（或预测试）阶段、过程（或实施监控）阶段和结果评估（或总结）阶段。前两个阶段在本书其他部分进行了深入探讨，本章集中讨论结果评估。

在健康传播背景下，结果评估的主要任务是检验一个项目传播的信息与期望结果之间的关系。这听起来简单，但实际上理解并测量信息的曝光程度及其结果极具挑战，尤其是在如今快速发展的媒体环境中。此外，健康传播评估研究的典型设计检验的是相关关系，并不能保证因果关系。

三个核心评估问题

评估一个健康传播项目需要技巧，但归根结底要回答以下三个问题：[2]

■ 结果：你在做正确的事情吗？

■ 执行：你的方式正确吗？

■ 影响：你是否做了足够多的事情来改变现状？

你在做正确的事情吗？

在一个项目启动之前，你可以采取几个步骤使事情努力朝正确的方向发展。步骤之一如其他章节所述，是进行受众和其他形成性研究。此外，关于

"正确的事情"应该提出以下三类问题：

在进展顺利的前期研究中是否发现了实证性的"概念证明"？

虽然做一些全新的事情是令人激动的，但在计划一项新的干预措施时，通常会采用或调整现有的有效干预策略。如果有可信度高的证据表明项目在严格控制的条件下带来了预期变化，则说明项目有效。[3]方框12-1提供了此类循证干预措施的数据库的链接。当然，即使是使用有效的模式，也需要进行一些实地评估。在现实世界条件下复制项目模式时，必须确保其有效性仍旧存在。[3]

方框 12-1　循证策略数据库示例

全面健康主题

■ 社区预防服务指南：http：//www. The Community Guide. org/index. html；

■ Cochrane 协作网的健康研究系统评价：http：//www. cochrane. org；

■ Campbell 协作网关于疾病的社会决定因素的社会与教育项目系统评价：http：//www. campbellcollaboration. org.

特定健康主题

■ 药物滥用和精神健康服务管理局的国家心理健康和药品滥用循证项目及实践登记：http：//nrepp. samhsa. gov；

■ 美国国家癌症研究所的检测干预计划：http：//rtips. Cancer. gov/rtips/index. do；

■ 疾控中心有关艾滋病循证干预和最佳做法的纲要：http：//www. cdc. gov/HIV/Prevention/research/Compendium/index. html；

■ 世界卫生组织的营养行动证据电子图书馆：http：//www. who. int/elena/en.

有关其他数据库，请参阅社区工具箱的最佳实践数据库 http：//ctb. ku. edu/en/databases-best-practices.

遗憾的是大多数健康传播项目的评估结果从未公布过，更不用说被收入有效项目的数据库了。[4]要为您的干预措施选择"正确的事情"，可能有必要向那些和您的项目相似的有成功经验的工作员工请教，并且找到他们项目成功的原因。

项目计划是否明确了如何用合理的方式实现目标？

在评估开始之前，评估人员和项目决策者需要回顾先前的逻辑模型草案，以明确投入、产出以及结果。逻辑模型的所有组成部分及各自的测量标准都可以进行修改，直到它们变得合理为止。通常，好的项目逻辑模型会把行为改变的理论决定因素（例如知识、自我效能感或感知的社会支持）纳入短期效果。事实上，许多有效的项目模型，其核心要素之一就是将重点放在理论决定因素上，这是行为变化的重要驱动力，在对项目模型进行调整以适应当地需求时，通常要保留这一要素。[5] 另外，如果评估员是项目团队中唯一一位健康科学家，他还应确保逻辑模型在理论上是可行的。以上就是我们在规划过程的早期阶段需要做的事情。

当地社区是否接受项目流程？

当地社区可能已经设立了审查或咨询委员会。在这种情况下，就可以与机构成员一起探讨项目的概念、程序和材料。但如果社区没有这样的机构，就需要找一个有类似程序的当地项目及可以提供社区反馈的资源作为参考。

在某种程度上，社区接受程度取决于项目的传播渠道是否仅覆盖了目标受众。例如，同性恋可以接受在他们的聊天室里发布预防性病的活动消息；但对于普通受众来说，会很反感从广播广告听到相关信息。简而言之，在花费项目资金去制作活动材料之前，可以先了解一下当地社区的情况。

您是否以正确的方式做正确的事情？

这个问题实际上与是否认真执行项目有关，而且这是一个需要不停进行追问的问题。精准监测，指通过定期收集执行数据，以监测这个项目和最初的项目计划是否一致。这种过程评估对质量的长期把控非常重要（详见 CDCynergy 社会化营销版第 5 和第 6 阶段）。[2] 相比之下，结果评估有以下两点需要注意：第一，为了数据集的汇总和分析，一开始就要明确起点和终点；第二，如果循证模型是复制过来的，且资源匮乏，那么可以自己决定是否进行结果评估。

评估人员和项目策划人员要一起寻找方法，保证健康传播项目结构的精准性，方框 12-2 是有关"设计的精准性"的建议。评估人员和项目工作人员可以共同进行精准性流程监测，使该流程成为标准操作程序。

基于媒体传播的项目，精准性数据可以来自媒体机构、网站分析报告[6] 或第三方跟踪服务。[7] 这些数据通常包括媒体植入广告清单和投放信息曝光量评估。相比之下，通过人际渠道来传播健康信息时，你需要经常观察这个项目的执行情况。其中一种方法是在未经通知的情况下使用检查表来评估程序是否符合标准协议，[3] 当然，你需要提前向项目负责人解释进行突击检查的原因。

如果精准监测发现项目偏离了原本的计划，可以确定原因并采取恰当的措施进行纠正。另外，精准的数据在一定程度上也有助于解释效果评估的发现。负面的评估结果可能表示这个项目一开始就没有设计好，或者没有按照计划去执行。要想知道哪个才是真正的原因，就必须在评估期间对项目程序的精确度进行监测，看看它是否按照原计划进行。

方框 12-2　保证项目按原计划进行

- ■ 尽可能遵照核心流程执行项目；
- ■ 确保系列活动的创意要与原始创意的核心基本保持一致；
- ■ 提供新人培训和定期的"增值"培训；
- ■ 为避免削弱项目的核心要素，要保证职员对项目流程的关注，以便以统一的方式解决这些问题。

改编自：DHHS, Fidelity Monitoring Tip Sheet, Family and Youth Services Bureau, online at www. acf. hhs. gov/sites/default/files/fysb/prep-fidelity-monitoring-ts. pdf.

您是否做了足够多正确的事情来改变现状？

最后一个核心评估问题分为两个层面。实践层面上，所谓改变就是指项目目标中所预期的行为改变［详见本章后面关于 SMART（ER）目标的部分］。广义层面上，"做足够多正确的事情来改变现状"指的是一个项目是否通过改变很多人的风险行为，而对某种疾病或健康问题的总体发生率产生了实际影响。

制造足够大的声量，捕获任何改变

做"足够多正确的事情"意味着让信息触达更多受众，从而能够使用事先规划的评估程序检测到预期的结果差异。罗伯特·C. 霍尼克（Robert C. Hornik）在回顾健康运动评估文献时发现，大多数活动失败不是因为构思的时候考虑不周，而是规模过小。[8] 换句话说，这些活动不成功是因为传播力度不够，无法突破其他健康信息（通常来自不可靠来源）和日常因素的干扰，难以吸引受众的注意力。

效果检测的另一个影响因素是样本量大小。样本量是统计能力的主要因素之一，它可以检测项目的效果。一项充分有力的评估会收集很多受众数据，使用特定的统计检验方法，并在考虑其他因素的情况下监测项目结果。其他重要因素包括项目开始前受众的多样性，以及受众对项目信息反应的预期强度。注意，要想确定研究是否充分有力，其评估可能会很复杂。尽管网上有"填空式"的力度计算器，还是应该在制订项目和评估研究参与目标之前咨询统计学家，对项目资金进行理性规划。无论如何，任何研究都不能因为缺乏统计能力而错失检测实际效果的机会。

在考虑如何让研究变得"有力"（预估需要多少参与者）时，往往会犯错，原因在于没有考虑以下两点：①一连串结果在每个阶段都可能损失的效应量；②重复测量过程中不可避免的人员流失。对"为健康而改变"（Change4Life）项目进行的评估可以很好地说明后一种疏忽可能带来的偏差。该项目是英国一项全国性的大众媒体活动，它试图通过改变育儿方式来预防儿童肥胖。在基线调查时，该活动招募了 3774 个有 5—11 岁儿童的家庭，以研究辅助性印刷宣传材料的效果。被分配到实验组的 1829 个家庭，如果回复了主办方的初始问卷，父母就会收到与自己孩子饮食和运动相关的个性化邮件；而如果他们没有回复的话，就只会收到一封普通的邮件。最后只有 98 个家庭回复了初始问卷，到研究结束时，只有 3 个家庭还留在没有收到邮件的对照组中。因此，这个研究没有招到足够多的被试来检验基于个性化邮件的不同育儿方法的效果差异。[9]

带来改变的差异

要做好心理准备，项目规划者和利益相关者可能会对某个项目抱有不切实际的过高期望，比如认为它会在健康风险行为流行率、社区患病率或其他健康结果方面带来积极的可测量的变化。即使是非常庞大且资金异常充足的项目，其对疾病的影响也是可衡量的，这种观点往往依赖复杂的数学模型。最先进的模型远远超出了大多数项目评估的范围，最复杂的模型也往往是基于有争议的假设。方框 12-3 介绍了项目效果评估建模面临的挑战，在本章后面介绍的

VERB 活动[10]和方框 12-10 会提供一些建模工作的示例。

可以基于足够数量的目标受众，共同协商制定一套用以测量健康行为变化的"成功标准"，以期引起本地项目利益相关者的重视。理想情况下，合理的行为改变项目和其他因素（如机构和政府政策的改变）的累积效应会降低相关不良健康行为的发生率。例如反对烟草使用的相关运动就降低了美国与吸烟有关疾病的发病率。[11]

方框 12-3　对项目效果进行评估建模面临的挑战

■ 模型简化了现实。与此同时，个人的健康行为可以产生多种影响，且疾病趋势不仅受到个人健康行为的影响，同时还会受到其他因素的影响。[1]

■ 由项目引发的行为改变也许是真实和普遍的，但同时也是短暂的。[2]

■ 永久性的行为改变可能需要数年才能反映在疾病统计中。[3]

参考文献

1. Garnett，G. P.，"An Introduction to Mathematical Models in Sexually Transmitted Disease Epidemiology"，*Sex Trans Infect*，Vol. 78，2002，pp. 7-12.

2. Marcus，B. H.，L. H. Forsyth，E. J. Stone，et al.，"Physical Activity Behavior Change：Issues in Adoption and Maintenance"，*Health Psychol*，Vol. 19，No. 1（suppl.），2000，pp. 32-41.

3. Kaplan，R. M.，"Behavioral Epidemiology"，in J. M. Suls，K. W. Davidson，R. M. Kaplan，eds.，*Handbook of Health Psychology and Behavioral Medicine*，New York：Guilford Press，2011，pp. 203-216.

基本要点

项目信息的曝光（接触）

评估健康信息的曝光（接触）程度要比单纯询问观众有没有听到信息更复杂。当传播项目使用多个渠道来传播信息时，评估人员将会面临以下讨论到的一些主要决策。

曝光（接触）的复杂程度

所谓传播项目信息的曝光，应该被理解为一个过程，而不是某一个事件。这一过程包括受众注意到实际的传播产品，理解产品想要传达的信息，对其产生信任，并随着时间的流逝依然能记得该产品和信息。

受众群体对特定渠道的内容和功能（例如互动性）的期望也会影响接触度。例如，受众可能只会花两分钟或更少的时间在移动设备上玩一款单人电子健康游戏，而如果是端游，受众会愿意花更长的时间在这个游戏上（虽然可能不那么频繁）。与那些玩家希望反复去玩的技能游戏不同，一款叙事类的电子健康游戏很快就会过时，因此要在信息重复和信息"黏性"之间进行权衡。此外，许多信息接收者希望能在卫生机构发送的电子信息中添加自己的评论，然后再转发给其他网友，从而影响那些还没完全了解相关信息的同伴。

对曝光的测量应该试图回应这种复杂性，方框 12-4 针对如何最有效地测量曝光提出了建议。至少应该对发送的内容和受众接收到的内容进行评估。要想记录发送的内容，就需要使用多个对过程进行度量的指标（例如网站点击率、浏览时间、跳转点击率等），[6] 然后收集受众的自陈报告数据以获悉他们对内容的理解。

请记住，某些传播渠道的曝光结果预估要比其他渠道更准确。例如，面对面传递健康信息的医生通常会关注患者的反应，他们可以通过"回授"的方法来验证患者是否接收到并且理解了这些信息。[12] 相比之下，在脸书页面中广告的浏览量远不能说明有许多受众关注了这则广告。广告牌曝光量（即开车路过广告牌的人数）和发送的推文数量等指标应视为曝光预估的最大值。

方框 12-4　测量曝光的建议

1. 绘制项目中实现信息曝光的路径，并沿该路径收集能够提高或降低曝光估计值的信息。例如，在研究期间，将公交车内海报的数量乘以每辆公交车的平均载客量，然后把乘积再与表示看到了广告的乘客（基于方便抽样样本）百分比相乘。

2. 测量对信息、标语和其他内容的识别率和记忆度。识别率的估计值相对较高，因为从列表中选择一个选项比自主填写要更容易，不过识别率更容易呈现虚假正相关的关系。

3. 询问受众在评估期内是否接触过其他与你的健康主题相关的地方性或全国性项目或运动，从健康主题和运动名称开始。

4. 在识别项中添加"欺骗"消息（从未发送过的消息），以得出修正系数。

5. 当使用网络渠道（如脸书、推特）时，可以在一个开放式的评论框里提供在线问卷的链接（如通过"调查猴子"或"红帽子"等网站制作的在线问卷），这样就能从受众那里获取结构化或封闭式的信息。

The Communication Evaluation Expert Panel, J. Abbatangelo, G. Cole, M. G. Kennedy,

"Guidance for evaluating mass communication health initiatives: Summary of an expert panel discussion sponsored by CDC", *Eval. Health Prof.*, Vol. 30, No. 3, 2007, pp. 229-253.

按渠道测量曝光

在多渠道项目中，特别是对曝光的测量使用自陈数据时，对渠道效果的评估过程会存在一定的争议。通过不同的渠道发送新信息与健康项目的积极效果之间存在相关关系，[13]但受众关于自己在某些渠道上接触的曝光量的回忆并非完全可靠。有人称为"在广播中看到的"问题。由于各个渠道各具特色，各有千秋，其效果往往是协同互补的，因而有人认为不能对它们的影响进行单独、割裂的评估。[7]总之，很少有分析能够区分开大型传播方法（例如广告宣传与娱乐教育）各自的效果，[14]更不用说单个的信息渠道的效果了。

不过媒体渠道具有独特的效果，来自特定渠道的结果信息可以帮助项目规划人员充分地利用资源。[15]通过收集受众关于特定渠道接触量的自陈数据，至少可以通过检查表［例如听到了广播广告（是/否），看到了广告牌（是/否）］，让评估人员构建广告活动曝光量这一变量。一个很好的例子是对加利福尼亚州萨克拉门托的预防营销活动示范点的评估。[16]与二分变量即曝光和未曝光相比，曝光量有一个范围值，项目结果更容易受其影响。如果一项调查的时间不长，或者关于曝光频率的估计结果值得怀疑，那么评估人员可以提问有关渠道内曝光的问题（例如某个广告被看到了多少次）。如果汇报的接触量反映了实际的媒体购买和其他项目产出，则可以将渠道频率权重纳入曝光变量中。但是，这样的加权变量相对来说会降低精确度。

在探讨项目结果之前，我们需要意识到，随着媒体的互动性越来越强，曝光和结果之间的界限也变得愈加模糊。为了接触到完整的信息，受众可能需要点击文本信息中的超链接，其实这也属于一种信息搜索的行为。反过来，我们也可以将信息搜索看作一种行为结果，特别是对于旨在提供信息而非进行说服的广告活动而言。如果受众能够自主选择节目播放时间、播放频率、跳过某些内容或重复接触某些内容，就会出现更多的灰色区域。[17]

项目结果

远期目标与 SMART（ER）目标

评估需要有一个良好的开端，也就是说，必须有一个有价值的、合理的远期目标，能为项目逻辑模型（或"行动理论"）提供相关信息，从而将其产品和结果转化为 SMART（ER）目标——即具有明确性（Specific）、可测量性（Measurable）、可实现性（原则上）［Achievable（in principle）］、实际性［对于这个项目，Realistic（for this program）］、时限性（Time bound）、扩散性或挑战性（Extending/challenging），并已通过审核（Reviewed）的目标。"扩散性"意味着该项目会对公共卫生产生一定影响。"已审核"意味着已就这些拟定的短期目标和利益相关者进行讨论，并将其意见纳入考虑。对结果进行测量的目的是探究经过仔细制订和审查的项目目标的实现程度。

短期和长期的目标

通常，一个好的评估计划包括短期和长期目标，[18]且会对关键目标进行有效（最好是多种）测量。如果可以的话，在对长期健康状况进行测量的同时，还要测量近期可能发生的行为改变和其他变化（例如回忆，态度或意图）。方框 12-5 列出了把短期结果纳入项目计划的好处。

方框 12-5　把短期结果纳入项目计划的好处

- 有时可以在数据收集过程中同时记录项目的曝光量和决定因素的变化，而无须记录受众的健康行为。这样既节省时间和金钱，还有助于直接将信息曝光与结果联系起来。

> ■ 如果你在复制一个项目模型时更改了其中的决定因素和行为目标，那么你需要展示所有短期决定因素的变化。
> ■ 依赖短期结果可以最大限度地减少参与者的流失。
> ■ 理论决定因素的短期变化能够帮助验证行为变化的相关关系。
> ■ 测量决定因素可以增加测量结果的数量，从而增加某些测量项对项目效果的精确度。

The Communication Evaluation Expert Panel, J. Abbatangelo, G. Cole, M. G. Kennedy, "Guidance for e-valuating mass communication health initiatives: Summary of an expert panel discussion sponsored by CDC", *Eval Health Prof*, Vol. 30, No. 3, 2007, pp. 229-253.

结果测量

在测量行为的理论决定因素时，问题的措辞非常关键。美国国立卫生研究院的在线网格化测量数据库提供了许多行为改变理论中的构念（construct）的标准用词。[19]为了测量健康行为及其决定因素，应该查找科学文献，探索前人研究过程中使用的量表和题项。

有些基于理论的测量，会从测量行为决定因素发展到测量行为表现。[15]这种测量不同"变化阶段"或行为准备的混合方法［例如基于跨理论模型或威廉·J.麦奎尔（William J. McGuire）的效果层次模型］，能够很好地探究健康传播活动导致的变化。方框12-6列举了在项目评估中运用这类行为准备测量的好处。

方框12-6　对行为准备进行混合测量的好处

> ■ 承认行为改变不会一蹴而就。
> ■ 可以得知，个体接触到项目信息时在行为改变过程中所处的阶段。
> ■ 可以促进项目朝着最终期望的行为变化目标前进。
> ■ 对项目工作者和其他利益相关者具有直接意义，而且易于管理。

Glanz, K., *Health behavior and health education: Theory, research and practice（4th, Ed.）*, Wiley, 2008.

成本效益

成本效益不是评估的重点，这里对其进行讨论是因为项目规划者和利益相关者经常要求提供项目成本效益的证明。从大卫·霍尔特格雷夫（David Holt-grave）和他的同事对全国"真相"反烟草运动的成本分析中[20]可以看出，制订一份可信度高的成本效益规划是一项需要专业经济知识的重大工作。此外，成本效益评估需要与其他类型的项目的成本效益进行数据比较，新项目的启动成本与固定成本混合时，成本效益预估会存在一定的偏差。

尽管大部分评估工作可能没有太多资源进行可靠的成本效益分析，我们仍然建议评估人员在允许的范围内收集项目支出的数据。在成本效益的正式评估出来之前，你可以结合这些信息以及项目的曝光和结果数据，用来完善现在的项目，并为以后更复杂的研究作出贡献。

电子媒体注意事项

新的电子健康信息来源

从电子病历中的医生记录，到健康聊天室中的帖子，我们会发现电子媒体创造了大量新的健康数据来源。无论是从项目发展还是评估的角度来看，电子媒体都代表了丰富的新信息来源，提供包括受众特征和健康相关行为的数据。例如，现在参加营养研究的人员可以利用智能手机拍下他们所吃的食物，而不是在日记里写下他们选择的食物和一些不可靠的报告。此外，在重大健康事件之后，"社交倾听"（指关注社交媒体）可以揭示网络话题内容的变化。[21]目前，尽管基础医疗服务的电子医疗记录上线进展缓慢，[22]但仍能为日后我们需要了解的健康信息传播和利用情况提供不可估量的帮助。

电子健康是新研究问题的来源

电子健康也是研究课题的一个宝库，与电子健康相关的实际项目的评估结果，能够为电子健康学术研究的发现提供佐证。一个关键的研究问题是，媒体的有效性是否如许多人所认为的那样，与其交互性呈正相关。要回答这个问题，必须以多种方式对交互性进行操作化定义，并且在多个健康领域测试其效果。一个相关且仍未解决的问题是，被广告代理商和其他机构广泛用来测量短期结果的互动指标（例如点击次数）是否真的可以预测健康行为。

电子媒体用于研究的优势与劣势

社交网络和移动应用程序等电子媒体有很多特定的研究优势，例如能够减少实验者效应，但它们同时也存在一定的劣势。[23]例如，可用性与干预效果可能会相互影响。一些应用程序将用户评论的长度限制在 140 个字符以内，或者只能在手机上浏览该网站信息的内容。而通过电子媒体发送的信息的内容则不可小觑。受试者在留言板后台潜水（希望能保护个人隐私）会导致某些信息的缺乏，为了保护受试者，机构审查委员会会更严格地审查在线协议。[24]很多在线研究邀请函会被当作垃圾邮件，因此在线调查的回复率往往很低（方框 12-7 是一些提高在线研究回复率的方法）。最后，社交媒体和移动媒体无法涵盖大范围的受众，[25]从而会损害样本的代表性。

方框 12-7　提高在线研究回复率的方法

1. 链接网址尽量简短，页面设计简明清晰，强调研究目的和重要性。
2. 要提供研究机构的名称，说明该网站不具商业性且已获机构审查委员会批准。
3. 事先说明需要多长的测试时间，并提供发表评论或提问的途径。
4. 提供一定的资金奖励。
5. 如果项目资金允许，可以使用那些已经同意参加定期网络调查的具有全国代表性的大型人群样本。[a]

a：Baker, L. C. , M. K. Bundorf, S. Singer, et al. , *Validity of the Survey of Health and Internet and Knowledge Network's Panel and Sampling*, Stanford, CA：Stanford University, 2003.

Fan, W. , Z. Yan, "Factors Affecting Response Rates of the Web Survey：A Systematic Review", *Computers in Human Behavior*, Vol. 26, No. 2, 2010, pp. 132-139.

研究设计

研究设计对于项目评估及其他类型的实证调查都是非常重要的。它限制了可以从研究结果中得出的结论。这里总结了一些基础的研究设计，不过它们之间也存在许多变化和组合。你在选择研究设计时，应该选择那些与你期望的项

目效果类型相适应的。[26,27]

随机对照试验（Randomized Controlled Trials，RCTs）

随机对照试验是指将参与者随机分配到实验/干预组或对照组。此设计的逻辑基础最为合理，可以推断出特定的干预措施产生了某些影响。不过，随机对照试验不适合用来检测大众媒体活动的影响，因为这些影响见效慢、滞后于媒体活动，影响的规模小、往往经由社交网络传播，且主要发生在机构政策层面。[26]方框 12-8 中列出了在社区范围内进行随机对照试验会遇到的一些其他挑战。注意，如果信息是在短时间内直接传播给每个受众，则有可能实现足够的曝光控制，以进行随机对照试验。事实上，一项元分析发现，已经有 13 个国家进行了短信干预的随机对照试验，且这种干预是有效的。[28]

方框 12-8　全媒体覆盖项目在实施随机对照试验时的挑战

- 在国家级或其他大型项目中，缺乏可比较的对照区域；
- 社区层面的随机实验可能需要高昂的费用，此外还有数据分析的挑战（例如在一组未知的变量上进行聚类分析）；
- 无意中接触的活动信息，可能会"污染"控制组或目标受众；
- 在干预具有表面效度且健康问题非常紧迫的情况下，对照组会因为其未接受实验刺激而产生抵触；
- 对照组可能出现与干预措施相似甚至超越它的预料外的行为。

The Communication Evaluation Expert Panel，J. Abbatangelo，G. Cole，M. G. Kennedy，"Guidance for evaluating mass communication health initiatives：Summary of an expert panel discussion sponsored by CDC"，*Eval Health Prof*，Vol. 30，No. 3，2007，pp. 229-253.

准实验（Quasi-experiments）

准实验和随机对照试验存在一些相似之处，它们既有干预条件，又有比较（不是对照）条件或比较组。因为在准实验中参与者不是随机分配的，现有的小组都可以参加，使得准实验在学校或教堂等地进行时，干扰性比随机对照试验要小一些。即使如此，当准实验的规模很大时，也要面临许多与全覆盖随机对照试验相同的问题和挑战。在唐纳德·托马斯·坎贝尔（Donald Thomas

Campbell）和他的同事们一同编著的经典书籍中就描述了各种类型的准实验，以及与这些设计相关的因果推论的有效性所面临的威胁。[29]

在一种被称为中断时间序列研究的准实验中，比较的条件是一段时间，而不是一群人。在这一"中断"因素引入项目前后，会多次测量关注的结果。如果一个结果趋势线的斜率随着项目的引入而发生显著的变化，那么可以推断项目很可能是引起变化的主要因素。如果在同一时间段内，在对照群体里进行的一组类似观测中，斜率没有显著变化，那么这一推论就会更有说服力。

对于全国性运动的评估来说，由于没有适当的对照组或对照区域，所以中断时间序列设计会比其他准实验设计更适合。除此之外，这类设计也用来评估新闻媒体的宣传工作。例如，使用时间序列的方法可以发现，新闻报道中提到的乳腺癌筛检与在线信息搜索量的增长同步，但只有当这些报道涉及围绕2009年乳腺 X 光检查指南变化的反对意见时才会出现。[30]

相关性研究

在评估利用大众传播渠道来触达大量受众的项目（"全覆盖"项目）时，通常会用到相关性研究。这种研究设计往往运用调查的方法来收集以下三个方面的信息：①项目的曝光量；②关注的结果；③影响曝光和结果之间关系的其他变量（例如人口统计变量）。在此期间，可以采用回归分析和其他多元分析方法对主要的潜在混淆因子进行统计控制。通过计算关联度（例如优势比）可以评估曝光和结果之间的统计联系。因为缺乏对项目曝光的控制，评估者只能观察结果变化，但不能确定这些变化是不是项目引起的，因此这类研究也被称为"观察性研究"。

一些观察性研究在多个时间点收集受试者的结果数据。这些研究可以是横断面研究（在每个时间点抽取不同的参与者样本）、纵贯研究/队列研究（在一段时间内对相同的人进行重复测量），或二者同时进行（例如一小群参加队列研究的人同时参与一个更大的横断面研究）。更常见的情况是，研究人员通过单次横断面研究的设计，在项目结束后，将接触项目的受试者结果与未接触项目的受试结果进行比较。用这种方法，既不泄露受试者个人信息，还能节省资金。

基于单次横断面研究所得出的数据可能会严重影响因果结论的有效性。主要威胁源于自我选择偏差；换句话说，就是参与者有预先接触某些信息的倾向，这就会让接触项目信息和结果之间产生虚假的相关性。例如，已经计划开始使用避孕措施的青少年很可能会注意到计划生育门诊的广告，但她也可能在没有看到该广告的情况下找到诊所。如果一项调查包含了足够多的受试者信息，就有可能通过倾向性评分来控制（至少部分控制）自我选择偏差。这些倾向性评分在分析中保持统计上的恒定，这样有助于排除以下情况：人们发生改变是因为他们更容易注意到健康信息，并且本来也已经准备好改变相关行为。[31]

对于接触项目信息和预期结果之间的相关关系，自我选择偏差只是各种可能的解释之一。方框 12-9 列出了在使用相关数据时，其他常见的会影响结论有效性的威胁，并提出了一些可以排除有效性威胁的建议。

方框 12-9　应对非实验性研究结论有效性的威胁

- 从对照组中收集数据，证明在实施项目的社区中出现的积极结果并非历史效应或"长期"趋势的作用（如果没有项目，这些趋势也还是会出现）。
- 在调查中要纳入对项目曝光量的测量。与曝光量显著相关的结果越多，就越有助于因果推论的合理化。
- 时间调查能够显示结果与项目活动同步波动幅度的变化。

The Communication Evaluation Expert Panel, J. Abbatangelo, G. Cole, M. G. Kennedy, "Guidance for Evaluating Mass Communication Health Initiatives: Summary of an Expert Panel Discussion Sponsored by CDC", *Eval Health Prof*, Vol. 30, No. 3, 2007, pp. 229-253.

抽样

一般来说，评估时不会收集目标群体中所有成员的数据，而是会进行抽样。样本特征决定了研究结果的外部效度，亦即结果对其他人群的适用程度。

只有当总体的人口数目固定且范围已知时，才可以采用随机抽样的方法，以得出最具普遍性的结果。随机样本可以采用分层抽样（例如，在一个地区内对学校进行抽样，然后在学校内对不同班级进行抽样），有时可以进行配额抽样或过度抽样（针对那些人数较少，但从公共健康角度来看却很重要的群体进行抽样）。[32]提高少数群体的代表性有助于发现不同受众群体之间不同的活动效果。

可以从商业供应商那里购买指定地理区域内电话号码或地址的随机样本。不过现在调查问卷的回复率很低，在一定程度上影响了收集回来的调查信息的可靠性。提示程序或提醒程序（尤其是与奖励机制结合使用时）可以大幅度提高答复率。[33]

许多重要的公共健康问题会影响一些隐蔽（例如，被污名化或有违法行为）的人群，因此造成随机抽样需要的抽样框架不再完整。如果这些群体中的成员之间存在联系，采用同伴驱动抽样[34]或其他滚雪球抽样的变通方法（已知的目标受众成员帮助识别与他们类似的人）可以有效地了解这些"地下"群体的信息。即使我们感兴趣的受众人群中很少有网络联结，但在这群人经常去的场所中进行的便利抽样还是能为项目负责人提供一些指导。

最后，请注意，样本并不总是由人组成的。例如新闻故事的样本也可以非常具有启发性。进行此类回顾性媒体监测的目的之一是评估新闻报道在传播健康信息方面的效果。新闻报道抽样需要搜索新闻档案数据库，如谷歌新闻、新闻全文数据库或法律全文数据库（Lexis）。立意抽样的标准应包括特定的地理区域、时间段、媒体类型、报道类型（例如新闻和社论，但不包括读者来信）和内容位置（例如标题或第一段）。样本还可以进一步限制在特定的电台、报纸或网站（如精英媒体、大众媒体）。在这个细分的样本中，使用关键字搜索来生成大量的初始数据，从而进行定量分析。然后可以完整地读取一个随机子样本进行定性分析。[35]

指标评估法

在大多数低收入国家，政府支持使用一些变量（也被称为指标）对人口健康状况进行定期监测。指标数据（例如出生后前三个月的婴儿死亡率）反映了所有先前项目和其他影响的累积效应。如果指标出现峰值或直线下降，可以通过正式的评估研究来调查原因。

在美国也有类似机构，例如疾控中心的行为风险因素监测系统会进行全州范围的监测，[36]或者通过美国国家癌症研究所的全国健康信息趋势调查等全国性调查来进行例行的健康行为监测。[37]如果相关指标数据属于干预活动，则干预活动中的曝光情况就有可能（且值得）添加到标准调查中，该调查将会在适当时机进行。如果这个干预活动中做的正确的事情足以产生变化，同时伴随着活动的进行，指标的趋势也发生了变化，你就可以证明你的项目是有效的。通常，这种说法需要其他来源的数据来提供支持。

使用定性和定量数据

结果评估可以包括定性数据（对少数人或少数案例深入了解后得到的丰富信息的总结）、定量数据（关于大量人或案例的数字信息），或者同时使用这两种数据。有好几种方法可以收集这些类型的数据，还有许多种将定性收集和定量收集混合在一起使用的方法。[38]选用怎样的混合方法并不取决于其他因素，而是由你的研究问题来决定的。[39]

在内部效度方面，随机定量研究是黄金标准。然而在没有设计随机对照试验的情况下，用"三角测量"对不同来源的定量数据进行相互验证，也可以充分说明您的干预活动的确产生了某些效果。详细情况参见方框 12-10 中的示例。

方框 12-10 对 2012 年"昔日烟民的警示"（以下简称"警示"）活动的评估

2012 年春季，疾控中心开展了为期 3 个月的"警示"活动。通过电视、广播、户外广告、杂志、报纸和在线广告，该活动分享了戒烟成功者在戒烟前的真实故事，他们以个人化、富有情感的语言描述了吸烟对他们的健康、生活和亲人的生活造成的危害。[1]对该活动的评估包括以下三个部分：

1. 利用具有全国代表性的知识小组（Knowledge Panel）在网上进行了前后纵贯调查。这些调查收集了吸烟者和非吸烟者对"警示"广告的接触情况和相关结果（包括最近尝试戒烟的措施；与吸烟有关的知识、态度和信念；非吸烟者将吸烟的家人和朋友转介到戒烟服务机构的情况）。[1]

2. 调查了与活动相关的戒烟资源（如戒烟热线和活动网站）的流量。特别是分析了热线 1-800-QUIT-NOW 的每周通话量数据，从而可以更直观地评估活动对全国戒烟热线的影响。将这些数据与"警示"活动的媒体广告投放数据相结合，就能确定广告与致电 1-800-QUIT-NOW 之间的关系。[2]

3. 进行成本效益分析，量化全国因吸烟引起的发病率和死亡率的降低，以确定活动支出的投资回报率。[3]

在过去 3 个月中，吸烟者的戒烟比例（尝试戒烟 1 天或更长时间）从活动前的 31.1% 增加到活动后的 34.8%（p<0.05），相对增加了 12%。根据自陈报告，接触活动广告的频率与尝试戒烟的可能性增加也有很密切的联系。此效应最显著的人群是那些在活动前 3 个月内没有尝试过戒烟的人，这表明该活动促使他们踏出了戒烟的第一步。在控制了个人、州和市场等各个水平的潜在混淆因子之后，这些关系仍然存在。[1]

将戒烟的前后变化率和美国人口普查数据结合起来，可以知道大约有 164 万名吸烟者是因为此次活动才去尝试戒烟。此外，在活动期间试图戒烟的吸烟者中，约有 13.4% 的人即约 22 万名在活动后的随访中也基本把烟戒掉了。根据这些预测，以及其他预测了长期戒烟率的文献，我们保守地估计，在随访时戒烟的吸烟者中，大约有 10 万人将来不会再吸烟（不会复吸）。[1]

2012 年活动期间，热线的总通话量为 365194 次，而 2011 年同时期 12 周内的总通话量为 157675 次（增长 132%）。与 2011 年同期相比，活动期间每周接到的电话增加了 86% 到 160%，网站的独立访问人数增长了 428%，每周的访客量增长在 355% 到 484%。[2]

成本效益分析从资助机构的角度对活动进行评估，并预估了该活动引发的一系列指标，包括持续戒烟人数、避免过早死亡、原始寿命的延长以及质量调整生命年等指标。结果显示，该活动在美国防止了 17000 多人因吸烟而过早死亡。活动总成本大约为 4800 万美元，为每个戒烟者花费了大约 480 美元，每避免一次过早死亡的成本为 2820 美元。[3] 这些估算值远远超过公共卫生干预公认的最低成本效益标准。[3]

此次广告活动是美国政府资助的第一个全国性的大众媒体禁烟运动。它覆盖了美国近 80% 的吸烟者，活动结束后，在具有全国代表性的人群中，尝试戒烟的人相对增加了 12%，绝对增加了 3.7%，可见该运动对公共卫生的影响很大，据估计有 164 万人因此而尝试去戒烟，有 22 万名吸烟者在运动结束时仍然保持戒烟。[1] 该活动以一种经济有效的方式成功地降低了由吸烟引起的发病率和死亡率。[3] 评估结果显示，通过感人的、生动的个人故事传递强有力的信息，这场在全国范围内开展的禁烟运动取得了卓著的成效。

参考文献

1. McAfee, T., K. C. Davis, R. Jr. Alexander, et al., "Effect of the First Federally Funded US Antismoking National Media Campaign", *Lancet*, Vol. 382, No. 9909, 2013, pp. 2003-2011.

2. Centers for Disease Control and Prevention, "Increases in Quitline Calls and Smoking Cessation Website Visitors During a National Tobacco Education Campaign—March 19 - June 10, 2012", *MMWR*, Vol. 61, No. 34, 2012, pp. 667-670.

3. Xu, X., R. Jr. Alexander, S. Simpson, et al., "A Cost-effectiveness Analysis of the First Federally Funded Antismoking Campaign", *Am. J. Prev. Med.*, Vol. 48, No. 3, Mar 2015, pp. 318-325.

　　基于定性数据（如档案记录、关键人物访谈或录像带）的洞察可以对数值型的结果进行更好的解释。在评估中，在对数值结果进行解读时，如果能够引用目标受众的原话，则可以让解读更加深入。当对某个健康问题知之甚少时，定性数据尤其有用。例如，你可以从新发现的健康威胁的定性案例研究中找到很好的研究假设，并在之后对其进行定量检验。此外，如果定量研究显示某个项目失败了，那么与项目参与者、员工和利益相关者进行事后的定性访谈可能有助于找到失败的原因。

　　想要了解定性数据在解释定量数据中的重要性，可以参考对"戒烟的小小理由"项目（One Tiny Reason to Quit，OTRTQ）的评估。[40]这场社会化营销活动目的是向非洲裔美国孕妇吸烟者推广 1-800-QUITNOW，一条循证戒烟的热线。这场联合干预活动在弗吉尼亚州里士满启动，且两年后又在那里再次开展。在每一轮活动中，都会将 3 个月活动期间孕妇打给戒烟热线的次数与活动开始前 3 个月打电话的次数进行对比。另外，为了排除季节性影响（例如吸烟者会在新年来临之际决定戒烟），还会把这段时间拨打的电话次数与上一年同一时间的电话次数进行对比。与其他任何时期相比，在"戒烟的小小理由"活动中，里士满地区孕妇的电话数量激增，并且出现了令人惊讶的、具有高度统计意义的峰值。此外，由于戒烟热线是由弗吉尼亚州卫生部（Virginia Department of Health，VDH）通过各种方式进行宣传的，因此有必要与弗吉尼亚州卫生部的工作人员进行定性访谈，以排除可能与活动无关的造成电话激增的原因。据知情人士透露，在评估期间，里士满没有特别的戒烟热线宣传活动。因此，评估人员将孕妇打来的电话数量增加归因于"戒烟的小小理由"运动，该运动随后被收入两个欧洲生物信息研究所（European Bioinformatics Institute，EBI）的数据库中。[41]

最初的非结构化数据可以通过归纳分类为不同类目和主题，从而成为有用的定性数据，[42]但这个过程很费力。为了处理大量的非结构化数据，可以使用"文本挖掘"工具来执行自然语言的处理。虽然会漏掉许多主题，但这些工具的处理能力正在提升。[43]一些商业程序免费提供"沙箱"版本，并且还提供免费的通用文本、病历和新闻内容软件（例如：http：//nlp. stanford. edu/software/、https：//www. i2b2. org/software/index. html 和 https：//gate. ac. uk/）。

评估框架

在对评估计划进行最后修改并将其提交给项目利益相关者审批之前，最好将其置于更大的框架里面进行反复推敲。这里有几个概念框架可以帮助你从更广阔的视角去评估这个项目活动。通过这样一个"大画面"的角度来看项目，能帮助你优化评估计划。

一些框架比较侧重于评估本身，另一些框架把评估看作更大的项目计划过程的一部分，还有一些框架则强调传播方式或渠道类别的特点。本节将介绍比较知名的和较新的框架示例。

疾控中心的评估框架

疾控中心的框架首先让利益相关者选择要对哪些结果进行评估，以及这些结果的度量方法（图 12-1）。[44]这个出发点其实就表明了，如果不能解决利益相关者关注的问题，那么不管评估的质量如何，评估的结果都不会用来改进项目。也就是说，评估应该把重心放在使用上。[45]相应地，在疾控中心的项目绩效与评估办公室网站（http：//www. cdc. gov/eval）上提供的大部分网站链接、评估手册和其他可用资源都强调了与利益相关者的合作。

疾控中心框架的另一个主要特点就是它是一个（没有端点的）圆，表明评估是一个持续的过程。当然，持续评估一个项目并不一定意味着要重复进行相同的研究。要想更好地利用资源，可以进行一系列的研究，每项研究都会加深我们对该项目的理解，包括它是如何运作的，以及运作的效果怎样。符合此框架的一个持续多年的运动案例是"给自己做个检测吧"（Get Yourself Tested，

步骤

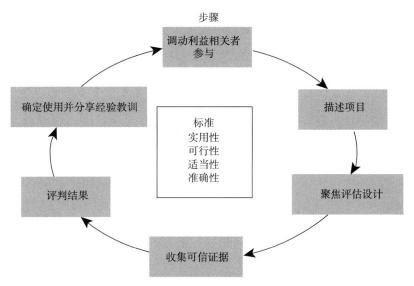

图12-1 疾控中心的评估框架

资料来源：http：//www.cdc.gov/eval/framework/. Accessed December 15，2015.

GYT）项目。该项目的重点是性病检测、诊断和治疗，由美国大学健康协会（the American College Health Association，ACHA）、凯撒家庭基金会（Kaiser Family Foundation，KFF）、全国性病主管联盟（the National Coalition of STD Directors，NCSD）、全球音乐电视台（Music Television，MTV）和美国计划生育联合会（the Planned Parenthood Federation of America，PPFA）在疾控中心的技术援助下共同开展。[46]附录12A描述了对"给自己做个检测吧"项目的评估。

RE-AIM框架、格林模式（PRECEDE-PROCEED）和告知-说服框架

鲁斯·格拉斯哥（Russ Glasgow）及其同事开发的RE-AIM框架反映了持续进行的评估工作中的一系列研究热点。该首字母缩写词代表了可及性（reach）、有效性（effectiveness）、采纳度（adoption）、贯彻实施（implementation）和可持续性（maintenance）。对于项目运行的上述每个方面，专门开发的RE-AIM网站上都提供了示例，包括研究问题、测量以及利用调查结果来增强该项目影响力的建议。[47]

格林模式是一个系统的项目规划模型，可指导社区确定并解决公共卫生的优先事项。[48]PRECEDE中有五个类似于形成性评估的阶段；它们最终形成一个

与第一个问题"正确的事情"（"你在做正确的事情吗?"）相关的计划。而在PROCEED阶段会提出第二和第三个核心评估问题（"您是否以正确的方式做正确的事情?""您是否做了足够多正确的事情来改变现状?"）

告知/说服范式将健康传播项目分为两类，一类旨在为受众提供新信息，另一类试图激励受众将知识付诸实践。一个项目的预期目标应该得到充分而精准的测量，因此，旨在为受众提供信息的项目应该评估以下情况：将准确的新信息真正传递给目标受众的程度、受众保留新信息的时间以及他们传播新信息的程度。相反，如果一个项目的初衷是说服别人，那就至少应该在信息可信度和态度变化方面进行评估。例如，对"说服"类项目进行更全面的评估时，考虑将说服性沟通作为多重策略的一部分，通过改变受众实际或可感知的成本和收益来改变受众行为。在这种情况下，应该根据行为变化、感知成本和收益以及其他主要的理论决定因素（如意图）来评估整个项目。[15]

电子健康的框架

已经有一些人试图为电子健康活动制定一个框架。冈瑟·艾森巴赫（Gunther Eysenbach）早期列出了"10个E"（效率efficiency、赋权empowerment和扩展extending等），这些指标都是电子健康有可能实现的。[49]如果有新的机会出现，评估人员可以选择分配一些资源，以确定新的策略是否在一个或多个E方面更胜一筹。

探究社区框架（The Community of Inquiry framework，CoI）认为在线学习包含社会存在、认知存在和教学存在的交互作用。[50]它反映了约翰·杜威（John Deweys）的洞察，即探究本质上是一个解决实际问题的社会过程[51]——这是对众包在线信息的恰当描述。

近期的电子健康研究综合框架是由16个其他研究框架整合而成的。该综合框架旨在提供技术、人类和背景系统之间的拟合和递归动态的概念图。[52]这些框架是对公共卫生领域传统框架的重要补充，其中包括：强调支持电子健康战略的商业模式；电子应用程序的设计和测试阶段，这些阶段与结果评估阶段互相独立，但也存在迭代的联系。

结　论

评估健康传播项目是一门科学，也是一门艺术。经验丰富的从业人员在遵循惯例的同时会使用一些"行业诀窍"。我们以疾控中心召集的国家健康传播评估专家的实践建议来总结对项目评估的讨论：[15]

- 寻找新的、低成本的、定性的和定量的数据收集策略，因为其中有一些会成为新的媒体追踪资源。[53]

- 对访谈或问卷进行认知测试。因为每个人对文字和问题的理解存在差异。可以让一小部分受众在阅读问卷时将问题转述成他们自己的话，以确定大家是否都能清楚理解你的问题。如果是用电子的方式收集数据，还应该测试这些数据的可用性。像亚马逊公司开发的 Mechanical Turk Sandbox 这类比较平价的在线资源可以帮助你进行此类测试。

- 如果没有有效的项目模型作为基础，那最好先在一个小的团队中测试项目的有效性，然后再在更大的目标受众群里开展。如果是复制一个已有成效的项目，那么即便评估设计不是那么严格，也可能会得到"足够好"的有效性证据。

- 对项目的产出结果进行量化，并仅评估符合下列标准的项目：把信息以足够多的次数传递给目标受众中足够多的人，且让这些人对信息留下印象。

- 在健康传播中没有什么方法是一劳永逸的。确定何时推出新的广告活动，定期追踪相关数据（例如媒体收视率或者低成本的方便样本调查数据），以此检测受众对活动的反应是否下降。

- 对预期内和预期外的活动效果都进行追踪。这一步既是一个伦理问题，也是出于政治考量。它有助于证明有潜在争议的健康信息（尤其是那些针对已遭受负面健康影响人群的信息）其实并没有危害。矛盾的是，意想不到的后果也可能是积极的，或暗示了更多的研究路径。

总　　结

本章问题

1. 对健康传播项目进行评估的基本目的是什么？

2. 健康传播项目评估的核心研究问题是什么？

3. 利益相关者应在哪些方面参与评估以及如何参与评估？

4. 用于评估健康传播项目的主要研究设计有哪些？在评估研究中，定性数据如何补充定量数据？

5. 哪些是常用的电子健康指标？它们对健康风险行为变化的预测能力如何？

参考文献

1. Drucker, P. F., *Management：Tasks，Responsibilities，Practices*, New York：Harper & Row, 1973, p. 45.

2. CDCynergy, "Social Marketing Edition", Version 2, http：//www. orau. gov/cdcynergy/soc2web/.

3. Flay, B. R. , "Efficacy and Effectiveness Trials（and other phases of research）in the Development of Health Promotion Programs", *Prev. Med.* , Vol. 15, No. 5, 1986, pp. 451－474.

4. Evans, W. D. , J. Uhrig, K. Davis, et al. , "Efficacy Methods to Evaluate Health Communication and Marketing Campaigns", *J. Health Commun*, Vol. 14, 2009, pp. 315－330.

5. Carvalho, M. L. , S. Honeycutt, C. Escoffery, et al. , "Balancing Fidelity and Adaptation：Implementing Evidence－based Chronic Disease Prevention Programs", *J. Public Health Manag* Pract, Vol. 19, No. 4, 2013, pp. 348－356.

6. Centers for Disease Control and Prevention, "The Health Communicator's Social Media Toolkit", July 2011, http：//www. cdc. gov/SocialMedia/Tools/guidelines/index. html.

7. Freimuth, V., G. Cole, S. Kirby, "Issues in Evaluating Mass Media – based Health Communication Campaigns", in J. R. Detrani, ed., *Mass Communication: Issues, Perspectives and Techniques*, Oakville, ON: Apple Academic Press, 2011, pp. 77–98.

8. Hornik, R. C., *Public Health Communication: Evidence for Behavior Change*, Mahwah, NJ: Lawrence Erlbaum Associates, 2008.

9. Croker, H. F., R. Lucas, J. Wardle, "Cluster–randomised Trial to Evaluate the 'Change for Life' mass media/social marketing campaign in the UK", *BMC Public Health*, Vol. 12, June 2012, p. 404.

10. Bauman, A., H. R. Bowles, M. Huhman, et al., "Testing a Hierarchy–of–effects model: Pathways from Awareness to Outcomes in the VERB Campaign 2002 – 2003", *Am. J. Prev. Med.*, Vol. 34, No. 6 (suppl.), 2008, S249–S256.

11. Jamal, A., I. T. Agaku, E. O'Connor, L. Neff, "Current cigarette smoking among adults—United States, 2005 – 2013", *MMWR*, Vol. 63, No. 47, 2014, pp. 1108–1102.

12. Osbourne, H., "In other words...confirming understanding with the teach–back technique", American Medical Foundation, http://www.healthliteracy.com/article.asp? PageID=6714.

13. Snyder, L. B., M. A. Hamilton, E. W. Mitchell, et al., "A Meta–analysis of the Effect of Mediated Health Communication Campaigns on Behavior Change in the United States", *J Health Commun*, Vol. 9, No. 6 (suppl. 1), 2004, pp. 74–96.

14. Randolf, K. A., P. Whitaker, A. Arellano, "The Unique Effects of Environmental Strategies Health Promotion in Campaigns: A Review", *Eval. Prog. Plan.*, Vol. 35, 2012, pp. 344–353.

15. Communication Evaluation Expert Panel, J. Abbatangelo, G. Cole, M. G. Kennedy, "Guidance for Evaluating Mass Communication Health Initiatives: Summary of an Expert Panel Discussion Sponsored by CDC", *Eval. Health Prof.*, Vol. 30, No. 3, 2007, pp. 229–253.

16. Kennedy, M. G., Y. Mizuno, B. F. Seals, et al., "Increasing Condom Use Among Adolescents with Coalition – based Social Marketing", *AIDS*, Vol. 14,

No. 12, 2000, pp. 1809-1818.

17. Heeter, C., "Interactivity in the Context of Designed Experiences", *J Interactive Advert*, Vol. 1, No. 1, 2000, http://s3. amazonaws. com/academia. edu. documents/27070245/Interactivity_ in_ the_ Context_ of_ Designed _ Experiences. pdf? AWSAccessKeyId = AKIAJ56TQJ RTWSMTNPEA&Expires = 1482446233&Signature = t1uxkFnadmkIa9 cQOdU% 2Fb7YIMSE% 3D&response - content - disposition = inline% 3B% 20filename% 3DInteractivity_ in_ the_ context_ of_ designed. pdf.

18. National Center for Chronic Disease Prevention and Health Promotion, "Developing an Effective Evaluation Plan", http://www. cdc. gov/obesity/downloads/CDC-Evaluation-Workbook-508. pdf.

19. National Cancer Institute, "Grid - enabled Measures Database", http://www. gem-measures. org/Public/Home. aspx.

20. Holtgrave, D. R., K. A. Wunderink, D. N. Vallone, et al., "Cost - utility Analysis of the National Truth Campaign to Prevent Youth Smoking", *Am. J. Prev. Med.*, Vol. 36, No. 5, 2009, pp. 385-388.

21. Jones, S. C., S. Adams, Schneider Y. Takata, "Using Social Listening and Web Traffic Analysis Following Major Media Health Events to Inform Public Health Campaigns", presented at the NCHCMM Conference, August 2014.

22. Goldberg, D. Goetz, A. J. Kuzel, L. B. Feng, et al., L. E. Love, "EHRs in Primary Care Practices: Benefits, Challenges, and Successful Strategies", *Am J. Manag. Care*, Vol. 018, No. 2, 2012, e48-354.

23. Wright, K. B., "Researching Internet-based Populations: Advantages and Disadvantages of Online Survey Research, Online Questionnaire Authoring Packages, and Web Survey Services", *J. Computer - Mediated Commun.*, Vol. 10, No. 3, 2006.

24. Allison, S., J. A. Bauermeister, S. Bull, et al., "The Intersection of Youth, Technology and New Media with Sexual Health: Moving the Research Agenda Forward", *J. Adolesc. Health*, Vol. 51, No. 3, 2012, pp. 207-212.

25. Pew Research Center, "Social Media Usage: 2005 - 2015", http://

www. pewinternet. org/2015/10/08/social-networking-usage-2005-2015.

26. Robert Wood Johnson Foundation, "Evaluating Communication Campaigns", https: //folio. iupui. edu/bitstream/handle/1244/617/evaluatingcommcampaigns2008. pdf.

27. Valente, T. W. , *Evaluating Health Communication Programs*, New York: Oxford University Press, 2002.

28. Head, K. J. , S. M. Noar, N. T. Iannarino, et al. , "Efficacy of Text Messaging-based Interventions for Health Promotion: a Meta-analysis", *Soc Sci Med*, Vol. 97, 2013, pp. 41-48.

29. Cook, T. D. , D. T. Campbell, *Quasi-Experimentation: Design and Analysis Issues for Field Settings*, Boston, MA: Houghton Mifflin, 1979.

30. Weeks, B. E. , L. M. Friedenberg, B. G. Southwell, et al. , "Behavioral Consequences of Conflict-oriented Health News Coverage: the 2009 Mammography Guideline Controversy and Online Information Seeking", *Health Commun*, Vol. 27, No. 2, 2012, pp. 158-166.

31. Yanovitsky, I. , E. Zannuto, R. Hornik, "Estimating Causal Effects of Public Health Education Campaigns Using Propensity Score Methodology", *Eval Prog Plan*, Vol. 28, 2005, pp. 209-220.

32. Noar, S. M. , P. Palmgreen, R. Zimmerman, "Reflections on Evaluating Health Communication Campaigns", *Commun Meth Meas*, Vol. 31, No. 1-2, 2009, pp. 29-46.

33. Messer, B. L. , D. A. Dillman, "Surveying the General Public Over the Internet Using Address-based Sampling and Mail Contact Procedures", *Public Opin Q*, Vol. 75, No. 3, 2011, pp. 429-457.

34. Lansky, A. , A. Drake, C. Wejnert, et al. , "Assessing the Assumptions of Respondentdriven Sampling in the National HIV Behavioral Surveillance System Among Injecting Drug Users", *Open AIDS J*, Vol. 6, 2012, pp. 77-82.

35. Casciotti, D. M. , K. C. Smith, L. Andon, et al. , "Print News Coverage of School-based Human Papillomavirus Vaccine Mandates", *J Sch Health*, Vol. 84, No. 2, 2014, pp. 71-81.

36. Centers for Disease Control and Prevention，"Behavioral Risk Factor System"，http：//www. cdc. gov/brfss/.

37. National Institutes of Health，National Cancer Institute，"Health Information National Trends Survey"，http：//hints. cancer. gov/.

38. Leech，N. L. ，A. J. Onwuegbuzie，"A Typology of Mixed Methods Research Designs"，*Qual Quant*，Vol. 43，2009，pp. 265-275.

39. J. W. Creswell，*Research Design：Qualitative，Quantitative，and Mixed Methods Approaches（4th ed.）*，Thousand Oaks，CA：Sage，2014.

40. Kennedy，M. G. ，M. Wilson-Genderson，A. L. Sepulveda，et al. ，"Spikes in Calls to a Smoking Quitline：Results of the One Tiny Reason to Quit Campaign for Pregnant African – American Women in Urban and Rural Settings"，*J Women's Health*，Vol. 22，No. 5，2013，pp. 432-438.

41. Association of Maternal and Child Health Programs，"Innovation Station：a Best Practices Database"，http：//www. amchp. org/programsandtopics/BestPractices/InnovationStation/Pages/default. aspx.

42. Parvanta，S. ，L. Gibson，H. Forquer，et al. ，"Applying Quantitative Approaches to the Formative Evaluation of Antismoking Campaign Messages"，*Soc Mar Q*，Vol. 19，No. 4，2013，pp. 242-264.

43. Patton，M. Q. ，*Utilization – Focused Evaluation：The New Century Text（3rd ed.）*，Thousand Oaks，CA：Sage，1997.

44. Beitzel，S. M. ，"*On Understanding and Classifying Web Queries*"，PhD thesis，Illinois Institute of Technology，2006，http：//citeseerx. ist. psu. edu/index；jsessionid＝5D2C6073F8EF38AB18D0EA11C0AA3978.

45. Centers for Disease Control and Prevention，"Framework for Program Evaluation in Public Health"，*MMWR*，Vol. RR-11，1999，p. 48.

46. Friedman，A. L. ，K. A. Brookmeyer，R. E. Kachur，et al. ，"An Assessment of the GYT：Get Yourself Tested Campaign：an Integrated Approach to Sexually Transmitted Disease Prevention Communication"，*Sex Trans Dis*，Vol. 41，No. 3，2014，pp. 151-157.

47. Glascow，R. ，"RE-AIM"，http：//www. re-aim. hnfe. vt. edu/.

48. Green，L. W.，M. W. Kreuter，*Health Promotion Planning：An Educational and Ecological Approach*（3rd ed.），New York：McGraw-Hill，1999.

49. Eysenbach，G.，"What Is E-health?" *J Med Internet Res*，Vol. 3，No. 2，2001，e20.

50. Swan，K.，D. R. Garrison，J. C. Richardson，"A Constructivist Approach to Online Learning：The Community of Inquiry Framework"，in C. R. Payne，ed. *Information Technology and Constructivism in Higher Education：Progressive Learning Frameworks*，Hershey，PA：IGI Global，2009，pp. 43-57.

51. Dewey，J.，"My Pedagogic Creed"，in J. Dewey，*Dewey on Education*，New York，NY：Teachers College，Columbia University，1959，pp. 19 - 32（Original work published in1897）.

52. Van Gemert-Pijnen，J. E.，N. Nijland，M. van Limburg，et al.，"A Holistic Framework to Improve the Uptake and Impact of E-Health Technologies"，*J Med Internet Res*，Vol. 13，No. 4，2011，e111.

53. Fitzpatrick，J. L.，J. R. Sanders，B. R. Worthen，*Program Evaluation：Alternative Approaches and Practical Guidelines*（3rd ed.），Boston，MA：Allyn & Bacon，2003.

附录 "给自己做个检测吧"全国性运动的评估*

问题描述

据统计，许多 15—24 岁美国的年轻人都曾遭受性传播疾病的影响。尽管他们只占性活跃人口的四分之一，但在每年约 2000 万名性病患者中，年轻人占了一半。衣原体病是美国最常见的传染疾病，它通常是没有症状的，但如果不及时治疗可能会导致女性不孕不育。然而，因为相关服务难以获取（例如费用太高或地点不明）、缺乏信息以及对性病的恐惧、误解和污名化，许多年轻人都没有办法接受所需的检测或治疗。2008 年 3 月，美国疾控中心发布的新信

---

* 埃里森·弗里德曼（Allison Friedman），莎拉·莱文（Sarah Levine），梅利莎·哈贝尔（Melissa Habel），伊丽莎白·克拉克（Elizabeth Clark），瑞秋·卡丘尔（Rachel Kachur），凯瑟琳·布鲁克梅耶（Kathryn Brookmeyer），玛丽·麦克法兰（Mary McFarlane）和蒂娜·霍夫（Tina Hoff）。

息显示，多达四分之一的少女患有性病，这促使国家服务机构、公共卫生机构、媒体和非营利机构联合起来采取行动。

2009 年 4 月，曾获得全球音乐电视台艾美奖和皮博迪奖的公共信息活动"你的（性）生活"［It's Your（Sex）Life］继续发起了一项名为"给自己做个检测吧"（以下简称"检测"）的持续性宣传活动，旨在帮助年轻人对自己的性健康作出负责任的决定。"检测"项目的支持者包括美国大学健康协会、凯撒家庭基金会、全国性病主管联盟、全球音乐电视台和美国计划生育联合会，而技术咨询则由疾控中心提供。

市场调查

为了更好地了解年轻人对性传播疾病及检测的知识、态度和信念，疾控中心和凯撒家庭基金会进行了消费者调查、焦点小组讨论和访谈。形成性研究发现：许多年轻人并不知道性病可能存在无症状的情况，对其患病率也无甚了解，因此建议进行常规性传播疾病的筛查；在常规的临床就诊中，医生不会主动让患者进行性病的检查；但可以为青少年提供保密的、非侵入性的且适合他们的友好服务。研究表明，年轻人并不认为自己有感染性病的风险（尤其是那些处于恋爱关系中的人），而且出于各种原因（例如检查流程会让人感到不舒服，父母和同龄人知道后会歧视自己），他们害怕性病检测。其他的障碍主要包括对保密性和成本的担忧、尴尬以及性伴侣担忧检测背后存在的隐瞒和欺骗。而他们认为接受性病检测主要的好处是能够对自己的身体状态有所了解，确认自己是健康的，如果真的患病了也能够及时确诊，并采取相应的行动。

市场策略

"检测"项目旨在开展一场年轻且充满活力的社会运动，在 25 岁及以下的性活跃年轻人中推广性传播疾病检测（并酌情进行治疗）。它的目的包括以下四点：

- 通过强调性病的高患病率和无症状性，提高受众对性病的认识和风险感知。
- 通过将检测常态化，减少年轻人对性病测试的恐惧和羞耻感。
- 通过全国性定点检测工具（https：//www.findSTDtest.org 或 https：//

www. gettested. cdc. gov）指引年轻人去做性病检测，并在网站上提供与检查相关的宣传活动和信息。

■ 使得围绕性健康的对话常态化，并提供沟通技巧和其他支持工具，促进与性伙伴和医疗机构（作为行为改变的中介）更开放的交流。"检测"为我们提供了一种讨论性病测试的简单方法，这种缩写的表达方式是年轻人熟悉的。

活动信息以消费者研究和源自健康信念模型及计划行为理论的关键构念为依据，旨在针对所有性活跃的青少年进行常态化的测试，而不仅仅是针对"高风险"的亚群体。活动信息采用一种幽默、轻松的方式来打动年轻人。2009年，也就是项目启动的第一年，信息的设计旨在通过引起人们对这项活动的兴趣（例如"'给自己做个检测吧'是什么？"之类的信息）来促进活动的曝光，并将流量引入信息和测试资源中。项目启动的第二年，活动重点是与性伙伴和医疗人员讨论性病/测试，并通过"自我代言，自我检测"（Get yourself talking，Get yourself tested）这一句标语来强调测试的简便性。到了第三年，为了吸引千禧一代（Y世代），项目将原有的推广策略转变为推广"生活方式品牌"，以"青年赋权"为主题，由不同的青年领袖担任活动大使，通过他们自己的社交网络和社交媒体渠道推广活动。口号变成了"了解自己，了解你的状况"（Know yourself. Know your status.），活动的主题和策略不断演变，越来越切合青少年受众的需求。

干预

"检测"是一项全年活动，在每年4月即全国性病宣传月都会更新一次。在一年中其他的关键时点，包括情人节、春假、全国艾滋病病毒检测日、返校期和世界艾滋病日都会进行特别宣传。这项活动使用了多媒体平台，包括电视（广告和原创节目）、网络、印刷媒体、短信服务和实地拓展。传递的消息都是针对目标受众度身定制的，并通过合作伙伴的平台进行传播，包括全球音乐电视台（直播节目、在线节目）和其他传播平台。为了鼓励青少年进行性病测试，还开展了特别的推广活动（如抽奖、竞赛）和受众参与活动（如系列音乐会、测试活动）。此外，音乐艺术家和名人代言人也进行宣传推广。最后，州和地方合作伙伴利用各自的媒体营销、宣传以及开展倡导、促销和拓展活动等来支持"检测"项目。免费提供的项目工具包里面也包含宣传材料，配合促进本地的宣传工作。活动的平台和内容包括：

- 信息和测试资源，包括一个交互式网站（GYTNOW. org），提供关于常见性病的基本信息、沟通技巧和工具。除此之外，还有一个测试定位器，可用于查找附近免费的或低成本的、适合年轻人的性病检测服务点。

- 原创的电视宣传片和节目，包括数字和社交内容元素，在全球音乐电视台、mtvU（在全国 750 多个大学校园播出的频道）、MTV2（12—34 岁男性中排名第一的频道）和 TR3（针对 18—34 岁拉美裔美国人的频道）上播出。创新性节目包括：《十大最离谱的性爱神话》，一个以著名艺人揭穿性健康问题误区为主题的节目；还有《积极人生》，该纪录片讲述了三名感染艾滋病病毒的年轻人的故事。

- "检测"项目与全球音乐电视台的制作人合作，将性健康信息融入现有的电视节目（如《女孩代码》、《指南》、全球音乐电视台新闻、《院长名单》）和社交媒体中，让受众可以在网上获取更多的信息。

- "检测"项目把脸书和推特作为数字会议场所，与卫生中心、诊所、社区组织和促进性病检测的学生团体交流沟通。此外还与包括 Foursquare 在内的社交媒体领域的企业和组织结成伙伴关系。通过 Foursquare，接受检测的消费者可以在诊所签到，并获得一枚"检测"徽章。现在"检测"项目还与"你的（性）生活"活动的社交媒体开展了合作。

- "检测"项目联合了全国计划生育组织的 700 多个健康中心、美国大学健康协会的大学健康诊所网络、私营部门和社区合作伙伴共同开展跨界推广活动。例如在全国一些城市通过系列音乐会的形式进行推广，从而促进性病和艾滋病的检测。

评估

"检测"项目覆盖的范围和影响力评估主要从以下几个方面进行：媒体和材料跟踪；在参与计划生育的健康中心、大学健康中心和其他合作伙伴的诊所监测到的性病检测率和阳性率；在大学、诊所针对青少年进行问卷调查以及全国性的青少年在线调查。

选择过程评估结果

仅在实施的第一年，"检测"项目就制作了 20 多个公益广告和原创节目，在全球音乐电视台播放了 2000 多次，并通过网络和短信诊所定位器工具实现超过 10 万人次的门诊转诊。

从项目启动到 2014 年 3 月 31 日的五年时间里，超过 410 万人[①]通过网站获取信息。截至 2014 年 8 月，该网站仍然是疾控中心性病检测定位服务的十大推荐站点之一。此外，"检测"项目已被提名并获得多项奖项，包括几个灯塔奖。

部分成果评估结果

评估的主要成果指标包括对该活动的认识、性病检测行为、艾滋病检测行为以及与性伙伴和医疗机构的沟通。

青少年行为报告

全国青少年调查　2013 年，一项针对 15—25 岁年轻人（$n = 4017$）的全国性调查发现，"检测"活动覆盖了美国约五分之一的年轻人。与不知情的人相比，听说过这项运动的人（无论是否接触过宣传信息）自陈进行性病和艾滋病病毒检测的概率更高，也更愿意与医疗人员或性伙伴进行相关的交流沟通（$p < 0.05$）。随着越来越多的年轻人看到"检测"活动的信息，自陈进行病毒测试和交流的行为也增加了，这表明二者可能存在量效关系。对这项运动有所了解的人中，通过一个渠道接触过信息的人里有 47.6% 曾接受性病检测，接触过两个到四个渠道的人中则有 50.5% 接受了检测，而通过五个或更多渠道接触活动信息的人中有 70.7% 接受了检测。艾滋病病毒检测率也随自陈曝光量或接触媒体渠道数量呈线性增长趋势，从最初的 31.1%（零渠道）增至 75.6%（五个或更多渠道）。[1]

性病检测数据

美国计划生育联合会及分会的数据　在"检测"活动的前六年（2009—2014 年），全国计划生育联合会在 4 月份（宣传高峰期）对 798537 人进行了特定性病（衣原体、淋病和艾滋病病毒）检测。在活动的头几年，4 月份性病

---

①　这包括 itsyoursexlife.org 网站（GYTNOW.org 的链接在 MTV.com 上，是 itsyoursexlife.org 的一部分）的访问者。并非所有的网站访问都与"自我检测"的宣传活动相关；同样，通过"你的（性）生活"相关宣传而进入网站的访客也可能会访问"自我检测"的内容。

检测率的增长最快，且这种增长没有随着时间的推移而降低。[2]

从 2008 年 4 月（"检测"活动开展前）到 2010 年 4 月（活动的第二年），有 9 个计划生育联合会分会（代表全国大约 118 个卫生中心）的性病检测率增长了 71%。这一点得到了国家趋势数据的支持，数据显示，2009—2010 年春季的检测数据高于同期的其他时段。[3]

2009 年 4 月到 2014 年 4 月，根据 35 个计划生育分会的报告，性病检测率增长了 12%。值得注意的是，衣原体和淋病检测阳性的患者百分比反映了全国的衣原体和淋病阳性率，这表明那些进行检测的人代表了高危人群。根据最新报告（2014 年 4 月），寻求性病检测的人中，超过 50% 的人年龄在 25 岁以下，正是"检测"活动的目标受众。[2]

来自学校、社区和卫生合作伙伴的本地评估 "检测"项目与美国大学健康协会的成员机构合作开展了一项简单的调查，在 2012 年 4 月（$n = 1986$）和 2013 年（$n = 1733$）对 12 所大学进行了评估，这些大学位于不同的地方，规模不一，人口特征存在差异。在总样本（$N = 3719$）中，55.4% 的人曾见过或听说过"检测"活动。在这些看过或听说过这个活动的人里，57% 的人表示他们曾去诊所做过性病测试，其中 42.6% 的人表示这一测试与"检测"活动有关。与那些没有见过或听说过"检测"活动的学生相比，了解该活动的学生在过去 12 个月内与医生、护士或医疗机构（62.6% 对 37.4%，$p < 0.001$）以及男朋友、女朋友或伴侣（63.1% 对 36.9%，$p < 0.001$）讨论过性健康问题的概率更高。[4]

2011 年，"检测"项目支持 9 个不同地区的社区、卫生机构和学校实施了当地的"检测"活动，并对其进行评估。项目在活动执行期间收集了当地参与性病检测的数据，并将其与前一年的数据（基线数据）进行比较。在这 9 个地方，有近 7000 人在活动推广期间（各个地点有所不同）接受了衣原体检测，与基线数据相比增加了 14.8%。

尽管一些活动地点的"检测"项目在人员配备和组织方面还面临着挑战，但除一个地点外，其他地点的项目报告都显示了测试人数的增加（有 7 个地点的增加是显著的；$p < 0.01$），增长幅度从 0.5% 至 128% 不等。在活动实施期间，衣原体的阳性率仍然很高，从 6.3% 至 15.5% 不等，这表明这个活动正在惠及那些有风险的人。[5]

参考文献

1. Friedman, A., M. McFarlane, M. Habel, et al., "GYT Exposure Among Youth and Effects by Dose", presented at the National Conference on Health Communication, Marketing and Media, Atlanta, GA, August 19-21, 2014.

2. Planned Parenthood Federation of America, *GYT '14 Campaign: National STI Testing Month Survey*, July 15, 2014.

3. Friedman, A. L., K. A. Brookmeyer, R. E. Kachur, et al., "An Assessment of the *GYT: Get Yourself Tested* Campaign: an Integrated Approach to Sexually Transmitted Disease Prevention Communication", *STD*, Vol. 41, No. 3, 2014, pp. 151-157.

4. Habel, M. A., H. Eastman-Mueller, "The Evolution of a Public Health Social Marketing Approach to STI Prevention: What Is Your Role?" presented at the Annual Meeting of the American College Health Association, Orlando, FL, May 26-30, 2015.

5. Friedman, A. L., A. Bozniak, J. Ford, et al., "Reaching Youth with Sexually Transmitted Disease Testing: Building on Successes, Challenges, and Lessons Learned from Local *Get Yourself Tested* Campaigns", *Soc Market Qtly*, Vol. 20, No. 2, 2014, pp. 116-138.

第十三章

医患沟通[*]

学习目标

通过学习本章，读者将学会：

1. 从多个目标、障碍和沟通水平的角度描述医患关系；
2. 确定临床实践中保证医患沟通效果的关键工具；
3. 与学习伙伴或患者进行感情充沛且有效的沟通。

导　　言

本章主要讨论医患沟通（clinician-patient communication，CPC），即医疗保健提供者人员和患者之间的面对面沟通。五十年前，该词主要代表医生和患者之间的关系。[1-5]从那时起，医疗保健沟通的性质开始发生改变。新技术和对时间的新需求——尤其是维护电子健康病例（EHR；方框 13-1）的需求——改变了内科或临床医生的会诊方式。[6,7]同时还相应地出现了新的卫生职业（例如负责电子健康病历的临床记录员）；越来越多的护士成为执业护士，助理成为医生助理，药剂师、理疗师、急诊医疗技术人员和其他专家逐渐作为独立职业发挥作用。我们越来越多地通过药房、医院和社区诊所来改善公共卫生，相应地，我们也发现临床医生与患者进行沟通的范围大大拓宽了。

---

[*] 理查德·哈内尔（Richard N. Harner）。

方框 13-1　沟通障碍

　　随着医疗保健服务者数量和类型的增加，沟通需求和沟通渠道的数量和类型也相应增加。如果你剧烈头痛且发烧 39℃，你不能直接去医生的办公室。你需要给接待员、护士或医生打电话、发电子邮件和发短信，才有可能预约到一位忙碌的初级医疗保健医生给你看病，或者被转诊到同样繁忙的医院急诊科。而急诊部门也可能无法提前获取你的电子健康病历和医疗保险信息，从而导致医生问诊时又得重新询问你的健康状况和支付方式。这期间，你还需发短信给朋友或家人报平安，或者听听他们的建议。你可能需要好几个小时才能找到一个知道必须迅速给你进行治疗的人，因为严重头痛和高烧可能是脑膜炎的症状，虽然概率很小，但后果很严重。参见 R. A. Køster-Rasmussen, A. Korshin, C. N. Meyer, "Antibiotic treatment delay and outcome in acute bacterial meningitis", *J Infect*, Vol. 57, No. 6, 2008, pp. 449-454.

　　一般来说，内科医生、临床医生和医护人员都必须与患者（有时称为客户，方框 13-2）进行良好的沟通，从而为他们提供有效的诊断、治疗、护理和帮助。在本章中，我们为医患沟通提出了一个概念框架，强调沟通过程的多面性和双向性，并总结了有效沟通的实现步骤。尽管这个框架可用于促进与远程患者的沟通，包括线上、邮件或其他方式，但本章将重点讨论医患之间的面对面沟通（包含丰富的语言和非语言元素）的问题。

方框 13-2　客户还是患者？

　　患者和客户的区别是什么？彼得·温（Peter Wing）指出，我们现在往往用"客户"而不是"患者"这个词，*原因在于患者的自主性越来越强，超越了原来的医疗家长主义。他认为，患者在寻求医生的保护和照料时，希望自己被当作客户或是医疗服务的"消费者"。

　　＊ P. C. Wing, "Patient or Client: If in Doubt, Ask", *Can Med Assoc J*, 1997, pp. 157287-157289.

有效医患沟通的概念框架

　　我们首先要认识五组能帮助理解医患沟通的二分概念。这些二分概念连同后面将要讨论的目的、障碍、层次、模式、工具和外部因素一起形成了有效医患沟通的概念框架（图 13-1）。

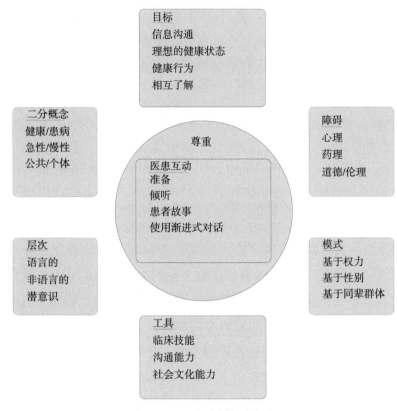

目标
信息沟通
理想的健康状态
健康行为
相互了解

二分概念
健康/患病
急性/慢性
公共/个体

障碍
心理
药理
道德/伦理

尊重

医患互动
准备
倾听
患者故事
使用渐进式对话

层次
语言的
非语言的
潜意识

模式
基于权力
基于性别
基于同辈群体

工具
临床技能
沟通能力
社会文化能力

图 13-1　医患沟通概念框架

二分概念

■ 健康与疾病。我们是从以健康为主还是以疾病为主的视角来进行沟通？
 是进行例行检查（例如体检）还是对近期的体重减轻和腹痛进行诊断？
■ 急性与慢性。医疗保健临床医生基本能够解决急性医疗问题，而癌症、
 心脏病、糖尿病和痴呆症等慢性疾病往往需要来自多个学科的医疗专
 业人员的参与和协同合作。这就导致无论是面对面沟通还是线上沟通，
 都出现了新的问题，因而需要良好的团队沟通技能。由于慢性病的影
 响越来越大，以患者为中心的医疗之家（the Patient-Centered Medical

Home，PCMH；稍后将在方框 13-10 中讨论）的团队形式逐渐发展起来。

■ 公共与私人。干预主要是在公共层面还是在个体/私人层面？在本章中我们重点讨论个体层面。

■ 精神与肉体。我们很难轻易将精神与肉体分离，虽然有时候患者的问题完全是由精神上或肉体上的原因导致的，但在沟通中必须确保两者都被充分考虑到。方框 13-3 介绍了"沟通的灵魂"。

■ 谈话与倾听。我们必须强调有效医患沟通本质上的双向性，除了交谈，也必须倾听。大多数情况下，倾听应成为临床医生干预的主要部分，从而实现以患者为中心的沟通目的。[8]

方框 13-3　沟通的灵魂

苏·切基奥（Sue Checchio）

原始意象心理学家、畅销书作家托马斯·摩尔认为，医生工作中最重要的一个方面是倾听并创造一个良好的沟通环境。好的医生不仅要倾听说出口的话，更要倾听患者未尽之言。摩尔提到了"医疗和疾病中的灵魂而非心理"，以及在生病期间尤为强烈和普遍的"深厚的历史、深刻的情感、丰富的思维与幻想"。

好的医疗服务从业者能"领会身体和疾病深处的诗意：心脏问题不仅关乎器官和血液的泵，也是情感和关系之所在"。他"通过了解广阔的世界，用智慧和人性实施医治，［并且］不会仅从肉体层面理解人类的经历或疾病，而是明白灵魂和精神在疾病中发挥的作用，这在治疗过程中也扮演着重要的角色"。

摩尔强调，"在这里，我们看到了医学的灵魂：一种对人性的深切感受，展现在富有同理心和创造性的服务方式中"。

关于灵魂，摩尔说："灵魂是一种无形的元素，它把人们聚集在一起，展现他们的人性，为他们所做的一切赋予深度和意义。当你把人当作物品、病例、症候群或需要修理的机器时，你将不再是一个医者，而是一个技术人员、一个人类修理人员、一个物质世界的工作人员，你的工作、你熟练的技术以及你与患者的关系是没有灵魂的。你不满足于你的工作，不是因为这份工作没有价值，而是因为没有用灵魂去赋予它跳动的生命力。"

"另一方面，当灵魂存在时，当你作为一个人而存在，并与患者建立关系时，就算只是简单地运用你的技能，也会使你的工作变得充实，从而与前来寻求帮助的人保持亲密联系。有灵魂的医院是一个疗愈的地方，没有灵魂的医院就只是一家身体修理厂。人的情感和关怀的深度会在人、建筑、氛围中体现出来。因此，从某种意义上说，正是这种气氛治愈了一切！"

参考文献

1. Groopman, J. E., *How Doctors Think*, Boston, MA：Houghton Mifflin, 2007.
2. Moore, T., *Care of the Soul in Medicine*：*Healing Guidance for Patients, Families, and the People Who Care for Them*, Carlsbad, CA：Hay House, 2010.
3. Moore, T., Telephone Interview with Thomas Moore, January 15, 2015.
4. Moore, T., Email Interview with Thomas Moore, December 7, 2014.

目标

医患接触也是目标设定的实践环节之一。患者和临床医生想要什么？每次医患接触基本都会涉及这些目标：

- 信息沟通；
- 理想的健康状态；
- 健康行为；
- 相互了解；
- 有效规划；
- 共情支持。

如果患者看医生的目的不同，则相应会有一套不同的优先处理方案。如果是为了心脏病诊断和治疗，那么，准确的诊断和紧急护理是至关重要的；而如果是为了控制体重，那么重要的是坚持饮食计划、改变生活方式和药物治疗等健康行为问题，而且需要共情支持和共同规划。

需要强调的是促进相互了解和提供共情支持的目的。目前许多研究表明，关注这些"软"目标对于建立患者信任关系、提高满意度、实现患者的直接护理等"硬性"目标等方面具有非常重要的作用。[9-12]

障碍

临床医生和患者在沟通过程中会遇到以下一系列层面的障碍：

■ 心理；

■ 药理；

■ 伦理/道德；

■ 社会文化；

■ 环境；

■ 第三方。

心理层面的障碍包括冷漠、恐惧、焦虑、抑郁以及潜在精神障碍造成的现实扭曲。过度用药等药物干预可能会降低敏感性和互动性。凌驾于伦理道德标准之上的行为可能会限制临床医生采取某些行动的能力，或降低患者作出健康行为的反应能力。社会文化障碍伴随着社会文化多样性，例如语言、性别、收入、健康素养、教育、智力和种族等问题；相关的环境干扰包括过度的噪声、时间不足、电话和短信干扰等，不适当的环境或着装等都可能阻碍沟通。

如今，通过计算机屏幕和键盘录入电子健康病历和数据已成为大多数临床医生和患者接触的一部分。理想情况下，它们被放置在双方视线内，但不会挡住他们的视觉交流（图 13-2）。及时将数据输入电子健康病历并进行审核，其重要性毋庸置疑，临床医生必须设法减少电子健康病历交流对医患沟通产生的负面影响（方框13-4）。

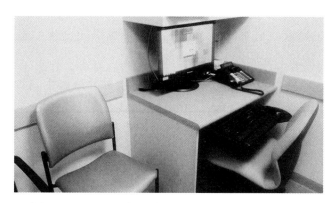

图 13-2　电子健康病历录入和患者互动的最佳位置

方框 13-4　患者会诊期间的数据录入方法

- 在病人就诊结束后录入数据（耗时，长时间交流后录入容易出错）。
- 暂停会诊，并在重新开始沟通之前进行数据录入或核查（耗时）。
- 在患者回答问题时录入数据（对非语言交流具有挑战性）。
- 即使患者不在正前方，也要将患者置于视线范围内。永远不要背对患者。
- 与患者坐在一起，共同查看屏幕上的电子健康病历（没有秘密）。
- 给患者一份完整的患者诊断数据的打印件（附加价值）。
- 在患者就诊期间和就诊之后，安排一名记录助理来完成电子健康病历（这一方法越来越常见——可以增加临床医生与患者沟通的时间且能够接诊更多患者）。

数据来源：Hafner，K.，January12，2014，http：//www.nytimes.com/2014/01/14/health/a-busydoctors-right-hand-ever-ready-to-type.html.

　　第三方因素对医患沟通的干扰在儿童中很常见，成年人中也并非罕见。父母、家人、重要的他人和朋友都有各自的日程，可能与患者不同，甚至完全不一致。如果第三方也在医患接触现场，医生应该注意并尽量理解第三方与患者的互动。然而，临床医生与患者独处一段时间也很重要，可以了解患者自身的目的和需求。但如果没有其他人在场，沟通依然失败了，不妨问问自己，"房间里究竟有多少人？"（指的是第三方虽然不在场，但他的影响力无处不在）有些情况下，主要家庭成员、同事或朋友的意见可能会扰乱患者（或临床医生！）的头脑，甚至干扰原本有效的沟通。

　　随着医疗团队的出现，患者发现自己可能会被临床医生（内科医生、住院医生、护士、医生助理、药剂师、理疗师、实习生等）包围，每个人都有不同的知识和方法，而且通常是不统一的，即使是最细心的患者也可能会有理解上的困难。虽然健康专业的实习生学习的是如何通过"综合的专业教育"来通力合作，但并不意味着他们可以"合伙对付"患者。

　　作为临床医生，我们确实希望进行沟通，也知道良好的沟通对于实现以患者为中心的健康目标至关重要。但是，怎样的沟通才足够？怎样的沟通是多余的？哪个沟通渠道最有效，单独使用还是组合使用？这都可能成为沟通障碍。

　　虽然实现成功的医患沟通存在很多障碍，但总是有希望的！

如何开始

　　如果患者和临床医生具有相似的社会、文化、语言和教育背景，且有共同的医疗目标，那么他们的沟通就会简洁明了且有效。需要牢记，沟通有多个层面，且在沟通过程中信息发送者和接收者可能有多个目标。

　　在医疗会诊时，临床医生和患者都应该有所准备，以一种灵活且渐进的方式提供信息并给予反馈。临床医生应该尝试各种方法来实现整体沟通目标。

　　人际传播的研究有很多，[13-22] 且与健康传播具有一些共同特征，例如有效的交谈、议程设置等，但人们常常会给健康会诊的情景设定一个困难的基调。在会诊中，情绪问题经常会压倒一切，带来解脱、绝望或欣喜。生死攸关的问题可能会使看似无害的言辞带有强烈且意想不到的含义。下面的小节展示了一些成功的医患沟通的特点，贯穿整个讨论的主线，也是医患有效沟通的关键，涉及尊重、动机、动力、故事和软性沟通方式。

沟通的层次

　　要想记住患者和临床医生在会诊中的多重目标是很难的，尤其是时间紧迫、情绪高涨的情况下。成功的沟通涉及以下三个不同层次的目的沟通/需求沟通：

■ 非言语的沟通（未表达出来的）；

■ 语言的沟通（说出来的）；

■ 潜意识的（意识之下的）。

　　我们都较为注重口头沟通，但即使是精心挑选、恰当得体的词语也需要在语境中进行解读。随着对语境的了解，医生对患者需求和目的的理解也会扩展到"无须言语表达"的程度，开始倾听那些没有说出口的话。如果一个患者被确诊为癌症，但却从不询问自己近期或将来会怎么样，那么他实际上是在表达一种强烈的恐惧，也可能意味着这个时候他不希望知道更多的信息。非言语的沟通还提供了有关患者背景、恐惧、教养、政治关切、宗教信仰等方面的信息。可以说非言语沟通包含了大量丰富的信息。

　　潜意识的目的和需求能通过肢体语言的姿势、动作和表情来表达。除了肢体语言之外，如何着装、是否守时以及对陪同人士的选择都能帮忙我们了解患者的潜意识需求和目的。神话般完美的沟通者能够知晓并使用所有这些信息。但是其他人可以从有意识地在各个层面寻找交流机会开始，直到它成为交流中的下意识行为。

模式

医患沟通有三种最常用的模式：

■ 基于权力；

■ 基于性别；

■ 基于同辈群体。

权威的、基于权力的医患沟通由来已久。临床医生并非万无一失，他们的诊断、治疗、见解和专业技能存在很大的差异。即使如此，根据民意调查，患者对内科医生和其他临床医生的尊重，使得他们的直接沟通产生的影响远超任何其他医疗渠道。

医患沟通的第二个因素与性别角色有关。[23-32]性别异同会在语言、非语言和潜意识三个层次的沟通上影响医患接触，既有机会也有风险。从历史上看，寻医的患者已经在内心假定并期望医生扮演家长般的角色。如果临床医生是女性，患者可能会产生一种对慈母般关系的期待。虽然患者的确赋予了临床医生权利，但这也会使医患沟通和医患关系复杂。朱迪斯·霍尔（Judith Hall）和他的同事发现，基于性别的沟通是影响患者满意度和坚持治疗方案的因素之一。[19-22]在这方面，女性临床医生往往更有成效；事实上，目前女性占医学院申请者的一半以上，占执业医师的三分之一。

电视节目《私人诊所》（*Private Practice*，2007—2012，美国广播公司）则给出了一个基于同辈群体视角的医患沟通的例子。医生不再是领带、白衬衫以及白色长外套的传统打扮，他们成为患者的朋友和顾问，用一种非正式的朋辈沟通方式来实现改变。

因为缺乏传统医患模式中固有的权力和尊重，现在的临床医生必须通过有效的沟通和行动获得尊重和赋权。但想要在医患关系中达到这个层次可能需要较长时间。

基于权力、性别和朋辈群体的沟通都有可能加强医患沟通，但也存在相关风险。使用何种方式取决于患者和临床医生的背景信息和精神状态。最好的方法是临床医生灵活地选择或改变模式，以更好地适应患者的需求和自己的技能。

工具

每个临床医生都可以使用各种工具来消除上述影响有效沟通的诸多障碍。主要有以下三种根据：

■ 临床技能；

■ 沟通能力；

■ 社会文化能力。

在传统的临床医患关系中，医疗保健从业者要具备广泛的知识和临床技能来应对患者的问题，为他们提供答案和治疗方案，并站在患者的角度解决他们所关心的问题。因此，相关的临床技能仍然是护理患者的基石。

近几十年来，随着学医所需时间的增长以及医学知识基础的惊人扩展，全科医生和专科医生都开始发现自身的医学知识储备越来越缺乏。[33-36]尤其是随着互联网信息的广泛普及，患者对自己的疾病、诊断和治疗也变得更加了解。患者和临床医生之间的知识差异不断缩小，临床医患沟通也会随之改变。换言之，由于人们现在可以轻易地从各种渠道获取信息，临床医生已不再是唯一的信息来源，而主要充当顾问、组织者和协助者的角色。因此，任何临床医生，无论是否受过医学训练，除了自身领域的临床技能，还需要具备全面的沟通能力。

医患沟通工具中的第三个要素是社会文化能力，即理解能力和与行为模式相关的能力，它们在某种程度上是由种族、民族和社会群体的特点决定的。在这里使用"社会文化能力"这个词，而不是被更广泛运用的"文化能力"一词，是为了强调在成功的医患沟通中，社会因素（例如年龄、收入、性别、生活环境）起到的重要作用。[37]（"文化能力"有时与"社会文化能力"具有相同的含义，通常仅限于使用在种族和民族问题方面。）

在医疗会诊中，最终效果总是受到社会和文化因素的影响。面对这一事实，必须做好克服障碍的准备，尤其是临床医生，需要做到以下几点：

■ 意识到医患沟通对社会和文化能力的需求，并接受这一事实；

■ 语言和社交技能可以打破文化壁垒；

■ 尽可能进行跨文化培训或体验。

影响沟通的社会文化因素有很多，包括社区、习俗、道德、伦理、收入、语言、风格和肢体语言等。例如，肢体语言、眼神交流和人际交往的距离等规范都是由文化决定的。[38-41]如果意识不到这种文化规范中存在的差异，就有可能因为一个简单的手势或动作而被误解，甚至会冒犯他人。

外部因素

虽然会诊环境中的外部因素通常没有人际关系因素重要，但地点、时间以及诸如噪声、注意力分散、家具、服装、照明等环境因素都可以促进或妨碍医患沟通。在繁忙街道中央的急救环境中进行医患沟通，至关重要但又困难重重；而在医生办公室等可控的环境中，可以通过辅助人员和接诊、候诊、检查以及咨询等环境来促进医患沟通。

至此，我们介绍了与医患沟通相关的二分概念、目标、障碍、层次、模式、工具和外部因素。尽管这种方法似乎过于解构，但目的是强调有助于有效医患沟通的多种因素。[42]不断学习应用此框架会使您的医患沟通技巧越来越纯熟。

医患会诊

以下每个方面都是在进行医患会诊时需要考虑的重要元素：

■ 尊重；

■ 环境和身心准备；

■ 倾听；

■ 患者"故事"；

■ 体检；

■ 渐进式对话；

■ 回顾和总结。

我们举一个新患者到访医生办公室的例子来说明这一过程。"医生"可以是其他类型的临床医生，例如执业护士或医生助理。而病人是一个陌生人，医生并不了解他。

尊重

正如露丝·B. 珀蒂洛（Ruth B. Purtilo）、艾米·M. 哈达德（Amy M. Haddad）和里贾纳·F. 多尔蒂（Regina F. Doherty）在前言中所述，"医疗环境中，尊重是贯穿整个医患会诊的主线"。这一点也在整本书中得到了强调。[6]在整个会诊过程中，临床医生和病人都需要被尊重。在开口说话之前，尊重就定下了医患沟通的基调，并贯穿整个过程：倾听、思考、移动、交谈、提出反对意见、诱导、鼓励、计划和分享等。尊重价值观、风俗习惯、语言、教育、经济、年龄和性别的多样性，是社会文化能力在医患沟通中的重要体现。

然而，为了获得尊重，你必须尊重他人。这样的交流是实现有效医患沟通的根本。

环境和身心准备

如果患者从进入会诊环境的那一刻起就感到被重视，那么这种感觉会有助于随后的面对面沟通。然而，如果等待时间过长、工作人员态度不好或等待区域不够安静，则可能对医患沟通产生负面影响。因此，面对面的沟通过程其实早在进行对话之前就已经开始了。[43]你和患者之间是否隔了一张大办公桌（或一个大电脑屏幕）或桌子的一角交谈，还是和生病的孩子坐在地板上聊天？

着装、举止、仪态和触摸等非语言线索极其重要。医生和患者的第一印象会对接下来的讨论产生意想不到的极大影响。[44]

选择着装的首要因素应该是先满足患者的需求。患者一直认为医生更具有权威地位，为了满足他们这种期待，白大褂、白衬衫、领带等类似着装可能会很有用。而敞开的衬衫和休闲装则有助于建立类似朋辈关系的医患沟通。为了达到良好的医患沟通效果，医生必须作出积极的、以患者为中心的选择，在仪容仪表方面，不修边幅、邋里邋遢只会留下糟糕的印象。

非语言线索后紧接的是口头问候，这会加深患者的第一印象，并影响随后的会诊基调。最近，我陪女儿去见了一位我从未见过的医生。当我们进入检查室时，他忽视我的存在，甚至没有问候我的女儿，而是开始下命令："用 1 到 10 来给你的疼痛程度打分。"你可以想象他给我留下了什么印象。

即使你的问候很简短，它也可以是充满热情、信息丰富、能抚慰人且富有同情心的。一个良好的开端可以从友好的表达开始，例如"早上好！我是约翰逊医生"（Dr. Johnson）或"您好！我是罗伯特·约翰逊"（Robert Johnson），或"您好！我是临床护士罗伯特·约翰逊"，或"嗨，我是鲍勃（Bob），我来检查一下你的血压和体重吧"。如果一开始就说"坐下，我马上就来"或"我比预定时间迟了一些，你的主要问题是什么？"，则不会对沟通起作用。反之，在与患者沟通之前，你应该先完成你正在做的其他事情，并厘清思绪，让每个病人都觉得他是你这一天中第一个或最重要的患者，则会对沟通起促进作用。

在可能且适当的情况下，某些类型的肢体接触也有助于会诊的基调（方框13-5）。然而，基于社会文化认知和非语言线索，临床医生在与患者进行任何接触之前，都必须迅速确定应该避免哪些身体接触。

在西方文化中，即使是面对孩子，你也可以先主动握手。如果从非言语线索中察觉到了患者的恐惧或距离感，那么在沟通时就必须推迟或完全避免身体接触。

方框 13-5 触摸以及更多

一位患者的分享：

当我的医生走进房间时，他总是会和我打招呼，并轻轻碰我一下，以打破沉默。他会问我怎么样，并从个人角度关心我。他会握着我的手说，"我们会处理好的……"为什么不是所有的医生都能对他们的病人有这样的同理心呢？他们不都是在医学院学习的吗？

倾听

从医生的角度来看，倾听是进行临床会诊的下一步。[45]要想倾听，必须让患者说话；要让患者说话，医生就应该鼓励患者。医生和患者都需要仔细聆听对方，以此确定沟通渠道。最好先进行一些简单的沟通。例如"最近怎么样？"或"你今天过得怎么样？"。而传统的问候"什么风把你吹来了？"常常会得到"我的妻子"或"地铁"这样的回答，因此应该避免这么询问。有时，临床医生可以通过等待，或做一个似乎在说"你有什么要告诉我的吗？"之类的欢迎手势来打开患者的话匣子。不限制对话的方向或重点，反而能为双方带来更多好处。有时只需要一个非医学的问题来打破沟通的僵局，如方框13-6所示。

方框 13-6　"红袜队怎么样！"

波士顿外科医生阿图尔·加万德（Atul Gawande）在他的《更好》（*Better*）一书中，着重论述了与每个患者建立人际关系的必要性。即使患者提出的是一个非医学问题也要重视，因为他们不仅仅代表一种疾病或一个有待解决的问题。

请考虑在适当的时候抽些时间与你的患者聊聊天。随意问一个问题："你是在哪里长大的？"或者"你为什么搬到波士顿来？"甚至可以问："你看了昨晚红袜队的比赛吗？"其实，你不必提出一个很深奥或很重要的问题，只需要问一个能让你们熟络起来的问题即可。*

即使患者询问的是关于肿块的问题或其他专门的问题，在解答后，加万德也建议继续问："您还有其他问题吗？"这种询问能打开新的沟通大门，患者在没有受到鼓励的情况下难以提出来的问题，这时候也能够开诚布公地拿出来讨论。

* A. Gawande，*Better*，New York：Henry Holt，2007，p. 151.

为了进一步了解患者担忧的根源，我们经常会问："这一切开始前（时）发生了什么？"这样询问是为了探究可能导致症状出现的相关事件。症状描述的开头通常包含一些有助于诊断的信息，能够帮助后续的医疗调查。有时获取病史被称为回忆（anamnesis），表明这是一种对抗遗忘的过程。临床医生可以使用微妙的、非引导性的探寻来规避回忆偏差，加深患者对那些重要但看似微不足道的事情的回忆。

患者故事

健康会诊开始后，你或许已经从各个层次（语言、非语言、潜意识）的沟通中对患者有了一定的了解，那么下一步就是挖掘患者的故事。叙事在健康传播中的价值引起了人们极大的兴趣。[46,47]事实上，我们追求的是故事背后可能对诊断有帮助的那些线索。一切是如何开始的？背景是什么？接下来发生了什么？然后呢？之后呢？现在怎么样？感觉如何？害怕吗？在现实沟通中，叙事往往是脱节、延迟且混乱的，难以获得清晰的表述。通常，患者不能像你希望的那样，一次就把他们故事中的问题讲清楚。你必须在整个会诊过程中捕捉各种零碎的片段，让细节慢慢地浮出水面，然后才能形成连贯的叙述。

患者可能难以抓重点。他们会带着一系列疑难杂症和抱怨来到这里，还有就诊记录和药物清单。这些东西当然很重要，但如果会诊的目的是进行诊断并感同身受地了解病人，那么有时（其实绝大多数情况下）专注于疾病的叙述或故事可能更加有用。

卡尔·罗杰斯（Carl Rogers）在1950年提出了一种有用的方法，[48]即尽可能用非指示性的陈述来代替提问。但是如果不问问题，如何获得信息呢？其实，让患者说话的策略之一就是使用简单的陈述，例如"告诉我这个"或"告诉我更多"。当患者开始说话时，可以用简短、肯定、重复或连接性的语句（"好的……"；"您说您感觉很虚弱……""和……"）来保持沟通。如果患者讲了一些戏剧性很强的东西，可以保持沉默，或者用肢体语言表示鼓励，这样可能会让患者以一种更好理解的方式深入叙述。

患者的叙述可能不如预期的那样有用。患者可以通过一系列的医生访视、进行检查、查看检查结果和治疗处方来了解自己的病情。从医学和社会文化的角度来看，我们要寻求的不限于此——我们想知道的是患者体内正在发生什么事情，而不是已经对患者做了什么。因此可以这么对患者说："您可以再多谈谈您的故事，还有您的症状，然后我们再来看您之前接受过的治疗。"这么做或许让人难以理解，但非常重要，因为它有助于找出病患的故事与疾病之间的关联，从而进行诊断。

关注患者的症状和感受（而不是之前的诊断和治疗方案），通过患者的叙述了解其个人的生活细节以及疾病症状，并对疾病（以及个人对疾病的反应）的诊断和治疗有更深入的了解，这就是以患者为中心的健康传播。[49-52]

在听患者故事的这段时间和随后的会诊中，医生应该把重点放在患者的言语上。对医患沟通进行记录或转录，然后进行对话分析[53]，可以挖掘出影响效果的诸多因素。有关医患沟通的定量研究表明，有些医生说话的时间占70%，而患者说话的时间只占30%或更少。患者通常认为这些沟通是没必要的。[54-56]因此，临床医生的首要目的是鼓励患者先开口，然后再提出一系列需要了解的问题。

下一步可以称为"询问步骤"；此时临床医生开始询问有关症状、治疗、环境、药物和反应等具体细节。同时，医生需要填写患者的背景信息，了解患者的小家庭和家族的状况、个人的工作环境，这可能与患者当前的疾病有直接关系。

既往病史（Past Medical History，PMH）和症状回顾（Review of Symptoms，ROS）是病史的关键特征。事实上，关于既往病史和症状回顾的具体问题应等到患者讲完大部分故事后再提问，从而避免产生偏差，甚至忽略患者及其疾病的重要故事。因此，在获取所有信息之前医生必须避免这种武断的诊断错误："你以前得过这种病吗？是吗？好吧，这次也是如此。"

当一次成功的医疗会诊即将结束时，患者和医生对患者的故事有了共同的理解，并开始制订下一步的医疗计划。但在此之前，临床医生应扩大范围，继续寻找可能被遗漏的重要信息，或不应纳入记录的信息。此时，医生可以查看患者在候诊室提交的症状自评量表。

医生从患者那里获取有关疾病或生活的信息时，要会把握时机并保持耐心。通常，有关病史和症状的具体问题或敏感问题可以迟些提出，甚至可以等到进行身体检查时再问。但无论如何，简单的问题往往比复杂的问题、引导性问题或包含医学术语的问题更有价值。

体检

如果是给新患者的医学会诊，通常还要进行身体检查。不过对病史的了解和故事讲述并不会停止，而是在检查身体时继续进行。也就是说，在检查眼睛、耳朵、鼻子、喉咙、胸部、腹部、腿部和其他部位时，对各个部位进行提问或评论都可以引出与"故事"相关的信息。

为了防止体检干扰人际沟通（实际上是加强交流），有必要先进行不具威胁性的检查。也许体检的最好方式是，握住患者的手，然后将双臂轻轻抬起至向前伸展的位置，并要求其保持这个姿势。这种试探性的肢体接触，让人感觉舒适并安心，也能让医生判断患者是否虚弱、站不稳，或无法遵循指示。这种肢体接触可以作为医患沟通的一个部分，也可以用于系统的体检中。

渐进式对话

在医患沟通中，渐进式对话的重要性仅次于故事本身。随着信息的分享，症状、原因和需求都会变得更加明晰。有了共同的动力和动机，才能导向共同的目标，而不是强加的目标。有效的渐进式对话会让随后的计划、鼓励或说服过程变得更加容易。

回顾和总结

医患沟通所有的工作最终可以明确地概括为在沟通中了解到什么，应该做什么以及如何去做。有时候可以这么和患者说，"让我们总结一下目前我们了解了哪些情况，看看接下来需要做什么"。牢记以下四个交流的关键步骤有助于进行总结：

■ 告知；

■ 回授；

■ 支持；

■ 宽慰。

临床医生会根据会诊过程中了解到的内容提供信息、意见和计划，并根据患者的语言、社会文化背景和目的，选择他们能理解的措辞进行告知，然后要求患者复述他们的理解，这是至关重要的回授步骤（图 13-3，方框 13-7）。这些步骤在必要时可以反复进行，好的一面是可以加强相互理解，不好的一面在于也可能让人们意识到沟通是不完整的。

不论在哪种情况下，临床医生都应支持患者和他们的观点，避免因沟通失败或理解错误而相互指责。患者离去时应该让他们抱有"医生已经了解我的情况"这样的感受。如果临床医生深入了解患者情况，并真诚地关心患者（方框 13-8），患者就会感到非常宽慰。患者的舒适度本身是一个目标，也有助于行为改变，帮助患者坚持治疗方案或接受无法实现的目标。

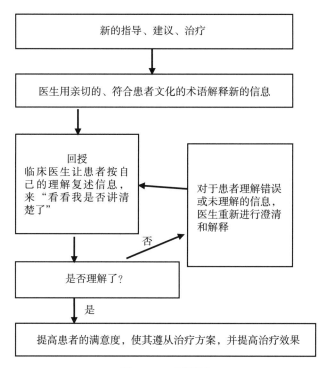

图 13-3　回授法

方框 13-7　回授法是一种特殊的反馈方法

　　自 1948 年诺伯特·韦纳（Norbert Weiner）的《控制论》（*Cybernetics*, New York：John Wiley&Sons）一书出版以来，反馈就被认为是人与机器沟通的关键要素。尽管回授法是反馈循环的一个典型例子，但直至过去十年左右的时间里，人们才充分认识到它在评估以及增强医患沟通方面的重要性。[*]口头沟通、电子沟通或其他方式的沟通都是一个容易出错的过程，所有严格的传播系统都会例行错误检查。医患沟通中的错误检查（回授法）花费了很长时间才得到认真对待，在某种程度上是因为过去的医生认为自己在沟通中绝对正确。

　　[*]　AHRQ Publication No. 10-0046-EF, April 2010.

方框 13-8 患者对同理心的呼唤

苏·切基奥，健康传播理学硕士

　　散文家、《纽约时报》编辑阿纳托尔·布罗亚德（Anatole Broyard）在1989 年被诊断出患有前列腺癌，与癌症战斗了 14 个月后于 1990 年 10 月去世。他的许多文章都是围绕着他喜欢的那类医生展开的："就像他要求对我的身体进行血液检测和骨骼扫描一样，我也希望我的医生能扫描我，对我的精神状态和前列腺进行探索。没有进行这样的了解，我就什么都不是，只有疾病。"他解释道："我想要的不仅是一个有才华的医生，而且还是一个精神治疗师，一个能疗愈身心的人。"

　　当被诊断为癌症晚期患者时，很少有人了解他们内心的挣扎，因为他们总是会虚张声势地说"我会处理好的"。布罗亚德分析了这个现象："我的朋友称赞我表现得很勇敢或很英勇，但我的医生应该很清楚。他应该能够想象重症患者的孤独……对于大部分医生来说，我的病只是他查房时的例行公事，但对我而言，这是我生命中的危机。如果有医生至少能察觉到这种差异，我会感觉更好些。"

　　布罗亚德明白，虽然不是每个患者都能痊愈，但是病人只要被倾听、被医生放在眼里，就会感觉好些。他认为这种沟通的转变也能深深地改变医生。医生必须认识到自己也有弱点。"要像解剖尸体一样剖开他的职业形象，他必须看到他的沉默和中立是不自然的。也许有必要放弃一些权威，变得更加人性化，正如有资历的家庭医生所知道的，这并没有什么不好。在学习与患者交谈的过程中，医生自己也可能会重燃对这份工作的热情。"

　　医生的世界里充满了疾病和死亡，"让患者进入他的心中，医学界并没有什么损失，反而会有很多收获。如果他这样做了，患者就可以像其他人一样，在自然和超自然之间分享处于生命边缘的奇迹、恐惧和兴奋"。

参考文献

1. Broyard, A., *Intoxicated by My Illness：And Other Writings on Life and Death*, New York：C. Potter, 1992.

特殊情况

语言障碍

　　医患沟通面临的所有社会文化障碍中，语言障碍是最为明显的。语言障碍可能是由患者的年龄、疾病、情感因素、教育程度造成的，或者仅仅是不会说临床医生的语言。此时，临床医生应当保持耐心，借助文字、手势和/或翻译员等找到与患者最佳的沟通方式。[57,58]一些共同语言可以增强信任和尊重，促进沟通。

特别值得提及的是翻译员，因为翻译会增加其他因素的不确定性。翻译员翻译得是否准确？这些词可以翻译吗？翻译员在翻译中是否带有个人偏见？通常，家庭成员会充当临时翻译员。在这种翻译过程中，缺乏培训和家庭偏见会掩盖或曲解患者的需求和症状以及临床医生的意图和意见。对于新移民而言，他们的孩子往往会担任翻译员。孩子承担这一角色可能会妨碍父母表达一些他们认为孩子不适合听到的感受或问题。

最好的翻译员不需要增加或删除词语就能准确地翻译（方框 13-9）。只有对相关文化及翻译的语言有足够的了解时，他们才能对词语或身体语言所蕴含的文化意义进行补充说明。

患者和临床医生都应该警惕翻译不当的迹象。如果谈话中的几句话被翻译为"她说'不'"，那么你肯定就错过了某些负面的情绪，并且要警惕其他翻译不当的情况。

关于自动翻译软件，也有必要说几句。苏曼特·帕蒂尔（Sumant Patil）和帕特里克·戴维斯（Patrick Davies）指出，谷歌翻译的成功率很低。在一项研究中，他们用谷歌把 10 句话翻译成 26 种语言，准确率仅 57%。有些翻译很可笑，也可能会产生误导甚至引起风险。[59]还有一个更好的方法，是在安卓和苹果设备上安装一个新的应用程序，里面提供了在 8 个医学专业中常用的短语手册，共有 15 种语言版本。它还有一键式实时翻译的功能，能给临床医生提供帮助和医学语言的培训（http：//www.canopyapps.com）。在药物和设备方面，美国国立卫生研究院资助开发的多语言（Polyglot）在线应用程序 Meducation，可以让医生用多种语言针对特定处方制作纸质版说明和视频说明（http：//www.pgsi.com/productsl.html）。鉴于美国许多地区文化的多样性，且没有工作人员精通每种语言，许多医疗机构都订购了电话或视频增强型（如"Skype"）的语言线路服务，通常可以 24 小时提供各种语言的服务。语言线路服务项目取决于具体的订购条款。

方框 13-9　　使用翻译员

医学翻译是一个双向的过程。翻译员不仅要理解患者的文化和语言，也要理解医生的文化和语言。这就是为什么专家们一致认为应该避免让家庭成员来翻译。"如果亲人不懂医学术语，医生却说病人得了阑尾炎怎么办？"在剑桥学院培训医学翻译的达摩·科尔特斯（Dharma E. Cortés）博士说，"你不知道家属会如何向病人解释这句话。如果孩子是家长的翻译员，在翻译父母和医生的对话时，孩子会对父母的健康状况有更多的了解，这可能会带来过度的情感负担。此外，父母也可能不会透露与自己身体状况有关的信息，因为他可能不想让孩子知道"。*

* Dharma E. Cortés, *personal communication*, January 22, 2010.

知情同意

大量的文献中都提及了知情同意，即在医疗服务开始之前获得患者或监护人的许可或同意。那么知情同意要提供多少信息才足够呢？提供多少信息量会多余？通常可以通过逐渐了解患者的需求和目的来找到相应的答案。有了这些良好的基础，根据患者的理解能力、注意力和语言来度身定制相关信息就能够取得最好的效果。事实上，同意书并非专门定制的，而是为了通过机构的审批而事先准备好的。这种同意书通常都很长，并且涉及与所作决定相关的所有可能引发的医疗和法律问题。虽然这些文件对于保护患者（和医生）的权利必不可少，但为了避免患者产生严重的误解或抗拒，医生需要耐心地向他们解释同意书的内容。

如果说渐进式对话在所有的医患会诊中都很重要，那么获得知情同意可以说是至关重要的步骤。此时最好有第三方（患者律师）在场。获得知情同意需要高水平的临床和沟通技巧才能成功。这项任务不能委托给没有专业人士陪同的学生、实习生或住院实习医生。临床医生必须逐段评估同意书，必要时提供精准的解释，并随时对各种选择进行解释。如果临床医生是患者熟悉的，并且彼此已经建立了良好的沟通基础，那么获取知情同意就会变得更容易。

临终患者

临终关怀引发了个人、家庭、社会、文化、宗教和政治等各个层面的关注。2009 年，美国国会进行了一场激烈的政治辩论，围绕一项给临终关怀提供财政支持的医疗计划条款。引发这场争论的原因是临终患者和其他"利益相关方"之间的目的可能存在冲突。政府对我们选择死亡的方式应该发表多少意见？医生或家人对患者的离世有多大的影响？2015 年 10 月，前耶稣会神学院学生，州长杰里·布朗（Jerry Brown）站在了患者那一方，签署了《生命终结选择法案》（*End of Life Option Act*）；这项法案使加州成为第五个允许医生为希望尽快结束生命的绝症患者开出致命剂量药物的州。

把支持患者个人意愿摆在首位很容易，却无法忽视与这些决定相关的社会压力。没有谁可以给这条潜在的危险之路作出指引，[60-66]或许最有用的途径是回到医患沟通的过程中。这个过程中，患者故事仍然处在核心地位，医生要从语言、非语言和潜意识三个层面了解患者的需求和目标，考虑第三方的利益问题，并寻求相互理解。然后基于患者的利益，在现有的法律和社会文化的约束下作出最终决定。

展　望

近几十年来，非医师临床医生在医患沟通中起到的作用越来越大。这一趋势部分反映了医生减少医患沟通的原因，因为对他们的时间要求更高，而且医疗诊断和治疗过程的技术要求也越来越高。然而这些外部限制并非造成这种变化的唯一因素。以前，医生在沟通方面很少得到专门的培训，只能通过观察他们的前辈——有些人是很好的沟通者，有些人则不是——来学习。早期的社会风气较为宽容，一个医生如果医术一流，那么即使他不是一个好的沟通者也可以被接受。

如今，这样的环境已经发生改变。我们对各级医生都寄予厚望；但这些期望无法真正实现。因为医生仍然没有足够的时间去接触患者，并与他们进行有效的沟通。医生需要知道的信息量超出了大多数医生和专家的能力范围，除非他们关注的领域非常狭窄。这种不可能的期望让人清楚地意识到，无论是全科医生还是专科医生，都难以获得全面的医学知识并保持对最新知识的了解，就算专科医生也变得越来越像全科医生。因此，在这样的环境下，沟通技巧和文化能力的重要性日益凸显。[34]

同时，其他临床从业者，特别是护士和医生助理，在促进良好的健康和健康传播方面发挥着越来越大的作用，获得与医生同等的地位。具有不同背景的卫生专业人员越来越多地承担起人际健康传播的重担。所有这些都促进了双向互动的医患沟通，有助于改进对个人和整个社会的诊断、治疗和长期的医疗保健。

如方框13-10所述，以患者为中心的医疗之家（Patient-Centered Medical Home，PCMH）是一个新的概念，它把健康信息和健康传播的几个方面整合到一个可行的工作模式中。"以人为本，以患者为中心的医患沟通"是这一概念的核心。

方框13-10　以患者为中心的医疗之家

初级保健（或以患者为中心）的医疗之家模式建立在庞大且不断发展的社区工作基础上，希望通过改变初级医疗保健的组织方式及提供方式来改善美国的医疗保健，因此美国医疗保健研究与质量局对医疗之家的定义不仅仅是一个地方，还是一种提供初级医疗核心功能的初级医疗组织模式。

医疗之家包含以下五个功能及特点。

综合护理

以患者为中心的医疗之家负责满足每个患者大部分的身心健康需求，包括疾病预防和保健、紧急护理和长期护理。提供综合护理需要一个护理团队，该团队应包括医生、高级执业护士、医生助理、普通护士、药剂师、营养师、社会工作者、教育工作者和护理协调员。有的医疗之家有一大批不同类型的护理人员团队可以满足患者的需求，但也有许多其他医疗服务机构（包括小型机构），建立起了虚拟团队联结机构和患者，并为患者提供所在社区的医疗人员和服务。

以患者为中心的护理

以患者为中心的医疗之家提供的是基于关系的、以人为本的医疗保健服务。医生需要理解和尊重每个患者独特的需求、文化、价值观和偏好，才能实现与患者及其家庭的合作。医疗之家积极支持患者根据自己的水平学习自我管理和组织护理，它们意识到患者和家庭是护理团队的核心成员，因此应确保他们在制订护理计划时充分知情。

协调式护理

以患者为中心的医疗之家需要协调整个医疗保健体系的所有环节，包括专科护理、医院、家庭医疗保健以及社区服务和支持。这种协调对于不同医疗场所之间患者的转移尤其重要，比如在患者出院时。医疗之家机构也擅长在患者和家属、医疗之家以及更庞大的护理团队成员之间建立清晰和坦诚的沟通桥梁。

无障碍服务

以患者为中心的医疗之家提供无障碍服务，紧急需求的等待时间更短，上门服务时间更长，提供 24 小时不间断电话服务或线上服务以联系到护理团队的成员，此外还提供电子邮件和电话护理等其他沟通方式。医疗之家对患者在就医偏好方面有求必应。

质量和安全

以患者为中心的医疗之家通过持续参与各种活动来体现对质量和提升质量的承诺，比如使用循证医学和临床决策支持工具来帮助患者和家属共同进行决策，参与绩效评估和绩效提升，对患者体验和满意度进行评估并采取改进措施，实施健康人口管理。公开共享质量可靠且安全的数据，提升活动水平也是对医疗体系质量作出承诺的重要标志。

Defining the PCMH. 资料来源：https：//pcmh. ahrq. gov/page/defining-pcmh Accessed Dec 15，2015.

患者也会面临机会和挑战。鉴于医疗保健和健康传播的复杂性不断提高，患者需要成为医患沟通中的积极参与者，而不仅是被动的信息接收者。方框 13-11 介绍了一个旨在为患者赋权的干预措施的例子，即鼓励患者主动地进行自我表达的"问我 3 个问题"（Ask Me 3）项目。

现在很多患者都是主动的健康信息搜索者，互联网为他们提供了各种各样的选择。但也存在患者浏览过多信息造成负担的情况。有人可能在前一周内看到某种疾病的信息，结果在下周就出现相关症状。人类是一种易受暗示的生物，在得出医学结论之前，人们需要克制自己并对信息进行理性的判断。自我克制或许容易做到，但理性判断只能通过症状分析和在潜在疾病谱系方面进行深入的临床训练才能做到。尽管互联网存在许多问题，但它确实提供了一个重要的医疗信息来源，使得健康和疾病的重要方面得到重视。

方框 13-11 "问我 3 个问题"项目

> "问我 3 个问题"（http：//www.npsf.org/askme3）是一项患者教育计划，旨在促进医护人员与患者之间的沟通，以改善患者健康状况。该项目鼓励患者思考以下三个问题的答案：
> 1. 我的主要问题是什么？
> 2. 我该怎么办？
> 3. 为什么这样做对我很重要？
> 我们必须鼓励患者在每次医疗沟通中询问医护人员（医生、护士、药剂师、治疗师）这三个简单但又至关重要的问题。同样地，医护人员应始终鼓励患者探寻这三个问题的答案。
> 研究表明，了解健康指引的患者在服药或为医疗程序做准备时犯的错误更少。他们能更早康复，或更好地管理慢性健康问题。

资料来源："明确健康传播伙伴关系"组织（Partnership for Clear Health Communication，PCHC），国家患者安全基金会（National Patient Safety Foundation，NPSF）。

医疗保健的全面发展还需要更好地了解非主流文化。一个很好的例子：随着非英文国家的群体迅速涌入美国，各阶层的医疗保健沟通都需要进行跨文化培训。即使是最简单的词语，患者和临床医生都有可能误解，不同的文化背景给医患沟通带来了难以应对的挑战。迎接这一挑战的第一步是识别和解决文化差异问题，然后再对理解、诊断或干预得出结论。

结　论

本章：为医患沟通建立了一个概念框架；强调医患沟通的多样性和双向性；并概述了有效医患沟通的步骤。对于寻求改善医患沟通的临床医生而言，最核心的概念如下：
- 医患沟通框架；
- 需要遵循医患沟通流程并尊重参与者；

■ 需要寻找开放的沟通渠道；

■ 倾听和沉默在沟通中的价值；

■ 故事传达信息的力量；

■ 谦逊地把病人放在第一位；

■ 当一切顺利进行时的满足感。

如果这些概念对你有所启发，你就可以显著改善患者的健康和医疗保健体验。

总　结

章节问题

1. 临床医生与患者沟通互动的三个主要层次是什么？

2. 列举三种促进与患者进行口头交流的方法。

3. 健康传播实习生在市中心对肥胖症进行挨家挨户的调查时应如何运用本章所述的医患沟通方法？

4. 患者是否也可以使用本章中对临床医生提出的改善沟通的建议？如果是，患者要怎么做？

其他参考信息

1. "Doctor-patient Communication has a Real Impact on Health", *Science Daily*, April 10, 2007, http：//www. sciencedaily. com/releases/2007/04/070409144754. htm.

2. Ha, J. F. , D. S. Anat, N. Longnecker, "Doctor-Patient Communication：A Review", *Ochsner J*, Vol. 10, No. 1, 2010, pp. 38-43.

3. Houghton, A. , J. Allen, "Understanding Personality Type：Doctor-patient Communication", *BMJ Career Focus*, Vol. 330, 2005, pp. 36 - 37, http：//careers. bmj. com/careers/advice/view-article. html？id=629.

4. Mutha, S. , C. Allen, M. Welch, *Toward Culturally Competent Care：A Toolbox for Teaching Communication Strategies*, San Francisco, CA：Center for the Health Professions, University of California, San Francisco, 2002.

5. Teutsch, C., "Patient－doctor Communication", *Med Clin North Am*, Vol. 87, No. 5, 2003, pp. 1115－1145.

6. Thompson, T. L., R. Parrott, J. F. Nussbaum, eds., *The Routledge Handbook of Health Communication* (*2nd ed.*), New York, NY: Routledge, 2013.

7. Truog, R. D., D. M. Browning, J. A. Johnson, et al., *Talking with Patients and Families about Medical Error: A Guide for Education and Practice*, Baltimore, MD: The Johns Hopkins University Press, 2011.

8. Wachter, R., *The Digital Doctor: Hope, Hype, and Harm at the Dawn of Medicine's Computer Age*, New York: McGraw Hill Education, 2015.

参考文献

1. Raimbault, G., O. Cachin, J. M. Limal, et al., "Aspects of Communication Between Patients and Doctors: an Analysis of the Discourse in Medical Interviews", *Pediatrics*, Vol. 55, No. 3, 1975, pp. 401－405.

2. Charney, E., "Patient－doctor Communication. Implications for the Clinician," *Pediatr Clin North Am*, Vol. 19, No. 2, 1972, pp. 263－279.

3. Ziegler, J. L., *Ethical Dilemmas in the Doctor－Patient Relationship*, Lexington, VA: Washington and Lee University, 1976.

4. Hasler, J., D. Pendleton, *Doctor－Patient Communication*, London, UK/New York: Academic Press, 1983.

5. Reiser, D. E., and D. H. Rosen, *The Doctor－Patient Relationship*, Baltimore, MD: University Park Press, 1984.

6. Purtilo, R., A. M. Haddad, R. A. Doherty, *Health Professional and Patient Interaction* (*7th ed.*), St. Louis, MO: Elsevier Saunders, 2014.

7. Wachter, R., "Unanticipated Consequences", in *The Digital Doctor: Hope, Hype, and Harm at the Dawn of Medicine's Computer Age*, New York: McGraw－Hill Education, 2015, pp. 71－90.

8. Davis, K., S. C. Schoenbaum, A－M. Audet, "A 2020 Vision of Patient－centered Primary Care", *J Gen Intern Med*, Vol. 20, No. 10, 2005, pp. 953－958.

9. Steinhausen, S., O. Ommend, S. Thümb, et al., "Physician Empathy and Sub-

jective Evaluation of Medical Treatment Outcome in Trauma Surgery Patients", *Pat Educ Counsel*, Vol. 95, 2014, pp. 53-60.

10. Kelley, J. M., G. Kraft-Todd, L. Schapira, et al., "The Influence of the Patient-clinician Relationship on Healthcare Outcomes: A Systematic Review and Metaanalysis of Randomized Controlled Trials", *PLoS One*, Vol. 9, 2014, e94207.

11. Hojat, M., D. Z. Louis, F. W. Markham, et al., "Physicians' Empathy and Clinical Outcomes for Diabetic Patients", *Acad Med*, Vol. 86, 2011, pp. 359-364.

12. Jean Decety A. Fotopoulou, "Why Empathy has a Beneficial Impact on Others in Medicine: Unifying Theories", *Front Behav Neurosci*, January 14, 2015.

13. O'Toole, G., *Communication: Core Interpersonal Skills for Health Professionals*, Philadelphia, PA: Churchill Livingstone, 2009.

14. Adler, R. B., L. B. Rosenfeld, R. F. Proctor Ⅱ, *Interplay: The Process of Interpersonal Communication*, New York: Oxford University Press, 2009.

15. Beebe, S. A., S. J. Beebe, M. V. Redmond, *Interpersonal Communication: Relating to Others (6th ed.)*, Boston, MA: Allyn & Bacon, 2010.

16. DeVito, J. A., *Interpersonal Messages: Communication and Relationship (2nd ed.)*, Boston, MA: Allyn & Bacon, 2010.

17. Baxter, L. A., D. O. Braithwaite, eds., *Engaging Theories in Interpersonal Communication*, Thousand Oaks, CA: Sage, 2008.

18. Monaghan, L., J. A. Goodman, *Cultural Approach to Interpersonal Communication: Essential Readings*, Malden, MA: Wiley-Blackwell, 2007.

19. Lustig, M. W., J. Koester, *Intercultural Competence: Interpersonal Communication Across Cultures (6th ed.)*, Sudbury, MA: Allyn & Bacon, 2009.

20. Knapp, M. L., J. C. Daly, *Interpersonal Communication*, Thousand Oaks, CA: Sage, 2010.

21. Trenholm, S., A. Jensen, *Interpersonal Communication*, New York: Oxford University Press, 2007.

22. Verderber, K. S. , R. F. Verderber, C. Berryman-Fink, *InterAct: Interpersonal Communication Concepts, Skills, and Contexts*, New York: Oxford University Press, 2006.

23. Kalbfleisch, P. J. , M. J. Cody, *Gender, Power, and Communication in Human Relationships*, Hillsdale, NJ: Erlbaum, 1995.

24. Blanch, D. C. , J. A. Hall, D. L. Roter, et al. , "Medical Student Gender and Issues of Confidence", *Patient Educ Couns*, Vol. 72, No. 3, 2008, pp. 374-381.

25. Hall, J. A. , J. T. Irish, D. L. Roter, et al. , "Satisfaction, gender, and communication in medical visits", *Med Care*, Vol. 32, No. 12, 1994, pp. 1216-1231.

26. Hall, J. A. , J. T. Irish, D. L. Roter, et al. , "Gender in Medical Encounters: an Analysis of Physician and Patient Communication in a Primary Care Setting", *Health Psychol*, Vol. 13, No. 5, 1994, pp. 384-392.

27. Hall, J. A. , D. L. Roter, "Do Patients Talk Differently to Male and Female Physicians? A Meta-analytic Review", *Patient Educ Couns*, Vol. 48, No. 3, 2002, pp. 217-224.

28. Hall, J. A. , D. L. Roter, N. R. Katz, "Meta-analysis of Correlates of Clinician Behavior in Medical Encounters", *Med Care*, Vol. 26, No. 7, 1988, pp. 657-675.

29. Roter, D. , M. Jr. Lipkin, A. Korsgaard, "Sex Differences in Patients' and Physicians' Communication During Primary Care Medical Visits", *Med Care*, Vol. 29, No. 11, 1991, pp. 1083-1093.

30. Roter, D. L. , J. A. Hall, "Physician Gender and Patient-centered Communication: A Critical Review of Empirical Research", *Ann Rev Public Health*, Vol. 25, 2004, pp. 497-519.

31. Roter, D. L. , J. A. Hall, "How Physician Gender Shapes the Communication and Evaluation of Medical Care", *Mayo Clin Proc*, Vol. 76, No. 7, 2001, pp. 673-676.

32. "Power, Asymmetry and Decision-Making in Medical Encounters", in R. Gwyn, ed. *Communicating Health and Illness*, London, UK: Sage, 2002,

pp. 61-91.

33. Lloyd, M., and R. Bor, *Communication Skills for Medicine* (*3rd ed.*), Edinburgh, UK/New York: Churchill Livingstone/Elsevier, 2009.

34. Patak, L., A. Wilson-Stronks, J. Costello, et al., "Improving Clinician-patient Communication: A Call to Action", *J Nurs Admin*, Vol. 39, No. 9, 2009, pp. 372-376.

35. Wright, K. B., L. Sparks, D. O'Hair, *Health Communication in the 21st Century*. Malden, MA: Blackwell, 2008.

36. Bergmo, T. S., P. E. Kummervold, D. Gammon, et al., "Electronic Clinician-patient Communication: Will It Offset Office Visits and Telephone Consultations in Primary Care?" *Int J Med Inform*, Vol. 74, No. 9, 2005, pp. 705-710.

37. Wissow, L., "Assessing Socio-economic Differences in Clinician-patient Communication", *Patient Educ Couns*, Vol. 56, No. 2, 2005, pp. 137-138.

38. Ngo-Metzger, Q., J. Telfair, D. H. Sorkin, et al., *Cultural Competency and Quality of Care*, Vol. 39, New York, NY: Commonwealth Fund, October 2006.

39. Stewart, J., K. E. Zediker, S. Witteborn, *Together: Communicating Interpersonally: A Social Construction Approach*, New York: Oxford University Press, 2004.

40. Nápoles-Springer, A., and E. J. Pérez-Stable, "The Role of Culture and Language in Determining Best Practices", *J Gen Intern Med*, Vol. 16, No. 7, 2001, pp. 493-495.

41. Spencer-Oatey, H., *Culturally Speaking: Managing Rapport Through Talk Across Cultures*, London, UK/New York: Continuum, 2000.

42. Roter, D., J. A. Hall, "How Medical Interaction Shapes and Reflects the Physician-patient Relationship", in T. L. Thompson, R. Parrott, J. F. Nussbaum, eds. *The Routledge Handbook of Health Communication* (*2nd ed.*), New York: Routledge, 2013, pp. 55-68.

43. Philippot, P., R. S. Feldman, E. J. Coats, *Nonverbal Behavior in Clinical Set-*

tings, New York: Oxford University Press, 2003.

44. Amer, A., and H. Fischer, "Don't Call Me 'Mom': How Parents Want to Be Greeted by Their Pediatrician", *Clin Pediatr (Phila)*, Vol. 48, No. 7, 2009, pp. 720–722.

45. Hart, V., *Clinician – Patient Communications: Caring to Listen*, Sudbury, MA: Jones and Bartlett, 2010.

46. Gwyn, R., *Narrative and the Voicing of Illness*, Thousand Oaks, CA: Sage, 2002, p. 139.

47. Hinyard, L. J., M. W. Kreuter, "Using Narrative Communication as a Tool for Health Behavior Change: A Conceptual, Theoretical, and Empirical Overview", *Health Educ Behav*, Vol. 34, No. 5, 2007, pp. 777–792.

48. Rogers, C. R., *Client – Centered Counselling*, Boston, MA: Houghton – Mifflin, 1951.

49. Wilson, E. V., *Patient–Centered e–Health*, Hershey PA: Medical Information Science Reference, 2009.

50. Chapman, B. P., P. R. Duberstein, R. EPStein, et al., "Patient Centered Communication During Primary Care Visits for Depressive Symptoms: What Is the Role of Physician Personality?" *Med Care*, Vol. 46, No. 8, 2008, pp. 806–812.

51. Keselman, A., R. Logan, C. A. Smith, et al., "Developing informatics tools and strategies for consumercentered health communication", *J Am Med Inform Assoc*, Vol. 15 No. 4, 2008, pp. 473–483.

52. Stewart, A., *Patient–Centered Medicine: Transforming the Clinical Method (7th ed.)*, Thousand Oaks, CA: Sage, 1995.

53. Robinson, J. D., "Conversation Analysis and Health Communication", in T. L. Thompson, R. Parrott, J. F. Nussbaum, eds. *The Routledge Handbook of Health Communication (2nd ed.)*, New York: Routledge, 2013, pp. 501–518.

54. Ellington, L., D. Roter, W. N. Dudley, et al., "Communication Analysis of *BRCA*1 Genetic Counseling", *J Genet Couns*, Vol. 14, No. 5, 2005, pp. 377–386.

55. Roter, D., S. Larson, "The Roter Interaction Analysis System (RIAS): Utility

and Flexibility for Analysis of Medical Interactions", *Patient Educ Couns*, Vol. 46, No. 4, 2002, pp. 243-251.

56. Roter, D. L., J. A. Hall, "Studies of Doctor - patient Interaction", *Ann Rev Public Health*, Vol. 10, 1989, pp. 163-180.

57. Aranguri, C., B. Davidson, R. Ramirez, "Patterns of Communication Through Interpreters: A Detailed Sociolinguistic Analysis", *J Gen Intern Med*, Vol. 21, No. 6, 2006, pp. 623-629.

58. Hudelson, P., "Improving Clinician-patient Communication: Insights from Interpreters", *Fam Pract*, Vol. 22, No. 3, 2005, pp. 311-316.

59. Patil, S., P. Davies, "Use of Google Translate in Medical Communication: Evaluation of Accuracy", *BMJ*, 2014.

60. Hunt, L. M., K. B. de Voogd, "Are Good Intentions Good Enough? Informed Consent without Trained Interpreters", *J Gen Intern Med*, Vol. 22, No. 5, 2007, pp. 598-605.

61. Mayer, G. G., M. Villaire, *Health Literacy in Primary Care: A Clinician's Guide*, New York: Springer, 2007.

62. Curtis, J. R., D. L. Patrick, E. Caldwell, et al., "The Quality of Patient - doctor Communication about End - of - life Care: A Study of Patients with Advanced AIDS and Their Primary Care Clinicians", *AIDS*, Vol. 13, No. 9, 1999, pp. 1123-1131.

63. Mack, J. W., J. M. Hilden, J. Watterson, et al., "Parent and Physician Perspectives on Quality of Care at the End of Life in Children with Cancer", *J Clin Oncol*, Vol. 23, No. 36, 2005, pp. 9155-9161.

64. Yedidia, M. J., "Transforming Doctor-patient Relationships to Promote Patient-centered Care: Lessons from Palliative Care", *J Pain Symptom Manage*, Vol. 33, No. 1, 2007, pp. 40-57.

65. Formiga, F., D. Chivite, C. Ortega, et al., "End - of - life Preferences in Elderly Patients Admitted for Heart Failure", *QJM*, Vol. 97, No. 12, 2004, pp. 803-808.

66. Barnard, D., T. Quill, F. W. Hafferty, et al., "Preparing the Ground: Con-

tributions of the Preclinical Years to Medical Education for Care Near the End of Life. Working Group on the Preclinical Years of the National Consensus Conference on Medical Education for Care Near the End of Life", *Acad Med*, Vol. 74, No. 5, 1999, pp. 499−505.

第十四章

传播在癌症预防与治疗中的作用*

学习目标

通过学习本章，读者将学会：

1. 探讨癌症控制全程的起源和重要性；
2. 掌握癌症治疗中"以患者为中心的传播"；
3. 探讨临终关怀与姑息治疗的区别；
4. 列举提升癌症传播活动和干预措施有效性的主要因素。

导　言

尽管人们在癌症治疗领域已经取得了巨大的进步，癌症患者的生存率也有所提高，但癌症仍然严重影响和改变着个人、家庭和社区的生活。用一位经历过痛苦治疗的癌症幸存者的话来说，"癌症确诊的那一天，一切都发生了深刻的变化"。从癌症预防到生命结束，整个癌症过程中有许多微妙和关键的时刻，而传播在其中起着至关重要的作用，它不仅会从根本上影响患者的病痛体验，还会影响患者的健康状况。

背景

美国已有约 1400 万人确诊为癌症，且每年新增 160 万癌症病例。[1] 预计至

* 周文英（Wen-ying Sylvia Chou），丹妮尔·布兰奇·哈蒂根（Danielle Blanch-Hartigan），陈乐泰（Chan Le Thai）。

2022 年，美国将有 1800 万名癌症患者。[2] 这种趋势同样存在于全球范围内，全世界每年新增癌症病例超过 1400 万，使得癌症成为导致死亡和疾病的主要因素。[3] 此外，据估计，全球多达 30% 的癌症可以通过改变某些风险因素（包括饮食、体育锻炼、吸烟和饮酒等）来预防。例如，全球肺癌死亡人数中超过 70% 与吸烟有关。[4] 癌症带来了巨大的财政负担：到 2020 年，美国的癌症治疗费用预计将超过 1500 亿美元。[5] 除开直接的医疗费用，（癌症导致的）早逝和残疾在全球范围内造成的经济损失约为 9000 亿美元，高于其他任何疾病（无论是不是传染性疾病）造成的经济损失。[6]

以上数据表明，癌症不仅需要肿瘤学或医学视域的治疗，还需要公共卫生视域的关注，以消除其对全世界的巨大影响。而以癌症防控为目标的传播工作，将为个人和社会提供有效途径，以缓解并减轻癌症带来的生理、心理以及经济负担。

信息和传播

传播工作不仅在公共卫生和癌症预防中扮演着重要角色，在癌症临床护理中也发挥着关键作用。在面对癌症的过程中，患者和护理人员不仅需要大量的信息和支持，与医疗团队的关系也会以各种方式影响他们的整体体验和疾病观。此外，随着癌症信息在互联网和社交媒体中的普及，在临床护理范围之外，癌症传播活动也越来越多地影响着个人关于癌症的信念、态度和知识。根据全国健康信息趋势调查（HINTS，追踪美国公众对癌症相关信息的接触情况）的最新预测结果，55% 以上的美国成年人会从各种渠道积极搜寻癌症信息。[7] 对于有癌症个人病史或家族病史的人来说，这一比例会更高。[8] 此外，个人即使不主动搜寻，也会通过大众媒体和个人社交网络接触到与癌症相关的信息（无论是否可信）。那么，公共卫生从业者该如何利用人们对癌症信息的搜寻、患者对信息的需求和无处不在的癌症信息环境来减轻癌症给个人和群体带来的重负呢？

章节目标

本章介绍了癌症传播的相关问题，提供了用于确定癌症控制中优先事项的框架，并强调了癌症传播的背景因素，具体内容包括：

对癌症控制全程进行了概述，并讨论了全程传播的关键点。癌症控制全程是美国国家癌症研究所和美国国家癌症研究所指定癌症中心用于描绘减轻癌症负担的相关要点和可行步骤的框架。

探索了更为广泛的癌症传播领域，聚焦于媒体和互联网在癌症相关知识、态度和信念方面的影响作用。

着眼于癌症临床治疗领域，对癌症治疗中的"以患者为中心的传播"进行概念界定和解读，并讨论了护理协调与连续护理的重要性。

列举了旨在减轻癌症负担的癌症传播活动实例，探究癌症控制传播的关键问题，并讨论了未来研究和实践的方向。

癌症控制全程

美国国家癌症研究所和全美的癌症中心都采用了癌症控制全程模型作为描绘癌症治疗轨迹和相关重点领域的框架。[9] 该模型（图 14-1）包括癌症预防、疾病检测、诊断、治疗与护理，以及癌症死亡与存活。在下面的小节中，我们将着重介绍传播在整个过程中的关键作用。

预防

为了推进癌症预防工作，针对癌症风险因素和相关行为的传播策略被越来越多地应用其中。癌症预防包括初级预防，初级预防涵盖了行为和生活方式干预，如控烟、增强锻炼、健康饮食、控制体重、接种人类乳头状瘤病毒（Human Papillomavirus，HPV）疫苗以及避免长时间接触紫外线等。

癌症预防工作还包括通过早期检测和癌症筛查进行的二级预防。美国预防服务特别工作组（U. S. Preventive Services Task Force，USPTF）建议人们进行预防乳腺癌的乳房 X 光检查，预防大肠直肠癌的结肠镜检查和粪便隐血试验等血液检测，预防前列腺癌的前列腺特异性抗原检测，针对肺癌高危人群的低剂量计算机断层扫描（low-dose computed tomography，LDCT）。以上癌症筛查建议在近年来得到了最广泛的关注与讨论。当筛查建议发生变化时，传播活动的开展就会更具复杂性和挑战性。例如，最新癌症流行病学证据表明，前列腺特异性抗原检测与过度诊断和假阳性结果有关，美国预防服务特别工作组据此停

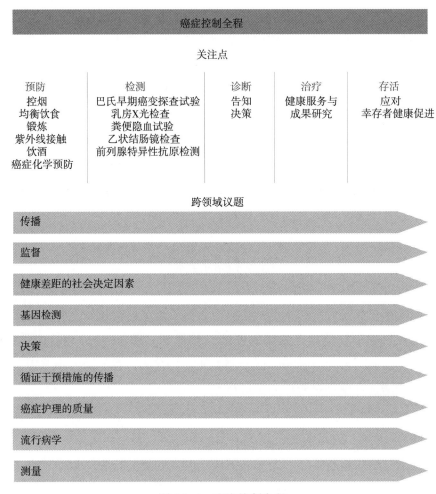

图14-1 癌症控制全程

资料来源：美国国家癌症研究所。癌症控制全程。2015 年 12 月 8 日检索于 http：//cancercontrol. cancer. gov/od/continuum. html.

止了该检测建议，但这一举措使公众产生了困惑与怀疑。为了解释清楚筛查建议，提升公众对癌症筛查最新科学知识（包括相关风险因素和筛查的益处等）的了解水平，我们需要精心策划能够获得公众响应的公共健康传播活动。

检测与诊断

当癌症检测和诊断成为人们关注的焦点时，对高效传播的需求就显得尤为突出，需要用患者及其护理人员能够理解的方式来传递相关的诊断信息。在癌症控制全程中，此阶段尤其重要的是需要就患者、护理人员和医疗团队的治疗方案和护理目标进行共同决策，可以开发一些针对患者的传播工具，如决策辅助工具，为患者提供支持、促进医患沟通。并不是所有患者的癌症诊断都采用相同的治疗方法，例如，某些前列腺癌患者更适合紧密监测和"观察等待"，而手术、化疗或放射治疗则可能更适用于其他患者。个人不同的生活价值观和优先考虑事项会影响其护理决策，其护理目标需要进一步探讨。在临床条件下，应该与患者针对各种复杂因素进行沟通后，再制订最合适的治疗方案。因此，除了为患者和护理人员提供沟通工具外，还需要为医疗团队进行传播技巧方面的培训和指导，以加强以患者为中心的癌症护理，即关注患者需求的癌症护理。

治疗

作出治疗决策之后，在患者治疗期间仍需要继续保持高效沟通。癌症患者大多由医疗团队进行治疗，其中包括肿瘤学专家、护士、初级护理医生、营养师、社工、外科医生、放射学专家和其他专家。在对患者进行治疗的过程中，每位成员都有其具体的任务，而这些任务共同构成了患者的整个治疗计划。因此，医疗团队成员之间只有有效沟通才能保证患者得到优质、及时且不必要的重复治疗。

此外，在癌症治疗过程中，患者及其护理人员常常面临巨大的心理压力。这一阶段的传播干预通常侧重于提供社会支持和信息支持，包括线下和线上的支持小组。这些支持能够提高患者对治疗方案的依从性，确保以患者为中心，并提供工具性支持，如在患者处境困难时提供交通服务或协助履行家庭责任。

姑息治疗与临终关怀

与癌症晚期患者进行关于姑息治疗和临终关怀的沟通极富挑战性但又十分重要。在这种沟通中，人们往往忽视姑息治疗和善终/临终关怀之间的区别。姑息治疗涵盖了特定的护理哲学理念和结构系统，旨在使有生命危险或衰竭迹象的患者免于痛苦或减轻痛苦。[10]姑息治疗可与其他延长生命的治疗同时进行，对癌症晚期患者或其他具有生命威胁的患者而言，姑息治疗也可以作为其任何治疗阶段的护理重点。与之相比，临终关怀只是用于保障患者良好生活质量的支持性工作，并且只有在确定患者的生命即将终结且不再进行治疗时才予以实施。[11]

在此阶段中，沟通的难点在于何时以及如何将讨论的焦点从缓解症状的治疗，转向姑息治疗和生活质量（而不再讨论治疗）。研究表明，在整个癌症治疗过程中，关于姑息治疗的讨论往往开始得太晚，没有给患者及家属机会作出能符合其意愿和价值观的明智决定。许多医疗团队把重点放在给患者以希望和信心上，还有些医疗团队选择回避或推迟临终讨论。例如，一项针对 1193 名接受姑息治疗的晚期癌症患者的研究表明，70% 至 80% 的患者错误地认为他们的化疗可能能够治愈他们。[12]帮助公众了解姑息治疗和临终关怀问题，并促进有关这些话题的讨论十分重要，这能让患者及其家属在作出决定之前对真实情况有所了解。

存活

在讨论癌症传播时，要强调癌症存活率日益增长的重要性。癌症相关的传播需求并不一定在患者康复后就消失了。实际上，癌症幸存者往往会有复杂的传播需求。[13]他们或许会面临癌症治疗带来的晚期或者长期后果。比如切除或损伤淋巴结会导致淋巴水肿，即手臂和腿部出现肿胀，必须加以监测和治疗。高剂量的辐射会导致心血管毒性。除了治疗带来的生理影响外，从频繁治疗阶段过渡到康复阶段的癌症患者还有应对复发的恐惧和适应癌症后的"新常态"等心理需求。

康复后的护理计划是一种用于满足癌症康复者需求的、有效应对癌症治疗不良后果的传播工具。它能够促进康复者与医疗团队的沟通，布置后续工作和监测计划，提供相应资源，激励康复者进行沟通以满足其心理需求。美国医学研究所建议向所有癌症患者提供全面的治疗总结和康复护理计划，以确保此阶段也能进行有效沟通。[13]

许多人认为需要重新界定癌症控制全程，将康复后的阶段也纳入其中。这些人将癌症控制全程描述成一个循环的而不是线性的框架，在这个循环过程中，姑息治疗从确诊后就被纳入其中，康复也并不意味着癌症治疗的结束，而是表明康复者需要专注于预防复发。

对一些幸存者来说，癌症可能是一个"受教契机"，在此期间，他们受到激励,采取健康的生活方式并作出行为改变,例如戒烟或进行定期的体育锻炼。此外,癌症康复者应接受不同于普通人群的筛查建议,例如所有癌症康复者在进行频繁治疗后都应该进行衰竭筛查。[14]此外,人们越来越将癌症视为一种慢性疾病,因为它可能会复发甚至多次复发。

在癌症控制全程中,每个阶段的传播类型各不相同,包含从预防方面的公共健康传播策略(如媒体宣传)到诊断、治疗、康复和临阶段中日益增长的个人/人际传播需求。除了不同阶段有不同的传播焦点外,作为异质性疾病,不同癌症的传播需求也不同。即使在相同阶段,传播方式也会取决于特定的癌症类型。一些癌症社区拥有较高的话语权和较成熟的宣传网络。"乳腺癌社区"以及"粉红丝带"(Pink Ribbbon)、"苏珊·G.科门治愈赛跑"(Susan G. Komen Race for the Cure)等相关活动,高度组织化且得到了高度认可,提高了人们对乳腺癌的认识并传播了相关的信息。与之相比,其他类型的癌症则鲜少受到公众关注,缺乏相关认知。此外,并非只有癌症病人才有传播需要。护理人员、家庭成员、朋友、同事和其他患者社交网络(包括线上社交网络)中的人,都可能寻求并分享癌症相关信息。

癌症传播非常复杂且会时刻发生变化。在开展公共健康运动以提高公众对癌症的认知和教育水平时,有必要思考人们如何以及在何处进行关于癌症的交流。

癌症信息来源

许多人在自己得癌症之前就曾搜索过相关信息;在确诊后,他们更有可能寻求治疗方案、潜在副作用和病情预断的相关信息。70%以上的人把互联网当作寻找癌症信息的第一站。[15]约80%的美国人表示自己在过去一年中至少为自己搜索过一次健康相关信息[16],并且大多数人或多或少认为互联网是可信任的健康信息来源。[17]

互联网

许多网站及其他线上平台可供人们获取不同类型的特定癌症的基本信息,包括病因、患病率、诊断和治疗方案等。此外,网上还有大量未经过滤的信息，涉及癌症研究、医生、癌症治疗中心、药物和综合治疗。这些信息的数量庞大，范围非常广，许多信息需要仔细评估：它们是否全部准确？哪些来源可以信任？美国国家癌症研究所编写了一份问题清单，帮助人们确定是否应该相信在互联网上搜索时发现的信息：

■ 该信息由谁管理？

■ 其项目由谁出资，资金用途是什么？

■ 信息的原始出处是什么？

■ 信息在发布前如何审核？

■ 信息的时效性如何？

■ 如果网站要求提供个人信息，它将如何使用这些信息以及如何保护您的隐私？

公共卫生从业者必须考虑人们可以获得哪些类型的信息，以及人们如何确定哪些信息是最值得信任的。这些关于信息质量和准确性的问题也适用于其他获取信息的途径，包括电视等大众媒体。

电视

电视会以各种不同的形式传播癌症相关信息：新闻报道、脱口秀、癌症患者的谈话节目以及广告。[18]新闻节目经常报道与癌症病因或癌症预防有关的最新研究发现。然而，这些报道可能过于简化研究的复杂性，无意间使人们对癌症产生不准确的理解甚至宿命论的想法。[19]

公共卫生传播人员可以利用媒体报道来澄清某些认知，并鼓励符合癌症控制目标的健康行为，还可以与电视制片人和编剧合作。例如，那些关注健康的脱口秀（如《医生》），通常会在整期节目中集中探讨某个特定的话题，癌症就是这类节目经常讨论的话题之一。这些节目内容包括如何预防癌症的信息、癌症康复者对其癌症历程的描述，还有许多癌症预防及治疗的相关建议。[20]然而不幸的是，这些节目中大约一半的建议没有研究证据的支持，甚至与研究证据相矛盾。

近年来分享个人癌症经历的名人［例如安吉丽娜·朱莉（Angelina Jolie）、罗宾·罗伯茨（Robin Roberts）、斯图尔特·斯科特（Stewart Scott）］越来越多，而激增的电视真人秀节目也提供了另一个分享癌症个人故事的场所。肥皂剧和连续剧等娱乐节目中也会展现罹患癌症的角色。这些与癌症相关的故事情节有时是公共卫生机构为了传递重要健康信息而要求植入的,[21]但更多时候它们并非计划好的传播平台。对三季(2004—2006 年)十大电视剧的分析发现,每十集中有近六集至少有一个与健康相关的故事情节。[22]无论这些娱乐节目对癌症的描述是否准确,都为人们提供了另一个获取癌症相关信息的渠道。

此外,电视上还有很多药品和治疗中心的广告。这些广告或许同样能够提供一些有关癌症及其治疗的信息。

社交媒体

除传统媒体外,用户生成内容和社交网站的大量涌现,也方便了用户利用各种线上群组、讨论区和博客来搜索和分享癌症信息。[26]这些线上社区超越了物理和地理障碍,成为人们分享癌症信息与情感支持的空间。然而,无论是用户生成内容还是网络本身,都缺乏传统的编辑过滤。任何人都可以成为线上群组的成员并分享信息,信息的准确性和可靠性可能会因此受到质疑,有时候此类论坛也会引起混乱并导致错误信息的传播。因此,必须帮助公众了解如何确定社交媒体信息的可信度。

病友小组

人们可以从众多渠道(包括病友支持小组)获取癌症相关信息,但其中很多渠道并不关注内容的准确性,导致癌症预防、病因、治疗效果和症状管理等相关信息的"矛盾或混淆",进而使得人们产生对个体选择不确定性和研究有效性的担忧。[23]癌症康复者群体在信息搜索方面特别活跃,他们平均会从五个不同的来源(包括病友支持小组)搜索与癌症相关的信息。[24]丰富的信息常常使他们不知道哪些才是值得关注和信任的。据报道,三分之二的美国人认为"似乎什么都会导致癌症""关于癌症预防的建议太多了,不知道应该听哪些"。鉴于大众媒体和社交媒体上关于癌症的信息铺天盖地,也难怪人们对关于癌症诱因和癌症预防的信息感到"沮丧和困惑"。[25]

无论是在家通过网络搜索,还是和保健医生交流,人们能在很多地方轻易获取癌症信息。如何保证信息的可靠性和可信性,才是病人和家属最关心的问题。公共卫生从业者要抓紧机会,策划准确、有用的教育活动,提供相关材料，并帮助人们提升媒体素养以更好地解读和评估癌症及其他健康主题的有关信息。

临床环境中的癌症传播

尽管癌症信息越来越容易获得，但患者仍表示，其获取癌症相关信息的最主要来源，也是绝大多数患者最信任的来源，就是他们的肿瘤医生以及医疗团队的其他成员。因此，临床传播对提供以患者为中心的护理而言仍然是至关重要的。

以患者为中心的护理

美国医学研究所将以患者为中心的护理定义为"（适当时）在从业者、病人及其家属之间建立伙伴关系的健康护理，以确保治疗决策尊重患者的意愿、需求和偏好，确保患者得到相应的培训与支持，从而作出决定并参与自身护理"。[27]以患者为中心的护理在研究、医学教育和临床实践方面成为风向。它不仅仅是一个时髦的词或一种"感觉良好"的行医方式，还能带来许多有利结果，包括改善病人对护理的看法、提高患者对治疗建议的依从程度、降低医疗成本和减少医疗事故索赔现象，甚至可以让患者恢复得更好。因此，增强以患者为中心的护理是当前医疗体系的一个基本目标，应被视为一个公共卫生问题。

以患者为中心的护理包括一系列与传播相关的功能，这些功能使得医疗团队和医疗系统能够将患者作为一个完整的人来护理并让其参与其中。美国国家癌症研究所的一本专著提出了以患者为中心的护理的六个基本功能：

- 交换信息：确保患者获得其所需的所有信息并向医疗团队分享相关信息；
- 制定决策：让患者参与共同决策过程；
- 培养医患关系：建立信任、积极和高效的关系；
- 使患者能够自我管理：帮助患者在适当的时候照顾自己；
- 处理不确定性：帮助患者理解并应对其治疗和结果中的不确定性；
- 应对情绪：确认并解决患者复杂的情绪需求。

在癌症治疗全程中，以患者为中心的目标和特定的传播任务随着患者所处的不同阶段而变化。[28]

复杂性

癌症治疗十分复杂且涉及整个医疗团队；因此，提升治疗协调性也是以患者为中心的护理的核心。这意味着不仅要注重患者和医疗团队之间的沟通，更要注重团队成员内部以及成员与家属之间的沟通。癌症传播关乎一个复杂的利益相关者系统，其中涉及的人员众多（包括患者、护理人员、医疗团队），发生的情境也众多。为了使信息的效果最大化，高效的干预或活动设计应该确定需要进行干预的阶段，为受众定制合适的信息，并理解这些受众在这个复杂系统中所处的状态。无论从预防到确诊，还是从治疗到康复，都需要特定传播工作来帮助人们建立意识、传授知识、转变态度，并影响与癌症预防和控制相关的行为。

健康素养

所有有效的癌症传播的核心都是健康素养，也就是个人接收、理解并利用健康信息的能力。附录 14A 介绍了一项由相关机构开展的为期 10 年的健康素养意识评估工作，以及该癌症机构开展的健康素养提升运动，包括组织支持、材料印刷、患者导航、标牌制作等。该研究的考察范围和细节都很好地说明了健康素养在癌症治疗中的重要性。

实　　例

在本小节中，我们将分享癌症控制全程中有效传播的具体例子，其中所有传播工作的目标都是减轻癌症负担。

预防宫颈癌

一项近期的癌症预防传播活动致力于提高儿童和青少年的人乳头瘤病毒疫苗接种率，从而预防宫颈癌。人乳头瘤病毒是最常见的性传播病毒。在宫颈癌控制中要首先考虑人乳头瘤病毒疫苗接种，因为目前确诊的所有宫颈癌病例基本都是由高危人乳头瘤病毒感染导致的。市面上已获批准的两种疫苗在预防人乳头瘤病毒感染方面非常有效，因此在宫颈癌和肛门癌预防中起到了重要作用。人乳头瘤病毒对公共卫生的影响使得美国各地都在努力提高该疫苗的接种率，尤其是针对 11—12 岁的儿童（无论男女）——这是疫苗接种最有效的年龄段。在最初的传播活动中，疾控中心将疫苗作为性传播疾病的预防措施进行宣传；但是，因为该疫苗与性活动有关，受到父母的抵触，因此疫苗的接种率仍然很低。2013 年开始的全国性媒体运动将人乳头瘤病毒疫苗重新定义为"抗癌"疫苗，把接种人乳头瘤病毒疫苗当作公共卫生问题。这个例子说明了在设计大众媒体活动时，考虑初级目标受众和次级目标受众的社会规范和价值观的重要性。

共同制定治疗决策

治疗阶段的传播涉及大量的临床或医患沟通，因为患者、家属及其医疗团队会就治疗方案进行重要决策。共同制定治疗决策是以患者为中心的癌症传播的重要组成部分。决策辅助是一种帮助医患共同制定决策的传播工具。它们往往用于交流可能的治疗方案，并介绍关于这些方案的潜在风险和利益的复杂概念。例如，旨在促进共同制定癌症治疗决策的决策辅助已经被运用于新确诊的前列腺癌患者。[29]

为癌症康复者服务的"坚强生活"（LIVESTRONG）组织

为了满足癌症康复者的需求，"坚强生活"组织（www. livestrong. org）展开了一项全面工作，提供的信息涵盖饮食、营养、财务管理和医疗保健成本等众多主题。对癌症患者及康复者来说，"坚强生活"活动及其网站提供了优质的资源，他们可以找到满足自己需要的信息。虽然该组织最初是为了提高癌症康复者的生活质量而设立的，但后来它的范围已经扩大到涵盖所有受癌症影响的人，包括癌症患者和康复者的家属与爱人。作为"坚强生活"活动的支持者和管理者，"坚强生活"基金会参与了一系列传播活动支持这些受癌症影响的人，包括宣传活动、开展研究并进行传播、提供免费的直接支持服务等。例如，该网站提供了一个帮助康复者制订独立护理计划的工具，他们可以与其医疗团队分享，并用以促进后续护理的沟通。总的说来，"坚强生活"借助多种传播策略将癌症作为公共健康问题来解决，可以说是癌症康复者支持组织的全面典范。

结　论

鉴于受癌症影响的人数众多，带来的经济和社会影响巨大，且有越来越多的证据表明，生活方式对癌症发病率具有重要影响，因此将癌症控制和预防作为首要公共卫生事项之一是非常重要的；而传播可以在减轻癌症负担方面发挥不可或缺的作用。根据癌症传播科学方面的已有研究，我们对开展癌症传播活动和干预的最佳方案提出了一些总结性建议：

- 根据癌症控制全程的不同阶段制订目标干预措施，并确定为了减轻癌症负担，该阶段最重要的传播需求是什么。
- 适应互联网、社交媒体和移动媒体所带来的不断变化的传播环境。充分利用以技术为媒介的传播和新事物（例如：电子健康、Fitbit 等可穿戴监测器、电子患者门户信息系统）。
- 确定并解决不同群体的癌症健康差异，尤其是传播活动要洞察并适应群体文化需求。因为不同群体（包括服务不足的社区和少数民族社区）可能有不同的信息需求以及寻求健康信息的行为。
- 在规划和评估任何大规模的癌症社区活动或干预时，利用现有的项目传播知识。
- 了解"以患者为中心的传播"的现实内涵——考虑到需要耗费医疗团队大量时间，还有政策问题和费用问题等，在复杂的医疗系统中提供以患者为中心的定制信息是重中之重。
- 重视癌症传播的多层次性，不论政策层面还是个人层面的因素，都会影响健康决策和行为。传播工作跨越了多个层次，从政策决策者到媒体，到社区（如地理社区、患者社区），到家庭或工作场所，再到个人。

总　结

本章问题

1. 癌症传播环境的主要特征是什么？

2. 以患者为中心的护理如何影响癌症传播？

3. 患者最重要的癌症信息来源是什么？

4. 为什么美国疾控中心在 2013 年重新调整了针对人乳头瘤病毒疫苗的传播？

5. 判断癌症信息可信度的四种方法是什么？

参考文献

1. de Moor, J. S., A. B. Mariotto, C. Parry, et al., "Cancer Survivors in the United States: Prevalence aCross the Survivorship Trajectory and Implications for Care", *Cancer Epidemiol Biomarkers Prev*, Vol. 22, No. 4, 2013, pp. 561-570.

2. Institute of Medicine, "*Delivering High-Quality Cancer Care: Charting a New Course for a System in Crisis*", Washington, DC: National Academies Press, 2013, http://nationalacademies.org/hmd/reports/2013/deliveringhigh-quality-cancer-care-charting-a-new-course-for-asystem-in-crisis.aspx.

3. Stewart, B. W., C. P. Wild, *World Cancer Report 2014*, Geneva, Switzerland: World Health Organization, 2014.

4. World Health Organization, "WHO Online Cancer Fact Sheet", http://www.who.int/mediacentre/factsheets/fs297/en/.

5. Mariotto, A. B., K. R. Yabroff, Y, Shao, et al., "Projections of the Cost of Cancer Care in the United States: 2010-2020", *J Natl Cancer Inst*, Vol. 103, No. 2, 2011, pp. 117-128.

6. John, R. M., H. Ross, "The Global Economic Cost of Cancer", American Cancer Society, 2010, http://www.cancer.org/acs/groups/content/@ interna-tionalaffairs/documents/document/acspc-026203.pdf.

7. National Cancer Institute, "Health Information National Trends Survey: Cycle 3 results", http://hints. cancer. gov/question - details. aspx? dataset = 43&qid = 401&qdid = 5610.

8. Finney Rutten, L. J., A. A. Agunwamba, P. Wilson, et al., "Cancer - related Information Seeking Among Cancer Survivors: Trends over a Decade (2003 - 2013)", Unpublished Manuscript Under review, 2014.

9. National Cancer Institute, "The Cancer Control Continuum", http://cancercontrol. cancer. gov/od/continuum. html.

10. National Consensus Project, *Clinical Practice Guidelines for Quality for Palliative Care (2nd ed.)*, Pittsburgh, PA: National Consensus Project, 2009.

11. Billings, J. A., "What Is Palliative Care?" *J Palliat Med*, Vol. 1, 1998, pp. 73-81.

12. Weeks, J. C., P. J. Catalano, A. Cronin, et al., "Patients' Expectations about Effects of Chemotherapy for Advanced Cancer", *N Engl J Med*, Vol. 367, No. 17, 2012, pp. 1616-1625.

13. Hewitt, M., S. Greenfield, E. Stovall, eds., *From Cancer Patient to Cancer Survivor: Lost in Transition*, Washington, DC: National Academies Press, 2005.

14. Bower, J. E., K. Bak, A. Berger, et al., "Screening, Assessment, and Management of Fatigue in Adult Survivors of Cancer: an American Society of Clinical Oncology Clinical Practice Guideline Adaptation", *J Clin Oncol*, Vol. 32, No. 17, 2014, pp. 1840-1850.

15. National Cancer Institute, "Health Information National Trends Survey: Results", http://hints. cancer. gov/questiondetails. aspx? qid = 688.

16. National Cancer Institute, "Health Information National Trends Survey: Results", http://hints. cancer. gov/questiondetails. aspx? dataset = 43&qid = 757&qdid = 5622.

17. National Cancer Institute, "Health Information National Trends Survey: Results", http://hints. cancer. gov/questiondetails. aspx? dataset = 43&qid = 677.

18. Wakefield, M. A., B. Loken, R. C. Hornik, "Use of Mass Media Campaigns to

Change Health Behaviour", *Lancet*, Vol. 376, No. 9748, 2010, pp. 1261 – 1271.

19. Niederdeppe, J., E. F. Fowler, K. Goldstein, et al., "Does Local Television News Coverage Cultivate Fatalistic Beliefs about Cancer Prevention?" *J Commun*, Vol. 60, No. 2, 2010, pp. 230-253.

20. Korownyk, C., M. R. Kolber, J. McCormack, et al., "Televised Medical Talk Shows: What They Recommend and the Evidence to Support Their Recommendations: A Prospective Observational Study," *BMJ*, Vol. 349, 2014, p. 7346.

21. Hether, H. J, G. C. Huang, V. Beck, et al., "Entertainment-education in a Media-saturated Environment: Examining the Impact of Single and Multiple Exposures to Breast Cancer Storylines on two Popular Medical Dramas", *J Health Commun*, Vol. 13, No. 8, 2008, pp. 808-823.

22. Murphy, S., H. Hether, V. Rideout, *How Healthy Is Prime Time? An Analysis of Health Content in Popular Prime Time Television Programs*, Menlo Park, CA: Henry J. Kaiser Family Foundation, September 16, 2008.

23. Nagler, R. H., "Adverse Outcomes Associated with Media Exposure to Contradictory Nutrition Messages", *J Health Commun*, Vol. 19, No. 1, 2014, pp. 24-40.

24. Blanch-Hartigan, D., K. D. Blake, K. Viswanath, "Cancer Survivors' Use of Numerous Information Sources for Cancer – related Information: Does More Matter?" *J Cancer Educ*, 2014, pp. 1-9.

25. Arora, N. K., B. W. Hesse, B. K. Rimer, et al., "Frustrated and Confused: the American Public Rates Its Cancer-related Information-seeking Experiences", *J Gen Intern Med*, Vol. 23, No. 3, 2008, pp. 223-228.

26. Chou, W. Y., B. Lui, S. Post, et al., "Health – related Internet use among Cancer Survivors: Data from the Health Information National Trends Survey, 2003-2008", *J Cancer Surviv*, Vol. 5, No. 3, 2011, pp. 263-270.

27. Institute of Medicine, Committee on Quality of Health Care in America, *Crossing the Quality Chasm: A New Health System for the 21st Century*, Washington, D. C. National Academies Press, 2001.

28. Epstein, R., R. L. Street, *Patient – Centered Communication in Cancer Care:*

Promoting Healing and Reducing Suffering, National Cancer Institute, NIH Publication No. 07-6225, Bethesda, MD, 2007.

29. Agency for Healthcare Research and Quality, "Knowing Your Options: A Decision Aid for Men with Clinically Localized Prostate Cancer", http://www.effectivehealthcare.ahrq.gov/ehc/decisionaids/prostate-cancer/.

附录 癌症治疗中的健康素养：福克斯蔡斯癌症中心[*]

唐纳德·纳特比姆（Donald Nutbeam）在 1998 年世界卫生组织健康促进词汇表中首次定义了"健康素养"，而这一概念的含义一直在不断变化。[1,2] 早期研究者关注的是个人识字能力和健康状况之间的联系。随着时间的推移，健康素养学术研究和政策倡议越来越注重卫生系统和卫生专业人员支持公众获取信息以及获得护理和服务的能力。[3-5] 而实际上，美国医学研究所 2004 年发表的初步报告指出，健康素养是"个人技能与健康及社会系统的要求和假设之间的相互作用"[6]，美国医学研究所健康素养圆桌会议（IOM Roundtable on Health Literality）最近发表的一篇文章正在推动深入研究健康素养组织的概念，并鼓励对那些可能支持或阻碍健康素养的组织属性和专业技能进行研究。[7]

本文研究的重点是知名机构开展的健康素养相关因素的早期探索，并对实现有效改变的战略发展提供见解。

机构的实践变革

基于低健康素养问题的重要性，及其对机构和患者群体产生的影响，本文作者及其同事开展了一个历经多年的多步骤的研究，最终实现了得到机构支持的实践变革（图 14A-1）。一开始，我们在费城的福克斯蔡斯癌症中心（the Fox Chase Cancer Center, FCCC）建立了一个利益相关者委员会，并开展意识提升活动，以此为健康素养工作造势。这些相对简单的活动包括在健康素养月

---

[*] 琳达·弗莱舍（Linda Fleisher）、斯蒂芬妮·雷维奇（Stephanie Raivitch），丽玛·拉德（Rima Rudd）。

期间于自助餐厅发布相关信息并邀请人们进行演讲。随后，我们进行了两次严格的组织评估，为变革提供了建议和战略。尽管这项倡导活动的资金很少，但在本组织各级领导的支持下，还是取得了成功。随着时间的推移，不断发展的学习过程改变了人们的观点和做法。

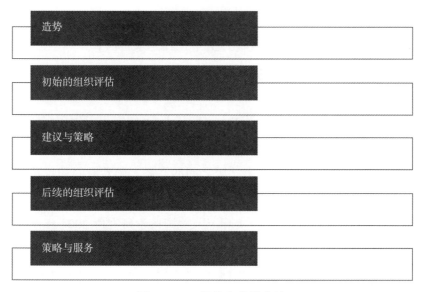

图 14A-1　机构变革的步骤

健康素养委员会

我们在 2005 年迈出的第一步是建立健康素养委员会，该委员会由代表机构各领域的工作人员组成，包括患者培训、护理、行政、外联和营销部门。委员会非常不正式，也没有预算。成员们贡献了自己的时间和资源。委员会成员里既有提倡提升健康素养的人，也有尚未认知到这一问题重要性的人。总而言之，成员们认为健康素养普及对我们机构来说并不是一个主要问题。但我们也认为委员会必须听取并重视不同的声音。

委员会汇总了健康素养研究的结果，并阐述了三个主要目标：

■ 提高对健康素养研究结果的认识水平，为成员提供专业发展机会；

■ 在机构层面启动对健康素养问题的持续评估；项目

■ 提供变革相关的信息并加以指导。

需求评估

需求评估可以从感受性需求（从受众的角度）以及感知性需求（从看到问题的人的角度）两方面进行。需求评估过程及评估结果的传播都有助于提高人们对之前被忽视的问题的认识水平。

委员会开展了一项评估调查，用以了解福克斯蔡斯癌症中心的员工的健康素养知识及态度。调查结果表明，员工们低估了国家层面该问题的严重性，半数员工认为该中心仅有不到 25% 的患者健康素养较低。就调查结果而言，有必要进行更广泛的、系统的机构性评估。委员会提供了该调查的全国及地方数据和调查结果，以提高人们对健康素养的认识水平，也促使机构持续关注健康素养提升。

委员会还与福克斯蔡斯癌症中心的健康传播和健康差异办公室（Office of Health Communications and Health Disparities，OHCHD）进行了合作。该办公室的领导和员工都是经过培训的健康教育工作者，致力于在社区中开展健康差异项目和研究，支持国内的健康素养和患者培训项目，并利用健康素养方面的最佳实践工具和方法，对选定的患者培训材料进行健康素养评估。然而，这些活动当时并没有正式的流程或明确的服务。研究显示，该机构所使用的许多评估材料都适用于 11—12 年级水平阅读者，而健康素养相关文献表明，这种阅读要求远高于美国成年人的平均水平。本评估聚焦于那些最常使用的材料，为材料提供者及组织领导提供了重要数据。这些数据再次说明，有必要提升人们的健康素养意识并促使机构采取行动。

意识提升

我们认识到，要继续向前发展，我们需要资金来开展更多的基础性活动。从初步需求评估和材料评估中获得的数据，为我们筹集健康素养活动资金提供了帮助。通过与辉瑞公司（Pfizer，一家当时支持健康素养教育的组织）合作的患者导航项目，我们获得了少量资金。我们组织了一系列由健康传播和健康差异部（琳达·弗莱舍和斯蒂芬妮·雷维奇）负责的健康素养演讲活动。这些演讲以及其他宣传活动（如冰激凌社交活动、发表内部通讯文章和在自助餐厅中派发材料等）于健康素养月（10 月）期间举行。这些活动增加了人们对健康素养的讨论和兴趣。

能力建设

我们申请"辉瑞健康素养访问学者项目"并得到了资助，该款项致力于培育以系统的方式解决健康素养问题的能力，并为其工作背书。将这种外部支持和外部声音引入工作中，通常有助于引起组织领导层的注意。该款项还提供了参与深入访谈的机会，包括公开会谈、战略会议和工作人员培训等。

我们来介绍一下本研究案例的作者之一——著名的健康知识专家丽玛·拉德博士和她当时的一名学生德夫拉·凯勒（Devrah Keller）博士。2008年2月的这次访问包括关于健康素养的讲座（主题分别为"通过复杂的医疗系统帮助患者""健康素养的已有发现及其对医学的影响"），为期一天的培训课程（如何利用《医院与医疗中心的健康素养环境。行动合作伙伴：让您的医疗设施对低健康素养人群更友好》进行内部环境评估），以及与委员会成员和组织领导层进行讨论。拉德博士还会见了福克斯蔡斯癌症中心以及坦普尔基德尼移植中心（Temple Kidney Transplant）、盖辛格亨利癌症中心（Geisinger Henry Cancer Center）和尼坦尼山医疗中心（Mt. Nittany Medical Center）的团队成员，并就如何实施环境评估进行了培训。

来自福克斯蔡斯癌症中心的工作人员、国家和地方卫生部门的职员以及几所邻近大学的教育者和学生等100余人参加了大会；约75名医生和护士参加了医务人员会议，30人参加了评估培训。本次培训的评估包括两个部分：第一部分由前测和后测组成，参与者需要回答关于个人健康素养的知识水平与信心水平的问题，并指出健康素养所面临的障碍。第二部分包括一系列为期三个月的电话随访。前测和后测的结果显示，参加培训后，"不太了解"健康素养的人中有50%对健康素养的认识提升到"了解"或"非常了解"的水平，而参与者对材料评估的相关知识则增长了57%。在培训之前，大多数参与者并不熟悉官样文章的简单测量（Simple Measure of Gobbledygook，SMOG）和SAM（Suitability Assessment of Materials）等可读性工具；培训结束后，他们觉得自己已经能够使用这些工具，且识别机构内健康素养障碍的能力提升了86%。本文稍后将讨论接受了培训的健康素养评估小组的活动与发现。

此外，在宾夕法尼亚州卫生部的资助下，新英格兰健康素养研究所的苏·斯特布尔福特（Sue Stableford）于2008年6月25日至26日举办了为期两天的培训研讨会，主题为"健康素养与通俗语言：清晰的健康传播技巧"。该研讨会由福克斯蔡斯癌症中心的健康传播与健康差异办公室主办，在宾夕法尼亚州视光学院举行，共有23人参加。福克斯蔡斯癌症中心和宾夕法尼亚州卫生部的工作人员共同参加了为期两天的培训课程，该课程讲授如何用通俗语言写作并进行了实操，为我们在福克斯蔡斯癌症中心推进健康素养计划提供了许多有用的指导和资源。事实上，福克斯蔡斯健康素养委员会（Fox Chase Health Literacy Committee）和福克斯蔡斯健康素养评估小组（Fox Chase Health Literacy Assessment team）中的许多成员都参与了该培训。培训内容包括如何认识通俗语言之关键要素的实践练习、如何运用可读性公式的课程以及通俗语言写作技巧的具体实践。此外还列举了一些提高阅读流畅性的排版设计元素，以及在对目标受众进行测试时遇到的问题。培训中，每个话题都附带很多例子并就此展开讨论。所有的参与人员都获得了一份包含评估材料和众多资源的工作手册。第二天结束时以问卷的形式对培训进行了评估；参与人员都给予了高度评价。

组织评估

在健康素养委员会的领导下，我们成立了健康素养评估小组。培训结束后，小组举行了会议并于第二年进行了评估。该小组分为印刷品评估小组和物理环境评估小组，每组都使用拉德博士提供的工具包材料进行评估。

印刷品评估小组负责审查福克斯蔡斯癌症中心制作的各类材料，包括患者培训材料、患者工具包、结果单、知情同意书和宣传材料等，并使用官样文章的简单测量公式确定这些材料的可读性级别。此外，该小组还使用工具包中的印刷品传播评级系统对每一件材料进行评级。评估结果（表14A-1）显示，福克斯蔡斯癌症中心制作和使用的大多数材料要求的阅读水平高于美国公民的平均阅读水平。

物理环境评估小组负责开展素养环境评估。他们在机构内部的不同设施之间游走"巡视"，检查是否存在与健康素养提升相关的障碍。2008年2月，在福克斯蔡斯癌症中心举办的辉瑞健康素养客座教授会议期间，研讨会的参与者们进行了一次演习。该演习以一位非福克斯蔡斯癌症中心的职员为受试者，该受试者需要从起点出发到达三个指定位置。研究人员要求受试者大声说出自己观察到的标牌（印刷文字和图片）、地图、人员、整体氛围以及帮助受试者找到目标位置的任何提示或工具。一名福克斯蔡斯癌症中心的职员担任陪同观察员并做了记录。

2008 年夏天，福克斯蔡斯癌症中心健康素养导引评估小组成员进行了第二次演习。大多数情况下，演习都是由小组成员自己完成的。一位小组成员搭配一位新员工，每个人都按照第一次演习中的描述进行观察，并特别注意第一次演习后讨论的问题。两次演习的结果都揭示了共同的主题（表 14A-2）。

表 14A-1　印刷品评估结果

材料名称	材料类型	SMOG	印刷品传播等级
患者服务指南	以患者/客户为中心	12 年级水平	75%—持续监测并消除素养相关障碍
安全合作伙伴手册	以患者/客户为中心	11 年级水平	80%—持续监测并消除素养相关障碍
预防警示	患者培训材料	15 年级水平	66%—加大力度消除素养相关障碍
南泽西健康癌症服务	社区关系	16 年级水平	51%—加大力度消除素养相关障碍
了解脑癌合作伙伴电子通信	社区关系	13 年级水平	57%—加大力度消除素养相关障碍
2008 年冬/春季预防事项通讯	社区关系	13 年级水平	74%—持续监测并消除素养相关障碍
形式		PMOSE/IKIRSCH	
新患者门诊护理评估表	患者填写表格	3 级-中 复杂程度高于 12 年级 相当于高中以上水平	57%—加大力度消除素养相关障碍
患者登记表	患者填写表格	4 级-高 复杂程度高于 15 年级 相当于大学本科及以上水平	63%—加大力度消除素养相关障碍

表 14A-2 物理环境评估结果

类别	评价	建议
标牌	基本上没意识到颜色编码系统； 现有的标志有时不容易看到（未与视线齐平，太高）； 标志不易阅读（字太小或使用斜体）； 一些区域没有标志； 除英文或盲文外，没有任何其他语言的标志； 没有明显的大堂指示标志； 墙上的地图很难看清楚； 信息服务台的地图难以阅读甚至不能用（印刷质量差）	在入口处提供标志和有颜色编码图示的墙面地图和纸质地图； 标志与视线齐平（从天花板悬吊下来）； 避免在标志上使用斜体； 在中心位置的更多区域提供盲文标志； 设置西班牙语或其他大众语言的欢迎标志，并附上联系电话为不会说英文的人提供帮助
环境	门诊区的椅子、壁炉和书架让人感到舒适； 喜欢捐赠墙上的纹理和颜色； 主大厅：温暖，整洁，干净，光线充足，有漂亮的大幅彩画； 从医院门口到门诊室的整个区域都很明亮干净，没有消毒水的气味； 喜欢咖啡的味道； 在两个相隔较远的地点之间，没有能供人们休息的长椅； B区桌子旁有杂物	
导引	工作人员使用的术语/标牌不一致； 癌症预防馆标牌上写着预防馆、快餐店/露台咖啡馆	对患者进行调查以评估他们的导引体验
工作人员/职员	没有门卫、导引员和服务台，来访者感到迷茫和困惑； 被问路的工作人员很友好，而且反复示意怎么走； 两名迷路的患者得到一名工作人员的帮助； 其他人（包括一名保安和一名穿梭车司机）在指路时没能提供什么帮助； 穿梭车上没有号码而且经过得太快（错过了两次）； 工作人员的指示通常不会提到不同的建筑物	开展员工教育（区域名称的通用术语、颜色编码的使用、如何指路）； 在所有入口都设置迎宾员

建议与策略

福克斯蔡斯癌症中心进行的初步环境评估结果（表 14A-3）表明，需要采用更全面和系统的方法来解决机构内的健康素养问题，同时还促成编写了一份聚焦于资源、培训和新流程/方法的建议清单。主要由健康传播与健康差异办公室和患者教育办公室两个部门来处理这些建议并领导健康素养委员会。

表 14A-3　初步组织评估的建议

资源与培训	编写并分发风格指南，以指导创作易于阅读的资料
	确定并传播旨在协助这一进程的其他工具（例如，《健康素养资源指南》《知情同意实用指南》《健康素养创新》《增强易读性》《风格化写作》）
	在培训和在职项目中使用通俗语言，提升研究人员和非研究人员为患者、家属、参与者和公众编写材料的能力
	探索开发健康素养培训的内容，通过人力资源开发整合到现有的文化能力建设工作中
进程与检查	基于最佳实践和公认标准，把机构的可读性指南运用到所有消费者材料中（福克斯蔡斯癌症中心机构审查委员会已经要求参考 8 年级水平来编写知情同意书）
	考虑为所有消费者材料确定通俗语言审查程序，类似于目前由患者培训委员会和福克斯蔡斯癌症中心格式委员会进行的审查
	获得专业的通俗语言审查和编写协助
	选择一批志愿者来进行材料预测试
	考虑进行改革，简化和标准化机构标识和区域名称（例如，门诊与非卧床护理）
	提供客户服务培训，使员工行为标准化
	扩大环境评估范围，包括前两轮评估未涉及的领域：政策和协议、技术、口头交流
	定期对纸质传播材料和指南进行重新评估
	健康素养环境评估小组可继续发挥其职能
	福克斯蔡斯癌症中心的跨学科健康素养委员会应继续执行内部咨询工作计划，指导和推动评估进程，并找到提升工作人员认知和对其进行教育的其他机会

健康传播与健康差异办公室/资源和培训中心的活动

健康传播与健康差异办公室负责领导健康素养委员会，开展健康素养评估服务（面向医院和研究），编写资源指南并进行随后的组织评估。

健康素养评估服务

对材料进行评估和修订，以提高可读性，包括使用测量阅读水平以及识别通俗语言相关问题的软件。我们已向各个部门提供这些服务，并与多个委员会合作，向其提供各种材料，包括患者培训信息、患者反馈、同意书、患者入院表以及供福克斯蔡斯癌症中心的患者和广大公众访问的网站内容等。列举如下：

- 福克斯蔡斯癌症中心患者权利法案（与患者培训委员会合作）
- 胸部项目健康史问卷（与福克斯蔡斯癌症中心表格委员会合作）
- 乳房 X 光检查结果书（与健康素养委员会、外联委员会合作）
- 福克斯蔡斯癌症中心网站的癌症内容页面（与福克斯蔡斯癌症中心网站团队合作）
- 由资源与培训中心评估并汇编的供福克斯蔡斯癌症中心患者使用的癌症网站
- 美国国立综合癌症网络（National Comprehensive Cancer Network, NCCN）的乳腺癌患者指南（与癌症信息服务部合作）

此外，我们还对研究材料进行了可读性评估和修订，包括研究协议、知情同意书、研究脚本、招募手册、网站和网络工具等，这些材料将用于拟议研究和资助的研究。列举如下：

- 对知情同意书进行通俗语言的评估和重新设计，以用于《知情同意书实用指南：在日常临床实践中提供简单有效的信息披露》。本指南由罗伯特·伍德·约翰逊基金会资助，并与苏珊娜·米勒（Suzanne Miller）博士的小组以及坦普尔大学和加州大学旧金山分校的小组联合编写。
- 为戴卫·温伯格（David Weinberg）博士的《改进大肠直肠癌筛查的两个传播渠道》提供印刷材料和网络干预，并为其结肠癌和遗传与环境风险评估（Genetic and Environmental Risk Assessment, GERA）研究提供材料和手册。
- 确定并评估网站，对玛丽·洛普卡（Mary Popka）博士的《癌症健康决策的可信顾问（TACH-D）：遗传性癌症决策》一书中的网络病人决策干预内容进行通俗语言修订。
- 评估福克斯蔡斯癌症中心的前列腺风险评估项目的材料《控制你的前列腺风险》。
- 评估苏珊娜·米勒博士的 TC3 研究的材料。

- 评估凯瑟琳·王（Catharine Wang）博士《克服少数弱势群体中的遗传素养障碍》一书中的网络工具。
- 评估并修订尼尔·梅罗波尔（Neal Meropol）博士《预动作：临床试验研究的预备教育》一书中网络干预的通俗语言。

健康素养资源

我们使用了两种资源指南：《健康素养资源指南》和《知情同意书实用指南》，两个资源指南都可以在福克斯蔡斯癌症中心的网站上找到。

患者培训委员会

患者培训委员会成员超过 35 人。在编写与审查患者培训资源库（Patient Education Resource Cart，PERC）中的 100 多份患者信息表时，委员会始终坚持与健康素养相关的原则。各成员在编写材料时以八年级或更低的阅读水平为目标，力求使用通俗易懂的语言。委员会成员与组织内为患者开发或使用信息的其他部门密切合作，努力提高对健康素养与可读性的必要性认识，并根据需要提供协助。我们有几个提供西班牙语患者培训的信息亭，最近还在患者培训资源库的网站上放了翻译网站 healthinfotranslations. org 的链接。

现状

这项为期 10 年的倡导活动，大大增强了机构建设能力，通过患者教育和研究工作解决了健康素养提升问题，加强了人们对健康素养问题的认识，改变了组织文化。作为一项内部的基层工作，忠于职守的职员和部门为此作出了巨大的贡献，在高层领导的支持下坚持到底。在多个部门的共同努力下，福克斯蔡斯癌症中心的健康素养项目现在积极致力于为整个福克斯蔡斯癌症中心社区带来改变。

参考文献

1. Nutbeam, D., "The Evolving Concept of Health Literacy", *Soc Sci Med*, Vol. 67, No. 12, 2008, pp. 2072-2078.

2. Rudd, R. E., A. X. McCray, D. Nutbeam, "Health Literacy and Definitions of Terms", in *Health Literacy in Context*: *International Perspectives*, Hauppauge, NY: Nova Sciences, 2012, pp. 13-32.

3. Bass, S. B., R. Gallo, D. M. Crookes, et al., *Your Resource Guide to Health Literacy*, Harrisburg, PA: *Pennsylvania Department of Health*, 2008.

4. Rudd, R., "Need Action in Health Literacy", *J Health Psychol*, Vol. 18, No. 8, 2013, pp. 1004-1010.

5. U. S. Department of Health and Human Services, Office of Disease Prevention and Health Promotion, "National Action Plan to Improve Health Literacy: 2010", https://health. gov/comrnunication/initiatives/health-literacy-action-plan. asp.

6. Institute of Medicine. *Health Literacy*: *A Prescription to End Confusion*, Washington, DC: National Academies Press, 2004.

7. Brach, C., B. Dreyer, P. Schyve, et al., *Attributes of a Health Literate Organization*, Institute of Medicine Discussion Paper, January 2012.

第十五章

危机和应急风险传播：基础[*]

📍 学习目标

通过学习本章，读者将能够：

1. 从疾控中心获取处理紧急情况的最新资源；

2. 解释风险和应急风险传播的区别，并认识到二者面临的挑战；

3. 定义美国环境保护署使用的风险评估术语；

4. 使用希尔准则（Hill's criteria）评估因果关系；

5. 描述突发公共卫生事件前期、中期、后期应采取的步骤；

6. 运用关键理论编制应急风险信息；

7. 使用工具沟通回应：

· 应急传播计划

· 信息图

· 问答技巧

8. 了解影响公众应急反应的因素；

9. 按照基本指导对公众进行应急风险传播；

10. 思考为了应对非洲的埃博拉疫情，传播需要作出哪些改变。

---

[*] 大卫·W. 克拉金（David W. Cragin）、克劳迪娅·帕万塔（Claudia Parvanta）。

导言

袭击

2001 年 9 月 11 日，纽约世贸中心双子塔遇袭并被毁；华盛顿特区五角大楼遇袭；一架被劫持的飞机在宾夕法尼亚州坠毁，这一系列举世震惊的事件到现在已经过去了大约 20 年。当时，我（指克劳迪娅·帕万塔）和疾控中心传播办公室的大多数同事在看电视上收看恐怖袭击的直播，担心亚特兰大是否会成为袭击目标。疾控中心的医务人员被派往纽约、华盛顿特区和宾夕法尼亚州；疾控中心传播办公室的工作人员被派去不同的"事件"（我们称为一个应急情况）前线进行支援。我们剩下的人在后方建立了一个全天候的工作团队，预测媒体要问的问题并准备相应回答，安排发言人，编写和解读材料，并与忧心忡忡的公众进行沟通。

变革

我们当时不知道的是，"9·11"恐怖袭击和随后的事件将让整个美国，尤其是疾控中心，产生多大的变化。就在一个月后，我的（指克劳迪娅·帕万塔）上司、疾控中心高级传播经理薇姬·弗莱姆斯（Vicki Freimuth）接到了一个电话，得知在佛罗里达州美国媒体公司（American Media Inc.）工作的一名男子可能被诊断出患有炭疽病（anthrax）。当时我就坐在她的办公室里，并不明白这个信息的重要性。不幸的是，我们需要了解的关于炭疽病以及国内外应急风险传播的知识，远比我们想知道的多得多。

在接下来的几个月里，疾控中心从基本不与公众直接对话（宁愿通过与州和地方的中间机构进行合作）转变成频频在晚间新闻露面。疾控中心过去为公众提供信息时，始终坚持拒绝"使用大白话"的科学家视角，现在也学会适应自己作为"主题专家"（Subject Matter Experts，SMEs）的角色，开始与传播专家和健康素养专业人士互相配合。现场流行病学专家还了解到，在进行调查时，人们认为他们是"医疗保健服务提供者"，于是他们相应地提高了自己的人际沟通能力。对卫生部门的媒体专家和新闻从业人员的培训也加强了。

炭疽病病例发生后不久，疾控中心的工作人员就不得不开始关注严重急性呼吸综合征。同时，疾控中心也加紧准备应对流感暴发，并开始为恐怖袭击引发的公共卫生应急事件（包括使用天花作为武器）制订计划并准备材料。得益于各州、地方、地区及部落的卫生部门和预防中心（学术合作伙伴）提供的拨款，这些预防工作得以在美国各地都施展开来。国家公共卫生信息联盟得到支持，开始整理每周简报和电话会议，并不断发行工具手册和材料。通过《公共卫生应急准备》合作协议，加强应急准备的工作一直在进行中。[①] 截至撰写本文时，卫生部门传播办公室的工作人员在应对大多数紧急情况时的协调反应能力应该称得上非常出色。

暴发

全球范围内，冲突、干旱、饥荒和其他灾害带来的苦难始终在持续发生。世界卫生组织、疾控中心和许多应急机构（例如国际红十字会、无国界医生组织）尽其所能协助处理这些危机。尽管公共卫生危机在全球持续不断，2014—2015 年西非暴发的埃博拉病毒疫情仍然是现代最严重的公共卫生应急事件。[②] 方框 15-1 是 K. 斯温（K. Swain）将这次疫情作为"黑天鹅事件"进行的分析。

方框 15-1　埃博拉病毒：一次黑天鹅事件

2014 年，第一次埃博拉疫情暴发，让全世界猝不及防。1976 年，这种病毒及其可怕的后遗症在刚果民主共和国的埃博拉河附近首次被发现。1976 年至 2013 年，世界卫生组织共报告了 24 起疫情，涉及 1716 个病例。感染埃博拉病毒后 2—21 天患者会出现轻度流感症状，进而发展为剧烈呕吐、腹泻、皮疹和内外出血。在 2014 年前，疫情的致死率在 25% 至 90% 之间。[1]

"零号病人"是几内亚的一名 2 岁儿童，被认为是从果蝠身上感染的病毒，于 2013 年 12 月死亡。到 2014 年 3 月，这种疾病在几内亚、塞拉利昂和西非的利比里亚暴发，然后通过国际旅行跨越了国界和海洋。一开始的小规模疫情引发了一场关于全球卫生安全的国际辩论。根据世界卫生组织 2016 年 1 月的报告，共有 28601 例疑似病例、可能病例和确诊病例，15215 例实验室确诊病例，11300 例死亡病例。[2]

---

① http://www.cdc.gov/phpr/coopagreement.htm.

② http://www.who.int/mediacentre/factsheets/fs103/en/.

在利比里亚这个拥有 400 多万人口的世界第五贫穷国家，数以百计的国际应急人员和医疗工作者在严峻的挑战中做出了应对。感染人数在 2014 年 6 月至 10 月的雨季高峰期间激增。持续 15 年的内战已经摧毁了该国的基础设施。利比里亚的传统是将死者埋葬在他们出生的地方，即使必须搬运尸体以举行葬礼。高传染性的埃博拉病毒尸体在小卡车和出租车上跨越边境，迅速将疾病传播到远处。

遏制埃博拉病毒在利比里亚的蔓延主要面临以下挑战：床位不足，没有疫苗，疫情爆发在三个国家边境附近的人口密集地区，且医护人员是受影响最严重的群体。其他挑战：文化素养低，跨国界传染，缺乏能力和协作，信息的传播缺乏风险传播框架（要了解更多有关埃博拉疫情期间信息传播方面的问题，请参考方框 15-2 中的讨论）。

黑天鹅

黑天鹅理论由前华尔街交易员和风险分析师马西姆·尼古拉斯·塔勒布（Massim Nicholas Taleb）在 2001 年提出，并借由他 2007 年出版的《黑天鹅》（*The Black Swan*）一书广为流传。[3] 黑天鹅指的是极少发生但影响重大的积极或消极的事件，作为一个灾难性的"异常"事件，它是罕见的、意外的、破坏性很强的，并且颠覆传统认知。过去的任何事情都无法令人信服地预测它发生的可能性。就像其他的黑天鹅事件，比如 1941 年日本偷袭珍珠港及互联网的诞生一样，埃博拉疫情暴发的影响也是极端的。大多数黑天鹅事件也影响着全球市场。社会经常在事后炮制合理化解释，认为黑天鹅事件是可解释和可预测的，尽管事实并非如此。

塔勒布认为大多数重大的科学发现、历史事件和艺术成就是"黑天鹅"，因为它们没有方向且不可预测。他的比喻凸显出所有思想体系的脆弱性。一旦从基本逻辑得出的任何基本推理被证伪，那么一套结论就会分崩离析。塔勒布认为，相比起用一个正态分布模型来预测黑天鹅事件的风险，社会更应该做的是增强对这些事件的抵御能力，降低其带来的负面影响。

埃博拉疫情之所以成为全球性的"黑天鹅"事件，是因为它出乎意料，产生了重大影响，而 40 年前有关埃博拉疫情的相关数据在缓解风险计划中基本没有用。尽管埃博拉病毒空中传播的可能性似乎很小，但不能排除这种可能性。2014 年之前，在美国感染埃博拉病毒的概率据估计是 1330 万分之一，比死于飞机失事的概率要小。所有科学家都知道，埃博拉如果在美国暴发，那么首先它要在非洲暴发一场史无前例且不受控制的疫情。[4] 而这只黑天鹅在 2013 年出现了。

参考文献

1. World Health Organization，"Fact sheet：Ebola Virus Disease"，Updated August 2015，http：//www. who. int/mediacentre/factsheets/fs103/en/.

2. Centers for Disease Control and Prevention，"2014 Ebola Outbreak in West Africa-Case Counts：Countries with Former Widespread Transmission and Current，Established Control Measures"，http：//www. cdc. gov/vhf/ebola/outbreaks/2014-west-africa/case-counts. html.

3. Taleb，N. N.，*The Black Swan：The Impact of the Highly Improbable*，London，UK：Penguin，2007.

4. Doucleff，M.，"What's My Risk for Catching Ebola? Goats and Soda：Stories of Life in a Changing World"，October 2014，http：//www. npr. org/sections/goatsandsoda/2014/10/23/358349882/an-answer-for-americans-who-ask-whats-my-risk-of-catching-ebola.

在这个世界上最贫穷的地区之一，全球卫生界向奄奄一息的病人提供医疗服务并防止他人感染的能力再一次受到了考验。可通过方框15-2了解来自埃博拉前线观察的例子。在西非的这次危机期间，许多来自疾控中心、世界卫生组织和无国界医生组织的勇敢而有才华的传播专家自愿提供帮助。附录15A分享了利比里亚公共卫生部在疾控中心传播办公室的嘉娜·特尔弗（Jana Telfer）协助下制订的完整的传播计划。①

应对

上述重大危机可能会把大多数人吓得魂飞魄散。但实际上，我们可以通过准备工作和必要的训练遏制死亡和苦难。这些重大公共卫生危机的影响激发了应急风险传播计划、工具和战略的空前发展，以应对下一个"大危机"——无论是否有预警信号，这些危机都一定会发生。在彼得·桑德曼（Peter Sandman）和文森特·科韦洛（Vincent Covello）等风险传播专家的帮助下，疾控中心的专业传播人员为危机和应急风险传播（Crisis and Emergency Risk Communication，CERC）编写了材料。疾控中心制定的应急风险传播方法与这些专家及其同事包括巴鲁克·菲舍夫（Baruch Fischoff），保罗·斯洛维奇（Paul Sl-

---

① 特尔弗志愿前往利比里亚参与埃博拉任务时已经退休好几个月了，她最终安全返回了美国。

ovic）和马修·西格（Matthew Seeger），以及疾控中心在 Prospect Associates 和橡树岭科学与教育研究所的合作伙伴的贡献密不可分。疾控中心的芭芭拉·雷诺兹（Barbara Reynolds）在该领域处于领先地位，她为美国各地的危机和应急风险传播进行了培训。最新版本的危机和应急风险传播手册有 462 页，里面列出了该版本和以前版本的主要贡献者的名单。[1]

按照疾控中心的材料里面的学习步骤，本章首先讨论一般风险传播（Risk Communication，RC），然后讨论应急风险传播（Emergency Risk Communication，ERC）。这两种方法都为人们提供相关信息，使他们能够保护自己。风险传播可以通过毒理学家、医疗机构或在线项目进行。对危机和应急风险传播来说，危机的严重程度、预警的缺乏、危机带来的恐惧和痛苦以及迅速和准确应对的需要，都极大地增加了传播的挑战。

方框 15-2　深入敌后：来自塞拉利昂的埃博拉透视

塞缪尔·迪利托·图雷（Samuel Dilito Turay）

前言

塞缪尔·迪利托·图雷在美国获得了公共卫生硕士学位（master's in public helath degree，MPH），并于 2013 年回到他的祖国塞拉利昂，担任卫生部的政策分析师。当时，埃博拉出血热的最后一例报告在该地区已成为遥远的记忆。图雷没有想到，他的工作会从在首都分析统计报告，变成动员自己的非政府组织（nongovernmental orgainzation，NGO）向偏远农村地区的埃博拉病毒受害者和幸存者运送食品和物资。

"生命之手"（Hands for Life，生命之手）是图雷在费城攻读公共卫生硕士学位时创立的一个非政府组织，该组织的宗旨是为他在塞拉利昂的家乡卡马奎村镇的主要卫生保健需求提供服务。图雷和一些住在美国的塞拉利昂籍大学教师、同学和朋友一起创立了这个组织。在塞拉利昂埃博拉疫情最严重的时候，图雷的支持者们，包括总部设在美国的"拯救儿童"机构（Healing the Children），利用互联网"众筹"资金，以帮助"生命之手"实现重要使命——照顾隔离区的人们。图雷的故事展示了一幅珍贵的前线画面，而不是来访科学家的"调查研究""文献综述"或一份报告。图雷和他的"生命之手"工作人员将自己直接置于危险的境地，以说服农村家庭遵循有关报告病情、治疗死者、卫生消毒以及其他救治措施的指示。为获得那些不理解或不相信大众媒体信息的村民的信任，这种个人接触是十分必要的。图雷的经历展现了一位塞拉利昂人所吸取的痛苦教训，他利用最近接受的公共健康培训，帮助人们战胜了有史以来最严重的埃博拉疫情。

克劳迪娅·帕万塔（Claudia Parvanta）

背景

世界卫生组织将埃博拉病毒描述为"一种严重且往往致命的人类疾病，通过野生动物传播给人类，并在人群中通过人际传播扩散，平均病死率约为50%"。在过去暴发的疫情中，病死率从25%到90%不等。被病毒感染的人在出现症状之前有2—21天的潜伏期，并能够感染与他/她有体液接触的其他人。*

最近一次疫情在西非的几内亚、利比里亚和塞拉利昂暴发。从几内亚（2014年3月）开始，病毒跨越国界进入利比里亚（2014年4月）和塞拉利昂（2014年5月）。此次疫情持续时间最长，确诊病例和死亡人数创下历史新高。塞拉利昂在2015年年底宣布埃博拉疫情结束。

阻止埃博拉病毒在西非的传播

因前几次疫情的特点而被认为是农村社区疾病的埃博拉病毒，在这一次抵达了受影响国家的城镇地区。在人口较少的偏远村庄，如果病毒没有自然消亡，要想结束疫情挑战性会更大。受影响国家的许多卫生工作者认为埃博拉病毒是一种"社会医学"疾病，即需要结合医学和社会方法来战胜它。具体而言，消除这种疾病需要：控制该病的症状；改变助长埃博拉病毒传播的根深蒂固的行为；向受感染的家庭和社区提供社会心理支持。

由于缺乏时间建立信任，本土组织及国际组织均要求西非受感染国家的公民违背他们最珍视的一些信仰和做法，不顾一切地试图结束疫情。他们采用多媒体攻势向人们传递信息，呼吁人们理解疫情暴发的原因以及改变行为的必要性。卫生当局利用电视、调频广播、广告牌、报纸、移动公共广播系统、手机和会议，在全国各地传播信息。

"我们的小镇"：讲述塞拉利昂农村地区的埃博拉疫情

"生命之手"组织的工作范围主要是马克尼和卡马奎的农村社区。马克尼离弗里敦137公里，卡马奎在弗里敦以北92公里处，距几内亚东部约2小时车程。在这些小镇里，基本没人能用任何一种语言进行阅读，极少人会使用调频广播，没有电视，大多数人使用当地方言交流。极少数人能听懂在城镇里广泛使用的语言Krio（一种洋泾浜英文）。

成年男性是家庭和社区机构的权威者。他们是主要的决策者和意见领袖，能够极大地影响社区中发生的事情，包括大家看来是私人的事，比如寻求医疗保健服务。当家庭成员生病时，妇女负责提供护理。

初步调查结果

在我们开始工作的几周前，多种媒体已经传播了关于埃博拉的信息，我们预计会有很多人认识到这些行为（如勤洗手、少触摸、及时向卫生保健工作人员通报家庭成员或社区成员的疾病和死亡情况）的重要性，并采取相应措施。然而，我们看到的却是下列情况：

- 很少有人接收到电视、广播或报纸信息。即使人们收到这些信息，也可能因为语言及理解能力障碍无法理解这些信息。
- 人们对行为改变依然存在明显抗拒。病人仍被关在家里，或在家接受治疗，家人还是按照传统来清洗尸体，他们也不愿向卫生当局通报患病和死亡情况。
- 传播者与接受者之间存在鸿沟。人们很难将信息和自己联系起来，这削弱了他们采取必要行动的决心。
- 人们对埃博拉疫情存在误解。部分人指责他人，认为是他们造成了最初的疫情暴发（且认为政治利益、经济利益和巫术是作恶者的动机）。
- 有些人无法理解为什么不能直接照顾生病的家人（尽管他们没有感染病毒），为什么要把病人带到治疗中心，以及为什么要用黑色而不是白色的尸袋埋葬。（在塞拉利昂，黑色在文化上与邪恶和厄运有关，白色则代表纯洁和好运。）

我们的做法：干预

来自"生命之手"的代表开展了一项活动，利用人际关系来接触、教育和帮助这些社区的居民。我们挨家挨户地拜访——在人们的院子、农场、市场和做礼拜的地方，在街上，在他们做饭和吃饭的时候，等等。"生命之手"的核心员工从当地社区招募了编外成员。这些人更了解当地的传统和方言，也增强了人们的信心和信任。团队成员可以在社区内自由行动。我们对这些社区团队成员进行了培训，培训内容包括关键信息的传递、个人安全的保障以及其他健康沟通技巧。

每一次社区活动开始时，"生命之手"团队成员都会介绍他们自己以及他们此行的目的。如果进入一户家庭，他们会观察该处所是否放置了洗手用品，是否在使用，以及人们是否有手部接触或肢体接触。小组向居民提出问题，评估他们对埃博拉信息的认识程度。最后，他们调查了社区对这些信息的看法以及他们是否愿意按照指示行事。在这一评估之后，他们进行信息分享并回答居民的相关问题。重要的是，居民们在决策中得到了所需行为改变的指导。我们鼓励他们将对话作为自我表达的机会。

我们通过家庭和社区的意见领袖来促进行为改变的传播。我们在对话的过程中分享信息，用一种共情的方式来描绘信息和必须做出的行为改变，让他们感到我们不仅是为当下的受众，而且是为其他人的健康着想。我们使用"我们"这样的词，而不是"你们"和"他们"，有助于进行坦率的交谈。我们反复演示洗手的步骤以确保居民能清晰掌握，从而有信心继续练习。我们强调，行为改变的结果会使意见领袖、家庭和更大社区中的每个人受益，最终埃博拉病毒将停止传播。我们使用适当的口头语言、身体语言以及文化符号来解释相关的概念。我们重回社区，帮助居民加强巩固他们采纳的新行为。最后，我们提供了物质支持，包括肥皂、消毒剂、手套、长袍、食物和食用油等，在有的地区这些物资无法通过隔离线。

我们的干预措施的影响

与初次评估的结果相比，在我们向居民们讲解了干预措施之后，他们对干预措施表现出了更多的理解、信任和信心。最重要的变化也许是社区变得更能接受和容忍外来卫生工作者的介入。他们开始向有关当局报告亲属、朋友和社区成员患病的情况。他们对社区的安全更加警惕和负责。人们会马上把陌生人（可能是因为疾病而离开某个地方的人）的到来报告给当局，而不是像以前那样把这个人藏起来。我们发现，家庭、社区领导人、宗教和社会团体领导人以及公众意见领袖越来越多地参与传播有关安全行为的信息。虽然大众媒体能够接触的人肯定比我们挨家挨户地拜访接触的人要多，但我们相信，我们能够真正地在基层进行变革。如果没有这种干预，不知我们工作过的农村社区还会抵制这些变革多久，才能结束埃博拉疫情。

建议
■ 每种形式的媒体（大众媒体、中间媒体和人际关系）都能对行为改变的传播产生重大影响，因此充分利用这三种方式是很重要的。虽然大众媒体和中间媒体可以在很短的时间内接触更广泛的受众，但尽早采用人际关系的传播也非常重要。人际关系传播可以接触那些无法通过大众媒体和中间媒体接触的个人和社区，并使他们受益。

■ 在受众的文化素养和认知水平较低的情况下，人际关系传播的方式会产生更好的效果，应加以利用。

Sam Turay, MPH, worked in the Strategy and Policy Unit, Office of the Chief of Staff, State House, in Sierra Leone.

* http：//www. who. int/mediacentre/factsheets/fs103/en/.

一个基本风险框架①

大多数关于健康风险的讨论都涉及因果关系（casality），即"A（某事物）是否导致 B（健康状况）"；或涉及风险（risk），即"如果你接触 A，你患 B 的可能性有多大?"方框 15-3 提供了一些有用的定义和例子，以区分风险传播中的关键概念。

对方框 15-3 中的不同定义进行区分非常重要。毒性是物质所固有的，而暴露、危害和风险则视具体情况而定。例如，铅是有毒的，但短时间接触一大块铅并不危险，健康风险很低。相比之下，长时间暴露在可吸收的铅微粒中则非常危险，中毒的风险很高。少量溶于水的酒精不会引起火灾，但纯酒精是高度易燃的。我们日常插拔接地的电气设备，很少有触电的危险，但不接地的设备和瞬间的疏忽则可能导致严重的电击或触电。

方框 15-3 风险传播中的重要定义

■ 危险（hazard）：任何潜在损害、伤害或不利后果的来源。例如，一种物质（如苯）、能源（如电力）、过程（如穿越街道）或条件（如湿地板）。
■ 风险：一个人受到伤害或遭受不利后果的可能性。
■ 暴露（exposure）：接触危险物。暴露的种类因暴露的方式（呼吸、皮肤接触、全身暴露）和暴露时间的长短而不同。
■ 毒性（toxicity）：一种物质对健康产生不利影响的固有能力。

U. S. Environmental Protection Agency's Risk Assessment Guidance for Superfund（RAGS）, Washington, DC：Environmental Protection Agency, 1989.

---

① 本节大部分内容由大卫·W. 克拉金提供。

许多风险评估专家依据奥斯丁·布拉德福德·希尔爵士（Sir Austin Bradford Hill）在 20 世纪 60 年代制定的标准，来证明烟草与某种特定疾病之间的因果关系（表 15-1）。希尔认为："我提出的九种标准中，没有一种能够提供支持或反对因果假设的绝对证据，也没有一种能作为必要条件。"[2] 鉴于此，一个事件达到的标准越多，因果关系的可能性就越大。

表中的专业词语可以用来向其他科学家描述风险、危险、毒性、暴露以及因果关系的可能性。稍后，我们将讨论为什么在向公众进行风险传播时，仅靠逻辑可能是不够的。但在此之前，有必要理解风险评估背后的逻辑以及提出的方式。

表 15-1　评估因果关系的重要考虑因素：希尔准则

标签	含义	证据规则（Rules of Evidence）
1. 关联强度（Strength of association）	相对风险有多大？	因果关联的概率随着相对风险总估计值的增加而增加。希尔对小于 2 的相对风险持怀疑态度；其他人则把标准定得更高。不过，小于 2 的相对风险也并不能排除有因果关系的可能性
2. 剂量 - 反应关系（Dose-response）	接触与效果之间存在相关性吗？	剂量和反应程度之间的规律性增长关系表明它们之间存在因果关系。这适用于糟糕的事情，例如，你接触的辐射越多，你的症状（通常）就越严重。它也适用于我们试图测量的与行为改变有关的东西，例如，如果你进行 10 次前列腺特异性抗原（PSA）筛查来检测前列腺癌，而不是 1 次，你的行为会改变吗？
3. 反应的一致性（Consistency of response）	在相似的条件下，这种效应在不同的人群中出现了多少次？	随着具有相似（如阳性）结果的研究比例的增加，因果关系的概率也会增加
4. 时序上正确的因果关系（Temporally correct association）	是先有接触后有影响，还是疾病的发生有相应的潜伏期？	病原因素的接触必须先于疾病影响。这是一个经常被忽略的不变的条件
5. 因果关系的特殊性（Specificity of the association）	这种效应有多特殊？这种效应的影响因素有很多吗？	对于较特别的健康影响（例如肝癌），这个证据可能是有用的。对于有许多成因的疾病，它基本没有用处

续表

标签	含义	证据规则（Rules of Evidence）
6. 生物学上的合理性（Biological plausibility）	作用机制是已知的还是合理假设的？	参见标准7
7. 一致性（Coherence）	因果解释是否与疾病的自然史和生物学的一般已知事实严重冲突？	虽然作用机制不是确定因果关系的必要条件，但因果关系的发现不应该与生物学事实冲突。相反，一个可信的作用机制或其他支持性证据会增加因果关系的可能性
8. 实验证据（Experimental evidence）	实验动物也有类似的反应吗？	与标准6和标准7一样，实验动物试验的研究结果证实了因果关系的存在，然而，一些对人类有显著致癌作用的化学物质在动物研究中测试结果呈阴性，反之亦然
9. 相似性（Analogy）	结构相似的化学物质会导致相似的结果吗？	对于某些种类的化合物，如亚硝胺，结构−活性预测可以支持因果关系。相反，像有机锡这样的材料则不适合跨类推断

数据来源：Friis, R. H., T. A. Sellers, *Epidemiology for public health practice. Gaithersburg*, MD: Aspen, 1999. U. S. Department of Health, Education, and Welfare, Public Health Service. *Smoking and health*: *Report of the Advisory Committee to the Surgeon General of the Public Health Service*, Washington, DC: Government Printing Office, 1964. PHS Publication No. 1103. A. B. Hill, "The environment and disease: association or causation?" *Proc R Acad Med*, 1965, pp. 295−300.

关于风险的表述

在美国，绝大多数人从未学习过统计学、流行病学、毒理学或任何其他与风险评估相关的科学课程。事实上，有许多人连火车时刻表或食品标签都读不懂，更不用说理解"置信区间"了。虽然科学家可能会认为饮用水中有毒物质"少于百万分之十"是绝对安全的，但大多数公众听到的却是"数百万份"的危险物质污染了水。有的人会错误地认为，"如果你不能说可能性等于零，那就是不安全。"因此，风险传播的部分难度在于将相当复杂的统计概念转换成能够被广泛理解的图像和语言。

我们已经在别处讨论了健康素养和计算能力的问题。健康素养指南需要应用到所有的风险和应急风险传播工作中。然而，即使是清晰的语言和视觉上的帮助通常也不足以让人们准确地评估风险。风险心理也必须考虑在内。

风险感知心理

几十年来，研究人员一直在研究风险感知。他们通过工作，确定了一系列公众对各种危险感知的影响因素。其中一些因素是显而易见的，如对自己或家人的直接危险；有的因素则比较模糊（表15-2）。

菲舍夫介绍了多维量表方法的使用，以确定哪些因素会影响人们头脑中关于各种危险的感知。最重要的似乎是"未知"和"恐惧"，菲舍夫说，这两个词"分别抓住了人们关心的认知和情感基础"……当第三个因素（维度）出现时，它反映了威胁的范围，（或它的）"灾难性的可能"。[3] 这些因素是规避风险的三大因素。

这些因素显然会影响公众对风险评估的总体反应，但还有一个因素比这些因素更能改变他们的看法，即对信息源的信任程度。公共卫生风险传播者提供的信息经常得不到人们的信任，因为他们是为"政府"工作的。当然，有时他们也恰恰因为同样的原因而得到信任。为了让公众开诚布公地讨论与特定危险相关的风险，对机构或组织的信任是至关重要的。私人医生和整个医疗行业在公众中仍旧保持着大多数其他行业无法享有的信任度。[4]

表 15-2　公众担忧的来源

术语	解释	例子
不明确的利益（benefit unclear）	人们更担心那些有不确定利益的危险活动，而不是那些有明确利益的危险活动	虽然所有药物都有潜在的副作用，但服用预防药物（如抗疟疾药物）比服用治疗疾病的药物更令人担忧
因果关系（归因）[causation（attributability）]	人们更关心由人类行为引起的风险，而不是那些源于自然的风险	工业意外导致的化学物质接触或恐怖主义 vs 飓风或地震
灾难性的可能（catastrophic potential）	在时间和空间上集中的伤亡比在时间和空间上分散或随机的伤亡更令人担忧	飞机失事 vs 汽车事故
儿童参与（children invovled）	那些可能把儿童置于特定危险中的活动通常更容易引起更多的关注	绑架或危及儿童安全的网上行为 vs 成人失踪或对成人的网络性剥削行为

术语	解释	例子
可控制性（接触的自愿性）［controllability（voluntariness of exposure）］	不可控的风险比可控的风险更令人担忧	作为乘客搭乘飞机或汽车旅行 vs 自驾；吸烟 vs 吸二手烟；接触未标示的食品添加剂 vs 日光浴
恐惧（dread）	公众更关心引起害怕、恐惧或焦虑反应的风险，而不是更常见、更可能发生但不是特别可怕的风险	接触有毒废物、核辐射或生物恐怖袭击等潜在致癌物 vs 车祸、家庭事故或流感
平等（equity）	人们更关心那些风险和利益分配不公平的活动，而不是分配公平的活动	2001年炭疽病期间抗生素的分配：环丙沙星（首先）分配给美国参议院议员，阿莫西林（稍后）分配给邮政工人
熟悉度（familiarity）	人们更关心不熟悉的风险，而不是熟悉的风险	转基因食品 vs 氯漂白剂
子孙后代（future generations）	人们更关心会给后代带来风险的活动，而不是那些不会带给后代风险的活动	辐射对基因的影响 vs 酗酒；怀孕期间吸烟 vs 普通成年人吸烟
明确的受害者（indentifiable victims）	人们更关心有明确受害者（而非统计意义上的受害者）的风险	宇航员或煤矿工人 vs 成千上万死于车祸的人；士兵个体 vs 在伊拉克和阿富汗的美军
媒体的关注（media attention）	人们更关心那些受到媒体关注的风险，而不是很少受到媒体关注的风险	飞机失事 vs 工地事故；暴力犯罪 vs 家庭暴力
了解程度/不确定性（understanding/uncertainty）	人们对所知甚少的接触机制或过程有更多的关注，与那些看起来被人们所熟知的活动相比	核辐射 vs 太阳紫外线（UVA 和 UVB）辐射；转基因食品 vs 农业中的选择性育种或授粉

改编自：McCallum，D.，"Risk communication：A tool for behavior change"，in T. E. Becker，S. L. David，G. Saucy，*Reviewing the Behavioral Science Knowledge Base on Technology Transfer*，National Institute on Drug Abuse（NIDA）Research Monograph 155，1995，Figure 1，pp. 70 - 71. Copyright：Public Domain，NIH. 下载自：http：//www. nida. nih. gov/pdf/monographs/155. pdf，January 6，2016.

进行风险评估

健康领域的风险评估主要考察环境或毒理风险，即药品、工业化学品、污染物、食品添加剂等带来的风险。本节中，我们将介绍一份典型的风险评估报告的各个环节。[5]

注意，一些概念（如"剂量—反应"）在评估非环境暴露时可能并不相关。

报告内容

（1）引言：对风险问题进行概述，让读者了解风险评估的背景。如果在这个问题上有两种不同的观点，那就都在前面列出。

（2）危害识别（和可能的利益识别）：识别重要的影响因素（例如，药物、农药、污染物）或与风险相关的其他因素。危害识别是报告主要的过滤步骤。每个风险问题都有许多方面，但是深入研究不相关或不重要的问题会使得报告的重点不突出。危害识别步骤仅识别那些与正在进行的风险评估相关的危害。危害识别是一个判断过程。

例如，在研究小剂量阿司匹林片对心脏病的可能好处时，潜在患者不必担心阿司匹林粉末会对眼睛产生刺激。与之相反，在研究阿司匹林对生产工人的危害时，阿司匹林和眼睛可能受到的刺激作用才紧密相关，而其对胃部的刺激作用则不那么明显。同样地，尽管注射疫苗的针头会被视为一种"危害"，但它所造成的危害与接种疫苗的人所患的疾病相比是微不足道的。而对于医疗工作者来说，针头的危害则更需要重视，尤其是在治疗血源性传染病患者时。利用危险识别步骤将不重要的危险排除在进一步考虑范围之外。

风险评估的一个基本概念是，让人们免受最低剂量的不良影响，就能让他们免受更高剂量的影响。危害识别的另一个方面是确定在我们关注的时间框架内最重要的健康影响。所评估的健康影响，是基于急性、亚慢性、慢性还是全部三种情况？对于接触盐的人群来说，慢性健康影响可能是值得关注的。相比之下，在研究盐加工厂工人的健康影响时，急性影响可能会引起关注。香烟一般会带来亚慢性风险及更重要的慢性风险。相比之下，大多数街头毒品都有急性和亚慢性风险。虽然传染病往往不属于任何一个单一类别，但大多数传染病都具有急性或亚慢性危险。

与之类似，利益识别试图确定特定行为可能产生的主要利益。将要采取的行动将会产生什么健康、财务或其他方面的相关利益？许多风险评估不包括利益分析，因此，只有当这项信息与风险问题相关时，才将其纳入考虑范围。

（3）暴露评估：确定可能接触有关化学品的人类受体（如亚种群）。为了评估化学风险，需要确定可能对评估的效应最敏感的受体。也就是说，对这些不良影响或结果最敏感的是年轻人还是老年人，是孕妇，抑或其他人？例如，雷耶氏综合征——一种儿童服用阿司匹林引起的严重系统性疾病——与婴儿有关，但与成人无关。在评估诱发雷耶氏综合征的风险时，儿童被确定为受体，而无须评估对成人的风险。关于成人与婴儿对阿司匹林的敏感性差异的讨论，可能与报告的引言和危害识别部分有关。相反，当检验服用阿司匹林以预防中风和心肌梗死相关的风险时，婴儿将不是相关受体。

（4）剂量—反应评估：描述与所关注的化学品相关的不良健康影响（反应）发生的风险（概率）与接触量（剂量）之间的关系。

（5）风险表征：将暴露评估与剂量—反应评估的结果进行整合，给出风险的定量评估结果。这个部分通常很短，基本不做注释和说明，并应以客观的格式进行表述。

（6）结论：总结之前的评估结果。

（7）不确定性分析：讨论与计算出的接触量和潜在健康风险有关的不确定性。任何在评估中可能使结果产生偏差的方面都应该在这里进行探讨。例如，风险评估中的哪些要素可能使潜在风险被低估或高估？哪些因素不那么确定或可能造成偏差？

（8）风险管理：讨论可采取哪些行动来减轻报告中确定的风险。从方法上来说，这种讨论并不属于风险评估的一部分，但常常出现在报告中。

书面报告

由于风险评估通常既冗长又详细，因此书面报告的开头应该有一份执行摘要。这是一份非常简短的独立文件，介绍了风险评估涉及的基本方法和结果。许多人只会阅读执行摘要，因此它应该准确地概括报告内容。摘要应包括以下部分：

■ 为什么要进行风险评估；

■ 风险评估是如何进行的（概括描述）；

■ 主要结论。

不需要参考报告的其他部分或提供关于方法或数据的详细信息。尽量把执行摘要控制在一页纸以内。虽然它在书面报告的最前面，但大多数人最后才准备这个总结部分。

书面报告还应包括报告中引用的参考文献。列出参考文献比在文中引用更可取，因为更方便读者阅读。

口头报告

向社区进行风险评估报告的口头汇报需要充足的准备、练习和良好的心理素质。传统的市民大会在一个有很多座位的礼堂里举行，演讲者在讲台或舞台上向听众介绍信息。通常，会有不同专家解释他们对调查的不同方面所了解的情况。这种类型的演讲听起来似乎很有道理，但是它有很多缺点。事实上，当被问及如何有效地组织市民大会时，一家化学公司的社区事务负责人回答："你不需要。市民大会不管用。"

在市民大会这种形式中，少数人的声音可以完全主导讨论，这些人通常都非常愤怒。即使大多数听众支持主持会议的组织，许多人也不愿意公开反对一个极度愤怒的人。此外，市民大会的举行需要假定每个听众都会准时到场，听完整个演讲，并且认真地听每一部分；它还假定每个听众都愿意大声说出自己关心的问题。这些假设可能并不成立。

海报会议

一个更好的选择是海报会议，类似于演讲者在科学会议上使用的方法。在这种类型的展示中，房间的四周贴满了海报，每张海报都有一位专家负责。这种安排可以让观众与专家进行一对一的交流，极大地简化了提问和回答的过程。如果一个人太害羞，不敢在开放的礼堂提出他认为"愚蠢"的问题，他可能更愿意在私人场合发言，特别是在专家努力推进对话的情况下。此外，海报会议使专家有机会征求大量与会者的意见和感受。反过来，参与者也有机会将专家视为普通人进行交流。方框 15-4 提供了关于海报会议的更多信息。

根据实际情况，可以把市民大会/海报会议结合起来。例如，可以让专家先在开头进行简要的演讲，然后引导观众根据每一张海报与他们进行单独的交谈，从而推动讨论的进行。

方框 15-4　举办风险评估海报会议

海报会议可以在视觉和听觉上同时满足学习者的需求。喜欢通过阅读或观看图片来学习的人可以这样做，那些想要与专家交谈的人也可以这样做。海报会议是进行混合学习的绝佳机会。这种会议方式也给了受众控制权，个人可以决定参观哪些海报，哪些信息对他们最重要。

海报会议的另一个优点是适合非常忙碌的人，他们的日程安排不允许他们花一整晚的时间开一场市民大会。而在海报会议中，一个参与者可以在任何时间到达或离开，而不会错过关键信息。海报会议也提供了最好的论坛，让你与最激烈的批评者进行讨论。反过来，这些讨论也可以帮助你在社区中找到关键的盟友。例如，你可以找到一位教授、一位学校教师或其他备受尊敬的社区成员，他们可以为讨论作出贡献。

以下步骤可以增强海报会议的效果：

■ 在每张海报处分发讲义；

■ 确保每位专家都接受过风险传播方面的培训；

■ 评估海报的内容。是否提供了适当的细节？是否过于复杂/过于简单？

■ 提供一个茶点区，放置一些健康的零食。人们可能在没有吃饭的情况下基本结束工作，直接来参加会议，这时食物能够增加讨论的动力。饥饿会使人愤怒。

远程汇报

应尽可能与相关社区的每个成员交谈。然而，有时最好的专家另有安排，不能出席会议。在这种情况下基本没有其他选择。

可以使用在线讨论平台［如脸书、领英（LinkedIn）］。有些人可能觉得这样对于要讨论的主题来说太随意了。相比之下，受监测的讨论博客则提供了一种以开放和负责任的态度回答许多公众问题的方式，这种方式可以与更直接的手段结合使用。2014 年埃博拉疫情期间，疾控中心没有通过电视直播发布会回答记者的问题，而是使用了一个受监测的电话会议系统来举行发布会。每个人都能听到问题和回答，但呼叫端被电话操作系统激活之后，呼叫者只能通话一次。事实证明，这是一种公平、文明且节省时间的与媒体互动的方式，因为许多媒体无法到实地出席会议。这种方法也适用于较小的社区。

让公众参与风险评估和报告

社交媒体，尤其是允许地理定位的应用程序，已经成为确定问题所在区域（比如美国的高犯罪率地区或污染及虫害发源地区）的重要工具。附录15B给出了一个来自斯里兰卡的案例研究，该研究使用移动设备和应用程序开发了一个强大系统，以减少登革热（南半球一种由蚊子传播的疾病）的传播。这种干预同样有助于消除携带寨卡病毒的蚊子。2015年年底，寨卡病毒作为蚊媒威胁（主要针对孕育中的婴儿）不断扩大。[①] 在下一节中，我们将清楚地看到，让卫生工作者和公众合作应对风险，是应对紧急情况的好方法。

应急风险传播

应急风险传播，又称危机和应急风险传播，是美国疾控中心创造的一个术语，用来描述在复杂的突发事件中向公众传播风险的过程。它是疾控中心与国家、地方、地区和部落卫生部门的卫生应急准备合作协议中的一个关键要素。疾控中心严谨地指出，应急风险传播/危机和应急风险传播并不涉及军队、警察、消防和其他应急单位的应急人员之间的"战术性传播"（tactical communication）。

疾控中心及其合作伙伴开发了许多资源来支持危机和应急风险传播；本章会对这些资源进行大量介绍，但绝不代表需要了解的关于危机和应急风险传播的所有内容仅限于此。[②] 如果在卫生部门工作，在该领域的能力需要达到专业水平，你可以利用参考文献中提到的补充信息。[③] 虽然我们用"应急风险传播"指代一般活动，在使用来自疾控中心的资料时则用"危机和应急风险传播"一词，但这些术语在本章中的含义基本相同。

---

① http：//www.cdc.gov/zika/.

② https：//emergency.cdc.gov/cerc/resources/index.asp.

③ 可以在网站 https：//www.nphic.org/nphicicsearch 上浏览国家公共卫生信息联盟的事件传播资源，在网站 http：//www.astho.org/default.aspx 上浏览官员协会的出版物。

应急风险传播与常规的健康传播有何区别？

应急风险传播与常规健康传播的第一个主要区别是受众特征。图 15-1 以同心圆的形式展示了与灾难相关的受众细分。不同的受众对信息有不同的需求。我们将在后面进行详细描述，例如，什么是替代性演练（vicarious rehearsal）。

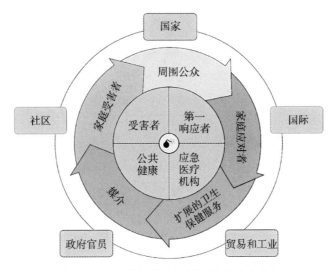

图 15-1 根据与事件之间的关系划分受众

资料来源：基于危机和应急风险传播，疾控中心。

渠道和媒体选择

作为一个互动的过程，应急风险传播需要向不同的人群提供准确、可信和及时的信息，这些群体需要这些信息以在紧急情况下作出最佳决策。满足这一需求意味着进行重要的媒体选择，针对相应的阅读水平编写多种形式的内容，并为不同文化和语言的受众准备特定的版本。公众希望能够通过电话、网络或面对面的方式咨询他们关心的事情。应该对这些传播工作进行监测，以确保信息的接收、理解和执行。图 15-1 通过与事件的远近程度来确定受众，而表 15-3 里列出的确定受众的因素则包括潜在的媒介渠道、传播产品以及他们除了主要信息需求以外的考虑因素。

表15-3 按渠道和产品细分受众

	受众				
	未受影响的公众（普通公众）	受影响的社区	公共健康专业人员	临床护理/应急响应人员	公民领袖：地方、州、国家
顾虑 CONCERNS	替代性演练的准备	个人和家庭安全；宠物的安全；财产保护；正常活动中断；污名化	个人安全；用以应对危机和恢复治疗的资源；治疗建议；媒体谈话要点	个人安全；用以应对危机和恢复治疗的资源；治疗建议；媒体谈话要点	反应的质量和恢复的效果告知选民；法规和法律；表达关切的机会；对贸易和工业的影响；媒体谈话要点
渠道 CHANNELS	机构网站；新闻媒体；公众咨询电话热线；电视/广播公益广告（可选）	现场急救员[1]；国家/地方网站；当地新闻；电话热线（专用或通用）；电视/广播公益广告	机构邮件列表；机构网站；电话会议；美国公共卫生信息网（PHIN）[*]；健康警报（HAN）[†]；网络广播；EpiX[2]；发病与死亡率周报[3]；备灾中心站点（按州划分）；酌情建立诊所网络	机构邮件列表；机构网站；网络广播；电话会议；电话热线；医疗协会主页；美国公共卫生信息网；健康警报；网络广播；EpiX；发病与死亡率周报	电话简报；机构邮件列表；专属机构的分站点；健康警报；新闻媒体
紧急情况下通常需要审核的传播产品					
产品 PRODUCTS	回答媒体提问（常见问答集）公共信息热线的脚本；公益广告脚本；故事脚本；情况简报；记者招待会；网站内容	发言人谈话要点（如果不是主题专家）；风险传播材料；知情同意文件；患者注意事项	健康警报；情况说明书；渠道具体分布信息表	分类指导原则；接触后预防；诊断、治疗；短期随访；病人护理；长期随访	谈话要点；网站内容

紧急情况下通常需要审核的传播产品				
未受影响的公众（普通公众）	受影响的社区	公共健康专业人员	临床护理/应急响应人员	公民领袖：地方、州、国家
其他传播注意事项				
问题 ISSUES	文化素养水平；语言；残疾人的需求	恐惧/愤怒；发言人；媒介选择；文化素养水平；语言；残疾人的需求	PHIN，EpiX 访问入口；局域网；沟通准备	计算机/因特网访问；对患者资料的需求（文化素养、语言）	联邦、国家政策；地区数据

1 由应急指挥部和主题专家根据角色处理与现场急救员和临床护理团队的直接沟通。

2 EpiX 有单独的紧急清除程序，已经作为可供观众使用的渠道列在表格中。

3 发病与死亡率周报有单独的紧急清理程序，已经作为渠道列在表格中，并与作为清理材料来源的其他通道紧密连接。

* PHIN http：//www.cdc.gov/PHIN/.

† HAN http：//www2a.cdc.gov/HAN/Index.asp.

社交媒体是否脱颖而出？

即时更新且广泛使用的社交媒体，尤其是推特，已经成为许多紧急情况下的首选传播渠道。与所有应急传播渠道一样，在前期投入时建立可靠的社交媒体合作网络是最高效的。疾控中心准备的应急官方推特账号是@ cdcemergency。方框 15-5 给出了更多对使用社交媒体进行危机传播的建议。

方框 15-5 在危机前和危机期间使用社交媒体

社交媒体改变了在公共卫生紧急情况发生之前、期间和之后处理危机和风险信息的方式。这些信息可能采取文字、音频、视频或多媒体信息的形式。社交媒体影响了处理危机信息过程中的每一步，包括如何制作、处理、分享和传播这些信息。

在危机发生前与受众建立关系可以获取他们的信任。此外，在危机发生前使用社交媒体有助于促进准备工作，并对受众进行风险教育。组织需要在危机发生前成为社交媒体的常规用户。健康传播从业者有必要尽早建立社交媒体关系，否则社交媒体用户就会从其他来源以及与他们有互动的群体那里获取信息。

以下是在危机前使用社交媒体进行风险传播的一些最佳做法。[1]

危机事件发生前社交媒体的最佳实践

确定如何把利用社交媒体纳入组织风险和危机管理政策和方法。

每个危机传播计划都应该涉及与利益攸关方的沟通和与媒体的合作。社交媒体可以同时与利益攸关方直接沟通。将使用社交媒体纳入计划，可以确保在危机发生前对社交媒体工具进行分析和测试。随着社交媒体的发展，还需要定期对传播计划进行更新。

将社交媒体工具纳入环境扫描（environmental scanning）过程，了解受众的担忧。

社交媒体如果使用得当，可以用来了解公众和其他可能承担风险的人的担忧。当用户创建和管理自己的内容时，外部和内部的社交媒体监测变得更加重要。此外，通过社交媒体追踪问题，并将结果报告给危机管理团队，可以让危机更快得以消除，也有助于让团队明白为什么在危机应对中需要拥抱社交媒体。

在日常传播活动中使用社交媒体。

个人可能拥有对处理危机至关重要的信息，但如果他们不信任组织或不知道怎样在线上找到这些组织，就可能不会分享这些信息。不要等到你身处危机之中才尝试使用社交媒体。要想建立伙伴关系和互信关系，应该尽早开始与公众讨论。在日常运营中使用诸如维基百科之类的社交媒体可以简化组织内部的沟通并提高效率。

追踪并分享来源可靠的信息。

与可靠的来源合作可以提高组织的可信度并扩大其影响范围。通过在合作组织之间交叉发布和转发信息，可以建立可靠的信息来源联盟。此外，通过共享网络可以触达更多的个体。

危机期间

社交媒体不仅在危机发生前很重要，其即时性在危机期间也扮演着重要的作用。在这种情况下，公共卫生应急管理人员和传播人员面临迅速提供准确信息的挑战。信息的传播必须能够通过各种社交媒体渠道进行调整和分享。前面提到的各种论坛在危机期间可望发挥作用。最直接的形式，如推特和脸书，在初期阶段最为常用。例如，在2010年海地地震发生的一周内，每10个美国人就有超过一个人（13%），包括24%30岁以下的年轻人，通过脸书、推特或其他社交网站获取或分享了有关海地地震的信息。[2]在危机期间，还应该可以通过大量的手持数字设备访问社交媒体。

高度移动的通信设备创造了更多接触社交媒体的机会，特别有助于向主要依靠这些设备获取新闻和进行沟通的公众传递危险和风险警报。迅速发展的商业移动警报系统（Commercial Mobile Alert System，CMAS）能够将警报和警告传递到手持设备上。[3] 本章后面将更详细地讨论移动媒体。

有了社交媒体，所有用户都可能成为监督者、公民记者、摄影记者、关心他人或爱管闲事的邻居，他们可以不断地调查周围的世界，并在网上分享他们的发现。在危机事件现场的利益相关者通常是拥有第一手材料的人。他们是关键的信息来源，并促进对该事件的更广泛了解。他们可以采取下列行动：

■ 提供至关重要的信息以帮助人们了解情况；

■ 发布信息；

■ 生产内容和图像；

■ 通过社交媒体促进人和信息的联结。

尽管他们本意并非打算帮助危机和应急风险传播者，但他们提供的信息本身就做到了这一点。

紧急情况过程中社交媒体的最佳实践[4]

加入对话，通过回应错误信息来澄清谣言，并确定接触细分受众的最佳渠道。

健康传播从业者可以利用社交媒体做更多的事情，而不仅仅是追踪事态发展。他们可以与受众进行互动，回应错误的信息，建立其作为可靠消息来源的形象。回应帖子表明组织关心利益相关者的想法，也表明组织参与其中，并能够解决受众的担忧。让关键信息触达特定的受众是定向传播的基础。然而，在危机和应急风险传播中，传播者经常依赖标准的大众媒体，同时将信息推送给所有人。健康传播从业者仍须考虑人们会如何解读这些信息，以及哪些人不会收到这些信息。毕竟，面临最大风险的往往是那些最难获得信息的人。应在传播计划中为特定的在线或社区受众确定最佳的传播渠道。

确保所有信息的准确性，如实回答问题。

通过推特或其他社交媒体分享和转发不准确的信息，不仅影响组织的形象，也会影响转发信息的用户的可信度。如果组织在关键问题上含糊其辞，公众和媒体一样，会转向其他来源。如果你对某个问题不能作出明确回应，最好如实告知，并解释你正为之做些什么，而不是给出错误回答或根本不回应。

认识到媒体已经在使用社交媒体了。

危机事件可能会在社交媒体上得到讨论，传统媒体也将参与其中。如果组织不参与对话，媒体会通过社交媒体寻找其他渠道来评论危机事件。因此，在媒体面前，不使用社交媒体和不回记者电话的后果是一样的。

切记社交媒体上的交流是人际的传播。

社交媒体提供人际互动和一定程度的情感支持，已被证明对利益相关者处理危机非常重要。[5]然而，如果传播者使用社交媒体发出的信息看起来像是一般的营销宣传的话，这些信息就会被认为是冷漠、无情且没有人情味的，它们无助于在危机中建立和修复所需的关系。组织应该做好准备在危机发生时立刻撤下广告或营销活动信息。2001年9月11日的袭击事件发生后，时代广场的广告商们花了两天时间才将他们的广告牌换成主题为悲伤、慈善或爱国主义的信息。社交媒体能够很好地帮助组织与受众建立联系并回应他们的情感诉求，因此组织必须随时做好准备以使用这个绝佳的信息交换渠道。

将社交媒体作为更新信息的主要工具。

组织往往承诺一旦有了新的信息，就会立即与媒体和公众联系，但通常还要等起草、修改、审核和发送新闻稿之后才能发布这些信息。一般，这样的信息在发布后就会张贴到组织的网站上。有时组织会等到下一次预定的新闻发布会上再提供他们的最新信息；这样可以让发言人在传递信息的同时表现出适当的情绪。利用社交媒体可以让组织信守承诺，及时向媒体和公众提供最新信息。

组织还有另一个选择。

组织可以利用社交媒体更新有关危机应对和事态恢复的情况。这样他们能够更人性化地应对危机，并持续作为可靠的信息来源，而无须像发布一份新闻稿或举行一场新闻发布会那样考虑所需的所有具体细节和时间。

寻求帮助并提供指导。

让人们做一些有意义的事情来应对危机，可以帮助他们理解当前的形势。作为危机应对的合作伙伴，公众可以提供必要的信息，特别是在事件对他们造成直接影响的情况下。当一个组织通过社交媒体寻求有用的信息时，不仅可以帮助组织，还可以帮助应对危机管理的利益相关者。如果个人想要采取具体行动来降低风险或帮助恢复重建，那么社交媒体可以说是一个理想的工具。事实上，仅仅只是转发、互贴或转推，用户就已经是在采取行动应对危机了。

社交媒体并不能解决所有的传播问题

社交媒体是一种渠道或工具，其特点包括技术进步、信息获取迅速、用户数量多、成本低、使用方便。然而，传播的力量存在于传播组织的行为和它生产的内容中，而不在于技术本身。社交媒体传播的真正价值来自传播内容的质量。这些内容需要在解释组织行动的同时，对那些受到危机影响的人表达关怀。因此，社交媒体不是危机和应急风险传播的最佳做法，而是帮助从业人员遵循最佳做法的工具。

参考文献

1. Veil, S., T. Buehner, M. J. Palenchar, "A Work – in – process Literature Review: Incorporating Social Media in Risk and Crisis Communication", *J Contingencies Crisis Manage*, Vol. 19, No. 2, 2011, pp. 110 – 122, http: //onlinelibrary. wiley. com/doi/10. 1111/j. 1468–5973. 2011. 00639. x/pdf.

2. Pew Research Center for the People and the Press, "Haiti Dominates Public's Consciousness: Nearly Half Have Donated or Plan to Give", January 20, 2010, http: //people–press. org/report/580/haiti–earthquake.

3. Penn, D., "Emergency Alerts Delivered to Your Phone: What Our New PLAN Means to You", in FEMA Blog, Washington, DC: Federal Emergency Management Agency, May 13, 2011, http: //blog. fema. gov/2011/05/emergency – alertsdelivered–to–your. html.

4. Mazmanian, A., "Of Hurricanes and Hashtags: Disaster Relief in the Social – media Age", National J, June 3, 2012, http: //www. nationaljournal. com/tech/of–hurricanes – and – hashtags – disaster – relief – in – the – social – media – age – 20120603.

5. Sutton, J., L. Palen, I. Shklovski, "Backchannels on the Front Lines: Emergent Uses of Social Media in the 2007 Southern California Wildfires", in Fiedrich, F., Van de Walle, B., eds. Proceedings of the 5th International Information Systems for Crisis Response and Management (ISCRAM) Conference, Washington, DC: May 5 – 7, 2008, p. 624 – 632, Session 7, Track 3, http: //www. iscramliveorg/portal/node/2236%3Cbr%20/%3E.

Centers for Disease Control and Prevention, *Crisis Emerg Risk Commun*, 2014, pp. 268–271.

危机中的心理反应

任何危机都会造成心理创伤。一个受过大学教育的健康传播从业者应该有一些心理学背景，但可能并不能解决人们感受到的心理需求和压力。最好是有专业的心理学家作为应急团队的一员。不难想象，人们在遭遇地震、飓风或恐怖袭击等危机时，可能会感到恐惧和焦虑，因为他们失去了家园、金钱，甚至身份。他们周围的人，有些试图提供帮助；有些虽在远处观察，但同样也很关心他们。

方框 15-6 介绍了一些关键的心理变量，疾控中心认为这些变量会影响人们在危机中的反应。[6]

方框 15-6　危机期间的心理反应

重要的是，健康传播从业者要明白，在危机中，人们往往表现出以下心理反应：

■ 替代性演练；

■ 否认；

■ 污名化；

■ 恐惧与逃避；

■ 退缩、绝望和无助。

替代性演练

有趣的是，经验表明，与更直接面对危机的人相比，那些距离较远或关系较远的人反而可能作出更不合理的反应。传播时代让一些人可以毫无风险地间接参与危机，并"尝试"提供给他们的行动方案。这些"纸上谈兵"的受害者有充裕的时间选择行动方案，而且可能会对建议的价值吹毛求疵。在某些情况下，他们可能会拒绝所给的建议行动方案而选择其他方案，或坚持认为他们实际上也面临风险，需要接受推荐的治疗，如接种疫苗或去急诊室。最麻烦的是，这些"忧心忡忡的人"会加重恢复重建和危机应对的负担。

否认

社区成员会产生抵触心理。有些人会用以下方式来应对危机：

■ 回避警告信息或行动建议；

■ 对警告感到不安或迷惑；

■ 认为威胁不是真的；

■ 认为威胁并不会对他们产生影响。

一个产生否认心理的人可能直到最后一刻才会采取建议的步骤来确保自己的安全，但有时为时已晚。这种适应不良的危机反应常常伴随着一种突然而深刻的感受，他们会认为宇宙不再是一个理性和有序的系统。

污名化

在某些情况下，受害者可能会受到社区的歧视，并被拒绝提供服务。污名化（Stigma）是指由于疾病、行为或背景（如肺结核、穿孔者、种族）而对个人或群体的负面描述，会导致他人的恐惧、回避甚至暴力。污名化会阻碍社区的恢复，影响疏散和重新安置的工作。例如，在疾病暴发时，受到感染的社区往往会与其他社区隔离开来。

恐惧和回避

受影响人群的恐惧是危机应对的一个重要考虑因素。对未知或不确定性的恐惧可能是对灾难最脆弱的心理反应。由于恐惧，一个人可能会采取极端的，有时是非理性的方式来避免感知到的威胁或真正的威胁。

退缩、绝望和无助

一些人可以接受威胁是真实存在的，但威胁如此之大，以至他们认为当前的形势是令人绝望的。他们感到无助，因此选择了放弃。

想要了解更多危机可能引发的情绪反应，以及处理这些情绪的方法，参见彼得·桑德曼的以下资源：*Beyond Panic Prevention Addressing Emotion：n Emergency Communication*，http：//vvww. orau. gov/cdcynergy/erc/Content/activeinformation/resources/BeyQndPanicPrevention. pdf.

参考文献

1. Centers for Disease Control and Prevention，*Crisis Emerg Risk Commun*，2014，pp. 268-271.

危机和应急风险传播的阶段

应急风险传播始于风平浪静之时。以一种不太乐观的方式表述，这就是所谓的事前阶段。图 15-2 展示了危机和应急风险传播的生命周期。

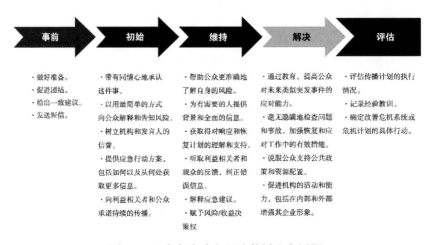

事前	初始	维持	解决	评估
·做好准备。 ·促进团结。 ·给出一致建议。 ·发送短信。	·带有同情心地承认这件事。 ·以用最简单的方式向公众解释和告知风险。 ·树立机构和发言人的信誉。 ·提供应急行动方案，包括如何以及从何处获取更多信息。 ·向利益相关者和公众承诺持续的传播。	·帮助公众更准确地了解自身的风险。 ·为有需要的人提供背景和全面的信息。 ·获取得对响应和恢复计划的理解和支持。 ·听取利益相关者和观众的反馈，纠正错误信息。 ·解释应急建议。 ·赋予风险/收益决策权	·通过教育，提高公众对未来类似突发事件的应对能力。 ·毫无隐瞒地检查问题和事故，加强恢复和应对工作中的有效措施。 ·说服公众支持公共政策和资源配置。 ·促进机构的活动和能力，包括在内部和外部增强其企业形象。	·评估传播计划的执行情况。 ·记录经验教训。 ·确定改善危机系统或危机计划的具体行动。

图 15-2　危机和应急风险传播生命周期

资料来源：CDC，CERC Manual 2014 Edition；Figure 1-1，p. 9.

在现实中，实际的危机事件通常会围绕这个周期循环往复（除非我们已经做好了充分的准备）。当风波开始平息的时候，我们要在所谓的事后阶段里复盘，总结哪些应对工作做得好，哪些还存在问题。本文中，我们重点关注事前规划。在事件开始后的头 48 小时内，遵循特定计划的步骤，如疾控中心的核对表（方框 15-7）中列出的步骤，是非常有用的。

方框 15-7　危机和应急风险传播核对清单：头 48 小时

确认后的关键第一步

告知：

■ 使用你的危机应对计划的通知列表。确保你的指挥系统已经得到通知，他们知道你参与其中。

■ 确保你的领导已经获悉紧急情况，特别是当他们通过媒体而非应急行动中心了解到相应情况时。让他们知道你也参与其中。

■ 把你从传播的角度对紧急情况进行评估的最早结果报告给领导，并告知他们下一步的行动计划。确保第一时间回应的信息是准确和可信的。

协调：

■ 立即联系你在当地、州和联邦的合作伙伴。

■ 如果有可能进行刑事调查，请与美国联邦调查局（FBI）相关部门联系。

■ 确保计划中指定的发言人的安全。

■ 根据计划，启动警报通知，并调用额外的传播人员。

■ 联系应急行动中心，让他们知道你的存在。

媒介：

■ 第一时间：提供一份声明，说明你所在的机构已经知悉紧急情况，并参与了危机应对。

■ 准确：开始监测媒体是否发布了必须纠正的错误信息。

■ 可信：告诉媒体何时何地可以从你的机构获得最新消息。

■ 提供事实：不要臆测，确保合作伙伴说的都是同样的话。

公众：

■ 启动公共信息免费咨询电话。如果预计公众会直接从组织寻求安慰或信息，那么现在就这样做。根据需要，调整工作时间和值班主管的人数。

■ 把你最初的媒体声明作为第一条信息。

■ 确保你的声明表达了你的同理心，并表示你们已经知悉公众对不确定性的担忧。

■ 提供你已预先澄清的事实，并适当向公众提供其他信息来源。

■ 提醒人们，你的机构正采取行动适当缓解危机。

■ 开始电话监测，及时捕捉动态或谣言。

合作伙伴和利益相关者：

■ 向合作伙伴和利益相关者发送一份基本声明，让他们知道你在考虑根据需要让他们参与进来。

■ 使用预先安排好的通知系统，最好是电子邮件列表。

■ 根据你的计划，让领导来打第一个重要的电话。让他们与合作伙伴和关键的利益相关者联系，告知他们你的组织正在进行危机应对。

■ 使用内部通信系统（可能是电子邮件）通知员工，他们的机构参与了应对，随后会有更新。争取他们的支持。

资源：
- ■ 视情况发布联络名单。
- ■ 进行危机风险评估，并据此落实工作任务和工作时间。
- ■ 在应急行动中心或毗邻区域标出预案的位置。

CDC，*CERC Manual 2014 Edition*，Checklist 4-1，pp. 129-130.

公共健康团队的初级人员在实际的应急事件中，主要是听从指示。在事后阶段可以收集相关资料，了解哪些应对措施是得当的，哪些出现了问题，然后对材料和计划进行修改完善以备下次危机事件发生时使用，届时可能会由该初级人员来负责危机和应急风险传播的计划和执行。

事前规划

如果你没在忙着处理紧急情况，你就处于事前阶段，即使你还在收拾上一个事件的（事后）残局。理想情况下，你应该把从上一个紧急事件中学到的所有东西都运用到下一个紧急事件的准备中，这样的话，事前阶段会过渡为事后阶段。

疾控中心的应急传播核对表（表 15-4）总结了公共健康传播应急事件过程中所有需要做的准备，虽然详细得有点令人生畏：如果仔细观察，你会发现核对表余下的部分只是对项目 1.1（"你的组织是否有应急响应/危机传播执行计划……"）的详细回答，除非该组织已经完成了核对表中的大部分内容，否则这个问题的答案是否定的。

在事前阶段，你需要设想会发生难以想象的事情——各种可能发生的灾难。这些都列在核对表的第二项"信息和受众"中。你还需要制订你的后勤、伙伴关系、资源和人事安排计划，并把它们写入印刷（是的，过时的纸质）计划书和电子计划书。你应该在灾难发生后的 48 小时内准备好需要的内容并确定发布的方式（例如，以电子方式发布、分发给合作伙伴、打印、准备好相机、录制视频等）。

表15-4　应急风险传播核对表

这个综合核对表可以帮您评估组织应对危机事件的准备情况。

1. 规划、研究、培训、评估

（1）贵机构是否有针对公共信息和媒体、合作伙伴以及利益相关者关系的应急响应/危机传播运作计划？〔是/否〕

如果是，该计划是否包含以下要素：〔是/否〕

A. 公共信息团队的专职人员和员工职责

B. 信息验证和审核/批准程序

C. 信息发布机构协议（谁发布什么/何时发布/如何发布）

D. 区域性媒体和当地媒体联系人名单（包括非工作时间的新闻采编人员）

E. 与公共健康组织应对团队的协调流程

F. 紧急情况下公共健康问题的指定发言人

G. 公共健康组织应急响应团队下班后的联络电话

H. 应急信息合作伙伴的联系电话（例如，州长的公共事务官员、当地美国联邦调查局公共信息特别探员、当地或地区农业部或兽医公共信息官员、红十字会和其他非政府组织）

I. 加入应急行动中心联合信息中心（Joint Information Center，JIC）的协议/程序（如果启动的话）

J. 如有必要，在发生突发公共卫生事件时，确保全天候开展公共信息工作所需资源（空间、设备、人员）的措施

K. 确定在危机期间向公众、利益相关者、合作伙伴传播信息的工具（如电子邮件列表服务、广播、传真、挨家挨户发放的传单、新闻稿）

〔是/否〕

（2）你是否与社区或州应急行动中心协调过你的计划？

（3）你是否与其他应急组织或竞争对手协调过你的计划？

（4）指定发言人是否接受过媒体培训和风险传播培训？

（5）发言人是否理解应急危机/风险传播原则，以建立信任和可信度？

---

2. 信息与受众

（1）下列类型的事故（灾难），是否需要你的组织对公共信息、媒体和合作伙伴传播进行响应：〔是/否〕

A. 空气传播的传染病暴发（例如，流行性感冒）

B. 食物传染病暴发（例如，李斯特菌）

C. 水传疾病（隐孢子虫病）

D. 虫媒传播的病毒（西尼罗河病毒）

E. 可能传播到你所在地区的疫情或蔓延到你所在地区以外的疫情

F. 未知感染源

G. 化学或有毒物质引发的灾难

H. 自然灾害

I. 有可能传播到美国的未知传染源（国际的）

J. 有可能传播到美国的已知传染源（国际的）

K. 大规模的环境危机

L. 放射事件

M. 恐怖事件

a. 生物袭击（疑似或公开宣布的）

b. 化学袭击

c. 放射袭击

d. 大规模爆炸

N. 特定地点的紧急情况

a. 实验室工作人员造成的实验室事故

b. 社区内的实验室事故/物质泄漏

c. 员工/承包商/访客在校园内/场所内死亡

d. 员工/承包商在校园内/场所内被卷入/发起劫持人质事件

e. 炸弹威胁

f. 爆炸/火灾对财产的破坏

g. 雇员/承包商/访客在校园内/场所内的暴力死亡

（2）你是否确定了特殊人群（如老年人、英文非母语人群、部落社区居民、边境人群）？在与你的组织相关的公共卫生应急事件发生期间，列出需要定向发送特定信息的任何特定的亚人群（例如，部落民族、慢性呼吸道疾病患者、未接种疫苗的老年人）？［是/否］

（3）你是否已经确定了你的组织的合作伙伴？在公共卫生紧急事件期间，他们应该从你的组织收到直接的信息和最新情况（不只是通过媒体）？［是/否］

（4）您是否已经确定了所有利益攸关方组织或人群（你认为对监测活动有积极兴趣的团体或组织），除官方组织外，你对其负有最直接的责任？［是/否］

（5）你是否根据人们对事件的反应（是战斗还是逃避）计划好了触达他们的方式？在你的责任范围内，信息、传播者和传播方法是否对你责任区内所有类型的受众都有效？［是/否］

（6）在时间紧迫的情况下，是否有为媒体和公众制作信息的适当机制/资源，包括在组织的应急行动中审核这些信息的方法（含交叉审核）？［是/否］

（7）你是否已确定在紧急情况下如何及时进行媒介评估、内容分析和公共信息电话分析，以确保获得足够的受众反馈？［是/否］

（8）你是否为突发的公共卫生事件编制了针对具体专题的事前材料，或已经确定了这些材料的来源：［是/否］

A. 主题情况说明书（如疾病描述、公共卫生威胁、治疗方案等）

B. 公众问题/回答（Q/A）

C. 合作伙伴问题/回答

D. 供媒体/公众/合作伙伴获取额外信息的事实来源

E. 关于该专题的网络访问和信息链接

F. 对受影响人群的建议

G. 与主题相关的媒介背景测试视频（辅助镜头）

H. 组织外的主题专家名单，他们能有效地向公众/媒体为贵组织在公共卫生危机中的活动背书

---

3. 信息传递者

（1）在紧急情况下，你是否有指定媒体和公众场合的公共卫生发言人？［是/否］

如果有，你是否：

A. 在紧急情况下，针对不同受众（如媒体发言人、社区会议发言人等）和公共卫生问题的不同形式，根据职责来确定发言人。

B. 在危机期间，确保发言人了解自己的传播角色和责任，并将其纳入自己的职责。

---

4. 传递方式（信息发布）及资源

（1）贵组织是否为在公共卫生紧急情况下可能不得不放弃正常工作地点或加入联合信息中心（JIC）的公共信息官员准备了工具包？［是/否］

如果是，工具包内是否包含［是/否］

A. 一台能连接到因特网/能够发送电子邮件的计算机

B. 一个包含危机传播计划要素（包括媒体、公共卫生、组织联系人列表、合作伙伴联系人列表、信息材料等）的光盘或磁盘

C. 手机或卫星电话、寻呼机、无线电子邮件等

D. 可根据需要购买运营资源的付款方式（信用卡等）

E. 向公众和媒体提供所需信息的说明手册和背景资料

F. 公共信息业务人员的护理用品和慰问品

（2）为了确保在公共卫生突发事件中向多个受众提供多个传播渠道，您是否有现成机制或应有的机制？［是/否］

如果是，他们是否包括：

A. 媒介渠道（印刷媒介、电视、广播、网络）

B. 网站

C. 电话银行

D. 市民会议

E. 电子邮件

F. 广播传真

G. 邮寄信件

H. 订阅简报

I. 提交给合作伙伴的简报

J. 定期电话会议或特定的合作伙伴电话会议

K. 上门访问

（3）是否有向广播传真或电子邮件系统发布信息的合同/协议？

（4）是否指定了新闻发布会的地点并提供了资源？

5. 人员

（1）你是否确定了目前为你工作或在紧急情况下可以为你工作的，具备以下技能的雇员、承包商、研究员、实习生：［是/否］

A. 公共事务专家

B. 健康传播专家

C. 传播官员

D. 健康教育专家

E. 培训师

F. 作家/编辑

G. 技术撰稿/编辑

H. 音频/视频专家

I. 互联网/网页设计专家

J. 其他致力于公共事业/提供信息的人

（2）你是否确定了谁将在突发公共卫生事件期间提供以下专业知识或执行这些活动（包括候补成员）：［是/否］

①指挥与控制：［是/否］

A. 指导向媒体、公众和合作伙伴发布信息的相关工作

B. 根据对局势的认真评估以及对信息媒体、合作伙伴和公众的预期需求，启动该计划

C. 按照计划，与横向传播合作伙伴协调，以确保信息是一致的，且在组织职责范围内

D. 根据计划向组织主管、应急行动中心指挥部和上级总部提供最新信息

E. 根据组织在应急响应中所扮演的角色，就即将发布的信息向主管和指挥系统提供建议

F. 确保在与媒体、公众和合作伙伴信息发布工作的所有接触中采用风险沟通原则

G. 为具体危机事件提供政策、科学知识和情况建议

H. 审核并批准向媒体、公众和合作伙伴发布的材料

I. 获得所需的材料许可，以便向媒体发布以前未获许可的政策或敏感话题相关信息

J. 确定应急措施的时间/天数，并在整个应急响应过程中重新进行评估？

K. 确保有可用的资源（人力、技术和机械供应）

②媒体［是/否］：

A. 评估媒体需求，并制定流程以满足危机期间的媒体需求（例如，面对面汇报每日简报，或更新网站）

B. 对媒体要求和询问的回复进行分类

C. 确保媒体的询问得到适当的处理

D. 给发言人提供支持

E. 开发和维护媒体联络名单和通话记录

F. 制作并分发新闻报告和新闻稿

G. 制作并分发材料（例如，情况说明书、辅助镜头）

H. 监督媒体监测系统和报告（例如，分析环境和趋势以确定需要的信息；确定哪些错误信息需要更正；确定危机和应对所引起的关注、利益和需求）

I. 确保所有通过媒体发布的公共信息都采纳了建立信任和可信度的风险传播原则

J. 作为媒体关系现场团队的联合信息中心成员而行动

K. 担任本组织与联合信息中心的联络人

③直接公共信息：［是/否］

A. 有相应的机制通过电话、书面或电子邮件直接响应组织的公共信息需求

B. 监督公共信息监测系统和报告（例如，分析环境和趋势以确定需要的信息；确定哪些错误信息需要更正；确定危机和应对引起的关注、利益和需求）

C. 启动或参与电话咨询热线服务项目

D. 启动或参与公共电子邮件应对系统服务项目

E. 启动或参与公共信访回复系统服务项目

F. 组织和管理应急响应网站和网页

G. 建立并维护与其他应急响应网站的链接

④合作伙伴/利益相关者信息：［是/否］

A. 根据预先确定的合作伙伴和利益相关者的协议，确立传播协议

B. 安排定期的合作伙伴简报和动态更新

C. 征求反馈，并回应合作伙伴的信息需求及咨询

D. 监督合作伙伴/利益相关者的监测系统和报告（例如，通过分析环境和趋势确定所需的信息；确定哪些错误信息需要更正；确定危机和应对所引起的关注、利益和需求）

E. 帮助组织并推动正式会议，以提供信息并接受来自合作伙伴或利益相关者的意见

F. 制作议员和特殊利益集团的联系名单和电话记录单并进行维护

G. 回应议员/特殊利益团体的需求和咨询

⑤公共卫生应急事件的内容和材料：［是/否］

A. 建立机制以快速接收应急行动中心关于公共卫生应急事件的信息

B. 将应急行动中心情况报告和会议记录转化为适合公众和合作伙伴需求的信息

C. 与主题专家合作，制作针对特定情况的情况说明书，进行问答和动态更新

D. 收集可能发生的公共卫生应急事件的相关信息，以便在需要时发布

E. 针对特殊人群的文化和语言需求，对信息和材料进行测试

F. 接收其他传播团队成员关于内容和信息需求的意见

G. 使用来自媒体、公众和合作伙伴监测系统的分析和报告（例如，分析环境和趋势以确定所需的信息；确定哪些错误信息需要更正；确定危机和应对所引起的关注、利益和需求），以确定额外的内容需求和材料制作

H. 列出目前可用于支持紧急公共信息/私人信息传播的合同/合作协议/顾问

6. 资源考虑建议

①你有没有空间：［是／否］

A. 在应急行动中心之外运营你的传播团队（你需要一个独立于应急行动中心的地方来安置媒体）

B. 快速培训发言人

C. 召开团队会议

D. 放置你的专用设备（当媒体截稿日期迫近时，你不能排队等候复印机）

②你是否考虑过以下合同和协定：［是／否］

A. 与媒体通讯社的合同

B. 与广播通讯社的合同

C. 与作家或公共关系人员的劳务合同

D. 行政支持合同

E. 电话系统／承包商提供电话菜单，说明来电者的类型和所需信息级别，包括：

a. 关于威胁的一般信息

b. 建议热线，列出人们可以采取的保护自己的特殊行动

c. 安慰／咨询服务

d. 医疗机构／保健机构工作人员的信息

e. 流行病学家或其他报告病例的信息

f. 实验／治疗方案

g. 管理者招聘员工的政策声明

③你是否有以下推荐的设备：［是／否］

A. 传真机（预先编好号码，以便向媒体和合作伙伴发布传真）

B. 24 小时服务的网站（你应尝试在 2 小时内更新信息；有人认为应该在 10 分钟之内）

C. 计算机（在局域网上，有指定给合作伙伴和媒体的电子邮件列表服务器）

D. 笔记本电脑

E. 为每台电脑配备的打印机

F. 复印机（和备份）

G. 桌子（你将需要大量的桌子）

H. 手机／寻呼机／个人数字设备和电子邮件阅读器

I. 日程表、流程图、公告牌、展架

J. 指定的个人留言板

K. 小冰箱

L. 纸

M. 彩色复印机

N. 视听设备

O. 便携式麦克风

P. 讲台

Q. 有线电视

R. 视频录制和播放设备

S. 光盘驱动器或闪存驱动器

T. 碎纸机

④你是否有以下推荐的物料［是／否］

A. 复印机碳粉

B. 打印机墨水

C. 纸

D. 钢笔

E. 不可擦马克笔

F. 可擦马克笔

G. 荧光笔

H. 航运及邮务用品

I. 便利贴

J. 胶带

K. 笔记本

L. 广告板

M. 标准新闻资料夹

N. 准备好可在媒体上播放的辅助镜头（B-roll）（保留 VHS 拷贝供会议上使用）

O. 格式化的计算机磁盘

P. 颜色标记物品（文件夹，油墨等）

Q. 篮子（用来装你还没打算扔掉的东西）

R. 支持你的审批和发布系统的管理器

S. 可展开的文件夹（按字母顺序排列或按月日排列）

T. 订书机

U. 纸张打孔机

V. 三环活页夹

W. 组织的宣传资料袋或带有组织标志的粘贴标签

X. 彩色复印纸（用于上门发放的传单）

Y. 回形针（所有尺寸）

CDC, *CERC Manual* 2014 *Edition*, Checklist 4-5, pp. 136-147.

谁来负责？

危机传播计划的大部分内容涉及发言人、公共信息官员、所有应急机构、公共卫生部门以及参与危机事件的政府部门之间的协调。为了确保协调到位，需要召开会议并准备以下资源：

■ 电子邮件列表、电话组、推特群组以及其他任何可用于即时联系的名单。名单应包括所有公共信息官员和监督官员在下班后的（手机）联系方式。

■ 包含指定权限、主题专家、发言人、审批程序、培训和资源提供情况等的谅解备忘录。

■ 完成工作所需的其他要素：

· 培训。当你有时间的时候，用应急风险传播原则对每个人进行培训。特别是要鼓励主题专家和官员成为社区或媒体的发言人。

· 资源。你是否确定了空间、设施（供暖与照明）、设备，及全天候运作的办公室人员？如果这个中心需要建在离你现在的位置很远的地方，怎么办？你可能要根据需要与供应商（包括当地大学）签订合同，提供语言翻译、印刷、复印、上门宣传、媒体监测、调查研究和其他服务。

信息与受众

表 15-4 中应急风险传播核对表里第 2 部分"信息与受众"中第（1）条的列表详细得可怕。也许你唯一能提前画掉的是与实验室有关的紧急情况，如果你不需要对该危机负责的话。这个列表能作为准备工作优先次序的一个很好的依据。但是你怎么能说化学药剂引发的恐怖事件没有空气传播的传染病暴发重要呢？如果危机涉及例如生物或化学药剂恐怖事件，很可能将由美国联邦调查局（Federal Bureau of Investigation，FBI）和疾控中心接管后续工作，你基本该听从他们的指挥并使用他们的材料。应急风险传播核对表包含的许多灾难实际上是公共卫生部门的"常规"突发事件，大多数部门在使用自己的资源时，都会选择先关注这些灾难（如果他们收到了用于反恐的资金，资金就会用于支持反恐）。你可能还需要根据事件的类型来调整你的通知、行动和其他清单。例如，与炼油厂的爆炸相比，水性化学药剂袭击事件需要不同的网络合作伙伴（例如当地的水务管理官员）。

应急风险传播核对表的第 2 部分"信息与受众"中第（2）节、第（3）节、第（4）节涉及寻找并触达特定的人群。许多政府机关、地方商会或其他组织维护的网站包括许多社区的详细情况。许多地方组织建立了"街区监督员"网络，这些监督员在紧急情况下挨家挨户告诉邻居该做什么。了解有哪些这样的组织，并想办法与它们共享材料，将会非常有帮助。

公共卫生应急响应社区评估（Community Assessment for Public Health Emergency Response，CASPER）[①] 工具包可以帮助您将您的项目与美国人口普查局的地图项目相比较，以确定需求和资源。人口普查数据在总人口规模基础上对社区需求进行粗略估计，并按性别、种族、宗教信仰、残疾、语言需求和教育水平进行了分类。关于取暖燃料、汽车保有量和电话的数据与其他应急规划者

---

① http://emergency.cdc.gov/disasters/surveillance/pdf/casper_toolkit_version_2_0_508_compliant.pdf.

更相关，但完成公共卫生应急响应的社区评估是一个很好的起点，可以确定哪些宗教组织和社区团体可能需要参与制订计划，一起确定合适的会议地点以及需要进行培训的合作伙伴。

应急风险传播核对表还提供了所有广播媒体的完整列表（为节省空间，示例中仅截取部分列表）。你可以把这些信息与企业、学校和任何其他潜在利益相关组织相关的信息结合起来，根据第一节的要求制订计划和制作列表，以便在紧急情况下准备好快速的传播网络。然后，你可以使用这些数据或更多定制化的数据来准备应急风险传播核对表第 2 部分第（8）条中提及的材料。

特定主题的危机前材料

应急风险传播核对表的第 2 部分第（8）条列出了一些需要准备的危机材料，以供发生危机时使用。应该同时准备材料的电子版和印刷版。在停电或网络被破坏的情况下，需要用传统的方式打印。文件夹里的纸张可以应对这些突发情况，DVD、闪存驱动器和其他更持久的记录材料也可以。你不能指望在紧急情况下还能上网（或用电）！

值得高兴的是，目前已经有了一个很好的资料库，包括概况介绍、常见问答集、临床指南和其他可以在应急响应后 48 小时内使用的信息。疾控中心将应急响应的重点放在这个时间段，因为情况可能会特别混乱。在这之后，需要基于了解的具体危机事件的信息来更新材料。为了有一个好的开端，疾控中心提供了大量的模板和专题材料。

通过与几所公共卫生学校的合作，疾控中心为美国各地的特定人群准备了一套相应的材料，这些特定人群包括美国印第安人、非洲裔美国人、西班牙人以及英文阅读水平较低的人。许多材料还有多种语言的版本（例如西班牙语、俄语、越南语、法语）。根据你所在社区的需要，你可以下载这些材料，打印出来，并存储在闪存盘上，以备不时之需。方框 15-8 和方框 15-9 展示了疾控中心和 *CDCynergy* 工具包应急风险传播的一些样本材料。

方框 15-8　用于应急传播的信息示例

（所有紧急情况最初发生时的信息模板）
以下模板可以在疑似恐怖事件发生后的最初几分钟内，情况尚不明朗时使用。

1. 请密切注意，这是（你们的公共健康机构）发出的应急卫生信息。

2. 官方（应急部门，公共卫生部门等）认为＿＿＿＿＿＿地区发生了一起严重事件（描述事件，包括事件发生的时间和地点）。

3. 目前，我们还不清楚事件的原因和其他细节。

4. 地方官员正在进行调查，并将与州和联邦官员合作，尽快提供最新信息。

5. 保持信息传播渠道通畅，听从卫生官员的指示，以让自己、家人和社区免受这种公共健康威胁。

6. （提供下一次更新的具体时间和方式。）

信息编写工作表

步骤一：确定受众、信息传播目的和传播方式，在每个适用的地方打钩。

1. 受众：

■ 人口统计特征（年龄、语言、教育、文化）

■ 情绪激烈程度（基于风险原则）

2. 信息传播目的：

■ 提供事实/更新动态

■ 呼吁行动

■ 明确事态进展

■ 澄清谣言

■ 满足媒体需求

3. 传播方式：

■ 平面媒体发布

■ 网络发布

■ 知名发言人（如电视或真人秀）

■ 广播

■ 其他（如电话留言）

步骤二：使用六个基本的紧急信息要素来撰写信息。

1. 表达同理心：

2. 澄清事实/呼吁行动：

■ 谁（Who）

■ 什么事（What）

■ 什么地点（Where）

■ 什么时候（When）

■ 什么原因（Why）

■ 怎样做（How）

3. 我们不知道的是：

4. 获取答案的过程：

5. 承诺声明：

6. 推荐：

7. 下一次计划更新：

步骤三：按表 15-5 检查信息。

表 15-5　信息检查参考

你的信息是否包括……	是	否
积极的行动步骤		
诚实/开放的口吻		
应用了风险传播原则		
清晰度测试		
简单的单词和短句		
术语		
主观判断的语句		
幽默		
极端的猜测		

常规化学品接触：扩展的公共健康信息

第一时间的健康和安全信息

阅读水平：8.2（8 年级 2 个月）

点（Points）：

1. 发生了什么？

2. 如果你在化学品泄漏地附近你该怎么办？

3. 如果你出现了症状或者认为自己接触了化学品该怎么办？

4. 由化学品引起的疾病能在人与人之间传播吗？

5. 接触各种化学品有什么症状？

6. 如果你在泄漏区域内的一辆车内，你该怎么办？

7. 如果你担心××（添加名称）化学品，该怎么办？

8. 目前采取的措施有哪些？如何获得更多的信息？

用户须知：除症状外，所有化学品初始的健康安全信息都是相同的。具体症状按制剂类别列出。在实际事件中，一旦确认了毒剂，就有必要仔细审查和修订这些信息。

发生了什么？

- 这是美国卫生部发出的应急卫生信息。请注意这条信息，以保护您和他人的健康。
- 政府官员怀疑在××地区或××大楼有化学品泄漏，［补充信息］。
- 已报告××例［添加信息］病例，出现［化学品］的症状。这些症状包括：［症状列表］。

用户须知：请根据制剂的特点进行描述（如无色气体、无臭或有轻微大蒜/杏仁味）。

- 如果化学品在你所在的建筑内泄漏，请遵照应急救援人员的指示尽快离开这座建筑。
- 目前还不清楚人们是如何接触这种化学物质的，也不清楚问题的影响范围。
- 包括美国卫生部、美国联邦调查局和国土安全部（Homeland Security）在内的地方、州和联邦官员正在共同努力，以查明更多有关情况。一旦官员们了解到更多信息，将会尽快更新。
- 如果你在××区域附近［添加信息］，请待在家里或你目前所在的地点等待进一步指示，以保护自己和家人。
- 如果您离××区域较远［添加信息］，请待在你目前所在地点，避免不必要的出行，等待进一步指示。
- 我们面临挑战，且正在努力了解更多有关情况。保持信息渠道畅通并遵循卫生官员的指示，可以保护自己、家人和社区免受这种公共健康威胁。
- 要获得有关化学品的更多信息，请登录美国卫生部网站 www. hhs. gov，美国疾控中心化学品应急情况网站 https：//cy. cdc. gov/chemical/或致电美国疾控中心（热线 1-800-CDC-INFO）了解最新情况。
- 此信息包含有助于保护你和他人健康的附加信息。

如果你在化学品泄漏点附近，你该怎么办？

如果你在室外，急救人员可能会要求你离开该区域，或在附近寻找避难所。如果你被告知要进入室内，或你已经在避难所内，请遵循以下指示：

■ 到建筑物的最高层。找到一个门窗尽可能少的房间。

■ 减少从外部到内部的空气流入。关闭通风口、空调、壁炉的风门，以及任何能让房间接触外部空气的东西。

■ 密封房间。使用塑料和牛皮胶带封住所有开口，包括窗户、门、通风口和电源插座。即使你无法密封所有开口，也要遵循其他的说明。

■ 只食用密封储存的食物和水。不要吃或喝任何可能接触过这种化学物质的东西。

■ 打开广播、电视或网络新闻，了解最新的卫生和安全信息。何时能安全外出将进行通知。

如果你出现了症状或者认为自己接触了化学品该怎么办？

■ 不要触碰他人，以免从他们身上接触化学品。

■ 脱掉最外层的衣服。

■ 不要把衣服通过头脱下来。如有必要，把衣服剪下来。

■ 如果可能的话，把衣服放在袋子里封好。把这个密封的袋子放到另一个袋子里，再封上。

■ 立即用肥皂和水彻底清洗头发和身体。

■ 如果眼睛灼烧或发炎，用清水冲洗 10—15 分钟，不要用肥皂清洗眼睛。

■ 按照上述说明操作后，请立即致电医生或当地公共卫生部门××-××-××（添加信息）。他们会告诉你如何以及从哪里获得更多的帮助。

由化学品引起的疾病能在人与人之间传播吗？

■ 化学制剂引起的疾病不会通过人传人，它不是一种可以通过咳嗽或打喷嚏传播的传染病。

■ 人们可以通过皮肤、衣服、头发或呕吐物等体液传播这种化学物质。

■ 一旦暴露在辐射下的人脱掉衣服并淋浴，大部分化学物质就会被清除，这些人传播化学物质的可能性也会大大降低。

接触各种化学品会引发什么症状？

与糜烂性毒剂接触的症状：

- 皮肤、鼻子、嘴巴和喉咙起疱。
- 与糜烂性毒剂接触后，症状可能立即出现，也可能 24 小时后才会出现。
- 首先出现的症状可能是皮肤发红、发痒或疼痛，然后是水疱。
- 随后出现的症状可能包括眼睛和肺部疼痛或肿胀、眼睛流泪和呼吸困难。

与血液性毒剂接触的症状：

- 血液和器官缺氧。
- 与血液接触后，症状可立即出现，也可长达 24 小时才出现。
- 一般情况下，症状包括呼吸急促、恶心、抽搐和意识丧失。

与神经毒剂接触的症状：

- 神经系统受损，影响运动和呼吸。
- 与神经毒剂接触后，症状可立即出现，也可能在长达 18 小时后出现。
- 症状包括癫痫、流口水、眼睛刺激、出汗或抽搐、视力模糊、肌肉无力。

接触窒息性毒剂的症状：

- 这种化学物质会破坏呼吸系统，导致呼吸困难。
- 接触窒息性毒剂后，症状可能立即出现，也可能在 24—48 小时出现。
- 一般情况下，症状包括：咳嗽；眼睛、鼻子或喉咙有灼烧感，视力模糊；胃部不适，肺部积水；呼吸困难。

用户须知：如果人们在车里，官方可能会提供减少接触的特殊指示。以下是一则留在车内并靠边停车的指示信息。

如果你在泄漏区域内的一辆车内，你该怎么办？

1. 把车停在路边，注意不要妨碍应急车辆的移动。

2. 暂时关闭引擎，关闭所有能让外部空气进入的通风口，包括空调的通风口。发动引擎和开车会把外面的空气吸进车里，可能会让你触及更多的化学物质。

3. 用一块布（如围巾或手帕）遮住你的嘴和鼻子，减少吸入的化学品的量。

4. 听取现场急救人员的进一步指示或收听电台新闻。

如果你担心××（添加名称）化学品，该怎么办？

■ 在这种时候感到担心或害怕是很自然的。保持信息渠道畅通并遵循公共卫生官员的指示，将有助于你尽可能地保持安全和健康。

■ 许多化学品通常用于工业和家用产品。在这种情况下，（化学品）可能是被故意释放的。我们现在还不确定情况是否如此。

■ 如果你在××区域附近（添加信息），待在家中或你目前所在地点，保护好自己和亲人，等待官方的进一步指示。

■ 如果你离××（添加信息）区域较远，请待在你目前所在地点，避免不必要的出行，直至另行通知。

■ 通过广播、电视或互联网获取最新的健康和安全信息。

现在正在进行的工作以及如何获得更多的信息

■ 联邦、州和地方卫生官员正在共同努力寻找并治疗出现症状或可能接触过××（添加信息）化学品的人。他们也在采取行动防止其他人接触化学剂。

■ 随着事态发展以及获取更多消息，官方会分享信息并提供更多指示。

■ 进入（在此处插入当地媒体信息），了解来自当地有关部门的最新消息。

■ 有关肉毒杆菌病的更多信息，请访问美国卫生部网站 www. hhs. gov，美国疾控中心化学品应急情况网站 https：//cy. cdc. gov/chemical/，或致电疾控中心热线 1-800-CDC-INFO。

一般的化学品短讯

第一时间发布的健康和安全信息

阅读水平：9.3（9 年级 3 个月）

■ 这是美国卫生部发出的应急卫生信息。

■ 政府部门怀疑××地区或××大楼内有人故意释放化学制剂［补充信息］。

■ 已报告有××（补充信息）例出现接触（化学制剂）的症状的病例。这些症状包括：（症状列表）。

用户须知：请根据化学品的特点进行描述（如无色气体、无臭或有轻微大蒜/杏仁味）。

- 如果你在户外××区域（添加信息），应急救援人员会要求你离开该区域或在附近寻找避难所。
- 如果你在××区域（添加信息）室内，请到建筑物的最高层，关闭窗户、门和壁炉风口。关闭供暖和制冷系统，封闭通风口，这样外面的空气就不会进入房间。
- 如果化学品在你所在的建筑内泄漏，请遵循应急救援人员的指示。
- 目前还不清楚人们是如何接触这种化学物质的，也不清楚问题的影响范围。
- 包括美国卫生部、美国联邦调查局和国土安全部在内的地方、州和联邦官员正在共同努力，以查明更多有关情况。一旦官员们了解更多情况，将会尽快更新信息。
- 如果你在××区域（添加信息）附近，待在家里或原地等待进一步指示，以保护自己和家人。
- 我们正面临诸多挑战，正在努力了解更多有关情况。您可以保持信息渠道畅通并遵循卫生部门的指示，让自己、家人和社区免受这种公共健康威胁。
- 进入（在此处插入当地媒体信息），了解当地有关部门的最新消息。
- 有关化学品，请登录美国卫生部网站 www.hhs.gov，美国疾控中心化学品紧急情况网站 https：//cy.cdc.gov/chemical/，或致电美国疾控中心热线 1-800-CDC-INFO 了解最新情况。

CDC，*CERC Manual* 2014 *Edition*，Message Template 3-1，pp.74-75.

方框 15-9　预期问答工作表

　　使用这些工作表来写下关于特定危机事件的预期问题；然后为公众和媒体准备适当的答案。

　　第1步：考虑以下媒体常问的问题。发言人应准备好这些问题的答案，并在危机期间随时进行必要的修改/更新。

危机事件中媒体常问的问题[*]
- 你的（发言人的）姓名和头衔是什么？
- 这次危机对生产和就业有什么影响？
- 发生了哪些事情？（例如：有多少人受伤或死亡？导致了多少财产损失？）

- 采取了哪些安全措施？
- 危机是什么时候发生的？
- 谁应该为这次危机担责？
- 危机发生的地点在哪儿？
- 你愿意承担责任吗？
- 你的职责是什么？
- 这种情况以前发生过吗？
- 谁参与其中？
- 你有什么话要对受害者说？
- 为什么会发生这种情况？原因是什么？
- 现在还存在危险吗？
- 你打算怎么做？
- 会不会给公众带来不便？
- 有人受伤或死亡吗？他们叫什么名字？
- 组织将付出多大代价？
- 造成了多少损失？
- 我们什么时候能知道更多信息？

第2步：使用下面的答案模板表15-6，先在模板后的空白区域，草拟给公众的答复以及为新闻媒体提供的原声实况片段。然后对照模板检查你的答案草稿。新闻媒体的原声实况应该控制在8秒或更短时间内，并调整为电视、广播或印刷媒体能够传播的形式。

答案模板

表 15-6　答案模板

你的回答应该……	
1. 在第一句话中表达同情和关心	讲述自己的故事 使用第一人称 过渡到结论
2. 陈述结论（关键信息）	限制字数（5—20 个英文单词） 使用积极证明的措辞 用介绍性的词语、停顿、转折词和其他间隔词将其分开

续表

你的回答应该……	
3. 支持结论	至少有两个事实 一个类比 一个个人故事 一个可靠的第三方
4. 重复结论	和第一次陈述结论说完全一样的话
5. 描述将来要采取的行动	列出下一步的具体步骤 提供更多信息 联系人 重要的电话号码

* V. T. Covello，"Risk Perception and Communication：Tools and Techniques for Communicating Risk Information"，in *Department of the Environment*（*Ed.*），*HMIP Seminar Proceedings*：*Risk Perception and Communication*，Oakham，UK，June 1995，pp. 15-16.

信息图

信息图（Message Map）非常有用，特别是在准备口头展示时。疾控中心从文森特·科韦洛那里了解到应对突发卫生事件的信息图。[7] 信息图将复杂的信息组织成一个个单元，以帮助演讲者聚焦于关键点。它们还可以自动为媒体提供录音片段。信息以三句短句呈现，在27个字内传达三个关键信息。（这些限制条件是基于一项研究得出的，该研究显示，广播媒体通常在不到9秒的时间内传递三条关键信息，而印刷媒体的头版通常在27个字内。）

信息图应该按照六年级的阅读水平来撰写。每个主消息最多可以有三个辅助消息，在适当的时候使用，为正在讨论的问题提供背景资料。

方框15-10展示了疾控中心为大流行性流感拟定的信息图样本。州和地区卫生官员协会也为埃博拉病毒疾病准备了信息图，可以在线查阅。①

一些传播专家认为，信息图可能会使发言人受到一定限制，让他们的发言听起来就像排练好的一样。他们建议发言人自己再准备一份要点清单。如果把

① http：//www.astho.org/infectious-disease/top-questions-on-ebola-simple-answers-developed-by-astho/.

信息图用于准备材料，确保以突出的、简明扼要的语言呈现最重要的概念，其效果可能是最好的。此外，还应该避免在一个主题中提供 10 张以上地图的情况，防止信息过载。把最重要的信息放到最前面，舍弃剩下的信息。

方框 15-10　大流行性流感的信息图示例

危机事件发生前的信息图

（1）什么是大流行性流感？大流行性流感是一种全球性的流感暴发。

■ 一种新的流感病毒导致了疫情的暴发。20 世纪发生过三次流感大流行。

■ 流感在人与人之间传播，传染性很强。

■ 大流行性流感的死亡率预计会很高。

（2）大流行性流感与季节性流感不同。

■ 季节性流感的暴发是由曾在人群中传播过的病毒引起的。

■ 大流行性流感是一种新病毒传播的结果，世界上大多数人从未接触过这种病毒，也没有免疫力。

■ 一开始无法提供疫苗。新疫苗的生产可能需要 3—6 个月。

（3）我们已准备好应对流感大流行的计划。

■ 我们通过定点监测系统追踪疾病的暴发。我们会收到提前通知，以进行适当的应对。

■ 发生流感大流行时，一旦有可用的药物和疫苗，我们训练有素的工作人员和合作伙伴将在当地的大规模配药点接收药物和疫苗并进行分发。

■ ［卫生部门的名称］将与医院和急救机构协调，以最有效地满足公众需求。

关于治疗的信息图：大流行性流感

大流行性流感有哪些治疗方法？

（1）大流行性流感是一种新型流感。没有特定的疫苗可用。

■ 研究人员目前正在努力研制一种疫苗，以保护人类免受 ［x 和 y］ 流感毒株的感染。

■ 疫苗一到手即可发放。

■ 请关注媒体的信息更新。

（2）可选用抗病毒药或达菲。

■ 美国食品药品管理局批准了用于治疗和缓解流感症状的抗病毒药物。

■ 它们无法让人免于患流感。

■ 在感染流感后 24 小时内服用它们，可以减轻症状。

（3）生病的人应该待在家里。

■ 多喝水，多休息。

■ 保持良好的呼吸道卫生习惯（洗手、咳嗽时用衣袖或纸巾遮挡）。

■ 减少与家人和朋友接触。

关于症状的信息图：大流行性流感

（1）大流行性流感会出现什么症状？

①季节性流感的体征和症状是众所周知的。

■ 症状包括发烧、头痛、疼痛和咳嗽。

■ 感染后 2—5 天出现体征和症状。

■ 病情可能持续 1—2 周。

②流感大流行的体征和症状可能与季节性流感不同。

■ 特定大流行体征或症状 1

■ 特定大流行体征或症状 2

■ 特定大流行体征或症状 3

如果你认为自己得了这种特定大流行流感，马上联系医疗机构。

■ 及早接受适当的卫生保健服务。

■ 您可以拨打××不间断服务×××-×××-××××热线了解更多信息。

■ 免费电话号码是 ［×××-×××-××××］

其他信息请访问××网站：www.××.com。

关于危机事件的信息图：大流行性流感

公众应了解关于大流行性流感暴发的哪些信息？

全球暴发的流感病毒现已到达（国家）。

■ 这种流感传染性很强，通过咳嗽和打喷嚏传播。

■ 其他国家报告的死亡率也很高。过去的流感大流行导致了程度严重的疾病、死亡、社会混乱和经济损失。

■ 有_____个县报告了感染病例。

疫苗供应有限，3—6 个月可能无法获得补给。

- 由于疫苗供应有限，_____将优先进行接种。
- 未及早接种疫苗者可采取以下措施降低风险：避免与患者密切接触，用肥皂洗手，戒烟，以及在接触眼睛、鼻子或嘴巴之前洗手。
- 如果你生病了，远离他人，打喷嚏或咳嗽时捂住嘴，扔掉用过的纸巾，并给家里的物品消毒。
- 我们希望减少与其他人接触，减缓疾病的传播速度。
- 我们可能关闭学校和公众集会来进行防护。
- _____可能不得不要求那些在疾病潜伏期间接触过病毒的人进行自愿隔离。
- 生病的人应保持隔离，直到退烧为止。

信息图要点

资料来源：ftp：//ftp.cdc.gov/pub/phlpprep/Legal% 20Preparedness% 20for% 20Pandemic% 20Flu/7.0% 20-% 20Other% 20Governmental% 20Materials/Avian% 20Flu% 20Message% 20Maps/Message% 20Map% 20Bullet% 20Form.doc.

紧急情况下的传播

在紧急情况下，你不能等到所有的信息都准备妥当才进行传播。应尽早接触群众，和他们建立相互信任的伙伴关系，这会影响他们正向理解并回应你的信息。准确性是至关重要的。危机和应急风险传播的座右铭是要进行"最迅速的、正确的、可信的"回应。你的首次信息传播应该让受众知道：

- 你已经知悉了紧急情况的发生。
- 你关心那些受到伤害的人和他们的亲人。
- 你正在制定应对措施。
- 这是你目前知道的全部情况。
- 你是通过这种方式知道的。
- 这是你不知道的情况。
- 这是你不知道的原因。
- 这是你为了解有关此问题更多信息而正在做的事情。

对于你不知道的事情，不要猜测，因为公众会抓住这些猜测并期待它们被证实。如果没有得到证实，那么你的信誉将会受损。同样至关重要的是，专家要就事实达成一致的口径。前后矛盾的信息会增加焦虑，迅速降低专家的可信度。最重要的是，你所说的第一句话需要表现出你的同理心和关怀。

七个建议

根据 2003 年炭疽病危机的经验教训，疾控中心传播办公室提供了以下重要的建议：①

- ■ 谨慎进行风险比较。
- ■ 不要过度乐观。
- ■ 使用敏感句式。
- ■ 承认不确定性。
- ■ 给人们一些行动的建议。
- ■ 不要试图消除恐慌。
- ■ 承认人们的恐惧。

方框 15-11 总结了桑德曼对这七个问题的建议，其中穿插了应急风险传播 *CDCynergy* 工具包作者的解读。

方框 15-11　桑德曼的应急传播建议

以下建议节选自彼得·桑德曼在炭疽病暴发事件后向疾控中心提出的 26 项建议。可以在他的网站上查阅完整版本（http：//www. psandman com/col/part1. htm）。这仍是至今关于这个主题最为深思熟虑的建议。

建议 1：谨慎进行风险比较
真正的风险和感知的风险可能大相径庭。风险的来源和风险的程度一样令人不安。人们不喜欢不公正。如果他们认为风险是强加到他们身上的，他们是被不公平地挑选出来承担风险的，或者有人故意将他们置于危险境地，他们可能会对风险感知到更多的担忧和愤怒。桑德曼通过探索真实的风险和感知的风险，来提醒人们警惕风险的比较。他从技术的角度将"危险"（hazard）定义为风险的严重性。

---

① http：//www. psandman. com/col/part1. htm。

按照桑德曼的说法，"愤怒"（outrage）是指关于风险的严重性的非技术性术语表达。专家从危险的角度看待风险；而其他人则从愤怒的角度来看待它。我们高估的风险是高愤怒且低危险的风险，我们低估的风险是高危险且低愤怒的风险。

当专业人员试图解释一个高愤怒、低危险的风险并没有那么严重时，他们通常会将其与一个高危险、低愤怒的风险进行对比。"这次风险并不比那次风险严重"，专家告诉我们，"所以如果你对那件事感到轻松，你也应该对这件事感到轻松"。从危险的角度来看，这种对比是有效的。但是，受众是从愤怒的视角来看待风险的，在这种情况下，这种对比看起来很不正确。虽然"这个"的危险比"那个"低，但这一次的愤怒仍然更高。

恐怖主义是高愤怒（且迄今为止对我们大多数人来说仍是这样）且低危险的。你无法有效地把它与低愤怒、高危险的风险进行对比，比如开车，这是自愿的、熟悉的、不那么可怕的，而且基本上是在我们自己的控制之下。即使是自然发生的炭疽病也不能作为对比的依据。相对于自然暴发的疫情，人们理所当然地对炭疽病的恐怖袭击感到更加愤怒和恐惧，即使被袭击的人数很少。

不确定的风险比较可能会奏效，但前提是你要试图告知公众你的判断，而不是强迫他们接受。例如，如果你想向公众告知某个风险，最有效的方法就是给风险划定范围：大于"X"，小于"Y"。如果你只报告风险小于"Y"，你的听众会觉得他们是被强迫的。

用作比较时，风险的类型和其产生的情感水平应该是相似的。这是一个比较有效的风险对比："研究表明，一个人被掉落的椰子砸死的可能性是被鲨鱼咬死的10倍。"在这种情况下，风险既是自然产生的，又是公平分配的、外来的、个人无法控制的。虽然被鲨鱼咬死可能会引起更大的恐惧或情绪，但将其与被椰子砸死进行对比，可以帮助个人认识到自己感知到的风险可能比实际风险更大。大多数人从未考虑过他们死于椰子的风险。

记住，人们并非对所有的风险都一视同仁。以下是一些例子：

■ 自愿 vs 非自愿；
■ 个人控制 vs 他人控制；
■ 熟悉 vs 陌生；
■ 天然 vs 人为；
■ 可逆 vs 永久；
■ 统计数据 vs 道听途说；
■ 公平分配 vs 不公平分配；

■ 影响儿童 vs 影响成人。

如果你使用风险对比的方法，一定要告诉人们你对此确信的程度。尤其要在危机前（当谈论未来可能的风险时）承认不确定性，当然，在危机期间也应如此。风险对比最糟糕的地方在于，这种方式暗示了你实际上知道风险有多大，所以才将它与另一种风险进行比较。想要了解更多桑德曼关于反对过度安抚（over-reassuring）的观点，请参阅他的文章《应急传播中的困境》中的"令人震惊 vs 令人安心"（Being Alarming Versus Being Reassuring）一节。

建议 2：不要过度安抚

如果一个紧急事件是灾难性的、不可知的、可怕的、不熟悉的、由别人控制的，与道德相关的且令人难忘的，那么它往往引起极大的愤怒。过多的安抚可能适得其反。例如，当人们感到愤怒时，宽慰可能会增加他们的愤怒，因为他们认为你要么没有告诉他们真相，要么没有认真对待他们的担忧。相反，应该告诉人们情况有多可怕，这样有助于他们冷静下来。

即使宽慰有效（其实并没有），你的目标并不是让公众过于放心，这一点也很重要。你希望人们从一开始就保持关注、警惕，甚至高度警惕，人们可以采取合理的预防措施。

在危机期间，如果你不得不对损失或受害者的相关预估信息进行修正，那么最好是降低估计值，而不是升高。事情"比我们想象的要轻"显然比"比我们想象的要严重"更容易为公众所接受。

注意："不要过度安抚"的建议目前尚存争议，并未被普遍接受。

建议 3：敏感句式：把好消息放在从句中

不要过度安抚并不是你不应该给人们安慰的信息。当然应该！但是不要强调它，尤其是不要强调它"让人安心"，否则会引发听众的矛盾心理。

避免这种结果的一种方法是使用"敏感句式"。这种句式把好消息放在从句中，把更令人担忧的信息放在主句中。这里是一个使用敏感句式的例子："尽管我们在 X 天内没有看到新的炭疽病病例（描述好消息的从句），但要说我们已脱离困境还为时过早（给出警惕消息的主句）。"主句反映了你对待情况的重视程度，或者你对每一次虚惊的反应有多么积极。

建议 4：承认不确定性

当传播者要同时展现他的痛苦以及对受众的感同身受时，承认不确定性是最有效的："我多希望我能够给你一个明确的答复。"更多关于承认不确定性的信息可以参阅"黄色旗帜：透明度的严峻考验"（http：//www. psandman. com/col/yellow. htm）以及桑德曼的文章《应急传播中的困境》中"试探性与信心"部分。

建议 5：给人们一些行动的建议

行动有助于消除恐惧、愤怒、恐慌，甚至抵触心理。当你有事可做的时候，你可以忍受更多的恐惧。

在紧急情况下，一些行动建议往往针对的是受害者、接触者或有可能接触的人。但是，那些不需要立即采取行动的人可能会对这些建议进行"替代性演练"，因此需要提出针对这些人的行动建议，以免他们过早地采取并不适合他们的行动。在紧急情况下，简单的行动能使人们重新获得一种控制感，并有助于让他们保持对正在发生的危机事件的关注（而不是否认，即拒绝承认可能对自己和他人造成的危险），并使他们做好准备从而在接到指示时采取行动。

在给人们行动建议时，让他们根据自己的关注程度选择行动。建议的应对范围包括：最小限度的应对、最大限度的应对和中间限度应对。例如，在为饮用水安全提供行动选择时，你可以给出如表 15-7 所示的应对范围。

表 15-7　建议的应对范围

应对范围	例子
最小限度应对	"使用氯气漂白剂。"
最大限度应对	"买瓶装水。"
中间限度应对	"我们建议将水煮沸两分钟。"

针对以上问题，可以换一种表达方式，包括三个部分的行动建议：

1. 你必须做 X。

2. 你应该做 Y。

3. 你可以做 Z。

这种类型的清晰表述在帮助人们应对紧急情况时非常重要。

一些"要做的事情"属于不同类型的行为：

■ 象征性行为：对外界没有实际帮助，但能帮助人们应对的事情（参加社区守夜活动）

■ 准备行为：现在要做的是可以在坏事发生时将风险降到最低的事情

■ 偶然/"如果……那么……"行为：现在不做，只有坏事发生时才做的事情（实施家庭灾难计划）

关于这些问题，桑德曼的文章《应急传播中的困境》中的"民主和个人控制 vs 专家决策"一节提供了更多信息。

建议 6：不要试图消除恐慌

恐慌远没有我们想象的那么普遍。关于灾难传播的文献中，恐慌的"公众"并未如期出现。事实上，人们在危机中总是表现得非常好。

最容易引起恐慌的情况不是坏消息，而是权威人士的含糊其辞。人们最容易感到恐慌的时候（尽管可能性不大），是他们无法相信权威所说的话时，当他们感到被误导或被抛弃在危险之境时。如果当局隐瞒坏消息以防止恐慌，可能会加剧恐慌风险的产生。

经验表明，在真正的紧急情况（生死攸关的事情）下，人们应对得确实非常好。然而，似乎反过来也如此：公众离真正的危险越远（在地点和时间上），他们的情绪就越有可能肆意发展。在紧急情况下，这种替代性演练（"在紧急情况下我会有什么感觉？""我该怎么办？这个建议对我有用吗？"）可能会让人压力过大。因此，传播者必须认识到受众之间的差异。预测"坏风险"的人比那些"深受其害"的人更有可能作出不恰当的应对，因为后者已经基于初步信息采取行动，并没有那么多时间去思考。桑德曼的文章《应急传播中的困境》中"为否认和痛苦做计划 vs 为恐慌做计划"一节对这些问题进行了进一步讨论。

建议 7：承认人们的恐惧

当人们害怕的时候，最糟糕的事情就是假装他们不害怕，其次是告诉他们不应该害怕。这两种情况都会让人们独自面对恐惧。

即使他们没有理由害怕，也不应该忽视、批评或嘲笑他们。如果他们的恐惧是有一定事实基础的，这么做就更不可取了。相反，你可以承认人们的恐惧，同时给他们提供所需的信息，从而让他们的恐惧有所依托。允许人们对恐怖威胁保持高度警惕，同时告诉他们为什么不必担心，这样的做法更有可能让他们放心。

结　论

你可能希望自己永远都不需要应对疾病暴发、飓风、有毒化学物质泄漏、脏弹恐怖袭击、化学袭击或生物恐怖主义。但是，如果你从事公共卫生工作，那么很可能有一天你不得不应对一场危机，即使它"只是"一所地区大学的脑膜炎暴发，或者是从上游的集中型动物饲养场流下来的有毒物质。为了及时进行风险传播，公共卫生部门需要做好应对各种风险的准备，包括制订可靠的传播计划和准备好应对各种风险的材料。

虽然紧急情况不是常规的，但经验丰富的熟练的风险传播可以是常规的。你可以成为应急风险传播的专家，就像你可以学习如何利用有效的健康促进活动来治疗儿童肥胖，或预防由缺乏叶酸而导致的神经管缺陷。事实上，许多在危急情况下行之有效的应急传播原则，在不太紧急的情况下对有效的健康传播也是有用的。

总　结

本章问题

1. 危险（hazard）和风险（risk）的区别是什么？

2. 当有人问你死于某种疾病或灾难的概率有多大时，你该如何回答？

3. 从公众看待危险的视角，你该如何描述化妆品中的"纳米颗粒"以及它们对我们身体的潜在危害？

4. 关于风险最常见的关注点中，你最担心的是什么？

5. 在日常健康传播和应急风险传播中，我们对受众的看法有何不同？

6. 紧急情况下，污名化会带来什么风险？

7. 使用信息模板，起草一份在你的校园内有毒化学物质泄漏的应急文件。

8. 为什么不该告诉人们"没什么好担心的"呢？

9. 为什么 2014 年埃博拉疫情暴发被视为"黑天鹅"事件？

参考文献

1. Centers for Disease Control and Prevention，"CDC Crisis and Emergency Risk Communication"，2014，http：//emergency. cdc. gov/cerc/resources/pdf/cerc_ 2014edition. pdf.

2. Hill，A. B. ，"The Environment and Disease：Association or Causation?"，*Proc R Soc Med*，Vol. 58，1965，pp. 295-300.

3. Fischhoff，B. ，"Risk Perception and Communication"，in R. Detels，R. Beagle- hole，M. A. Lansang，M. Gulliford，eds. ，*Oxford Textbook of Public Health（5th ed. ）*，Oxford，UK：Oxford University Press，2009，pp. 940-952. Reprinted in N. K. Chater，ed. *Judgement and Decision Making*，London，UK：Sage.

4. Blendon，R. J. ，J. M. Benson，J. O. Hero，"Public Trust in Physicians： U. S. Medicine in International Perspective"，*N Engl J Med*，Vol. 371，2014， pp. 1570-1572.

5. "U. S. Environmental Protection Agency's Risk Assessment Guidance for Superfund （RAGS）"，Washington，DC：Environmental Protection Agency，1989， http：//www. epa. gov/risk/.

6. Sandman，P. M. ，"Beyond Panic Prevention：Addressing Emotion in Emergency Communication"，http：//www. orau. gov/cdcynergy/erc/Content/activeinformati on/resources/BeyondPanicPrevention. pdf.

7. Covello，V. T. ，"Risk Communication and Message Mapping：A New Tool for Communicating Effectively in Public Health Emergencies and Disasters"，*J Emerg Manage*，Vol. 4，No. 3，2006，pp. 25-40.

附录 A　2014 年利比里亚应对埃博拉疫情的战略传播计划——非正式草案[*]

背景

利比里亚和其他四个西非国家正在抗击世界上第一次埃博拉疫情大流行。与以往不同，这次疫情是从偏远村庄蔓延到主要的城市地区。人们缺乏对埃博拉病毒以及需要采取的自我保护措施的知识，这使疾控工作变得更加困难。

埃博拉扩散得如此之广，以至它开始影响与埃博拉无关的其他医疗服务能力，以及卫生部门之外的其他部门，如经济福利、社会保护、教育和边境安全等。在有足够的设施和床位来控制疫情之前，应对疫情传播是国家的第一道防线。各级政府、合作伙伴和私营企业就埃博拉疫情如何进行交流，对控制疾病、减轻后果以及促进利比里亚发展、确保其强劲复苏具有重要意义。

公共卫生部门知道如何阻止病毒的传播，许多国际组织正在提供经济、技术和物质支持。尽管如此，结束这场流行病仍需要时间。在此期间，需要通过多种渠道、使用多种方法扩大应对疫情传播，以帮助利比里亚人民了解、接受并实施保护自己、家人和社区所需的措施。

卫生和社会福利部对健康促进和社会动员有深刻的认识。卫生部已确定并测试了初始的卫生保护信息以及向社区传播这些信息的行之有效的方法。然而，资源的限制阻碍了控制疾病蔓延速度。

在利比里亚这个多元化国家广泛传播信息需要哪些渠道和工具，信息和文化事务部对此有着深刻的了解。病毒的不断蔓延要求政府引导联动响应，让多个部门和合作伙伴为同一个目标而努力：帮助人民恢复健康。

无论是健康传播还是危机和应急风险传播，都有大量的研究基础，在这种情况下都具有实际的应用价值。增强政府对研究型传播的整合与实际应用的核心能力，有望集聚公众的力量并提供重要支持来阻止这一流行病的蔓延，并加强政府和社区应对未来可能发生的危机事件的能力。

---

　　* 嘉娜·特尔弗（Jana Telfer）。

传播不仅仅是传递信息；这是一个会产出成果的过程（例如结束疫情），它从受影响的社区成员开始，促进参与响应的每个人与他人之间进行对话。有效的倾听可以加强关系，建立信任，提高透明度。政府和机构面临的真正挑战是倾听受众的意见，将其转化为适当的行动。有效地整合传播可为国家卫生安全作出主要贡献，增强政府保障人民健康的能力。

这个战略传播计划介绍了要实现的目标、受众以及相应的战略和战术。

战略目标

■ 确保政府、合作伙伴和私营企业在与埃博拉病毒相关的传播、影响和控制病毒扩散所需的行动方面是一致的；

■ 利用传播手段，提高公众对健康保护战略的信心和接受度，使疫情尽早结束；

■ 加强不同政府机构和各级政府之间的整合传播，特别是在紧急情况下；

■ 增强社区在紧急情况下的应变能力。

传播目标

■ 通过提高关于埃博拉病毒的准确信息和预防方法的认识水平，促进对卫生保护措施的采用；

■ 增强各阶层和各地人口的自我效能感；

■ 增强可信的中间组织分享准确健康信息的能力；

■ 将关键的内部和外部合作伙伴纳入传播目标和项目；

■ 培养社区领导人和居民的有关埃博拉病毒和公共健康的健康素养；

■ 促进利比里亚政府及国际合作伙伴开展的活动保持一致；

■ 鼓励社区成员提供反馈，以帮助改进信息和策略。

表 15A-1　受众

内部	外部
主要	
政府	非政府

内部	外部
总统及主要官员	国际合作伙伴； 世界卫生组织； 联合国儿童基金会； 国际红十字会与红新月会联合会（IFRC）； 无国界医生组织（MSF）； 疾控中心； 联合国利比里亚特派团（UNMIL）； 非洲治理倡议（AGI）； 卡特中心（The Carter Center）； 美国军队
卫生部部长和主要代表	新闻媒体； 无线电台，包括社区电台和联合国利比里亚特派团电台； 全国性报纸； 国际印刷媒体和电视台
信息部部长和主要代表	电信公司
县和区卫生官员	宗教领袖； 伊玛目（伊斯兰教宗教领导者）； 基督教领袖； 领导协会/委员会
国家立法机关	传统领袖
次要	
卫生和社会福利部工作人员	卫生部志愿者； 商业协会
次要	
信息部职员	在利比里亚投资的国际商业实体； 航空公司； 工程与建设公司； 进出口公司； 承包商和基础设施开发商； 燃料经销商和托运商
文化事务和旅游	
内务部	
交通部	
外交部	
财政部	
农业部	在利比里亚的国际非政府组织
国防部和警察局	国际劳工； 医务工作者； 国际产业工人
工商部	
	航空公司

关键信息

主标题信息旨在为应对埃博拉疫情提供强有力的基础。小标题可以随着项目的进展而变化；但是，主要的元素（用粗体字表示的部分）应该足够突出有力，可以在整个应急响应过程中持续使用。

研究表明，九词三联体结构的信息对于发言人和受众来说更容易理解、回忆和重复。虽然这里给出的信息并非每一条都是精确的 9 个单词，但它们是有意进行增加和删减的。本计划中的信息包括来自卫生和社会福利部以及国际组织经过测试的信息，都以健康和风险传播理论与研究为基础。

主标题信息

我们能够一起阻止埃博拉病毒的传播。

■ 我们知道如何阻止埃博拉病毒的传播。

■ 制止这一疾病流行是我们的首要任务。

■ 只要我们长期共同努力，就会有更多的人能够战胜埃博拉。

遏制埃博拉疫情需要时间。

■ 在新的治疗中心建成的同时，你可以采取措施保护自己和家人。

■ 我们正在尽快建立新的埃博拉治疗中心。在离你较近的治疗中心建成前，请把病人隔离在他们自己的住处。

■ 我们越早将大多数患者安置在埃博拉治疗中心、埃博拉护理中心或他们自己的家中，疫情就会越早减缓并结束。

战胜埃博拉要求我们临时改变我们的传统做法。

■ 改变是艰难的，但看着我们所爱的人死于一种我们本来能够阻止的疾病更让人痛苦。

■ 埃博拉病毒的蔓延意味着我们必须改变传统的埋葬方式。

■ 我们现在所做的牺牲将帮助我们遏制疫情，早日恢复正常的生活方式。

每一例因该病导致的死亡都是整个国家和民族的损失。

■ 我们的心与每一个因埃博拉病毒而失去亲人的家庭同在。

■ 来自利比里亚和世界各地的数千人正在努力阻止病毒传染。

■ 这个艰难的时刻可以让我们团结起来，为了我们的子孙后代而使国家更强大。

健康信息（截至 2014 年 9 月 19 日）

埃博拉病毒是真实存在的，但你可以战胜它。

■ 经常用肥皂、清水或含氯水洗手来保护自己。

■ 了解埃博拉病毒的体征和症状，保护你的家人。

■ 如果你认识的人生病了，请告诉社区领导以保护你的社区。

利比里亚的每个人都在抗击埃博拉病毒中发挥着作用。

■ 不要接触埃博拉患者的皮肤或体液。

■ 不要接触埃博拉病毒感染者尸体的皮肤或体液。

■ 用清水、肥皂或含氯水洗手。

你可以帮助遏制埃博拉。

■ 了解埃博拉病毒的体征和症状。

■ 如果你认识的人出现症状，请告诉社区负责人。

■ 如果有人出现埃博拉症状，请致电 4455 报告。

■ 不要逃跑或隐藏病人。只有把家里被埃博拉病毒感染的情况告诉相关
人员，被感染的家人才能尽快得到治疗。

策略

1. 重视人际传播方法。建立基于社区的可信的中间网络。在疾病暴发、流
行和发展传播方面的广泛经验表明，地方领导人在改变事态发展方面起着关键
作用。为县和地区卫生官员、地方领导人、传统领袖和受人尊敬的社区人脉资
源（如教师）提供卫生信息和事态进展信息，以便他们进行分享。让他们了解
最新的发展情况。记录并分享当地在抗击该病方面的创新和成功的案例及照
片。在可能的情况下，安排与国家级领导人的社区会议，使政府与人民更紧密
地联系在一起。

2. 使用多个渠道和方法来传递一致的信息。确定关键的健康保护信息。利用广
播、新闻稿、演讲、公益广告、海报、戏剧、社区教育、短信和社交媒体传播这些信
息。找到人们最常聚集的地方，并在那里散布信息。

3. 定期分享进展情况，以增强信任。使用无线电广泛、快速、定期地分享

信息。定期（例如每周）分享有关抗击疫情的最新行动。结合当地的抗疫故事分享创新的理念或成功案例。汇报合作伙伴的行动。利用互联网与国际受众分享事态发展的信息。

4. 通过传播简洁、一致、可操作的信息提高自我效能。识别关键行为，并通过多种渠道对它们进行强化。有需要的话，对信息进行修改。确保政府和合作组织在关键信息上口径一致。

5. 庆祝并分享胜利。根据幸存者网站（the Survivors Network）的素材撰写一系列故事，并通过礼拜服务、短信等多种渠道分享。为社区领导人和志愿工作者提供一种便捷的方法，从而与区县及国家领导人分享信息。广泛报道取得的成就。

方法

风险传播框架

承认疫情造成的损失、变化、困难和对人类的影响。强调预期性指导、自我效能和进展信息。承认我们所知道的，我们所不知道的，以及正在采取哪些步骤来缩小差距。

内部传播

设法在国家、县和地区各级的所有政府机构之间定期并快速地共享数据和信息。利用低成本的可见手段，例如在午餐室或楼梯间张贴情况说明书。

会议

在受疫情影响的机构之间定期举行政府间会议，交流最新趋势，共享并协调信息。继续与合作伙伴开展定期会议，组织、追踪并评估活动；确定趋势，监测结果，并协调信息。在可行的情况下，与领导层和外联人员开展区域、县或地区会议，收集有关当地疫情的信息，确定其他信息需求，并及时意识到存在的问题或障碍。定期在广播或新闻简报会上分享会议纪要或报告。根据既定目标汇报进展情况；承认存在的差距或延误问题，并解释正在采取的补救措施。

媒体推广

定期主动向媒体通报政府应对疫情所完成的行动。根据媒体监测、客服中心和现场人员反馈的评估结果，针对最新的信息需求，制作并播出相关节目或公益广告。

广告

监测信息需求，基于当前的信息需求制作广告牌广告、广播广告和接触点广告（如聚会场所的海报）。从幸存者网站的成员、传统领袖、政府官员、医疗工作者和其他可信赖的信源那里收集信息，并制作公益广告和其他相关的宣传材料。

社交媒体

利用短信向定向人群或微定向人群发送信息。使用脸书和其他适用的社交媒体（如油管、Flickr、推特）在机构层面进行更加个性化的传播，包括国内不同地区的照片，以及工人、幸存者和领导者的故事。可以考虑指定来自多个机构的管理员，或者为特定的机构创建标签。

报告

定期向初级受众提供简短报告，展示自上次报告以来完成的行动和取得的进展，包括以图形（包括插图）、图表形式显示的累计信息（例如自疫情暴发以来埃博拉治疗中心增加的床位或治愈出院人数的增长）。

互联网

创建网站，汇总埃博拉行动信息，不仅有利于国民，也有利于国际伙伴、记者和其他政府。

工具

■ 关键信息

· 每次更新信息时都在政府内部定期进行全面分享；

· 主标题信息；

· 健康保护/促进信息。

■ 广告印刷品

· 服务点/接触点广告；

· 广告牌；

· 海报；

· 传单。

■ 公益广告

· 幸存者网站成员；

- 传统领袖；
- 医生或其他医疗工作者；
- 总统或其他政府官员；
- 供培训师和合作者在电脑上播放的 DVD。

■ 为领导者和意见领袖准备的情况说明或活页手册

- 关于行动和进展的数据；
- 根据事件/趋势变化而更新的信息。

■ 会议计划

- 与重要群体（如初级受众）会面的预定日期；
- 议程模板；
- 帮助共享一致信息的材料清单。

■ 新闻稿

- 进展/行动步骤［如：运送合作伙伴发出的材料；采取行动（对大型团体进行培训或开展外展工作等）；开设新的埃博拉治疗中心或增设床位］；
- 解决的问题/挑战；
- 关于幸存者或社区行动的专题报道。

■ 照片

- 社区行动；
- 新的埃博拉治疗中心；
- 幸存者；
- 工作中的"英雄"（例如，医疗工作者、救护车司机、卫生官员）。

■ 报告

- 展示埃博拉治疗中心、床位、埃博拉护理中心等数量增长情况的图表；
- 展示不同职能专业人员的图表（例如，埋葬队、教师、一般社区卫生志愿者）；
- 致电 4455 的数量；
- 致电 4455 的响应时间。

■ 演讲及陈述

- 可在协会会议上发表的流行病相关主题的简短演讲稿；

- 埃博拉病毒 101 的讲解幻灯片。

■ 社交媒体

- 发布信息的时间计划表；

- 信息共享模板。

■ 网页内容（这里列出的是可能使用非必须使用的元素，应该基于收集到的信息需求进行内容决策）

- 展示人们和社区的行动的图片集；

- 关于工作人员、幸存者和社区的专题报道；

- 图文并茂的健康保护/促进信息；

- 展示疫情发展过程的图表（例如埃博拉治疗中心的病床、病例）；

- 高级官员发布的定期信息。

内部工具

- 与各参与部门的关键利益相关者群体定期举行会议，协调各项活动朝着阶段性目标方向发展；

- 在聚集场所（如餐厅、楼梯口等）定期（如每周/每两周）张贴进度图表；

- 在可能会引发公众问题或新闻报道的重大事件发生时，由主管提供常见问答集；

- 总统或部长对员工工作的表彰信息，特别是在出现重大进展的时刻（例如卫生和社会福利部迁至应急行动中心）。

指标

各指标如表 15A-2 至表 15A-8 所示。

表 15A-2　提高对埃博拉病毒的实际认知水平以及如何避免感染

措施 1	获取关于埃博拉病毒的准确信息
基本原理	疫情刚开始时传播了许多错误信息，因此记录初级受众和次级受众、新闻媒体及其他方面对准确信息的使用情况，可了解公众认知的进展

续表

措施1	获取关于埃博拉病毒的准确信息
数据来源	数据从谷歌、必应、其他适用的互联网搜索引擎及可用的分析工具的分析中生成
数据频率	月度
数据有效性	比较数据源
测量方法	通过互联网搜索或其他方法识别关键信息的提及次数，这些信息并非来自政府实体，而是来自合作伙伴、媒体或其他来源

表15A-3　提高各级和各地人口的自我效能

措施2	采用顶级推荐的卫生保护措施的证据
基本原理	有证据表明，信息可以让人们评估风险，并为保护自己、家人和社区进行理性选择，这在影响行为改变方面是有效的
数据来源	数据来自卫生志愿者、教师、县/区卫生官员、其他记录进展和问题/障碍的人员的实地报告
数据频率	月度
数据有效性	比较数据源
测量方法	记录采用自我效能或行为改变措施（如使用家庭洗手台，接受改变埋葬方式）的数量

表15A-4　增强可信的中间组织共享准确健康信息的能力

措施3	国家最高级别文件或在地方共享健康保护信息资料
基本原理	证据表明，参与性的方法和基于社区的方法，能够促进采用有助于制止疫情暴发的公共健康行为
数据来源	数据来自县/区卫生官员的区域报告
数据频率	月度
数据有效性	比较数据源
测量方法	表明对信息缺乏理解或信息不一致的问题数量；记录信息执行情况的报告数量

表15A-5　让关键的内部和外部合作伙伴参与传播目标和计划

措施4	由卫生和社会福利部及信息和文化事务部以外的合作伙伴接收并发布一致信息
基本原理	参与式传播可以结合当地居民的观点，加强公共卫生对策
数据来源	社区广播监测、会议记录、实地报告

续表

措施 4	由卫生和社会福利部及信息和文化事务部以外的合作伙伴接收并发布一致信息
数据频率	月度
数据有效性	比较数据源
测量方法	发布一致信息的信息传播者的数量与每月最重要议题相一致的信息的数量

表 15A-6　培养社区领导人和居民的有关埃博拉病毒和公共健康的健康素养

措施 5	采纳并整合惯例和习俗方面的变化
基本原理	关于疾病传播和预防事实的教育还不足以促进行为改变。事实证明，了解背景和观察榜样有助于行为改变
数据来源	行为变化的实地报告；4455 热线收到的问题
数据频率	月度
数据有效性	比较数据源
测量方法	4455 热线收到的问题性质；已采取主要卫生保护措施的地区数量

表 15A-7　让利比里亚政府与其国际伙伴开展的活动保持一致

措施 6	媒体和国际合作伙伴采用卫生和社会福利部及信息和文化事务部的信息
基本原理	公众对领导者的信任是控制紧急情况的基础
数据来源	新闻报道，网络搜索，其他相关资料
数据频率	月度
数据有效性	比较数据源
测量方法	在新闻报道和伙伴公报中出现由利比里亚政府主导的信息的数量和频率

表 15A-8　邀请社区成员就信息和策略提供反馈

措施 7	建立对话机制，定期听取社区和其他受众的意见
基本原理	与受影响的受众进行对话有助于作出更有效的应对
数据来源	参与社会动员的合作伙伴报告，焦点小组讨论，呼叫中心数据与信息的比较
数据频率	每周
数据有效性	比较数据源
测量方法	社区支持/干预和现场团队合作的程度和时机

附录 B　斯里兰卡预防登革热的社交媒体系统[*]

本案例研究介绍了 Mo-Buzz 的开发、应用和评估。Mo-Buzz 是一个旨在解决登革热问题的社交媒体系统。登革热是一种由蚊子传播的疾病，影响着热带和亚热带地区的数百万人。

问题定义

登革热给全球带来了巨大的经济和疾病负担，据估计，全世界约有一半人口面临被感染的风险。[1,2]登革热的传播在过去几十年中愈演愈烈，疫情的频率、规模和涉及国家的数量也有所上升、扩大和增加。[3,4]登革热的影响是通过货币价值和公共健康指标（如伤残调整生命年）来衡量的。[5,6]

本案例研究的关注点斯里兰卡，在 2014 年报告了近 4 万例登革热病例。至少在过去几年里，这种疾病一直是该国公共健康的焦点问题，其中 55% 以上的病例都来自西部的科伦坡省。[7]科伦坡正在努力完善不堪重负的登革热疫情管理系统。该系统存在的问题：通过人工机制进行监测（如确定蚊子滋生地点），以纸质方式向医院报告登革热病例，并与其他流行病工作人员对蚊子滋生地点进行处理。[8]其间，登革热热点地区的地图是疫情暴发后才绘制的，而不是使用预测模型、提前绘制地图来帮助当局和公众提前采取预防措施。此外，在这个互联网和移动电话服务普及率迅速增长的国家，有关登革热的社区教育和宣传活动却还停留在使用传单、信息册等过时的媒体渠道上。这些都大大限制了公共健康机构劝导公众采取健康行为以预防登革热的效果。

最近斯里兰卡的移动服务普及率空前增长，目前，它是全球移动服务价格最便宜的国家之一，其普及率高于大多数发展中国家。[9]然而，登革热项目尚未从这一技术趋势中受益，尽管斯里兰卡的大量人口越来越容易受到这种虫媒传染病的影响。

---

[*] 梅·O. 伦（May O. Lwin），桑托什·维杰伊库马尔（Santosh Vijaykumar），卡尔提卡扬·贾亚松达尔（Karthikayen Jayasundar）。

需求评估

为了评估科伦坡公共卫生检查员（the public health inspectors，PHIs）的信息与技术需求，我们对他们进行了一系列深度访谈，以便对他们最关注的问题有细致的、全面的了解。我们根据不同主题对这些访谈进行分析，比如他们面临的影响工作效率的问题。

公共卫生检查员提出了他们所面对的主要挑战，研究小组制订了相应的解决方案：

- 填写冗长的表格是一项艰巨的任务，要花费大量时间，而且经常出错。团队提出的解决方案是将流程数字化，减少完成报告所需的时间，并降低错误的数量。
- 使用不准确的全球定位系统（global positioning system，GPS）标签也是一个问题。团队提议使用一种基于平板电脑的全球定位系统，具有更高的灵敏度。
- 手动传输图片证据非常耗时，在传输过程中，照片经常被放错地方或损坏。研究小组建议使用数码相机，因为用它可以立即将照片传输到在线数据库。
- 公共卫生检查员指出，过时的教育资料加重了公众对他们工作的不认可程度。小组建议设立一个数字门户网站，公共卫生检查员可以通过互动多媒体和信息图表的形式与市民分享有关登革热的信息和最新资讯。

上述挑战阻碍了当前采取改进措施。因此，小组开发了一款名为 Mo-Buzz 的手机软件以应对这些挑战，并满足公共卫生检查员有效执行职务的相应要求。[10]我们开发了两个版本的 Mo-Buzz：一个是针对公共卫生检查员的，另一个是针对普通大众的。在接下来的部分中，我们将分别介绍这两个系统，以及针对这一干预措施进行的不同评估。

针对公共卫生检查员的 Mo-Buzz 系统

Mo-Buzz 系统将公共卫生检查员的三个主要职能数字化，并在手持移动设备和网络界面上展示这些功能：采集、储存和记录病人就诊及住宅/区域检查的图片、文字和地理信息；实时更新科伦坡地区的登革热传播模式；以吸引人的形式向公众提供登革热教育，保持他们的注意力和兴趣。

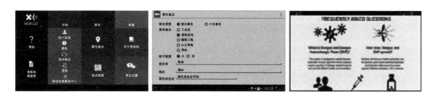

图15B-1　针对公共卫生检查员的 Mo-Buzz 系统

资料来源：Courtesy of Mo-Buzz。

数字监测

数字化监控组件可以让公共卫生检查员通过数字化登革热调查表采集客户信息，该表格易于使用，并在检查员漏填某些字段时发出提醒。此外，调查表自动链接到谷歌地图，从而使得每个调查表的地理坐标更加精确，当局可以对它们进行审查。该组件还能让公共卫生检查员拍摄蚊子滋生地点的照片，这些照片会自动进行地理标记，并与指挥系统中的所有相关部门共享，以便查看并采取必要的行动（如雾化和虫害控制）。

数字化的登革热监测和地图

Mo-Buzz 系统提供了实时的登革热地图，当公共卫生检查员向系统提交调查表时地图就会更新。该组件还自动从带有地理标记的蚊子滋生地点报告中提取信息，并以地图格式直观地展示这些信息，以便卫生部及相应的公共卫生检查员据此规划预防活动。

数字化登革热教育

为了增强公共卫生检查员和受众之间的互动，Mo-Buzz 系统提供了一个基于平板电脑的健康教育组件。健康教育组件的第一个版本提供了科伦坡市政委员会（Colombo Municipal Council，CMC）登革热教育材料的数字化版本，公共卫生检查员将这些材料呈现给群众，并对登革热预防概念进行口头解释。

由此可见，Mo-Buzz 的开发是为了解决公共卫生检查员在形成性需求评估访谈期间提出的所有问题。

面向公共卫生检查员的 Mo-Buzz 系统的过程评估

2015 年下半年，我们通过与 16 个公共卫生检查员的详细访谈，对 Mo-Buzz 进行了过程评估，以确定其有效性。这些访谈的主要结果如下：

■ Mo-Buzz 显著减少了填写表格所需的时间，但表格应该允许公共卫生检查员以年和月为单位输入患者的年龄，而不只是以年为单位。

■ 全球定位系统定位极其准确，很少出现小故障。

■ Mo-Buzz 的预测性监测组件对公共卫生检查员很有用，但他们不确定是否要向公众发布信息，以免引发恐慌。

■ 教育材料是有用的，但可以在互动性方面进行改进，进一步更新内容。

■ 需要质量更好的内置摄像头，而且需要有闪光灯，因为大多数登革热的蚊子滋生热点在光线较差的地区。

这些访谈有助于指导应用程序的进一步开发，并确定其最终功能。

面向普通公众的 Mo-Buzz

Mo-Buzz 的普通公众版本整合了三个组件：预测性监测、公民参与和健康传播。

预测性监测

预测性监测组件使用基于登革热相关的历史数据和当前数据的算法及计算机模拟，来帮助预测登革热疫情。这些预测基于热点地理信息系统（geographical information system，GIS）的地图，可以在安卓智能手机和/或平板设备上向公共卫生当局和普通公众发布。其目的是让这些利益相关者预知登革热疫情，以促进公共卫生当局进行更快和更有效的资源规划，并说服公众采取可能降低其风险的个人保护行为。

公民参与

公民参与组件是建立在众包概念上的。传统上，关于公共卫生问题的传播是自上而下的，从卫生当局到一般公众。公共卫生疫情暴发期间的疾病监测一直是流行病部门的独有职责。我们努力创建一个双向传播平台，帮助公共卫生部门从公众那里获取有关疾病传播和风险因素的实时信息，从而在最短的时间内迅速作出应对。Mo-Buzz 让公众能够报告登革热症状，并发布潜在的登革热蚊子蚊子滋生地点的图片。这些报告和帖子会自动添加地理位置标签，并通过点击按钮发送给卫生当局，从而促进卫生当局第一阶段的响应。

健康传播

健康传播组件包括两个子模块。静态模块包含有关登革热传播、症状、预防和治疗的教育材料。动态模块指的是基于地理位置的定向警报（基于热点地图中的预测）和根据用户发送的报告类型定制的信息。关于 Mo-Buzz 这三个组件的原理和描述，更详细的说明可参见其他资料。[11]

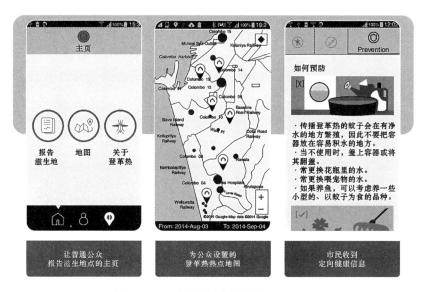

图 15B-2　针对普通公众的 Mo-Buzz

资料来源：由 Mo-Buzz 系统提供。

接受度评估

我们在斯里兰卡首都科伦坡对公众进行了形成性研究，以评估公众对 Mo-Buzz 系统的潜在接受度，并寻求以下两个核心问题的答案：

■ RQ1：斯里兰卡科伦坡普通民众对 Mo-Buzz 的潜在接受程度如何？

■ RQ2：在使用 Mo-Buzz 前后，科伦坡普通民众对登革热相关的威胁和感知有什么人口统计学上的差异？[11]

理论路径

需求评估以保护动机理论（protection motivation theory，PMT）为指导，该

理论认为，个体的行为意愿本质上是出于保护自身免受健康威胁的需求。[12]保护动机理论的基本观点认为，可以通过描述伤害的大小、事件发生的概率和保护应对的效力来唤起个体的恐惧，从而促进行为改变。[13]保护动机理论的基本原则很好地体现在 Mo-Buzz 的三个组件中，这三个组件强调了登革热当前的威胁和未来的威胁，并利用公民参与和健康教育组件应对这一威胁。

方法

我们在该应用程序的目标人群中进行了一项横断式调查，就是调查能够使用智能手机和互联网的个人。我们调查了 513 名受访者的感知严重性、感知易感性、感知反应效能、感知自我效能和使用意愿。我们采用了方便抽样的抽样方法，利用合作伙伴的支持，访问那些最有可能找到大量智能手机用户的网站。我们的研究地点包括斯里兰卡国家电视台的官方办公场所、一家国家银行和一家国家电信供应商的官方总部、该市两个商场的电信供应商网点和一所高等教育机构。

研究发现

该系统的整体接受度很高，在 5 分制的评分中，得分超过 4.00 分。年轻、受过良好教育和高收入群体的参与者对该系统的有效性有更强的感知，他们自认为有能力使用该系统，并计划在未来使用它。回归模型中保护动机理论变量对使用意愿具有显著的预测效果。我们的结论是，科伦坡居民将积极接受一个基于社交媒体的登革热预防系统，同时需要开展有针对性的、战略性的健康传播工作，以提高其对登革热相关威胁的认识，从而鼓励居民更多地使用该系统。

基线评估

接受度评估显示，该应用程序如果正式发布，会被市民积极接纳。受此鼓励，我们在 2015 年试运行了该应用程序，并围绕斯里兰卡的登革热危机事件进行了基线评估。[14]这项评估的目的是了解影响人们使用这一系统的背景因素，并在此基础上设计未来的健康干预措施方案。基线研究由三个问题驱动：

■ 研究问题 1：使用 Mo-Buzz 的意愿（基线值）有多强？在人口统计变量（性别、年龄、教育程度和收入）上有何差异？

■ 研究问题 2：使用 Mo-Buzz 的过程中，人口统计学变量在多大程度上影响了个人、组织和社会层面的感知？

■ 研究问题 3：影响 Mo-Buzz 使用意愿的主要个人、组织和社会因素有哪些？其影响程度如何？

理论路径

我们通过与技术采纳相关的行为变化的理论视角来研究 Mo-Buzz。经典的技术接受模型（technology acceptance model，TAM）提供了感知有用性（perceived usefulness，PU）和感知易用性（perceived ease-of-use，PEOU）作为感知技术使用意愿（perceived intention-to-use，PI）的决定因素。[15]技术接受模型综合科学证据，验证了个体差异、制度特征、社会影响和便利条件对感知有用性和感知易用性的影响。[16]把改进后的技术接受模型应用于 Mo-Buzz，可以检验在科伦坡等移动电话普及率高的城市，潜在用户发现 Mo-Buzz 有用且易于使用的程度。[17]

在个人层面，我们基于保护动机理论，评估用户所在城市对登革热的感知严重性和易感性是否影响系统的感知有用性。[18]针对促进因素，我们调查了用户对科伦坡市政委员会有效报告蚊子滋生地点的能力的感知（组织效能感知），以及他们对委员会的信任（机构信任）是否影响了他们对这项技术的态度。从社会影响的角度，我们考察了文化维度（个人主义和集体主义）是否与感知有用性交互影响行为意愿。吉尔特·霍夫斯泰德（Geert Hofstede）认为，这些维度有助于评估个人的需求和目标与团体/家族/组织的需求和目标的优先顺序。[19]在这种情况下，如果用户认为这样做可以让他们的社交朋友圈和社区成员免受登革热的侵害，他们就会更倾向于报告蚊子滋生地点和分享健康教育内容。

方法

我们通过对科伦坡的手机用户进行面对面的调查问卷填写来评估他们对问题的回答。运用滚雪球抽样方法，通过群发邮件和口口相传的方式在科伦坡大学、人民银行、Mobitel（一家移动运营商）和鲁帕瓦希尼公司（Rupavahini Corporation）的学生和员工中招募到了受访者。每个小组有 10—15 人，进入他们各自的会议室后，研究人员向他们简要介绍了研究的目的，并征求他们的同意。随后通过移动设备的演示对 Mo-Buzz 的三个功能进行了说明和解释。研究人员邀请那些有进一步问题或疑问的参与者在三个移动设备（两个平板电脑、一个移动电话）中任选一个，简单使用该应用程序，并亲自体验它。在介绍了应用程序之后，参与者应要求填答一份耗时 30 分钟的调查问卷。

发现

描述性分析显示，参与者对易用性、有用性和使用意向的感知度很高。方差分析（Analysis of variance，ANOVA）显示，31—40 岁年龄组的参与者，其感知易用性最高，而年龄最大的组报告的机构效能感和集体主义倾向较高。教育程度和收入也存在显著性差异（$p<0.05$）。回归分析表明，感知有用性、行为控制、制度效能和集体主义是预测感知技术使用意愿的显著因子。我们的结论是，尽管总体感知技术使用意愿较高，但未来 Mo-Buzz 的采纳和使用会受到公共卫生生态系统不同层次的复杂组合因素的影响。

结论

本案例研究提出了一种新颖的干预方法，即社交媒体不仅用于传播有说服力的卫生信息，而且可以用于加强卫生服务基础设施建设，并在公众和卫生当局之间建立实时联系。该系统的初步接受程度是积极的。不过未来的采纳和持续使用还受社会生态系统一系列复杂因素的影响。与之前的研究结果一致，我们预测用户的被动参与（例如查看热点地图）和主动参与（例如报告登革热热点）可能是由不同类型的变量驱动的。[20]

为了提高用户对 Mo-Buzz 系统的参与度，我们正在开展一项传播活动，以提高用户对该应用程序的认知度和接受度。今后的工作将聚焦于扩展 Mo-Buzz 的功能，以解决斯里兰卡和周边地区的其他卫生问题，并将其纳入该地区更大的电子卫生信息架构中。像 Mo-Buzz 这样的移动和社交媒体干预，将在影响风险感知和应对亚洲及世界各地的季节性和偶发性传染病疫情暴发方面发挥更大的作用。

参考文献

1. Brady, O. J., P. W. Gething, S. Bhatt, et al., "Refining the Global Spatial Limits of Dengue Virus Transmission by Evidencebased Consensus", *PLoS Negl Trop Dis*, Vol. 6, No. 8, 2012, e1760.

2. Bhatt, S., P. W. Gething, O. J. Brady, et al., "The Global Distribution and Burden of Dengue", *Nature*, Vol. 496, No. 7446, 2012, pp. 504-507.

3. Gubler, D. J., "Dengue and Dengue Hemorrhagic Fever", *Clin Microbiol Rev*, Vol. 11, No. 3, 1998, pp. 480−496.

4. World Health Organization (WHO), *Dengue：Guidelines for Diagnosis, Treatment, Prevention and Control* (160), Geneva, Switzerland：Special Programme for Research and Training in Tropical Diseases, Department of Control of Neglected Tropical Diseases, WHO, 2009.

5. Murray, C. J., "Quantifying the Burden of Disease：the Technical Basis for Disability−adjusted Life Years", *Bull WHO*, Vol. 72, No. 3, 1994, p. 429.

6. Murray, C. J., T. Vos, R. Lozano, et al., " Disability − adjusted Life Years (DALYs) for 291 Diseases and Injuries in 21 Regions, 1990−2010：a Systematic Analysis for the Global Burden of Disease Study 2010", *Lancet*, Vol. 380, No. 9859, 2013, pp. 2197−2223.

7. Ministry of Defense, "Disease Surveillance：Trends", 2015, http：//www. epid. gov. lk/web/index. php? option=com_ casesanddeaths&Itemid=448&lang=en#.

8. Hettiarachchi, K., S. Jeewandara, A. Munasinghe, et al., "More Dengue Victims：Staff Shortage, Ignorance of People, Poor Garbage Management to Blame", *Sunday Times (Sri Lanka)*, June 9, 2013.

9. International Telecommunications Union, "ITU Statistical Market Overview：Sri Lanka", 2013, http：//www. itu. int/net/newsroom/GSR/2012/reports/stats _ sri_ lanka. aspx.

10. Lwin, M. O., V. Santosh, O. N. Fernando, et al., "A 21st Century Approach to Tackling Dengue：Crowdsourced Surveillance, Predictive Mapping & Tailored Communication", *Acta Tropica*, Vol. 130, 2013, pp. 100−107.

11. Lwin, M. O., S. Vijaykumar, S. Foo, et al., "Social Media−based civic Engagement Solutions for Dengue Prevention in Sri Lanka：Results of Receptivity Assessment", *Health Educ Res*, 2015, cyv065.

12. Rogers, R. W., "A Protection Motivation Theory of Fear Appeals and Attitude Change", *J Psychol*, Vol. 91, No. 1, 1975, pp. 93−114.

13. Milne, S., S. Orbell, P. Sheeran, "Combining Motivational and Volitional Interventions to Promote Exercise Participation：Protection Motivation Theory and

Implementation Intentions", *Br J Health Psychol*, Vol. 7, No. 2, 2002, pp. 163–184.

14. Lwin, M. O., S. Vijaykumar, G. Lim, et al., "Baseline Evaluation of a Participatory Mobile Health Intervention for Dengue Prevention in Sri Lanka", *Health Educ Behav*, 2015.

15. Davis, F. D., "Perceived Usefulness, Perceived Ease of Use, and User Acceptance of Information Technology", *MIS Qtly*, Vol. 13, 1989, pp. 319–340.

16. Venkatesh, V., and H. Bala, "Technology Acceptance Model 3 and a Research Agenda on Interventions", *Decision Sci*, Vol. 39, 2008, pp. 273–315.

17. International Telecommunications Union, "ITU Statistical Market Overview: Sri Lanka", 2015, http://www.itu.int/net/newsroom/GSR/2012/reports/stats_sri_lanka.aspx.

18. Rogers, R. W., S. Prentice – Dunn, "Protection Motivation Theory", in D. S. Gochman, ed. *Handbook of Behavioral Research: Personal and Social Determinants*, New York, NY: Plenum, 1997, pp. 113–132.

19. Hofstede, G., "Cultural Dimensions in Management and Planning", *Asia Pac J Manage*, Vol. 1, 1984, pp. 81–99.

20. Vijaykumar, S., R. J. Wray, T. Buskirk, et al., "Youth, New Media, and HIV/AIDS: Determinants of Participation in an Online Health Social Movement", *Cyberpsychol Behav Soc Network*, Vol. 17, No. 7, 2014, pp. 488–495.

第十六章

低资源国家的健康传播[*]

📍 学习目标

通过学习本章，读者将能够：

1. 描述低收入国家健康传播的历史轨迹；

2. 确定公共卫生干预中使用的人际传播、社区传播和媒介传播方法；

3. 描述交互式传播技术在国际健康传播中的作用；

4. 理解多种传播方法在改善个人健康行为和社会健康行为中的价值；

5. 了解如何将传播作为解决公共健康问题的手段和目的。

导　言

对发展中国家的健康传播方案进行设计、实施并评估有效性可能是一项挑战，特别是考虑到发展中国家环境的特点，往往缺少资源（人力、技术、资金和基础设施）。全球健康研究论坛上提出的"10/90 差距"强调了这一点，[1] 据统计，只有不到 10% 的世界健康研究资源用于中低收入国家的健康问题，而90% 以上的可预防的死亡却发生在这些国家。本章强调了与中低收入国家需求有关的健康研究资源严重不足的问题。

资源缺口还表现在这些国家缺乏与国际健康传播有关的应用研究和干预措施。例如，最近对改变健康行为的大众媒体运动的综合研究发现，除了出生率

---

* 卡门·克罗宁（Carmen Cronin）和苏鲁奇·苏德（Suruchi Sood）。

降低和儿童存活率提升的相关运动外，关于这些运动成效的许多证据都来自高收入国家，这些国家实施了大部分的运动，且研究能力远远超过发展中国家。[2] 来自这些运动的数据和经验可能不适合运用在低资源国家的健康传播中。

在本章中，我们首先探讨国际健康传播与千年发展目标及全球疾病负担之间的关系。接下来，我们介绍传播与国际健康的交织关系，将其放在传播促进发展的大背景下，并提供有关健康传播理论的信息，以及应用国际健康传播干预和研究的信息。

本章的第三节探讨了各种传播方式，并介绍了在低资源国家的具体应用案例。最后一节讨论了使用多种方法（人际、社区主导和中介）来解决社会生态模型中不同层次的公共健康问题。

国际健康传播概述

千年发展目标

2000 年，189 个联合国成员国通过了《联合国千年宣言》，其中概述了 8 项国际商定的千年发展目标，以解决极端贫困问题（表 16-1）。[3]

表 16-1　千年发展目标

1	消除极端贫穷与饥饿
2	普及初等教育
3	促进两性平等和女性赋权
4	改善产妇健康
5	降低儿童死亡率
6	防治艾滋病病毒/艾滋病、疟疾和其他疾病
7	确保环境的可持续性
8	建立全球发展伙伴关系

"Millennium Development Goals", World Health Organization, http：//www.who.int/topics/millennium_development_goals/about/en/（n.d.）. Accessed March 27, 2015.

作为一个框架，千年发展目标通过关注收入、饥饿、疾病、庇护所（是否缺乏）等方面来解决贫困的多面性，为繁荣、健康、安全和赋权创造机会。随后，千年发展目标又向前迈进了一步，试图通过促进两性平等、受教育机会和环境可持续性来创造变革的环境。

全球疾病负担

正如世界卫生组织指出，千年发展目标与健康密不可分，[3] 良好的健康是实现千年发展目标的根本，千年发展目标本身就是谋求改善全世界的健康状况。过去15年里国际健康传播在以下方面取得了很大进展[4]：

■ 贫困率减半；

■ 疟疾和肺结核的死亡率显著降低；

■ 超过23亿人可以使用安全水源；

■ 小学入学率的性别差异正在缩小，妇女在政治中发挥着越来越积极的作用；

■ 根据每个国家的具体需要制定国家自主的发展战略、方案和政策，是实现这些目标的一个关键因素，这在很大程度上得益于国际合作水平的提升。

世界各地进步的速度不一，在某些情况下，进步的进程也有所放慢。[4] 虽然我们在减少儿童营养不良方面已经取得了实质性进展，但目前在这方面的努力正在减弱。慢性营养不良仍然影响着四分之一的五岁以下儿童。儿童死亡率下降了约50%，这是一个显著的成就，孕产妇死亡率也下降了约45%，但可预防的传染病仍然是儿童和产妇死亡的主要原因。艾滋病病毒感染者的抗逆转录病毒治疗已被证明是成功的，但需要扩大覆盖范围，使更多的感染者得以治疗。尽管卫生条件有了很大改善，但仍有10亿人在露天场所排便。最后，我们还需要付出更多努力，来遏制对环境可持续性的重大破坏。

千年发展目标表明，全球合作是可能的，可以共同消除贫困。诚然，一些目标在2015年的时间框架内没有实现，尽管全球都作出了努力，但一些改进还是被自然灾害、气候、粮食和经济危机及政治不稳定所破坏。不过，千年发展目标仍为规划和执行今后的合作与行动提供了一个平台。

低资源国家的健康传播史

第二次世界大战后，"传播学"这一学科首先在美国的大学中出现，此后的发展之势如雨后春笋。从传播学的文献中可以看到范式的转变，对于传播学的概念，人们最近将其视为促进个人和社会变革的工具。根据何塞·G.里蒙（Jose G. Rimon）的描述，国际健康传播经历了四个不同的时代（图16-1），[5-7]随着时间的推移，从以医疗和供应为导向的模式发展到以个人和社区为自身健康生产者的综合模式。

诊所时代

诊所时代的标志是"建起诊所，他们就会来"，这一时代的健康传播基于的医学模式认为，如果有相关服务，人们总会以自己的方式找到它们（埃弗雷特·M.罗杰斯，1973）。

现场时代

现场时代强调三点：使用外联工作人员；以社区为基础的资源分配；信息、教育和通信（information, education and communication, IEC）产品（罗杰斯，1973）。

社会化营销时代

社会化营销时代借鉴品牌推广的商业营销策略，产生需求，改善供应链机制，以改善获得服务的机会。这个时代的特征是消费者会以补贴价格购买他们想要的产品（里蒙，2001）。

战略行为变化传播时代

在战略行为变化传播时代，健康传播以行为改变模型和理论作为干预的基础，强调通过影响社会规范和政策环境促进个人和社会的变化（玛丽亚·埃琳娜·菲格罗亚，D.劳伦斯·金凯德，曼珠·拉尼，加里·路易斯，2002）。

图16-1　健康传播经历的四个时代

资料来源：E. M. Rogers, *Communication Strategies for Family Planning*, New York：The Free Press, 1973；J. G. Rimon, *Behavior Change Communication in Public Health*, in Beyond Dialogue：Moving Toward Convergence. Presented at the United Nations Roundtable on Development Communication：Managua, Nicaragua, 2001.；M. E. Figueroa, D. L. Kincaid, M. Rani, G. Lewis, *Communication for social change*：*An integrated model for measuring the process and its outcomes*, （Communication for Social Change Working Paper Series No. 1）, 2002, Baltimore, MD：Rockefeller and Johns Hopkins University, Center for Communication Programs.

自何塞·G.里蒙首次概述这四个时代以来，发展健康传播学一直在不断进步。总的来说，它已经从自上而下的战略行为改变模式，转向了一个横向的、参与性的融合时代。这个时代基于创造有利的环境，为社会变革奠定基础并使其持续发展。

在国际健康领域，"发展中国家"是一个有价值取向的术语。反对这一术语的人认为，它假定所有国家都渴望西方国家式的增长和发展模式。即使在国家和地理区域分类中使用了"发达国家"和"发展中国家"这样的术语，联合国统计司也对这个用法进行了澄清："'发达'和'发展中'的称呼仅是为了统计上的方便，并不一定用来表达和判断一个特定的国家或地区在发展过程的达成阶段。"[8]

传播与国际健康的交织

健康传播促进发展

健康传播促进发展的首要领域包括四个主要支柱：健康、治理、可持续性和交互式传播技术。健康是更广泛的发展战略的一个关键方面，许多促进公共健康的发展问题都注重传播的作用，以实现长期、可持续的变化。在当今时代，传播策略越来越频繁地被应用到健康发展项目中，用来接触社区成员、主要影响者、决策者、公共健康人员和医疗保健提供者。健康传播通过促进社会各阶层的讨论和辩论，实施促进积极的社会规范和行为的公共政策，并提供更广泛的获取健康信息的渠道，力求创造有利于积极健康行为的环境，从而使个人能够对其健康作出明智的决定。创造这种支持性环境有助于为持续改进与健康相关的行为创造条件。因此，健康传播已毫不意外地成为实现千年发展目标的一个重要工具。[9]

国际健康传播的理论基础

传播是人们日常生活方式的固有组成部分。它塑造着人们的关系，影响着人们对周围世界的态度、信念和看法，并最终影响着人们的行为和社会规范。正如菲利斯·提尔森·皮奥特罗（Phyllis Tilson Piotrow），D. 劳伦斯·金凯德（D. Lawrence Kincaid），何塞·G. 里蒙和沃德·莱因哈特（Ward Rinehart）所说："问题不再是健康传播是否能影响行为。现在的问题是如何加深我们对传播的理解以便更好地完成工作。"[10]

除了使用社会生态模型［见尤里·布朗芬布伦纳（Uri Bronfenbrenner）和前面提到的学者的著作］[11]，金凯德、理查德·戴拉特（Richard Delate）、道格拉斯·斯托利（Douglas Storey）和玛丽亚·埃琳娜·菲格罗亚（Maria Elena Figueroa）认为，健康传播项目通过促进研究者/干预者和社区成员之间的对话而具有对话功能。[12]从评估的角度来看，这种概念化特别有用。形成性研究和前测提供了一个很好的机会，可以与社区成员讨论重要问题，并为未来干预措施的程序拟定和信息制作提供参考。过程评估测量目标人口中被触达的比例，以及明确哪些人接触了信息，哪些人没有。最后，影响评估测量目标人群中采纳了促进健康行为的人口比例，并为项目未来的改进提供建议。

健康传播项目的这种对话功能展示了一组传播活动改善健康结果的过程。但值得思考的是，传播本身怎样成为一个理想的结果。根据尤尔根·哈贝马斯（Jürgen Habermas）的定义，[13] "传播行为"是指公民通过协商、合理的争论和共同努力，并就某一情况达成共识。从这个意义上说，传播行为与战略性行为或工具性行为形成鲜明对比，因为后者是以目标为导向的、自我服务的行为。公众参与、信息共享和对话是传播行动的支柱，它们使新思想和创新融入社会生活方式中，并为社会变革创造机会。[14]这些话语形式可以在各种公共领域进行，例如人际交往、小群体、社区及政策层面。公众参与、信息共享和对话体现了这样一种观点：传播本身可以发出变革的信号，而不仅仅是个人和社会变革的渠道。此外，传播行为这种内在的对话性从本质上促进了社区的联系，从而增加了社会资本（例如社交网络的增强）。[14]

发展中国家的健康传播运动

尽管健康传播运动的有效性存在争议，但是仍有大量的文献证明持续的健康促进项目和社会化营销项目在促进健康行为的大规模变化方面起了必不可少的作用。苏鲁奇·苏德（Suruchi Sood）、科琳娜·谢夫纳-罗杰斯（Corrinne Shefner-Rogers）和乔安娜·斯金纳（Joanna Skinner）对发展中国家的健康传播运动进行了系统评价，他们发现，很少有运动采用理论或概念框架来指导其开展和实施。[15]对于健康传播领域在发展更全面的健康行为理论和社会变革理论方面进展缓慢，作者们表示遗憾，这些理论探讨了个人在动态社会系统中的嵌入程度。[16]

苏德、谢夫纳-罗杰斯和斯金纳发现，他们评估的运动经常利用多种战略方法，将大众媒体信息与社区动员、人际关系传播及互动和移动技术结合起来。[15]事实上，作者们认为，应该重新审视将运动视为大规模的大众传播活动的传统看法，因为相关数据表明，在发展中国家小规模社区传播活动已经成为常态。这些研究结果显示，在设计、实施和评估健康传播活动时，需要采取更具循证性的战略方法，以推进健康传播领域的发展，为全球健康事业作出有意义的贡献。

传播方法

了解从业者可以利用的各种传播方法，以改善健康状况，这一点非常重要。本节简要概述了各种传播方法，并举例说明了各种传播方法在实际环境中的应用。

人际传播方法

人际传播不仅仅是在两个或两个以上的人之间简单地传递信息和思想。根据道恩·布雷斯韦特（Dawn Braithwaite）和莱斯利·巴克斯特（Leslie Baxter）的观点，人际传播是个体"通过人与人之间的传播来协商意义、身份和关系"的方式。[17]传播包括语言和非语言的信息、暗示、标志和符号，如肢体语言、言谈举止、语调和眼神交流，所有这些都传递了某种意义并需要进行解读。社会和文化传统、习俗和规范能够影响个人的互动方式，也决定了谁与谁进行互动。例如，在某些受宗教影响观念保守的穆斯林人群中，妇女被禁止与非家庭成员的男性单独相处，包括男医生。因此，许多保守的穆斯林妇女只能寻求女性医护人员的帮助。同样，受宗教观念影响保守的穆斯林男性可能不愿意接受女医生给自己看病。[18]

性别、年龄、社会地位、性取向和权力也可以改变互动的方式。在某些文化中，患者认为他们不能向医生提问，因为这种做法可能被误解为质疑医生的权威。当患者来自经济水平较低的阶级，或者患者语言水平较低时（例如移民、难民和流动人口），情况尤其如此。性少数群体（女同性恋/男同性恋/双性恋/变性人/酷儿）可能不太愿意就医，因为他们害怕被评判、羞辱或被直接拒绝提供医疗服务。

互动往往受到多种因素的综合影响。例如，在避孕套的使用上，性别和权力是相互关联的：在父权制社会中，女性可能无法在性生活中要求使用避孕套，即使她们希望保护自己，因为男人是决策者，而女人应该是顺从的。

存在四种主要的二元互动类型：患者—医疗服务提供者、配偶/伴侣、亲子和朋辈教育。医患互动包括医疗提供者（如医生、护士、助产士、熟练接生员、社区卫生工作者）与患者之间的面对面交流。良好的医患沟通是高质量医疗的基础。医护人员必须尊重病人，以易于理解的方式向病人提供充分的信息，以便他们对自己的健康作出知情的决定。[19]

配偶或伴侣之间的沟通在计划生育和生殖健康方面尤其重要，因为沟通使伴侣能够讨论信仰、态度、意见、期望、愿望，乃至关于婚姻、生育和避孕的信息。本节后面介绍的在尼泊尔实施的"让我们谈谈"（Let's Talk）项目正是这样的沟通示例。

亲子沟通很重要，因为孩子们经常模仿父母的行为。那些觉得自己被父母倾听、理解和尊重的孩子，更有可能以同样的方式对待其他人和他们未来的孩子。父母如果使用暴力来管教孩子而不是靠与孩子沟通表达不满，则他们的孩子更容易对暴力脱敏，从而在未来更有可能使用暴力。方框 16-1 探讨了采用传播促进发展的方法来解决暴力侵害儿童的行为的有效性。[20]

方框 16-1　使用社会和行为改变方法解决暴力侵害儿童的问题

2012 年，联合国儿童基金会纽约总部的传播促进发展部门和儿童保护部门委托进行了一次全球性的系统的文献综述，以确定社会和行为改变方法对于解决暴力侵害儿童（violence against children，VaC）行为的有效性。这份综述回顾了从 6 个搜索引擎检索到的、发表于 2000—2013 年的 302 份文献（包括同行评议文献和灰色文献）。结果显示，很少有干预措施以概念模式为指导，例如使用 SMART 模型（明确性、可测量性、可实现性、相关性、时限性）或 SPICED 模型*（主观性、参与性、解释性、交叉检查性、赋权性、多样性）和分类标准来制订项目和传播目标、细分受众，或者利用多个渠道来接触目标受众。此外，缺乏强有力和严谨的评估数据，特别是来自中低收入国家的数据。最后，对于所有类型的评估，参与性研究方法的使用都严重不足。

自 2000 年以来，以使用传播促进发展的方法解决暴力侵害儿童为主题的相关论文数量在逐年稳步增加。在这 302 份文稿中，有 44% 的文稿讨论了在发展中国家实施的干预措施。涉及的干预措施中，约有一半没有明确引用概念模型。在那些使用了概念模式的研究中，作者通常引用个体或认知的概念模型，并且大多数关注个体层面的变化水平。很少有项目使用 SMART 或 SPICED 原则来编写项目目标，也鲜有探讨个人如何通过积极的改变而促进行为和社会变革的。所有的传播促进发展目标都是基于"认知"的术语写的，没有涉及情感和行为的领域。大多数干预措施没有提到将受众分为初级受众、次级受众或第三受众。干预措施通常使用一种以上的方法来实现既定目标，其中人际传播和培训是主要的方法。然而，近三分之二的干预措施没有选择多个渠道来满足其多样化和细分受众的需求。尽管与出版年份的交叉表分析显示，人们越来越依赖新技术，但新技术和移动传播方式的使用程度仍然较低。

缺乏强力而严格的监测和评估表明需要加大对研究的投入，特别是在中低收入国家的投入。该综述中，只有少数文章介绍了形成性研究或过程评估，而研究影响评估的文章明显更多。定性的观察性数据是一种常用的评价方法。不幸的是，仅仅依赖这类数据不足以证明传播促进发展对项目成果的影响。总的来说，这篇综述的作者发现，在任何类型的评估中，参与性研究方法的使用都严重不足。

总之，我们必须扩大成果评估研究，以增进对全球最佳健康传播实践的了解，而这又需要基于在本地层面解决暴力侵害儿童的有效方法来进行具体的情境分析。今后的研究和实践应考虑以下总体建议：

（1）特别关注处于其他暴力形式中的儿童；

（2）探讨暴力侵害儿童的不同形式之间的联系；

（3）对一系列暴力侵害儿童行为进行考察；

（4）把暴力既当作原因也当作结果；

（5）拓宽（涉及任何形式的传播/传播行动的）传播促进发展方法的概念化；

（6）阐明所述项目的成果与传播目标和信息之间的直接和间接联系；

（7）重新设定暴力侵害儿童干预的项目目标和传播目标；

（8）超越以个人为中心的知识、态度和实践，加入对社交、情感和行为能力的探索；

（9）采用行为和社会变革的社会生态模型；

（10）超越以场所为基础的方法，转向以规范为基础的方法，整合创新的传播渠道，并解决暴力文化问题；

（11）尽早开始，一直到成年；

（12）按性别划分受众，并解决针对性别的需求和差异问题；

（13）进一步推广有成效的干预措施；

（14）通过定性和定量测量，将暴力侵害儿童界定为"全球性"的问题；

（15）加大科研投入力度。

---

* "SPICED" criteria from Roche, CJR, "*Impact Assessment for Development Agencies： Learning to Value Change*", 1999, Great Britain, Oxfam, http：//policy - practice. oxfam. org. uk/publications /impact - assessment-for-development-agencies-learning-to-value-change-122808.

S. Soodand C. Cronin, *C4D Approaches to Address Violence Against Children： A Systematic Review*, New York：UNICEF，2015.

朋辈教育指的是非专业人员接受特定健康信息的培训后，在其社区中与其他具有类似背景或生活经历的人分享这些信息。阿尔巴尼亚的"为了幸福生活"（*For a Happy Life*）项目就是朋辈教育的一个例子（在本节后面介绍），该项目是为了促使人们更多地使用现代避孕方法。

除了上述四种互动类型以外，人们还经常求助于老师、社区领导人和其他值得信赖的个人以获取信息或支持，特别是在面临癌症诊断或艾滋病病毒检测呈阳性等艰难处境时。不仅要了解人们会与谁进行交流，还要了解他们之间交流的内容。了解社交网络有助于深入了解谁是特定社区中的关键影响者，以及谁最适合向目标受众传播健康信息。更开放的交流反过来又有助于加强和扩大社交网络。对于禁忌话题尤其如此：打破沉默并开始对话是解决禁忌问题并去污名化的关键的一步。

利用人际传播方法时必须斟酌用来传达健康促进信息和与项目参与者对话的措辞。同样，项目人员必须努力建立信任和进行双向传播，还要考虑如何让能够个人充分表达自己的需求和要求。正是这些原因使得人际传播成为行为和社会变革项目中的重要组成部分。

让我们谈谈（Let's Talk）：改善尼泊尔男女之间的性健康沟通。在尼泊尔的传统中，女孩的健康信息来源通常是亲属或女性密友。[21]尼泊尔的配偶之间甚至没有讨论过性健康问题。然而，城市化的快速进程开始后，越来越多的女性远离原生家庭，通过女性密友和媒体资源来寻求有关性健康的知识和建议。

2008 年启动的 "让我们谈谈" 干预项目旨在增进女性之间（如婆媳）以及女性与男性（例如男性朋友、亲密伴侣/配偶）之间的性健康交流，改变沟通的行为规范。[21]此外，该项目力求通过教育消除关于艾滋病病毒和性传播感染（sexually transmitted infections，STIs）的谣言和误解。2008 年 2 月至 5 月，这项干预措施在尼泊尔的城市女性中进行了试点试验。

预防艾滋病病毒风险的信息—动机—行为技巧（information-motivation-behavioral skills，IMB）模型为该项目的顺利完成提供了保障。[22]该模型的概念框架有助于理解复杂的健康行为。它尤其关注信息、动机和疾病预防行为技巧是如何影响诸如使用安全套之类的预防行为的。作者之所以选择这种干预模型，是因为干预的目的是增长知识、促进交流并传授沟通技巧，以使尼泊尔女性可以实现其性健康。在形成性研究的基础上，该项目组织了三次两小时的小组会议，就性传播、艾滋病病毒和性病的预防信息、安全套的正确使用、一般性讨论和角色扮演活动进行了公开讨论。[23]这些会议间隔一周进行，给参与者足够的时间与其他人交谈，从而巩固所学的知识。

调查结果表明，参与者开始与其他男女就性问题进行开诚布公的对话。参与者在接受干预后，对性知识和性行为的耻辱感减少了，对性的讨论也更加轻松。[21]试点研究的结果令人鼓舞，它填补了尼泊尔性健康教育方面的空白。我们有必要采取正式的干预措施和进行有力的评估。

"为了幸福生活"（For a Happy Life）：促进阿尔巴尼亚的计划生育。阿尔巴尼亚是欧洲使用现代避孕方法比率最低的国家。根据 2008 年人口与健康调查，只有 11%的阿尔巴尼亚人使用现代避孕方法。计划生育的主要方法包括体外射精（58%）[24]、男性使用避孕套（4%）、女性绝育（3%）和使用避孕药（2%），后三者的采用率都很低。现代避孕方法采用率低的部分原因可能是育龄期男性和女性的避孕知识不足。2005 年对三个州的育龄人群进行的一项调查显示，40%的受访者从未听说过注射用避孕药，60%的人从未听说过宫内节育器。[25]

除了开展 "为了幸福生活" 这一全国性的大众传播运动外，还针对男女大学生开展了密集的朋辈教育项目。朋辈教育项目针对住在宿舍的大学生进行计划生育、人际交往和沟通技巧方面的培训。项目人员的任务是发起和引导关于现代避孕方法的讨论，同时为男女青年提供有关现代避孕方法的资源。该项目总共培训了174名朋辈教育者。在该计划的前三个月内，地拉那的4148名学生和弗洛尔的573名学生从朋辈教育人员那里获得了信息或与他们进行了交流。[25]

该项目的评估发现，参加朋辈教育项目对现代避孕方法的使用有重大影响。与未参加项目的学生相比，参与过朋辈教育项目的学生使用现代避孕方法的可能性高出1.9倍，能够识别三种或更多形式的现代避孕方法的可能性要高2.3倍。同时参与了"为了幸福生活"全国运动和朋辈教育项目的人，记得多种形式的现代避孕方法的可能性要高8倍。[25]

社区层面的方法

自从十九世纪五六十年代引入有组织的干预措施以来，社区层面的方法在国际健康发展中发挥了关键作用。近几十年来影响公共健康议程的主要国际会议通过了《阿拉木图宣言》（国际初级卫生保健大会）、《渥太华健康促进宪章》（第一届全球健康促进大会）和《雅加达宣言》（第四届全球健康促进大会）等重要文件。这些会议都强烈建议使用社区主导的传播方法来改善健康状况。反过来，政府、非政府组织和捐助机构也采用了一系列社区层面的方法，试图通过新的预防性治疗方法来促进计划生育，防治疟疾，鼓励儿童接种疫苗以及推广其他挽救生命的新方法。近年来，这种方法一直是遏制艾滋病病毒/艾滋病蔓延的关键。

在发展中国家的健康和社会发展计划中，社区层面的方法的使用频率迅速增长，而关于这些方法的有效性的实证匮乏。在某种程度上，其原因在于社区主导的干预措施的结果难以确定。对于某些人来说，简单地执行计划好的一系列传播活动就已经足够了。衡量其有效性需要检查相关人群的社会变化或健康行为。尼娜·沃勒斯坦（Nina Wallerstein）提出了一个将社区主导的方法、社区变革和健康结果联系起来的因果路径。[26]一些社区主导的方法假设社会变化本身就是目的，因此，通过参与、社区能力、赋权和社会资本来促进社会变化的项目，不可避免地会引发知识、态度和自我效能的改变，并导致特定的健康行为或健康状况发生改变。对于其他项目，社区主导的方法代表了达到目的的一种手段：改变卫生行为以改善健康状况。虽然社区主导的方法假定了这些因果路径，但令人惊讶的是，很少有项目在评估项目有效性时同时对社会变化和健康结果加以测量。

社区层面的方法通常包括参与性过程，该过程提高了个人认识并带来社会变化。这些方法借助个人的力量和资源带来预期的变化。这种自下而上导向的协作需要社会其他阶层的关键人物的参与，例如政府工作人员、政策制定者或其他利益相关者，他们可能能够帮助找到针对社区特定问题的解决方案。社区层面的方法的核心是对话、参与和自立。[27]Minga Perú 组织（在本节后面会介绍到）展示了社区主导方法的这些方面。

社区层面的方法可能采取以下行动，包括但不限于：举行抗议、组织社区会议等公共论坛以及举行社区活动以促进问题发展。社区组织和社会动员通常是社区主导方法的一部分，具有更大的可持续发展潜力。本节稍后介绍的印度的"社会动员网络"正是社会动员的实际应用的例子。

社区主导方法的支持者常常鼓吹这种方法的价值，因为它可以给特定区域的社区成员或社区网络带来有意义的、可持续的变化。批评者则认为这类干预措施是劳动密集型的，这些方法很少能够"规模化"。尽管存在批评，国家预防计划和国际捐助机构仍旧越来越多地把社区主导的方法纳入它们的传播/预防策略当中，作为大规模项目（通常是国家级）的一部分。

Minga Perú：利用促进者（Promotoras）来促进社区福利。Minga Perú 是一个非营利性、基于社区的社会变化传播组织，致力于解决社会公正、人权和尊严、健康、性别平等和自然资源保护等问题。该组织成立于 1988 年，主要与秘鲁、亚马逊和拉丁美洲及加勒比地区其他国家的农村社区合作。Minga（意为"协作社区工作"）是组织使命和理念的核心。该组织的所有项目都与当地社区合作，寻找并利用当地资源和优势，设计可持续的社区问题解决方案。[28]

Minga Perú 提供的主要内容是广播节目"欢迎来到健康之家"（*Bienvenida Salud*）。这个广播节目每集 30 分钟，每周播出三天，早晚各一次。节目内容基于听众来信，迄今为止已涉及一系列健康和社会问题，如家庭暴力、艾滋病病毒/艾滋病、两性平等、人权和保护，所有这些问题都是从社区健康的角度探讨和处理的。[29]也许正是因为这种真正的合作方式促进了双向交流，生殖健康和家庭暴力等传统的私人问题才能够"通过该节目进入公共领域"[30]。通过这种方法，广播节目成为一个"可以对计划生育和基于性别的发展话语进行辩论、修正和协商的中介空间"[30]。

Minga Perú 也有一个促进者网络，或者可以称她们为非专业社区成员，主要负责提供健康问题上的外展服务和引导，是对广播节目的一种补充。促进者对广播信息进行补充和强化，并在社区内传播她们在培训中学到的知识。在这种情况下，促进者可以很方便地为社区成员提供解答。每一位促进者都与8—20位女性密切合作，她们组成了 Minga 女性网络的一部分，为电台节目和培训材料编写广播稿。促进者组织的另一个关键要素是女性如何成为促进者（图16-2）。广播节目的听众写信提名社区中的女孩和妇女，通过选举，每个村庄选出两名促进者。这种提名的方式使社区能够选择他们信任的个人，而且选出来的成员是致力于改善社区的健康和福祉的。通过让妇女成为促进者或与促进者一起工作，Minga Perú 促进了女性的权利与和谐，所有这些都有助于改善社区福祉。[29]

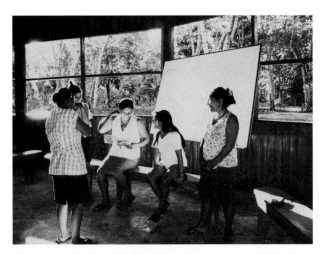

图16-2　参与式短剧中来自 Minga Perú 组织的促进者

资料来源：艾米·森古普塔 Ami Sengupta。

艾米·森古普塔（Ami Sengupta）和埃利安娜·伊莱亚斯（Eliana Elias）基于参与式发展理论的背景对 Minga Perú 的工作进行了探讨。[29]参与式发展提倡以人为中心、自下而上的发展方法，在这种方法中，所有个人都被视为人，而不是物体。这种方法牢牢地根植于这样一种观念：不是所有情况都适用同一模式，项目需要根据当地的情况进行文化上的调整。同样，参与式发展模式要求从业人员不只是关注经济和基本保健需要，还要跳出来处理社会变化和其他发展方面的问题，例如人的尊严。[31]如本章前面所述，随着时间的推移，传播促进发展领域越来越重视社区参与，接受和包容多种社会文化的世界观和声音。Minga Perú 的工作赋予妇女权利，让她们有机会作为促进者来促进社区福祉，并让社区成员在广播节目所涉及的问题上有发言权。在这些方面，Minga Perú 的工作也蕴含了后殖民女性主义理论，承认秘鲁妇女的生活经验和当地知识体系的合理性。这样做充分体现了通过一种社区主导的、更广泛和全面的方式来提升健康知识的好处。

根除小儿麻痹症（脊髓灰质炎）的社会动员网络。世界卫生大会于 1988 年发起了全球根除小儿麻痹症的倡议。世界各地的专家都承认，因为印度人口的庞大规模和多样性，根除小儿麻痹症极具挑战性。到 2006 年，阿富汗、印度、尼日利亚和巴基斯坦四个国家仍然是小儿麻痹症的流行地区。在印度，小儿麻痹症的病例数一直在稳步下降，这在很大程度上要归功于"消灭小儿麻痹症闪电计划"（Pulse Polio），该计划包括每年两次的全国免疫日活动和补充免疫活动。然而，印度北方邦和比哈尔邦的病例激增突出表明，需要采取加强和创新的方法来帮助这些处于脆弱和高风险地区的儿童。

社会动员网络（Social Mobilization Network，SMNet）由 CORE 集团、联合国儿童基金会和印度当地非政府组织共同建立，其目的是改善疫苗接种并减少家庭和社区对小儿麻痹症疫苗接种的抵触。社会动员网络有助于实现以下项目目标：解除父母的担忧，了解拒绝接种疫苗的原因，在项目工作人员和当地居民之间建立信任，追踪未接种疫苗的儿童，确定未能接种的亚群体。[32]CORE 集团和联合国儿童基金会在社区、街区、专区、邦区、地区和国家等各级行政区培训了数千名社会动员外勤人员。虽然所有的社会动员工作者都发挥了不同的重要作用，提升了社会动员网络的有效性，但社区动员协调员基本上是这个项目的关键。

社区动员协调员是来自高风险社区的妇女，她们领取小额津贴，负责追踪400—500 户家庭中的怀孕和免疫接种情况。这些协调员持有详细的社区地图，追踪妇女怀孕情况和 5 岁以下儿童的免疫接种情况，努力促进小儿麻痹症的根除。在家访期间，社区动员协调员促进儿童免疫、卫生设施和卫生情况的改善；提高人们对日常免疫接种和根除小儿麻痹症重要性的认识；追踪未接种的儿童并确保他们接种疫苗。通过与社区、宗教和文化领袖以及其他关键线人的接触和合作，协调员们取得了社区民众的信任并降低了他们对接种疫苗的抵触程度。[32]

社区动员协调员也开始让儿童参与社区动员的工作。首先动员这些孩子鼓励他们的家人让兄弟姐妹参与接种疫苗。随后，在开展小儿麻痹症宣传活动之前，一些被称为 Bulawwa Tolies（简称"呼叫小组"）的儿童小组在社区奔走宣传小儿麻痹症疫苗的好处，并鼓励社区成员为儿童接种疫苗。[32]为了满足社区对更广泛的卫生行动的需求，社区动员网络开发了一系列创造性的行为改变活动和材料，以提高疫苗接种的意识和安全性，改善家庭卫生、环境卫生，促进对家庭腹泻疾病的控制和母乳喂养。

对印度免疫接种覆盖率数据的分析表明，社区动员网络有助于提高口服脊髓灰质炎疫苗（Oral Polio Vaccine，OPV）在高抵触社区的接种率。事实上，有社区动员协调员帮助的社区在接种点接种该疫苗的儿童比例明显高于没有社区动员协调员的社区。此外，社区动员网络还加强了地方非政府组织、政府和多边机构之间的合作关系，并最终获得了较高的收益回报。[32]

媒介传播

媒介传播指通过电视、电影、广播、广告牌、印刷品、电脑和电话等平台传播健康信息。与面对面的交流相比，这些传播方式可以一次性接触到很多人。媒介传播可以通过大众媒体宣传活动的形式来实现。这些活动可以是长期的，也可以是短期的，可以是独立的，也可以是项目的一部分。

在大众媒体宣传活动中，信息的接触通常是被动的。换句话说，个人通过每天的媒体消费接触到信息。例如，一个人收看电视节目可能会在广告时段看到有关吸烟的公益广告，在开车上班的路上可能会看到一个印有中风警告标示的户外广告牌，或者在翻阅杂志的时候，看到一个宣传艾滋病检测的广告。

梅兰妮·韦克菲尔德（Melanie Wakefield）、芭芭拉·洛肯（Barbara Loken）和罗伯特·C.霍尼克（Robert C. Hornik）对通过大众媒体运动来改变各种健康风险行为的项目进行了系统性综述，发现大众媒体运动可以直接或间接地产生积极变化或阻止消极变化。[2]项目是否成功似乎与目标行为本身的性质有关，那些旨在改变偶发性行为（如癌症筛查或疫苗接种）的活动往往比针对持续性行为（如体育活动或食物选择）的活动更成功。与其他干预措施相结合时，大众媒体运动似乎也更为成功。类似地，要想减少健康风险行为，除了支持性政策外，还要提供易于获取的服务，这点也至关重要。

来自南非的"检查"（Scrutinize）运动是一个真实的例子，这是一个在青年群体中开展的预防艾滋病的大众传播运动。个人也可以通过长期的健康宣传活动积极寻求信息。在本章的后面，我们将讨论一种成功的媒介方法——娱乐教育。

"检查"运动：南非青年艾滋病病毒预防运动。"检查"运动是在南非发起的一项为期一年的青年艾滋病病毒预防运动。该项目的形成性研究表明，艾滋病病毒感染率的增长趋势正在趋于平稳。然而，艾滋病病毒在15—32岁青年中的感染率仍然过高，并且年轻妇女也受到不同程度的影响。数据显示，有多个伴侣的人在关系稳定下来后，安全套的使用也跟着减少了。此外，许多南非人没有把艾滋病风险与性伴侣的数量联系起来。基于这一形成性研究，确定了五个项目目标：①提高青年对多个性伴侣会增加艾滋病病毒感染风险的认识；②延迟青少年的性行为；③减少年轻人同时拥有多个性伴侣的数量；④促进避孕套的使用；⑤提升定期检测艾滋病病毒的人数。[12]

"检查"运动包括七个动画短片广告（animes）。这些广告充满活力且风趣幽默，使用口语化的语言使年轻人产生共鸣，并从《辛普森一家》（The Simpsons）和《南方公园》（South Park）等动画情景剧中汲取灵感。[33]广告中有两个人物——维克多·斯克鲁斯和维吉尼亚·斯克鲁斯（Victor and Virginia Scrutinize），还有一名化身为艾滋病病毒的忍者。这些广告生动展现了艾滋病病毒如何通过性行为渗透到我们的生活中，并利用视觉和语言突出了艾滋病病毒的危险性。然而，与告诉观众该做什么的传统广告不同，这些动画短片广告鼓励观众对自己的行为进行反思或检查。除了动画之外，这场运动还利用一系列的传播活动和渠道来传播运动信息，包括海报、娱乐教育、社交媒体、社区外展服务和研讨会，从而促进人际传播。

这次运动的设计基于两种理论：理性行为理论/计划行为理论和新平行过程模式。[34-36]运动的主要宣传语"主动检查，预防艾滋"（Eliminate the Element of Surprise—Scrutinize）包含了认知和情感诉求，以及行动呼吁。副标语"转艾为胜"（将艾滋病病毒转化为艾滋病病毒感染者的胜利，Flip HIV to H. I. Victory）力图反击围绕艾滋病病毒的宿命论，并强调预防行为的有效性。[12]

基于理论的影响评估结果显示，电视广告活动在安全套的使用，与朋友和性伴侣谈论艾滋病病毒检测、接受艾滋病病毒检测以及多个性伴侣带来的高风险认知等多个方面都具有统计意义上的显著影响。[12]此外，"艾滋病病毒"动画短片广告对那些拥有多个性伴侣的年轻男性和认为自己不会有感染风险的人产生了意想不到的积极影响。影响评估还发现，该动画短片广告的性价比很高。这次运动的成功归功于进行了坚实的形成性研究（了解地方人口和受众的健康需求），使用了多种传播手段触达年轻人群体，形成了强有力的合作伙伴关系并得到支持，同时进行了理论和方法驱动的效果评估。[33]

交互式传播技术

新的信息技术可以提供大量的服务，有助于能力建设，赋权社区，并联结个人和不同的社会群体。基于这些原因，交互式传播技术在实现千年发展目标方面发挥了关键作用。虽然文献中有很多使用了交互式传播技术的创新项目，但必须认识到交互式传播技术包括移动健康服务，并非灵丹妙药。也就是说，交互式传播技术本身并不能保证可持续的行为和社会变化。相反，它们应被纳入使用了不同传播方法的项目的各个层面。使用交互式传播技术需要不间断的电力和动力，以及技术支持和后勤支持。即使这些供应和服务得到保证，在使用电子设备方面也必须考虑到读写障碍、社会经济、性别和权力的限制。

蒂莉·古尔曼（Tilly Gurman），莎拉·鲁宾（Sara Rubin）和阿米拉·罗斯（Amira Roess）针对移动健康干预行为改变进行的系统综述发现，虽然大多数手机用户生活在发展中国家，但大多数干预措施是在发达国家施行的。[37]这些作者一致认为，移动健康服务是有望促进行为改变的一个工具，但有必要对此进行更可靠的评估，以真正了解它们的有效性。表 16-2 列出了他们提出的建议。[37]

表 16-2　移动健康服务（mHealth）干预措施的建议

	干预措施
1	了解你的听众
2	根据受众定位为其度身定制内容

	干预措施
3	使用双向传播
4	适当安排沟通时间
5	成本最小化
6	保护隐私
7	进行长期评估

数据来源：T. A. Gurman，S. E. Rubin，AA. Roess，"Effectiveness of MHealth Behavior Change Communication Interventions in Developing Countries：A Systematic Review of the Literature"，*J Health Commun*，Vol. 17，2012，pp. 82-104.

"移动妈妈"（Liga Inan）项目：东帝汶的第一个移动健康服务项目。根据2009年人口与健康调查（DHS），东帝汶是东南亚生育率和孕产妇死亡率最高的国家之一。[38]大多数妇女在家分娩（70%），只有30%的孕妇分娩是由熟练的接生员（如医生、助产士或护士）接生的。孕妇与助产士的接触仅限于产前护理，这导致最有可能引起行为改变的健康信息在传播中得不到重复和加强。此外，许多东帝汶妇女居住在农村或偏远地区，这进一步使她们接触不到医护保健人员和无法享受医护服务。

"移动妈妈"项目的目标是通过改善孕妇的健康行为和求医行为来降低孕产妇和新生儿的发病率和死亡率。为了实现产前、产中和产后得到高质量的专业护理这一目标，该项目通过手机把孕妇和助产士联结在一起。基线数据表明，选择这种方式进行传播是可行的：69%来自马努法伊地区的女性和67%来自阿伊纳罗（项目地区）的女性表示她们家里有手机。[39]在某些情况下，家庭成员共用一部手机。不过，70%来自马努法伊地区的女性和95%来自阿伊纳罗地区的女性报告说，她们拥有一个或多个专属的家庭电话，这两个地区的手机使用率也很高。超过72%的女性每天发送一次或者更多的短信；97%的女性在家或在步行5分钟之内的范围就能收到信号；98%的女性用德顿语（Tetum，东帝汶的官方语言）发短信。这些数据表明，手机是一个普遍和可行的传播渠道，能够促进母亲和助产士之间的双向沟通，以改善孕产妇和新生儿的健康。

在"移动妈妈"项目中，卫生部采用一项自动化服务向母亲传播重要的孕妇保健信息。这些信息选自孕产妇行动移动联盟（Mobile Alliance for Maternal Action，MAMA）数据库，内容包括产前护理、孕妇营养、助产士护理对分娩的重要性、怀孕期间的危险信号、分娩、母亲和孩子的产后护理以及新生儿护理等。这些主题是根据基线数据进行挑选的。原始信息被翻译成德顿语，精心编辑成160个字符以内的短信作为行为提示。[40]

"移动妈妈"项目对来自这两个地区的孕妇进行了信息的前测，以评估信息的可读性、可理解性和可接受性。反馈表明，妇女对其中的许多信息都不熟悉，同时结合在利益相关者会议上的反馈和对文献的回顾提出建议，每星期发送两次信息，而不是原计划的每星期一次。此外，前测显示有必要增加那些讨论传统生育行为可能会导致有害后果的信息。例如，在东帝汶，许多妇女产后会进行传统的 tuur ahi（字面意思为"坐着的火"），新手妈妈和婴儿被隔离在家里数周，旁边是明火，这被认为能够起到有益的治疗效果。有证据表明烟雾对新生儿会产生有害影响，建议母亲们与烟雾保持一定的距离。[40]

一方面，在第一次产前检查期间，助产士就将孕妇的手机号码登记到"移动妈妈"项目中。当孕妇接近预产期时，助产士也会收到短信提醒。这些短信会提醒助产士打电话给孕妇，询问她的情况，讨论她的健康状况和分娩计划，并查看孕妇身体是否有需要注意的警告信号。分娩后，助产士可以使用电话继续监测母亲和孩子的健康状况。同时，助产士可以使用手机向妇女通报该地区正在开展的其他健康活动，如疫苗接种运动或健康交流会。另一方面，母亲们可以直接与助产士联系，在怀孕、分娩和产后随时可以向助产士提出问题或疑虑。这种双向沟通方式使妇女能够掌握自己的健康状况，并与助产士建立起融洽的关系，在怀孕期间感受到身边的支持。

现在就说"移动妈妈"项目取得了成功或许还为时过早。不过初步的数据显示情况比较乐观。2012年的某个地区，平均一个月由专业助产士接生的人数为38人，在机构接生的人数为27人。项目实施后的第一个月里，该地区有56名婴儿由专业助产士接生，有38名在机构接生。[41]这些数字虽然是初步数据，但令人鼓舞，希望整个地区的情况都能继续有所改善。此外，女性参与者描述了她们对该项目的积极体验，有94%的人说她们对该项目感到满意，有

96%的人认为该项目的参与门槛不高。[41]调查结果还表明，女性很容易理解这些信息，她们会保留这些信息内容，并与其他女性进行讨论。

同时，也要注意到该项目还存在信息触达不稳定的局限。据一些妇女回忆，她们上个月只收到47%的短信。这么低的信息到达率说明存在以下一个或多个问题：记忆偏差；信息供应商出了问题导致信息通知失误；手机覆盖范围的局限；手机关机；用户本身失误（例如在查阅短信前就把信息删除了）；用户文化素养不高的挑战；其他家人拿了手机导致母亲没能读到短信；或其他原因。[41]

虽然"移动妈妈"项目的结果令人鼓舞，移动健康服务的使用也令人兴奋，但对其他传播机制的考虑仍然重要，因为这些机制可能会帮助丰富项目内容，解决与手机使用相关的一些问题。使用多种传播方式，可以帮助扩大该项目的范围，使信息触达那些没有手机的妇女，或许更重要的是，能够把那些压根没有寻求产前护理的孕妇纳入进来。

娱乐教育：一个综合性方法

在过去的25年里，娱乐教育（entertainment-education，EE）已经成为一种有效的健康传播策略，它将教育理念融入娱乐节目和流行文化，促进了社会和行为的改变。娱乐教育的起源可以追溯到数百年甚至数千年的口头传播的传统。[42]不过有意识地将这种技术作为媒体策略是在20世纪90年代才出现的。娱乐教育最早的研究案例之一是1969年在秘鲁播出的电视节目《简单的玛丽亚》（*Simplemente Maria*），观众受到女主角的影响去报名参加了成人识字和缝纫课程。[43]随着时间的推移，娱乐教育已经发展成多种形式：广播、音乐、戏剧、电视、民间媒体和新兴媒体，以及各种媒体的组合，例如著名的南非节目《灵魂之城》（*Soul City*）[44]（本节稍后介绍）。此外，娱乐教育这种方式可以解决健康差异问题，讨论情感和叙述在促进行为与社会变化中的作用，并在娱乐教育干预框架内外展开对话。[45-47]

公共健康和传播从业者一直在研究"如何"开展娱乐教育的工作。阿尔伯特·班杜拉（Albert Bandura）的社会学习理论中关于观察性学习的过程为大家提供了早期对娱乐教育的理解。[48]在这个过程中，受众个体通过重复模仿示范榜样在日常生活中的行为来复制他们的角色，以期得到回报。[49]不过今天的学者们认为娱乐教育的运行机制实际上要复杂得多。有人认为，除了促进直接的行为改变外，娱乐教育机制的影响还通过中介变量放大了。研究人员探讨了娱乐教育对受众参与、效能感和人际沟通等变量的直接影响，这些变量进而影响娱乐教育对行为和社会变化的促进作用。[50,51]随着人们对娱乐教育干预影响的复杂过程的理解不断加深，社会后果和规范影响的概念得到越来越多的关注。[52,53]因此，当前的娱乐教育干预强调了社区和社会规范在娱乐教育中的中介效果。[54]

《因为……这就是生活》（Kyunki...Jeena Issi Ka Naam Hai）。在印度这样多元化的国家，进行有效促进社会和行为改变的传播往往是一个很大的挑战。特别是 5 岁以下儿童死亡率、孕产妇死亡率、儿童营养不良、缺乏适当的免疫接种以及艾滋病病毒/艾滋病的传播等不良健康指标增加了妇女和儿童的安全隐患。据估计，印度有近 1.53 亿家庭拥有电视机，电视节目覆盖了印度 45%以上的农村人口，是迄今为止最广泛的传播方式。[55]肥皂剧《因为……这就是生活》是一个印地语娱乐教育节目，于 2008 年 4 月 7 日世界卫生日在国家电视台——全印电视台（Doordarshan）推出，共播出 500 多集，一直持续到 2011年年底。

该节目由联合国儿童基金会与研究合作伙伴——约翰霍普金斯大学传播项目中心（Johns Hopkins University Center for Communication Programs，JHUCCP）以及当地一家研究机构——媒体研究中心（Centre for Media Studies，CMS）共同立项并制作。印度政府各部门如国家农村卫生特派团（National Rural Health Mission，NRHM）和国家艾滋病控制组织（National AIDS Control Organization，NACO）都资助了这一节目。[56]

该节目关于教育部分的内容是根据联合国儿童基金会的"生命的真相"（Facts for Life，FFL；表 16-3）进行改编的。[57]"生命的真相"为看护人和妈妈们提供了重要的信息和资讯，改变了他们的行为和做法，正确的行为和做法可以拯救儿童的生命，也可以帮助他们茁壮成长。"生命的真相"是一个关于 14个关键问题的信息库，可以为不同的传播工具和传播方法量身定制。"生命的真相"的信息传播是在儿童权利和保护系统得到增强的背景下进行的，这是印度政府和联合国儿童基金会的优先考虑事项。

表 16-3　"生命的真相"

	定时分娩
	安全孕产与新生儿健康
	儿童成长和早期学习
	母乳喂养
	营养和成长
"生命的真相"涵盖的问题	免疫
	腹泻
	咳嗽、感冒和更严重的疾病
	卫生
	疟疾
	艾滋病病毒和艾滋病
	儿童保护
	伤害预防
	紧急情况的准备和反应

"Facts for Life（4th Ed.）", UNICEF, http：//www. factsforlifeglobal. org/index. html. Accessed April 2015.

　　肥皂剧是一种在印度非常流行的娱乐形式。《因为……这就是生活》是一部经典的肥皂剧，它发生在一个农村环境中，反映了绝大多数居住在农村地区的印度人的生活。该剧以虚构的拉杰普拉村为背景，围绕六位主角展开。护士萨维塔（Bhen-Ji）和在城市长大的助产士助理（auxiliary nurse-midwife，ANM）梦想把拉杰普拉村建设成一个理想的村庄。萨维塔得到了一名叫莎安娜的工人的帮助，这名工人是家庭暴力的受害者，她选择按自己的方式生活。她还得到一名叫卡姆拉（Kamla）的年轻寡妇的帮助，卡姆拉逐渐成长为村里一名获得认证的社会卫生活动家（一个政府承认的职位）。还有一位女主角是村长富尔娃蒂（Phoolwati），她是一位非常成功但有名无实的领导。男主角是一名善良的小学老师纪老师（Master-ji），他运营着一所只有一间教室的学校。最后一个主角是一名好奇活泼的女孩米娜（Meena）。[54]

　　研究、监测和评估在内容开发中起着至关重要的作用。为了更好地了解该节目的影响，联合国儿童基金会与约翰霍普金斯大学传播项目中心和当地一家媒体研究中心结成伙伴关系，开展了多项研究工作。它们共同开发了一个强大的协同监测系统，提供快速的受众评估、内容分析以及质量反馈。电视观众试听记录仪（Television Audience Meter）是电视节目收视率和观众参与度数据的主要来源之一。为了评估《因为……这就是生活》与其他电视节目相比的受欢迎程度，他们对该电视剧的每周收视率进行了分析。2008 年年初，在节目开播之前，来自 6 个印地语国家的 10000 名受访者接受了基线调查。这项研究调查了观众当前的文化水平、态度和看法。随后，在 2009 年进行了中期调查，并在 2011 年进行了电视节目结束后的调查，以评估电视剧的影响。

评估结果表明，《因为……这就是生活》具有高水平的曝光度、信息回忆度和故事回忆度。此外，苏德等人认为，《因为……这就是生活》证明了"生命的真相"项目在整体上的相对有效性，他们也强调需要超越意识生成模式（亦即不仅限于在受众意识方面造成影响），设计有助于改变态度、效能感和社会规范的娱乐教育。[54]

《一起恰恰》（Tsha Tsha）。《一起恰恰》是 2003—2004 年在南非科萨播出的一部娱乐教育电视剧。这部剧讲述了七个年轻人在步入成年的过程中，经历了努力建立人际关系、质疑自己的身份以及应对艾滋病病毒/艾滋病的过程，最终面对自我的故事。不像南非的大多数节目，这部剧的背景设定在一个虚构的农村小镇。这一背景使人们得以探索诸如青年边缘化以及社区生活背景下的个人转型和社会转型等主题。此外，评估数据还发现，农村环境对农村和城市居民都具有吸引力。[58]该剧的一个主要特色是交谊舞，因此该剧在起剧名时利用了与古巴恰恰舞谐音的名称。在剧中，交谊舞是将人物聚集在一起并将情节串起来的主线，它提供了一个探索亲密感、尊重和人际关系的背景。

《一起恰恰》没有说教式的信息内容，而是围绕着自我反思以及在行动之前对选择和后果进行权衡的主题以达到宣传效果。故事情节强调了问题的复杂性，以及为了找出有效的解决方案进行创造性思考的必要性。角色的心理深度对于确保他们在情感和智力层面上与观众产生共鸣起着至关重要的作用。事实上，评估数据显示，观众将他们解决问题能力的增强归因于戏剧中的场景。[58]该剧促进了个人和社区层面的自我效能感和移情能力的提升，努力让年轻人反思他们面临的问题并提出创造性的解决方案，激励他们成为自己社区变革的积极推动者。更具体地说，该项目涉及的议题包括：预防艾滋病、照顾垂死或生病的父母、如何面对 HIV 检测阳性的可能性并处理应对、性关系和性行为、生活技能和解决问题的能力，与艾滋病有关的污名化问题、避免艾滋病风险行为的挑战及性暴力等。

对《一起恰恰》的效果评估还显示，观众对艾滋病病毒/艾滋病的普遍认知有所提高。这部电视剧强有力地刻画了年轻人面对艾滋病病毒测试呈阳性时的正面形象，这一形象是现实的，令人信服地描绘了患者公开感染艾滋病，与他人分享病情信息的困难处境。因此，观众更可能对艾滋病、艾滋病感染者和艾滋病预防行为（例如禁欲、忠于一个伴侣和使用避孕套等）持有积极态度。此外，《一起恰恰》被视为女性的积极榜样以及男女关系的积极例子。一些参与者反映，他们在节目播出时和播出后都对这个节目进行了讨论，尽管节目是在周五播出，意味着观众第二天不能在工作或上学时及时讨论它。总而言之，《一起恰恰》的真实性让它产生了很好的效果，引发了人们关于艾滋病病毒/艾滋病的对话，并引导了相关话题的讨论。[58]

使用跨媒体方法：越多越好

健康传播是一个长期的过程，干预措施必须遵循一些关键步骤才能取得成功。根据约翰·霍普金斯大学传播项目中心发表的《健康传播》报告，来自世界各地的经验和证据都展示了成功的健康传播计划的几个共同特点，可分为五类，如表 16-4 所示。[59]

表 16-4　成功的健康传播项目的共同特点

长期目标和短期目标	基于 SMART 原则设定短期目标并为扩大规模做计划
理论	运用传播、行为和社会改变理论，强调改变带来的积极效益
研究与评估	项目设计的受众研究、前测材料、节目监测与评估，以及证明未来投资的合理性
参与	社区参与和地方能力建设
受众特征	使用多个渠道，确保广泛的曝光率、受众细分和对特定受众群体量身定制信息

数据来源：Salem, R. M., J. Bernstein, T. M. Sullivan, R. Lande, "*Communication for better health*" *Population Reports*, Series J, No. 56, Baltimore：INFO Project, Johns Hopkins Bloomberg School of Public Health, 2008.

这些指南清楚地展示了传播工作的重要性，通过整合社会生态模型的各个层面来解决健康问题，并促进多个层面的改进。为了取得成效，传播计划必须对要解决的问题有彻底的理解（通过因果关系和受众分析获得）。计划周详的健康传播项目必须面向多个层级的受众（初级、次级和第三级）。为了实现两个目标——一是促进跨社会生态领域的长期、可持续和可扩展的变化，二是满足多层次受众需求——健康传播项目的设计必须全面解决公共健康问题。这样的整体设计在本质上是参与式的，是基于对潜在受众的基本情况、需求和优势的深入把握。为了完成这种多层次、多受众的项目，需要利用多种传播渠道，以满足不同受众的偏好。下面的例子说明了多层方法的使用。

"提醒"（SIAGA）运动

印度尼西亚的"提醒"倡导运动旨在预防与妊娠和分娩并发症相关的孕产妇死亡。"SIAGA"取自 Siap（准备好）、Antar（传递）和 jagA（陪伴或守护）的大写字母，该运动始于 1998 年，由联合国人口基金项目与妇女权益部和约翰霍普金斯大学彭博公共卫生学院/传播项目中心联合实施。最初的大众媒体运动"对父亲的提醒"（Suami SIAGA），只关注丈夫和他们在准备分娩时的角色。[60] "对父亲的提醒"的评估结果良好。

虽然在历史上，社区参与产妇保健的概念在印度尼西亚一直很强，但干预措施不一定能反映出社区的需求和优势。印度尼西亚新兴的民主制度扩大了社区参与的范围，从一个中央驱动的信息传播网络扩大到通过新兴的公民社会和非政府组织参与的模式。在印度尼西亚这样的国家，电视和广播的范围能够覆盖遥远的岛屿和偏远的村庄，大众媒体在推动社会变革方面发挥了重要作用。母婴健康项目结合了多种互补的多媒体和社区活动来实现其目标。2000 年"对父亲的提醒"的影响评估，以及 2000—2001 年对西爪哇省 6 个县的基线评估，都为随后的"对公民的提醒"（Warga SIAGA）和"对助产士的提醒"（Bidan SIAGA）运动提供了建议和可借鉴之处。一家当地广告机构协助进行具体的信息开发和前测工作，而母婴健康项目的利益相关者，包括印度尼西亚助产士协会（Indonesian Midwives Association，IBI）和省、区卫生部则提供了技术支持。从 1999 年到 2002 年，"提醒"运动的每个阶段都有相同的元素，但目标和方法不同。印度尼西亚当红歌手伊丝·达莉娅（Iis Dahlia）在"提醒"

运动的各个阶段都担任了代言人。[61]

针对每组目标受众，该项目确定了一系列相应的行为。例如，"对父亲的提醒"专注于鼓励丈夫参与应对妻子怀孕、准备分娩以及任何潜在的紧急情况。"对公民的提醒"号召公民在安排交通、资金、献血者和识别危险信号方面尽自己的一分力量，保持警惕，做好分娩准备。"对助产士的提醒"旨在培养技能扎实和态度友善的助产士，能够在妇女整个怀孕期间随时提供帮助。基于上述这些因素，"提醒"运动成为印度尼西亚安全孕产的品牌代名词。

为了确保孕妇和家人在分娩的时候找到熟练的助产人员，项目通过基层参与推动创立了 55 个"德萨提醒小组"（Desa SIAGAs），或称"警报村"，建立了"德萨提醒"系统。该系统包括四部分：告知助产士怀孕信息、应急基金计划、运输机制和献血机制。村庄的助产士在社区组织分娩准备和并发症处理准备的行动方面发挥了核心作用。通过白丝带联盟运动，不同利益相关者为社区行动提供了支持，而传播运动有助于提高社区意识。[61]

总的来说，"提醒"运动对目标受众产生了巨大的影响。评估结果表明，将近四分之三接触过该运动的受访者肯定了信息的有效性，他们能够将其应用于自己的生活。大约 62% 的受访者大体接触过该运动，至少接触过"对父亲、公民、助产士的提醒"的其中一个。此外，51% 的受访者认为"提醒"运动的信息在人际交流中出现频率较高，这表明该运动在受访者的社交网络中引发了他们的兴趣和讨论。研究人员发现，在所有关键指标中，有关分娩准备和并发症准备的知识和实践在运动前后存在显著差异，在接触和未接触过该运动的受访者群体中也存在显著差异。

以上结果表明，"提醒"运动发挥了重要作用，促进印度尼西亚妇女、她们的丈夫和社区对她们妊娠和分娩期间的并发症有了更充分的准备。母婴健康项目成功地使村庄参与产科急症的准备工作，提高了孕产的安全性。[62,63]

"灵魂之城"（Soul City）

"灵魂之城"健康与发展传播研究所是南非的一个非政府组织，它利用大众传媒（特别是娱乐教育）、社会动员和宣传来改善南非人的生活质量和健康。[44]其项目理念认为，人权对健康和发展至关重要，因此该组织积极促进公民参与和个人、社区与社会层面的社会正义活动。"灵魂之城"的倡导项目都是循证项目，旨在通过创造有利的环境、动员集体行动、加强服务、提高技能并推动机构发展以及实施影响健康的公共政策来实现有意义的变革。迄今为止，"灵魂之城"项目已经解决了一系列问题：艾滋病和青少年性行为、烟草、肺结核、人际暴力、家庭暴力、性骚扰、高血压、子女养育、青少年生活技能、中小企业发展，甚至个人财务。

《灵魂之城4》包括13集在黄金时段播出的电视剧、9种语言版本共45集的广播剧和3本全彩色小册子，内容涉及对妇女的暴力行为（特别是家庭暴力和性骚扰）、艾滋病（包括青少年性行为和约会强奸）、中小企业发展、个人储蓄以及高血压。[64]《灵魂之城4》还与国家妇女暴力问题网络建立了伙伴关系，为遭受家庭暴力的个人提供援助服务。通过这些措施，"灵魂之城"打算建立一种机制，使个人和社区可以在面对家庭暴力和性骚扰时采取行动，并更有效地创造支持改变的环境。[65]

针对该节目的效果评估发现，观众对剧中人物和场景的认同有助于他们自我反省。观看《灵魂之城4》使人们增加了针对妇女的暴力行为和高血压风险等方面的相关知识和看法。它还改善了个人态度和信念，激发了人际交流，改变了与家庭暴力、艾滋病和青少年性行为相关的社会规范。重要的是，这些积极的影响激发了积极行为改变的意向。[64]此外，通过与国家妇女暴力问题网络之间的合作，《灵魂之城4》在国家层面帮助引导了有关家庭暴力和性骚扰的话题辩论，同时也探讨了社区和个人层面的相关议题。事实上，这个项目推动了《家庭暴力法》在南非的实施。[65]

该项目涉及社会生态模型的多个领域，并采用了一系列互补的方法——能够带来社会变化的混合方法。尤其是《灵魂之城4》，改变了社区规范，利用媒体宣传、社区倡导和娱乐教育，就艾滋病病毒/艾滋病、青少年性行为和家庭暴力等议题，促进了社区对话和辩论。通过多种方法和渠道的使用，激发了社区和国家层面的公开辩论，这反过来又向决策者施加了压力，要求他们解决国内的暴力问题。因此，《灵魂之城4》在三个层面上带来了有效的社会变革（从成本效益来计算也是物有所值的）。[64]此外，该项目的评估结果也证明了使用社会生态模型指导社会行为改变项目的价值。[65]

"健康胜于财富"（Ndukaka）：改变女性割礼的规范

女性割礼（female genital mutilation，FGM）是一种部分或全部切除女性外生殖器的传统做法（方框 16-2 为女性割礼的四种类型[66]），在 29 个非洲和中东国家仍保留该习俗，[67]尽管各国内部和各国之间其流行程度差异较大。

方框 16-2　女性割礼的类型

女性割礼的切割程度各不相同。以下详细描述每种类型：
- 第一类，通常被称为"太阳神割礼"（Sunna circumcision），包括切除阴蒂的部分或全部。
- 第二类，包括切除阴蒂和部分小阴唇。
- 第三类，包括切除阴蒂、小阴唇和部分大阴唇。
- 第四类，也被称为"法老式割礼"（Pharaonic circumcision），包括切除阴蒂和小阴唇，以及缝合大阴唇，留下一个小口让尿液和经血通过。

数据来源：N. Toubia, "Female Circumcision as a Public Health Issue", *N Engl J Med*, Vol. 331, No. 11, 1993, pp. 712-716.

在尼日利亚，大约有 3000 万名女性经历过女性割礼。[68]根据 2003 年人口与健康调查的数据，美国南部地区女性割礼的患病率最高。[66]即使是最无害的形式，女性割礼也会带来多种社会、心理和健康上的伤害。

Ndukaka（伊博语的意思是"健康胜于财富"）是一个传播项目，结合了社区动员、倡导运动和大众媒体等各种方法，旨在消除尼日利亚埃努古州的女性割礼行为。[68]该项目的主要目标是减少实施女性割礼的家庭数量，具体目标包括：①改变有关女性割礼的知识、态度和行为意向；②增强对女性割礼可能产生的负面影响的认识；③增加社区关于割礼的讨论；④消除那些强化割礼的文化和社会经济因素；⑤动员社区成员放弃割礼的做法，并在他们的同辈群体中倡导消除这种陋习。

该项目基于触达个人和动员整个社区的需要，力图建立新的、积极的规范。考虑到话题的敏感性，该项目采用了一种非对抗性的方法。它采用多种战略传播手段（社区动员、倡导和大众媒体）和传播渠道（电影、电台热线节目、报纸、社区活动和公共论坛）来触达家长、教师、执法人员、主要影响者和决策者。

社区动员是该项目背后的推动力量。这些举措遵循了社区行动周期（community action cycle，CAC），这是一个社区驱动的过程，体现了社区能力建设和行为及社会变革的动员。[27]社区行动周期过程包括六个阶段：①准备动员工作；②组织社区采取行动；③探讨健康/卫生问题并确定优先事项；④共同计划；⑤一起行动；⑥共同评估。[69,70]作为一种自下而上的方法，该模型借鉴了保罗·弗莱雷（Paulo Freire）在对话、实践和批判意识方面的工作。社区行动周期的基本要素是社区参与，参与的群体是那些受健康问题、社会结果和持续对话影响最大的群体；他们共同促进了自主的意识，促发了预期结果并保证了其可持续性。

在尼日利亚，妇女行动研究组织（Women's Action Research Organization，WARO）协助妇女团体和其他社区成员团体确定健康的优先事项，在村庄层面领导了社区行动周期过程的工作。妇女行动研究组织开展了能力建设工作，向当地社区成员传授有关社区动员和领导技术会议的知识，以便探讨和分析女性割礼问题和其他问题。社区成员和团体制订了行动计划，包括在妇女行动研究组织的帮助下废除女性割礼。开展的活动包括健康研讨会、同辈健康教育会议，并与传统领导人和地方政府举行会议，讨论有关女性割礼的内容，争取废除这一做法。社区团队观看了未删减的纪录片《游戏人生》（*Playing with Life*），该片由"沟通求变"项目制作。团队还拜访了传统领袖，请求其倡导在年度庆祝活动期间举行反对女性割礼的讨论，并为当地合作伙伴组织举办网络会议。

在国家层面，全国女记者协会（National Association of Women Journalists）开设了电台热线节目和定期的报纸专栏，并组织了有关女性割礼的公共论坛。电台热线节目邀请社区成员发表意见，参与反对女性割礼的讨论，提出问题，甚至可以从电台主持人和演讲者那里得到反馈。电台广播有广泛的传播范围，采用音频的形式，这使之成为能向该国识字人群和文盲人群传播信息的有力渠道。事实上，项目评估的数据发现，无线电广播是受众接触项目信息的主要来源。[68]相比之下，报纸专栏的公众参与度和投入度非常有限。他们不断宣传地方项目活动，将女性割礼视为需要在国家政府层面进行讨论的议题，甚至通过政策改革引发了社会行动。最后，公共论坛的参与性和互动性为社会行动创造了空间，传播了有关女性割礼的项目信息，推动地方反女性割礼运动，并促进了社区动员。

社区动员、大众媒体宣传和倡导使该方案能够影响多个部门和层级，有助于向不同的关键受众传播方案信息，同时也影响更广泛的人群。[70]这三种方法成功地创造了一个有利于变革的环境。大众媒体鼓励个人参与社区活动，并致力于引发支持废除女性割礼的群聚效应（critical mass，一个直接从社会习俗理论中得出的概念）。同样地，利用社区团体甚至是社区庆祝活动有助于将"健康胜于财富"项目融入当前的社会结构。这种整合不仅"激发和融合了公民的力量、兴趣和资源，使之成为对变革的集体响应"，而且当地变革的过程也促进了项目的可持续性，减少对外部推动力量的需求。[70]

项目中也出现了一些意外的积极后果，验证了该项目的有效性。社区动员促使一些传统领袖支持废除女性割礼。一位领导人公开谴责女性割礼的做法，并在一项关于废除女性割礼的卫生法案中发挥了关键作用。[71]最后，参与社区行动周期的妇女在健康问题和女性割礼问题上成为"强有力的倡导者和变革推动者"，并把自己称为"Ndukaka 妇女"。[72]这些妇女有可能会去动员其他地区的社区，从而在项目结束后也能继续维持变革。

结　　论

本章对发展中国家的健康传播历史轨迹进行了概述：从自上而下的方法（"建起诊所，他们就会来"）演变为一个激发个人和社会变革的动态对话过程。健康传播的相关理论已经从传统的个人行为变化模型转向更全面的社会生态框架，这些框架检验了个人、家庭、社区、社会和政策等层面的传播的因果影响。一方面，关于国际健康传播的研究相对较少，特别是以发展中国家为研究背景的；另一方面，关于健康传播在实现个人和社会变革方面的有效性，存在相互矛盾的结论。在这方面，发展中国家的娱乐教育尤为突出。娱乐教育的挑战和未来的方向在于确保采用创新的设计、实施和评估过程，首先考虑受众的参与，并将其作为问题的核心。

人际传播、社区主导的传播以及中介的健康传播方法大多成功地实现了预期的传播目标，而互动式传播技术则提供了美好的前景，尽管我们必须对这些交互式传播技术的获取和使用问题有深刻的理解。本章证明了使用多种传播方法来解决复杂的个人和社会变革问题是有价值的。传播是一门科学，也是一门艺术，可以促进广泛的国家发展目标的实现。国际健康传播既是促成变革的中介因素，也可以通过把个人和社会行为的创新转化为规范实践来维持变革。

总　　结

章节问题

1. 低资源国家的四个健康传播时代是什么？

2. 千年发展目标是什么？它们如何影响全球性疾病负担？

3. 哪些因素会影响人际传播？

4. 如何利用社区层级的方法来促进健康？

5. 媒介传播有哪些特点？

6. 为什么交互式传播技术不是解决健康问题的灵丹妙药？

7. 多种传播方式对促进个人和社会变革有什么好处？

参考文献

1. Global Health Forum, 2012, http：//www. globalforumhealth. org/about/1090-gap/.

2. Wakefield, M. A. , B. Loken, R. C. Hornik, " Use of Mass Media Campaigns to Change Health Behavior," *Lancet* , Vol. 376, 2010, pp. 1261-71.

3. "Millennium Development Goals", World Health Organization, http：//www. who. int/topics/millennium_ development_ goals/about/en/.

4. United Nations, *The Millennium Development Goals Report 2014* , Geneva, Switzerland：United Nations, 2014.

5. Rimon, J. G. , "Behavior Change Communication in Public Health", in *Beyond Dialogue：Moving Toward Convergence* , presented at the United Nations Roundtable on Development Communication, Managua, Nicaragua, 2001.

6. Rogers, E. M. , *Communication Strategies for Family Planning* , New York, NY：Free Press, 1973.

7. Figueroa, M. E. , D. L. Kincaid, M. Rani, et al. , *Communication for Social Change：An Integrated Model for Measuring the Process and Its Outcomes* , Communication for Social Change Working Paper Series No. 1, Baltimore, MD：Rocke-

feller and Johns Hopkins University, Center for Communication Programs, 2002.

8. United Nations, Statistics Division, http：//unstats. un. org/unsd/methods/m49/ m49. htm.

9. World Congress on Communication for Development, "*Communication for Development Making a Difference. White Paper*", Section 3. 2, Rome, Italy：Communication for Development in Health, 2006.

10. Piotrow, P. T. , D. L. Kincaid, J. G. Rimon II, et al. , *Health Communication：Lessons from Family Planning and Reproductive Health*, Westport, CT：Praeger, 1997.

11. U. Bronfenbrenner, *The Ecology of Human Development：Experiments by Nature and Design*, Cambridge, MA：Harvard University Press, 1979.

12. Kincaid, D. L. , R. Delate, J. D. Storey, et al. , "Closing the Gaps in Practice and in Theory：Evaluation of the *Scrutinize* HIV Campaign in South Africa", in R. E. Rice, C. K. Atkin, eds. *Public Communication Campaigns*, Los Angeles, CA：Sage, 2013, pp. 305-319.

13. Habermas, J. , *The Theory of Communicative Action*, *Vol. 2：A Critique of Functionalist Reason*, Boston, MA：Beacon Press, 1987.

14. Jacobson, T. L. , J. D. Storey, "Development Communication and Participation：Applying Habermas to a Case Study of Population Programs in Nepal", *Commun Theor*, Vol. 14, No. 2, 2004, pp. 99-121.

15. Sood, S. , C. Shefner-Rogers, J. Skinner. "Health Communication Campaigns in Developing Countries", *J Creativ Commun*, Vol. 9, No. 1, 2014, pp. 67-84.

16. Storey, D. , M. E. Figueroa, "Towards a Global Theory of Health Behavior and Social Change", in R. Obregon, S. Waisbord eds. *The Handbook for Global Health Communication*, Hoboken, NJ：Wiley Blackwell, 2012, pp. 70-94.

17. Braithwaite, D. O. , L. A. Baxter, "Introduction：Meta-theory and Theory in Interpersonal Communication Research", in L. A. Baxter, D. O. Braithwaite, eds. *Engaging Theories in Interpersonal Communication：Multiple Perspectives*, Thousand Oaks, CA：Sage, 2008, pp. 1-18.

18. Padela, A. I. , P. Rodriguez del Pozo, "Muslim Patients and Cross－gender Interactions in Medicine: an Islamic Bioethical Perspective", *J Med Ethics*, Vol. 37, No. 1, 2011, pp. 40－44.

19. Rudy, S. , J. Tabbutt－Henry, L. Schaefer, P. McQuide, "Improving Client－provider Interaction", *Population Reports*, Vol. 31, No. 4, 2003, INFO Project: Center for Communication Programs, Johns Hopkins Bloomberg School of Public Health.

20. S. Sood C. Cronin, *Approaches to Address Violence Against Children: A Systematic Review*, New York: UNICEF, 2015.

21. Harman, J. J. , M. R. Kaufman, D. Khati Shrestha, "Evaluation of the 'Let's Talk' Safer Sex Intervention in Nepal", *J Health Commun Int Perspect*, Vol. 19, 2014, pp. 970－979.

22. Fisher, J. D. , W. A. Fisher, "Changing AIDS－risk Behavior," *Psychol Bull*, Vol. 111, No. 3, 1992, pp. 455－474.

23. Kaufman, M. R. , J. J. Harman, D. Khati Shrestha, "Let's Talk About Sex: Development of a Sexual Health Program for Nepali Women", *AIDS Educ Prev*, Vol. 24, No. 4, 2012, pp. 327－338.

24. Institute of Statistics, Institute of Public Health [Albania], ICF Macro, *Albania Demographic and Health Survey 2008－09*, Tirana, Albania: Institute of Statistics, Institute of Public Health, and ICF Macro, 2010.

25. Zazo, A. , E. Dragoti, T. Karaj, et al. , *Albania Family Planning: Improving Access to and Use of Modern Contraceptive Methods Among Young Men and Women*, Washington DC: C－Change, 2011.

26. N. Wallerstein, "What is the Evidence on Effectiveness of Empowerment to Improve Health?" World Health Organization, 2006, http: //www. euro. who. int/_ _ data/assets/pdf_ file/0010/74656/E88086. pdf.

27. Shiavo, R. , *Health Communication: From Theory to Practice (2nd ed.)*, San Francisco, CA: Jossey－Bass, 2014.

28. Minga Peru, http: //mingaperu. org/.

29. Sengupta, A., and E. Elias, "Women's Health and Healing in the Peruvian Amazon Minga Peru's Participatory Communication Approach", in R. Obregon, S. Waisbord, eds. *The Handbook of Global Health Communication*, Maklem, MA: John Wiley & Sons, 2012, pp. 488-506.

30. McKinley, M. A., L. O. Jensen, "In Our Own Voices: Reproductive Health Radio Programming in the Peruvian Amazon", *Crit Stud Media Commun*, Vol. 20, No. 2, 2003, pp. 180-203.

31. Rist, G., *The History of Development: From Western Origins to Global Faith*, trans. by P. Camiller, New York: St. Martin's Press, 1997.

32. Coates, E. A., S. Waisbord, J. Awale, et al., "Successful Polio Eradication in Uttar Pradesh, India: the Pivotal Contribution of the Social Mobilization Network, an NGO/UNICEF Collaboration", *Glob Health Sci Pract*, Vol. 1, No. 1, 2013, pp. 68-83.

33. Spina, A., *The Scrutinize Campaign: A Youth HIV Prevention Campaign Addressing Multiple and Concurrent Partnerships*, Arlington, VA: USAID AIDS Support and Technical Assistance Resources, AIDSTAR - One Task Order 1, 2009.

34. Fishbein, M., I. Ajzen, *Belief, Attitude, Intention and Behavior: An Introduction to Theory and Research*, Reading, MA: Addison-Wesley, 1975.

35. Ajzen, I., "The theory of planned behavior", *Organ Behav Hum Dec*, Vol. 50, 1991, pp. 179-211.

36. Witte, K., "Putting the Fear Back Into Fear Appeals: the Extended Parallel Process Model", *Commun Monogr*, Vol. 59, 1992, pp. 329-349.

37. Gurman, T. A., S. E. Rubin, A. A. Roess, "Effectiveness of MHealth Behavior Change Communication Interventions in Developing Countries: A Systematic Review of the Literature", *J Health Commun*, Vol. 17, 2012, pp. 82-104.

38. Institute of Statistics Directorate (NSD) [Timor-Leste], Ministry of Finance [Timor-Leste], ICF Macro, *TimorLeste Demographic and Health Survey 2009-10*, Dili, Timor-Leste: NSD and ICF Macro, 2010.

39. Health Alliance International, *Maternal and Newborn Health and Mobile Phone*

Utilization in Manufahi and Ainaro districts：*Baseline Survey of Knowledge*，*Practices*，*and Coverage Survey for the Mobile Moms/Liga Inan Program Extended Report September 2012*，Seattle，WA：Health Alliance International，2012.

40. Health Alliance International，"*Spotlight May* 2013：*The Lina Inan Project Timor - Leste*"，Seattle，WA：Health Allicance International，May 2013，http：//www. ligainan. org/media/Liga-Inan-case-study. pdf.

41. Health Alliance International，*Liga Inan Program Preliminary Results*：*Follow - up Phone Calls with Enrolled Women from Sub - district Same. August 2013*，Seattle，WA：Health Alliance International，2013.

42. Singhal，A.，E. M. Rogers，"The Status of Entertainment Education Worldwide"，in A. Singhal，M. J. Cody，E. M. Rogers，M. Sabido，eds. *Entertainment-Education and Social Change*，Mahwah，NJ：Lawrence Erlbaum Associates，2004，pp. 3-20.

43. Singhal，A.，R. Obregon，E. M. Rogers，"Reconstructing the Story of *Simplemente Maria*，the Most Popular Telenovela in Latin America of All Time"，*Int Commun Gaz*，Vol. 54，1995，pp. 1-15.

44. Soul City，http：//www. soulcity. org. za/.

45. Moyer-Gusé，E.，"Toward a Theory of Entertainment Persuasion：Explaining the Persuasive Effects of Entertainment-education Messages"，*Commun Theor*，Vol. 18，2008，pp. 407-425.

46. Moyer-Gusé，E.，R. L. Nabi，"Explaining the Effects of Narrative in an Entertainment Television Program：Overcoming Resistance to Persuasion"，*Hum Commun Res*，Vol. 36，2010，pp. 26-52.

47. Storey，D.，S. Sood，"Increasing Equity，Affirming the Power of Narrative and Expanding Dialogue：the Evolution of Entertainment - education Over Two Decades"，*Crit Arts*，Vol. 27，No. 1，2013，pp. 9-35.

48. Bandura，A.，*Social Learning Theory*，Englewood Cliffs，NJ：Prentice Hall，1977.

49. Sood，S.，T. Menard，K. Witte，"The Theory Behind Entertainment - education"，in A. Singhal，M. J. Cody，E. M. Rogers，M. Sabido，eds. *Enter-*

tainment-Education and Social Change, Mahwah, NJ: Lawrence Erlbaum Associates, 2004, pp. 117-149.

50. Papa, M. J. , A. Singhal, S. Law, et al. , "Entertainment – education and Social Change: an Analysis of Parasocial Interaction, Social Learning, Collective Efficacy, and Paradoxical Communication", *J Health Commun*, Vol. 50, No. 4, 2000, pp. 31-55.

51. Sood, S. , "Audience Involvement and Entertainment Education", *Commun Theor*, Vol. 12, No. 2, 2002, pp. 153-172.

52. Fishbein, M. , M. C. Yzer, "Using Theory to Design Effective Health Behavior Interventions", *Commun Theor*, Vol. 13, No. 2, 2003, pp. 164-183.

53. Rimal, R. , "Modeling the Relationship Between Descriptive Norms and Behaviors: A Test and Extension of the Theory Of Normative Social Behavior", *Health Commun*, Vol. 23, 2008, pp. 103-116.

54. Sood, S. , A. H. Riley, P. D. Mazumdar, et al. , "From Awareness-generation to Changing Norms: Implications for Entertainment-education", *Cases Public Health Commun Market*, Vol. 8, 2015, pp. 3-26.

55. "Indian readership survey", http: //mruc. net/sites/default/files/irs_ 2013_ topline_ findings. pdf.

56. UNICEF, "An entertainment-education initiative on television: a glimpse into the production process ", 2014, https: //www. comminit. com/files/ kyunkiprodbook_ final. pdf.

57. UNICEF, "*Facts for Life（4th ed. ）* ", http: //www. factsforlife global. org/index. html.

58. Kelly, K. , W. Parker, H. Hajiyiannis, et al. , *Tsha*: *Key Findings of the Evaluation of Episodes 1-26*, South Africa: CADRE, 2005.

59. Salem, R. M. , J. Bernstein, T. M. Sullivan, et al. , *Communication for Better Health. Population Reports*, Series J, No. 56, Baltimore, MD: INFO Project, Johns Hopkins Bloomberg School of Public Health, 2008.

60. Shefner – Rogers, C. , S. Sood, "Involving Husbands in Safe Motherhood: Effects of the 'Suami SIAGA' Campaign in Indonesia", *J Health Commun*,

Vol. 9, No. 3, 2004, pp. 233−258.

61. Mobilizing for Impact, "Indonesia's SIAGA Campaign Promotes Shared Responsibility", 2004, http: //ccp. jhu. edu/documents/Mobilizing% 20for% 20Impact − Indonesia% 20SIAGA% 20campaign% 20promotes% 20Shared% 20Responsibility. pdf.

62. Sood, S., M. Sengupta, C. Shefner − Rogers, A. Palmer, "Impact of the SIAGA Maternal and Neonatal Communication Campaign on Knowledge of Danger Signs and Birth Preparedness in West Java, Indonesia", *J Health Mass Commun*, Vol. 1, No. 1−2, 2009, pp. 40−57.

63. Sood, S., U. Chandra, A. Palmer, et al., "*Measuring the Effects of the SIAGA Campaign in Indonesia with Population Based Survey Results*", Baltimore, MD: JHPIEGO, 2004, http: //pdf. usaid. gov/pdf_ docs/PNADA613. pdf.

64. Soul City, Soul City 4, "*Theory and Impact (Synopsis)*", South Africa: Soul City Institute, 2001, http: //www. soulcity. org. za/research/evaluations/series/soul−city/soul−city−series−4/theory−and−impact.

65. Usdin, S., E. Scheepers, S. Goldstein, et al., "Achieving Social Change on Gender−based Violence: A Report on the Impact Evaluation of Soul City's Fourth Series", *Soc Sci Med*, Vol. 61, 2005, pp. 2434−2445.

66. Toubia, N., "Female circumcision as a public health issue", *N Engl J Med*, Vol. 331, No. 11, 1993, pp. 712−716.

67. World Health Organization, *Eliminating Female Genital Mutilation: An Interagency Statement*, Geneva, Switzerland: World Health Organization, 2008.

68. Babalola, S., A. Brasington, A. Agbasimalo, et al., "Impact of a Communication Programme on Female Genital Cutting in Eastern Nigeria", *Trop Med Int Health*, Vol. 11, No. 10, 2006, pp. 1594−1603.

69. Howard−Grabman, L., G. Snetro, *How to Mobilize Communities for Health and Social Change: A Field Guide*, Baltimore, MD: Johns Hopkins Bloomberg School of Public Health, Center for Communication Programs, 2003.

70. Tsuyuki, K., "Community Mobilization and Empowerment Around Postabortion Care in Bolivia", *Post Abortion Care in Action*, 2005, p. 7.

71. Bracht, N., R. E. Rice, "Community Partnership Strategies in Health Cam-
    paigns", in R. E. Rice, C. K. Atkin, eds. *Public Communication Campaigns*,
    Los Angeles, CA: Sage, 2013, pp. 289-304.
72. Helland, A., S. Babalola, "Strategic Communication Changes Norms,
    Intentions Related to FGC in Nigeria", *Communication Impact*! 2005, p. 18.

译后记

最初选择翻译此书，一来有学界和业界对公共健康传播领域持续关注的推动，二则修读健康传播课程的学生们也迫切需要一本实用的课本。近年来，我国高校在健康传播领域的教学内容和视野有了很大的扩充，但系统、前沿的专业教科书亟待补充。与同类教材比较，《公共健康传播：关键工具与策略》一书内容丰富，引入了大量权威机构的实践案例，在理论与实践的结合上做得充分，契合专业发展和师生需要。

在完成翻译工作期间，新冠肺炎疫情爆发，这场重大突发公共卫生事件引发了全球社会关注，健康传播工作成为亟需面对的考验。回顾疫情防控工作成果，健康传播扮演了不可或缺的角色。疫情无疑加速了公共健康传播领域的建设：《中华人民共和国基本医疗卫生和健康促进法》首度将"健康促进"写进法律；健康传播领域各类学会和协会纷纷成立；各级健康部门和机构普遍依托数字化媒体进行健康信息披露和科普……可以说，在新冠疫情后，人们对公共健康传播的重视更胜往年。本书出版之际，国内疫情已进入低流行水平，处于相对平稳的常态化监测阶段，人们的生活也逐渐回归常态。经历这样一场公共卫生事件，读者们在阅读此书时更能理解传播在健康语境中的角色和作用，而在我们检视过往、放眼未来时，本书亦能够帮助我们"查漏补缺"，看到以往工作的不足，为改进未来工作提供建议。

本书的三位编选人皆为公共健康领域的专家，12年前就参与编写《公共健康传播基础》（*Essentials of Public Health Communication*）一书，当时这本书主要作为美国本科学生的入门教科书籍。而《公共健康传播：关键工具与策略》则是迎合研究生以上高层次学习者的专业需求打造的又一力作。相比《基础》，此书涉及的项目规模更大，并且更加关注研究领域。

《公共健康传播：关键工具与策略》一书语言简练、内容充实，为高层次学生进入公共卫生、健康传播、健康促进、社会化营销和社区健康教育等相关领域的工作提供了基础。在本书开头，读者将从公共健康传播的基本概念和原理、宏观的人口健康情况以及公共健康传播的规划框架出发，对公共健康传播领域有一个基本的了解。而后，书中讨论了一些面向不同人群进行传播时可能被轻视但十分重要的问题，比如如何传递数据和汇报科学成果，如何进行政策的传播等。接下来，本书讨论了行为改变的相关理论、策略、渠道和工具等，如第八章就专门介绍了传播相关的理论以及应如何转化为实践策略。此外，本书还涉及一些特殊情境中的传播，如医患沟通、癌症预防护理沟通、应急传播以及资源紧缺地区的健康传播等等。

该书的一大特色是每一个章节在对策略或工具进行阐述的同时，都会使用大量的案例和可视化图表作为辅助，并且大部分章节后面会附上一到三个典型的拓展案例进行专门的分析研究。例如第三章主要阐述健康传播要如何制定规划，该章附录就拿美国西弗吉尼亚州全地形车安全宣传作为案例，把这一项目中的规划工作拆解为六大阶段，按照前文所阐释的规划方法，一个步骤一个步骤进行详细解析。书中多样化的案例代表着权威公共卫生机构所积累的先进经验，为读者们生动清晰地展示了在不同传播场景下传播策略可以做出什么样的变化，足以在新人们参与公共健康传播实践工作过程中充当丰富的养料。

本书凝聚了社会科学出版社诸多编辑的心血，衷心感谢杨康老师以极其认真、细致的专业态度通读校对稿件并提出宝贵修改意见。为尽可能确保专业性，本书在医学相关专业术语的翻译上参考了"十三五"规划教材《流行病学》（第8版）、《临床流行病学与循证医学》（第5版）等书籍的表述。暨南大学新闻与传播学院研究生卫梦瑶、周承远、施若凡、冯淑贞、郑森、林之义、杜建恒、林诗韵、刘喜雯等同学参与了本书的大部分初译和校对工作，在此表示诚挚的谢意。

翻译专业著作是一项高要求的工作，限于时间和译者水平，本书的翻译难免还有不尽如人意之处。真诚欢迎广大读者指出本书的疏漏错谬，我们将悉心听取意见，不断进行完善。